《本草纲目》药物简编

张志斌　编写

人民卫生出版社
·北京·

图书在版编目（CIP）数据

《本草纲目》药物简编 / 张志斌编写. -- 北京 ：人民卫生出版社，2025. 5. -- ISBN 978-7-117-37889-5

Ⅰ. R281.3

中国国家版本馆 CIP 数据核字第 20253SZ750 号

人卫智网	www.ipmph.com	医学教育、学术、考试、健康，购书智慧智能综合服务平台
人卫官网	www.pmph.com	人卫官方资讯发布平台

《本草纲目》药物简编

《Bencao Gangmu》Yaowu Jianbian

编　　写：张志斌
出版发行：人民卫生出版社（中继线 010-59780011）
地　　址：北京市朝阳区潘家园南里 19 号
邮　　编：100021
E - mail：pmph @ pmph.com
购书热线：010-59787592　010-59787584　010-65264830
印　　刷：北京华联印刷有限公司
经　　销：新华书店
开　　本：787 × 1092　1/16　　印张：37
字　　数：725 千字
版　　次：2025 年 5 月第 1 版
印　　次：2025 年 5 月第 1 次印刷
标准书号：ISBN 978-7-117-37889-5
定　　价：116.00 元
打击盗版举报电话：010-59787491　E-mail：WQ @ pmph.com
质量问题联系电话：010-59787234　E-mail：zhiliang @ pmph.com
数字融合服务电话：4001118166　E-mail：zengzhi @ pmph.com

前言

《本草纲目》(此后简称"《纲目》")是中华文明宝库中最为璀璨的瑰宝之一。2011年被收入"世界记忆名录",也成为世界的文化财富。

《纲目》是明代李时珍以"不厌详悉"为原则编撰的一部集大成之作,洋洋190万字,收药1 892种。但其中也有很多并不常用的药物和属于历史用药遗迹,还有部分内容属于药业人员所需。因为篇幅较大,对以习医为主的读者来说,查阅会不太方便。在人民卫生出版社编辑的提议下,我们以临床实用且能与中药学的学习紧密结合为原则,从《纲目》中遴选出常用药物394种,按照《纲目》原书分类次序排列(便于读者查找原著),采撷《纲目》每药8项解说中与临床用药结合最为紧密的"气味""主治""附方",以及最能体现历代用药创见与李时珍"立言破惑"之创新精神的"发明",共4项内容。

1. 气味

又称性味,以四气(寒热温凉)、五味(酸苦甘辛咸)为主。这是中药药性理论的核心内容之一。在《证类本草》中,一味药的性、味可能有多家的说法。但在《本草纲目》中,李时珍把他认为正确的性味写在最前面,如果前人对某药性味有不同的说法,则附记于后。李时珍精于临床,又富有药物的历史与理论知识,因此他确定的绝大多数药物的性味应该是正确可信的。只有极少数药物的性味,李时珍的观点不一定正确。例如番木鳖(马钱子),李时珍说该药"无毒",可谓千虑一失。

2. 主治

主要是记录药物的功效与运用。这部分内容是李时珍遴选诸家药物主治的精要论说而成,并不是有文必录。对前代本草没有记载的药物,李时珍则自己确定该药的主治。"主治"一项,既包括单纯的药物功效和主治的疾病,也会记载使用单味药治疗某疾病的具体用法。在李时珍以前的主流本草中,药物主治功效的记载比较多,但缺少甄别。李时珍以其丰富的临床经验,精选历代诸家记载的主治功效,且经常附上他自己确定的新功效。后世的许多简明实用本草书中所记载的药性、功效主治,多得益于《纲目》所做的大量甄别遴选工作。例如清初以后风靡数百年的汪昂《本草备要》,其资料主体就是取材于《纲目》,其中从该书"气味""主治"项下摘取的内容尤多。

3. 附方

"附方"的作用就是记载药物的具体运用。本草书论的是药,自然是以药为单元和主体。自《神农本草经》以来,一直到唐代的《新修本草》,其内容都是专谈药物的辨认与功效,没有记载相关的方剂。直到唐代《天宝单方药图》(742—755)与《药性论》(大约是五代之书),才开始在药书中兼出相关的药方。李时珍保留了本草附方的做法,并从药物为体,药方为用的角度,阐明了本草附方的含义。《纲目》所附的方剂,按照李时珍自己的统计,"旧本附方二千九百三十五,今增八千一百六十一"。所谓"旧本",指的就是《证类本草》。李时珍新增的方剂几乎是《证类本草》的3倍,全部药方总数达到11 096方。如此数量巨大的药方,实际上已经超出了一般药方书的内容。更重要的是,本草附方,着眼点还是药。因此所收的方剂,多为单方或小方。只有这样的附方,才能证实相应的药物是药方产生效果的主力。这样一来,《纲目》的附方就形成了药味简单精练、多数实用有效的特点。这些方剂筛选自前人或明代诸多医药学家的书籍中,也包括李时珍自己撰写的《濒湖集简方》。自古至今,《纲目》的附方都受到医药界的喜爱。

4. 发明

"发明"是阐发清楚道理的意思。用李时珍原话,就是"疏义",即解释义理。在《纲目》中,"发明"二字经常出现,且有着不同的含义。李时珍评价古代本草书,特别注意看这些书有没有"发明"。例如他认为《李氏药录》《本草蒙筌》"颇有发明",《本草衍义》"发明良多",《本草衍义补遗》"多所发明",而《四声本草》《删繁本草》《食鉴本草》等,则"无所发明"。这里所用的"发明",实际上指的是在药学方面有没有新的内容和见解。因此,《纲目》"发明"项下的内容,除了例举诸家理论,对药物机理的阐发,以及介绍历代医学家临床诊治过程的创新思维等之外,还体现其本人的新见解。主要包括以下四项内容。

(1)新药物、新药效的发现与实验:古代的药物进入本草,最多见的情况是在民间运用一段时期以后,被收入某一临床医书或方书,经过一段时间验证之后,再由某本草专书将其采入,正式作为药物立条。《纲目》中记载的许多新药也经历了这么一段历程。三七是李时珍增补的新药中最重要的一味药。他在此药"发明"项中说:"此药近时始出,南人军中用为金疮要药,云有奇功。又云:凡杖扑伤损瘀血淋漓者,随即嚼烂,罨之即止,青肿者即消散。若受杖时,先服一二钱,则血不冲心,杖后尤宜服之,产后服亦良。大抵此药气温、味甘微苦,乃阳明、厥阴血分之药,故能治一切血病。"又如《纲目》新增药曼陀罗花,在明代以前,就被作为麻醉药使用,因此李时珍也记载了本品

“入麻药”的作用。当时传说“此花笑采酿酒饮,令人笑;舞采酿酒饮,令人舞”。曼陀罗酒服后的反应,居然取决于采摘时的表情和动作,这当然是很奇怪的现象。李时珍的好奇心促使他要进行一次试验。试验后的结论是:饮用曼陀罗酒到半醉的时候,如果让一个人来引导他,那么笑着引导,喝酒的人就会跟着笑;舞着引导,喝酒的人就会跟着舞,与采花时的表现没有关系。李时珍明知曼陀罗花有毒,但还是做了这个试验,可见为了验证某一药的功效,李时珍是不怕牺牲的。

(2)医药理论的新见解:这种新见解,涉及探讨药物产生效用的机理以及其他的医学理论。例如在“麻黄”条“发明”中说:“麻黄乃肺经专药,故治肺病多用之。张仲景治伤寒无汗用麻黄,有汗用桂枝。历代明医解释,皆随文傅会,未有究其精微者。时珍常绎思之,似有一得,与昔人所解不同云。……盖皮毛外闭,则邪热内攻,而肺气膹郁。故用麻黄、甘草同桂枝,引出营分之邪,达之肌表,佐以杏仁泄肺而利气。汗后无大热而喘者,加以石膏。朱肱《活人书》,夏至后加石膏、知母,皆是泄肺火之药……下后微喘者加厚朴、杏仁,以利肺气也。汗后脉沉迟者加人参,以益肺气也。朱肱加黄芩为阳旦汤,以泻肺热也。皆是脾肺之药。是则桂枝虽太阳解肌轻剂,实为理脾救肺之药也。此千古未发之秘旨,愚因表而出之。”

(3)对古代错误用药的批评:中医药在数千年的发展过程中,也走过一些弯路,有过许多错误用药的教训。李时珍《纲目》并没有避开这些弯路和教训,但对错误用药直率地提出了批评,其言值得一读。如在“水银”条的发明之下,对古代某些权威本草学著作的错误内容提出严厉的批评,他说:“大明言其无毒,《本经》言其久服神仙,甄权言其还丹元母,抱朴子以为长生之药……方士固不足道,本草其可妄言哉!”

(4)李时珍父子妙手回春案:《纲目》除收入许多前人验案之外,也记录李月池、李时珍本人的精彩治疗案例。这些医案既能加深对某些药物性能的理解,同时也展示了古代医家辨证论治的技巧。如“黄芩”条发明中记载了李月池用一味黄芩救李时珍之肺热之症,他说:“予年二十时,因感冒咳嗽既久,且犯戒,遂病骨蒸发热,肤如火燎,每日吐痰碗许,暑月烦渴,寝食几废,六脉浮洪。遍服柴胡、麦门冬、荆沥诸药,月余益剧,皆以为必死矣。先君偶思李东垣治肺热如火燎,烦躁引饮而昼盛者,气分热也。宜一味黄芩汤,以泻肺经气分之火。遂按方用片芩一两,水二钟,煎一钟,顿服。次日身热尽退,而痰嗽皆愈。药中肯綮,如鼓应桴,医中之妙,有如此哉。”又如“牵牛”条发明中记载了李时珍治疗其外甥湿热之证,“外甥柳乔,素多酒色。病下极胀痛,二便不通,不能坐卧,立哭呻吟者七昼夜。医用通利药不效。遣人叩予。予思此乃湿热之邪在精道,壅胀隧路,病在二阴之间,故前阻小便,后阻大便,病不在大肠、膀胱也。乃用楝实、茴香、穿山甲诸药,入牵牛加倍,水煎服。一服而减,三服而平。”

凡此 4 项内容,李时珍本着有话则说,无话则止,话多则长,话少则短的写法。大多数药物 4 项齐全,也有少数药物,可能只有 3 项,甚至更少。

本次编写主要遵循以下几个原则:

(1)本着“科普书,严肃做”的原则,应用以笔者为首的学术团队大量的研究《纲目》的前期成果，对《纲目》进行节录，减少篇幅，简化形式，以方便查阅学习。药物的分类与排列的顺序，则按原书；摘录的四个部分内容，只做选要，不做修改。即选择精粹，而对所选内容均忠实于原著，对所选内容的原有文字原则上不作改动，使读者体味《纲目》的原汁原味。

（2）目录进行归类编排，目录药名保持与《纲目》药名一致，并按《纲目》的分类排序，不上卷次。正文中药物正名标题用字与《纲目》同，行文中药名、子药名则使用现代药名，以符合本书受众的知识结构，方便阅读。如《纲目》正名作“檗木”，行文中则改为现在药名“黄柏”。

（3）对原书的难词难字，以中医学专业本科文化水平为标准，做出必要的注释。注释的重点在于不易理解的古病名、生僻药名及少数难字。一般在该字词首见处进行注释。主要的目的还是在于方便临床医生、高校学生，以及中医爱好者阅读与理解，使篇幅浩大的《纲目》变得简明实用。

（4）在每药后，出示简要“按语”，说明该药与现代中药药名的相关性、分类归属，以及药物的来源（常见的食药两用养生药物除外），以方便参考对照现代中药学书籍学习。药物来源主要参考《中药学》（钟赣生、杨柏灿主编. 中国中医药出版社，2021 年）、《中国药典》（2020 年版）等。

（5）对于原文中涉及当今保护动物药物及少量封建迷信内容，为保留历史原貌，未做修改，请读者在阅读时注意鉴别。

（6）由于《纲目》的药物分类一般原则以当时认识的物种为“纲”，作为正名，以药用品种及用药部位为“目”，附出于正药名之下。而现代中药学则是以药物功效为依据进行分类。因此，药物名称与种数不能逐一对应。大多数情况下，《纲目》的一种药物名下会包含多个现代中药学的药名。也有少数相反的情况。故在本书末附有《纲目》药物与现代中药名对照表，以方便读者查找。

（7）本书原文以《本草纲目影校对照》（张志斌、郑金生校点. 科学出版社，2018 年）之校点部分内容为准，个别文字依医理有修改。原底本文字中的讹误、脱文、衍文、倒错等问题，在此则不再予以标注。

（8）本书中的异体字、通假字、古今字等，在考虑中医药行业用字及李时珍个人用字特殊性的基础上，酌情予以修改。

相信本书对于广大的高校学生和临床医生，以及中医药爱好者，学习《纲目》将会有所帮助。

张志斌

2025 年 3 月

目录

本草纲目土部

本草纲目金石部

本草纲目草部

本草纲目谷部

本草纲目菜部

本草纲目果部

本草纲目木部

本草纲目虫部

本草纲目鳞部

本草纲目介部

本草纲目禽部

本草纲目兽部

本草纲目人部

本草纲目

土部

乌爹泥《纲目》

【气味】苦、涩，平，无毒。

【主治】清上膈热，化痰生津，涂金疮、一切诸疮，生肌定痛，止血收湿。时珍。

【附方】新八。鼻渊流水。孩儿茶末吹之，良。《本草权度》。牙疳口疮。孩儿茶、朋砂等分，为末搽之。《积德堂方》治走马牙疳[①]，用孩儿茶、雄黄、贝母等分，为末，米泔漱净，搽之。下疳阴疮。外科用孩儿茶末，米泔洗净，傅之神效。或加胡黄连等分。《纂奇方》：孩儿茶一钱，真珠一分，片脑半分，为末傅之。唐氏用孩儿茶一钱，轻粉一分，片脑一字，为末搽之。痔疮肿痛。孩儿茶、麝香为末，唾津调傅。《孙氏集效方》。脱肛气热。孩儿茶二分，熊胆五分，片脑一分，为末，人乳搽肛上，热汁自下而肛收也。亦治痔疮。《董炳方》。

【按语】乌爹泥是《纲目》中此药的正名，别名为孩儿茶。李时珍认为："是细茶末入竹筒中，紧塞两头，埋污泥沟中，日久取出，捣汁熬制而成。"《中药学》以儿茶为名，见活血化瘀药中活血疗伤药。本品为豆科植物儿茶去皮枝、干的干燥煎膏。

伏龙肝《别录》

【气味】辛，微温，无毒。［权曰］咸。［大明曰］热，微毒。

【主治】妇人崩中吐血，止咳逆血。醋调，涂痈肿毒气。《别录》。止鼻洪[②]、肠风、带下、尿血、泄精、催生下胞及小儿夜啼。大明。治心痛狂颠，风邪蛊毒，妊娠护胎，小儿脐疮重舌，风噤反胃，中恶[③]卒魇[④]，诸疮。时珍。

【附方】旧十六，新十七[⑤]。卒中恶气[⑥]。伏龙肝末一鸡子大，水服取吐。《千金方》。魇寐暴绝。灶心对锅底土，研末，水服二钱，更吹入鼻。《千金方》。中风口噤。不语，心烦恍惚，手足不随，或腹中痛满，或时绝而复苏。伏龙肝末五升，水八升搅，澄清灌之。《千金方》。狂颠谬乱。不识人。伏龙肝末，水服方寸匕，日三服。《千金方》。小儿夜啼。伏龙肝末二钱，朱砂一钱，麝香少许，为末，蜜丸绿豆大，每服五丸，桃符汤下。《普济方》。小儿重舌。釜下土和苦酒涂之。《千金方》。重舌肿木。伏龙肝末，牛蒡汁调涂之。《圣惠方》。冷热心痛。伏龙肝末方寸匕，热

---

① 走马牙疳：病证名。指起病急，病情重，从牙龈溃烂至牙齿蚀落，发展很快的牙疳病证。走马，即形容病情发展速度之快。又称走马疳、走马急疳。可分为崩砂、溃槽、宣露、腐根4个阶段，各参本条。

② 鼻洪：病证名。指出血量很大的鼻衄病证。

③ 中恶：病证名。泛指感受邪气或阴阳偏竭而致卒然昏厥或卒然心腹绞痛之病证。

④ 卒魇：病证名。指睡眠中常做噩梦，被鬼怪压迫而令呼吸困难的病证。《纲目》中又称梦魇、好魇、魇寐、魇魅、鬼魇等。

⑤ 旧十六，新十七：是李时珍对于方剂来源的说明，"旧十六"指有16个附方来自于《证类本草》，"新十七"指有17个附方为李时珍新增。"附方"文中，凡一条大字病证即为一个处方。后各药，附方数量不同，义均同此，不另注。

⑥ 卒中恶气：病证名。恶气，泛指外来之邪气。而卒中恶气，指突然发作之感邪致病。

以水温，冷以酒服。《外台秘要》。**反胃吐食**。灶中土年久者，为末，米饮服三钱，经验。《百一选方》。**卒然咳嗽**。釜月土一分，豉七分，捣丸梧桐子大。每饮下四十丸。《肘后方》。**吐血衄血**。伏龙肝末半升，新汲水一升，淘汁和蜜服。《广利方》。**吐血泻血**，心腹痛。伏龙肝、地垆土、多年烟壁土等分，每服五钱，水二碗，煎一碗，澄清，空心服。白粥补之。《普济方》。**妇人血漏**。伏龙肝半两，阿胶、蚕沙炒各一两，为末。每空肚酒服二三钱，以知为度。寇氏《衍义》。**赤白带下**。日久黄瘁，六脉微涩。伏龙肝炒令烟尽，棕榈灰、屋梁上尘炒烟尽，等分为末，入龙脑、麝香各少许，每服三钱，温酒或淡醋汤下。一年者，半月可安。《大全方》。**产后血气**。攻心痛，恶物不下。用灶中心土研末，酒服二钱，泻出恶物，立效。《救急方》。**妊娠热病**。伏龙肝末一鸡子许，水调服之。仍以水和涂脐方寸，干又上。《伤寒类要》。**子死腹中**。母气欲绝。伏龙肝末三钱，水调下。《十全博救方》。**横生逆产**。灶中心对锅底土，细研。每服一钱，酒调下，仍搽母脐中。《救急方》。**胞衣不下**。灶下土一寸，醋调，纳脐中。续服甘草汤三四合。《产宝》。**中诸蛊毒**[①]。伏龙肝末一鸡子大，水服取吐。《千金方》。**六畜肉毒**。方同上。**阴冷发闷**。冷气入腹，肿满杀人。釜月下土，和鸡子白傅之。《千金方》。**男阴卒肿**。方同上。**诸腋狐臭**。伏龙肝末频傅之。《千金方》。**聤耳出汁**。绵裹伏龙肝末塞之，日三易。《圣济录》。**小儿脐疮**。伏龙肝末傅之。《圣惠方》。**小儿丹毒**。多年灶下黄土末，和屋漏水傅之，新汲水亦可，鸡子白或油亦可，干即易。《肘后方》。**小儿热疖**。釜下土、生椒末等分，醋和涂之。《千金翼》。**臁疮**[②]**久烂**。灶内黄土年久者，研细，入黄柏、黄丹、赤石脂、轻粉，末，等分，清油调，入油绢中贴之，勿动，数日愈。纵痒，忍之良。《济急方》。**发背**[③]**欲死**。伏龙肝末酒调，厚傅之，干即易，平乃止。《千金》。**一切痈肿**。伏龙肝以蒜和作泥，贴之，干再易，或鸡子黄和亦可。《外台秘要》。**杖疮肿痛**。釜月下土为末，油和涂之，卧羊皮上，频涂。《千金方》。**灸疮肿痛**。灶中黄土末，煮汁淋之。《千金方》。

【按语】伏龙肝是《纲目》中此药的正名，而灶心土作为别名。《中药学》以灶心土为名，见止血药中温经止血药。本品为烧木柴或杂草的土灶内底部中心的焦黄土块。

---

① 蛊毒：简称“蛊”，也作毒蛊，又称鬼蛊、蛊气等。其一，指病因名。古代指由各种毒虫所成具有变幻之能的毒物，随酒食进入人体，可以致人病患。其二，指病证名。指中蛊毒所致以腹中胀满积块，疼痛羸瘦，或吐血下血为主要症状之病证，也可能病情多变，表现多端。又称蛊疰、中蛊、蛊疾等。

② 臁疮：病证名。指发生于小腿臁骨（胫骨）前方的慢性溃疡病证。又称胻疮、胫疮。

③ 发背：病证名。指发于背部的痈疽病证。古人认为由于五脏六腑腧穴均在于背部，所发痈疽症状较为险恶。

本草纲目

金石部

自然铜《开宝》

【气味】辛，平，无毒。[大明曰]凉。

【主治】折伤，散血止痛，破积聚。《开宝》。消瘀血，排脓，续筋骨。治产后血邪，安心，止惊悸，以酒摩服。大明。

【发明】[宗奭曰]有人以自然铜饲折翅胡雁，后遂飞去。今人打扑损，研细水飞过，同当归、没药各半钱，以酒调服，仍手摩病处。[震亨曰]自然铜，世以为接骨之药，然此等方尽多，大抵宜补气、补血、补胃。俗工惟在速效，迎合病人之意，而铜非煅不可用。若新出火者，其火毒、金毒相扇，挟香药热毒，虽有接骨之功，燥散之祸甚于刀剑，戒之。[时珍曰]自然铜接骨之功，与铜屑同，不可诬也。但接骨之后，不可常服，即便理气活血可尔。

【附方】新三。心气刺痛。自然铜，火煅醋淬九次，研末，醋调一字服，即止。《卫生易简方》。项下气瘿。自然铜贮水瓮中，逐日饮食，皆用此水，其瘿自消。或火烧烟气，久久吸之，亦可。杨仁斋《直指方》。暑湿瘫痪。四肢不能动。自然铜烧红，酒浸一夜，川乌头炮、五灵脂、苍术酒浸，各一两，当归二钱酒浸，为末，酒糊丸梧子大。每服七丸，酒下，觉四肢麻木即止。陆氏《积德堂方》。

【按语】《纲目》以自然铜为本药正名。《中药学》药名同此，作为活血化瘀药中活血疗伤药。本品为硫化物类矿物黄铁矿族黄铁矿，主含二硫化铁。

铅丹《本经》

【气味】辛，微寒，无毒。[大明曰]微咸，凉，无毒。伏砒，制硇、硫。[震亨曰]一妇因多子，月内服铅丹二两，四肢冰冷，食不入口。时正仲冬，急服理中汤加附子数十贴乃安。谓之“凉无毒”，可乎？[时珍曰]铅丹本无甚毒，此妇产后冬月服之过剂，其病宜矣。

【主治】吐逆胃反，惊痫癫疾，除热下气，炼化还成九光，久服通神明。《本经》。止小便，除毒热脐挛，金疮血溢。《别录》。惊悸狂走，消渴。煎膏用，止痛生肌。甄权。镇心安神，止吐血及嗽，傅疮长肉，及汤火疮。染须。大明。治疟及久积。宗奭。坠痰杀虫，去怯，除忤恶，止痢明目。时珍。

【发明】[成无己曰]仲景龙骨牡蛎汤中用铅丹，乃收敛神气以镇惊也。[好古曰]涩可去脱而固气。[时珍曰]铅丹体重而性沉，味兼盐、矾，走血分，能坠痰去怯，故治惊痫癫狂、吐逆反胃有奇功。能消积杀虫，故治疳疾、下痢、疟疾有实绩。能解热拔毒，长肉去瘀，故治恶疮肿毒及入膏药，为外科必用之物也。

【附方】旧八，新二十五。消渴烦乱。黄丹，新汲水服一钱，以荞麦粥压之。《圣惠方》。吐逆不止。碧霞丹：用北黄丹四两，米醋半升，煎干，炭火三秤，就铫内煅红，冷定为末，粟米饭丸梧子大。每服七丸，醋汤下。《集验方》。伏暑霍乱。水浸丹，见木部“巴豆”下。小儿吐逆。不止，宜此清镇。烧针丸：用黄丹研末，小枣肉和丸芡子大，每以一丸，针签于灯上烧过，研细，乳汁调下。一加朱砂、枯矾等分。谢氏小儿方。反胃气逆。胃虚。铅丹二两，白矾二两，生石亭脂半两。以丹、矾研匀，入坩锅内，以炭半秤煅赤，更养一夜，出毒两日，入亭脂同研，粟米饭和丸绿豆大，每日米饮下十五丸。《圣济录》。泄泻

下痢。赤白,用枣肉捣烂,入黄丹、白矾各皂子大,粳米饭一团,和丸弹子大,铁线穿于灯上烧过,为末。米饮服之。《摘玄方》。**赤白痢下**。黄丹炒紫,黄连炒,等分为末,以糊丸麻子大。每服五十丸,生姜甘草汤下。《普济方》。**妊娠下痢疠痛**。用乌鸡卵一个,开孔去白留黄,入铅丹五钱搅匀,泥裹煨干,研末,每服二钱,米饮下。一服愈,是男;二服愈,是女。《三因方》。**吐血咯血咳血**。黄丹,新汲水服一钱。《经验方》。**寒热疟疾**。体虚汗多者,黄丹、百草霜等分,为末。发日,空心米饮服三钱,不过二服愈。或糊丸,或蒜丸,皆效。《肘后方》用飞炒黄丹一两,恒山末三两,蜜丸梧子大,每服五十丸,温酒下。平旦及未发、将发时,各一服,无不效。《普济方》:端午日用黄丹炒二两,独蒜一百个,捣丸梧子大。每服九丸,空心长流水面东下。二三发后乃用,神效。亦治痢疾。《三因方》用黄丹炒、建茶等分,为末,温酒服二钱。又黄丹飞焙,面糊丸芡子大,每枣子一枚,去核,包一丸,纸裹煨熟食之。**温疟不止**。黄丹炒半两,青蒿童尿浸二两,为末,每服二钱,寒多酒服,热多茶服。《仁存堂方》。**小儿瘴疟**。壮热不寒。黄丹二钱,蜜水和服,冷者酒服,名鬼哭丹。《刘涓子鬼遗方》。**风痫发止**。驱风散:用铅丹二两,白矾二两,为末,用三角砖相斗,以七层纸铺砖上,铺丹于纸上,矾铺丹上,以十斤柳木柴烧过为度,取研。每服二钱,温酒下。《王氏博济方》。**客忤中恶**。道间门外得之,令人心腹刺痛,气冲心胸胀满,不治害人。真丹方寸匕,蜜三合,和灌之。《肘后方》。**一切目疾**。昏障[①]治,只障不治。蜂蜜半斤,铜锅熬起紫色块,入飞过真黄丹二两,水一碗,再炼至水气尽,以细生绢铺薄纸一层,滤净,瓶封埋地内三七。每日点眼七次,药粘则洗之。一方,入诃子肉四个。《保寿堂方》。**赤眼痛**。黄丹、蜂蜜调贴太阳穴,立效。《明目经验方》。**赤目及翳**。铅丹、白矾等分,为末点之。又方:铅丹、乌贼骨等分,合研,白蜜蒸,点之。《千金方》。**眼生珠管**。铅丹半两,鲤鱼胆汁和如膏。日点三五次。《圣惠方》。**痘疹生翳**。黄丹、轻粉等分,为末。吹少许入耳内,左患吹右,右患吹左。《痘疹方》。**小儿重舌**。黄丹一豆大,安舌下。《子母秘录》。**小儿口疮**。糜烂,黄丹一钱,生蜜一两,相和蒸黑。每以鸡毛蘸搽,甚效。《普济方》。**腋下胡臭**。黄丹入轻粉,唾调,频掺之。《普济方》。**妇人逆产**。真丹涂儿足下。《集验方》。**蚰蜒入耳**。黄丹、酥、蜜、杏仁等分,熬膏,绵裹包塞之,闻香即出,抽取。《圣惠方》。**蝎虿螫人**。醋调黄丹涂之。《肘后方》。**金疮出血**。不可以药速合,则内溃伤肉。只以黄丹、滑石等分,为末傅之。《集玄方》。**外痔肿痛**。黄丹、滑石等分,为末,新汲水调,日五上之。《婴童百问》。**血风臁疮**。黄丹一两,黄蜡一两,香油五钱,熬膏。先以葱、椒汤洗,贴之。陆氏《积德堂方》。**远近臁疮**。黄丹飞炒,黄柏酒浸七日焙,各一两,轻粉半两,研细。以苦茶洗净,轻粉填满,次用黄丹护之,外以柏末摊膏贴之,勿揭动,一七见效。《孙氏集效方》。

【按语】《纲目》以铅丹为本药正名。《中药学》药名同此,用于拔毒化腐生肌膏药中。本品为用纯铅加工制成的氧化

---

① 昏障:病证名。即有目昏暗与目翳障的混合表现之目病。

物，主要含四氧化三铅。

密陀僧《唐本草》

【气味】咸、辛，平，有小毒。［大明曰］甘，平，无毒。［时珍曰］制狼毒。

【主治】久痢，五痔，金疮，面上瘢䵟，面膏药用之。《唐本》。［保昇曰］五痔，谓牡、酒、肠、血、气[①]也。镇心，补五脏，治惊痫咳嗽，呕逆吐痰。大明。疗反胃，消渴，疟疾，下痢。止血，杀虫，消积。治诸疮，消肿毒，除胡臭，染髭发。时珍。

【发明】［时珍曰］密陀僧感铅银之气，其性重坠下沉，直走下焦，故能坠痰、止吐、消积，定惊痫，治疟痢，止消渴，疗疮肿。洪迈《夷坚志》云：惊气入心络，瘖不能言语者，用密陀僧末一匕，茶调服，即愈。昔有人伐薪，为狼所逐而得是疾，或授此方而愈。又一军校采藤逢恶蛇病此，亦用之而愈。此乃惊则气乱，密陀僧之重以去怯而平肝也。其功力与铅丹同，故膏药中用代铅丹云。

【附方】旧三，新一十五。**痰结胸中**。不散，密陀僧一两，醋、水各一盏，煎干，为末。每服二钱，以酒、水各一小盏，煎一盏，温服，少顷当吐出痰涎为妙。《圣惠方》。**消渴饮水**。神效丸：用密陀僧二两，研末，汤浸蒸饼丸梧子大。浓煎蚕茧、盐汤，或茄根汤，或酒下，一日五丸，日增五丸，至三十丸止，不可多服。五六服后，以见水恶心为度。恶心时，以干物压之，日后自定，甚奇。《选奇方》。**赤白下痢**。密陀僧三两，烧黄色，研粉。每服一钱，醋、茶下，日三服。《圣惠方》。**肠风痔瘘**。铜青、密陀僧各一钱，麝香少许，为末，津和涂之。《济急方》。**小儿初生**。遍身如鱼脬，又如水晶，破则成水，流渗又生者。密陀僧生研，擶之，仍服苏合香丸。《救急方》。**惊气失音**。方见"发明"。**腋下胡臭**。浆水洗净，油调密陀僧涂。以一钱，用热蒸饼一个，切开掺末夹之。《集简方》。**香口去臭**。密陀僧一钱，醋调漱口。《普济方》。**大人口疮**。密陀僧锻研掺之。《圣济录》。**小儿口疮**。不能吮乳，密陀僧末，醋调涂足心，疮愈洗去。蔡医博方也。《黎居士简易方》。**鼻内生疮**。密陀僧、香白芷等分，为末，蜡烛油调搽之。《简便方》。**鼻齇赤疱**[②]。密陀僧二两，细研，人乳调，夜涂旦洗。《圣惠方》。**痘疮瘢黡**。方同上。谭氏。**䵟䵳斑点**。方同上。《外台》。**夏月汗斑**。如疹，用密陀僧八钱，雄黄四钱，先以姜片擦热，仍以姜片蘸末擦之，次日即焦。《活人心统》。**骨疽出骨**。一名多骨疮，不时出细骨。乃母受胎未及一月，与六亲骨肉交合，感其精气，故有多骨之名。以密陀僧末，桐油调匀，摊贴之即愈。《寿域方》。**血风臁疮**。密陀僧、香油入粗碗内磨化，油纸摊膏，反覆贴之。《孙氏集效方》。**阴汗湿痒**。密陀僧末傅之。戴氏加蛇床子末。

【按语】《纲目》以密陀僧为本药正名。《中药学》药名同此，作为拔毒化腐

---

① 牡、酒、肠、血、气：指牡痔、酒痔、肠痔、血痔、气痔。其中牡痔，指以肛边生小肉突起，暴露于肛门之外，时时出脓血为主要表现者；酒痔，指以肛边肿胀生疮，饮酒则发，出血鲜红，肛门疼痛为主要表现者；肠痔，指以肛边肿核疼痛，发寒热而出血为主要表现者；血痔，指以因排便则下纯血鲜红为主要表现者；气痔，指以排便艰难而伴有出血、脱肛为主要表现者。

② 鼻齇赤疱：病证名。即酒糟鼻。

生肌药。本品铅矿石冶炼而成，主要含四氧化三铅。

紫石英《本经》

【气味】甘，温，无毒。［《别录》曰］辛。［普曰］神农、扁鹊：味甘，平。李当之：大寒。雷公：大温。岐伯：甘，无毒。［之才曰］长石为之使。畏扁青、附子。恶鮀甲、黄连、麦句姜。得茯苓、人参，疗心中结气。得天雄、菖蒲，疗霍乱。［时珍曰］服食紫石英，乍寒乍热者，饮酒良。

【主治】心腹咳逆邪气，补不足，女子风寒在子宫，绝孕十年无子。久服温中，轻身延年。《本经》。疗上气心腹痛，寒热邪气结气，补心气不足，定惊悸，安魂魄，填下焦，止消渴，除胃中久寒，散痈肿，令人悦泽。《别录》。养肺气，治惊痫，蚀脓。甄权。

【发明】［好古曰］紫石英，入手少阴、足厥阴经。［权曰］虚而惊悸不安者，宜加用之。女子服之有子。［颂曰］《乳石论》无单服紫石者，惟五石散中用之。张文仲《备急方》有镇心单服紫石煮水法。胡洽及《千金方》则多杂诸药同用。今方治妇人及心病，时有使者。［时珍曰］紫石英，手少阴、足厥阴血分药也。上能镇心，重以去怯也；下能益肝，湿以去枯也。心生血，肝藏血，其性暖而补，故心神不安，肝血不足及女子血海虚寒不孕者宜之。《别录》言其补心气、甄权言其养肺者，殊昧气阳血阴营卫之别。惟《本经》所言诸证，甚得此理。

【附方】旧二新一。虚劳惊悸。补虚止惊，令人能食。紫石英五两，打如豆大，水淘一遍，以水一斗，煮取三升，细细服。或煮粥食，水尽可再煎之。《张文仲方》。风热瘛疭。风引汤：治风热瘛疭及惊痫瘛疭。紫石英、白石英、寒水石、石膏、干姜、大黄、龙齿、牡蛎、甘草、滑石等分，㕮咀，水一升，煎去三分，食后温呷，无不效者。仲景《金匮方》。痈肿毒气。紫石英火烧醋淬，为末，生姜、米醋煎，傅之，摩亦得。《日华本草》。

【按语】《纲目》以紫石英为本药正名。《中药学》药名同此，作为补虚药中之补阳药。本品为氟化物类矿物萤石族萤石，主含氟化钙。

丹砂《本经》

【气味】甘，微寒，无毒。［普曰］神农：甘。岐伯：苦，有毒。扁鹊：苦。李当之：大寒。［权曰］有大毒。［大明曰］凉，微毒。［之才曰］恶磁石，畏碱水，忌一切血。［时珍曰］丹砂，《别录》云无毒，岐伯、甄权言有毒，似相矛盾。按何孟春《余冬录》云：丹砂性寒而无毒，入火则热而有毒，能杀人，物性逐火而变。此说是也。丹砂之畏磁石、碱水者，水克火也。［敩曰］铁遇神砂，如泥似粉。［土宿真君曰］丹砂用阴地厥、地骨皮、车前草、马鞭草、皂荚、石韦、决明、瞿麦、南星、白附子、乌头、三角酸、藕荷、桑椹、地榆、紫河车、地丁，皆可伏制。而金公以砂为子，有相生之道，可变化。

【主治】身体五脏百病，养精神，安魂魄，益气明目，杀精魅邪恶鬼。久服通神明不老。能化为汞。《本经》。通血脉，止烦满消渴，益精神，悦泽人面，除中恶腹痛，毒气疥瘘诸疮。轻身神仙。《别录》。镇心，主尸疰抽风。甄权。润心肺，治疮痂息肉，并涂之。大明。治惊痫，解胎毒痘毒，驱邪疟，能发汗。时珍。

【发明】[保昇曰]朱砂法火，色赤而主心。[杲曰]丹砂纯阴，纳浮溜之火而安神明，凡心热者非此不能除。[好古曰]乃心经血分主药，主命门有余。[青霞子曰]丹砂外包八石，内含金精。禀气于甲，受气于丙，出胎见壬，结块成庚，增光归戊。阴阳升降，各本其原，自然不死。若以气衰血败，体竭骨枯，八石之功，稍能添益。若欲长生久视，保命安神，须饵丹砂。且丹石见火，悉成灰烬；丹砂伏火，化为黄银。能重能轻，能神能灵，能黑能白，能暗能明。一斛人擎，力难升举；万斤遇火，轻速上腾。鬼神寻求，莫知所在。[时珍曰]丹砂生于炎方，禀离火之气而成，体阳而性阴，故外显丹色而内含真汞。其气不热而寒，离中有阴也。其味不苦而甘，火中有土也。是以同远志、龙骨之类，则养心气；同当归、丹参之类，则养心血；同枸杞、地黄之类，则养肾；同厚朴、川椒之类，则养脾；同南星、川乌之类，则祛风。可以明目，可以安胎，可以解毒，可以发汗，随佐使而见功，无所往而不可。夏子益《奇疾方》云：凡人自觉本形作两人，并行并卧，不辨真假者，离魂病也。用辰砂、人参、茯苓，浓煎日饮，真者气爽，假者化也。《类编》云：钱丕少卿夜多恶梦，通宵不寐，自虑非吉。遇邓州推官胡用之曰：昔常如此。有道士教戴辰砂如箭镞者，涉旬即验，四五年不复有梦。因解髻中一绛囊遗之。即夕无梦，神魂安静。道书谓丹砂辟恶安魂，观此二事可征矣。[《抱朴子》曰]临沅县廖氏家，世世寿考。后徙去，子孙多夭折。他人居其故宅，复多寿考。疑其井水赤，乃掘之，得古人埋丹砂数十斛也。饮此水而得寿，况炼服者乎。[颂曰]郑康成注《周礼》，以丹砂、石胆、雄黄、礜石、磁石为五毒。古人惟以攻疮疡，而《本经》以丹砂为无毒，故多炼治服食，鲜有不为药患者，岂五毒之说胜乎？当以为戒。[宗奭曰]朱砂镇养心神，但宜生使。若炼服，少有不作疾者。一医疾，服伏火者数粒，一旦大热，数夕而毙。沈存中云：表兄李胜炼朱砂为丹，岁余，沐砂再入鼎，误遗一块。其徒丸服之，遂发懵冒，一夕而毙。夫生朱砂，初生小儿便可服。因火力所变，遂能杀人，不可不谨。[陈文中曰]小儿初生，便服朱砂、轻粉、白蜜、黄连水，欲下胎毒。此皆伤脾败阳之药。轻粉下痰损心，朱砂下涎损神，儿实者服之软弱，弱者服之易伤，变生诸病也。[时珍曰]叶石林《避暑录》载：林彦振、谢任伯皆服伏火丹砂，俱病脑疽死。张杲《医说》载：张悫服食丹砂，病中消数年，发鬓疽而死。皆可为服丹之戒。而周密《野语》载：临川周推官平生孱弱，多服丹砂、乌、附药，晚年发背疽。医悉归罪丹石，服解毒药不效。疡医老祝诊脉曰：此乃极阴证，正当多服伏火丹砂及三建汤。乃用小剂试之，复作大剂，三日后用膏敷贴，半月而疮平，凡服三建汤一百五十服。此又与前诸说异。盖人之脏腑禀受万殊，在智者辨其阴阳脉证，不以先入为主。非妙入精微者，不能企此。

【附方】旧八，新二十六。服食丹砂。三皇真人炼丹方：丹砂一斤，研末重筛，以醇酒沃之如泥状。盛以铜盘，置高阁上，勿令妇女见。燥则复以酒沃，令如泥，阴雨疾风则藏之。尽酒三斗，乃曝之，三百日当紫色。斋戒沐浴七日，静室饭丸麻子大，常以平旦向日吞三丸。一月三虫出，半年诸病瘥，一年须发黑，三年神人至。《太上玄变经》。**小神丹方**。真丹末三斤，白蜜六斤，搅合日曝，至可丸，丸麻子大，每旦服十丸。一年白发反黑，齿落更生，身体润泽，老翁成少。《抱朴子内篇》。**明目轻身**。去三尸，除疮癞。美酒五升，浸朱砂五两，五宿，日干研末，蜜丸小豆大。每服二十丸，白汤下，久服见效。《卫生易简方》。**神注丹方**。白茯苓四两，糯米酒煮软，竹刀切片，阴干为末，入朱砂末二钱，以乳香水打糊丸梧子大，朱砂末二钱为衣。阳日二丸，阴日一丸。要秘精，新汲水下；要逆气过精，温酒下。并空心。王好古《医垒元戎》。**乌髭变白**。小雌鸡二只，只与乌油麻一件，同水饲之。放卵时，收取先放者打窍，以朱砂末填入糊定，同众卵抱出鸡，取出，其药自然结实，研粉，蒸饼和丸绿豆大。每酒下五七丸。不惟变白，亦且愈疾。张潞方。**小儿初生**。六日，解胎毒，温肠胃，壮气血。朱砂豆大，细研，蜜一枣大，调与吮之，一日令尽。姚和众《至宝方》。**预解痘毒**。初发时或未出时，以朱砂末半钱，蜜水调服。多者可少，少者可无，重者可轻也。丹溪方。**初生儿惊**。月内惊风欲死，朱砂磨新汲水涂五心，最验。《斗门方》。**小儿惊热**。夜卧多啼，朱砂半两，牛黄一分，为末。每服一字，犀角磨水调下。《普济方》。**急惊搐搦**。丹砂半两，天南星一个一两重者，炮裂酒浸，大蝎三个，为末。每服一字，薄荷汤下。《圣济录》。**惊忤不语**。打扑惊忤，血入心窍，不能言语。朱砂为末，以雄猪心血和丸麻子大，每枣汤下七丸。《直指方》。**客忤卒死**。真丹方寸匕，蜜三合和，灌之。《肘后方》。**癫痫狂乱**。归神丹：治一切惊忧思虑多忘，及一切心气不足，癫痫狂乱。豮猪心二个，切，入大朱砂二两、灯心三两在内，麻扎，石器煮一伏时，取砂为末，以茯神末二两，酒打薄糊丸梧子大。每服九丸至十五丸、至二十五丸，麦门冬汤下。甚者，乳香人参汤下。《百一选方》。**产后癫狂**。败血及邪气入心，如见祟物，颠狂。用大辰砂一二钱，研细飞过，用饮儿乳汁三四茶匙调湿，以紫项地龙一条入药，滚三滚，刮净，去地龙不用，入无灰酒一盏，分作三四次服。《何氏方》。**心虚遗精**。猪心一个，批片相连，以飞过朱砂末掺入，线缚，白水煮熟食之。《唐瑶经验方》。**离魂**[1]**异病**。方见“发明”。**夜多恶梦**。方见“发明”。**男妇心痛**。朱砂、明矾枯等分，为末，沸汤调服。《摘玄方》。**心腹宿癥**。及卒得癥。朱砂研细，搜饭，以雄鸡一只，饿二日，以饭饲之，收粪曝燥为末，温酒服方寸匕，日三服。服尽更作，愈乃止。《外台秘要》。**霍乱转筋**。身冷，心下微温者，朱砂研二两，蜡三两和丸，着火笼中熏之，周围厚覆，勿令烟泄，兼床下着火，令腹微暖，良久当汗出而苏。《外台秘要》。**辟瘴正阳**。丹砂三两，水飞。每服半钱，温蜜汤下。《圣济录》。**伤寒发汗**。《外台秘要》治伤寒时气温疫，头痛壮热脉盛，始得一二日者，取真丹一两，水一斗，煮一升，顿服，覆被取汗。忌生血物。《肘后》：用真丹末酒调，遍身涂之，向火坐，得汗愈。**辟禳温疫**。上品朱砂一两，细研，蜜和丸麻子大，常以太岁日平旦，一家大小勿食诸物，向东各吞三七丸，勿令近齿，永无温疫。《外台》。**诸般吐血**。朱

---

① 离魂：病证名。指以自觉本形作两人，并行并卧，不辨真假者为主要表现的精神病证。

砂、蛤粉等分，为末，酒服二钱。〇又方：丹砂半两，金箔四片，蚯蚓三条，同研，丸小豆大。每冷酒下二丸。《圣济录》。**妊妇胎动**。朱砂末一钱，和鸡子白三枚，搅匀顿服。胎死即出，未死即安。《普济方》。**子死腹中**。不出，朱砂一两，水煮数沸，为末。酒服立出。《十全博救方》。**目生障翳**。生辰砂一块，日日擦之，自退。王居云病此，用之如故。《普济方》。**目膜息肉**。丹砂一两，五月五日研匀，铜器中以水浆一盏，腊水一盏，浸七日，暴干，铜刀刮下，再研瓶收。每点少许眦上。《圣济录》。**目生弩肉**。及珠管。真丹、贝母等分，为末，点注，日三四度。《肘后方》。**面上皯䵟**。鸡子一枚去黄，朱砂末一两，入鸡子内封固，入白伏雌下，抱至雏出，取涂面即去。不过五度，面白如玉。此乃陈朝张贵妃常用方，出《西王母枕中方》。《外台秘要》。**沙蜂叮螫**。朱砂末，水涂之。《摘玄方》。**木蛭疮毒**。南方多雨，有物曰木蛭，大类鼻涕，生于古木之上，闻人气则闪闪而动。人过其下，堕人体间，即立成疮，久则遍体。惟以朱砂、麝香涂之，即愈。张杲《医说》。**产后舌出**。不收。丹砂傅之，暗掷盆盎作堕地声惊之，即自收。《集简》。

【按语】丹砂是《纲目》中此药的正名，而朱砂作为别名。《中药学》以朱砂为名，作为安神药中之重镇安神药。本品为硫化物类矿物辰砂族辰砂，主含硫化汞。

水银《本经》

【气味】辛，寒，有毒。［权曰］有大毒。［大明曰］无毒。［之才曰］畏磁石、砒霜。［宗奭曰］水银得铅则凝，得硫则结，并枣肉研则散。别法煅为腻粉、粉霜，唾研之死虱。铜得之则明，灌尸中则后腐，以金银铜铁置其上则浮，得紫河车则伏，得川椒则收。可以勾金，可为涌泉匮，盖藉死水银之气也。［土宿真君曰］荷叶、松叶、松脂、谷精草、萱草、金星草、瓦松、夏枯草、忍冬、莨菪子、雁来红、马蹄香、独脚莲、水慈姑，皆能制汞。

【主治】疥瘘，痂疡白秃，杀皮肤中虱，堕胎，除热，杀金银铜锡毒。镕化还复为丹，久服神仙不死。《本经》。以傅男子阴，阴消无气[①]。《别录》。利水道，去热毒。藏器。主天行热疾，除风，安神镇心，治恶疮瘑疥，杀虫，催生，下死胎。大明。治小儿惊热涎潮。宗奭。镇坠痰逆，呕吐反胃。时珍。

【发明】［弘景曰］还复为丹，事出仙经。酒和日暴，服之长生。［权曰］水银有大毒，朱砂中液也。乃还丹之元母，神仙不死之药，能伏炼五金为泥。［《抱朴子》曰］丹砂烧之成水银，积变又还成丹砂，其去凡草木远矣，故能令人长生。金汞在九窍，则死人为之不朽，况服食乎？［藏器曰］水银入耳能食人脑至尽，入肉令百节挛缩，倒阴绝阳。人患疮疥，多以水银涂之。性滑重，直入肉，宜谨之。头疮切不可用，恐入经络，必缓筋骨，百药不治也。［宗奭曰］水银入药，虽各有法，极须审谨，有毒故也。妇人多服绝娠。今有水银烧成丹砂，医人不晓误用，不可不谨。唐韩愈云：太学士李干遇方士柳泌，能烧水银为不死药，以铅满一鼎，按中为

① 阴消无气：药物副作用。指能使阴痿不起。

空，实以水银，盖封四际，烧为丹砂。服之下血，四年病益急，乃死。余不知服食说自何世起，杀人不可计，而世慕尚之益至，此其惑也。在文书所记、耳闻者不说，今直取目见，亲与之游而以药败者六七公，以为世诫。工部尚书归登，自说服水银得病，有若烧铁杖自颠贯其下，摧而为火，射窍节以出，狂痛呼号泣绝。其裀席得水银，发且止，唾血十数年以毙。殿中御史李虚中，疽发其背死。刑部尚书李逊谓余曰：我为药误。遂死。刑部侍郎李建，一旦无病死。工部尚书孟简，邀我于万州，屏人曰：我得秘药，不可独不死，今遗子一器，可用枣肉为丸服之。别一年而病。后有人至，讯之，曰：前所服药诞，方且下之，下则平矣。病二岁卒。东川节度御史大夫卢坦，溺血，肉痛不可忍，乞死。金吾将军李道古，以柳泌得罪，食泌药，五十死海上。此皆可为戒者也。蕲不死，乃速得死，谓之智，可不可也？五谷三牲，盐醯果蔬，人所常御。人相厚勉，必曰“强食”。今惑者皆曰：“五谷令人夭，三牲皆杀人，当务减节。”一筵之馔，禁忌十之二三。不信常道而务鬼怪，临死乃悔。后之好者又曰：“彼死者皆不得其道也，我则不然。”始动，曰：“药动故病，病去药行，乃不死矣。”及且死又悔。呜呼！可哀也已。［时珍曰］水银乃至阴之精，禀沉着之性。得凡火煅炼，则飞腾灵变；得人气熏蒸，则入骨钻筋。绝阳蚀脑，阴毒之物无似之者。而大明言其无毒，《本经》言其久服神仙，甄权言其还丹元母，抱朴子以为长生之药。六朝以下贪生者服食，致成废笃而丧厥躯，不知若干人矣。方士固不足道，本草其可妄言哉！水银但不可服食尔，而其治病之功，不可掩也。同黑铅结砂，则镇坠痰涎；同硫黄结砂，则拯救危病。此乃应变之兵，在用者能得肯綮而执其枢机焉。余见《铅白霜》及《灵砂》下。

【附方】旧五，新二十四。初生不乳。咽中有噤物如麻豆许。用水银米粒大与之，下咽即愈。《圣惠方》。小儿痫疾。能压一切热，水银小豆许，安盏中，沉汤内煮一食顷与服。勿仰儿头，恐入脑也。《圣济方》。急惊坠涎。水银半两，生南星一两，麝香半分，为末，入石脑油同捣，和丸绿豆大。每服一丸，薄荷汤下。失心风疾。水银一两，藕节八个，研成砂子，丸如芡子大，每服二丸，磨刀水下，一二服。《经验方》。精魅鬼病[①]。水银一两，浆水一升，炭火煎减三分。取水银一豆许，神符裹吞之，晚又服，一二日止。《广济方》。反胃吐食水。不能停，黑铅、水银各一钱半，结砂，舶硫黄五钱，官桂一钱，为末，每服六钱，一半米汤，一半自然姜汁，调作一处服。《圣济录》。消渴烦热。水银一两，铅一两，结砂，皂荚一挺酥炙，麝香一钱，为末。每服半钱，白汤下。《圣济录》。胆热衄衊[②]。血上妄行。水银、朱砂、麝香等分，为末，每服半钱，新汲水下。《宣明方》。血汗不止。方同上。妊妇胎动。母欲死，子尚在，以此下之。水银、朱砂各半两，研膏，以牛膝半两，水五大盏，煎汁，入蜜调服半匙。《圣惠方》。妇人难产。水银二

① 精魅鬼病：病证名。指某些难以解释的暴病、怪病及反复发作的病证，古人认为是鬼怪作祟所致。也称邪魅、鬼气、鬼毒、鬼病。

② 衄衊：病证名。即衄血。衊，miè，此指污血，或被血所污。

两,先煮后服,立出。《梅师方》。**胎死腹中**。其母欲死,水银二两吞之,立出。《梅师方》。**妇人断产**。水银以麻油煎一日,空心服枣大一丸,永断,不损人。《妇人良方》。**解金银毒**。水银一两,服之即出。《千金方》。**误吞金银**。及环子、钗子。以汞半两吞之,再服即出。《圣惠方》。**百虫入耳**。水银豆许,倾入耳中,以耳向下,击铜物数声即出。能食人脑,非急切勿用。《圣济录》。**头上生虱**。水银和蜡烛油揩之,一夜皆死。《摘玄方》。**腋下胡臭**。水银、胡粉等分,以面脂和,频掺之。《千金方》。**少年面疱**。水银、胡粉等分,研,腊猪脂和,夜涂旦拭,勿见水,三度瘥。《肘后方》。**老小口疮**。水银一分,黄连六分,水二升,煮五合,含之,日十次。《普济方》。**白癜风痒**。水银数拭之,即消。《千金方》。**虫癣瘙痒**。水银、胡粉等分,研傅。又水银、芜荑,和酥傅之。《外台秘要》。**痔虫作痒**。水银、枣膏各二两同研,绵裹纳下部,明日虫出。《梅师方》。**恶肉毒疮**。一女年十四,腕软处生物如黄豆大,半在肉中,红紫色,痛甚,诸药不效。一方士以水银四两,白纸二张揉熟,蘸银擦之,三日自落而愈。李楼《怪证方》。**一切恶疮**。水银、黄连、胡粉熬黄,各一两,研匀傅之,干则以唾调。《肘后方》。**杨梅毒疮**。水银、黑铅各一钱结砂,黄丹一钱,乳香、没药各五分,为末。以纸卷作小捻,染油点灯,日照疮三次,七日见效。方广《附余》:用水银、黑铅结砂、银朱各二钱,白花蛇一钱,为末,作纸捻七条,头日用三条,自后日用一条,香油点灯于炉中,放被内熏之,勿透风。头上有疮,连头盖之。一方:水银一钱二分,黑铅、白锡各八分,共结砂,黄丹四分,朱砂六分,为末,分作十二纸捻,以香油浸灯盏内,点于小桶中。以被围病人坐之,以鼻细细吸烟,三日后口出恶物为效。**痘后生翳**。水银一钱,虢丹五钱,研作六丸,坩锅糊定,火煅一日取出,薄绵裹之。左翳塞右耳,右翳塞左耳,自然坠下。《危氏方》。

【按语】水银是《纲目》中此药的正名。《中药学》以水银为名,收在轻粉之下作为附药。本品为自然元素类液态矿物自然汞,主要从辰砂矿经加工提炼制成。李时珍在水银条的"发明"之下,有非常精彩的见解,对古代某些权威本草学著作的错误内容提出严厉的批评,他说:"大明言其无毒,本经言其久服神仙,甄权言其还丹元母,抱朴子以为长生之药……方士固不足道,本草其可妄言哉!"所以,此药特别能够体现李时珍在取材上"不厌详悉",在理论上"立言破惑"之著书原则。李时珍不以个人的观点取舍前代内容,无论他是否同意,都会收进《纲目》。但他也会在"发明"中提出他本人的观点。这也充分地提醒我们,学习《纲目》一定不能断章取义。

水银粉《嘉祐》

【气味】辛,冷,无毒。[大明曰]畏磁石、石黄,忌一切血,本出于丹砂故也。[时珍曰]温燥有毒,升也,浮也。黄连、土茯苓、陈酱、黑铅、铁浆,可制其毒。

【主治】通大肠,转小儿疳并瘰疬,杀疮疥癣虫及鼻上酒齇,风疮瘙痒。藏器。治痰涎积滞,水肿鼓胀,毒疮。时珍。

【发明】[宗奭曰]水银粉下膈涎并小儿涎潮瘛疭药多用。然不可常服及过多,多则损人。若兼惊则危,须审之。盖惊为心气不足，不可下。下之里虚，惊气入心不可治。其人本虚，更须禁此，慎之至也。[刘完素曰]银粉能伤牙齿。盖上下齿龈属手足阳明之经，毒气感于肠胃，而精神气血水谷既不胜其毒，则毒即循经上行，而至齿龈嫩薄之分为害也。[时珍曰]水银乃至阴毒物，因火煅丹砂而出，加以盐、矾炼而为轻粉，加以硫黄升而为银朱，轻飞灵变，化纯阴为燥烈。其性走而不守，善劫痰涎，消积滞。故水肿风痰、湿热毒疮被劫，涎从齿龈而出，邪郁为之暂开，而疾因之亦愈。若服之过剂，或不得法，则毒气被蒸，窜入经络筋骨，莫之能出。痰涎既去，血液耗亡，筋失所养，营卫不从。变为筋挛骨痛，发为痈肿疳漏，或手足皲裂，虫癣顽痹，经年累月，遂成废痼，其害无穷。观丹客升炼水银、轻粉，鼎器稍失固济，铁石撼透，况人之筋骨皮肉乎？陈文中言轻粉下痰而损心气，小儿不可轻用，伤脾败阳，必变他证，初生尤宜慎之。而演山氏谓小儿在胎，受母饮食热毒之气，畜在胸膈，故生下个个发惊，宜三日之内与黄连去热，腻粉散毒，又与人参朱砂蜜汤，解清心肺，积毒既化，儿可免此患。二说不同，各有所见。一谓无胎毒者，不可轻服；一谓有胎毒者，宜预解之。用者宜审。

【附方】旧三，新三十二。**小儿初生**。浴汤中入盐少许，拭干，以腻粉少许摩其身，既不畏风，又散诸气。《全幼心鉴》。**初生锁肚**[①]。证由胎中热毒，结于肛门。儿生之后，闭而不通三日者，急令妇人咂儿前后心、手足心并脐七处四五次，以轻粉半钱，蜜少许，温水化开，时时与少许，以通为度。《全幼心鉴》。**小儿涎喘**。服药不退者，用无雄鸡子一个取清，入轻粉抄十钱拌和，银器盛，置汤瓶上蒸熟。三岁儿尽食，当吐痰或泄而愈。气实者乃可用。演山《活幼口议》。**幼儿哯乳**。不止，服此立效。腻粉一钱，盐豉七粒，去皮研匀，丸麻子大，每服三丸，藿香汤下。《活幼口议》。**小儿吃泥**。及臁肚[②]。用腻粉一分，沙糖和丸麻子大，空心米饮下一丸，良久泄出泥土，瘥。《经验方》。**大小便闭**。胀闷欲死，二三日则杀人。腻粉一钱，生麻油一合，相和，空心服。《圣惠方》。**大便壅结**。腻粉半钱，沙糖一弹丸，研，丸梧子大。每服五丸，临卧温水下。又方：腻粉二钱，黄丹一钱，为末，每米饮服一钱。《普济方》。**血痢腹痛**。腻粉五钱，定粉三钱，同研，水浸蒸饼心少许，和丸绿豆大，每服七丸或十丸，艾一枚，水一盏，煎汤下。《秘宝方》。**消中嗜食**。多因外伤瘅热，内积忧思，啖食咸物及面，致脾胃干燥，饮食倍常，不生肌肉，大便反坚，小便无度。轻粉一钱为末，姜汁拌匀，长流水下，齿浮是效。后服猪肚丸补之。《危氏得效方》。**一切虚风**。不二散：用腻粉一两，汤煎五度如麻脚，慢火焙干，麝香半两，细研。每服一字，温水调下。孙用和《秘宝方》。**水气肿满**。汞粉一钱，乌鸡子去黄，盛粉，蒸饼包，蒸熟取出，苦葶苈炒一钱，同蒸饼杵丸绿豆大，每车前汤下三五丸，日三服，神效。《医垒元戎》。**痘疮生翳**。轻粉、黄丹等分，为末，左目患吹右耳，右目吹左耳，即退。王氏《痘疹

① 锁肚：病证名。指婴儿以生下三日，肛门闭而不通，秽便不下为主要表现的病证。

② 臁肚：臁，rǎng，义肥。臁肚，指腹肚胀大。

方》。**女人面脂**。太真红玉膏：轻粉、滑石、杏仁去皮，等分，为末，蒸过，入脑、麝少许，以鸡子清调匀，洗面毕傅之，旬日后，色如红玉。《闺阁事宜》。**抓破面皮**。生姜自然汁调轻粉末搽之，更无痕迹。《救急方》。**牙齿疼痛**。轻粉一钱，大蒜一瓣，杵饼，安膈骨前陷中。先以铜钱隔了，用蚬壳盖定扎住，一宿愈。左疼安右，右疼安左。《摘玄方》。**风虫牙疳**。脓血有虫。轻粉一钱，黄连一两，为末掺之。《普济方》。**小儿耳烂**。轻粉、枣子灰等分，研，油调傅。《摘玄方》。**底耳肿痛**。汁水不绝。轻粉一钱，麝香一分，为末掺之。《简便方》。**烂弦风眼**。腻粉末，口津和，点大眦，日二三次。《圣惠方》。**小儿头疮**。葱汁调腻粉涂之。又方：鸡子黄炒出油，入麻油及腻粉末，傅之。《集简方》。**小儿生癣**。猪脂和轻粉抹之。《直指方》。**牛皮恶癣**。五更食炙牛肉一片，少刻以轻粉半钱，温酒调下。《直指方》。**杨梅疮癣**。《岭南卫生方》用汞粉、大风子肉等分，为末，涂之即愈。《医方摘玄》用轻粉二钱，杏仁四十二个去皮，洗疮拭干搽之，不过三次即愈。干则以鹅胆汁调。**杨梅毒疮**。《医学统旨》用轻粉一钱，雄黄、丹砂各二钱半，槐花炒、龟版炙各一两，为末，糊丸梧子大，每服一钱，冷茶下，日二服，七日愈。杨诚《经验方》用轻粉、胡桃仁、槐花炒研、红枣肉各二钱，捣丸，分作三服。初日鸡汤下，二日酒下，三日茶下，三日服尽，五日疮干，七日痂落。一方：用豮猪肾一对，去膜批开，各掺轻粉一钱扎定，麻油二两煤熟，顿食，不破口肿牙。仍服金银花药。一方：用大鸡卵一个，去黄留白，入轻粉一钱搅匀，纸糊，饭上蒸熟食。**下疳阴疮**。轻粉末干掺之，即结靨而愈。万表《积善堂方》。**臁疮不合**。以齑汁温洗拭干，用葱汁调轻粉傅之。一方：轻粉五分，黄蜡一两，以粉掺纸上，以蜡铺之，缚在疮上，黄水出即愈。《永类方》。**痈疽恶疮**。杨梅诸疮。水银一两，朱砂、雄黄各二钱半，白矾、绿矾各二两半，研匀罐盛，灯盏盖定，盐泥固济，文武火炼升，罐口扫收。每以三钱，入乳香、没药各五分，洒太乙膏上贴之，绝效。名曰五宝霜。

【按语】水银粉为《纲目》本药正名，别名为轻粉。《中药学》正名轻粉，作为拔毒化腐生肌药。本品为水银、白矾、食盐等，经升华法炼制而成的氯化亚汞。

雄黄《本经》

【气味】苦，平、寒，有毒。[《别录》曰]甘，大温。[权曰]辛，有大毒。[大明曰]微毒。[土宿真君曰]南星、地黄、莴苣、五加皮、紫河车、地榆、五叶藤[①]、黄芩、白芷、当归、地锦、鹅肠草、鸡肠草、苦参、鹅不食草、圆桑、猬脂，皆可制雄黄。

【主治】寒热，鼠瘘恶疮，疽痔死肌，杀精物恶鬼，邪气百虫毒，胜五兵。炼食之，轻身神仙。《本经》。疗疥虫䘌疮，目痛，鼻中息肉，及绝筋破骨，百节中大风，积聚癖气，中恶腹痛，鬼疰，杀诸蛇虺毒，解藜芦毒，悦泽人面。饵服之者，皆飞入脑中，胜鬼神，延年益寿，保中不饥。得铜可作金。《别录》。主疥癣风邪，癫痫岚瘴，一切虫兽伤。大明。搜肝气，泻肝风，消涎积。好古。治疟疾寒热，伏暑泄痢，酒

---

① 五叶藤：药名。即乌蔹莓的别名。

饮成癖，惊痫，头风眩运，化腹中瘀血，杀劳虫疳虫。时珍。

【发明】[权曰]雄黄能杀百毒，辟百邪，杀蛊毒。人佩之，鬼神不敢近。入山林，虎狼伏。涉川水，毒物不敢伤。[《抱朴子》曰]带雄黄入山林，即不畏蛇。若蛇中人，以少许傅之，登时愈。吴楚之地，暑湿郁蒸，多毒虫及射工、沙虱之类，但以雄黄、大蒜等分，合捣一丸佩之。或已中者，涂之亦良。[宗奭曰]焚之，蛇皆远去。治蛇咬方，见"五灵脂"下。《唐书》云：甄立言究习方书，为太常丞。有尼年六十余，患心腹鼓胀，身体羸瘦已二年。立言诊之，曰：腹内有虫，当是误食发而然。令饵雄黄一剂，须臾吐出一蛇，如拇指，无目，烧之犹有发气，乃愈。又《明皇杂录》云：有黄门奉使交广回。太医周顾曰：此人腹中有蛟龙。上惊，问黄门有疾否？曰：臣驰马大庾岭，热困且渴，遂饮涧水，竟腹中坚痞如石。周遂以硝石、雄黄煮服之。立吐一物，长数寸，大如指，视之鳞甲皆具。此皆杀蛊毒之验也。[颂曰]雄黄治疮疡尚矣。《周礼》：疡医，疗疡以五毒攻之。郑康成注云：今医方有五毒之药，作之，合黄堥，置石胆、丹砂、雄黄、礜石、磁石其中，烧之三日三夜，其烟上着，鸡羽扫取以注疮，恶肉破骨则尽出也。杨亿《笔记》载：杨嵎少时，有疡生于颊，连齿辅车，外肿若覆瓯，内溃出脓血，痛楚难忍，百疗弥年不瘥。人令依郑法烧药注之，少顷，朽骨连牙溃出，遂愈。信古方攻病之速也。黄堥(音武)，即今有盖瓦合也。[时珍曰]五毒药，范汪《东阳方》变为飞黄散，治缓疽恶疮，蚀恶肉。其法取瓦盆一个，安雌黄于中，丹砂居南。磁石居北，曾青居东，白石英居西，礜石居上，石膏次之，钟乳居下，雄黄覆之，云母布于下，各二两，末。以一盆盖之，羊毛泥固济，作三隅灶，以陈苇烧一日，取其飞黄用之。夫雄黄乃治疮杀毒要药也，而入肝经气分，故肝风肝气、惊痫痰涎、头痛眩运、暑疟泄痢、积聚诸病，用之有殊功。又能化血为水。而方士乃炼治服饵，神异其说，被其毒者多矣。按洪迈《夷坚志》云：虞雍公允文感暑痢，连月不瘥。忽梦至一处，见一人如仙官，延之坐。壁间有药方，其辞云：暑毒在脾，湿气连脚，不泄则痢，不痢则疟。独炼雄黄，蒸饼和药。别作治疗，医家大错。公依方，用雄黄水飞九度，竹筒盛，蒸七次，研末，蒸饼和丸梧子大。每甘草汤下七丸，日三服。果愈。《太平广记》载成都刘无名服雄黄长生之说，方士言耳，不可信。

【附方】旧十三，新四十九。卒中邪魔。雄黄末吹鼻中。《集验方》。鬼击[①]成病。腹中烦满欲绝。雄黄粉酒服一刀圭，日三服，化血为水也。孙真人《千金方》。辟禳魇魔。以雄黄带头上，或以枣许系左腋下，终身不魇。《张文仲方》。家有邪气。用真雄黄三钱，水一碗，以东南桃枝咒洒满屋，则绝迹。勿令妇女见知。《集简方》。女人病邪。女人与邪物交

① 鬼击：病证名。指突然心腹绞痛或出血，或卒然昏厥之病证。古人认为如同被鬼击中所得，故称之。亦称鬼打、鬼排。

通[①]，独言独笑，悲思恍惚者。雄黄一两，松脂二两，溶化，以虎爪搅之，丸如弹子。夜烧于笼中，令女坐其上，以被蒙之，露头在外，不过三剂自断。仍以雄黄、人参、防风、五味子等分为末，每旦井水服方寸匕，取愈。《肘后方》。**小丹服法**。雄黄、柏子仁各二斤，松脂炼过十斤，合捣为丸，每旦北向服五丸。百日后拘魂制魄，与神人交见。《太上玄变经》。**转女为男**。妇人觉有妊，以雄黄一两，绛囊盛之，养胎，转女成男，取阳精之全于地产也。《千金方》。**小儿诸痫**。雄黄、朱砂等分为末，每服一钱，猪心血入齑水调下。《直指方》。**骨蒸发热**。雄黄末一两，入小便一升，研如粉，乃取黄理石一枚，方圆一尺者，炭火烧之三食顷，浓淋汁于石上。置薄毡于上，患人脱衣坐之，衣被围住，勿令泄气，三五度瘥。《外台秘要》。**伤寒咳逆**。服药无效，雄黄二钱，酒一盏，煎七分，乘热嗅其气，即止。《活人书》。**伤寒狐惑**。虫蚀下部，痛痒不止。雄黄半两，烧于瓶中，熏其下部。《圣惠方》。**偏头风病**。至灵散：用雄黄、细辛等分为末，每以一字吹鼻，左痛吹右，右痛吹左。《博济方》。**五尸注[②]病**。发则痛变无常，昏恍沉重，缠结脏腑，上冲心胁，即身中尸鬼接引为害也。雄黄、大蒜各一两，杵丸弹子大，每热酒服一丸。《肘后方》。**腹胁痞块**。雄黄一两，白矾一两，为末，面糊调膏摊贴，即见功效。未效再贴，待大便数百斤之状乃愈，秘方也。《集玄方》。**胁下痃癖**。及伤饮食。煮黄丸：用雄黄一两，巴豆五钱，同研，入白面二两，滴水为丸梧子大，每服二十四丸，浆水煮三十沸，入冷浆水沉冷吞下，以利为度，如神。《保命集》。**饮酒成癖**。酒癥丸：治饮酒过度，头旋恶心呕吐，及酒积停于胃间，遇饮即吐，久而成癖。雄黄皂角子大六个，巴豆连皮油十五个，蝎梢十五个，同研，入白面五两半，滴水丸豌豆大，将干，入麸内炒香。将一粒放水试之，浮则取起收之。每服二丸，温酒下。《和剂局方》。**发癥饮油**。有饮油五升以来方快者，不尔则病，此是发入于胃，气血裹之，化为虫也。雄黄半两为末，水调服之，虫自出。夏子益《奇疾方》。**癥瘕积聚**。去三尸，益气延年却老。雄黄二两为末，水飞九度，入新竹筒内，以蒸饼一块塞口，蒸七度，用好粉脂一两，和丸绿豆大。每服七丸，酒下，日三服。《千金方》。**小腹痛满**。不得小便。雄黄末蜜丸，塞阴孔中。《伤寒类要》。**阴肿如斗**。痛不可忍。雄黄、矾石各二两，甘草一尺，水五升，煮二升，浸之。《肘后方》。**中饮食毒**。雄黄、青黛等分，为末，每服二钱，新汲水下。《邓笔峰方》。**虫毒蛊毒**。雄黄、生矾等分，端午日研化，蜡丸梧子大。每服七丸，念药王菩萨七遍，熟水下。苏东坡《良方》。**结阴便血**。雄黄不拘多少，入枣内，线系定，煎汤。用铅一两化汁，倾入汤内同煮，自早至晚，不住添沸汤，取出为末，共枣杵，和丸梧子大。每服三十丸，煎黑铅汤空心下，只三服止。《普济方》。**暑毒泄痢**。

① 与邪物交通：病证名。也称“与鬼交通”或“鬼交”。这是一种精神病，可能是性梦，也可能是幻觉，常伴有精神异常症状，如文中所云：“独言独笑，悲思恍惚”。

② 五尸注：病证名。“五”不一定是实数，泛指多种鬼注病证。尸注，病证名。指一类具有传染性而以身体逐渐虚弱为特征的病证。宋代医家陈言等认为即劳瘵。简称疰，或注，也作尸注，又称疰病、注病、疰疾、鬼疰、鬼注，邪疰、疰气、注气等。

方见“发明”下。**中风舌强**。正舌散：用雄黄、荆芥穗等分，为末。豆淋酒服二钱。《卫生宝鉴》。**破伤中风**。雄黄、白芷等分，为末。酒煎灌之，即苏。邵真人《经验方》。**疯狗咬伤**。雄黄五钱，麝香二钱，为末，酒下，作二服。《救急良方》。**百虫入耳**。雄黄烧捻熏之，自出。《十便良方》。**马汗入疮**。雄黄、白矾各一钱，乌梅三个，巴豆一个，合研，以油调半钱傅之良。《经验方》。**蜘蛛伤人**。雄黄末傅之。《朝野佥载》。**金疮内漏**。雄黄半豆大，纳之，仍以小便服五钱，血皆化为水。《肘后方》。**杖疮肿痛**。雄黄二分，密陀僧一分，研末。水调傅之，极妙。《救急方》。**中药箭毒**。雄黄末傅之，沸汁出愈。《外台秘要》。**解藜芦毒**。水服雄黄末一钱。《外台》。**小儿痘疔**。雄黄一钱，紫草三钱，为末，胭脂汁调。先以银簪挑破，搽之极妙。《痘疹证治》。**白秃头疮**。雄黄、猪胆汁和傅之。《圣济录》。**眉毛脱落**。雄黄末一两，醋和涂之。《圣济录》。**筋肉化虫**。有虫如蟹走于皮下，作声如小儿啼，为筋肉之化。雄黄、雷丸各一两为末，掺猪肉上炙熟，吃尽自安。夏氏《奇疾方》。**风痒如虫**。成炼雄黄、松脂等分，研末，蜜丸梧子大，每饮下十丸，日三服，百日愈。忌酒肉盐豉。《千金方》。**丁疮恶毒**。《千金方》：刺四边及中心，以雄黄末傅之，神验。《积德堂方》：用雄黄、蟾酥各五分，为末，葱、蜜捣丸小米大，以针刺破疮顶，插入，甚妙。**广东恶疮**。雄黄一钱半，杏仁三十粒去皮，轻粉一钱，为末，洗净，以雄猪胆汁调上，二三日即愈。百发百中，天下第一方。出武定侯府内。《积德堂方》。**蛇缠恶疮**①。雄黄末，醋调傅之。《普济方》。**缠喉风痹**。雄黄磨新汲水一盏服，取吐、下愈。《续十全方》。**风热痛**。用雄黄、干姜各等分，为末，嗜鼻，左痛嗜右，右痛嗜左。**牙齿虫痛**。雄黄末，和枣肉丸，塞孔中。《类要》。**走马牙疳**。臭烂出血。雄黄豆大七粒，每粒以淮枣去核包之，铁线串，于灯上烧化为末，每以少许掺之，去涎，以愈为度。《全幼心鉴》。**小儿牙疳**。雄黄一钱，铜绿二钱，为末贴之。《陈氏小儿方》。**疳虫蚀齿**。雄黄、葶苈等分，研末，腊猪胆和，以槐枝点之。《金匮方》。**耳出臭脓**。雄黄、雌黄、硫黄等分为末，吹之。《圣济方》。**臁疮日久**。雄黄二钱，陈艾五钱，青布卷作大捻。烧烟熏之，热水流出，数次愈。《笔峰杂兴》。**鼻准赤色**。雄黄、硫黄各五钱，水粉二钱，用头生乳汁调傅，不过三五次愈。《摄生众妙方》。

【按语】《纲目》以雄黄为本药正名。《中药学》药名同此，作为攻毒杀虫止痒药。本品为硫化物类矿物雄黄族雄黄，主含二硫化二砷。

石膏《本经》

【气味】辛，微寒，无毒。[《别录》曰]甘，大寒。[好古曰]入足阳明、手太阴、少阳经气分。[之才曰]鸡子为之使。恶莽草、巴豆、马目毒公。畏铁。

【主治】中风寒热，心下逆气惊喘，口干舌焦，不能息，腹中坚痛，除邪鬼，产乳金疮。《本经》。除时气头痛身热，三焦大热，皮肤热，肠胃中结气，解肌发汗，止消渴，烦逆腹胀，暴气喘息，咽热。亦可作浴

① 蛇缠恶疮：病证名。指蛇缠之后皮肤所患疮疡。或省称蛇缠。

汤。《别录》。治伤寒头痛如裂，壮热皮如火燥。和葱煎茶，去头痛。甄权。治天行热狂，头风旋，下乳，揩齿益齿。大明。除胃热肺热，散阴邪，缓脾益气。李杲。止阳明经头痛，发热恶寒，日晡潮热，大渴引饮，中暑潮热，牙痛。元素。

【发明】[成无己曰]风，阳邪也；寒，阴邪也。风喜伤阳，寒喜伤阴。营卫阴阳，为风寒所伤，则非轻剂所能独散。必须轻重之剂同散之，乃得阴阳之邪俱去，营卫之气俱和。是以大青龙汤，以石膏为使。石膏乃重剂，而又专达肌表也。又云：热淫所胜，佐以苦甘。知母、石膏之苦甘以散热。[元素曰]石膏性寒，味辛而淡，气味俱薄，体重而沉，降也，阴也，乃阳明经大寒之药。善治本经头痛牙痛，止消渴、中暑、潮热。然能寒胃，令人不食，非腹有极热者，不宜轻用。又阳明经中热，发热恶寒，燥热，日晡潮热，肌肉壮热，小便浊赤，大渴引饮，自汗，苦头痛之药，仲景用白虎汤是也。若无以上诸证，勿服之。多有血虚发热象白虎证，及脾胃虚劳，形体病证，初得之时，与此证同。医者不识而误用之，不可胜救也。[杲曰]石膏，足阳明药也。故仲景治伤寒阳明证，身热、目痛、鼻干、不得卧。身以前，胃之经也。胸前，肺之室也。邪在阳明，肺受火制，故用辛寒以清肺气，所以有白虎之名。又治三焦皮肤大热，入手少阳也。凡病脉数不退者，宜用之。胃弱者，不可用。[宗奭曰]孙兆言，四月以后天气热时，宜用白虎。但四方气候不齐，岁中运气不一，亦宜两审。其说甚雅。[时珍曰]东垣李氏云，立夏前多服白虎汤者，令人小便不禁，此乃降令太过也。阳明津液不能上输于肺，肺之清气亦复下降故尔。初虞世《古今录验方》，治诸蒸病有五蒸汤，亦是白虎加人参、茯苓、地黄、葛根，因病加减。王焘《外台秘要》治骨蒸劳热久嗽，用石膏文如束针者一斤，粉甘草一两，细研如面，日以水调三四服。言其无毒有大益，乃养命上药，不可忽其贱而疑其寒。《名医录》言，睦州杨寺丞女，病骨蒸内热外寒，众医不瘥，处州吴医用此方而体遂凉。愚谓此皆少壮肺胃火盛，能食而病者言也。若衰暮及气虚血虚胃弱者，恐非所宜。广济林训导年五十，病痰嗽发热。或令单服石膏药至一斤许，遂不能食，而咳益频，病益甚，遂至不起。此盖用药者之瞀瞀也，石膏何与焉。杨士瀛云：石膏煅过，最能收疮晕，不至烂肌。按刘跂《钱乙传》云：宗室子病呕泄，医用温药加喘。乙曰：病本中热，奈何以刚剂燥之，将不得前后溲，宜与石膏汤。宗室与医皆不信。后二日果来召。乙曰：仍石膏汤证也。竟如言而愈。又按古方所用寒水石，是凝水石；唐宋以来诸方所用寒水石，即今之石膏也，故寒水石诸方多附于后。近人又以长石、方解石为寒水石，不可不辨之。

【附方】旧四，新二十五。伤寒发狂。逾垣上屋。寒水石二钱，黄连一钱，为末。煎甘草冷服，名鹊石散。《本事方》。风热心躁。口干狂言，浑身壮热。寒水石半斤，烧半日，净地坑内盆合，四面湿土拥起，经宿取出，入甘草末、天竺黄各二两，龙脑二分，糯米糕丸弹子大，蜜水磨下。《集验方》。解中诸毒。方同上。乳石发渴。寒水石一块含之，以瘥为度。《圣济录》。男女阴毒。寒水石不拘多少为末，用两馏饭捣丸栗子大，日干，每用一丸，炭火煅红烧研，以滚酒调服，饮葱醋汤投之，得汗愈。《蔡氏经验必用方》。小儿丹毒。

寒水石末一两,和水涂之。《集玄方》。**小儿身热**。石膏一两,青黛一钱,为末,糕糊丸龙眼大,每服一丸,灯心汤化下。《普济方》。**骨蒸劳病**。外寒内热,附骨而蒸也。其根在五脏六腑之中,必因患后得之。骨肉日消,饮食无味,或皮燥而无光。蒸盛之时,四肢渐细,足趺肿起。石膏十两,研如乳粉,水和服方寸匕,日再,以身凉为度。《外台秘要》。**热盛喘嗽**。石膏二两,甘草炙半两,为末,每服三钱,生姜、蜜调下。《普济方》。**痰热喘嗽**。痰涌如泉。石膏、寒水石各五钱,为末,每人参汤服三钱。《保命集》。**食积痰火**。泻肺火胃火,白石膏火煅,出火毒,半斤,为末,醋糊丸梧子大,每服四五十丸,白汤下。丹溪方。**胃火牙疼**。好软石膏一两,火煅,淡酒淬过,为末,入防风、荆芥、细辛、白芷五分,为末,日用揩牙,甚效。《保寿堂方》。**老人风热**。内热,目赤头痛,视不见物。石膏三两,竹叶五十片,沙糖一两,粳米三合,水三大盏,煎石膏、竹叶,去滓,取二盏,煮粥入糖食。《养老方》。**风邪眼寒**。乃风入头,系败血凝滞,不能上下流通,故风寒客之而眼寒也。石膏煅二两,川芎二两,甘草炙半两,为末,每服一钱,葱白、茶汤调下,日二服。《宣明方》。**头风涕泪**。疼痛不已,方同上。**鼻衄头痛**。心烦。石膏、牡蛎各一两,为末,每新汲水服二钱,并滴鼻内。《普济方》。**筋骨疼痛**。因风热者,石膏三钱,飞罗面七钱,为末,水和煅红,冷定,滚酒化服,被盖取汗,连服三日,即除根。《笔峰杂兴》。**雀目夜昏**。百治不效。石膏末每服一钱,猪肝一片薄批,掺药在上缠定,沙瓶煮熟,切食之,一日一服。《明目方》。**湿温多汗**。妄言烦渴。石膏、炙甘草等分为末,每服二钱匕,浆水调下。《庞安时伤寒论》。**小便卒数**。非淋,令人瘦。石膏半斤捣碎,水一斗,煮五升,每服五合。《肘后方》。**小儿吐泻**。黄色者,伤热也。玉露散:用石膏、寒水石各五钱,生甘草二钱半,为末,滚汤调服一钱。钱乙《小儿方》。**水泻腹鸣**。如雷有火者,石膏火煅,仓米饭和丸梧子大,黄丹为衣,米饮下二十丸。不二服,效。《李楼奇方》。**乳汁不下**。石膏三两,水二升,煮三沸,三日饮尽,妙。《子母秘录》。**妇人乳痈**。一醉膏:用石膏煅红,出火毒,研,每服三钱,温酒下,添酒尽醉。睡觉,再进一服。陈日华《经验方》。**油伤火灼**。痛不可忍。石膏末傅之,良。《梅师方》。**金疮出血**。寒水石、沥青等分,为末,干掺,勿经水。《积德堂方》。**刀疮伤湿**。溃烂不生肌,寒水石煅一两,黄丹二钱,为末,洗敷。甚者加龙骨一钱,孩儿茶一钱。《积德堂方》。**疮口不敛**。生肌肉,止疼痛,去恶水。寒水石烧赤,研,二两,黄丹半两,为末,掺之。名红玉散。《和剂局方》。**口疮咽痛**。上膈有热。寒水石煅三两,朱砂三钱半,脑子[①]半字,为末掺之。《三因方》。

【按语】《纲目》以石膏为本药正名。《中药学》正名同此,作为清热药中之清热泻火药。本品为硫酸盐类矿物石膏族石膏,主含含水硫酸钙。

滑石《本经》

【气味】甘,寒,无毒。[《别录》曰]

① 脑子:药名。此即龙脑香(亦即冰片)的别名。

大寒。[之才曰]石韦为之使,恶曾青,制雄黄。

【主治】身热泄澼[1],女子乳难,癃闭,利小便,荡胃中积聚寒热,益精气。久服轻身,耐饥长年。《本经》。通九窍六腑津液,去留结,止渴,令人利中。《别录》。燥湿,分水道,实大肠,化食毒,行积滞,逐凝血,解燥渴,补脾胃,降心火,偏主石淋为要药。震亨。疗黄疸,水肿脚气,吐血衄血,金疮血出,诸疮肿毒。时珍。

【发明】[颂曰]古方治淋沥,多单使滑石。又与石韦同捣末,饮服刀圭,更快。又主石淋,取十二分研粉,分作两服,水调下。烦热定,即停后服。[权曰]滑石疗五淋,主产难,服其末。又末与丹参、蜜、猪脂为膏,入其月即空心酒下弹丸大,临产倍服,令胎滑易生,除烦热心躁。[元素曰]滑石气温味甘,治前阴窍涩不利,性沉重,能泄上气令下行,故曰滑则利窍,不与诸淡渗药同。[好古曰]入足太阳经,滑能利窍,以通水道,为至燥之剂。猪苓汤用滑石、阿胶,同为滑剂以利水道;葱、豉、生姜同煎,去滓澄清以解利。淡味渗泄为阳,故解表利小便也。若小便自利者,不宜用。[时珍曰]滑石利窍,不独小便也。上能利毛腠之窍,下能利精溺之窍。盖甘淡之味,先入于胃,渗走经络,游溢津气,上输于肺,下通膀胱。肺主皮毛,为水之上源。膀胱司津液,气化则能出。故滑石上能发表,下利水道,为荡热燥湿之剂。发表是荡上中之热,利水道是荡中下之热;发表是燥上中之湿,利水道是燥中下之湿。热散则三焦宁而表里和,湿去则阑门通而阴阳利。刘河间之用益元散,通治表里上下诸病,盖是此意,但未发出尔。

【附方】旧六,新一十二。益元散。又名天水散、太白散、六一散。解中暑伤寒疫疠,饥饱劳损,忧愁思虑,惊恐悲怒,传染并汗后遗热劳复诸疾。兼解两感伤寒,百药酒食邪热毒。治五劳七伤,一切虚损,内伤阴痿,惊悸健忘,痫瘛烦满,短气痰嗽,肌肉疼痛,腹胀闷痛,淋闭涩痛,服石石淋。疗身热呕吐泄泻,肠澼下痢赤白。除烦热,胸中积聚寒热。止渴,消畜水。妇人产后损液,血虚阴虚热甚,催生下乳。治吹乳乳痈,牙疮齿疳。此药大养脾肾之气,通九窍六腑,去留结,益精气,壮筋骨,和气,通经脉,消水谷,保真元,明耳目,安魂定魄,强志轻身,驻颜益寿,耐劳役饥渴,乃神验之仙药也。白滑石水飞过六两,粉甘草一两,为末,每服三钱,蜜少许,温水调下。实热用新汲水下,解利用葱豉汤下,通乳用猪肉面汤调下,催生用香油浆下。凡难产或死胎不下,皆由风热燥涩,结滞紧敛,不能舒缓故也。此药力至,则结滞顿开而瘥矣。刘河间《伤寒直格》。膈上烦热。多渴。利九窍。滑石二两捣,水三大盏,煎二盏,去滓,入粳米煮粥食。《圣惠方》。女劳黄疸。日晡发热恶寒,小腹急,大便溏黑,额黑。滑石、石膏等分,研末,大麦汁服方寸匕,日三,小便大利愈,腹满者难治。《千金方》。伤寒衄血。滑石末,饭丸梧子大。每服十丸,微嚼破,新水咽下,立止。汤晦叔云:鼻衄乃当汗不汗所致。其血紫黑时,不以多少,不可止之,且服温和药,调其营卫。待血鲜时,急服此药止之也。《本事方》。

---

① 泄澼:病证名。也称澼泄。即痢疾。

乳石发动。烦热烦渴。滑石粉半两，水一盏，绞白汁，顿服。《圣惠方》。暴得吐逆。不下食。生滑石末二钱匕，温水服，仍以细面半盏押定。寇氏《衍义》。气壅关格不通。小便淋结，脐下妨闷兼痛。滑石粉一两，水调服。《广利方》。小便不通。滑石末一升，以车前汁和，涂脐之四畔，方四寸，干即易之。冬月水和。《杨氏产乳》。妇人转脬。因过忍小便而致。滑石末，葱汤服二钱。《圣惠方》。妊娠子淋。不得小便。滑石末水和，泥脐下二寸。《外台秘要》。伏暑水泄。白龙丸：滑石火煅过一两，硫黄四钱，为末，面糊丸绿豆大，每用淡姜汤随大小服。《普济方》。伏暑吐泄。或吐，或泄，或疟，小便赤，烦渴。玉液散：用桂府滑石烧四两，藿香一钱，丁香一钱。为末。米汤服二钱。《普济方》。霍乱及疟。方同上。痘疮狂乱。循衣摸床，大热引饮。用益元散，加朱砂二钱，冰片三分，麝香一分，每灯草汤下二三服。王氏《痘疹方》。风毒热疮。遍身出黄水。桂府滑石末傅之，次日愈。先以虎杖、豌豆、甘草等分，煎汤，洗后乃搽。《普济方》。阴下湿汗。滑石一两，石膏煅半两，枯白矾少许，研掺之。《集简方》。脚指缝烂。方同上。杖疮肿痛。滑石、赤石脂、大黄等分为末，茶汤洗净，贴。《赵氏经验方》。热毒怪病。目赤鼻胀，大喘，浑身出斑，毛发如铁，乃因中热毒气结于下焦。用滑石、白矾各一两，为末，作一服。水三碗，煎减半，不住饮之。夏子益《奇病方》。

【按语】《纲目》以滑石为本药正名。《中药学》药名同此，作为利水渗湿药中利尿通淋药。本品为硅酸盐类矿物滑石族滑石，主含含水硅酸镁。

五色石脂《本经》

【气味】五种石脂，并甘、平。[大明曰]并温，无毒。畏黄芩、大黄、官桂。

【主治】黄疸，泄痢肠澼脓血，阴蚀下血赤白，邪气痈肿，疽痔恶疮，头疡疥瘙。久服补髓益气，肥健不饥，轻身延年。五石脂各随五色，补五脏。《本经》。治泄痢，血崩带下，吐血衄血，涩精淋沥，除烦，疗惊悸，壮筋骨，补虚损。久服悦色。治疮疖痔漏，排脓。大明。

青石脂

【气味】酸，平，无毒。[普曰]青符，神农：甘。雷公：酸，无毒。桐君：辛，无毒。李当之：小寒。

【主治】养肝胆气，明目，疗黄疸，泄痢肠澼，女子带下百病，及疽痔恶疮。久服补髓益气，不饥延年。《别录》。

黄石脂

【气味】苦，平，无毒。[普曰]黄符：雷公：苦。李当之：小寒。[之才曰]曾青为之使，恶细辛，畏蜚蠊、黄连、甘草。[敩曰]服之忌卵味。

【主治】养脾气，安五脏，调中。大人小儿泄痢肠澼下脓血，去白虫，除黄疸痈疽虫。久服轻身延年。《别录》。

黑石脂

【气味】咸，平，无毒。[普曰]黑符，桐君：甘，无毒。

【主治】养肾气，强阴，主阴蚀疮，止肠澼泄痢，疗口疮咽痛。久服益气，不饥延年。《别录》。

白石脂

【气味】甘、酸，平，无毒。[普曰]白符，一名随。岐伯、雷公：酸，无毒。桐君：甘，无毒。扁鹊：辛。李当之：小寒。[权曰]甘、辛。[杲曰]温。[之才曰]得厚朴，米汁饮，止便脓。燕屎为之使，恶松脂，畏黄芩。[颂曰]畏黄连、甘草、飞廉、马目毒公。

【主治】养肺气，厚肠，补骨髓，疗五脏惊悸不足，心下烦，止腹痛下水，小肠澼热，溏便脓血，女子崩中漏下赤白沃①，排痈疽疮痔。久服安心不饥，轻身长年。《别录》。涩大肠。甄权。

【附方】旧四，新二。小儿水痢。形羸，不胜汤药。白石脂半两研粉，和白粥空肚食之。《子母秘录》。小儿滑泄。白龙丸：白石脂、白龙骨等分为末，水丸黍米大，每量大小，木瓜、紫苏汤下。《全幼心鉴》。久泄久痢。白石脂、干姜等分，研，百沸汤和面为稀糊搜之，并手丸梧子大，每米饮下三十丸。《斗门方》。儿脐汁出。赤肿，白石脂末熬温，扑之，日三度，勿揭动。韦宙《独行方》。儿脐血出，多啼。方同上。寇氏《衍义》。粉滓面皯。白石脂六两，白蔹十二两，为末，鸡子白和，夜涂旦洗。《圣济录》。

赤石脂

【气味】甘、酸、辛，大温，无毒。[普曰]赤符：神农、雷公：甘。黄帝、扁鹊：无毒。李当之：小寒。[之才曰]畏芫花，恶大黄、松脂。[颂曰]古人亦单服食，云发则心痛，饮热酒不解。用绵裹葱、豉，煮水饮之。

【主治】养心气，明目益精，疗腹痛肠澼，下痢赤白，小便利，及痈疽疮痔，女子崩中漏下，产难，胞衣不出。久服补髓，好颜色，益智不饥，轻身延年。《别录》。补五脏虚乏。甄权。补心血，生肌肉，厚肠胃，除水湿，收脱肛。时珍。

【发明】[弘景曰]五色石脂，《本经》疗体亦相似，《别录》分条具载，今俗惟用赤、白二脂断下痢耳。[元素曰]赤、白石脂俱甘、酸，阳中之阴，固脱。[杲曰]降也，阳中阴也。其用有二：固肠胃有收敛之能，下胎衣无推荡之峻。[好古曰]涩可去脱，石脂为收敛之剂，赤入丙，白入庚。[时珍曰]五石脂皆手足阳明药也。其味甘，其气温，其体重，其性涩。涩而重，故能收湿止血而固下；甘而温，故能益气生肌而调中。中者，肠胃肌肉，惊悸黄疸是也；下者，肠澼泄痢，崩带失精是也。五种主疗，大抵相同。故《本经》不分条目，但云各随五色补五脏。《别录》虽分五种，而性味主治亦不甚相远，但以五味配五色为异，亦是强分尔。赤白二种，一入气分，一入血分。故时用尚之。张仲景用桃花汤治下痢便脓血。取赤石脂之重涩，入下焦血分而固脱；干姜之辛温，暖下焦气分而补虚；粳米之甘温，佐石脂、干姜而润肠胃也。

【附方】旧五，新七。小儿疳泻。赤石脂末，米饮调服半钱，立瘥。加京芎等分，更妙。《斗门方》。大肠寒滑。小便精出。赤石脂、干姜各一两，胡椒半两，为末，醋糊丸梧子大，每空心米饮下五七十丸。有人病此，热药服至一斗二升，不效。

---

① 赤白沃：病证名。即赤白带下。

或教服此，终四剂而息。寇氏《衍义》。**赤白下痢**。赤石脂末，饮服一钱。《普济方》。**冷痢腹痛**。下白冻如鱼脑。桃花丸：赤石脂煅，干姜炮，等分为末，蒸饼和丸，量大小服，日三服。《和剂局方》。**老人气痢**。虚冷。赤石脂五两水飞，白面六两，水煮熟，入葱、酱作臛，空心食，三四次即愈。《养老方》。**伤寒下痢**。便脓血不止。桃花汤主之。赤石脂一斤，一半全用，一半末用，干姜一两，粳米半升，水七升，煮米熟去滓，每服七合。纳末方寸匕，日三服，愈乃止。张仲景方。**痢后脱肛**。赤石脂、伏龙肝为末，傅之。一加白矾。钱氏《小儿方》。**反胃吐食**。绝好赤石脂为末，蜜丸梧子大，每空腹姜汤下一二十丸。先以巴豆仁一枚，勿令破，以津吞之，后乃服药。《圣惠方》。**痰饮吐水**。无时节者，其原因冷饮过度，遂令脾胃气弱，不能消化饮食。饮食入胃，皆变成冷水，反吐不停，赤石脂散主之。赤石脂一斤，捣筛，服方寸匕，酒饮自任，稍加至三匕。服尽一斤，则终身不吐痰水，又不下痢。补五脏，令人肥健。有人痰饮，服诸药不效，用此遂愈。《千金翼方》。**心痛彻背**。赤石脂、干姜、蜀椒各四分，附子炮二分，乌头炮一分，为末，蜜丸梧子大，先食服一丸。不知，稍增之。张仲景《金匮方》。**经水过多**。赤石脂、破故纸各一两，为末。每服二钱，米饮下。《普济方》。**小便不禁**。赤石脂煅，牡蛎煅，各三两，盐一两，为末，糊丸梧子大，每盐汤下十五丸。《普济方》。

【按语】五色石脂是《纲目》中此药的正名，包括青、黄、黑、白、赤五者。赤石脂为其中之一。凡称石脂，主治、形状都相似，唯色不同。《中药学》仅收赤石脂，作为收涩药中之敛肺涩肠药。赤石脂为硅酸盐类矿物多水高岭石族多水高岭石，主含四水硅酸铝。

炉甘石《纲目》

【气味】甘，温，无毒。

【主治】止血，消肿毒，生肌，明目去翳退赤，收湿除烂。同龙脑点，治目中一切诸病。时珍。

【发明】［时珍曰］炉甘石，阳明经药也。受金银之气，故治目病为要药。时珍常用炉甘石煅淬、海螵蛸、硼砂各一两，为细末，以点诸目病，甚妙。入朱砂五钱，则性不粘也。

【附方】新十五。**目暴赤肿**。炉甘石火煅尿淬，风化硝等分，为末，新水化一粟点之。《御药院方》。**诸般翳膜**。炉甘石、青矾、朴硝等分，为末，每用一字，沸汤化开，温洗，日三次。《宣明方》。**一切目疾**。真炉甘石半斤，用黄连四两，剉豆大，银石器内，水二碗，煮二伏时，去黄连，为末，入片脑二钱半，研匀罐收。每点少许，频用取效。又方：炉甘石煅一钱，盆硝一钱，为末，热汤泡洗。**目中诸病**。石连光明散：治眼中五轮八廓诸证，神效。炉甘石半斤，取如羊脑、鸭头色者，以桑柴灰一斗，火煅赤研末，用雅州黄连各四两，切片，煎水浸石，澄取粉，晒干。用铅粉二定，以二连水浸过，炒之。雄黄研末。每用甘石、铅粉各三分，雄黄一分，片脑半分，研匀，点眼甚妙。张氏方。**目暗昏花**。炉甘石火煅、童尿淬七次，代赭石火煅醋淬七次，黄丹水飞，各四两，为末。白沙蜜半斤，以铜铛炼去白沫，更添清水五六碗，熬沸下药，文武火熬至一碗，滴水不散，以夹纸滤入瓷器收之，频点日用。《卫生易简方》。

烂弦风眼。刘长春方：治风眼流泪，烂弦。白炉甘石四两，火煅童尿淬七次，地上出毒三日，细研。每用椒汤洗目后，临卧点三四次，次早以茶汤洗去，甚妙。又方：炉甘石一斤火煅，黄连四两煎水淬七次，为末，入片脑，每用点目。《宣明眼科》方：用炉甘石、石膏各一钱，海螵蛸三分，为末，入片脑、麝香各少许，收点。《卫生易简方》用炉甘石二两，以黄连一两煎水，入童尿半盏再熬，下朴硝一两又熬成。以火煅石淬七次，洗净为末，入密陀僧末一两研匀，收点之。**聤耳出汁**。炉甘石、矾石各二钱，胭脂半钱，麝香少许，为末，缴净吹之。《普济方》。**齿疏陷物**。炉甘石煅、寒水石等分，为末，每用少许擦牙，忌用刷牙，久久自密。《集玄方》。**漏疮不合**。童尿制炉甘石、牡蛎粉，外塞之。内服滋补药。《杂病治例》。**下疳阴疮**。炉甘石火煅醋淬五次一两，孩儿茶三钱，为末，麻油调傅，立愈。《通妙邵真人方》。**阴汗湿痒**。炉甘石一分，真蚌粉半分，研粉扑之。《直指方》。

【按语】《纲目》以炉甘石为本药正名。《中药学》药名同此，作为拔毒化腐生肌药。本品为碳酸盐类矿物方解石族菱锌矿，主含碳酸锌。

浮石《日华》

【气味】咸，平，无毒。[时珍曰]不寒。

【主治】煮汁饮，止渴，治淋，杀野兽毒。大明。止咳。弘景。去目翳。宗奭。清金降火，消积块，化老痰。震亨。消瘤瘿结核疝气，下气，消疮肿。时珍。

【发明】[藏器曰]水花主远行无水，止渴，和苦栝楼为丸，每旦服二十丸，永无渴也。[震亨曰]海石治老痰积块，咸能软坚也。[时珍曰]浮石乃水沫结成，色白而体轻，其质玲珑，肺之象也。气味咸寒，润下之用也。故入肺除上焦痰热，止咳嗽而软坚。清其上源，故又治诸淋。按俞琰《席上腐谈》云：肝属木，当浮而反沉，肺属金，当沉而反浮，何也？肝实而肺虚也。故石入水则沉，而南海有浮水之石。木入水则浮，而南海有沉水之香。虚实之反如此。

【附方】新十二。**咳嗽不止**。浮石末汤服，或蜜丸服。《肘后方》。**消渴引饮**。《本事方》：浮石、舶上青黛等分，麝香少许，为末，温汤服一钱。又方：白浮石、蛤粉、蝉壳等分，为末，鲫鱼胆汁七个，调服三钱，神效。**血淋砂淋**。小便涩痛。用黄烂浮石为末，每服二钱，生甘草煎汤调服。《直指方》。**石淋破血**。浮石满一手，为末，以水三升，酢一升，和煮二升，澄清，每服一升。《传信适用方》。**小肠疝气**。茎缩囊肿者，《直指方》用浮石为末，每服二钱，木通、赤茯苓、麦门冬煎汤调下。丹溪方：用海石、香附等分，为末，每服二钱，姜汁调下。**头核脑痹**。头枕后生痰核，正者为脑，侧者为痹。用轻虚白浮石烧存性，为末，入轻粉少许，麻油调，扫涂之。勿用手按，即涨。或加焙干黄牛粪尤好。亦治头痹[①]。《直指方》。**底耳**[②]**有脓**。海浮石一两，没药一钱，麝香一字，为末，缴净吹之。《普济方》。**疳疮不愈**。海浮石烧

① 头痹：病证名。指长于头部的瘰疬病证。

② 底耳：病证名。指以耳中腥臭，流脓，或伴有肿痛为主要表现的耳病。

红、醋淬数次二两，金银花一两，为末，每服二钱半，水煎服。病在上食后，在下食前。一年者，半年愈。《儒门事亲》。疔疮发背。白浮石半两，没药二钱半，为末，醋糊丸梧子大，每服六七丸，临卧，冷酒下。《普济方》。诸般恶疮。方同上。

【按语】浮石是《纲目》中此药的正名，别名为浮海石。《中药学》中以海浮石为名，见化痰药中之清化热痰药。本品为胞孔科动物脊突苔虫或瘤苔虫的骨骼，或火山喷出的岩浆凝固形成的多孔状石块。

阳起石《本经》

【气味】咸，微温，无毒。[普曰]神农、扁鹊：酸，无毒。桐君、雷公、岐伯：咸，无毒。李当之：小寒。[权曰]甘，平。[之才曰]桑螵蛸为之使，恶泽泻、菌桂、雷丸、石葵、蛇蜕皮，畏菟丝子，忌羊血，不入汤。

【主治】崩中漏下，破子脏中血，癥瘕结气，寒热腹痛，无子，阴痿不起，补不足。《本经》。疗男子茎头寒，阴下湿痒，去臭汗，消水肿。久服不饥，令人有子。《别录》。补肾气精乏，腰疼膝冷湿痹，子宫久冷，冷癥寒瘕，止月水不定。甄权。治带下，温疫冷气，补五劳七伤。大明。补命门不足。好古。散诸热肿。时珍。

【发明】[宗奭曰]男子妇人下部虚冷，肾气乏绝，子脏久寒者，须水飞用之。凡石药冷热皆有毒，亦宜斟酌。[时珍曰]阳起石，右肾命门气分药也，下焦虚寒者宜用之，然亦非久服之物。张子和《儒门事亲》云：喉痹，相火急速之病也。相火，龙火也，宜以火逐之。一男子病缠喉风肿，表里皆作，药不能下。以凉药灌入鼻中，下十余行。外以阳起石烧赤、伏龙肝等分，细末，日以新汲水调扫百遍。三日热始退，肿始消。此亦从治之道也。

【附方】新三。丹毒肿痒。阳起石煅研，新水调涂。《儒门事亲》。元气虚寒。精滑不禁，大腑溏泄，手足厥冷。阳起石煅研、钟乳粉各等分，酒煮附子末同面糊丸梧子大，每空心米饮服五十丸，以愈为度。《济生方》。阴痿阴汗。阳起石煅为末，每服二钱，盐酒下。《普济方》。

【按语】阳起石是《纲目》中此药的正名。《中药学》同此名，作为补虚药中之补阳药。本品为硅酸盐类矿物焦闪石族透闪石，主含含水硅酸钙。

慈石《本经》(磁石)

【气味】辛，寒，无毒。[权曰]咸，有小毒。[大明曰]甘，涩，平。[藏器曰]性温，云寒误也。[之才曰]柴胡为之使，杀铁毒，消金，恶牡丹、莽草，畏黄石脂。[独孤滔曰]伏丹砂，养汞，去铜晕。

【主治】周痹风湿，肢节中痛，不可持物，洗洗酸消，除大热烦满及耳聋。《本经》。养肾脏，强骨气，益精除烦，通关节，消痈肿，鼠瘘颈核，喉痛，小儿惊痫。炼水饮之，亦令人有子。《别录》。补男子肾虚风虚。身强，腰中不利，加而用之。甄权。治筋骨羸弱，补五劳七伤，眼昏，除烦躁。小儿误吞针铁等，即研细末，以筋肉莫令断，与末同吞，下之。大明。明目聪耳，止金疮血。时珍。

【发明】[宗奭曰]养肾气，填精髓，肾虚耳聋目昏者皆用之。[藏器曰]重可去怯，磁石、铁粉之类是也。[时珍曰]磁石法水,色黑而入肾,故治肾家诸病而通耳明目。一士子频病目,渐觉昏暗生翳。时珍用东垣羌活胜风汤加减法与服,而以磁朱丸佐之。两月遂如故。盖磁石入肾,镇养真精,使神水不外移。朱砂入心,镇养心血,使邪火不上侵。而佐以神曲,消化滞气,生熟并用,温养脾胃发生之气,乃道家黄婆媒合婴姹之理,制方者宜窥造化之奥乎。方见孙真人《千金方》神曲丸,但云明目,百岁可读细书,而未发出药微义也,孰谓古方不可治今病耶。独孤滔云:磁石乃坚顽之物,无融化之气,止可假其气服食,不可久服渣滓,必有大患。夫药以治病,中病则止。砒、硇犹可饵服,何独磁石不可服耶?磁石既炼末,亦匪坚顽之物,惟在用者能得病情而中的尔。《淮南万毕术》云:磁石悬井,亡人自归。注云:以亡人衣裹磁石悬于井中,逃人自反也。

【附方】旧三,新一十二。**耳卒聋闭。**熁铁石半钱,入病耳内,铁砂末入不病耳内,自然通透。《直指方》。**肾虚耳聋。**真磁石一豆大,穿山甲烧存性研一字,新绵裹了塞耳内,口含生铁一块,觉耳中如风雨声即通。《济生方》。**老人耳聋。**磁石一斤捣末,水淘去赤汁,绵裹之,猪肾一具,细切,以水五斤煮石,取二斤,入肾,下盐豉作羹食之。米煮粥食亦可。《养老方》。**老人虚损。**风湿,腰肢痹痛。磁石三十两,白石英二十两,捶碎瓮盛,水二斗浸于露地,每日取水作粥食,经年气力强盛,颜如童子。养老方。**阳事不起。**磁石五斤研,清酒渍二七日,每服三合,日三夜一。《千金》。**眼昏内障。**磁朱丸:治神水宽大渐散,昏如雾露中行,渐睹空花,物成二体,久则光不收,及内障,神水淡绿、淡白色者。真磁石火煅醋淬七次二两,朱砂一两,神曲生用三两,为末。更以神曲末一两煮糊,加蜜丸梧子大,每服二十丸,空心饭汤下。服后俯视不见,仰视微见星月,此其效也。亦治心火乘金、水衰反制之病。久病累发者服之,永不更作。倪维德《原机启微集》。**小儿惊痫。**磁石炼水饮之。《圣济录》。**子宫不收。**名瘣疾[①],痛不可忍。磁石丸:用磁石酒浸煅,研末,米糊丸梧子大,每卧时滑石汤下四十丸。次早用磁石散,米汤服二钱。散用磁石酒浸半两,铁粉二钱半,当归五钱,为末。**大肠脱肛。**《直指方》:磁石半两,火煅醋淬七次,为末。每空心米饮服一钱。《简便方》用磁石末,面糊调涂囟上,入后洗去。**金疮肠出。**纳入,以磁石、滑石各三两为末,米饮服方寸匕,日再。《刘涓子鬼遗方》。**金疮血出。**磁石末傅之,止痛断血。《千金方》。**误吞针铁。**真磁石枣核大,钻孔线穿吞,拽之立出。《钱相公箧中方》。**丁肿热毒。**磁石末,酢和封之,拔根立出。《外台秘要》。**诸般肿毒。**吸铁石三钱,金银藤四两,黄丹八两,香油一斤,如常熬膏,贴之。《乾坤秘韫》。

【按语】慈石是《纲目》中此药的正名。《中药学》以磁石为名,作为安神药中之重镇安神药。本品为氧化物类矿物尖晶石族磁铁矿,主含四氧化三铁。

代赭石《本经》

【气味】苦,寒,无毒。[《别录》曰]

---

① 瘣疾:病证名。即子宫下垂,亦称阴挺。

甘。[权曰]甘，平。[之才曰]畏天雄、附子。干姜为之使。

【主治】鬼疰贼风蛊毒，杀精物恶鬼，腹中毒邪气，女子赤沃漏下。《本经》。带下百病，产难胞不出，堕胎，养血气，除五脏血脉中热，血痹血瘀，大人小儿惊气入腹，及阴痿不起。《别录》。安胎健脾，止反胃吐血鼻衄，月经不止，肠风痔瘘，泻痢脱精，遗溺夜多，小儿惊痫疳疾，金疮长肉，辟鬼魅。大明。

【发明】[好古曰]代赭入手少阴、足厥阴经。怯则气浮，重所以镇之。代赭之重，以镇虚逆。故张仲景治伤寒汗吐下后心下痞硬，噫气不除者，旋覆代赭汤主之。用旋覆花三两，代赭石一两，人参二两，生姜五两，甘草三两，半夏半斤，大枣十二枚。水一斗，煮六升，去滓，再煎三升，温服一升，日三服。[时珍曰]代赭乃肝与包络二经血分药也，故所主治皆二经血分之病。昔有小儿泻后眼上[①]，三日不乳，目黄如金，气将绝。有名医曰：此慢肝惊风也，宜治肝。用水飞代赭石末，每服半钱，冬瓜仁煎汤调下，果愈。

【附方】旧二，新一十四。哮呷[②]有声。卧睡不得。土朱末，米醋调，时时进一二服。《普济方》。伤寒无汗。代赭石、干姜等分为末，热醋调涂两手心，合掌握定，夹于大腿内侧，温覆汗出乃愈。《伤寒蕴要》。婴儿疟疾。无计可施，代赭石五枚煅红醋淬，朱砂五分，砒霜一豆大，同以纸包七重，打湿煨干，入麝香少许为末。香油调一字，涂鼻尖上及眉心、四肢，神应。《保幼大全》。急慢惊风[③]。吊眼撮口，搐搦不定。代赭石火烧醋淬十次，细研水飞，日干，每服一钱，或半钱，煎真金汤调下，连进三服。儿脚胫上有赤斑，即是惊气已出，病当安也。无斑点者不可治。《直指方》。慢肝惊风。方见"发明"。小肠疝气。代赭石火煅醋淬，为末，每白汤服二钱。《寿域方》。肠风下血。血师[④]一两，火煅，米醋淬，尽醋一升，捣罗如面，每服一钱，白汤下。《斗门》。吐血衄血。方同。堕胎下血。不止，代赭石末一钱，生地黄汁半盏调，日三五次，以瘥为度。《圣济录》。妇人血崩。赭石火煅醋淬七次，为末，白汤服二钱。《普济方》。赤眼肿闭。土朱二分，石膏一分，为末，新汲水调傅眼头尾及太阳穴。《直指方》。喉痹肿痛。紫朱煮汁饮。《普济方》。牙宣有䘌。土朱、荆芥同研，揩之三日。《普济方》。诸丹热毒。土朱、青黛各二钱，滑石、荆芥各一钱，为末，每服一钱半，蜜水调下，仍外傅之。《直指方》。一切疮疖。土朱、虢丹、牛皮胶等分，为末，好酒一碗冲之，澄清服，以渣傅之，干再上。《朱氏集验方》。百合病发。已汗下复发者，百合七个擘破，泉水浸一宿，赭一两，滑石三两，泉水二钟，煎一钟，入百合汁，再煎一钟，温服。《伤寒蕴要》。

【按语】《纲目》以代赭石为本药正

---

① 眼上：症状名。指目睛不由自主上视不下的表现，是为惊风病证特殊表现之一。也称吊眼。

② 哮呷：症状名。即哮鸣。指呼吸急促困难，喉中发出呷呷哮鸣的表现。

③ 急慢惊风：病证名。惊风，指以抽掣反张，目睛上视，或手足抽搦为特点的小儿病证；急惊风，指发热明显，起病急骤，发作迅猛，病程较短之惊风；慢惊风，指以低热或无热，抽搐反复发作，发作缓而无力为特点的惊风。

④ 血师：药名。代赭石别名。

名。《中药学》中，以赭石（或代赭石）为名，作为平肝息风药中之平抑肝阳药。本品为氧化物类矿物刚玉族赤铁矿，主含三氧化二铁。

禹余粮《本经》

【气味】甘，寒，无毒。[《别录》曰]平。[权曰]咸。[之才曰]牡丹为之使。伏五金，制三黄。

【主治】咳逆，寒热烦满，下赤白，血闭癥瘕，大热。炼饵服之，不饥轻身延年。《本经》。疗小腹痛结烦疼。《别录》。主崩中。甄权。治邪气及骨节疼，四肢不仁，痔瘘等疾。久服耐寒暑。大明。催生，固大肠。时珍。

【发明】[成无己曰]重可去怯，禹余粮之重，为镇固之剂。[时珍曰]禹余粮手足阳明血分重剂也。其性涩，故主下焦前后诸病。李知先诗曰：下焦有病人难会，须用余粮赤石脂。《抱朴子》云：禹余粮丸日再服，三日后令人多气力，负担远行，身轻不极。其方药多不录。

【附方】旧三，新六。大肠咳嗽。咳则遗矢者，赤石脂禹余粮汤主之。方同下。《洁古家珍》。冷劳肠泄。不止，神效太一丹：禹余粮四两，火煅醋淬，乌头一两，冷水浸一夜，去皮脐焙，为末，醋糊丸梧子大，每食前温水下五丸。《圣惠方》。伤寒下痢。不止，心下痞硬，利在下焦者。赤石脂禹余粮汤主之。赤石脂、禹余粮各一斤，并碎之，水六升，煮取二升，去滓，分再服。仲景《伤寒论要》。赤白带下。禹余粮火煅醋淬，干姜等分，赤下干姜减半，为末，空心服二钱匕。《胜金方》。崩中漏下。青黄赤白，使人无子。禹余粮煅研，赤石脂煅研，牡蛎煅研，乌贼骨，伏龙肝炒，桂心，等分为末，温酒服方寸匕，日二服。忌葱、蒜。张文仲《备急方》。育肠气[①]痛。妇人少腹痛。禹余粮为末，每米饮服二钱，日二服，极效。《卫生易简方》。产后烦躁。禹余粮一枚，状如酸馅者，入地埋一半紧筑，炭灰一斤煅之。湿土罨一宿，打破，去外面石，取里面细者研，水淘五七度，日干，再研万遍。用甘草汤服二钱，一服立效。《经验方》。身面瘢痕。禹余粮、半夏等分，为末，鸡子黄和傅。先以布拭赤，勿见风，日三。十日，十年者亦灭。《圣济录》。大风疠疾。眉发堕落，遍身顽痹。禹余粮二斤，白矾一斤，青盐一斤，为末。罐子固济，炭火一秤煅之，从辰至戌。候冷研粉，埋土中三日取出。每一两，入九蒸九暴炒熟胡麻末三两。每服二钱，荆芥茶下，日二服。《圣惠方》。

【按语】《纲目》以禹余粮为本药正名。《中药学》药名同此，作为收涩药中之敛肺涩肠药。本品为氢氧化物类矿物褐铁矿，主含碱式氧化铁。

石胆《本经》

【气味】酸、辛，寒，有毒。[普曰]神农：酸，小寒。李当之：大寒。桐君：辛，有毒。扁鹊：苦，无毒。[大明曰]酸、涩，无毒。[权曰]有大毒。[之才曰]水英为之使。畏牡桂、菌桂、芫花、辛夷、白微。

【主治】明目目痛，金疮，诸痫痉，女子阴蚀痛，石淋寒热，崩中下血，诸邪毒

---

① 育肠气：病证名。即疝气。

气，令人有子。炼饵服之，不老。久服，增寿神仙。《本经》。散癥积，咳逆上气，及鼠瘘恶疮。《别录》。治虫牙，鼻内息肉。大明。带下赤白，面黄，女子脏急。苏恭。入吐风痰药最快。苏颂。

【发明】[时珍曰]石胆气寒，味酸而辛，入少阳胆经。其性收敛上行，能涌风热痰涎，发散风木相火，又能杀虫，故治咽喉口齿疮毒有奇功也。周密《齐东野语》云：密过南浦，有老医授治喉痹极速垂死方：用真鸭嘴胆矾末，醋调灌之，大吐胶痰数升，即瘥。临汀一老兵妻苦此，绝水粒三日矣，如法用之即瘥。屡用无不立验，神方也。又周必大《阴德录》云：治蛊胀及水肿秘方，有用蒲州、信州胆矾明亮如翠琉璃似鸭嘴者，米醋煮，以君臣之药服之，胜于铁砂、铁蛾。盖胆矾乃铜之精液，味辛酸，入肝胆制脾鬼故也。安城魏清臣肿科黑丸子，消肿甚妙，不传，即用此者。

【附方】旧五，新一十五。老小风痰。胆矾末一钱，小儿一字，温醋汤调下，立吐出涎，便醒。《谭氏小儿方》。女人头运。天地转动，名曰心眩，非血风也。胆子矾一两，细研，用胡饼剂子一个，按平一指厚，以篦子勒成骰子，大块勿界断，于瓦上焙干，每服一骰子，为末，灯心竹茹汤调下。许学士《本事方》。喉痹喉风。二圣散：用鸭嘴胆矾二钱半，白僵蚕炒五钱，研，每以少许吹之，吐涎。《济生方》。齿痛及落。研细石胆，以人乳和膏擦之，日三四次，止痛，复生齿，百日后复故乃止。每日以新汲水漱净。王焘《外台秘要》。口舌生疮，众疗不差。胆矾半两，入银锅内火煅赤，出毒一夜，细研，每以少许傅之，吐去酸涎水，二三次瘥。《胜金方》。走马牙疳。北枣一枚去核，入鸭嘴胆矾，纸包煅赤，出火毒，研末傅之，追涎。杨起《简便方》。小儿齿疳。鸭嘴胆矾一钱，匙上煅红，麝香少许，研匀，傅龈上，立效。《活幼口议》。小儿鼻疳。蚀烂，胆矾烧烟尽，研末掺之，一二日愈。《集简方》。风眼赤烂。胆矾三钱，烧研，泡汤日洗。《明目经验方》。百虫入耳。胆矾末和醋灌之，即出。《千金方》。风犬咬毒。胆矾末傅之，立愈。《济急方》。一切诸毒。胆子矾末，糯米糊丸如鸡头子大，以朱砂为衣，仍以朱砂养之，冷水化一丸服，立愈。《胜金方》。挑生[①]蛊毒。胸口痛者，胆矾二钱，茶清泡服，即吐出。《岭南卫生方》。腋下胡臭。胆矾半生半熟，入腻粉少许，为末，每用半钱，以自然姜汁调涂，十分热痛乃止。数日一用，以愈为度。《黎居士简易方》。赤白癜风。胆矾、牡蛎粉各半两，生研，醋调，摩之。《圣济录》。甲疽肿痛。石胆一两，烧烟尽，研末，傅之，不过四五度瘥。《梅师方》。痔疮热肿。鸭嘴青胆矾煅研，蜜水调傅，可以消脱。《直指方》。肿毒不破。胆矾、雀屎各少许，点之。《直指方》。杨梅毒疮。醋调胆矾末搽之。痛甚者，加乳香、没药。出恶水，一二上即干。又方：胆矾、白矾、水银各三钱半，研不见星，入香油、津唾各少许，和匀。坐帐内，取药涂两足心，以两手心对足心摩擦，良久再涂再擦，尽即卧。汗出，或大便去垢，口出秽涎为验。每一次，强者用四钱，弱者二钱，连用三日。外服疏风散，并澡洗。《刘氏经验方》。

【按语】石胆是《纲目》中此药的正

---

① 挑生：古人指一种给人下毒的方法，即对鱼肉饭食作法，再以此待客，使之中毒，属蛊毒之一种。

名，而胆矾作为别名。《中药学》以胆矾为名，作为涌吐药。本品为三斜晶系胆矾的矿物，主含含水硫酸铜。

砒石《开宝》

【气味】苦、酸，暖，有毒。[时珍曰]辛、酸，大热，有大毒。[大明曰]畏绿豆、冷水、醋。入药醋煮杀毒用。[土宿真君曰]砒石用草制，炼出金花成汁，化铜干汞。青盐、鹤顶草、硝石、蒜、水蓼、常山、益母、独帚、木律、菖蒲、三角酸、鹅不食草、菠薐、莴苣，皆能伏砒。

【主治】砒黄：治疟疾肾气，带之辟蚤虱。大明。冷水磨服，解热毒，治痰壅。陈承。磨服，治癖积气。宗奭。除齁喘积痢，烂肉，蚀瘀腐瘰疬。时珍。砒霜：疗诸疟，风痰在胸膈，可作吐药。不可久服，伤人。《开宝》。治妇人血气冲心痛，落胎。大明。蚀痈疽败肉，枯痔，杀虫，杀人及禽兽。时珍。

【发明】[宗奭曰]砒霜疟家用，或过剂，则吐泻兼作，须煎绿豆汁兼冷水饮之。[刘纯曰]疟丹多用砒霜大毒之药。本草谓主诸疟风痰在胸膈，可作吐药。盖以性之至烈，大能燥痰也。虽有燥痰之功，大伤胸气，脾胃虚者，切宜戒之。[时珍曰]砒乃大热大毒之药，而砒霜之毒尤烈。鼠雀食少许即死，猫犬食鼠雀亦殆，人服至一钱许亦死。虽钩吻、射罔之力，不过如此，而宋人著本草不甚言其毒，何哉？此亦古者礜石之一种也。若得酒及烧酒，则腐烂肠胃，顷刻杀人，虽绿豆冷水亦难解矣。今之收瓶酒者，往往以砒烟熏瓶，则酒不坏，其亦嗜利不仁者哉！饮酒潜受其毒者，徒归咎于酒耳。此物不入汤饮，惟入丹丸。凡痰疟及齁喘用此，真有劫病立地之效。但须冷水吞之，不可饮食杯勺之物，静卧一日或一夜，亦不作吐。少物引发，即作吐也。其燥烈纯热之性，与烧酒、焰硝同气，寒疾湿痰被其劫而怫郁顿开故也。今烟火家用少许，则爆声更大，急烈之性可知矣。此药亦止宜于山野藜藿之人。若嗜酒膏粱者，非其所宜，疾亦再作，不慎口欲故尔。凡头疮及诸疮见血者，不可用此。其毒入经必杀人。《李楼奇方》云：一妇病心痛数年不愈。一医用人言半分，茶末一分，白汤调下，吐瘀血一块而愈。得《日华子》治妇人血气心痛之旨乎？

【附方】旧五，新十。中风痰壅。四肢不收，昏愦若醉。砒霜如绿豆大，研，新汲水调下少许，以热水投之，大吐即愈。未吐再服。《圣惠方》。寒热痁疾。孙贞宗《秘宝方》用信砒二两研粉，寒水石三两别捣末。用生铁铫一个，铺石末，后铺砒在上，又以石末盖之。厚盏覆定，醋糊纸条密封十余重，炭火一斤煅之。待纸条黑时取出，候冷，刮盏上砒末乳细，粟米饭丸绿豆大，辰砂为衣。每用三四丸，小儿一二丸，发日早以腊茶清下，一日不得食热物。男人患，女人着药入口中；女人患，男人着药入口中。《本事方》用人言一钱，绿豆末一两，为末，无根井水丸绿豆大，黄丹为衣，阴干。发日五更冷水下五七丸。《卫生宝鉴》一剪金：用人言醋煮、硫黄、绿豆等分，为末。每一豆许，用红绢包之，采丝扎定。每剪下一粒，新汲水空心吞下，治疟圣药也。《医垒元戎》九转灵砂丹：用砒霜、黄丹、紫河车各一钱，为末，雄黑豆一百粒，水浸一夜，研泥，和丸梧子、绿豆、黍米三样大。每服一二十丸，发日五更向东，无根水下。紫河车、绿豆、黑豆，皆解砒毒也。《本草权度》不二散：用砒一钱，面二两，和匀，香油一斤煎黄色，以草纸压去油，入茶三两，为末。每服一钱，发日早冷茶下。一切积痢。砒霜、黄丹等分，蜡和收，旋丸绿豆大。每米饮下三丸。《普济方》。休息下痢。经一二年不瘥，羸瘦衰弱。砒霜成块者为末、黄蜡各半两，化蜡入砒，以柳条搅，焦则换，至七条，取起收之。每旋丸梧子大，冷水送下。小儿，黍米大。《和剂局方》。脾疼腰痛。即上方，用冷水下。妇人血气。心痛，方见"发明"下。走马牙疳。恶疮，砒石、铜绿等分，为末，摊纸上贴之，其效如神。又方：砒霜半两，醋调如糊，碗内盛，待干刮下。用粟米大，绵裹安齿缝，来日取出，有虫自死。久患者不过三日即愈。《普济方》。项上瘰疬。信州砒黄研末，浓墨汁丸梧子大，铫内炒干，竹筒盛之。每用针破，将药半丸贴之，自落，蚀尽为度。《灵苑方》。痰喘齁船。方见谷部"豉"下。一切漏疮。有孔，用信石，新瓦火煅，研末，以津调少许于纸捻上，插入，蚀去恶管。漏多勿齐上。最妙。《急救易方》。

【按语】《纲目》以砒石为本药正名。《中药学》药名同此，作为拔毒化腐生肌药。本品为砷华的矿石，或由毒砂、雄黄等含砷矿物为原料的加工制成品。

礞石《嘉祐》

【气味】甘、咸，平，无毒。

【主治】食积不消，留滞脏腑，宿食癥块久不瘥。小儿食积羸瘦，妇人积年食癥，攻刺心腹。得巴豆、硇砂、大黄、荆三棱作丸服良。《嘉祐》。治积痰惊痫，咳嗽喘急。时珍。

【发明】[时珍曰]青礞石气平味咸，其性下行，阴也，沉也，乃厥阴之药。肝经风木太过，来制脾土，气不运化，积滞生痰，壅塞上中二焦，变生风热诸病，故宜此药重坠。制以硝石，其性疏快，使木平气下，而痰积通利，诸证自除。汤衡《婴孩宝书》言，礞石乃治惊利痰之圣药。吐痰在水上，以石末糁之，痰即随水而下，则其沉坠之性可知。然止可用之救急，气弱脾虚者，不宜久服。杨士瀛谓其功能利痰，而性非胃家所好。如慢惊之类，皆宜佐以木香。而王隐君则谓痰为百病，不论虚实寒热，概用滚痰丸通治百病，岂理也哉。朱丹溪言：一老人忽病目盲，乃大虚证，一医与礞石药服之，至夜而死。吁！此乃盲医虚虚之过，礞石岂杀人者乎？况目盲之病，与礞石并不相干。

【附方】新四。滚痰丸。通治痰为百病，惟水泻、双娠者不可服。礞石、焰硝各二两，煅过研飞，晒干，一两，大黄酒蒸八两，黄芩酒洗八两，沉香五钱。为末，水丸梧子大，常服一二十丸，欲利大便则服一二百丸，温水下。王隐君《养生主论》。一切积病。金宝神丹：治一切虚冷久积，滑泄久痢，癖块，血刺心腹，下痢，及妇人崩中漏下。青礞石半斤为末，硝石末二两，坩锅内铺头盖底，按实。炭火二十斤，煅过取出，入赤石脂末二两，滴水丸芡子大。候干，入坩锅内，小火煅红，收之。每服一丸至二三丸，空心温水下，少食压之。久病泻痢，加至五七丸。《杨氏家藏方》。急慢惊风。夺命散：治急慢惊风，痰涎壅塞咽喉，命在须臾，服此坠下风痰，乃治惊利痰之圣药也。真礞石一两，焰硝一两，同煅过为末，每服半钱或一钱。急惊痰热者，薄荷自然汁入生蜜调下。慢惊脾虚者，木香汤入熟蜜调下。亦或雪糕丸绿豆大，每服二三丸。汤氏《婴孩宝书》。小儿急惊。青礞石磨水服。《卫生方》。

【按语】礞石是《纲目》中此药的正名，《中药学》中同此名，作为化痰药中之清化热痰药。本品为变质岩类黑云母片岩或绿泥石化云母碳酸盐片岩，或变质岩类蛭石片岩或水黑云母岩。

花乳石《嘉祐》

【气味】酸、涩，平，无毒。

【主治】金疮出血，刮末傅之即合，仍不作脓。又疗妇人血运恶血。《嘉祐》。治一切失血，伤损内漏，目翳。时珍。

【发明】[颂曰]花蕊石古方未有用者。近世以合硫黄同煅研末，傅金疮，其效如神。人有仓卒中金刃，不及煅治者，但刮末傅之亦效。[时珍曰]花蕊石旧无气味。今尝试之，其气平，其味涩而酸，盖厥阴经血分药也。其功专于止血，能使血化为水，酸以收之也。而又能下死胎，落胞衣，去恶血，恶血化则胎与胞无阻滞之患矣。东垣所谓胞衣不出，涩剂可以下之，故赤石脂亦能下胞胎，与此同义。葛可久治吐血出升斗有花蕊石散，《和剂局方》治诸血及损伤金疮胎产有花蕊石散，皆云能化血为水。则此石之功，盖非寻常草木之比也。

【附方】新五。花蕊石散。治五内崩损，喷血出斗升，用此治之。花蕊石煅存性，研如粉。以童子小便一钟，男入酒一半，女入醋一半，煎温，食后调服三钱，甚者五钱。能使瘀血化为黄水，后以独参汤补之。葛可久《十药神书》。花蕊石散。治一切金刃箭镞伤及打扑伤损，狗咬至死者，急以药掺伤处，其血化为黄水，再掺便活，更不疼痛。如内损血入脏腑，煎童子小便，入酒少许，热调一钱服，立效。畜牲抵伤，肠出不损者，急纳入，桑白皮线缝之，掺药，血止立活。妇人产后败血不尽，血运，恶血奔心，胎死腹中，胎衣不下，至死，但心头温暖者，急以童子小便调服一钱，取下恶物如猪肝，终身不患血风血气。若膈上有血，化为黄水，即时吐出，或随小便出，甚效。硫黄四两，花蕊石一两，并为粗末拌匀，以胶泥固济，日干，瓦罐一个盛之，泥封口，焙干，安在四方砖上，砖上书八卦五行字。用炭一秤簇匝，从巳午时自下生火，煅至炭消，冷定取出，为细末，瓶收用。《和剂局方》。金疮出血。方见“主治”。多年障翳。花蕊石水飞焙、防风、川芎䓖、甘菊花、白附子、牛蒡子各一两，甘草炙半两，为末，每服半钱，腊茶下。《卫生家宝方》。脚缝出水。好黄丹，入花乳石末，掺之。谈野翁《试效方》。

【按语】花乳石是《纲目》中此药的正名，而花蕊石作为别名。《中药学》以花蕊石为名，作为止血药中之化瘀止血药。本品为变质岩类岩石蛇纹大理岩，主要含碳酸钙。

凝水石《本经》

【气味】辛，寒，无毒。[《别录》曰]甘，大寒。[普曰]神农：辛。岐伯、医和、扁鹊：甘，无毒。李当之：大寒。[时珍曰]辛、咸。[之才曰]解巴豆毒，畏地榆。[独孤滔曰]制丹砂，伏玄精。

【主治】身热，腹中积聚邪气，皮中如火烧，烦满，水饮之。久服不饥。《本经》。

除时气热盛，五脏伏热，胃中热，止渴，水肿，小腹痹[①]。《别录》。压丹石毒风，解伤寒劳复。甄权。治小便白，内痹[②]，凉血降火，止牙疼，坚牙明目。时珍。

【发明】[时珍曰]凝水石禀积阴之气而成，其气大寒，其味辛咸，入肾走血除热之功，同于诸盐。古方所用寒水石是此石，唐宋诸方寒水石是石膏，近方寒水石则是长石、方解石，俱附各条之下，用者详之。

【附方】旧二，新二。男女转脬。不得小便。寒水石二两，滑石一两，葵子一合，为末，水一斗，煮五升，时服一升，即利。《永类方》。牙龈出血，有窍。寒水石粉三两，朱砂二钱，甘草，脑子一字，为末，干掺。《普济方》。汤火伤灼。寒水石烧研傅之。《卫生易简方》。小儿丹毒。皮肤热赤。寒水石半两，白土一分，为末，米醋调涂之。《经验方》。

【按语】凝水石是《纲目》中此药的正名，而寒水石是其别名。《中药学》中以寒水石为名，作为清热药中之清热泻火药。本品为碳酸盐类方解石族矿物方解石，主含碳酸钙；或硫酸盐类矿物硬石膏族红石膏，主含含水硫酸钙。

朴消《本经》

朴硝《本经》

【气味】苦，寒，无毒。[《别录》曰]苦、辛，大寒，无毒。炼白如银，能寒能热，能滑能涩，能辛能咸能酸，入地千年不变。[权曰]苦、咸，有小毒。[时珍曰]《别录》所列神化之说，乃硝石之功。详见"硝石"下。[之才曰]石韦为之使，恶麦句姜。[张从正曰]畏三棱。

【主治】百病，除寒热邪气，逐六腑积聚，结固留癖。能化七十二种石。炼饵服之，轻身神仙。《本经》。胃中食饮热结，破留血闭绝，停痰痞满，推陈致新。《别录》。疗热胀，养胃消谷。皇甫谧。治腹胀，大小便不通。女子月候不通。甄权。通泄五脏百病及癥结，治天行热疾，头痛，消肿毒，排脓，润毛发。大明。

芒硝《别录》

【气味】辛、苦，大寒，无毒。[权曰]咸，有小毒。

【主治】五脏积聚，久热胃闭，除邪气，破留血，腹中痰实结搏，通经脉，利大小便及月水，破五淋，推陈致新。《别录》。下瘰疬黄疸病，时疾壅热，能散恶血，堕胎。傅漆疮。甄权。

马牙硝《嘉祐》

【气味】甘，大寒，无毒。[时珍曰]咸、微甘。即英硝也。

【主治】除五脏积热伏气。甄权。末，筛，点眼赤，去赤肿障翳涩泪痛，亦入点眼药中用。大明。功同芒硝。时珍。

【发明】[成无己曰]《内经》云：咸味下泄为阴。又云：咸以软之。热淫于内，治以咸寒。气坚者以咸软之，热盛者

① 小腹痹：病证名。也称腹痹。指腹中水气阻滞不通，以脚肿尿少为主要表现的病证。宋代之后极少使用这一病名。

② 内痹：病证名。指发生于胸腹腔之瘀血闭阻之病证。

以寒消之。故张仲景大陷胸汤、大承气汤、调胃承气汤皆用芒硝，以软坚去实热，结不至坚者不可用也。[好古曰]本草云朴硝味辛，是辛以润肾燥也。今人不用辛字，只用咸字，咸能软坚也。其义皆是。本草言芒硝利小便而堕胎，然伤寒妊娠可下者用此，兼大黄引之，直入大肠，润燥软坚泻热，而母子俱安。《经》云"有故无殒，亦无殒也"，此之谓欤。以在下言之，则便溺俱阴；以前后言之，则前气后血；以肾言之，总主大小便难。溺涩秘结，俱为水少火盛。《经》云"热淫于内，治以咸寒，佐之以苦"，故用芒硝、大黄相须为使也。[元素曰]芒硝气薄味厚，沉而降，阴也。其用有三：去实热，一也；涤肠中宿垢，二也；破坚积热块，三也。孕妇惟三四月及七八月不可用，余皆无妨。[宗奭曰]朴硝是初得一煎而成者，其味苦涩，所以力紧急而不和，治食鲙不消，以此荡逐之。芒硝是朴硝淋过炼成，故其性和缓，故今多用治伤寒。[时珍曰]朴硝澄下，硝之粗者也，其质重浊。芒硝、牙硝结于上，硝之精者也，其质清明。甜硝、风化硝，则又芒硝、牙硝之去气味而甘缓轻爽者也。故朴硝止可施于卤莽之人及傅涂之药。若汤散服饵，必须芒硝、牙硝为佳。张仲景《伤寒论》只用芒硝，不用朴硝，正此义也。硝禀太阴之精，水之子也。气寒味咸，走血而润下，荡涤三焦肠胃实热阳强之病，乃折治火邪药也。唐时腊日赐群臣紫雪、红雪、碧雪，皆用此消炼成者，通治积热诸病有神效，贵在用者中的尔。

【附方】旧十七，新一十五。紫雪。疗伤寒温疟，一切积热烦热，狂易叫走，瘴疫毒疠，卒死脚气，五尸五疰，心腹诸疾，疞刺切痛，解诸热毒，邪热发黄，蛊毒鬼魅，野道热毒，小儿惊痫百病。黄金一百两，石膏、寒水石、滑石、磁石各三斤，捣碎，水一斛，煮四斗，去滓。入犀角屑、羚羊角、青木香、沉香各五两，玄参洗焙、升麻各一斤，甘草炒八两，丁香一两，入前汁中煮取一斗五升，去滓。入炼朴硝十斤，硝石三十二两，于药汁中，微火煎之，柳木不住搅，至水气欲尽，倾木盆中，待欲凝，入麝香一两二钱半，朱砂末三两，搅匀，收之。每服一二钱，凉水服，临时加减，甚者一两。《和剂局方》。红雪。治烦热，消宿食，解酒毒，开三焦，利五脏，除毒热，破积滞。治伤寒狂躁，胃烂发斑，温瘴脚气，黄疸头痛，目昏鼻塞，口疮喉痹，重舌肠痈等病。用川朴硝十斤炼去滓，羚羊角屑、黄芩、升麻各三两，人参、赤芍药、槟榔、枳壳麸炒、生甘草、淡竹叶、木香各二两，木通、栀子、葛根、桑白皮、大青、蓝叶各一两半，苏方木六两，并剉片。水二斗五升，煎至九升，去滓，滤过，煎沸。下硝，不住手搅，待水气将尽，倾入器中。欲凝，下朱砂一两，麝香半两，经宿成雪。每服一二钱，新汲水调下。欲行，则热汤化服一两。《和剂方》。碧雪。治一切积热，天行时疾，发狂昏愦，或咽喉肿塞，口舌生疮，心中烦躁，或大小便不通，胃火诸病。朴硝、芒硝、马牙硝、硝石、石膏水飞、寒水石水飞各一斤，以甘草一斤，煎水五升，入诸药同煎，不住手搅，令消镕得所，入青黛一斤，和匀，倾盆内，经宿结成雪，为末。每含咽，或吹之，或水调服二三钱。欲通利，则热水服一两。《和剂局方》。凉膈驱积。王旻山人甘露饮：治热壅，凉胸膈，驱积滞。蜀芒硝末一大斤，用蜜十二两，冬加一两，和匀，入新竹筒内，半筒已上即止，不得令满。却入炊甑中，令有药处在饭内，其虚处出其上，蒸之。候饭熟取出，绵滤入瓷钵中，竹篦搅勿停手，待凝，收入瓷盒。每卧时含半匙，渐渐咽之。如要通转，即多服之。刘禹锡《传信方》。**乳石发动**。烦闷。芒硝，蜜水调服一钱，日三服。《圣惠方》。**骨蒸热病**。芒硝末，水服方寸匕，日二，神良。《千金方》**腹中痞块**。皮硝一两，独蒜一个，大黄末八分，捣作饼，贴于患处，以消为度。邵氏《经验方》。**食物过饱**。不消，遂成痞膈。马牙硝一两，吴茱萸半斤，煎汁投硝，乘热服之。良久未转，更进一服，立效。窦群在常州，此方得效也。《经验方》。**关格不通**。大小便闭，胀欲死，两三日则杀人。芒硝三两，泡汤一升服，取吐即通。《百一方》。**小便不通**。白花散：用芒硝三钱，茴香酒下。《简要济众方》。**时气头痛**。朴硝末二两，生油调涂顶上。《圣惠方》。**赤眼肿痛**。朴硝置豆腐上蒸化，取汁收点。《简便方》。**风眼赤烂**。明净皮硝一盏，水二碗，煎化，露一夜，滤净澄清，朝夕洗目。三日其红即硝，虽半世者亦愈也。杨诚《经验方》。**退翳明目**。白龙散：用马牙硝光净者，厚纸裹实，安在怀内，着肉，养一百二十日，研粉，入少龙脑。不计年岁深远，眼生翳膜，远视不明，但瞳人不破散者，并宜日点之。《经验方》。**诸眼障翳**。牙硝十两，汤泡汁，厚纸滤过，瓦器熬干，置地上一夜，入飞炒黄丹一两，麝香半分，再罗过，入脑子，日点。《济急仙方》。**逐月洗眼**。芒硝六钱，水一盏六分，澄清。依法洗目，至一年，眼如童子也。正月初三，二月初八，三月初四，四月初四，五月初五，六月初四，七月初三，八月初一，九月十三，十月十三，十一月十六，十二月初五日。《圣惠方》。**牙齿疼痛**。皂荚浓浆，同朴硝煎化，淋于石上，待成霜，擦之。《普济方》。**食蟹龈肿**。朴硝傅之，即消。《普济方》。**喉痹肿痛**。《外台》用朴硝一两，细细含咽，立效。或加丹砂一钱。气塞不通，加生甘草末二钱半，吹之。**小儿重舌**。马牙硝涂于舌上下，日三。姚和众。**口舌生疮**。朴硝含之良。《孙真人方》。**小儿鹅口**。马牙硝擦舌上，日五度。《简要济众》。**豌豆毒疮**。未成脓者。猪胆汁和芒硝末涂之。梅师。**代指**[①]**肿痛**。芒硝煎汤渍之。《圣惠方》。**火焰丹毒**。水调芒硝末涂之。梅师。**一切风疹**。水煮芒硝汤拭之。梅师。**漆疮作痒**。芒硝汤涂之。《千金》。**灸疮飞蝶**。因艾灸火疮痂退落，疮内鲜肉片子飞如蝶状，腾空飞去，痛不可言，是血肉俱热，怪病也。用朴硝、大黄各半两，为末。水调下，微利即愈。夏子益《奇疾方》。**妇人难产**。芒硝末二钱，童子小便温服，无不效者。《信效方》。**死胎不下**。方同上。丰城曾尉有猫孕五子，一子已生，四子死腹中，用此灌之即下。又治一牛亦下。《信效方》。**女人扎足**。脱骨汤：用杏仁一钱，桑白皮四钱，水五碗，新瓶煎三碗，入朴硝五钱，乳香一钱，封口煎化。置足于上，先熏后洗。三日一作，十余次后，软若束绵也。《闺阁事宜》。

【按语】朴消是《纲目》中此药的正名。李时珍认为："粗朴者为朴硝，在上有芒者为芒硝，有牙者为马牙硝。"故将《别录·芒硝》《嘉祐·马牙硝》均并入本条。现代中药学分析，与李时珍的意见大致相同。《中华本草》指出：朴硝"为硫酸盐类

---

① 代指：病证名。指发生于指甲旁的疮病证，以指甲侧缘焮热肿痛，化脓结痂，甚至爪甲脱落为特点。

芒硝族矿物或人工制品芒硝的粗制品”,芒硝“为硫酸盐类芒硝族矿物芒硝的经加工精制而成的结晶体”,而马牙硝是芒硝的别名。《中药学》中仅收入芒硝,作为泻下药中之攻下药。

蓬砂《日华》

【气味】苦、辛,暖,无毒。[颂曰]温、平。[时珍曰]甘、微咸,凉,无毒。[独孤滔曰]制汞,哑铜,结砂子。[土宿真君曰]知母、鹅不食草、芸薹、紫苏、甑带、何首乌皆能伏硼砂。同砒石煅过,有变化。

【主治】消痰止嗽,破癥结喉痹。大明。上焦痰热,生津液,去口气,消障翳,除噎膈反胃,积块结瘀肉,阴㿗,骨哽,恶疮及口齿诸病。时珍。

【发明】[颂曰]今医家用硼砂治咽喉,最为要切。[宗奭曰]含化咽津,治喉中肿痛,膈上痰热。初觉便治,不能成喉痹,亦缓取效可也。[时珍曰]硼砂,味甘微咸而气凉,色白而质轻,故能去胸膈上焦之热。《素问》云“热淫于内,治以咸寒,以甘缓之”是也。其性能柔五金而去垢腻,故治噎膈积聚、骨哽结核、恶肉阴㿗用之者,取其柔物也;治痰热、眼目障翳用之者,取其去垢也。洪迈《夷坚志》云:鄱阳汪友良,因食误吞一骨,哽于咽中,百计不下。恍惚梦一朱衣人曰:惟南蓬砂最妙。遂取一块含化咽汁,脱然而失。此软坚之征也。《日华》言其苦辛暖,误矣。

【附方】新十四。鼻血不止。硼砂一钱,水服立止。《集简方》。劳瘵有虫。硼砂、硇砂、兔屎等分为末,蜜丸梧子大,每服七丸,生甘草一分,新水一钟,揉汁送下。自朔至望,五更时,令病人勿言,服之。《乾坤秘韫》。木舌肿强。硼砂末,生姜片蘸揩,少时即消。《普济方》。咽喉谷贼。肿痛。蓬砂、牙硝等分为末,蜜和半钱,含咽。《直指方》。咽喉肿痛。破棺丹:用蓬砂、白梅等分,捣丸芡子大,每噙化一丸。经验方。喉痹牙疳。盆砂末吹,并擦之。《集简方》。骨哽在咽。方见“发明”。小儿阴㿗。肿大不消。硼砂一分,水研涂之,大有效。《集玄方》。饮酒不醉。先服盆砂二钱,妙。《相感志》。饮食毒物。鹏砂四两,甘草四两,真香油一斤,瓶内浸之。遇有毒者,服油一小盏。久浸尤佳。《瑞竹堂经验方》。一切恶疮。方同上。弩肉瘀突。南鹏砂黄色者一钱,片脑少许,研末,灯草蘸点之。《直指方》。

【按语】蓬砂是《纲目》中此药的正名,时珍说:“一作硼砂。”《中药学》以硼砂为名,作为拔毒化腐生肌药。本品为天然矿物硼砂经精制而成的结晶,主含含水四硼酸钠。

石硫黄《本经》

【气味】酸,温,有毒。[《别录》曰]大热。[普曰]神农、黄帝、雷公:咸,有毒。医和、扁鹊:苦,无毒。[权曰]有大毒,以黑锡煎汤解之,及食冷猪血。[珣曰]人能制伏归本色,服之能除百病。如有发动,宜猪肉、鸭羹、余甘子汤并解之。[葛洪曰]四黄惟阳侯为尊,金石煅炼者不可用,惟草木制伏者堪入药用。桑灰、益母、紫荷、菠薐、天盐、桑白皮、地骨皮、车前、马鞭草、黄柏、乌首乌、石韦、荞麦、独帚、地榆、蛇床、菟丝、蓖麻、蚕砂,或灰或汁,皆可伏之。[之才曰]曾青为之使,畏细辛、飞廉、朴硝、铁、醋。[玄寿先生曰]硫是矾之液，矾是铁之精，磁石是铁之母。故铁砂、磁石制伏硫黄，立成紫粉。[独孤滔曰]流能干汞，见五金而黑，得水银则色赤也。

【主治】妇人阴蚀，疽痔恶血，坚筋骨，除头秃。能化金银铜铁奇物。《本经》。疗心腹积聚，邪气冷癖在胁，咳逆上气，脚冷疼弱无力，及鼻衄，恶疮，下部䘌疮，止血，杀疥虫。《别录》。治妇人血结。吴普。下气，治腰肾久冷，除冷风顽痹，寒热。生用治疥癣，炼服主虚损泄精。甄权。壮阳道，补筋骨劳损，风劳气，止嗽，杀脏虫邪魅。大明。长肌肤，益气力，老人风秘，并宜炼服。李珣。主虚寒久痢，滑泄霍乱，补命门不足，阳气暴绝，阴毒伤寒，小儿慢惊。时珍。

【发明】[弘景曰]俗方用治脚弱及痼冷甚效。仙经颇用之，所化奇物，并是黄白术及合丹法。[颂曰]古方未有服饵硫黄者。《本经》所用，止于治疮蚀，攻积聚、冷气脚弱等，而近世遂火炼治为常服丸散。观其冶炼服食之法，殊无本源，非若乳石之有论议节度。故服之其效虽紧，而其患更速，可不戒之？土硫黄辛热腥臭，止可治疥杀虫，不可服。[宗奭曰]今人治下元虚冷，元气将绝，久患寒泄，脾胃虚弱，垂命欲尽，服之无不效。中病当便已，不可尽剂。世人盖知用而为福，而不知其为祸，此物损益兼行故也。如病势危急，可加丸数服，少则不效，仍加附子、干姜、桂。[好古曰]如太白丹、来复丹，皆用硫黄佐以硝石，至阳佐以至阴，与仲景白通汤佐以人尿、猪胆汁大意相同。所以治内伤生冷、外冒暑热、霍乱诸病，能去格拒之寒，兼有伏阳，不得不尔。如无伏阳，只是阴证，更不必以阴药佐之，何也？硫黄亦号将军，功能破邪归正，返滞还清，挺出阳精，消阴化魄。[时珍曰]硫黄秉纯阳之精，赋大热之性，能补命门真火不足，且其性虽热而疏利大肠，又与躁涩者不同，盖亦救危妙药也。但炼制久服，则有偏胜之害。况服食者，又皆假此纵欲，自速其咎，于药何责焉？按《孙升谈圃》云：硫黄，神仙药也。每岁三伏日饵百粒，去脏腑积滞有验。但硫黄伏生于石下，阳气溶液凝结而就，其性大热，火炼服之，多发背疽。方勺《泊宅编》云：金液丹乃硫黄炼成，纯阳之物，有痼冷者所宜。今夏至人多服之，反为大患。韩退之作文戒服食，而晚年服硫黄而死，可不戒乎？夏英公有冷病，服硫黄、钟乳，莫之纪极，竟以寿终，此其禀受与人异也。洪迈《夷坚志》云：唐与正亦知医，能以意治疾。吴巡检病不得溲，卧则微通，立则不能涓滴，遍用通利药不效。唐问其平日自制黑锡丹常服，因悟曰：此必结砂时，硫飞去，铅不死。铅砂入膀胱，卧则偏重犹可溲，立则正塞水道，故不通。取金液丹三百粒，分为十服，煎瞿麦汤下。铅得流气则化，累累水道下，病遂愈。硫之化铅，载在经方，苟无通变，岂能臻妙？《类编》云：仁和县一吏，早衰，齿落不已。一道人令以生硫黄入猪脏中煮熟捣丸，或入蒸饼丸梧子大，随意服之。饮啖倍常，步履轻捷，年逾九十，犹康健。后醉食牛血，遂洞泄如金水，尪悴而死。内医官管范云：猪肪能制硫黄，此用猪脏尤妙。王枢使亦常服之。

【附方】旧八，新四十一。硫黄杯。此杯配合造化，调理阴阳，夺天地冲和之气，乃水火既济之方。不冷不热，不缓不急，有延年却老之功，脱胎换骨之妙。大能清上实下,升降阴阳。通九窍,杀九虫,除梦泄,悦容颜,解头风,开胸膈,化痰涎,明耳目,润肌肤,添精髓,蠲疝坠。又治妇人血海枯寒,赤白带下。其法用瓷碗以胡桃擦过,用无砂石硫黄生溶成汁,入明矾少许,则尘垢悉浮,以杖掠去,绵滤过,再入碗溶化,倾入杯内,荡成杯,取出,埋土中一夜,木贼打光用之。欲红入朱砂,欲青则入葡萄,研匀同煮成。每用热酒二杯,清早空心温服,则百病皆除,无出此方也。**紫霞杯**。叶石林《水云录》云:用硫黄袋盛,悬罐内,以紫背浮萍同水煮之数十沸取出,候干研末。十两,用珍珠、琥珀、乳香、雄黄、朱砂、羊起石、赤石脂、片脑、紫粉①、白芷、甘松、三柰、木香、血竭、没药、韶脑、安息香各一钱,麝香七分,金箔二十片,为末,入铜杓中,慢火溶化。以好样酒杯一个,周围以粉纸包裹,中开一孔,倾硫入内,旋转令匀,投冷水中取出。每旦盛酒饮二三杯,功同上方。昔中书刘景辉因遘劳瘵,于太白山中遇一老仙,亲授是方,服之果愈。人能清心寡欲而服此,仙缘可到也。**金液丹**。固真气,暖丹田,坚筋骨,壮阳道。除久寒痼冷,补劳伤虚损。治男子腰肾久冷,心腹积聚,胁下冷痛,腹中诸虫,失精遗尿,形羸力劣,腰膝痛弱,冷风顽痹,上气衄血,咳逆寒热,霍乱转筋,虚滑下利。又治痔瘘湿䘌生疮,下血不止,及妇人血结寒热,阴蚀疽痔等。用石硫黄十两研末,用瓷盒盛,以水和赤石脂封口,盐泥固济,日干。地内先埋一小罐,盛水令满,安盒在内,用泥固济。慢火养七日七夜,候足,加顶火一斤煅,俟冷取出研末。每一两,用蒸饼一两,水浸为丸如梧子大。每服三十丸至百丸,空心米饮服。又治伤寒身冷脉微,或吐或利,或自汗不止,或小便不禁,并宜服之,得身热脉出为度。《惠民和剂局方》。**暖益腰膝**。王方平通灵玉粉散:治腰膝,暖水脏,益颜色,其功不可具载。硫黄半斤,桑柴灰五斗,淋取汁,煮三伏时。以铁匙抄于火上试之,伏火即止。候干,以大火煅之。如未伏更煮,以伏为度。煅了研末。穿地坑一尺二寸,投水于中,待水清,取和硫末,坩锅内煎如膏。铁钱抄出,细研,饭丸麻子大。每空心盐汤下十丸,极有效验。乡人王昭遂服之,年九十,颜貌如童子,力倍常人。杜光庭《玉函方》。**风毒脚气**。痹弱,硫黄末三两,牛乳五升,煮沸入水,煎至三升,每服三合。又法:牛乳三升,煎一升半,以五合调硫黄末一两服,厚盖取汗,勿见风。未汗再服,将息调理数日,更服。北人用此多效。亦可煎为丸服。《肘后方》。**阴证伤寒**。极冷厥逆,烦躁腹痛,无脉危甚者,舶上硫黄为末,艾汤服三钱,就得睡,汗出而愈。《本事方》。**阴阳二毒**。黑龙丹:用舶上硫黄一两,柳木槌研二三日,巴豆一两,和壳,计个数,用二升铛子一口,将硫铺底,安豆于上,以酽米醋半斤浇之,盏子紧合定,醋纸固缝,频以醋润之。文武火熬,候豆作声,可一半为度,急将铛子离火,便入臼中捣细。再以醋两茶脚洗铛中药入臼,旋下蒸饼捣丸鸡头子大。若是阴毒,用椒四十九粒,葱白二茎,水一盏,煎六分。热吞下一丸。阳毒,用豆豉四十九粒,葱白一茎,水一盏,煎同前,吞下不得嚼破。经五六日方可服之。若未传入,或未及日数,不可

① 紫粉:药名。即硫黄的加工品。据本条上文引玄寿先生曰:"铁砂、慈石制入硫黄,立成紫粉。"

拘制。有孕妇人吐泻，亦可服。《博济方》。**一切冷气**。积块作痛，硫黄、焰硝各四两结砂，青皮、陈皮各四两，为末，糊丸梧子大，每空心米饮下三十丸。鲍氏方。**元脏久冷**。腹痛虚泄，里急。玉粉丹：用生硫黄五两，青盐一两，细研，以蒸饼丸绿豆大，每服五丸，空心热酒下，以食压之。《经验方》。**元脏冷泄**。腹痛虚极，硫黄一两，黄蜡化丸梧子大，每服五丸，新汲水下。一加青盐二钱，蒸饼和丸，酒下。《普济方》。**气虚暴泄**。日夜三二十行，腹痛不止。夏月路行，备急最妙。朝真丹：用硫黄二两，枯矾半两，研细。水浸蒸饼丸梧子大，朱砂为衣，每服十五丸至二十丸，温水下，盐汤任下。孙尚药《秘宝方》。**伏暑伤冷**。二气交错，中脘痞结，或泄或呕，或霍乱厥逆。二气丹：硫黄、硝石等分研末，石器炒成砂，再研，糯米糊丸梧子大，每服四十丸，新井水下。《济生方》。**伤暑吐泻**。硫黄、滑石等分为末，每服一钱，米饮下，即止。《救急良方》。**霍乱吐泻**。硫黄一两，胡椒五钱，为末，黄蜡一两化，丸皂子大，每凉水下一丸。《圣济录》。**小儿吐泻**。不拘冷热，惊吐反胃，一切吐利，诸治不效者。二气散：用硫黄半两，水银二钱半，研不见星。每服一字至半钱，生姜水调下，其吐立止。或同炒结砂为丸，方见"灵砂"下。钱氏《小儿方》。**反胃呕吐**。方见"水银"。**脾虚下白**。脾胃虚冷，停水滞气，凝成白涕下出。舶上硫黄一两研末，炒面一分同研，滴冷热水丸梧子大，每米汤下五十丸。杨子建《护命方》。**下痢虚寒**。硫黄半两，蓖麻仁七个，为末，填脐中，以衣隔，热汤熨之，止乃已。《仁存方》。**协热下痢赤白**。用硫黄、蛤粉等分，为末，糊丸梧子大，每服十五丸，米饮下。《指南方》。**肠风下血**。方见"鲫鱼"。**老人冷秘**。风秘或泄泻。暖元脏，除积冷，温脾胃，进饮食，治心腹一切痃癖冷气。硫黄柳木槌研细，半夏汤泡七次焙研，等分，生姜自然汁调蒸饼，和杵百下，丸梧子大，每服十五丸至二十丸，空心温酒或姜汤下，妇人醋汤下。《和剂局方》。**久疟不止**。鲍氏方：用硫黄、朱砂等分，为末，每服二钱，腊茶清，发日五更服。当日或大作，或不作，皆其效也。寒多倍硫，热多倍砂。《朱氏方》用硫黄、腊茶，等分为末。发日早冷水服二钱，二服效。寒多加硫，热多加茶。**酒鳖气鳖**。嗜酒任气，血凝于气，则为气鳖。嗜酒痼冷，败血入酒，则为血鳖。摇头掉尾，大者如鳖，小者如钱。上侵人喉，下蚀人肛，或附胁背，或隐肠腹。用生硫黄末，老酒调下，常服之。《直指方》。**咳逆打呃**。硫黄烧烟，嗅之立止。《医方摘要》。**头痛头风**。如神丹：光明硫黄、硝石各一两，细研，水丸芡子大。空心嚼一丸，茶下。《普济方》。**肾虚头痛**。《圣惠方》用硫黄一两，胡粉半两，为末，饭丸梧子大。痛时冷水服五丸，即止。《本事方》用硫黄末、食盐等分，水调生面糊丸梧子大，每薄荷茶下五丸。《普济方》用生硫黄六钱，乌药四钱，为末，蒸饼丸梧子大，每服三五丸，食后茶清下。**鼻上作痛**。上品硫黄末，冷水调搽。《澹寮方》。**酒齄赤鼻**。生硫黄半两，杏仁二钱，轻粉一钱，夜夜搽之。《瑞竹堂方》用舶上硫黄、鸡心槟榔等分，片脑少许，为末，绢包，日日擦之。加蓖麻油更妙。**鼻面紫风**。乃风热上攻阳明经络。亦治风刺瘾疹。舶上硫黄、白矾枯，等分为末，每以黄丹少许，以津液和涂之，一月见效。《宣明方》。**身面疣目**。蜡纸卷硫黄末少许，点之，焠之有声，目去。《普济方》。疬疡风病。白色成片。以布拭，醋摩硫黄、附子涂之，或硫黄、白矾擦之。《集验方》。小儿聤耳。硫黄末和蜡作挺插之，日二易。《千金方》。小儿口疮。糜烂，生硫黄水调，涂手心足心，效即洗去。危氏《得效方》。耳卒声闭。硫黄、雄黄等分研末，绵裹塞耳，数日即闻人语也。《千金方》。诸疮弩肉。如蛇出数寸，硫黄末一两，肉上薄之，即缩。《圣惠方》。痈疽不合。石硫黄粉，以箸蘸插入孔中，以瘥为度。《外台秘要》。一切恶疮。真君妙神散：用好硫黄三两，荞麦粉二两，为末，井水和，捏作小饼，日干收之。临用细研，新汲水调傅之。痛者即不痛，不痛则即痛而愈。《坦仙皆效方》。疥疮有虫。硫黄末，以鸡子煎香油调搽，极效。《救急良方》。顽癣不愈。倾过银有盖罐子，入硫黄一两熔化，取起冷定打开，取流同盖研末，搽之。孙氏《集效方》。疠风有虫。硫黄末酒调少许，饮汁。或加大风子油更好。《直指方》。女子阴疮。硫黄末傅之，瘥乃止。《肘后方》。玉门宽冷。硫黄煎水频洗。《心传方》。小儿夜啼。硫黄二钱半，铅丹二两，研匀，瓶固煅过，埋土中七日取出，饭丸黍米大，每服二丸，冷水下。《普济方》。阴湿疮疱。硫黄傅之，日三。《梅师方》。

【按语】石硫黄是《纲目》中此药的正名，而硫黄作为别名。《中药学》以硫黄为名，作为攻毒杀虫止痒药。本品为自然元素类矿物硫族自然硫，采挖后，加热熔化，除去杂质；或用含硫矿物经加工制得。

矾石《本经》

【气味】酸，寒，无毒。［普曰］神农、岐伯：酸。久服伤人骨。扁鹊：咸。雷公：酸，无毒。［权曰］涩。凉，有小毒。［之才曰］甘草为之使，恶牡蛎，畏麻黄。［独孤滔曰］红心灰藋制矾。

【主治】寒热，泄痢白沃，阴蚀恶疮，目痛，坚骨齿。炼饵服之，轻身不老增年。《本经》。除固热在骨髓，去鼻中息肉。《别录》。除风去热，消痰止渴，暖水脏，治中风失音。和桃仁、葱汤浴，可出汗。大明。生含咽津，治急喉痹。疗鼻衄齆鼻，鼠漏[①]瘰疬疥癣。甄权。枯矾贴嵌甲，牙缝中血出如衄。宗奭。吐下痰涎饮澼，燥湿解毒追涎，止血定痛，食恶肉，生好肉，治痈疽疔肿恶疮，癫痫，疸疾，通大小便，口齿眼目诸病，虎犬蛇蝎百虫伤。时珍。

波斯白矾《海药》

【气味】酸、涩，温，无毒。

【主治】赤白漏下，阴蚀，泄痢，疮疥，解一切毒蛇虫等，去目赤暴肿，齿痛，火炼之良。李珣。

柳絮矾《嘉祐》

【气味】同矾石。

【主治】消痰止渴，润心肺。大明。

【发明】［弘景曰］俗中合药，火熬令燥，以疗齿痛，多则坏齿，即伤骨之证也。而《经》云坚骨齿，诚为可疑。［宗奭曰］不可多服，损心肺，却水故也。水化书纸上，干则水不能濡，故知其性却水也。治膈下涎药多用者，此意尔。［时珍曰］矾

① 鼠漏：病证名。指久则化脓，溃破成漏，长期不收口的瘰疬病证。

石之用有四。吐利风热之痰涎，取其酸苦涌泄也。治诸血痛、脱肛、阴挺、疮疡，取其酸涩而收也。治痰饮、泄痢、崩带、风眼，取其收而燥湿也。治喉痹、痈疽、中蛊、蛇虫伤螫，取其解毒也。按李迅《痈疽方》云：凡人病痈疽发背，不问老少，皆宜服黄矾丸。服至一两以上，无不作效。最止疼痛，不动脏腑，活人不可胜数。用明亮白矾一两生研，以好黄蜡七钱溶化，和丸梧子大。每服十丸，渐加至二十丸，熟水送下。如未破则内消，已破即便合。如服金石发疮者，引以白矾末一二匙，温酒调下，亦三五服见效。有人遍身生疮，状如蛇头，服此亦效。诸方俱称奇效，但一日中服近百粒则有力。此药不惟止痛生肌，能防毒气内攻，护膜止泻，托里化脓之功甚大，服至半斤尤佳。不可欺其浅近，要知白矾大能解毒也。今人名为蜡矾丸，用之委有效验。

【附方】旧二十六，新六十。**中风痰厥**。四肢不收，气闭膈塞者，白矾一两，牙皂角五钱，为末，每服一钱，温水调下，吐痰为度。陈师古方。**胸中痰澼**。头痛不欲食，矾石一两，水二升，煮一升，纳蜜半合，顿服。须臾大吐。未吐，饮少热汤引之。《外台秘要》。**风痰痫病**。化痰丸：生白矾一两，细茶五钱，为末，炼蜜丸如梧子大。一岁十丸，茶汤下。大人五十丸。久服，痰自大便中出，断病根。邓笔峰《杂兴》。**小儿胎寒**。躽啼发痫。白矾煅半日，枣肉丸黍米大，每乳下一丸，愈乃止，去痰良。《保幼大全》。**产后不语**。胡氏孤凤散：用生白矾末一钱，熟水调下。《妇人良方》。**牙关紧急不开者**。白矾、盐化等分，搽之，涎出自开。《集简方》。**走马喉痹**。用生白矾末涂于绵针上，按于喉中，立破。绵针者，用榆条上以绵缠作枣大也。《儒门事亲》方。**喉痈乳蛾**。济生帐带散：用矾三钱，铁铫内熔化，入劈开巴豆三粒，煎干去豆，研矾用之，入喉立愈。甚者，以醋调灌之。亦名通关散。法制乌龙胆：用白矾末盛入猪胆中，风干研末。每吹一钱入喉，取涎出妙。**咽喉谷贼**。肿痛，生矾石末少少点肿处，吐涎，以痒为度。《圣惠方》。**风热喉痛**。白矾半斤，研末化水，新砖一片，浸透取晒，又浸又晒，至水干，入粪厕中浸一月，取洗，安阴处，待霜出扫收，每服半钱，水下。《普济方》。**悬痈垂长**。咽中烦闷。白矾烧灰、盐花等分，为末，箸头频点药在上，去涎。孙用和《秘宝方》。**小儿舌膜**。初生小儿有白膜皮裹舌，或遍舌根，可以指甲刮破令血出，以烧矾末半绿豆许傅之。若不摘去，其儿必哑。姚和众《至宝方》。**牙齿肿痛**。白矾一两烧灰，大露蜂房一两微炙，为散，每用二钱，水煎含漱去涎。《简要济众方》。**患齿碎坏**。欲尽者，常以绵裹矾石含嚼，吐去汁。《肘后方》。**齿龈血出**。不止，矾石一两烧，水三升，煮一升，含漱。《千金方》。**木舌肿强**。白矾、桂心等分，为末，安舌下。《圣惠方》。**太阴口疮**。生甘草二寸，白矾一栗大，噙之，咽津。《活法机要》。**口舌生疮**。下虚上壅。定斋方：用白矾泡汤濯足。张子和方：用白矾末、黄丹水飞炒，等分，研，擦之。**小儿鹅口**。满口白烂。枯矾一钱，朱砂二分，为末，每以少许傅之，日三次，神验。《普济方》。**小儿舌疮**。饮乳不得。白矾如鸡子大，置醋中，涂儿足底，二七遍愈。《千金方》。**口中气臭**。明矾入麝香，为末，擦牙上。《生生编》。**衄血不止**。枯矾末吹之，妙。《圣济方》。**鼻中息肉**。《千金》用矾烧末，猪脂和,绵裹塞之,数日息肉随药出。一方用明矾一两,蓖麻仁七个,盐梅肉五个,麝香一字,杵丸,绵裹塞之,化水自下也。**眉毛脱落**。白矾十两烧研,蒸饼丸梧子大,每空心温水下七丸,日加一丸,至四十丸,日减一丸,周而复始,以愈为度。《圣济录》。**发斑怪证**。有人眼赤鼻张,大喘,浑身出斑,毛发如铜铁,乃热毒气结于下焦也。白矾、滑石各一两为末,作一服。水三碗,煎减半,不住服,尽即安。夏子益《奇疾方》。**目翳努肉**。白矾石纳黍米大入目,令泪出,日日用之,恶汁去尽,其疾日减。《外台秘要》。**目生白膜**。矾石一升,水四合,铜器中煎半合,入少蜜调之,以绵滤过,每日点三四度。姚和众《延龄至宝方》。**赤目风肿**。甘草水磨明矾傅眼胞上效,或用枯矾频擦眉心。《集简方》。**烂弦风眼**。白矾煅一两,铜青三钱,研末,汤泡澄清,点洗。《永类方》。**聤耳出汁**。枯矾一两,铅丹炒一钱,为末,日吹之。《圣济录》。**卒死壮热**。矾石半斤,水一斗半,煮汤浸脚及踝,即得苏也。《肘后方》。**脚气冲心**。白矾三两,水一斗五升,煎沸浸洗。《千金方》。**风湿膝痛**。脚气风湿,虚汗少力,多痛及阴汗,烧矾末一匙头,投沸汤,淋洗痛处。《御药院方》。**黄肿水肿**。推车丸:用明矾二两,青矾一两,白面半斤,同炒令赤,以醋煮米粉糊为丸,枣汤下三十丸。《济急方》。**女劳黄疸**。黄家日晡发热而反恶寒,膀胱急,少腹满,目尽黄,额上黑,足下热,因作黑疸。其腹胀如水状,大便必黑,时溏,此女劳之病,非水也。自大劳大热,交接后入水所致,腹满者难治。用矾石烧、硝石熬黄等分,为散,以大麦粥汁和服方寸匕,日三服。病从大小便去,小便正黄,大便正黑,是其候也。张仲景《金匮方》。**妇人黄疸**。经水不调,房事触犯所致。白矾、黄蜡各半两,陈橘皮三钱,为末,化蜡丸梧子大,每服五十丸,以滋血汤或调经汤下。《济阴方》。**妇人白沃**。经水不利,子脏坚僻,中有干血,下白物。用矾石二分烧,杏仁一分,研匀,炼蜜丸枣核大,纳入肠[①]中,日一易之。张仲景《金匮方》。**妇人阴脱**。作痒,矾石烧研,空心酒服方寸匕,日三。《千金翼》。**男妇遗尿**。枯白矾、牡蛎粉等分,为末,每服方寸匕,温酒下,日三服。余居士《选奇方》。**二便不通**。白矾末填满脐中,以新汲水滴之,觉冷透腹内,即自然通。脐平者,以纸围环之。《经验方》。**霍乱吐泻**。枯白矾末一钱,百沸汤调下。《华佗危病方》。**伏暑泄泻**。玉华丹:白矾煅,为末,醋糊为丸,量大小,用木瓜汤下。《经验方》。**老人泄泻**。不止,枯白矾一两,诃黎勒煨七钱半,为末,米饮服二钱,取愈。《太平圣惠方》。**赤白痢下**。白矾飞过为末,好醋、飞罗面为丸梧子大,赤痢甘草汤,白痢干姜汤下。《生生方》。**气痢不止**。巴石丸:取白矾一大斤,以炭火净地烧令汁尽,其色如雪,谓之巴石。取一两研末,熟猪肝作丸梧子大。空腹,量人加减。水牛肝更佳。如素食人,以蒸饼为丸。或云白矾中青黑者,名巴石。刘禹锡《传信方》。**冷劳泄痢**。食少,诸药不效。白矾三两烧,羊肝一具去脂,酽醋三升煮烂,擂泥和丸梧子大,每服二十丸,米饮下,早夜各一服。《普济方》。**泄泻下痢**。白龙丹:用明矾枯过为末,飞罗面醋打糊

① 肠:《金匮要略》原方作"纳脏中",李时珍改为"纳入肠中"。古人称子宫为子肠,或子脏。

丸梧子大，每服二三十丸，白痢姜汤下，赤痢甘草汤、泄泻米汤下。《经验方》。**疟疾寒热**。即上方，用东南桃心七个，煎汤下。**反胃呕吐**。白矾、硫黄各二两，铫内烧过，入朱砂一分，为末，面糊丸小豆大，每姜汤下十五丸。又方：白矾枯三两，蒸饼丸梧子大。每空心米饮服十五丸。《普济方》。**化痰治嗽**。明矾二两，生参末一两，苦醋二升，熬为膏子，以油纸包收，旋丸豌豆大，每用一丸，放舌下，其嗽立止，痰即消。定西侯方：只用明矾末，醋糊丸梧子大，每睡时茶下二三十丸。《摘要》用明矾半生半烧，山栀子炒黑，等分为末，姜汁糊为丸，如上服。《杂兴方》用白明矾、建茶等分，为末，糊丸服。**诸心气痛**。《儒门事亲》方用生矾一皂子大，醋一盏，煎七分服，立止。《邵真人方》用明矾一两烧，朱砂一钱，金箔三个，为末，每服一钱半，空心白汤下。**中诸蛊毒**。晋矾、建茶等分，为末，新汲水调下二钱，泻吐即效。未吐再服。《济生方》。**蛇虫诸毒**。毒蛇、射工、沙虱等伤人，口噤目黑，手足直，毒气入腹。白矾、甘草等分，为末。冷水服二钱。《瑞竹堂方》。**驴马汗毒**。所伤疮痛，白矾飞过，黄丹炒紫，等分，贴之。王氏《博济方》。**虎犬伤人**。矾末纳入裹之，止痛尤妙。《肘后方》。**蛇咬蝎螫**。烧刀矛头令赤，置白矾于上，汁出热滴之，立瘥，此神验之方也。真元十三年，有两僧流南方，到邓州，俱为蛇啮，令用此法便瘥，更无他苦。刘禹锡《传信方》。**壁镜毒人**。必死，白矾涂之。《太平广记》。**刀斧金疮**。白矾、黄丹等分，为末，傅之最妙。《救急方》。**折伤止痛**。白矾末一匙，泡汤一碗，帕蘸乘热熨伤处。少时痛止，然后排整筋骨，点药。《灵苑方》。**漆疮作痒**。白矾汤拭之。《千金方》。**牛皮癣疮**。石榴皮蘸明矾末抹之。切勿用醋，即虫沉下。《直指方》。**小儿风疹**。作痒，白矾烧投热酒中，马尾揾酒涂之。《子母秘录》。**小儿脐肿**。出汁不止。白矾烧灰傅之。《圣惠方》。**干湿头疮**。白矾半生半煅，酒调涂上。《生生编》。**身面瘊子**。白矾、地肤子等分，煎水，频洗之。《多能鄙事》。**腋下胡臭**。矾石绢袋盛之，常粉腋下，甚妙。许尧臣方。**鱼口疮**[①]**毒**。白矾枯研，寒食面糊调，傅上即消。《救急良方》。**阴疮作臼**。取高昌白矾、麻仁等分，研末，猪脂和膏，先以槐白皮煎汤洗过，涂之，外以楸叶贴上，不过三度愈。葛洪《肘后方》。**足疮生虫**。南方地卑湿，人多患足疮，岁久生虫如蛭，乃风毒攻注而然。用牛或羊或猪肚，去粪不洗，研如泥，看疮大小，入煅过泥矾半两。已上研匀，涂帛上贴之。须臾痒入心，徐徐连帛取下，火上炙之。虫出，丝发马尾千万，或青白赤黑，以汤洗之。三日一作，不过数次，虫尽疮愈。南宫从《岣嵝神书》。**嵌甲作疮**。足趾甲入肉作疮，不可覆靴。矾石烧灰傅之，蚀恶肉，生好肉。细细割去甲角，旬日取愈，此方神效。《肘后方》。**鸡眼肉刺**。枯矾、黄丹、朴硝等分，为末，搽之。次日浴二三次，即愈。《多能鄙事》。**冷疮**[②]**成漏**。明矾半生半飞，飞者生肉，生者追脓，五灵脂

---

① 鱼口疮：病证名。指生于阴部或腿缝中之已溃破的疮病。又称鱼口风，或简称鱼口。

② 冷疮：病证名。指感觉迟钝，不知痛痒，经久不愈之疮。《诸病源候论》卷三十五："冷气入于疮，令血涩不行，其疮则顽，令不知痛痒，亦经久难瘥，名为冷疮。"又称冷败疮、冷露疮。

水飞，各半钱，为末。以皮纸裁条，唾和末作小捻子，香油捏湿，于末拖过，剪作大小捻，安入漏，早安午换。候脓出尽后，有些小血出，方得干水。住药，自然生肉痊好。《普济方》。鱼睛丁疮。枯矾末，寒食面糊调贴，消肿无脓。崔氏方。丁疮肿毒。雪白矾末五钱，葱白煨熟，捣和丸梧子大，每服二钱五分，以酒送下，未效再服。久病、孕妇不可服。《卫生宝鉴》。痈疽肿毒。方见前"发明"下。阴汗湿痒。枯矾扑之。又泡汤沃洗。《御药院方》。交接劳复。卵肿，或缩入，腹痛欲绝。矾石一分，消三分，大麦粥清服方寸匕，日三服，热毒从二便出也。《肘后方》。女人阴痛。矾石三分炒，甘草末半分，绵裹导之，取瘥。《肘后百一方》。丁肿恶疮。二仙散：用生矾、黄丹，临时等分，以三棱针刺血，待尽傅之。不过三上，决愈。乃太医李管勾方。《卫生宝鉴》。虫蛇兽毒。及蛊毒。生明矾、明雄黄等分，于端午日研末，黄蜡和丸梧子大，每服七丸，念"药王菩萨"七遍，熟水送下。《东坡良方》。

【按语】矾石为《纲目》本药之正名，包括多种子药名，白矾为其中之一。《中药学》以白矾为名，作为攻毒杀虫止痒药。白矾为硫酸盐类矿物明矾石族明矾石，经加工提炼制成，主含含水硫酸铝钾。

绿矾《日华》

【气味】酸，凉，无毒。

【主治】疳及诸疮。苏恭。喉痹，虫牙，口疮，恶疮，疥癣。酿鲫鱼烧灰服，疗肠风泻血。大明。消积滞，燥脾湿，化痰涎，除胀满黄肿疟利，风眼口齿诸病。时珍。

【发明】［时珍曰］绿矾酸涌涩收，燥湿解毒化涎之功与白矾同，而力差缓。按《张三丰仙传方》载伐木丸云：此方乃上清金蓬头祖师所传。治脾土衰弱，肝木气盛，木来克土，病心腹中满，或黄肿如土色，服此能助土益元。用苍术二斤，米泔水浸二宿，同黄酒面曲四两炒赤色，皂矾一斤，醋拌晒干，入瓶火煅，为末，醋糊丸梧子大。每服三四十丸，好酒、米汤任下，日二三服。时珍常以此方加平胃散，治一贱役中满腹胀，果有效验。盖此矾色绿味酸，烧之则赤，既能入血分伐木，又能燥湿化涎，利小便，消食积，故胀满黄肿疟痢疳疾方往往用之，其源则自张仲景用矾石、硝石治女劳黄疸方中变化而来。［颂曰］刘禹锡《传信方》治喉痹，用皂荚矾，入好米醋同研含之，咽汁立瘥。此方出于李谟，甚奇妙。皂荚矾，即绿矾也。

【附方】旧一，新一十九。重舌木舌。皂矾二钱，铁上烧红，研，掺之。陆氏《积德堂方》。喉风肿闭。皂矾一斤，米醋三斤拌，晒干，末，吹之。痰涎出尽，用良姜末少许，入茶内漱口，咽之即愈。《孙氏集效方》。眼暴赤烂。红枣五斤，入绿矾在内，火煨熟，以河水、井水各一碗，桃、柳心各七个，煎稠，每点少许入眦上。《摘玄方》。烂弦风眼。青矾火煅出毒，细研，泡汤，澄清，点洗。《永类方》。倒睫拳毛。方同上。疟疾寒热。矾红、独蒜头煨，等分，捣丸芡子大，每白汤嚼下一丸，端午日合之。《普济方》。少阴疟疾。呕吐。绿矾一钱，干姜炮，半夏姜制各半两，为末，每服半钱，发日早以醋汤下。《圣济录》。翻胃吐食。白面二斤半，蒸作大馒头一个，头上开口，剜空，将皂矾填满，以新瓦围注，盐泥封固，挖土窑安放。文武火烧一日夜，取出研末，枣肉为丸梧子大，每服二十丸，空心酒、汤任下。忌酒色。《医方摘要》。**大便不通**。皂矾一钱，巴霜二个，同研，入鸡子内搅匀，封头，湿纸裹，煨熟食之，酒下，即通。《集玄方》。**肠风下血**。积年不止，虚弱甚者，一服取效。绿矾四两，入砂锅内，新瓦盖定，盐泥固济，煅赤取出，入青盐、生硫黄各一两，研匀。再入锅中固济，煅赤取出，去火毒，研。入熟附子末一两，粟米粥糊丸梧子大，每空心米饮、温酒任下三十丸。《永类方》。**妇人血崩**。青矾二两，轻粉一钱，为末，水丸梧子大，每服二三十丸，新汲水下。《摘玄方》。**血证黄肿**。绿矾四两，百草霜一升，炒面半升，为末，沙糖和丸梧子大，每服三四十丸，食后姜汤下。郑时举所传。又方：小麦淘净一斤，皂矾半斤，同炒黄为末，黑枣肉半斤捣匀，米醋打糊丸梧子大，每姜汤下八九十丸，一日三服。《简便方》。**脾病黄肿**。青矾四两，煅成赤珠子，当归四两，酒醅浸七日焙，百草霜三两，为末，以浸药酒打糊丸梧子大，每服五丸至七丸，温水下。一月后黄去立效，此方祖传七世。又方：绿矾四两，百草霜、五倍子各一两，木香二钱，为末，酒煎飞面丸梧子大，每空心酒下五丸。又方：平胃散四两，青矾二两，为末，醋糊丸，米饮下，或加乌沉汤四两，酒糊丸亦可。洁古《活法机要》。**酒黄水肿**。黄肿积病。青矾半斤，醋一大盏，和匀，瓦盆内煅干为度；平胃散、乌药顺气散各半两，为末，醋煮糊丸梧子大，每酒或姜汤下二三十丸。不忌口，加锅灰。赵原阳真人《济急方》。**食劳黄病**。身目俱黄。青矾锅内安炭煅赤，米醋拌为末，枣肉和丸梧子大，每服二三十丸，食后姜汤下。《救急方》。**腹中食积**。绿矾二两研，米醋一大碗，瓷器煎之，柳条搅成膏，入赤脚乌一两研，丸绿豆大，每空心温酒下五丸。《圣惠方》。**疳虫食土**。及生物。研绿矾末，猪胆汁丸绿豆大。每米饮下五七丸。《保幼大全》。**小儿疳气**。不可疗者，绿矾煅赤，醋淬三次，为末，枣肉和丸绿豆大，每服十丸，温水下，日三。《集验方》。**走马疳疮**。绿矾入锅内，炭火煅红，以醋拌匀，如此三次，为末，入麝香少许，温浆水漱净，掺之。《谈野翁试效方》。**白秃头疮**。皂矾、楝树子，烧研，搽之。《普济方》。**小儿头疮**。绛矾一两，淡豉一两，炒黑，腻粉二钱，研匀，以桑灰汤洗净，掺之良。**小儿甜疮**[①]。大枣去核，填入绿矾，烧存性，研，贴之。《拔萃方》。**耳生烂疮**。枣子去核，包青矾煅，研，香油调傅之。《摘玄方》。**蚰蜒入耳**。水调绿矾，灌之。《普济方》。**蛆入耳中**。绿矾掺之，即化为水。《摘玄方》。**疮中生蛆**。绿矾末掺贴，即化为水。《摘玄方》。**汤火伤灼**。皂矾和凉水浇之，其疼即止，肿亦消。杨诚《经验方》。**癣疮作痒**。螺蛳十四个，槿树皮末一两，入碗内蒸熟，入矾红三钱捣匀，搽之。孙氏《集效方》。**甲疽延烂**。《崔氏方》治甲疽，或因割甲伤肌，或因甲长侵肉，遂成疮肿，黄水浸淫相染，五指俱烂，渐上脚趺，泡浆四边起，如火烧疮，日夜倍增，医不能疗。绿矾石五两，烧至汁尽，研末，色如黄丹，收之。每以盐汤洗拭，用末厚傅之，以软帛缠裹，当日即汁断疮干。每日一遍，盐汤洗濯有脓处使净，傅，其痂干处不须近。但有急痛，即涂酥少许令润。五日即觉上

---

① 甜疮：病证名。指发生于头面耳部，出水瘙痒，久久不愈的疮病证，多发于小儿。

痂起，依前洗傅。十日痂渐剥尽，软处或更生白脓泡，即擦破傅之，自然瘥也。张侍郎病此，卧经六十日，京医并处方无效，得此法如神。王焘《外台秘要》。妇人甲疽。妇人趾甲内生疮，恶肉突出，久不愈，名臭田螺。用皂矾日晒夜露，每以一两，煎汤浸洗。仍以矾末一两，加雄黄二钱，硫黄一钱，乳香、没药各一钱，研匀，搽之。《医方摘要》。涂染白发。绿矾、薄荷、乌头等分为末，以铁浆水浸，日染之。《相感志》。腋下胡气。绿矾半生半煅，为末，入少轻粉，以半钱，浴后姜汁调搽，候十分热痛乃止。《仁斋直指方》。

【按语】绿矾为《纲目》本药之正名，而皂矾作为别名。《中药学》以皂矾为名，作为攻毒杀虫止痒药。本品为硫酸盐类矿物水绿矾族水绿矾的矿石，主含含水硫酸亚铁。

本草纲目

草部

甘草《本经》

根

【气味】甘，平，无毒。［寇宗爽曰］生则微凉，味不佳。炙则温。［王好古曰］气薄味厚，升而浮，阳也。入足太阴厥阴经。［时珍曰］通入手足十二经。［徐之才曰］术、苦参、干漆为之使，恶远志，反大戟、芫花、甘遂、海藻。［权曰］忌猪肉。［时珍曰］甘草与藻、戟、遂、芫四物相反，而胡洽居士治痰澼，以十枣汤加甘草、大黄，乃是痰在膈上，欲令通泄，以拔去病根也。东垣李杲治项下结核，消肿溃坚汤加海藻。丹溪朱震亨治劳瘵，莲心饮用芫花。二方俱有甘草，皆本胡居士之意也。故陶弘景言古方亦有相恶相反，并乃不为害。非妙达精微者，不知此理。

【主治】五脏六腑寒热邪气，坚筋骨，长肌肉，倍气力，金疮尰，解毒。久服轻身延年。《本经》。尰(音时勇切)，肿也。温中下气，烦满短气，伤脏咳嗽，止渴，通经脉，利血气，解百药毒，为九土之精，安和七十二种石，一千二百种草。《别录》。主腹中冷痛，治惊痫，除腹胀满，补益五脏，肾气内伤，令人阴不痿。主妇人血沥腰痛，凡虚而多热者加用之。甄权。安魂定魄，补五劳七伤，一切虚损，惊悸烦闷健忘，通九窍，利百脉，益精养气，壮筋骨。大明。生用泻火热，熟用散表寒，去咽痛，除邪热，缓正气，养阴血，补脾胃，润肺。李杲。吐肺痿之脓血，消五发[①]之疮疽。好古。解小儿胎毒惊痫，降火止痛。时珍。

梢

【主治】生用治胸中积热，去茎中痛，加酒煮玄胡索、苦楝子尤妙。元素。

头

【主治】生用能行足厥阴、阳明二经污浊之血，消肿导毒。震亨。主痈肿，宜入吐药。时珍。

【发明】［震亨曰］甘草味甘，大缓诸火，黄中通理，厚德载物之君子也。欲达下焦，须用梢子。［杲曰］甘草气薄味厚，可升可降，阴中阳也。阳不足者，补之以甘。甘温能除大热，故生用则气平，补脾胃不足而大泻心火；炙之则气温，补三焦元气而散表寒，除邪热，去咽痛，缓正气，养阴血。凡心火乘脾，腹中急痛，腹皮急缩者，宜倍用之。其性能缓急，而又协和诸药，使之不争。故热药得之缓其热，寒药得之缓其寒，寒热相杂者用之得其平。［好古曰］五味之用，苦泄辛散，酸收咸软，甘上行而发，而本草言甘草下气何也？盖甘味主中，有升降浮沉，可上可下，可外可内，有和有缓，有补有泄，居中之道尽矣。张仲景附子理中汤用甘草，恐其僭上也；调胃承气汤用甘草，恐其速下也，皆缓之之意。小柴胡汤有柴胡、黄芩之寒，人参、半夏之温，而用甘草者，则有调和之意。建中汤用甘草，以补中而缓脾急也；凤髓丹用甘草，以缓肾急而生元气也，乃甘补之意。又曰：甘者令人中满，中满者勿食甘，甘缓而壅气，非中满所宜也。凡

---

① 五发：病证名。指五种发于关键部位，较为严重的痈疽病证。《外科集验方》卷上："夫五发痈疽者，谓发背、发脑、发鬓、发眉、发颐是也。"

不满而用炙甘草为之补，若中满而用生甘草为之泻，能引诸药直至满所，甘味入脾，归其所喜，此升降浮沉之理也。《经》云“以甘补之，以甘泻之，以甘缓之”是矣。［时珍曰］甘草外赤中黄，色兼坤离；味浓气薄，资全土德。协和群品，有元老之功；普治百邪，得王道之化。赞帝力而人不知，敛神功而己不与，可谓药中之良相也。然中满、呕吐、酒客之病不喜其甘；而大戟、芫花、甘遂、海藻与之相反。是亦迂缓不可以救昏昧，而君子尝见嫉于宵人之意与？［颂曰］按孙思邈《千金方》论云：甘草解百药毒，如汤沃雪。有中乌头、巴豆毒，甘草入腹即定，验如反掌。方称大豆解百药毒，予每试之不效，加入甘草为甘豆汤，其验乃奇也。又葛洪《肘后备急方》云：席辩刺史尝言，岭南俚人解蛊毒药，并是常用之物，畏人得其法，乃言三百头牛药，或言三百两银药。久与亲狎，乃得其详。凡饮食时，先取炙熟甘草一寸，嚼之咽汁。若中毒随即吐出。仍以炙甘草三两，生姜四两，水六升，煮二升，日三服。或用都淋藤[①]、黄藤二物，酒煎温常服，则毒随大小溲出。又常带甘草数寸，随身备急。若经含甘草而食物不吐者，非毒物也。三百头牛药，即土常山也；三百两银药，即马兜铃藤也。详见各条。

【附方】旧十五，新二十。**伤寒心悸**。脉结代者，甘草二两，水三升，煮一半，服七合，日一服。《伤寒类要》。**伤寒咽痛**。少阴证，甘草汤主之。用甘草二两蜜水炙，水二升，煮一升半，服五合，日二服。张仲景《伤寒论》。**肺热喉痛**。有痰热者，甘草炒二两，桔梗米泔浸一夜一两，每服五钱，水一钟半，入阿胶半片，煎服。钱乙《直诀》。**肺痿多涎**。肺痿吐涎沫，头眩，小便数而不咳者，肺中冷也，甘草干姜汤温之。甘草炙四两，干姜炮二两，水三升，煮一升五合，分服。张仲景《金匮要略》。**肺痿久嗽**。涕唾多，骨节烦闷，寒热。以甘草三两炙，捣为末。每日取小便三合，调甘草末一钱，服之。《广利方》。**小儿热嗽**。甘草二两，猪胆汁浸五宿，炙研末，蜜丸绿豆大，食后薄荷汤下十丸。名凉膈丸。《圣惠方》。**初生解毒**。小儿初生，未可便与朱砂蜜，只以甘草一指节长，炙碎，以水二合，煮取一合，以绵染点儿口中，可为一蚬壳，当吐出胸中恶汁。此后待儿饥渴更与之。令儿智慧无病，出痘稀少。王璆《选方》。**初生便闭**。甘草、枳壳煨各一钱，水半盏煎服。《全幼心鉴》。**小儿撮口**。发噤，用生甘草二钱半，水一盏，煎六分，温服，令吐痰涎，后以乳汁点儿口中。《金匮玉函》。**婴儿目涩**。月内目闭不开，或肿羞明，或出血者，名慢肝风。用甘草一截，以猪胆汁炙为末，每用米泔调少许灌之。《幼幼新书》。**小儿遗尿**。大甘草头煎汤，夜夜服之。《危氏得效方》。**小儿尿血**。甘草一两二钱，水六合，煎二合，一岁儿一日服尽。姚和众《至宝方》。**小儿羸瘦**。甘草三两，炙焦为末，蜜丸绿豆大。每温水下五丸，日二服。《金匮玉函》。**大人羸瘦**。甘草三两炙，每旦以小便煮三四沸，顿服之，良。《外台秘要》。**赤白痢下**。崔宣州衍所传方，用甘草一尺，炙，劈破，以淡浆水蘸，水一升半，煎取八合，服之立效。《梅师方》用

---

① 都淋藤：药名。为马兜铃别名。

甘草一两炙，肉豆蔻七个煨剉，以水三升，煎一升，分服。**舌肿塞口**。不治杀人。甘草煎浓汤，热漱频吐。《圣济总录》。**太阴口疮**。甘草二寸，白矾一粟大，同嚼咽汁。《保命集》。**发背痈疽**。崔元亮《海上集验方》云：李北海言，此方乃神授，极奇秘。用甘草三大两，生捣筛末，大麦面九两，和匀，取好酥少许入内，下沸水搜如饼状，方圆大于疮一分，热傅肿上，以绸片及故纸隔，令通风，冷则换之。已成者脓水自出，未成者肿便内消，仍当吃黄芪粥为妙。又一法：甘草一大两，微炙捣碎，水一大升浸之，器上横一小刀子，露一宿，平明以物搅令沫出，去沫服之，但是疮肿发背皆甚效。苏颂《图经》。**诸般痈疽**。甘草三两，微炙切，以酒一斗同浸瓶中，用黑铅一片溶成汁，投酒中取出，如此九度。令病者饮酒至醉，寝后即愈也。《经验方》。**一切痈疽**。诸发，预期服之，能消肿逐毒，使毒不内攻，功效不可具述。用大横文粉草二斤捶碎，河水浸一宿，揉取浓汁，再以密绢滤过，银石器内慢火熬成膏，以瓷罐收之。每服一二匙，无灰酒或白汤下。曾服丹药者亦解之，或微利无妨，名国老膏。《外科精要》方。**痈疽秘塞**。生甘草二钱半，井水煎服，能疏导下恶物。《直指方》。**乳痈初起**。炙甘草二钱，新水煎服，仍令人咂之。《直指方》。**些小痈疖**。发热时，即用粉草节，晒干为末，热酒服一二钱，连进数服，痛热皆止。《外科精要》方。**痘疮烦渴**。粉甘草炙，栝楼根等分，水煎服之。甘草能通血脉，发疮痘也。《直指方》。**阴下悬痈**。生于谷道前后，初发如松子大，渐如莲子。数十日后，赤肿如桃李，成脓即破，破则难愈也。用横文甘草一两，四寸截断，以溪涧长流水一碗，河水、井水不用，以文武火慢慢蘸水炙之。自早至午，令水尽为度，劈开视之，中心水润乃止。细剉，用无灰好酒二小碗，煎至一碗，温服，次日再服，便可保无虞。此药不能急消，过二十日，方得消尽。兴化守康朝病已破，众医拱手，服此两剂即合口，乃韶州刘从周方也。李迅痈疽方。**阴头生疮**。蜜煎甘草末，频频涂之，神效。《千金方》。**阴下湿痒**。甘草煎汤，日洗三五度。《古今录验》。**代指肿痛**。甘草煎汤渍之。《千金方》。**冻疮发裂**。甘草煎汤洗之。次以黄连、黄柏、黄芩末，入轻粉、麻油调傅。《谈野翁方》。**汤火灼疮**。甘草煎蜜涂。《李楼奇方》。**蛊毒药毒**。甘草节以真麻油浸之，年久愈妙。每用嚼咽，或水煎服，神妙。《直指方》。**小儿中蛊**。欲死者，甘草半两，水一盏，煎五分服，当吐出。《金匮玉函》。**牛马肉毒**。甘草煮浓汁，饮一二升，或煎酒服，取吐或下。如渴，不可饮水，饮之即死。《千金方》。**饮馔中毒**。未审何物，卒急无药，只煎甘草荠苨汤，入口便活。《金匮玉函方》。**水莨菪毒**。菜中有水莨菪，叶圆而光，有毒，误食令人狂乱，状若中风，或作吐。以甘草煮汁服之，即解。《金匮玉函妙方》。

【按语】《纲目》以甘草为本药正名。《中药学》药名同此，作为补虚药中之补气药。李时珍云："大抵补中宜炙用，泻火宜生用。"本品为豆科植物甘草、胀果甘草或光果甘草的根和根茎。

黄耆《本经》

根

【气味】甘，微温，无毒。《本经》。白水者冷补。《别录》。[元素曰]味甘,气温,平。气薄味厚,可升可降,阴中阳也。入手足太阴气分,又入手少阳、足少阴命门。[之才曰]茯苓为之使,恶龟甲、白鲜皮。

【主治】痈疽久败疮,排脓止痛,大风癞疾,五痔鼠瘘,补虚,小儿百病。《本经》。妇人子脏风邪气,逐五脏间恶血,补丈夫虚损,五劳羸瘦,止渴,腹痛泄痢,益气,利阴气。《别录》。主虚喘,肾衰耳聋,疗寒热,治发背,内补。甄权。助气壮筋骨,长肉补血,破癥癖,瘰疬瘿赘,肠风血崩,带下赤白痢,产前后一切病,月候不匀,痰嗽,头风热毒赤目。《日华》。治虚劳自汗,补肺气,泻肺火心火,实皮毛,益胃气,去肌热及诸经之痛。元素。主太阴疟疾,阳维为病苦寒热,督脉为病逆气里急。好古。

【发明】[弘景曰]出陇西者温补,出白水者冷补。又有赤色者,可作膏,用消痈肿。[藏器曰]虚而客热,用白水黄芪;虚而客冷,用陇西黄芪。[大明曰]黄芪药中补益,呼为羊肉。白水芪凉,无毒,排脓,治血及烦闷热毒、骨蒸劳。赤水芪凉,无毒,治血,退热毒,余功并同。木芪凉,无毒,治烦排脓之力微于黄芪,遇阙即倍用之。[元素曰]黄芪甘温纯阳,其用有五:补诸虚不足,一也;益元气,二也;壮脾胃,三也;去肌热,四也;排脓止痛,活血生血,内托阴疽,为疮家圣药,五也。又曰:补五脏诸虚,治脉弦自汗,泻阴火,去虚热,无汗则发之,有汗则止之。[好古曰]黄芪治气虚盗汗,并自汗及肤痛,是皮表之药;治咯血,柔脾胃,是中州之药;治伤寒尺脉不至,补肾脏元气,是里药,乃上中下内外三焦之药也[杲曰]《灵枢》云:"卫气者,所以温分肉而充皮肤,肥腠理而司开阖。"黄芪既补三焦,实卫气,与桂同功。特比桂甘平、不辛热为异耳。但桂则通血脉,能破血而实卫气,芪则益气也。又黄芪与人参、甘草三味,为除躁热肌热之圣药。脾胃一虚,肺气先绝。必用黄芪温分肉,益皮毛,实腠理,不令汗出,以益元气而补三焦。[震亨曰]黄芪补元气,肥白而多汗者为宜;若面黑形实而瘦者服之,令人胸满,宜以三拗汤泻之。[宗奭曰]防风、黄芪,世多相须而用。唐许胤宗初仕陈,为新蔡王外兵参军,时柳太后病风不能言,脉沉而口噤。胤宗曰:既不能下药,宜汤气蒸之,药入腠理,周时可瘥。乃造黄芪防风汤数斛,置于床下,气如烟雾,其夕便得语也。[杲曰]防风能制黄芪,黄芪得防风其功愈大,乃相畏而相使也。[震亨曰]人之口通乎地,鼻通乎天。口以养阴,鼻以养阳。天主清,故鼻不受有形而受无形;地主浊,故口受有形而兼乎无形。柳太后之病不言,若以有形之汤,缓不及事。今投以二物,汤气满室,则口鼻俱受。非智者通神,不可回生也。[杲曰]小儿外物惊,宜用黄连安神丸镇心药。若脾胃寒湿,呕吐腹痛,泻痢青白,宜用益黄散药。如脾胃伏火,劳役不足之证,及服巴豆之类,胃虚而成慢惊者,用益黄、理中之药,必伤人命。当于心经中,以甘温补土之源,更于脾土中,以甘寒泻火,以酸凉补金,使金旺火衰,风木自平矣。今立黄芪汤泻火补金益土,为神治之法。用炙黄芪二钱,人参一钱,炙甘草五分,白芍药五分,水一大盏,煎半盏,温服。[机曰]萧山魏直著《博爱心鉴》三卷,言小儿痘疮,惟有顺、逆、险三证。顺者为吉,不用药。逆者为凶,不必用药。惟险乃悔吝之象,当以药转危为安,宜用保元汤加减主之。此方原出东垣治慢惊土衰火旺之法。今借而治痘，以其内固营血，外护卫气，滋助阴阳，作为脓血。其证虽异，其理则同。去白芍药，加生姜，改名曰保元汤。炙黄芪三钱，人参二钱，炙甘草一钱，生姜一片，水煎服之。险证者，初出圆晕干红少润也，浆长光泽，顶陷不起也，既出虽起惨色不明也，浆行色灰不荣也，浆定光润不消也，浆老湿润不敛也，结痂而胃弱内虚也，痂落而口渴不食也，痂后生痈肿也，痈肿溃而敛迟也。凡有诸证，并宜此汤。或加芎䓖，加官桂，加糯米以助之。详见本书。［嘉谟曰］人参补中，黄芪实表。凡内伤脾胃，发热恶寒，吐泄怠卧，胀满痞塞，神短脉微者，当以人参为君，黄芪为臣；若表虚自汗亡阳，溃疡痘疹阴疮者，当以黄芪为君，人参为臣，不可执一也。

【附方】旧五，新九。**小便不通**。绵黄芪二钱，水二盏，煎一盏，温服。小儿减半。《总微论》。**酒疸黄疾**。心下懊痛，足胫满，小便黄，饮酒发赤黑黄斑，由大醉当风，入水所致。黄芪二两，木兰一两，为末。酒服方寸匕，日三服。《肘后方》。**气虚白浊**。黄芪盐炒半两，茯苓一两，为末。每服一钱，白汤下。《经验良方》。**治渴补虚**。男子妇人诸虚不足，烦悸焦渴，面色萎黄，不能饮食，或先渴而后发疮疖，或先痈疽而后发渴，并宜常服此药，平补气血，安和脏腑，终身可免痈疽之疾。用绵黄芪箭簳者去芦六两，一半生焙，一半以盐水润湿，饭上蒸三次，焙剉，粉甘草一两，一半生用，一半炙黄为末。每服二钱，白汤点服，早晨、日午各一服，亦可煎服，名黄芪六一汤。《外科精要》。**老人秘塞**。绵黄芪、陈皮去白各半两，为末。每服三钱，用大麻仁一合，研烂，以水滤浆，煎至乳起，入白蜜一匙，再煎沸，调药空心服，甚者不过二服。此药不冷不热，常服无秘塞之患，其效如神。《和剂局方》。**肠风泻血**。黄芪、黄连等分，为末，面糊丸绿豆大。每服三十丸，米饮下。孙用和《秘宝方》。**尿血沙淋**。痛不可忍。黄芪、人参等分，为末。以大萝卜一个，切一指厚大四五片，蜜二两，淹炙令尽，不令焦，点末，食无时，以盐汤下。《永类方》。**吐血不止**。黄芪二钱半，紫背浮萍五钱，为末。每服一钱，姜蜜水下。《圣济总录》。**咳嗽脓血**。咽干，乃虚中有热，不可服凉药。以好黄芪四两，甘草一两，为末。每服二钱，点汤服。席延赏方。**肺痈得吐**。黄芪二两，为末。每服二钱，水一中盏，煎至六分，温服，日三四服。《圣惠方》。**甲疽疮脓**。生足趾甲边，赤肉突出，时常举发者，黄芪二两，蔺茹一两，醋浸一宿，以猪脂五合，微火上煎取二合，绞去滓，以封疮口上，日三度，其肉自消。《外台秘要》。**胎动不安**。腹痛，下黄汁。黄芪、川芎䓖各一两，糯米一合，水一升，煎半升，分服。《妇人良方》。**阴汗湿痒**。绵黄芪，酒炒为末，以熟猪心点吃，妙。赵真人《济急方》。**痈疽内固**。黄芪、人参各一两，为末，入真龙脑一钱，用生藕汁和丸绿豆大。每服二十丸，温水下，日三服。《本事方》。

茎叶

【主治】疗渴及筋挛，痈肿疽疮。《别录》。

【按语】《纲目》本药正名为黄耆，别名为黄芪。《中药学》以黄芪为名，作为补虚药中之补气药。本品为豆科植物蒙古黄芪或膜荚黄芪的干燥根。

人参《本经》

根

【气味】甘，微寒，无毒。［《别录》曰］微温。［普曰］神农：小寒。桐君、雷公：苦。黄帝、岐伯：甘，无毒。［元素曰］性温，味甘、微苦，气味俱薄，浮而升，阳中之阳也。又曰：阳中微阴。［之才曰］茯苓、马蔺为之使，恶溲疏、卤鹹，反藜芦。一云：畏五灵脂，恶皂荚、黑豆，动紫石英。［元素曰］人参得升麻引用，补上焦之元气，泻肺中之火；得茯苓引用，补下焦之元气，泻肾中之火。得麦门冬则生脉，得干姜则补气。［杲曰］得黄芪、甘草，乃甘温除大热，泻阴火，补元气，又为疮家圣药。［震亨曰］人参入手太阴。与藜芦相反，服参一两，入藜芦一钱，其功尽废也。［言闻曰］东垣李氏理脾胃，泻阴火，交泰丸内用人参、皂荚，是恶而不恶也。古方疗月闭四物汤加人参、五灵脂，是畏而不畏也。又疗痰在胸膈，以人参、藜芦同用而取涌越，是激其怒性也。此皆精微妙奥，非达权衡者不能知。

【主治】补五脏，安精神，定魂魄，止惊悸，除邪气，明目开心益智。久服轻身延年。《本经》。疗肠胃中冷，心腹鼓痛，胸胁逆满，霍乱吐逆，调中，止消渴，通血脉，破坚积，令人不忘。《别录》。主五劳七伤，虚损痰弱，止呕哕，补五脏六腑，保中守神。消胸中痰，治肺痿及痫疾，冷气逆上，伤寒不下食，凡虚而多梦纷纭者加之。甄权。止烦躁，变酸水。李珣。消食开胃，调中治气，杀金石药毒。大明。治肺胃阳气不足，肺气虚促，短气少气，补中缓中，泻心肺脾胃中火邪，止渴生津液。元素。治男妇一切虚证，发热自汗，眩运头痛，反胃吐食，痎疟，滑泻久痢，小便频数淋沥，劳倦内伤，中风中暑，痿痹，吐血嗽血、下血血淋血崩，胎前产后诸病。时珍。

【发明】［弘景曰］人参为药切要，与甘草同功。［杲曰］人参甘温，能补肺中元气，肺气旺则四脏之气皆旺，精自生而形自盛，肺主诸气故也。张仲景云：病人汗后身热、亡血脉沉迟者，下痢身凉脉微血虚者，并加人参。古人血脱者益气，盖血不自生，须得生阳气之药乃生，阳生则阴长，血乃旺也。若单用补血药，血无由而生矣。《素问》言：无阳则阴无以生，无阴则阳无以化。故补气须用人参，血虚者亦须用之。《本草十剂》云：补可去弱，人参、羊肉之属是也。盖人参补气，羊肉补形。形气者，有无之象也。［好古曰］洁古老人言，以沙参代人参，取其味甘也。然人参补五脏之阳，沙参补五脏之阴，安得无异？虽云补五脏，亦须各用本脏药相佐使引之。［言闻曰］人参生用气凉，熟用气温。味甘补阳，微苦补阴。气主生物，本乎天；味主成物，本乎地。气味生成，阴阳之造化也。凉者，高秋清肃之气，天之阴也，其性降；温者，阳春生发之气，天之阳也，其性升。甘者，湿土化成之味，地之阳也，其性浮；微苦者，火土相生之味，地之阴也，其性沉。人参气味俱薄。气之薄者，生降熟升；味之薄者，生升熟降。如土虚火旺之病，则宜生参，凉薄之气，以泻火而补土，是纯用其气也。脾虚肺怯之病，则宜熟参，甘温之味，以补土而生金，是纯用其味也。东垣以相火乘脾，身热而烦，气高而喘，头痛而渴，脉洪而大者，用黄柏佐人参。孙真人治夏月热伤元气，人汗大泄，欲成痿厥，用生脉散以泻热火而救金水。君以人参之甘寒，泻火而补元气；臣以麦门冬之苦甘寒，清金而滋水源；佐以五味子之酸温，生肾津而收耗气。此皆补天元之真气，非补热火也。白飞霞云：人参炼膏服，回元气于无何有之乡。凡病后气虚及肺虚嗽者，并宜之。若气虚有火者，合天门冬膏对服之。

【附方】旧九，新六十八。**人参膏**。用人参十两细切，以活水二十盏浸透，入银石器内，桑柴火缓缓煎取十盏，滤汁，再以水十盏，煎取五盏，与前汁合煎成膏，瓶收，随病作汤使。丹溪云：多欲之人，肾气衰惫，咳嗽不止，用生姜、橘皮煎汤化膏服之。浦江郑兄，五月患痢，又犯房室，忽发昏运，不知人事，手撒目暗，自汗如雨，喉中痰鸣如拽锯声，小便遗失，脉大无伦，此阴亏阳绝之证也。予令急煎大料人参膏，仍与灸气海十八壮，右手能动，再三壮，唇口微动，遂与膏服一盏，半夜后服三盏，眼能动。尽三斤，方能言而索粥。尽五斤而痢止，至十斤而全安。若作风治则误矣。一人背疽，服内托十宣药，已多脓出，作呕发热，六脉沉数有力，此溃疡所忌也。遂与大料人参膏，入竹沥饮之。参尽一十六斤，竹伐百余竿而安。后经旬余，值大风拔木，疮起有脓，中有红线一道，过肩胛，抵右肋。予曰：急作参膏，以芎、归、橘皮作汤，入竹沥、姜汁饮之。尽三斤而疮溃，调理乃安。若痈疽溃后，气血俱虚，呕逆不食，变证不一者，以参、归、术等分，煎膏服之，最妙。**治中汤**。颂曰：张仲景治胸痹，心中痞坚，留气结胸，胸满，胁下逆气抢心，治中汤主之。即理中汤，人参、术、干姜、甘草各三两，四味以水八升，煮三升，每服一升，日三服，随证加减。此方自晋宋以后至唐名医，治心腹病者，无不用之。或作汤，或蜜丸，或为散，皆有奇效。胡洽居士治霍乱，谓之温中汤。陶隐居《百一方》云：霍乱，余药乃或难求，而治中方、四顺汤、厚朴汤不可暂缺，常须预合自随也。唐石泉公王方庆云：数方不惟霍乱可医，诸病皆疗也。四顺汤，用人参、甘草、干姜、附子炮各二两，水六升，煎二升半，分四服。**四君子汤**。治脾胃气虚，不思饮食，诸病气虚者，以此为主。人参一钱，白术二钱，白茯苓一钱，炙甘草五分，姜三片，枣一枚，水二钟，煎一钟，食前温服，随证加减。《和剂局方》。**开胃化痰**。不思饮食，不拘大人小儿，人参焙二两，半夏姜汁浸焙五钱，为末，飞罗面作糊，丸绿豆大。食后姜汤下三五十丸，日三服。《圣惠方》。加陈橘皮五钱。《经验方》。**胃寒气满**。不能传化，易饥不能食。人参末二钱，生附子末半钱，生姜二钱，水七合，煎二合，鸡子清一枚，打转空心服之。《圣济总录》。**脾胃虚弱**。不思饮食。生姜半斤取汁，白蜜十两，人参末四两，银锅煎成膏，每米饮调服一匙。《普济方》。**胃虚恶心**。或呕吐有痰。人参一两，水二盏，煎一盏，入竹沥一杯，姜汁三匙，食远温服，以知为度，老人尤宜。《简便方》。**胃寒呕恶**。不能腐熟水谷，食即呕吐。人参、丁香、藿香各二钱半，橘皮五钱，生姜三片，水二盏，煎一盏，温服。《拔萃方》。**反胃呕吐**。饮食入口即吐，困弱无力，垂死者。上党人参三大两拍破，水一大升，煮取四合，热服，日再。兼以人参汁，入粟米、鸡子白、薤白，煮粥与啖。李直方司勋于汉南患此，两月余，诸方不瘥。遂与此方，当时便定。后十余日，遂入京师。绛每与名医论此药，难可为俦也。李绛《兵部手集》。**食入即吐**。人参半夏汤:用人参一两,半夏一两五钱,生姜十片,水一斗,以杓扬二百四十遍,取三升,入白蜜三合,煮一升半,分服。张仲景《金匮方》。**霍乱呕恶**。人参二两,水一盏半,煎汁一盏,入鸡子白一枚,再煎温服。一加丁香。《卫生家宝方》。**霍乱烦闷**。人参五钱,桂心半钱,水二盏,煎服。《圣惠方》。**霍乱吐泻**。烦躁不止。人参二两,橘皮三两,生姜一两,水六升,煮三升,分三服。《圣济总录》。**妊娠吐水**。酸心腹痛,不能饮食。人参、干姜炮等分,为末,以生地黄汁和丸梧子大。每服五十丸,米汤下。《和剂局方》。**阳虚气喘**。自汗盗汗,气短头运。人参五钱,熟附子一两,分作四帖。每帖以生姜十片,流水二盏,煎一盏,食远温服。《济生方》。**喘急欲绝**。上气鸣息者,人参末,汤服方寸匕,日五六服效。《肘后方》。**产后发喘**。乃血入肺窍,危症也。人参末一两,苏木二两,水二碗,煮汁一碗,调参末服,神效。《圣惠方》。**产后血运**。人参一两,紫苏半两,以童尿、酒、水三合,煎服。《医方摘要》。**产后不语**。人参、石菖蒲、石莲肉等分,每服五钱,水煎服。《妇人良方》。**产后诸虚**。发热自汗。人参、当归等分,为末,用猪腰子一个,去膜切小片,以水三升,糯米半合,葱白二茎,煮米熟,取汁一盏,入药煎至八分,食前温服。《永类方》。**产后秘塞**。出血多,以人参、麻子仁、枳壳麸炒,为末,炼蜜丸梧子大。每服五十丸,米饮下。《济生方》。**横生倒产**。人参末、乳香末各一钱,丹砂末五分,研匀,鸡子白一枚,入生姜自然汁三匙,搅匀,冷服,即母子俱安。神效,此施汉卿方也。《妇人良方》。**开心益智**。人参末一两,炼成豮猪肥肪十两,以淳酒和匀。每服一杯,日再服。服至百日,耳目聪明,骨髓充盈,肌肤润泽,日记千言,兼去风热痰病。《千金方》。**闻雷即昏**。一小儿七岁,闻雷即昏倒,不知人事,此气怯也。以人参、当归、麦门冬各二两,五味子五钱,水一斗,煎汁五升,再以水五升,煎滓取汁二升,合煎成膏。每服三匙,白汤化下。服尽一斤,自后闻雷自若矣。杨起《简便方》。**忽喘闷绝**。方见"大黄"下。**离魂异疾**。有人卧则觉身外有身,一样无别,但不语。盖人卧则魂归于肝,此由肝虚邪袭,魂不归舍,病名曰离魂。用人参、龙齿、赤茯苓各一钱,水一盏,煎半盏,调飞过朱砂末一钱,睡时服。一夜一服,三夜后,真者气爽,假者即化矣。夏子益《怪证奇疾方》。**怔忡自汗**。心气不足也。人参半两,当归半两,用豮猪腰子二个,以水二碗,煮至一碗半,取腰子细切,人参、归同煎至八分,空心吃腰子,以汁送下。其滓焙干为末,以山药末作糊,丸绿豆大,每服五十丸,食远枣汤下,不过两服即愈。此昆山神济大师方也。一加乳香二钱。王璆《百一选方》。**心下结气**。凡心下硬,按之则无,常觉膨满,多食则吐,气引前后,噫呃不除,由思虑过多,气不以时而行则结滞,谓之结气。人参一两,橘皮去白四两,为末,炼蜜丸梧子大,每米饮下五六十丸。《圣惠方》。**房后困倦**。人参七钱,陈皮一钱,水一盏半,煎八分,食前温服,日再服,千金不传。赵永庵方。**虚劳发热**。愚鲁汤:用上党人参、银州柴胡各三钱,大枣一枚,生姜三片,水一钟半,煎七分,食远温服,日再服,以愈为度。《奇效良方》。**肺热声哑**。人参二两,诃子一两,为末噙咽。丹溪《摘玄》。**肺虚久咳**。人参末二两,鹿角胶炙研一两。每服三钱，用薄荷、豉汤一盏，葱少许，入铫子煎一二沸，倾入盏内。遇咳时，温呷三五口，甚佳。《食疗本草》。**止嗽化痰**。人参末一两，明矾二两，以酽醋二升，熬矾成膏，人参末炼蜜和收。每以豌豆大一丸放舌下，其嗽即止，痰自消。《简便方》。**小儿喘咳**。发热自汗，吐红，脉虚无力者。人参、天花粉等分，每服半钱，蜜水调下，以瘥为度。《经济方》。**喘咳嗽血**。咳喘上气，喘急，嗽血吐血，脉无力者。人参末每服三钱，鸡子清调之，五更初服便睡，去枕仰卧，只一服愈。年深者，再服。咯血者，服尽一两甚好。一方以乌鸡子水磨千遍，自然化作水，调药尤妙。忌醋咸腥酱、面鲊醉饱，将息乃佳。沈存中《灵苑方》。**咳嗽吐血**。人参、黄芪、飞罗面各一两，百合五钱，为末，水丸梧子大。每服五十丸，食前茅根汤下。《朱氏集验方》用人参、乳香、辰砂等分，为末，乌梅肉和丸弹子大。每白汤化下一丸，日一服。**虚劳吐血**。甚者，先以十灰散止之，其人必困倦，法当补阳生阴，独参汤主之。好人参一两，肥枣五枚，水二钟，煎一钟服，熟睡一觉，即减五六，继服调理药。葛可久《十药神书》。**吐血下血**。因七情所感，酒色内伤，气血妄行，口鼻俱出，心肺脉破，血如涌泉，须臾不救。用人参焙，侧柏叶蒸焙，荆芥穗烧存性，各五钱，为末。用二钱入飞罗面二钱，以新汲水调如稀糊服，少倾再啜，一服立止。华佗《中藏经》。**衄血不止**。人参、柳枝寒食采者，等分为末。每服一钱，东流水服，日三服。无柳枝，用莲子心。《圣济总录》。**齿缝出血**。人参、赤茯苓、麦门冬各二钱，水一钟，煎七分，食前温服，日再。苏东坡得此，自谓神奇。后生小子多患此病，予累试之，累如所言。谈野翁《试效方》。**阴虚尿血**。人参焙，黄芪盐水炙，等分，为末。用红皮大萝卜一枚，切作四片，以蜜二两，将萝卜逐片蘸炙令干，再炙，勿令焦，以蜜尽为度。每用一片，蘸药食之，仍以盐汤送下，以瘥为度。《三因方》。**沙淋石淋**。方同上。**消渴引饮**。人参为末，鸡子清调服一钱，日三四服。《集验》用人参、栝楼根等分，生研为末，炼蜜丸梧子大。每服百丸，食前麦门冬汤下。日二服，以愈为度，名玉壶丸。忌酒面炙煿。《郑氏家传》消渴方：人参一两，粉草二两，以雄猪胆汁浸炙，脑子半钱，为末，蜜丸芡子大。每嚼一丸，冷水下。《圣济总录》用人参一两，葛粉二两，为末。发时以焊猪汤一升，入药三钱，蜜二两，慢火熬至三合，状如黑饧，以瓶收之，每夜以一匙含咽，不过三服取效也。**虚疟寒热**。人参二钱二分，雄黄五钱，为末，端午日用粽尖捣丸梧子大。发日侵辰，井华水吞下七丸，发前再服，忌诸般热物，立效。一方加神曲等分。《丹溪纂要》。**冷痢厥逆**。六脉沉细。人参、大附子各一两半。每服半两，生姜十片，丁香十五粒，粳米一撮，水二盏，煎七分，空心温服。经验方。**下痢禁口**。人参、莲肉各三钱，以井华水二盏，煎一盏，细细呷之。或加姜汁炒黄连三钱。《经验良选方》。**老人虚痢**。不止，不能饮食。上党人参一两，鹿角去皮炒研五钱，为末。每服方寸匕，米汤调下，日三服。《十便良方》。**伤寒坏证**。凡伤寒时疫，不问阴阳，老幼妊妇，误服药饵，困重垂死，脉沉伏，不省人事，七日以后，皆可服之，百不失一，此名夺命散，又名复脉汤。人参一两，水二钟，紧火煎一钟，以井水浸冷服之，少顷鼻梁有汗出，脉复立瘥。苏韬光侍郎云：用此救数十人。予作清流宰，县倅申屠行辅之子妇患时疫三十余日，已成坏病，令服此药而安。王璆《百一选方》。**伤寒厥逆**。身有微热，烦躁，六脉沉细微弱，此阴极发躁也。无忧散：用人参半两，水一钟，煎七分，调牛胆南星末二钱，热服立苏。《三因方》。**夹阴伤寒**。先因欲事，后感寒邪，阳衰阴盛，六脉沉伏，小腹绞痛，四肢逆冷，呕吐清水，不假此药，无以回阳。人参、干姜炮各一两，生附子一枚，破作八片，水四升半，煎一升，顿服，脉出身温即愈。吴绶《伤寒蕴要》。**筋骨风痛**。人参四两，酒浸三日，晒干，土茯苓一斤，山慈姑一两，为末，炼蜜丸梧子大。每服一百丸，食前米汤下。《经验方》。**小儿风痫**。瘛疭，用人参、蛤粉、辰砂等分，为末，以豭猪心血和丸绿豆大。每服五十丸，金银汤下，一日二服，大有神效。《卫生宝鉴》。**脾虚慢惊**。黄芪汤，见"黄芪·发明"下。**痘疹险证**。保元汤，见"黄芪·发明"下。**惊后瞳斜**。小儿惊后瞳人不正者。人参、阿胶糯米炒成珠，各一钱，水一盏，煎七分，温服，日再服，愈乃止，效。《直指方》。**小儿脾风**。多困，人参、冬瓜仁各半两，南星一两，浆水煮过，为末。每用一钱，水半盏，煎二三分，温服。《本事方》。**酒毒目盲**。一人形实，好饮热酒，忽病目盲而脉涩，此热酒所伤，胃气污浊，血死其中而然。以苏木煎汤，调人参末一钱服，次日鼻及两掌皆紫黑，此滞血行矣。再以四物汤，加苏木、桃仁、红花、陈皮，调人参末服，数日而愈。《丹溪纂要》。**酒毒生疽**。一妇嗜酒，脑[①]生一疽，脉紧而涩。用酒炒人参、酒炒大黄，等分为末，姜汤服一钱，得睡，汗出而愈，效。《丹溪医案》。**狗咬风伤**。肿痛，人参置桑柴炭上烧存性，以碗覆定，少顷为末，掺之立瘥。《经验后方》。**蜈蚣咬伤**。嚼人参涂之。《医学集成》。**蜂虿螫伤**。人参末傅之。《证治要诀》。**胁破肠出**。急以油抹入，煎人参、枸杞汁淋之，内吃羊肾粥，十日愈。危氏《得效方》。**气奔[②]怪疾**。方见"虎杖"。

芦

【气味】苦，温，无毒。

【主治】吐虚劳痰饮。时珍。

【发明】［吴绶曰］人弱者，以人参芦代瓜蒂。［震亨曰］人参入手太阴，补阳中之阴，芦则反能泻太阴之阳。亦如麻黄，苗能发汗，根则止汗。谷属金而糠之性热，麦属阳而麸之性凉。先儒谓物物具一太极，学者可不触类而长之乎。一女子性躁味厚，暑月因怒而病呃，每作则举身跳动，昏冒不知人。其形气俱实，乃痰因怒郁，气不得降，非吐不可。遂以人参芦半两，逆流水一盏半，煎一大碗饮之，大吐顽痰数碗，大汗，昏睡一日而安。又一人作劳发疟，服疟药变为热病，舌短痰嗽，六脉洪数而滑，此痰蓄胸中，非吐不愈。以参芦汤加竹沥，二服，涌出胶痰三块，次与人参、黄芪、当归煎服，半月乃安。

【按语】《纲目》以人参为本药正名。《中药学》药名同此，作为补虚药中之补气药。本品为五加科植物人参干燥根和

---

① 脑：原作"胸"。据《丹溪心法》原方改。脑，指头之脑后部位。此处生疽称为脑疽，中医认为这是预后较差的痈疽。

② 气奔：病证名。指皮肤痒不可忍，搔破出血仍不解痒为主要表现的病证。

根茎。此条下还收两个附药。一为人参叶,乃人参的干燥叶。另一为红参,乃人参的栽培品经蒸制后的干燥根及根茎。

沙参《本经》

根

【气味】苦,微寒,无毒。[《别录》曰]羊乳,温,无毒。[普曰]沙参。岐伯:咸。神农、黄帝、扁鹊:无毒。李当之:大寒。[好古曰]甘、微苦。[之才曰]恶防己,反藜芦。

【主治】血结惊气,除寒热,补中益肺气。《本经》。疗胸痹,心腹痛,结热邪气头痛,皮间邪热,安五脏。久服利人。又云:羊乳主头肿痛,益气,长肌肉。《别录》。去皮肌浮风,疝气下坠,治常欲眠,养肝气,宣五脏风气。甄权。补虚,止惊烦,益心肺,并一切恶疮疥癣及身痒,排脓,消肿毒。大明。清肺火,治久咳肺痿。时珍。

【发明】[元素曰]肺寒者用人参,肺热者用沙参代之,取其味甘也。[好古曰]沙参味甘微苦,厥阴本经之药,又为脾经气分药。微苦补阴,甘则补阳,故洁古取沙参代人参。盖人参性温,补五脏之阳;沙参性寒,补五脏之阴。虽云补五脏,亦须各用本脏药相佐使,随所引而相辅之可也。[时珍曰]人参甘苦温,其体重实,专补脾胃元气,因而益肺与肾,故内伤元气者宜之。沙参甘淡而寒,其体轻虚,专补肺气,因而益脾与肾,故金能受火克者宜之。一补阳而生阴,一补阴而制阳,不可不辨之也。

【附方】旧一,新二。肺热咳嗽。沙参半两,水煎服之。《卫生易简方》。卒得疝气。小腹及阴中相引痛如绞,自汗出,欲死者。沙参捣筛为末,酒服方寸匕,立瘥。《肘后方》。妇人白带。多因七情内伤或下元虚冷所致。沙参为末,每服二钱,米饮调下。《证治要诀》。

【按语】沙参为《纲目》本药正名。《中药学》中分别收入南沙参与北沙参两种药,均作为补虚药中之补阴药。其中,南沙参为桔梗科植物轮叶沙参或沙参的干燥根;北沙参为伞形科植物珊瑚菜的干燥根。据古代本草药图考察古代本草著作中所言之“沙参”可能既包括南沙参,也包括北沙参。说明古代南、北沙参因功效相似,可能是混用的。

桔梗《本经》

根

【气味】辛,微温,有小毒。[普曰]神农、医和:苦,无毒。黄帝、扁鹊:辛、咸。岐伯、雷公:甘,无毒。李当之:大寒。[权曰]苦、辛。[时珍曰]当以苦、辛、平为是。[之才曰]节皮为之使。畏白及、龙胆草,忌猪肉。得牡蛎、远志,疗恚怒。得硝石、石膏,疗伤寒。白粥解其痖味。[时珍曰]伏砒。徐之才所云“节皮”,不知何物也。

【主治】胸胁痛如刀刺,腹满肠鸣幽幽,惊恐悸气。《本经》。利五脏肠胃,补血气,除寒热风痹,温中消谷,疗喉咽痛,下蛊毒。《别录》。治下痢,破血积气,消聚痰涎,去肺热气促嗽逆,除腹中冷痛,主中恶及小儿惊痫。甄权。下一切气,止霍乱转筋,心腹胀痛,补五劳,养气,除邪辟温,破癥瘕肺痈,养血排脓,补内漏及喉痹。大明。利窍,除肺部风热,清利头目咽嗌，胸膈滞气及痛，除鼻塞。元素。治寒呕。李杲。主口舌生疮，赤目肿痛。时珍。

【发明】［好古曰］桔梗气微温，味苦辛，味厚气轻，阳中之阴，升也。入手太阴肺经气分及足少阴经。［元素曰］桔梗清肺气，利咽喉，其色白，故为肺部引经。与甘草同行，为舟楫之剂。如大黄苦泄峻下之药，欲引至胸中至高之分成功，须用辛甘之剂升之。譬如铁石入江，非舟楫不载。所以诸药有此一味，不能下沉也。［时珍曰］朱肱《活人书》治胸中痞满不痛，用桔梗、枳壳，取其通肺利膈下气也。张仲景《伤寒论》治寒实结胸，用桔梗、贝母、巴豆，取其温中消谷破积也。又治肺痈唾脓，用桔梗、甘草，取其苦辛清肺，甘温泻火，又能排脓血、补内漏也。其治少阴证，二三日咽痛，亦用桔梗、甘草，取其苦辛散寒，甘平除热。合而用之，能调寒热也。后人易名甘桔汤，通治咽喉口舌诸病。宋仁宗加荆芥、防风、连翘，遂名如圣汤，极言其验也。按王好古《医垒元戎》载之颇详，云失音加诃子，声不出加半夏，上气加陈皮，涎嗽加知母、贝母，咳渴加五味子，酒毒加葛根，少气加人参，呕加半夏、生姜，唾脓血加紫菀，肺痿加阿胶，胸膈不利加枳壳，心胸痞满加枳实，目赤加栀子、大黄，面肿加茯苓，肤痛加黄芪，发斑加防风、荆芥，疫毒加鼠粘子、大黄，不得眠加栀子。［震亨曰］干咳嗽乃痰火之邪郁在肺中，宜苦梗以开之。痢疾腹痛乃肺金之气郁在大肠，亦宜苦梗开之，后用痢药。此药能开提气血，故气药中宜用之。

【附方】旧十，新七。胸满不痛。桔梗、枳壳等分，水二钟，煎一钟，温服。《南阳活人书》。伤寒腹胀。阴阳不和也，桔梗半夏汤主之。桔梗、半夏、陈皮各三钱，姜五片，水二钟，煎一钟服。《南阳活人书》。痰嗽喘急。桔梗一两半，为末，用童子小便半升，煎四合，去滓温服。《简要济众方》。肺痈咳嗽。胸满振寒，脉数咽干，不渴，时出浊唾腥臭，久久吐脓如粳米粥者，桔梗汤主之。桔梗一两，甘草二两，水三升，煮一升，分温再服。朝暮吐脓血则瘥。张仲景《金匮玉函方》喉痹毒气。桔梗二两，水三升，煎一升，顿服。《千金方》。少阴咽痛。少阴证二三日咽痛者，可与甘草汤。不瘥者，与桔梗汤主之。桔梗一两，甘草二两，水三升，煮一升，分服。张仲景《伤寒论》。口舌生疮。方同上。齿䘌肿痛。桔梗、薏苡仁等分，为末服。《永类方》。骨槽风痛。牙根肿痛。桔梗为末，枣瓤和丸皂子大，绵裹咬之。仍以荆芥汤漱之。《经验后方》。牙疳臭烂。桔梗、茴香等分，烧研傅之。《卫生易简方》。肝风眼黑。目睛痛，肝风盛也，桔梗丸主之。桔梗一斤，黑牵牛头末三两，为末，蜜丸梧子大。每服四十丸，温水下，日二服。《保命集》。鼻出衄血。桔梗为末，水服方寸匕，日四服。一加生犀角屑。《普济方》。吐血下血。方同上。打击瘀血。在肠内，久不消，时发动者。桔梗为末，米饮下一刀圭。《肘后要方》。中蛊下血。如鸡肝，昼夜出血石余，四脏皆损，惟心未毁，或鼻破将死者。苦桔梗为末，以酒服方寸匕，日三服。不能下药，以物拗口灌之。心中当烦，须臾自定，七日止。当食猪肝肺以补之，神良。一方加犀角等分。初虞《古今录验》。妊娠中恶。心腹疼痛。桔梗一两剉，水一钟，生姜三片，煎六分，温服。《圣惠方》。小儿客忤。死不能言。桔梗烧研三钱，米汤服之。仍吞麝香豆许。张文仲《备急方》。

芦头

【主治】吐上膈风热痰实，生研末，白汤调服一二钱，探吐。时珍。

【按语】《纲目》以桔梗为本药正名。《中药学》药名同此，作为化痰止咳平喘药中之清化热痰药。本品为桔梗科植物桔梗的干燥根。

黄精《别录》

根

【气味】甘，平，无毒。［权曰］寒。［时珍曰］忌梅实，花、叶、子并同。

【主治】补中益气，除风湿，安五脏。久服轻身延年不饥。《别录》。补五劳七伤，助筋骨，耐寒暑，益脾胃，润心肺。单服九蒸九暴食之，驻颜断谷。大明。补诸虚，止寒热，填精髓，下三尸虫[①]。时珍。

【发明】［时珍曰］黄精受戊己之淳气，故为补黄宫之胜品。土者万物之母，母得其养，则水火既济，木金交合，而诸邪自去，百病不生矣。《神仙芝草经》云：黄精宽中益气，使五脏调良，肌肉充盛，骨髓坚强，其力增倍，多年不老，颜色鲜明，发白更黑，齿落更生。又能先下三尸虫。上尸名彭质，好宝货，百日下；中尸名彭矫，好五味，六十日下；下尸名彭居，好五色，三十日下，皆烂出也。根为精气，花实为飞英，皆可服食。又按雷氏《炮炙论序》云：驻色延年，精蒸神锦。注云：以黄精自然汁拌研细神锦，于柳木甑中蒸七日，以木蜜丸服之。木蜜，枳椇也。神锦不知是何物，或云朱砂也。［禹锡曰］按《抱朴子》云：黄精服其花，胜其实；服其实，胜其根。但花难得，得其生花十斛，干之才可得五六斗尔，非大有力者不能办也。日服三合，服之十年，乃得其益。其断谷不及术。术饵令人肥健，可以负重涉险，但不及黄精甘美易食。凶年可与老少代粮，谓之米脯也。［慎微曰］徐铉《稽神录》云：临川士家一婢，逃入深山中，久之见野草枝叶可爱，取根食之，久久不饥。夜息大树下，闻草中动，以为虎攫，上树避之。及晓下地，其身欻然凌空而去，若飞鸟焉。数岁家人采薪见之，捕之不得，临绝壁下网围之，俄而腾上山顶。或云此婢安有仙骨，不过灵药服食尔。遂以酒饵置往来之路。果来，食讫，遂不能去。擒之，具述其故。指所食之草，即是黄精也。

【附方】旧一，新四。服食法。《圣惠方》用黄精根茎不限多少，细剉阴干捣末。每日水调末服，任多少。一年内变老为少，久久成地仙。《臞仙神隐书》以黄精细切一石，用水二石五斗煮之，自旦至夕，候冷，以手挼碎，布袋榨取汁煎之。渣晒干，为末，同入釜中，煎至可丸，丸如鸡子大。每服一丸，日三服。绝粮轻身，除百病。渴则饮水。补肝明目。黄精二斤，蔓菁子一升淘，同和，九蒸九晒，为末。空心每米饮下二钱，日二服，延年益寿。《圣

---

① 三尸虫：病因名。指导致痨瘵的各种虫子。三者，医书中多为虚指。初见于隋《诸病源候论·尸病诸候》卷二十三，认为此虫“能与鬼灵相通”，而为人患害，其发作症状多种不一。至元代《世医得效方·痨瘵》卷九，所致病证则明确指向痨瘵，并指出具有传染性。

惠方》。大风癞疮。营气不清，久风入脉，因而成癞，鼻坏色败。用黄精根去皮，洗净，二斤，暴，纳粟米饭中，蒸至米熟，时时食之。《圣济总录》。补虚精气。黄精、枸杞子等分，捣作饼，日干为末，炼蜜丸梧子大。每汤下五十丸。《奇效良方》

【按语】《纲目》以黄精为本药正名。《中药学》药名同此，作为补虚药中之补阴药。本品为百合科植物滇黄精、黄精或多花黄精的干燥根茎。

萎蕤《本经》

根

【气味】甘，平，无毒。[普曰]神农：苦。桐君、雷公、扁鹊：甘，无毒。黄帝：辛。[之才曰]畏卤鹹。

【主治】女萎：主中风暴热，不能动摇，跌筋[①]结肉，诸不足。久服去面黑䵟，好颜色润泽，轻身不老。《本经》。萎蕤：主心腹结气，虚热湿毒腰痛，茎中寒及目痛，眦烂泪出。《别录》。时疾寒热，内补不足，去虚劳客热。头痛不安，加而用之良。甄权。补中益气。萧炳。除烦闷，止消渴，润心肺，补五劳七伤虚损，腰脚疼痛。天行热狂，服食无忌。大明。服诸石人不调和者，煮汁饮之。弘景。主风温自汗灼热及劳疟寒热，脾胃虚乏，男子小便频数，失精，一切虚损。时珍。

【发明】[杲曰]萎蕤能升能降，阳中阴也。其用有四：主风淫四末，两目泪烂，男子湿注腰痛，女子面生黑䵟。[时珍曰]萎蕤性平味甘，柔润可食。故朱肱《南阳活人书》治风温自汗身重，语言难出，用萎蕤汤，以之为君药。予每用治虚劳寒热痁疟及一切不足之证，用代参、芪，不寒不燥，大有殊功，不止于去风热湿毒而已，此昔人所未阐者也。[藏器曰]陈寿《魏志樊阿传》云：青黏，一名黄芝，一名地节。此即萎蕤，极似偏精。本功外，主聪明，调血气，令人强壮。和漆叶为散服，主五脏益精，去三虫，轻身不老，变白，润肌肤，暖腰脚，惟有热不可服。晋嵇绍有胸中寒疾，每酒后苦唾，服之得愈。草似竹，取根、花、叶阴干用。昔华佗入山见仙人所服，以告樊阿，服之寿百岁也。[颂曰]陈藏器以青黏即葳蕤。世无识者，未敢以为信然。[时珍曰]苏颂注黄精，疑青黏是黄精，与此说不同。今考黄精、萎蕤性味功用大抵相近，而萎蕤之功更胜。故青黏一名黄芝，与黄精同名；一名地节，与萎蕤同名。则二物虽通用亦可。

【附方】旧一，新六。服食法。二月、九月采萎蕤根，切碎一石，以水二石煮之，从旦至夕，以手挼烂，布囊榨取汁，熬稠。其渣晒，为末，同熬至可丸，丸如鸡头子大。每服一丸，白汤下，日三服。导气脉，强筋骨，治中风湿毒，去面皱颜色，久服延年。《臞仙神隐书》。赤眼涩痛。萎蕤、赤芍药、当归、黄连等分，煎汤熏洗。《卫生家宝方》。眼见黑花。赤痛昏暗。甘露汤：用萎蕤焙四两，每服二钱，水一盏，入薄荷二叶，生姜一片，蜜少许，同煎七分，卧时温服，日一服。《圣济总录》。小便卒淋。萎蕤一两，芭蕉根四两，水二大碗，煎一碗半，入滑石二钱，分三服。《太平圣惠方》。发热口干。小便涩，用萎蕤五两，煎

---

① 跌筋：跌筋，无意义。此“跌”当为“轶”之形误。轶筋即转筋。正与其后“结肉”（肌肉痉挛）相匹配。

汁饮之。《外台秘要》。乳石发热。萎蕤三两，炙甘草二两，生犀角一两，水四升，煮一升半，分三服。《圣惠方》。痫后虚肿。小儿痫病瘥后，血气上虚，热在皮肤，身面俱肿。萎蕤、葵子、龙胆、茯苓、前胡等分，为末。每服一钱，水煎服。《圣济总录》。

【按语】萎蕤为《纲目》本药正名，玉竹作为别名。《中药学》以玉竹为名，作为补虚药中之补阴药。本品为百合科植物玉竹干燥根茎。

知母《本经》

根

【气味】苦，寒，无毒。[大明曰]苦、甘。[权曰]平。[元素曰]气寒，味大辛、苦。气味俱厚，沉而降，阴也。又云：阴中微阳，肾经本药，入足阳明、手太阴经气分。[时珍曰]得黄柏及酒良，能伏盐及蓬砂。

【主治】消渴热中，除邪气，肢体浮肿，下水，补不足，益气。《本经》。疗伤寒久疟烦热，胁下邪气，膈中恶及风汗，内疸。多服令人泄。《别录》。心烦躁闷，骨热劳往来，产后蓐劳，肾气劳，憎寒虚烦。甄权。热劳传尸疰痛，通小肠，消痰止嗽，润心肺，安心，止惊悸。大明。凉心去热，治阳明火热，泻膀胱、肾经火，热厥头痛，下痢腰痛，喉中腥臭。元素。泻肺火，滋肾水，治命门相火有余。好古。安胎，止子烦，辟射工、溪毒。时珍。

【发明】[权曰]知母治诸热劳患，人虚而口干者，加用之。[杲曰]知母入足阳明、手太阴，其用有四：泻无根之肾火，疗有汗之骨蒸，止虚劳之热，滋化源之阴。仲景用此入白虎汤治不得眠者，烦躁也。烦出于肺，躁出于肾，君以石膏，佐以知母之苦寒，以清肾之源，缓以甘草、粳米，使不速下也。又凡病小便闭塞而渴者，热在上焦气分，肺中伏热不能生水，膀胱绝其化源，宜用气薄味薄淡渗之药，以泻肺火、清肺金而滋水之化源。若热在下焦血分而不渴者，乃真水不足，膀胱干涸，乃无阴则阳无以化，法当用黄柏、知母大苦寒之药，以补肾与膀胱，使阴气行而阳自化，小便自通。方法详载木部"檗木"下。[时珍曰]肾苦燥，宜食辛以润之。肺苦逆，宜食辛以泻之。知母之辛苦寒凉，下则润肾燥而滋阴，上则清肺金而泻火，乃二经气分药也。黄柏则是肾经血分药。故二药必相须而行，昔人譬之虾与水母，必相依附。补阴之说，详"檗木"条。

【附方】旧二，新五。久近痰嗽。自胸膈下塞停饮，至于脏腑。用知母、贝母各一两，为末，巴豆三十枚去油，研匀。每服一字，用姜三片，二面蘸药，细嚼咽下便睡，次早必泻一行，其嗽立止。壮人乃用之。一方不用巴豆。《医学集成》。久嗽气急。知母去毛切五钱，隔纸炒，杏仁姜水泡去皮尖焙五钱，以水一钟半，煎一钟，食远温服。次以萝卜子、杏仁等分，为末，米糊丸，服五十丸，姜汤下，以绝病根。邓笔峰《杂兴方》。妊娠子烦。因服药致胎气不安，烦不得卧者。知母一两，洗焙为末，枣肉丸弹子大。每服一丸，人参汤下。医者不识此病，作虚烦治，反损胎气。产科郑宗文得此方于陈藏器《本草拾遗》中，用之良验。杨归厚《产乳集验方》。妊娠腹痛。月未足，如欲产之状。用知母二两为末，蜜丸梧子大，每粥饮下二十丸。陈延之《小品方》。溪毒射工。凡中溪毒，知母连根叶捣作散服，亦可投水捣绞汁饮一二升。夏月出行，多取其屑自随。欲入水，先取少许投水上流，便无畏。兼辟射工。亦可煮汤浴之，甚佳。《肘后良方》。紫癜风疾。醋磨知母擦之，日三次。《卫生易简方》。嵌甲肿痛。知母烧存性，研，掺之。《多能方》。

【按语】《纲目》以知母为本药正名。《中药学》药名同此，作为清热药中之清热泻火药。本品为百合科植物知母的干燥根茎。

肉苁蓉《本经》

【气味】甘，微温，无毒。[《别录》曰]酸、咸。[普曰]神农、黄帝：咸。雷公：酸。李当之：小温。

【主治】五劳七伤，补中，除茎中寒热痛，养五脏，强阴，益精气，多子，妇人癥瘕。久服轻身。《本经》。除膀胱邪气腰痛，止痢。《别录》。益髓，悦颜色，延年，大补壮阳，日御过倍，治女人血崩。甄权。男子绝阳不兴，女子绝阴不产，润五脏，长肌肉，暖腰膝，男子泄精，尿血遗沥，女子带下阴痛。大明。

【发明】[好古曰]命门相火不足者，以此补之，乃肾经血分药也。凡服苁蓉以治肾，必妨心。[震亨曰]峻补精血。骤用反动大便滑也。[敩曰]强筋健髓，以苁蓉、鳝鱼二味为末，黄精汁丸服之，力可十倍。此说出《乾宁记》。[颂曰]西人多用作食。只刮去鳞甲，以酒浸洗去黑汁，薄切，合山芋、羊肉作羹，极美好，益人，胜服补药。[宗奭曰]洗去黑汁，气味皆尽矣。然嫩者方可作羹，老者味苦。入药少则不效。

【附方】旧一，新四。补益劳伤。精败面黑，用苁蓉四两，水煮令烂，薄细切研，精羊肉分为四度，下五味，以米煮粥，空心食。《药性论》。肾虚白浊。肉苁蓉、鹿茸、山药、白茯苓等分，为末，米糊丸梧子大，每枣汤下三十丸。《圣济总录》。汗多便秘。老人虚人皆可用。肉苁蓉酒浸焙二两，研，沉香末一两，为末，麻子仁汁打糊丸梧子大。每服七十丸，白汤下。《济生方》。消中易饥。肉苁蓉、山茱萸、五味子为末，蜜丸梧子大，每盐酒下二十丸。《医学指南》。破伤风病。口禁身强。肉苁蓉切片晒干，用一小盏，底上穿定，烧烟于疮上熏之，累效。《卫生总微》。

【按语】《纲目》以肉苁蓉为本药正名。《中药学》药名同此，作为补虚药中之补阳药。本品为列当科植物肉苁蓉或管花肉苁蓉的干燥带鳞叶的肉质茎。

锁阳《补遗》

【气味】甘，温，无毒。

【主治】大补阴气，益精血，利大便。虚人大便燥结者，啖之可代苁蓉，煮粥弥佳。不燥结者勿用。震亨。润燥养筋，治痿弱。时珍。

【按语】《纲目》以锁阳为本药正名。《中药学》药名同此，作为补虚药中之补阳药。本品为锁阳科植物锁阳的干燥肉质茎。

赤箭《本经》、天麻《开宝》

赤箭

【气味】辛，温，无毒。[志曰]天麻，辛、平，无毒。[大明曰]甘，暖。[权曰]赤箭芝一名天麻。味甘，平，无毒。[好古曰]苦，平，阴中之阳也。

【主治】杀鬼精物，蛊毒恶气。久服益气力，长阴肥健。《本经》。轻身增年，消痈肿，下支满，寒疝下血。《别录》。天麻。主诸风湿痹，四肢拘挛，小儿风痫惊气，利腰膝，强筋力。久服益气，轻身长年。《开宝》。治冷气瘰痹，摊缓不随，语多恍惚，善惊失志。甄权。助阳气，补五劳七伤，鬼疰，通血脉，开窍。服食无忌。大明。治风虚眩运头痛。元素。

【发明】[杲曰]肝虚不足者，宜天麻、芎䓖以补之。其用有四：疗大人风热头痛，小儿风痫惊悸，诸风麻痹不仁，风热语言不遂。[时珍曰]天麻乃肝经气分之药。《素问》云：诸风掉眩，皆属于木。故天麻入厥阴之经而治诸病。按罗天益云：眼黑头旋，风虚内作，非天麻不能治。天麻乃定风草，故为治风之神药。今有久服天麻药，遍身发出红丹者，是其祛风之验也。[宗奭曰]天麻须别药相佐使，然后见其功，仍须加而用之。人或蜜渍为果，或蒸煮食，当深思则得矣。

【附方】新二。天麻丸。消风化痰，清利头目，宽胸利膈。治心忪烦闷，头运欲倒，项急，肩背拘倦，神昏多睡，肢节烦痛，皮肤瘙痒，偏正头痛，鼻齆，面目虚浮，并宜服之。天麻半两，芎䓖二两，为末，炼蜜丸如芡子大。每食后嚼一丸，茶酒任下。《普济方》。腰脚疼痛。天麻、半夏、细辛各二两，绢袋二个，各盛药令匀，蒸热交互熨痛处，汗出则愈。数日再熨。《卫生易简方》。

【按语】赤箭、天麻在《纲目》中并列为正名，赤箭为地上部分，天麻则为地下部分。后世多用天麻，赤箭则少作药用。《中药学》以天麻为名，作为平肝息风药中之息风止痉药。本品为兰科植物天麻的干燥块茎。

术(白术、苍术)《本经》

术白术也

【气味】甘，温，无毒。[《别录》曰]甘。[权曰]甘、辛。[杲曰]味苦而甘，性温，味厚气薄，阳中阴也，可升可降。[好古曰]入手太阳、少阴，足太阴、阳明、少阴、厥阴六经。[之才曰]防风、地榆为之使。[权曰]忌桃、李、菘菜、雀肉、青鱼。[嘉谟曰]咀后，人乳汁润之，制其性也。脾病以陈壁土炒过，窃土气以助脾也。

【主治】风寒湿痹，死肌痉疸，止汗，除热，消食。作煎饵久服，轻身延年不饥。《本经》。主大风在身面，风眩头痛，目泪出，消痰水，逐皮间风水结肿，除心下急满，霍乱吐下不止，利腰脐间血，益津液，暖胃消谷嗜食。《别录》。治心腹胀满，腹中冷痛，胃虚下利，多年气痢，除寒热，止呕逆。甄权。止反胃，利小便，主五劳七伤，补腰膝，长肌肉，治冷气，痃癖气块，妇人冷癥瘕。大明。除湿益气，和中补阳，消痰逐水，生津止渴，止泻痢，消足胫湿肿，除胃中热、肌热。得枳实，消痞满气分。佐黄芩，安胎清热。元素。理胃益脾，补肝风虚。主舌本强，食则呕，胃脘痛，身体重，心下急痛，心下水痞，冲脉为病，逆气里急，脐腹痛。好古。

【发明】[好古曰]本草无苍、白术之名。近世多用白术治皮间风，止汗消痰，补胃和中，利腰脐间血，通水道。上而皮毛，中而心胃，下而腰脐，在气主气，在血主血，无汗则发，有汗则止，与黄芪同功。［元素曰］白术除湿益燥，和中补气。其用有九：温中，一也；去脾胃中湿，二也；除胃中热，三也；强脾胃，进饮食，四也；和胃生津液，五也；止肌热，六也；治四肢困倦，嗜卧，目不能开，不思饮食，七也；止渴，八也；安胎，九也。凡中焦不受，湿不能下利，必须白术以逐水益脾。非白术不能去湿，非枳实不能消痞，故枳术丸以之为君。［机曰］脾恶湿，湿胜则气不得施化，津何由生？故曰"膀胱者，津液之府，气化则能出焉"。用白术以除其湿，则气得周流而津液生矣。

【附方】旧七，新二十四。**枳术丸**。消痞强胃，久服令人食自不停也。白术一两，黄壁土炒过，去土，枳实麸炒去麸一两，为末，荷叶包饭烧熟，捣和丸梧子大。每服五十丸，白汤下。气滞加橘皮一两。有火加黄连一两。有痰加半夏一两。有寒加干姜五钱，木香三钱。有食加神曲、麦糵各五钱。《洁古家珍》。**枳术汤**。心下坚，大如盘，边如旋杯，水饮所作。寒气不足，则手足厥逆，腹满胁鸣相逐。阳气不通即身冷，阴气不通即骨疼。阳前通则恶寒，阴前通则痹不仁。阴阳相得，其气乃行。大气一转，其气乃散。实则失气，虚则遗尿，名曰气分，宜此主之。白术一两，枳实七个，水五升，煮三升，分三服。腹中软即散。仲景《金匮玉函》。**白术膏**。服食滋补，止久泄痢。上好白术十斤，切片，入瓦锅内，水淹过二寸，文武火煎至一半，倾汁入器内，以渣再煎，如此三次。乃取前后汁同熬成膏，入器中一夜，倾去上面清水，收之。每服二三匙，蜜汤调下。《千金良方》。**参术膏**。治一切脾胃虚损，益元气。白术一斤，人参四两，切片，以流水十五碗浸一夜，桑柴文武火煎取浓汁熬膏，入炼蜜收之，每以白汤点服。《集简方》。**胸膈烦闷**。白术末，水服方寸匕。《千金方》。**心下有水**。白术三两，泽泻五两，水三升，煎一升半，分三服。《梅师方》。**五饮酒癖**。一留饮，水停心下；二癖饮，水在两胁下；三痰饮，水在胃中；四溢饮，水在五脏间；五流饮，水在肠间。皆由饮食冒寒，或饮茶过多致此。倍术丸：用白术一斤，干姜炮、桂心各半斤，为末，蜜丸梧子大，每温水服二三十丸。《惠民和剂局方》。**四肢肿满**。白术三两，㕮咀，每服半两，水一盏半，大枣三枚，煎九分，温服，日三四服，不拘时候。《本事方》。**中风口噤**。不知人事。白术四两，酒三升，煮取一升，顿服。《千金方》。**产后中寒**。遍身冷直，口噤，不识人。白术一两，泽泻一两，生姜五钱，水一升，煎服。《产宝》。**头忽眩运**。经久不瘥，四体渐羸，饮食无味，好食黄土。用术三斤，曲三斤，捣筛，酒和丸梧子大。每饮服二十丸，日三服。忌菘菜、桃、李、青鱼。《外台秘要》。**湿气作痛**。白术切片，煎汁熬膏，白汤点服。《集简方》。**中湿骨痛**。术一两，酒三盏，煎一盏，顿服。不饮酒，以水煎之。《三因良方》。**妇人肌热**。血虚者，吃力伽散：用白术、白茯苓、白芍药各一两，甘草半两，为散，姜、枣煎服。王焘《外台秘要》。**小儿蒸热**。脾虚羸瘦，不能饮食。方同上。**风瘙瘾疹**。白术为末，酒服方寸匕，日二服。《千金方》。**面多皯䵳**。雀卵色。苦酒渍术，日日拭之，极效。《肘后方》。**自汗不止**。白术末，饮服方寸匕，日二服。《千金方》。**脾虚盗汗**。白术四两，切片，以一两同黄芪炒，一两同牡蛎炒，一两同石斛炒，一两同麦麸炒，拣术为末。每服三钱，食远粟米汤下，日三服。丹溪方。**老小虚汗**。白术五钱，小麦一撮，水煮干，去麦为末，用黄芪汤下一钱。《全幼心鉴》。**产后呕逆**。别无他疾者，白术一两二钱，生姜一两五钱，酒水各二升，煎一升，分三服。《妇人良方》。**脾虚胀满**。脾气不和，冷气客于中，壅遏不通，是为胀满。宽中丸：用白术二两，橘皮四两，为末，酒糊丸梧子大，每食前木香汤送下三十丸，效。《指迷方》。**脾虚泄泻**。白术五钱，白芍药一两，冬月用肉豆蔻煨，为末，米饭丸梧子大。每米饮下五十丸，日二。《丹溪心法》。**湿泻暑泻**。白术、车前子等分，炒，为末，白汤下二三钱。《简便方》。**久泻滑肠**。白术炒、茯苓各一两，糯米炒二两，为末，枣肉拌食，或丸服之。《简便方》。**老小滑泻**。白术半斤黄土炒过，山药四两炒，为末，饭丸。量人大小，米汤服。或加人参三钱。《濒湖集简方》。**老人常泻**。白术二两，黄土拌蒸，焙干去土，苍术五钱，泔浸炒，茯苓一两，为末，米糊丸梧子大，每米汤下七八十丸。《简便方》。**小儿久泻**。脾虚，米谷不化，不进饮食。温白丸：用白术炒二钱半，半夏曲二钱半，丁香半钱，为末，姜汁面糊丸黍米大，每米饮随大小服之。《全幼心鉴》。**泻血萎黄**。肠风痔漏，脱肛泻血，面色萎黄，积年不瘥者。白术一斤，黄土炒过，研末，干地黄半斤，饭上蒸熟，捣和，干则入少酒，丸梧子大。每服十五丸，米饮下，日三服。《普济方》。**孕妇束胎**。白术、枳壳麸炒等分，为末，烧饭丸梧子大。入月一日，每食前温水三十丸，胎瘦则易产也。《保命集》。**牙齿日长**。渐至难食，名髓溢病。白术煎汤，漱服取效，即愈也。张锐《鸡峰备急方》。

苍术

【气味】苦、温，无毒。［《别录》曰］甘。［权曰］甘、辛。［时珍曰］白术甘而微苦，性温而和。赤术甘而辛烈，性温而燥，阴中阳也，可升可降，入足太阴、阳明，手太阴、阳明、太阳之经。忌同白术。

【主治】风寒湿痹，死肌痉疸。作煎饵，久服轻身延年不饥。《本经》。主头痛，消痰水，逐皮间风水结肿，除心下急满及霍乱吐下不止，暖胃消谷嗜食。《别录》。除恶气，弭灾沴。弘景。主大风㾓痹，心腹胀痛，水肿胀满，除寒热，止呕逆，下泄冷痢。甄权。治筋骨软弱，痃癖气块，妇人冷气癥瘕，山岚瘴气温疾。大明。明目，暖水脏。刘完素。除湿发汗，健胃安脾，治痿要药。李杲。散风益气，总解诸郁。震亨。治湿痰留饮，或挟瘀血成窠囊，及脾湿下流，浊沥带下，滑泻肠风。时珍。

【发明】［宗奭曰］苍术气味辛烈，白术微辛苦而不烈。古方及《本经》止言术，未分苍、白。只缘陶隐居言术有两种，自此人多贵白者，往往将苍术置而不用。如古方平胃散之类，苍术为最要药，功效尤速。殊不详本草原无白术之名。嵇康曰：闻道人遗言，饵术、黄精，令人久寿。亦无白字，用宜两审。［杲曰］本草但言术，不分苍、白。而苍术别有雄壮上行之气，能除湿，下安太阴，使邪气不传入脾也。以其经泔浸火炒，故能出汗，与白术止汗特异，用者不可以此代彼。盖有止发之殊，其余主治则同。［元素曰］苍术与白术主治同，但比白术气重而体沉，若除上湿发汗，功最大。若补中焦，除脾胃湿，力少不如白术。腹中窄狭者，须用之。［震亨曰]苍术治湿，上中下皆有可用。又能总解诸郁。痰、火、湿、食、气、血六郁，皆因传化失常，不得升降。病在中焦，故药必兼升降。将欲升之，必先降之；将欲降之，必先升之。故苍术为足阳明经药，气味辛烈，强胃强脾，发谷之气，能径入诸经，疏泄阳明之湿，通行敛涩。香附乃阴中快气之药，下气最速。一升一降，故郁散而平。[杨士瀛曰]脾精不禁，小便漏，浊淋不止，腰背酸疼，宜用苍术以敛脾精，精生于谷故也。[弘景曰]白术少膏，可作丸散；赤术多膏，可作煎用。昔刘涓子挼取其精而丸之，名守中金丸，可以长生。[颂曰]服食多单饵术，或合白茯苓，或合石菖蒲，并捣末，旦日水服，晚再进，久久弥佳。斸取生术，去土水浸，再三煎如饴糖，酒调饮之，更善。今茅山所造术煎，是此法也。陶隐居言取其精丸之，今乃是膏煎，恐非真也。[慎微曰]梁庾肩吾《答陶隐居赉术煎启》云：绿叶抽条，紫花标色。百邪外御，六府内充。山精见书，华神在录。木荣火谢，尽采撷之难；启旦移申，穷淋漉之剂。又《谢术蒸启》云：味重金浆，芳逾玉液。足使坐致延生，伏深铭感。又葛洪《抱朴子·内篇》云：南阳文氏，汉末逃难壶山中，饥困欲死。有人教之食术，遂不饥。数十年乃还乡里，颜色更少，气力转胜。故术一名山精，《神农药经》所谓"欲长生，常服山精"是也。[时珍曰]按《吐纳经》云：紫微夫人《术序》云：吾察草木之胜速益于己者，并不及术之多验也。可以长生久视，远而更灵。山林隐逸得服术者，五岳比肩。又《神仙传》云：陈子皇得饵术要方，其妻姜氏得疲病，服之自愈，颜色气力如二十时也。时珍谨案：已上诸说，皆似苍术，不独白术。今服食家亦呼苍术为仙术，故皆列于苍术之后。又张仲景辟一切恶气，用赤术同猪蹄甲烧烟。陶隐居亦言术能除恶气，弭灾沴。故今病疫及岁旦，人家往往烧苍术以辟邪气。《类编》载越民高氏妻病恍惚谵语，亡夫之鬼凭之。其家烧苍术烟，鬼遽求去。《夷坚志》载江西一士人，为女妖所染。其鬼将别曰：君为阴气所浸，必当暴泄，但多服平胃散为良，中有苍术能去邪也。许叔微《本事方》云：微患饮癖三十年。始因少年夜坐写文，左向伏几，是以饮食多坠左边。中夜必饮酒数杯，又向左卧。壮时不觉，三五年后，觉酒止从左下有声，胁痛食减嘈杂，饮酒半杯即止。十数日，必呕酸水数升。暑月止右边有汗，左边绝无。遍访名医及海上方，间或中病，止得月余复作。其补如天雄、附子、礜石辈，利如牵牛、甘遂、大戟，备尝之矣。自揣必有澼囊，如潦水之有科臼，不盈科不行。但清者可行，而浊者停滞，无路以决之，故积至五七日必呕而去。脾土恶湿，而水则流湿，莫若燥脾以去湿，崇土以填科臼。乃悉屏诸药，只以苍术一斤，去皮切片为末，油麻半两，水二盏，研滤汁，大枣五十枚，煮去皮核，捣和丸梧子大。每日空腹温服五十丸，增至一二百丸。忌桃、李、雀肉。服三月而疾除。自此常服，不呕不痛，胸膈宽利，饮啖如故，暑月汗亦周身，灯下能书细字，皆术之力也。初服时必觉微燥，以山栀子末沸汤点服解之，久服亦自不燥矣。

【附方】旧三，新三十。服术法。乌髭发，驻颜色，壮筋骨，明耳目，除风气，润肌肤，久服令人轻健。苍术不计多少，米泔水浸三日，逐日换水，取出刮去黑皮，切片暴干，慢火炒黄，细捣为末。每一斤，用蒸过白茯苓末半斤，炼蜜和丸梧子大，空心卧时热水下十五丸。别用术末六两，甘草末一两，拌和作汤点之，吞丸尤妙。忌桃、李、雀、蛤及三白、诸血。《经验方》。**苍术膏**。邓才《笔峰杂兴方》：除风湿，健脾胃，变白驻颜，补虚损，大有功效。苍术新者，刮去皮，薄切，米泔水浸二日，一日一换，取出，以井华水浸过二寸，春、秋五日，夏三日，冬七日，漉出，以生绢袋盛之，放在一半原水中，揉洗津液出，纽干。将渣又捣烂，袋盛于一半原水中，揉至汁尽为度。将汁入大砂锅中，慢火熬成膏。每一斤，入白蜜四两，熬二炷香。每膏一斤，入水澄白茯苓末半斤，搅匀瓶收。每服三匙，侵早、临卧各一服，以温酒送下。忌醋及酸物、桃、李、雀、蛤、菘菜、青鱼等物。吴球《活人心统》苍术膏：治脾经湿气，少食，足肿无力，伤食，酒色过度，劳逸有伤，骨热。用鲜白苍术二十斤，浸刮去粗皮，晒切，以米泔浸一宿，取出，同溪水一石，大砂锅慢火煎半干，去渣。再入石南叶三斤，刷去红衣，楮实子一斤，川当归半斤，甘草四两，切，同煎黄色，滤去滓，再煎如稀粥，乃入白蜜三斤，熬成膏。每服三五钱，空心好酒调服。**苍术丸**。萨谦斋《瑞竹堂方》云：清上实下，兼治内外障眼。茅山苍术洗刮净一斤，分作四分，用酒、醋、糯泔、童尿各浸三日，一日一换，取出，洗捣晒焙，以黑脂麻同炒香，共为末，酒煮面糊丸梧子大，每空心白汤下五十丸。李仲南《永类方》八制苍术丸：疏风顺气养肾，治腰脚湿气痹痛。苍术一斤，洗刮净，分作四分，用酒、醋、米泔、盐水各浸三日，晒干。又分作四分，用川椒红、茴香、补骨脂、黑牵牛各一两，同炒香，拣去不用，只取术研末，醋糊丸梧子大。每服五十丸，空心盐酒送下。五十岁后，加沉香末一两。**苍术散**。治风湿，常服壮筋骨，明目。苍术一斤，粟米泔浸过，竹刀刮去皮。半斤以无灰酒浸，半斤以童子小便浸，春五、夏三、秋七、冬十日，取出。净地上掘一坑，炭火煅赤，去炭，將浸药酒倾入坑内，却放术在中，以瓦器盖定，泥封一宿，取出为末。每服一钱，空心温酒或盐汤下。万表《积善堂方》六制苍术散：治下元虚损，偏坠茎痛。茅山苍术净刮六斤，分作六分。一斤，仓米泔浸二日，炒；一斤，酒浸二日，炒；一斤，青盐半斤炒黄，去盐；一斤，小茴香四两炒黄，去茴；一斤，大茴香四两炒黄，去茴；一斤，用桑椹子汁浸二日，炒。取术为末，每服三钱，空心温酒下。**固真丹**。《瑞竹堂方》固真丹：燥湿养脾，助胃固真。茅山苍术刮净一斤，分作四分。一分青盐一两炒，一分川椒一两炒，一分川楝子一两炒，一分小茴香、破故纸各一两炒。并拣术研末，酒煮面糊丸梧子大，每空心米饮下五十丸。《乾坤生意》平补固真丹：治元脏久虚，遗精白浊，妇人赤白带下，崩漏。金州苍术刮净一斤，分作四分。一分川椒一两炒，一分破故纸一两炒，一分茴香、食盐各一两炒，一分川楝肉一两炒。取净术为末，入白茯苓末二两，酒洗当归末二两，酒煮面糊丸梧子大，每空心盐酒下五十丸。**固元丹**。治元脏久虚，遗精白浊，五淋及小肠膀胱疝气，妇人赤白带下，血崩，便血等疾，以小便频数为效。好苍术刮净一斤，分作四分。一分小茴香、食盐各一两同炒，一分川椒、补骨脂各一两同炒，一分川乌头、川楝子肉各一两同炒，一分用醇醋、老酒各半升，同煮干，焙，连同炒药通为末，用酒煮糊丸梧子大。每服五十丸，男以温酒，女以醋汤，空心下。此高司法方也。王璆《百一选方》。**少阳丹**。苍术米泔浸半日，刮皮晒干为末一斤，地骨皮温水洗净，去心晒研一斤，熟桑椹二十斤，入瓷盆揉烂，绢袋压汁，和末如糊，倾入盘内，日晒夜露，采日精月华，待干研末，炼蜜和丸赤小豆大。每服二十丸，无灰酒下，日三服。一年变发返黑，三年面如童子。刘松石《保寿堂方》。**交感丹**。补虚损，固精气，乌髭发，此铁瓮城申先生方也，久服令人有子。茅山苍术刮净一斤，分作四分，用酒、醋、米泔、盐汤各浸七日，晒研，川椒红、小茴香各四两，炒研，陈米糊和丸梧子大。每服四十丸，空心温酒下。《圣济总录》。**交加丸**。升水降火，除百病。苍术刮净一斤，分作四分，一分米泔浸炒，一分盐水浸炒，一分川椒炒，一分破故纸炒。黄柏皮刮净一斤，分作四分，一分酒炒，一分童尿浸炒，一分小茴香炒，一分生用。拣去各药，只取术、柏为末，炼蜜丸梧子大。每服六十丸，空心盐汤下。邓才《笔峰杂兴方》。**坎离丸**。滋阴降火，开胃进食，强筋骨，去湿热。白苍术刮净一斤，分作四分，一分川椒一两炒，一分破故纸一两炒，一分五味子一两炒，一分川芎䓖一两炒，只取术研末。川柏皮四斤，分作四分，一斤酥炙，一斤人乳汁炙，一斤童尿炙，一斤米泔炙，各十二次，研末。和匀，炼蜜丸梧子大。每服三十丸，早用酒，午用茶，晚用白汤下。《积善堂方》。**不老丹**。补脾益肾，服之七十亦无白发。茅山苍术刮净，米泔浸软，切片四斤，一斤酒浸焙，一斤醋浸焙，一斤盐四两炒，一斤椒四两炒。赤、白何首乌各二斤，泔浸，竹刀刮切，以黑豆、红枣各五升，同蒸至豆烂，曝干。地骨皮去骨一斤。各取净末，以桑椹汁和成剂，铺盆内，汁高三指，日晒夜露，取日月精华，待干，以石臼捣末，炼蜜和丸梧子大。每空心酒服一百丸。此皇甫敬之方也。王海藏《医垒元戎》。**灵芝丸**。治脾肾气虚，添补精髓，通利耳目。苍术一斤，米泔水浸，春、夏五日，秋、冬七日，逐日换水，竹刀刮皮切晒，石臼为末，枣肉蒸，和丸梧子大。每服三五十丸，枣汤空心服。《奇效良方》。**补脾滋肾**。生精强骨，真仙方也。苍术去皮五斤，为末，米泔水漂，澄取底用。脂麻二升半，去壳研烂，绢袋滤去渣，澄浆拌术，暴干。每服三钱，米汤或酒空心调服。孙氏《集效方》。**面黄食少**。男妇面无血色，食少嗜卧。苍术一斤，熟地黄半斤，干姜炮，冬一两，春、秋七钱，夏五钱，为末，糊丸梧子大，每温水下五十丸。《济生拔萃方》。**小儿癖疾**。苍术四两，为末，羊肝一具，竹刀批开，撒术末线缚，入砂锅煮熟，捣作丸服。《生生编》。**好食生米**。男子、妇人因食生熟物留滞肠胃，遂至生虫，久则好食生米，否则终日不乐，至憔悴萎黄，不思饮食，以害其生。用苍术米泔水浸一夜，剉焙为末，蒸饼丸梧子大。每服五十丸，食前米饮下，日三服。益昌伶人刘清啸，一婢①名曰花翠，年逾笄病此。惠民局监赵尹以此治之，两旬而愈。盖生米留滞，肠胃受湿，则谷不磨而成此疾，苍术能去湿暖胃消谷也。《杨氏家藏经验方》。**腹中虚冷**。不能饮食，食辄不消，羸弱生病。术二斤，曲一斤，炒为末，蜜丸梧子大。每服三十丸，米汤下，日三服。大冷加干姜三两，腹痛加当

---

① 婢：原作“娼”。据《普济方》卷174引《家藏经验方》“治食生米方”改。

归三两,羸弱加甘草二两。《肘后方》。**脾湿水泻**。注下,困弱无力,水谷不化,腹痛甚者。苍术二两,白芍药一两,黄芩半两,淡桂二钱,每服一两,水一盏半,煎一盏,温服。脉弦头微痛,去芍药,加防风二两。《保命集》。**暑月暴泻**。壮脾温胃,饮食所伤。曲术丸:用神曲炒,苍术米泔浸一夜,焙,等分为末,糊丸梧子大。每服三五十丸,米饮下。《和剂局方》。**飧泻久痢**。椒术丸:用苍术二两,川椒一两,为末,醋糊丸梧子大。每服二十丸,食前温水下。恶痢久者,加桂。《保命集》。**脾湿下血**。苍术二两,地榆一两,分作二服,水二盏,煎一盏,食前温服。久痢虚滑,以此下桃花丸。《保命集》。**肠风下血**。苍术不拘多少,以皂角挼浓汁浸一宿,煮干,焙,研为末,面糊丸如梧子大。每服五十丸,空心米饮下,日三服。《妇人良方》。**湿气身痛**。苍术泔浸切,水煎,取浓汁熬膏,白汤点服。《简便方》。**补虚明目**。健骨和血。苍术泔浸四两,熟地黄焙二两,为末,酒糊丸梧子大。每温酒下三五十丸,日三服。《普济方》。**青盲雀目**。《圣惠方》用苍术四两,泔浸一夜,切焙研末。每服三钱,猪肝二两,批开掺药在内,扎定,入粟米一合,水一碗,砂锅煮熟,熏眼,临卧食肝饮汁,不拘大人、小儿皆治。又方:不计时月久近。用苍术二两,泔浸,焙,捣为末,每服一钱,以好羊子肝一斤,竹刀切破,掺药在内,麻扎,以粟米泔煮熟,待冷食之,以愈为度。**眼目昏涩**。苍术半斤,泔浸七日,去皮切焙,蛤粉、木贼各二两,为末。每服一钱,茶酒任下。《圣惠方》。**婴儿目涩**。不开,或出血。苍术二钱,入猪胆中扎煮。将药气熏眼后,更嚼取汁与服,妙。《幼幼新书》。**风牙肿痛**。苍术盐水浸过,烧存性,研末揩牙,去风热。《普济方》。**脐虫怪病**。腹中如铁石,脐中水出,旋变作虫行,绕身匝痒难忍,拨扫不尽。用苍术浓煎汤浴之。仍以苍术末,入麝香少许,水调服。夏子益《奇疾方》。

【按语】《纲目》以术为本药正名,包括白术与苍术。但实际上,气味、主治、发明与附方都是分开论述,相当于是两个药。《中药学》分别收入两药,白术作为补虚药中之补气药,苍术作为化湿药。白术为菊科植物白术的干燥根茎;苍术为菊科植物茅苍术或北苍术的干燥根茎。

狗脊《本经》

根

【气味】苦,平,无毒。[《别录》曰]甘,微温。[普曰]神农:苦。桐君、黄帝、岐伯、雷公、扁鹊:甘,无毒。李当之:小温。[权曰]苦、辛,微热。[之才曰]萆薢为之使,恶败酱、莎草。

【主治】腰背强,关机缓急,周痹,寒湿膝痛。颇利老人。《本经》。疗失溺不节,男女脚弱腰痛,风邪淋露,少气目暗,坚脊,利俯仰,女子伤中,关节重。《别录》。男子女人毒风软脚,肾气虚弱,续筋骨,补益男子。甄权。强肝肾,健骨,治风虚。时珍。

【附方】新四。**男子诸风**。四宝丹:用金毛狗脊,盐泥固济,煅红去毛,苏木、萆薢、川乌头生用等分,为末,米醋和丸梧子大。每服二十丸,温酒、盐汤下。《普济方》。**室女白带**。冲任虚寒。鹿茸丸:用金毛狗脊燎去毛、白蔹各一两,鹿茸酒蒸焙二两,为末,用艾煎醋汁打糯米糊,丸梧子大。每服五十丸,空心温酒下。《济生方》。固精强骨。金毛狗脊、远志肉、白茯神、当归身等分,为末,炼蜜丸梧子大。每酒服五十丸。《集简方》。病后足肿。但节食以养胃气,外用狗脊煎汤渍洗。吴绶《蕴要》。

【按语】《纲目》以狗脊为本药正名。《中药学》药名同此,作为祛风湿药中之祛风湿强筋骨药。本品为蚌壳蕨科植物金毛狗脊的干燥根茎。

贯众《本经》

根

【气味】苦,微寒,有毒。[之才曰]雚菌、赤小豆为之使,伏石钟乳。

【主治】腹中邪热气,诸毒,杀三虫。《本经》。去寸白,破癥瘕,除头风,止金疮。《别录》。为末,水服一钱,止鼻血有效。苏颂。治下血崩中滞下,产后血气胀痛,斑疹毒,漆毒,骨哽。解猪病。时珍。

【发明】[时珍曰]贯众大治妇人血气,根汁能制三黄,化五金,伏钟乳,结砂制汞,且能解毒软坚。王海藏治夏月痘出不快,快斑散用之。云贯众有毒,而能解腹中邪热之毒,病因内感而发之于外者多效,非古法之分经也。又黄山谷《煮豆帖》言,荒年以黑豆一升挼净,入贯众一斤,剉如骰子大,同以水煮,文火斟酌至豆熟,取出日干,覆令展尽余汁,簸去贯众,每日空心啗豆五七粒,能食百草木枝叶,有味可饱。又王璆《百一选方》言,滁州蒋教授因食鲤鱼玉蝉羹,为肋肉所哽,凡药皆不效。或令以贯众浓煎汁一盏,分三服,连进至夜,一咯而出。亦可为末,水服一钱。观此可知其软坚之功,不但治血治疮而已也。

【附方】新一十五。鼻衄不止。贯众根末,水服一钱。《普济方》。诸般下血。肠风、酒痢、血痔、鼠痔下血。黑狗脊,黄者不用,须内肉赤色者,即本草贯众也。去皮毛,剉焙为末。每服二钱,空心米饮下。或醋糊丸梧子大,每米饮下三四十丸。或烧存性,出火毒为末,入麝香少许,米饮服二钱。《普济方》。女人血崩。贯众半两,煎酒服之,立止。《集简方》。产后亡血。过多,心腹彻痛者,用贯众状如刺猬者一个,全用不剉,只揉去毛及花萼,以好醋蘸湿,慢火炙令香熟,候冷为末,米饮空心每服二钱,甚效。《妇人良方》。赤白带下。年深,诸药不能疗者。用上方治之亦验,名独圣汤。方同上。年深咳嗽。出脓血,贯众、苏方木等分,每服三钱,水一盏,生姜三片,煎服,日二服。久咳,渐成劳瘵。凤尾草为末,用鱼鲊蘸食之。《圣惠方》。痘疮不快。快斑散:用贯众、赤芍药各一钱,升麻、甘草各五分,入淡竹叶三片,水一盏半,煎七分,温服。王海藏方。头疮白秃。贯众、白芷为末,油调涂之。又方:贯众烧末,油调涂。《圣惠方》。漆疮作痒。油调贯众末涂之。《千金方》。鸡鱼骨哽。贯众、缩砂、甘草等分,为粗末,绵包少许,含之咽汁,久则随痰自出。《普济方》。解轻粉毒。齿缝出血,臭肿。贯众、黄连各半两,煎水,入冰片少许,时时漱之。陆氏《积德堂方》。血痢不止。凤尾草根,即贯众,五钱,煎酒服。陈解元吉言所传。《集简方》。便毒肿痛。贯众,酒服二钱,良。《多能鄙事》。

【按语】《纲目》以贯众为本药正名。《中药学》药名同此,作为清热药中之清热解毒药。本品为鳞毛蕨科植物粗茎鳞毛蕨的干燥根茎和叶柄残基。

巴戟天《本经》

根

【气味】辛、甘、微温,无毒。[大明曰]苦。[之才曰]覆盆子为之使,恶雷丸、丹参、朝生。

【主治】大风邪气,阴痿不起,强筋骨,安五脏,补中增志益气。《本经》。疗头面游风,小腹及阴中相引痛,补五劳,益精,利男子。《别录》。治男子夜梦鬼交精泄,强阴下气,治风癞。甄权。治一切风,疗水胀。《日华》。治脚气,去风疾,补血海。时珍。出仙经。

【发明】[好古曰]巴戟天,肾经血分药也。[权曰]病人虚损,加而用之。[宗奭曰]有人嗜酒,日须五七杯。后患脚气甚危,或教以巴戟半两,糯米同炒,米微转色,去米不用,大黄一两,剉炒,同为末,熟蜜丸,温水服五七十丸,仍禁酒,遂愈。

【按语】《纲目》以巴戟天为本药正名。《中药学》药名同此,作为补虚药中之补阳药。本品为茜草科植物巴戟天的干燥根。

远志《本经》

根

【气味】苦,温,无毒。[之才曰]远志、小草,得茯苓、冬葵子、龙骨良。畏珍珠、藜芦、蜚蠊、齐蛤。[弘景曰]药无齐蛤,恐是百合也。[权曰]是蛴螬也。[恭曰]药录下卷有齐蛤,陶说非也。

【主治】咳逆伤中,补不足,除邪气,利九窍,益智慧,耳目聪明,不忘,强志倍力。久服轻身不老。《本经》。利丈夫,定心气,止惊悸,益精,去心下膈气,皮肤中热,面目黄。《别录》。杀天雄、附子、乌头毒,煎汁饮之。之才。治健忘,安魂魄,令人不迷,坚壮阳道。甄权。长肌肉,助筋骨,妇人血噤失音,小儿客忤。《日华》。肾积奔豚。好古。治一切痈疽。时珍。

叶

【主治】益精补阴气,止虚损梦泄。《别录》。

【发明】[好古曰]远志,肾经气分药也。[时珍曰]远志入足少阴肾经,非心经药也。其功专于强志益精,治善忘。盖精与志皆肾经之所藏也。肾精不足则志气衰,不能上通于心,故迷惑善忘。《灵枢经》云:肾藏精,精舍志。肾盛怒而不止则伤志,志伤则喜忘其前言,腰脊不可以俯仰屈伸,毛悴色夭。又云:人之善忘者,上气不足,下气有余,肠胃实而心肺虚,虚则营卫留于下,久之不以时上,故善忘也。陈言《三因方》远志酒治痈疽,云有奇功,盖亦补肾之力尔。葛洪《抱朴子》云:陵阳子仲服远志二十年,有子三十七人。能坐在立亡也。

【附方】旧三,新四。心孔惛塞。多忘善误。丁酉日密自至市买远志,着巾角中,还,为末服之,勿令人知。《肘后方》。胸痹心痛。逆气膈中,饮食不下。小草丸:用小草、桂心、干姜、细辛、蜀椒出汗各三分,附子二分炮,六物捣下筛,蜜和丸梧子大。先食米汁下三丸,日三服,不知稍增,以知为度。忌猪肉、冷水、生葱菜。范汪《东阳方》。喉痹作痛。远志肉为末，吹之，涎出为度。《直指方》。脑风头痛。不可忍，远志末嗜鼻。《宣明方》。吹乳[①]肿痛。远志焙，研，酒服二钱，以滓傅之。《袖珍方》。一切痈疽。远志酒：治一切痈疽发背疖毒，恶候侵大。有死血阴毒在中则不痛，傅之即痛。有忧怒等气积怒攻则痛不可忍，傅之即不痛。或蕴热在内，热逼人手不可近，傅之即清凉。或气虚冷，溃而不敛，傅之即敛。此本韩大夫宅用以救人方，极验。若七情内郁，不问虚实寒热，治之皆愈。用远志不以多少，米泔浸洗，捶去心，为末。每服三钱，温酒一盏调，澄少顷，饮其清，以滓傅患处。《三因方》。小便赤浊。远志，甘草水煮半斤，茯神、益智仁各二两，为末，酒糊丸梧子大，每空心枣汤下五十丸。《普济》。

【按语】《纲目》以远志为本药正名，叶名小草。《中药学》药名亦为远志，作为安神药中之养心安神药，未收小草。远志为远志科植物远志或卵叶远志的干燥根。

淫羊藿《本经》

根叶

【气味】辛，寒，无毒。[普曰]神农、雷公：辛。李当之：小寒。[权曰]甘，平。可单用。[保昇曰]性温。[时珍曰]甘、香、微辛，温。[之才曰]薯蓣、紫芝为之使，得酒良。

【主治】阴痿绝伤，茎中痛，利小便，益气力，强志。《本经》。坚筋骨，消瘰疬赤痈，下部有疮，洗出虫。丈夫久服，令人无子。《别录》。[机曰]"无子"字误，当作"有子"。丈夫绝阳无子，女人绝阴无子，老人昏耄，中年健忘，一切冷风劳气，筋骨挛急，四肢不仁，补腰膝，强心力。大明。

【发明】[时珍曰]淫羊藿味甘气香，性温不寒，能益精气，乃手足阳明、三焦、命门药也，真阳不足者宜之。

【附方】旧三，新五。仙灵脾酒。益丈夫，兴阳，理腰膝冷。用淫羊藿一斤，酒一斗，浸三日，逐时饮之。《食医心镜》。偏风不遂。皮肤不仁，宜服仙灵脾酒。仙灵脾一斤，细剉，生绢袋盛，于不津器中，用无灰酒二斗浸之，重封，春夏三日、秋冬五日后，每日暖饮，常令醺然，不得大醉，酒尽再合，无不效验。合时切忌鸡犬妇人见。《圣惠方》。三焦咳嗽。腹满，不饮食，气不顺。仙灵脾、覆盆子、五味子炒各一两，为末，炼蜜丸梧子大，每姜茶下二十丸。《圣济录》。目昏生翳。仙灵脾，生王瓜即小栝楼红色者，等分，为末。每服一钱，茶下，日二服。《圣济总录》。病后青盲。日近者可治。仙灵脾一两，淡豆豉一百粒，水一碗半，煎一碗，顿服即瘳。《百一选方》。小儿雀目。仙灵脾根、晚蚕蛾各半两，炙甘草、射干各二钱半，为末。用羊子肝一枚，切开掺药二钱，扎定，以黑豆一合，米泔一盏，煮熟，分二次食，以汁送之。《普济方》。痘疹入目。仙灵脾、威灵仙等分，为末。每服五分，米汤下。《痘疹便览》。牙齿虚痛。仙灵脾为粗末，煎汤频漱，大效。《奇效方》。

【按语】《纲目》以淫羊藿为本药正名。

---

① 吹乳：病证名。即指以妇人产后乳汁郁结致乳房红肿热痛为主要表现的病证。亦称吹奶。

《中药学》药名同此，作为补虚药中之补阳药。本品为小檗科植物淫羊藿、箭叶淫羊藿、柔毛淫羊藿或朝鲜淫羊藿的干燥叶。

仙茅《开宝》

根

【气味】辛，温，有毒。［珣曰］甘，微温，有小毒。又曰：辛，平，宣而复补，无大毒，有小热、小毒。

【主治】心腹冷气不能食，腰脚风冷挛痹不能行，丈夫虚劳，老人失溺，无子，益阳道。久服通神强记，助筋骨，益肌肤，长精神，明目。《开宝》。治一切风气，补暖腰脚，清安五脏。久服轻身，益颜色。丈夫五劳七伤，明耳目，填骨髓。李珣。开胃，消食下气，益房事，不倦。大明。

【发明】［颂曰］五代唐筠州刺史王颜著《续传信方》，因国书编录西域婆罗门僧服仙茅方，当时盛行。云五劳七伤，明目益筋力，宣而复补。云十斤乳石不及一斤仙茅，表其功力也。本西域道人所传。开元元年婆罗门僧进此药，明皇服之有效，当时禁方不传。天宝之乱，方书流散，上都僧不空三藏始得此方，传与司徒李勉、尚书路嗣恭、给事齐杭、仆射张建封服之，皆得力。路公久服金石无效，得此药，其益百倍。齐给事守缙云日，少气力，风疹继作，服之遂愈。八九月采得，竹刀刮去黑皮，切如豆粒，米泔浸两宿，阴干捣筛，熟蜜丸梧子大，每旦空心酒饮任便下二十丸。忌铁器，禁食牛乳及黑牛肉，大减药力。［机曰］五台山有仙茅，患大风者，服之多瘥。［时珍曰］按《许真君书》云：仙茅久服长生。其味甘能养肉，辛能养节，苦能养气，咸能养骨，滑能养肤，酸能养筋，宜和苦酒服之，必效也。又范成大《虞衡志》云：广西英州多仙茅，其羊食之，举体悉化为筋，不复有血肉，食之补人，名乳羊。沈括《笔谈》云：夏文庄公禀赋异于人，但睡则身冷如逝者，既觉须令人温之，良久乃能动。常服仙茅、钟乳、硫黄，莫知纪极。观此则仙茅盖亦性热，补三焦命门之药也，惟阳弱精寒、禀赋素怯者宜之。若体壮相火炽盛者服之，反能动火。按张杲《医说》云：一人中仙茅毒，舌胀出口，渐大与肩齐。因以小刀剺之，随破随合，剺至百数，始有血一点出，曰可救矣。煮大黄、朴硝与服，以药掺之，应时消缩。此皆火盛性淫之人过服之害也。弘治间，东海张弼《梅岭仙茅诗》有“使君昨日才持去，今日人来乞墓铭”之句。皆不知服食之理，惟藉药纵恣以速其生者，于仙茅何尤。

【附方】新二。仙茅丸。壮筋骨，益精神，明目，黑髭须。仙茅二斤，糯米泔浸五日，去赤水，夏月浸三日，铜刀刮剉阴干，取一斤；苍术二斤，米泔浸五日，刮皮焙干，取一斤；枸杞子一斤；车前子十二两；白茯苓去皮，茴香炒，柏子仁去壳，各八两；生地黄焙，熟地黄焙，各四两；为末，酒煮糊丸如梧子大。每服五十丸，食前温酒下，日二服。《圣济总录》。定喘下气。补心肾。神秘散：用白仙茅半两，米泔浸三宿，晒炒；团参二钱半；阿胶一两半，炒；鸡膍胵一两，烧；为末。每服二钱，糯米饮空心下，日二。《三因方》。

【按语】《纲目》以仙茅为本药正名。《中药学》药名同此，作为补虚药中之补阳药。药物来源为石蒜科植物仙茅的干燥根茎。

玄参《本经》

根

【气味】苦,微寒,无毒。[《别录》曰]咸。[普曰]神农、桐君、黄帝、雷公:苦,无毒。岐伯:寒。[元素曰]足少阴肾经君药也,治本经须用。[之才曰]恶黄芪、干姜、大枣、山茱萸,反藜芦。

【主治】腹中寒热积聚,女子产乳余疾,补肾气,令人明目。《本经》。主暴中风伤寒,身热支满,狂邪忽忽不知人,温疟洒洒,血瘕,下寒血,除胸中气,下水,止烦渴,散颈下核,痈肿,心腹痛,坚癥。定五脏,久服补虚明目,强阴益精。《别录》。热风头痛,伤寒劳复。治暴结热,散瘤瘘瘰疬。甄权。治游风,补劳损,心惊烦躁,骨蒸传尸邪气。止健忘,消肿毒。大明。滋阴降火,解斑毒,利咽喉,通小便血滞。时珍。

【发明】[元素曰]玄参乃枢机之剂,管领诸气上下,清肃而不浊,风药中多用之。故《活人书》治伤寒阳毒,汗下后毒不散,及心下懊侬,烦不得眠,心神颠倒欲绝者,俱用玄参。以此论之,治胸中氤氲之气,无根之火,当以玄参为圣剂也。[时珍曰]肾水受伤,真阴失守,孤阳无根,发为火病,法宜壮水以制火,故玄参与地黄同功。其消瘰疬亦是散火,刘守真言结核是火病。

【附方】旧二,新七。诸毒鼠瘘。玄参渍酒,日日饮之。《开宝本草》。年久瘰疬。生玄参捣傅之,日二易之。《广利方》。赤脉贯瞳。玄参为末,以米泔煮猪肝,日日蘸食之。《济急仙方》。发斑咽痛。玄参升麻汤:用玄参、升麻、甘草各半两,水三盏,煎一盏半,温服。《南阳活人书》。急喉痹风。不拘大人小儿。玄参、鼠粘子半生半炒,各一两,为末,新水服一盏,立瘥。《圣惠方》。鼻中生疮。玄参末涂之。或以水浸软塞之。《卫生易简方》。三焦积热。玄参、黄连、大黄各一两,为末,炼蜜丸梧子大。每服三四十丸,白汤下。小儿丸粟米大。丹溪方。小肠疝气。黑参㕮咀,炒,为丸。每服一钱半,空心酒服,出汗即效。孙天仁《集效方》。烧香治痨。《经验方》用玄参一斤,甘松六两,为末,炼蜜一斤和匀,入瓶中封闭,地中埋署十日取出。更用灰末六两,炼蜜六两,同和入瓶,更署五日取出。烧之,常令闻香,疾自愈。颂曰:初入瓶中封固,煮一伏时,破瓶取捣入蜜,别以瓶盛,埋地中署过用。亦可熏衣。

【按语】《纲目》以玄参为本药正名。《中药学》药名同此,作为清热药中之清热凉血药。本品为玄参科植物玄参的干燥根。

地榆《本经》

根

【气味】苦,微寒,无毒。[《别录》曰]甘、酸。[权曰]苦,平。[元素曰]气微寒,味微苦,气味俱薄,其体沉而降,阴中阳也,专主下焦血。[杲曰]味苦、酸,性微寒,沉也,阴也。[之才曰]得发良,恶麦门冬,伏丹砂、雄黄、硫黄。

【主治】妇人乳产,痓痛七伤,带下五漏,止痛止汗,除恶肉,疗金疮。《本经》。止脓血,诸瘘恶疮热疮,补绝伤,产后内塞,可作金疮膏,消酒,除渴,明目。《别录》。止冷热痢、疳痢，极效。《开宝》。止吐血鼻衄肠风，月经不止，血崩，产前后诸血疾，并水泻。大明。治胆气不足。李杲。汁酿酒治风痹，补脑。捣汁涂虎犬蛇虫伤。时珍。酸赭：味酸。主内漏，止血不足。《别录》。

【发明】［颂曰］古者断下多用之。［炳曰］同樗皮治赤白痢。［宗奭曰］其性沉寒，入下焦。若热血痢则可用。若虚寒人及水泻白痢，即未可轻使。［时珍曰］地榆除下焦热，治大小便血证。止血取上截切片炒用。其梢则能行血，不可不知。杨士瀛云：诸疮，痛者加地榆，痒者加黄芩。

【附方】旧八，新六。男女吐血。地榆三两，米醋一升，煮十余沸，去滓，食前稍热服一合。《圣惠方》。妇人漏下。赤白不止，令人黄瘦。方同上。血痢不止。地榆晒研，每服二钱，掺在羊血上，炙熟食之，以捻头煎汤送下。一方：以地榆煮汁似饮，每服三合。《圣济》。赤白下痢。骨立者，地榆一斤，水三升，煮一升半，去滓，再煎如稠饧，绞滤，空腹服三合，日再服。崔元亮《海上方》。久病肠风。痛痒不止。地榆五钱，苍术一两，水二钟，煎一钟，空心服，日一服。《活法机要》。下血不止。二十年者，取地榆、鼠尾草各二两，水二升，煮一升，顿服。若不断，以水渍屋尘，饮一小杯投之。《肘后方》。结阴下血。腹痛不已。地榆四两，炙甘草三两，每服五钱，水三[①]盏，入缩砂四七枚，煎一盏半，分二服。《宣明方》。小儿疳痢。地榆煮汁，熬如饴糖，与服便已。《肘后方》。毒蛇螫人。新地榆根捣汁饮，兼以渍疮。《肘后方》。虎犬咬伤。地榆煮汁饮，并为末傅之。亦可为末，白汤服，日三。忌酒。《梅师方》。代指肿痛。地榆煮汁渍之，半日愈。《千金方》。小儿湿疮。地榆煮浓汁，日洗二次。《千金方》。小儿面疮。焮赤肿痛。地榆八两，水一斗，煎五升，温洗之。《卫生总微方》。煮白石法。七月七日取地榆根，不拘多少，阴干，百日烧为灰。复取生者，与灰合捣万下。灰三分，生末一分，合之。若石二三斗，以水浸过三寸，以药入水搅之，煮至石烂可食乃已。《臞仙神隐书》。

【按语】《纲目》以地榆为本药正名。《中药学》药名同此，作为止血药中之凉血止血药。本品为蔷薇科植物地榆或长叶地榆的干燥根。

丹参《本经》

根

【气味】苦，微寒，无毒。［普曰］神农、桐君、黄帝、雷公：苦，无毒。岐伯：咸。李当之：大寒。［弘景曰］久服多眼赤，故应性热，今云微寒，恐谬也。［权曰］平。［之才曰］畏鹹水，反藜芦。

【主治】心腹邪气，肠鸣幽幽如走水，寒热积聚，破癥除瘕，止烦满，益气。《本经》。养血，去心腹痛疾结气，腰脊强，脚痹，除风邪留热。久服利人。《别录》。渍酒饮，疗风痹足软。弘景。主中恶及百邪鬼魅，腹痛气作，声音鸣吼，能定精。甄权。养神定志，通利关脉，治冷热劳，骨节疼痛，四肢不遂，头痛赤眼，热温狂闷，破

① 三：原作“一”。据《宣明方论》卷一“诸证门·结阴证”改。

宿血，生新血，安生胎，落死胎，止血崩带下，调妇人经脉不匀，血邪心烦，恶疮疥癣，瘿赘肿毒丹毒，排脓止痛，生肌长肉。大明。活血，通心包络，治疝痛。时珍。

【发明】［时珍曰］丹参色赤味苦，气平而降，阴中之阳也。入手少阴、厥阴之经，心与包络血分药也。按《妇人明理论》云：四物汤治妇人病，不问产前产后，经水多少，皆可通用。惟一味丹参散，主治与之相同。盖丹参能破宿血，补新血，安生胎，落死胎，止崩中带下，调经脉，其功大类当归、地黄、芎䓖、芍药故也。

【附方】旧三，新四。丹参散。治妇人经脉不调，或前或后，或多或少，产前胎不安，产后恶血不下，兼治冷热劳，腰脊痛，骨节烦疼。用丹参洗净，切晒为末。每服二钱，温酒调下。《妇人明理方》。落胎下血。丹参十二两，酒五升，煮取三升，温服一升，一日三服。亦可水煮。《千金方》。寒疝腹痛。小腹阴中相引痛，白汗出，欲死。以丹参一两为末。每服二钱，热酒调下。《圣惠方》。小儿身热。汗出拘急，因中风起。丹参半两，鼠屎炒三十枚，为末。每服三钱，浆水下。《圣济总录》。惊痫发热。丹参摩膏：用丹参、雷丸各半两，猪膏二两，同煎七上七下，滤去滓盛之。每以摩儿身上，日三次。《千金方》。妇人乳痈。丹参、白芷、芍药各二两，㕮咀，以醋淹一夜，猪脂半斤，微火煎成膏，去滓傅之。孟诜《必效方》。热油火灼。除痛生肌。丹参八两剉，以水微调，取羊脂二斤，煎三上三下，以涂疮上。《肘后方》。

【按语】《纲目》以丹参为本药正名。《中药学》药名同此，作为活血化瘀药中之活血调经药。本品为唇形科植物丹参的干燥根及根茎。

紫草《本经》

根

【气味】苦，寒，无毒。［权曰］甘，平。［元素曰］苦，温。［时珍曰］甘、咸，寒。入手、足厥阴经。

【主治】心腹邪气，五疸，补中益气，利九窍。《本经》。通水道，疗腹肿胀满痛。以合膏，疗小儿疮及面皻。《别录》。治恶疮㾮癣。甄权。治斑疹痘毒，活血凉血，利大肠。时珍。

【发明】［颂曰］紫草古方稀用。今医家多用治伤寒时疾，发疮疹不出者，以此作药，使其发出。韦宙《独行方》治豌豆疮，煮紫草汤饮，后人相承用之，其效尤速。［时珍曰］紫草味甘咸而气寒，入心包络及肝经血分。其功长于凉血活血，利大小肠。故痘疹欲出未出，血热毒盛，大便闭涩者，宜用之。已出而紫黑便闭者，亦可用。若已出而红活，及白陷大便利者，切宜忌之。故杨士瀛《直指方》云：紫草治痘，能导大便，使发出亦轻。得木香、白术佐之，尤为有益。又曾世荣《活幼心书》云：紫草性寒，小儿脾气实者犹可用，脾气虚者反能作泻。古方惟用茸，取其初得阳气，以类触类，所以用发痘疮。今人不达此理，一概用之，非矣。

【附方】旧三，新六。消解痘毒。紫草一钱，陈皮五分，葱白三寸，新汲水煎服。《直指方》。婴童疹痘。三四日，隐隐将出未出，色赤便闭者。紫草二两剉，以百沸汤一盏泡，封勿泄气，待温时服半合，则疮虽出亦轻。大便利者勿用。煎服亦可。《经验后方》。痘毒黑疔。紫草三钱，雄黄一钱，为末，以胭肢汁调，银簪挑破，点之极妙。《集简方》。痈疽便闭。紫草、瓜蒌实等分，新水煎服。《直指方》。小儿白秃。紫草煎汁涂之。《圣惠方》。小便卒淋。紫草一两，为散，每食前用井华水服二钱。《千金翼》。产后淋沥。方同上。《产宝》。恶虫咬人。紫草煎油涂之。《圣惠方》。火黄身热。午后却凉，身有赤点或黑点者，不可治。宜烙手足心、背心、百会、下廉，内服紫草汤。紫草、吴蓝各一两，木香、黄连各一两，水煎服。《三十六黄方》。

【按语】《纲目》以紫草为本药正名。《中药学》药名同此，作为止血药中之凉血止血药。药物来源为紫草科植物新疆紫草或内蒙紫草的干燥根。

白头翁《本经》

根

【气味】苦，温，无毒。[《别录》曰]有毒。[吴绶曰]苦、辛，寒。[权曰]甘、苦，有小毒。豚实为之使。[大明曰]得酒良。花、子、茎、叶同。

【主治】温疟，狂猲寒热，癥瘕积聚，瘿气，逐血，止腹痛，疗金疮。《本经》。鼻衄。《别录》。止毒痢。弘景。赤痢腹痛，齿痛，百节骨痛，项下瘤疬。甄权。一切风气，暖腰膝，明目消赘。大明。

【发明】[颂曰]俗医合补下药甚验，亦冲人。[杲曰]气厚味薄，可升可降，阴中阳也。张仲景治热痢下重，用白头翁汤主之。盖肾欲坚，急食苦以坚之。痢则下焦虚，故以纯苦之剂坚之。男子阴疝偏坠，小儿头秃膻腥，鼻衄，无此不效，毒痢有此获功。[吴绶曰]热毒下痢，紫血鲜血者宜之。

【附方】旧二，新三。白头翁汤。治热痢下重。用白头翁二两。黄连、黄柏、秦皮各三两，水七升，煮二升，每服一升，不愈更服。妇人产后痢虚极者，加甘草、阿胶各二两。仲景《金匮玉函方》。下痢咽肿。春夏病此，宜用白头翁、黄连各一两，青木香二两，水五升，煎一升半，分三服。《圣惠方》。阴癞偏肿。白头翁根生者，不限多少，捣傅肿处。一宿当作疮，二十日愈。《外台秘要》。外痔肿痛。白头翁草，一名野丈人，以根捣涂之，逐血止痛。《卫生易简方》。小儿秃疮。白头翁根捣傅，一宿作疮，半月愈。《肘后方》。

【按语】《纲目》以白头翁为本药正名。《中药学》药名同此，作为清热药中之清热解毒药。药物来源为毛茛科植物白头翁的干燥根。

白及《本经》

根

【气味】苦，平，无毒。[《别录》曰]辛，微寒。[普曰]神农：苦。黄帝：辛。李当之：大寒。雷公：辛，无毒。[大明曰]甘、辛。[杲曰]苦、甘，微寒，性涩，阳中之阴也。[之才曰]紫石英为之使，恶理石，畏李核、杏仁，反乌头。

【主治】痈肿，恶疮败疽，伤阴死肌，胃中邪气，贼风鬼击，痱缓不收。《本经》。除白癣疥虫。结热不消，阴下痿，面上皯疱，令人肌滑。甄权。止惊邪血邪，血痢，痫疾，风痹，赤眼，癥结，温热疟疾，发背瘰疬,肠风痔瘘,扑损,刀箭疮,汤火疮,生肌止痛。大明。止肺血。李杲。

【发明】[恭曰]山野人患手足皲拆者,嚼以涂之有效。为其性粘也。[颂曰]今医家治金疮不瘥及痈疽方多用之。[震亨曰]凡吐血不止,宜加白及。[时珍曰]白及性涩而收,得秋金之令,故能入肺止血,生肌治疮也。按洪迈《夷坚志》云:台州狱吏悯一大囚,囚感之。因言:吾七次犯死罪,遭讯拷,肺皆损伤,至于呕血。人传一方,只用白及为末,米饮日服,其效如神。后其囚凌迟,刽者剖其胸,见肺间窍穴数十处,皆白及填补,色犹不变也。洪贯之闻其说,赴任洋州,一卒忽苦咯血甚危,用此救之,一日即止也。《摘玄》云:试血法,吐在水碗内,浮者肺血也,沉者肝血也,半浮半沉者心血也。各随所见,以羊肺、羊肝、羊心煮熟,蘸白及末,日日食之。

【附方】旧一,新八。鼻衄不止。津调白及末,涂山根上,仍以水服一钱,立止。《经验方》。心气疼痛。白及、石榴皮各二钱,为末,炼蜜丸黄豆大。每服三丸,艾醋汤下。《生生编》。重舌鹅口。白及末,乳汁调涂足心。《圣惠方》。妇人阴脱。白及、川乌头等分,为末,绢裹一钱纳阴中,入三寸,腹内热即止,日用一次。《广济方》。疔疮肿毒。白及末半钱,以水澄之,去水,摊于厚纸上贴之。《袖珍方》。打跌骨折。酒调白及末二钱服,其功不减自然铜、古铢钱也。《永类方》。刀斧伤损。白及、石膏煅,等分为末。掺之,亦可收口。《济急方》。手足皲裂。白及末水调塞之,勿犯水。《济急方》。汤火伤灼。白及末油调傅之。赵真人方。

【按语】《纲目》以白及为本药正名。《中药学》药名同此,作为止血药中之收敛止血药。本品为兰科植物白及的干燥块茎。

三七《纲目》

根

【气味】甘,微苦,温,无毒。

【主治】止血散血定痛,金刃箭伤、跌扑杖疮血出不止者,嚼烂涂,或为末掺之,其血即止。亦主吐血衄血,下血血痢,崩中,经水不止,产后恶血不下,血运血痛,赤目痈肿,虎咬蛇伤诸病。时珍。

【发明】[时珍曰]此药近时始出,南人军中用为金疮要药,云有奇功。又云:凡杖扑伤损瘀血淋漓者,随即嚼烂,罨之即止,青肿者即消散。若受杖时,先服一二钱,则血不冲心。杖后尤宜服之,产后服亦良。大抵此药气温、味甘微苦,乃阳明、厥阴血分之药,故能治一切血病,与骐驎竭、紫铆相同。

【附方】新八。吐血衄血。山漆一钱,自嚼,米汤送下。或以五分,加入八核汤。《濒湖集简方》。赤痢血痢。三七三钱,研末,米泔水调服,即愈。同上。大肠下血。三七研末,同淡白酒调一二钱服,三服可愈。加五分入四物汤亦可。同上。妇人血崩。方同上。产后血多。山漆研末,米汤服一钱。同上。男妇赤眼。十分重者,以山漆根磨汁涂四围,甚妙。同上。无名痈肿。疼痛不止,山漆磨米醋调涂即散。已破者,研末干涂。虎咬蛇伤。山漆研末,米饮服三钱,仍嚼涂之。并同上。

叶

【主治】折伤跌扑出血,傅之即止,青肿经夜即散,余功同根。时珍。

【按语】《纲目》以三七为本药正名。《中药学》药名同此,作为止血药中之化瘀止血药。本品为五加科植物三七的干燥根和根茎。

黄连《本经》

根

【气味】苦,寒,无毒。[《别录》曰]微寒。[普曰]神农、岐伯、黄帝、雷公:苦,无毒。李当之:小寒。[之才曰]黄芩、龙骨、理石为之使,恶菊花、玄参、白鲜皮、芫花、白僵蚕,畏款冬、牛膝,胜乌头,解巴豆毒。[权曰]忌猪肉,恶冷水。[敩曰]服此药至十两,不得食猪肉。若服至三年,一生不得食也。[时珍曰]道书言服黄连犯猪肉令人泄泻,而方家有猪肚黄连丸、猪脏黄连丸,岂只忌肉而不忌脏腑乎?

【主治】热气目痛,眦伤泣出。明目,肠澼、腹痛下痢,妇人阴中肿痛。久服令人不忘。《本经》。主五脏冷热,久下泄澼脓血,止消渴大惊,除水,利骨,调胃,厚肠,益胆,疗口疮。《别录》。治五劳七伤,益气,止心腹痛,惊悸烦躁,润心肺,长肉止血,天行热疾,止盗汗并疮疥。猪肚蒸为丸,治小儿疳气,杀虫。大明。羸瘦气急。藏器。治郁热在中,烦躁恶心,兀兀欲吐,心下痞满。元素。主心病逆而盛,心积伏梁。好古。去心窍恶血,解服药过剂烦闷及巴豆、轻粉毒。时珍。

【发明】[元素曰]黄连性寒味苦,气味俱厚,可升可降,阴中阳也,入手少阴经。其用有六:泻心脏火一也,去中焦湿热二也,诸疮必用三也,去风湿四也,赤眼暴发五也,止中部见血六也。张仲景治九种心下痞,五等泻心汤,皆用之。[成无已曰]苦入心,寒胜热,黄连、大黄之苦寒,以导心下之虚热。蛔得甘则动,得苦则安,黄连、黄柏之苦,以安蛔也。[好古曰]黄连苦燥,苦入心,火就燥。泻心者其实泻脾也,实则泻其子也。[震亨曰]黄连去中焦湿热而泻心火,若脾胃气虚,不能转运者,则以茯苓、黄芩代之。以猪胆汁拌炒,佐以龙胆草,则大泻肝胆之火。下痢胃口热禁口者,用黄连、人参煎汤,终日呷之。如吐再强饮,但得一呷下咽便好。[刘完素曰]古方以黄连为治痢之最。盖治痢惟宜辛苦寒药,辛能发散,开通郁结。苦能燥湿,寒能胜热,使气宣平而已。诸苦寒药多泄,惟黄连、黄柏性冷而燥,能降火去湿而止泻痢,故治痢以之为君。[宗奭曰]今人多用黄连治痢,盖执以苦燥之义。下俚但见肠虚渗泄,微似有血,便即用之,又不顾寒热多少,惟欲尽剂,由是多致危困。若气实初病,热多血痢,服之便止,不必尽剂。虚而冷者,慎勿轻用。[杲曰]诸痛痒疮疡,皆属心火。凡诸疮宜以黄连、当归为君,甘草、黄芩为佐。凡眼暴发赤肿,痛不可忍者,宜黄连、当归以酒浸煎之。宿食不消,心下痞满者,须用黄连、枳实。[颂曰]黄连治目方多,而羊肝丸尤奇异。今医家洗眼,以黄连、当归、芍药等分,用雪水或甜水煎汤热洗之,冷即再温,甚益眼目。但是风毒赤目花翳,用之无不神效。盖眼目之病。皆是血脉凝滞使然,故以行血药合黄连治之。血得热则行,故乘热洗也。[韩悉曰]火分之病,黄连为主,不但泻心火,而与芩、柏诸苦药例称者比也。目疾人,以人乳浸蒸,或点或服之。生用为君,佐以官桂少许,煎百沸,入蜜空心服之，能使心肾交于顷刻。入五苓、滑石，大治梦遗。以黄土、姜汁、酒、蜜四炒为君，以使君子为臣，白芍药酒煮为佐，广木香为使，治小儿五疳。以茱萸炒者，加木香等分，生大黄倍之，水丸，治五痢。此皆得制方之法也。[时珍曰]黄连治目及痢为要药。古方治痢，香连丸用黄连、木香，姜连散用干姜、黄连，变通丸用黄连、茱萸，姜黄散用黄连、生姜。治消渴，用酒蒸黄连。治伏暑，用酒煮黄连。治下血，用黄连、大蒜。治肝火，用黄连、茱萸。治口疮，用黄连、细辛。皆是一冷一热，一阴一阳，寒因热用，热因寒用，君臣相佐，阴阳相济，最得制方之妙，所以有成功而无偏胜之害也。[弘景曰]俗方多用黄连治痢及渴，道方服食长生。[慎微曰]刘宋王微《黄连赞》云：黄连味苦，左右相因。断凉涤暑，阐命轻身。缙云昔御，飞跸上旻。不行而至，吾闻其人。又梁江淹《黄连颂》云：黄连上草，丹砂之次。御孽辟妖，长灵久视。骖龙行天，驯马匝地。鸿飞以仪，顺道则利。[时珍曰]《本经》《别录》并无黄连久服长生之说，惟陶弘景言道方久服长生。《神仙传》载封君达、黑穴公，并服黄连五十年得仙。窃谓黄连大苦大寒之药，用之降火燥湿，中病即当止。岂可久服，使肃杀之令常行，而伐其生发冲和之气乎？《素问》载岐伯言：五味入胃，各归所喜攻。久而增气，物化之常也。气增而久，夭之由也。王冰注云：酸入肝为温，苦入心为热，辛入肺为清，咸入肾为寒，甘入脾为至阴而四气兼之，皆增其味而益其气，故各从本脏之气为用。所以久服黄连、苦参反热，从火化也。余味皆然。久则脏气偏胜，即有偏绝，则有暴夭之道。是以绝粒服饵之人不暴亡者，无五味偏助也。又秦观《与乔希圣论黄连书》云："闻公以眼疾饵黄连，至十数两犹不已，殆不可也。医经有久服黄连、苦参反热之说。此虽大寒，其味至苦，入胃则先归于心，久而不已，心火偏胜则热，乃其理也。况眼疾本于肝热，肝与心为子母。心火也，肝亦火也，肾孤脏也，人患一水不胜二火。岂可久服苦药，使心有所偏胜，是以火救火，其可乎？"秦公此书，盖因王公之说而推详之也。我明荆端王素多火病，医令服金花丸，乃芩、连、栀、柏四味，饵至数年，其火愈炽，遂至内障丧明。观此则寒苦之药，不但使人不能长生，久则气增偏胜，速夭之由矣。当以《素问》之言为法，陶氏道书之说，皆谬谈也。杨士瀛云：黄连能去心窍恶血。

【附方】旧二十二，新四十。**心经实热。**泻心汤：用黄连七钱，水一盏半，煎一盏，食远温服。小儿减之。《和剂局方》。**卒热心痛。**黄连八钱，㕮咀，水煎热服。《外台秘要》。**肝火为痛。**黄连姜汁炒，为末，粥糊梧子大。每服三十丸，白汤下。左金丸：用黄连六两，茱萸一两，同炒，为末，神曲糊丸梧子大。每服三四十丸，白汤下。丹溪方。**伏暑发热。**作渴呕恶，及赤白痢，消渴，肠风酒毒，泄泻诸病，并宜酒煮黄龙丸主之。川黄连一斤切，以好酒二升半，煮干焙研，糊丸梧子大。每服五十丸，熟水下，日三服。《和剂局方》。**阳毒发狂。**奔走不定。宣黄连、寒水石等分，为末。每服三钱，浓煎甘草汤下。易简方。**骨节积热。**渐渐黄瘦。黄连四分切，以童子小便五大合浸经宿，微煎三四沸，去滓，分作二服。《广利方》。**小儿疳热。**流注遍身疮蚀，或潮热，肚胀作渴，猪肚黄连丸。用猪肚一个洗净，宣黄连五两，切碎水和，纳入肚中缝定，放在五升粳米上蒸烂，石臼捣千杵，或入少饭同杵，丸绿豆大。每服二十丸，米饮下。仍服调血清心之药佐之。盖小儿之病，不出于疳，则出于热，常须识此。《直指方》。**三消骨蒸**。黄连末，以冬瓜自然汁浸一夜，晒干又浸，如此七次，为末，以冬瓜汁和丸梧子大。每服三四十丸，大麦汤下。寻常渴，只一服见效。《易简方》。**消渴尿多**。《肘后方》用黄连末，蜜丸梧子大。每服三十丸，白汤下。《宝鉴》用黄连半斤，酒一升浸，重汤内煮一伏时，取晒，为末，水丸梧子大。每服五十丸，温水下。崔氏治消渴，小便滑数如油。黄连五两，栝楼根五两，为末，生地黄汁丸梧子大。每牛乳下五十丸，日二服。忌冷水、猪肉。《总录》用黄连末，入猪肚内蒸烂，捣丸梧子大，饭饮下。**湿热水病**。黄连末，蜜丸梧子大。每服二丸至四五丸，饮下，日三四服。《范汪方》。**破伤风病**。黄连五钱，酒二盏，煎七分，入黄蜡三钱，溶化热服之。高文虎《蓼花洲闲录》。**小便白淫**。因心肾气不足，思想无穷所致。黄连、白茯苓等分，为末，酒糊丸梧子大。每服三十丸，煎补骨脂汤下，日三服。《普济方》。**热毒血痢**。宣黄连一两，水二升，煮取半升，露一宿，空腹热服，少卧将息，一二日即止。《千金方》。**赤痢久下**，累治不瘥。黄连一两，鸡子白和为饼，炙紫为末，以浆水三升，慢火煎成膏。每服半合，温米饮下。一方只以鸡子白和丸服。《胜金方》。**热毒赤痢**。黄连二两切，瓦焙令焦，当归一两焙，为末，入麝香少许。每服二钱，陈米饮下。佛智和尚在闽，以此济人。本事方。**赤白久痢**。并无寒热，只日久不止。用黄连四十九个，盐梅七个，入新瓶内烧烟尽，热研。每服二钱，盐米汤下。杨子建《护命方》。**赤白暴痢**。如鹅鸭肝者，痛不可忍。用黄连、黄芩各一两，水二升，煎一升，分三次热服。《经验方》。**冷热诸痢**。胡洽九盏汤：治下痢，不问冷热赤白，谷滞休息久下，悉主之。黄连长三寸三十枚，重一两半，龙骨如棋子大四枚，重一两，大附子一枚，干姜一两半，胶一两半，细切。以水五合着铜器中，去火三寸，煎沸便取下，坐土上，沸止，又上水五合，如此九上九下。纳诸药入水内，再煎沸，辄取下，沸止又上，九上九下，度可得一升，顿服即止。《图经本草》。**下痢腹痛**。赤白痢下，令人下部疼重，故名重下，日夜数十行，脐腹绞痛。以黄连一升，酒五升，煮取一升半，分再服，当止绞痛也。《肘后方》。**治痢香连丸**。李绛《兵部手集》治赤白诸痢，里急后重，腹痛。用宣黄连、青木香等分，捣筛，白蜜丸梧子大。每服二三十丸，空腹饮下，日再服，其效如神。久冷者，以煨蒜捣和丸之。不拘大人婴孺皆效。《易简方》：黄连茱萸炒过四两，木香面煨一两，粟米饭丸。钱仲阳香连丸：治小儿冷热痢，加煨熟诃子肉。又治小儿泻痢，加煨熟肉豆蔻。又治小儿气虚泻痢腹痛，加白附子尖。刘河间治久痢，加龙骨。朱丹溪治禁口痢，加石莲肉。王氏治痢渴，加乌梅肉，以阿胶化和为丸。**五疳八痢**。四治黄连丸：用连珠黄连一斤，分作四分，一分用酒浸炒，一分用自然姜汁炒，一分用吴茱萸汤浸炒，一分用益智仁同炒，去益智，研末。白芍药酒煮切焙四两，使君子仁焙四两，广木香二两，为末。蒸饼和丸绿豆大。每服三十丸，米饮食前下，日三服。忌猪肉冷水。《韩氏医通》。**伤寒下痢**。不能食者，黄连一升，乌梅二十枚去核，炙燥为末，蜡一棋子大，蜜一升、合煎，和丸梧子大。一服二十丸，日三服。又方：黄连二两，熟艾如鸭子大一团，水三升，煮取一升，顿服立止。并《肘后方》。**气痢后重**。里急或下泄。《杜壬方》姜连散：用宣连一两，干姜半两，各为末，收。每用连一钱，姜半钱，和匀，空心温酒下，或米饮下，神妙。《济生方》秘传香连丸：用黄连四两，木香二两，生姜四两，以姜铺砂锅底，次铺连，上铺香，新汲水三碗，煮焙研，醋调仓米糊为丸，如常，日服五次。**小儿下痢**。赤白多时，体弱不堪。以宣连用水浓煎，和蜜，日服五六次。《子母秘录》。**诸痢脾泄**。脏毒下血。雅州黄连半斤，去毛切，装肥猪大肠内，扎定，入砂锅中，以水酒煮烂，取连焙，研末，捣肠和丸梧子大。每服百丸，米汤下，极效。《直指方》。**湿痢肠风**。《百一选方》变通丸：治赤白下痢，日夜无度，及肠风下血。用川黄连去毛，吴茱萸汤泡过，各二两，同炒香，拣出各为末，以粟米饭和丸梧子大，各收。每服三十丸，赤痢甘草汤下黄连丸，白痢姜汤下茱萸丸，赤白痢各用十五丸，米汤下。此乃浙西何山纯老方，救人甚效。《局方》戊己丸：治脾胃受湿，下痢腹痛，米谷不化。用二味加白芍药，同炒研，蒸饼和丸服。**积热下血**。聚金丸治肠胃积热，或因酒毒下血，腹痛作渴，脉弦数。黄连四两，分作四分。一分生用，一分切炒，一分炮切，一分水浸晒研末。条黄芩一两，防风一两，为末，面糊丸如梧子大。每服五十丸，米泔浸枳壳水，食前送下。冬月加酒蒸大黄一两。《杨氏家藏方》。**脏毒下血**。黄连为末，独头蒜煨研，和丸梧子大，每空心陈米饮下四十丸。《济生方》。**酒痔下血**。黄连酒浸，煮熟为末，酒糊丸梧子大。每服三四十丸，白汤下。一方用自然姜汁浸焙炒。《医学集成》。**鸡冠痔**[①]**疾**。黄连末傅之。加赤小豆末尤良。《斗门方》。**痔病秘结**。用此宽肠。黄连、枳壳等分，为末，糊丸梧子大。每服五十丸，空心米饮下。《医方大成》。**痢痔脱肛**。冷水调黄连末涂之，良。《经验良方》。**脾积食泄**。川黄连二两，为末，大蒜捣和丸梧子大。每服五十丸，白汤下。《活人心统》。**水泄脾泄**。神圣香黄散：宣连一两，生姜四两，同以文火炒至姜脆，各自拣出为末。水泄用姜末，脾泄用连末，每服二钱，空心白汤下。甚者不过二服。亦治痢疾。《博济方》。**吐血不止**。黄连一两，捣散。每服一钱，水七分，入豉二十粒，煎至五分，去滓温服。大人、小儿皆治。《简要济众方》。**眼目诸病**。胜金黄连丸：用宣连不限多少，捶碎，以新汲水一大碗，浸六十日，绵滤取汁，入原碗内，重汤上熬之，不住搅之，候干。即穿地坑子可深一尺，以瓦铺底，将熟艾四两坐在瓦上，以火然之。以药碗覆上，四畔泥封，开孔出烟尽，取刮下，丸小豆大，每甜竹叶汤下十丸。刘禹锡《传信方》羊肝丸：治男女肝经不足，风热上攻，头目昏暗羞明，及障翳青盲。用黄连末一两，羊子肝一具，去膜，擂烂和丸梧子大。每食后暖浆水吞十四丸，连作五剂瘥。昔崔承元活一死囚，囚后病死。一旦崔病内障逾年，半夜独坐，闻阶除悉窣之声，问之。答曰：是昔蒙活之囚，今故报恩。遂告以此方而没。崔服之，不数月，眼复明。因传

① 鸡冠痔：病证名。指痔核连生如鸡冠状之痔疮病证。

于世。暴赤眼痛。宣黄连剉，以鸡子清浸，置地下一夜，次早滤过，鸡羽蘸滴目内。又方：苦竹两头留节，一头开小孔，入黄连片在内，油纸封，浸井中一夜。次早服竹节内水，加片脑少许，外洗之。《海上方》用黄连、冬青叶煎汤洗之。《选奇方》用黄连、干姜、杏仁等分，为末，绵包浸汤，闭目乘热淋洗之。小儿赤眼。水调黄连末，贴足心，甚妙。《全幼心鉴》烂弦风眼。黄连十文，槐花、轻粉少许，为末，男儿乳汁和之，饭上蒸过，帛裹，熨眼上，三四次即效，屡试有验。《仁存方》。目卒痒痛。乳汁浸黄连，频点眦中。《抱朴子》云：治目中百病。《外台秘要》。泪出不止。黄连浸浓汁渍拭之。《肘后方》。牙痛恶热。黄连末掺之，立止。《李楼奇方》。口舌生疮。《肘后》用黄连煎酒，时含呷之。赴筵散：用黄连、干姜等分，为末掺之。小儿口疳。黄连、芦荟等分，为末，每蜜汤服五分。走马疳，入蟾灰等分，青黛减半，麝香少许。《简便方》。小儿鼻䘌。鼻下两道赤色，有疳。以米泔洗净，用黄连末傅之，日三四次。张杰《子母秘录》。小儿月蚀[1]。生于耳后。黄连末傅之。同上。小儿食土。取好黄土，煎黄连汁搜之，晒干与食。姚和众《童子秘诀》。预解胎毒。小儿初生，以黄连煎汤浴之，不生疮及丹毒。又方：未出声时，以黄连煎汁灌一匙，令终身不出斑。已出声者灌之，斑虽发亦轻。此祖方也。王海藏《汤液本草》。腹中儿哭。黄连煎浓汁，母常呷之。《熊氏补遗》。因惊胎动。出血。取黄连末酒服方寸匕，日三服。《子母秘录》。妊娠子烦。口干不得卧。黄连末每服一钱，粥饮下。或酒蒸黄连丸亦妙。《妇人良方》。痈疽肿毒。已溃未溃皆可用。黄连、槟榔等分，为末，以鸡子清调搽之。王氏《简易方》。中巴豆毒。下利不止。黄连、干姜等分，为末，水服方寸匕。《肘后方》。

【按语】《纲目》以黄连为本药正名。《中药学》药名同此，作为清热药中之清热燥湿药。本品为毛茛科植物黄连、三角叶黄连或云连的干燥根茎。

胡黄连《开宝》

根

【气味】苦，平，无毒。[恭曰]大寒。恶菊花、玄参、白鲜皮，解巴豆毒。忌猪肉，令人漏精。

【主治】补肝胆，明目，治骨蒸劳热，三消，五心烦热，妇人胎蒸，虚惊，冷热泄痢，五痔。厚肠胃，益颜色。浸人乳汁，点目甚良。苏恭。治久痢成疳，小儿惊痫，寒热不下食，霍乱下痢，伤寒咳嗽，温疟，理腰肾，去阴汗。《开宝》。去果子积。震亨。

【附方】旧二，新一十三。伤寒劳复。身热，大小便赤如血色。用胡黄连一两，山栀子二两，去壳，入蜜半两，拌和，炒令微焦为末，用猪胆汁和丸梧子大。每服十丸，用生姜二片，乌梅一个，童子小便三合，浸半日去滓，食后暖小便令温吞之，卧时再服，甚效。苏颂《图经本草》。小儿潮热。往来盗汗。用南番胡黄连、柴胡等

[1] 月蚀：病证名。指发生于耳、鼻、面及下部孔窍之侧的疮病证。以小儿生于耳侧者为多，疮久不愈则成疳。

分，为末。炼蜜丸芡子大。每服一丸至五丸，安器中，以酒少许化开，更入水五分，重汤煮二三十沸，和滓服。孙兆《秘宝方》。**小儿疳热**。肚胀潮热发焦，不可用大黄、黄芩伤胃之药，恐生别证。以胡黄连五钱，灵脂一两，为末，雄猪胆汁和丸绿豆大。米饮服，每服一二十丸。《全幼心鉴》。**肥热疳疾**。胡黄连丸：用胡黄连、黄连各半两，朱砂二钱半，为末，入猪胆内扎定，以杖子钓悬于砂锅内，浆水煮一炊久，取出研烂，入芦荟、麝香各一分，饭和丸麻子大。每服五七丸至一二十丸，米饮下。钱乙《小儿方诀》。**五心烦热**。胡黄连末，米饮服一钱。《易简方》。**小儿疳泻**。冷热不调。胡黄连半两，绵姜一两炮，为末。每服半钱，甘草节汤下。《卫生总微论》。**小儿自汗**。盗汗，潮热往来。胡黄连、柴胡等分，为末，蜜丸芡子大。每用一二丸，水化开，入酒少许，重汤煮一二十沸，温服。《保幼大全》。**小儿黄疸**。胡黄连、川黄连各一两，为末，用黄瓜一个，去瓤留盖，入药在内合定，面裹煨熟，去面，捣丸绿豆大，每量大小温水下。《总微论》。**吐血衄血**。胡黄连、生地黄等分，为末，猪胆汁丸梧子大，卧时茅花汤下五十丸。《普济方》。**血痢不止**。胡黄连、乌梅肉、灶下土等分，为末，腊茶清下。《普济方》。**热痢腹痛**。胡黄连末，饭丸梧子大。每米汤下三十丸。鲜于枢《钩玄》。**婴儿赤目**。茶调胡黄连末，涂手足心，即愈。《济急仙方》。**痈疽疮肿**。已溃未溃皆可用之。胡黄连、穿山甲烧存性，等分为末，以茶或鸡子清调涂。《简易方》。**痔疮疼肿**。不可忍者，胡黄连末，鹅胆汁调搽之。孙氏《集效方》。**血余怪病**。方见木部"茯苓"下。

【按语】《纲目》以胡黄连为本药正名。《中药学》药名同此，作为清热药中之清虚热药。本品为玄参科植物胡黄连的干燥根茎。

黄芩《本经》

根

【气味】苦，平，无毒。［《别录》曰］大寒。［普曰］神农、桐君、雷公：苦，无毒。李当之：小温。［杲曰］可升可降，阴也。［好古曰］气寒，味微苦而甘，阴中微阳，入手太阴血分。［元素曰］气凉，味苦、甘，气厚味薄，浮而升，阳中阴也，入手少阳、阳明经。酒炒则上行。［之才曰］山茱萸、龙骨为之使，恶葱实，畏丹砂、牡丹、藜芦。得厚朴、黄连，止腹痛。得五味子、牡蛎，令人有子。得黄芪、白蔹、赤小豆，疗鼠瘘。［时珍曰］得酒，上行。得猪胆汁，除肝胆火。得柴胡，退寒热。得芍药，治下痢。得桑白皮，泻肺火。得白术，安胎。

【主治】诸热黄疸，肠澼泄痢，逐水，下血闭，恶疮疽蚀，火疡。《本经》。疗痰热，胃中热，小腹绞痛，消谷，利小肠，女子血闭，淋露下血，小儿腹痛。《别录》。治热毒骨蒸，寒热往来，肠胃不利，破拥气，治五淋，令人宣畅，去关节烦闷，解热渴。甄权。下气，主天行热疾，丁疮排脓，治乳痈发背。大明。凉心，治肺中湿热，泻肺火上逆，疗上热，目中肿赤，瘀血壅盛，上部积血，补膀胱寒水，安胎，养阴退阳。元素。治风热湿热头痛，奔豚热痛，火咳肺痿喉腥，诸失血。时珍。

【发明】［杲曰］黄芩之中枯而飘者，泻肺火，利气消痰，除风热，清肌表之热；

细实而坚者，泻大肠火，养阴退阳，补膀胱寒水，滋其化源。高下之分与枳实、枳壳同例。［元素曰］黄芩之用有九：泻肺热一也，上焦皮肤风热风湿二也，去诸热三也，利胸中气四也，消痰膈五也，除脾经诸湿六也，夏月须用七也，妇人产后养阴退阳八也，安胎九也。酒炒上行，主上部积血，非此不能除。下痢脓血，腹痛后重，身热久不能止者，与芍药、甘草同用之。凡诸疮痛不可忍者，宜芩、连苦寒之药，详上下分身稍及引经药用之。［震亨曰］黄芩降痰，假其降火也。凡去上焦湿热，须以酒洗过用。片芩泻肺火，须用桑白皮佐之。若肺虚者，多用则伤肺，必先以天门冬保定肺气而后用之。黄芩、白术乃安胎圣药，俗以黄芩为寒而不敢用，盖不知胎孕宜清热凉血。血不妄行，乃能养胎。黄芩乃上中二焦药，能降火下行，白术能补脾也。［罗天益曰］肺主气，热伤气，故身体麻木。又五臭入肺为腥，故黄芩之苦寒，能泻火补气而利肺，治喉中腥臭。［颂曰］张仲景治伤寒心下痞满泻心汤，凡四方皆用黄芩，以其主诸热、利小肠故也。又太阳病下之利不止，喘而汗出者，有葛根黄芩黄连汤，及主妊娠安胎散，亦多用之。［时珍曰］洁古张氏言黄芩泻肺火，治脾湿；东垣李氏言片芩治肺火，条芩治大肠火；丹溪朱氏言黄芩治上中二焦火。而张仲景治少阳证小柴胡汤，太阳少阳合病下利黄芩汤，少阳证下后心下满而不痛泻心汤，并用之。成无己言黄芩苦而入心，泄痞热。是黄芩能入手少阴阳明、手足太阴少阳六经矣。盖黄芩气寒味苦，色黄带绿，苦入心，寒胜热，泻心火，治脾之湿热，一则金不受刑，一则胃火不流入肺，即所以救肺也。肺虚不宜者，苦寒伤脾胃，损其母也。少阳之证，寒热，胸胁痞满，默默不欲饮食，心烦呕，或渴或否，或小便不利。虽曰病在半表半里，而胸胁痞满，实兼心肺上焦之邪。心烦喜呕，默默不欲饮食，又兼脾胃中焦之证。故用黄芩以治手足少阳相火，黄芩亦少阳本经药也。成无己注《伤寒论》，但云柴胡、黄芩之苦，以发传邪之热，芍药、黄芩之苦，以坚敛肠胃之气，殊昧其治火之妙。杨士瀛《直指方》云：柴胡退热，不及黄芩。盖亦不知柴胡之退热，乃苦以发之，散火之标也；黄芩之退热，乃寒能胜热，折火之本也。仲景又云：少阳证腹中痛者，去黄芩，加芍药。心下悸，小便不利者，去黄芩，加茯苓。似与《别录》治“少腹绞痛”“利小肠”之文不合。成氏言黄芩寒中，苦能坚肾，故去之，盖亦不然。至此当以意逆之，辨以脉证可也。若因饮寒受寒，腹中痛，及饮水心下悸，小便不利，而脉不数者，是里无热证，则黄芩不可用也。若热厥腹痛，肺热而小便不利者，黄芩其可不用乎？故善观书者，先求之理，毋徒泥其文。昔有人素多酒欲，病少腹绞痛不可忍，小便如淋，诸药不效。偶用黄芩、木通、甘草三味煎服，遂止。王海藏言有人因虚服附子药多，病小便闭，服芩、连药而愈。此皆热厥之痛也，学者其可拘乎？予年二十时，因感冒咳嗽既久，且犯戒，遂病骨蒸发热，肤如火燎，每日吐痰碗许。暑月烦渴，寝食几废，六脉浮洪。遍服柴胡、麦门冬、荆沥诸药，月余益剧，皆以为必死矣。先君偶思李东垣治肺热如火燎，烦躁引饮而昼盛者，气分热也。宜一味黄芩汤，以泻肺经气分之火。遂按方用片芩一两，水二钟，煎一钟，顿服。次日身热尽退，而痰嗽皆愈。药中肯綮，如鼓应桴。

医中之妙，有如此哉。

【附方】旧三，新一十四。**三黄丸**。孙思邈《千金方》云：巴郡太守奏，加减三黄丸疗男子五痨七伤，消渴，不生肌肉，妇人带下，手足寒热，泻五脏火。春三月，黄芩四两，大黄三两，黄连四两；夏三月，黄芩六两，大黄一两，黄连七两；秋三月，黄芩六两，大黄三两，黄连三两；冬三月，黄芩三两，大黄五两，黄连二两。三物随时合捣下筛，蜜丸乌豆大。米饮每服五丸，日三。不知，增至七丸。服一月病愈，久服走及奔马，人用有验。禁食猪肉。《图经本草》。**三补丸**。治上焦积热，泻五脏火。黄芩、黄连、黄柏等分，为末，蒸饼丸梧子大，每白汤下二三十丸。《丹溪纂要》。**肺中有火**。清金丸：用片芩炒为末，水丸梧子大。每服二三十丸，白汤下。同上。**肤热如燎**。方见"发明"下。**小儿惊啼**。黄芩、人参等分，为末。每服一字，水饮下。《普济方》。**肝热生翳**。不拘大人小儿。黄芩一两，淡豉三两，为末。每服三钱，以熟猪肝裹吃，温汤送下，日二服。忌酒面。《卫生家宝方》。**少阳头痛**。亦治太阳头痛，不拘偏正。小清空膏：用片黄芩酒浸透，晒干为末。每服一钱，茶酒任下。东垣《兰室秘藏》。**眉眶作痛**。风热有痰。黄芩酒浸、白芷等分，为末。每服二钱，茶下。《洁古家珍》。**吐血衄血**。或发或止，积热所致。黄芩一两，去中心黑朽者，为末。每服三钱，水一盏，煎六分，和滓温服。《圣惠方》。**吐衄下血**。黄芩三两，水三升，煎一升半，每温服一盏。亦治妇人漏下血。庞安时《总病论》。**血淋热痛**。黄芩一两，水煎热服。《千金方》。**经水不断**。芩心丸：治妇人四十九岁已后，天癸当住，每月却行，或过多不止。用条芩心二两，米醋浸七日，炙干又浸，如此七次，为末，醋糊丸梧子大。每服七十丸，空心温酒下，日二次。《瑞竹堂方》。**崩中下血**。黄芩为细末，每服一钱，霹雳酒下。以秤锤烧赤，淬酒中也。许学士云：崩中多用止血及补血药。此方乃治阳乘于阴，所谓天暑地热，经水沸溢者也。《本事方》。**安胎清热**。条芩、白术等分，炒为末，米饮和丸梧子大。每服五十丸，白汤下。或加神曲。凡妊娠调理，以四物去地黄，加白术、黄芩为末，常服甚良。《丹溪纂要》。**产后血渴**。饮水不止。黄芩、麦门冬等分，水煎温服，无时。《杨氏家藏方》。**灸疮血出**。一人灸火至五壮，血出不止如尿，手冷欲绝。以酒炒黄芩二钱为末，酒服即止。李楼《怪证奇方》。**老小火丹**。黄芩末，水调涂之。《梅师方》。

【按语】《纲目》以黄芩为本药正名。《中药学》药名同此，作为清热药中之清热燥湿药。本品为唇形科植物黄芩的干燥根。

秦艽《本经》

根

【气味】苦，平，无毒。[《别录》曰]辛，微温。[大明曰]苦，冷。[元素曰]气微温，味苦、辛，阴中微阳，可升可降，入手阳明经。[之才曰]菖蒲为之使，畏牛乳。

【主治】寒热邪气，寒湿风痹，肢节痛，下水，利小便。《本经》。疗风，无问久新，通身挛急。《别录》。传尸骨蒸，治疳及时气。大明。牛乳点服，利大小便，疗酒黄黄疸，解酒毒，去头风。甄权。除阳明风湿，及手足不遂，口噤，牙痛口疮，肠风泻血，养血荣筋。元素。泄热，益胆气。好古。治胃热，虚劳发热。时珍。

【发明】［时珍曰］秦艽，手足阳明经药也，兼入肝胆，故手足不遂，黄疸烦渴之病须之，取其去阳明之湿热也。阳明有湿，则身体酸疼烦热；有热，则日晡潮热骨蒸。所以《圣惠方》治急劳烦热，身体酸疼，用秦艽、柴胡各一两，甘草五钱，为末，每服三钱，白汤调下。治小儿骨蒸潮热，减食瘦弱，用秦艽、炙甘草各一两，每用一二钱，水煎服之。钱乙加薄荷叶五钱。

【附方】旧五，新六。五种黄疸。崔元亮《海上方》云：凡黄有数种。伤酒发黄，误食鼠粪亦作黄。因劳发黄，多痰涕，目有赤脉，益憔悴，或面赤恶心者是也。用秦艽一大两，剉作两帖。每帖用酒半升，浸绞取汁，空腹服，或利便止。就中饮酒人易治，屡用得力。《贞元广利方》治黄病内外皆黄，小便赤，心烦口干者。以秦艽三两，牛乳一大升，煮取七合，分温再服。此方出于许仁则。又《孙真人方》加芒硝六钱。暴泻引饮。秦艽二两，甘草炙半两。每服三钱，水煎服。《圣惠方》。伤寒烦渴。心神躁热。用秦艽一两，牛乳一大盏，煎六分，分作二服。《太平圣惠方》。急劳烦热。方见“发明”下。小儿骨蒸。同上。小便艰难。或转胞，腹满闷，不急疗，杀人。用秦艽一两，水一盏，煎六分，分作二服。又方：加冬葵子等分，为末，酒服一匕。《圣惠方》。胎动不安。秦艽、甘草炙、鹿角胶炒，各半两，为末。每服三钱，水一大盏，糯米五十粒，煎服。又方：秦艽、阿胶炒、艾叶等分，如上煎服。《圣惠方》。发背初起。疑似者。便以秦艽、牛乳煎服，得快利三五行，即愈。崔元亮《海上集验方》。疮口不合。一切皆治。秦艽为末掺之。《直指方》。

【按语】《纲目》以秦艽为本药正名。《中药学》药名同此，作为祛风湿药中之祛风湿热药。本品为龙胆科植物秦艽、麻花秦艽、粗茎秦艽或小秦艽的干燥根。

茈胡《本经》

根

【气味】苦，平，无毒。［《别录》曰］微寒。［普曰］神农、岐伯、雷公：苦，无毒。［大明曰］甘。［元素曰］气味俱轻，阳也，升也，少阳经药，引胃气上升。苦寒以发散表热。［杲曰］升也，阴中之阳，手足少阳、厥阴四经引经药也。在脏主血，在经主气。欲上升则用根，以酒浸。欲中及下降则用梢。［之才曰］半夏为之使，恶皂荚，畏女菀、藜芦。［时珍曰］行手足少阳，以黄芩为佐；行手足厥阴，以黄连为佐。

【主治】心腹肠胃中结气，饮食积聚，寒热邪气，推陈致新。久服轻身，明目益精。《本经》。除伤寒心下烦热，诸痰热结实，胸中邪气，五脏间游气，大肠停积，水胀及湿痹拘挛，亦可作浴汤。《别录》。治热劳骨节烦疼，热气肩背疼痛，劳乏羸瘦，下气消食，宣畅气血，主时疾内外热不解，单煮服之良。甄权。补五劳七伤，除烦止惊，益气力，消痰止嗽，润心肺，添精髓，健忘。大明。除虚劳，散肌热，去早晨潮热，寒热往来，胆瘅[①]，妇人产前产后诸热，心下痞，胸胁痛。元素。治阳气下陷，平肝

① 胆瘅：病证名。指胆气虚所致的口苦病证。

胆三焦包络相火，及头痛眩运，目昏赤痛障翳，耳聋鸣，诸疟，及肥气寒热，妇人热入血室，经水不调，小儿痘疹余热，五疳羸热。时珍。

【发明】[之才曰]柴胡得桔梗、大黄、石膏、麻子仁、甘草、桂，以水一斗，煮取四升，入硝石三方寸匕，疗伤寒寒热头痛，心下烦满。[颂曰]张仲景治伤寒，有大小柴胡，及柴胡加龙骨、柴胡加芒硝等汤，故后人治寒热，此为最要之药。[杲曰]能引清气而行阳道，伤寒外，诸有热则加之，无热则不加也。又能引胃气上行，升腾而行春令者宜加之。又凡诸疟，以柴胡为君，随所发时所在经分，佐以引经之药。十二经疮疽中，须用柴胡以散诸经血结气聚，功与连翘同也。[好古曰]柴胡能去脏腑内外俱乏，既能引清气上行而顺阳道，又入足少阳。在经主气，在脏主血。前行则恶热，却退则恶寒，惟气之微寒，味之薄者，故能行经。若佐以三棱、广茂、巴豆之类，则能消坚积，是主血也。妇人经水适来适断，伤寒杂病，易老俱用小柴胡汤，加以四物之类，并秦艽、牡丹皮辈，为调经之剂。又言妇人产后血热必用之药也。[宗奭曰]柴胡，《本经》并无一字治劳，今人治劳方中鲜有不用者。呜呼！凡此误世甚多。尝原病劳，有一种其脏虚损，复受邪热，因虚而致劳，故曰劳者牢也，当须斟酌用之。如《经验方》中治劳热青蒿煎之用柴胡，正合宜尔，服之无不效，热去即须急止。若或无热，得此愈甚，虽至死，人亦不怨，目击甚多。《日华子》又谓补五劳七伤，《药性论》亦谓治劳乏羸瘦。若此等病，苟无实热，医者执而用之，不死何待？注释本草，一字亦不可忽。盖万世之后，所误无穷，可不谨哉？如张仲景治寒热往来如疟状，用柴胡汤，正合其宜也。[时珍曰]劳有五劳，病在五脏。若劳在肝、胆、心及包络有热，或少阳经寒热者，则柴胡乃手足厥阴、少阳必用之药。劳在脾胃有热，或阳气下陷，则柴胡乃引清气、退热必用之药。惟劳在肺、肾者，不用可尔。然东垣李氏言诸有热者宜加之，无热则不加。又言诸经之疟，皆以柴胡为君。十二经疮疽，须用柴胡以散结聚。则是肺疟、肾疟，十二经之疮，有热者皆可用之矣。但要用者精思病原，加减佐使可也。寇氏不分脏腑经络有热无热，乃谓柴胡不治劳乏，一概摈斥，殊非通论。如《和剂局方》治上下诸血，龙脑鸡苏丸，用银柴胡浸汁熬膏之法，则世人知此意者鲜矣。按庞元英《谈薮》云：张知阁久病疟，热时如火，年余骨立。医用茸、附诸药，热益甚。召医官孙琳诊之。琳投小柴胡汤一帖，热减十之九，三服脱然。琳曰：此名劳疟，热从髓出，加以刚剂，气血愈亏，安得不瘦？盖热有在皮肤、在脏腑、在骨髓，非柴胡不可。若得银柴胡，只须一服；南方者力减，故三服乃效也。观此则得用药之妙的矣。寇氏之说，可尽凭乎。

【附方】旧一，新五。伤寒余热。伤寒之后，邪入经络，体瘦肌热，推陈致新，解利伤寒时气伏暑，仓卒并治，不论长幼。柴胡四两，甘草一两，每用三钱，水一盏煎服。许学士《本事方》。小儿骨热。十五岁以下，遍身如火，日渐黄瘦，盗汗咳嗽烦渴。柴胡四两，丹砂三两，为末，豮猪胆汁拌和，饭上蒸熟，丸绿豆大。每服一丸，桃仁、乌梅汤下，日三服。《圣济总录》。虚劳发热。柴胡、人参等分，每服三钱，姜、枣同水煎服。《澹寮方》。湿热黄疸。柴胡一两，甘草二钱半，作一剂，以水一碗，白茅根一握，煎至七分，任意时时服，一日尽。孙尚药《秘宝方》。眼目昏暗。柴胡六铢，决明子十八铢，治筛，人乳汁和，傅目上，久久夜见五色。《千金方》。积热下痢。柴胡、黄芩等分，半酒半水煎七分，浸冷，空心服之。《济急方》。

【按语】《纲目》以"茈胡"为本药正名，包括柴胡与银柴胡。《中药学》分别收入两药，柴胡作为解表药中之发散风热药，银柴胡作为清热药中之清虚热药。柴胡为伞形科植物柴胡或狭叶柴胡的干燥根；银柴胡为石竹科植物银柴胡的干燥根。

前胡《别录》

根

【气味】苦，微寒，无毒。[权曰]甘、辛、平。[之才曰]半夏为之使，恶皂荚，畏藜芦。

【主治】痰满，胸胁中痞，心腹结气，风头痛，去痰下气，治伤寒寒热，推陈致新，明目益精。《别录》。能去热实及时气内外俱热，单煮服之。甄权。治一切气，破癥结，开胃下食，通五脏，主霍乱转筋，骨节烦闷，反胃呕逆，气喘咳嗽，安胎，小儿一切疳气。大明。清肺热，化痰热，散风邪。时珍。

【发明】[时珍曰]前胡味甘、辛，气微平，阳中之阴，降也。乃手足太阴、阳明之药，与柴胡纯阳上升，入少阳、厥阴者不同也。其功长于下气，故能治痰热喘嗽、痞膈呕逆诸疾，气下则火降，痰亦降矣。所以有推陈致新之绩，为痰气要药。陶弘景言其与柴胡同功，非矣。治证虽同，而所入所主则异。

【附方】旧一。小儿夜啼。前胡捣筛，蜜丸小豆大。日服一丸，熟水下，至五六丸，以瘥为度。《普济方》。

【按语】《纲目》以前胡为本药正名。《中药学》药名同此，作为化痰止咳平喘药中之清化热痰药。本品为伞形科植物白花前胡或紫花前胡的干燥根。

防风《本经》

【气味】甘，温，无毒。[《别录》曰]辛，无毒。叉头者令人发狂，叉尾者发人痼疾。[普曰]神农、黄帝、岐伯、桐君、雷公、扁鹊：甘，无毒。李当之：小寒。[元素曰]味辛而甘，气温，气味俱薄，浮而升，阳也。手足太阳经之本药。[好古曰]又行足阳明、太阴二经，为肝经气分药。[杲曰]防风能制黄芪，黄芪得防风其功愈大，乃相畏而相使者也。[之才曰]得葱白能行周身，得泽泻、藁本疗风，得当归、芍药、阳起石、禹余粮疗妇人子脏风。畏萆薢，杀附子毒，恶藜芦、白蔹、干姜、芫花。

【主治】大风，头眩痛，恶风，风邪目盲无所见，风行周身，骨节疼痛。久服轻身。《本经》。烦满胁痛，风头面去来，四肢挛急，字乳金疮内痉。《别录》。治三十六般风，男子一切劳劣，补中益神，风赤眼，止冷泪及瘫痪，通利五脏关脉，五劳七伤，羸损盗汗，心烦体重，能安神定志，匀气脉。大明。治上焦风邪，泻肺实，散头目中滞气，经络中留湿，主上部见血。元素。搜肝气。好古。

【发明】[元素曰]防风，治风通用，身半已上风邪用身，身半已下风邪用梢，治风去湿之仙药也，风能胜湿故尔。能泻肺实，误服泻人上焦元气。[杲曰]防风治一身尽痛，乃卒伍卑贱之职，随所引而至，乃风药中润剂也。若补脾胃，非此引用不能行。凡脊痛项强，不可回顾，腰似折，项似拔者，乃手足太阳证，正当用防风。凡疮在胸膈已上，虽无手足太阳证，亦当用之，为能散结，去上部风。病人身体拘倦者，风也，诸疮见此证亦须用之。钱仲阳泻黄散中倍用防风者，乃于土中泻木也。

【附方】旧二，新九。自汗不止。防风去芦，为末，每服二钱，浮麦煎汤服。《朱氏集验方》：防风用麸炒，猪皮煎汤下。睡中盗汗。防风二两，芎䓖一两，人参半两，为末。每服三钱，临卧饮下。《易简方》。消风顺气。老人大肠秘涩，防风、枳壳麸炒一两，甘草半两，为末，每食前白汤服二钱。《简便方》。偏正头风。防风、白芷等分，为末，炼蜜丸弹子大。每嚼一丸，茶清下。《普济方》。破伤中风。牙关紧急，天南星、防风等分，为末。每服二三匙，童子小便五升，煎至四升，分二服，即止也。《经验后方》。小儿解颅。防风、白及、柏子仁等分，为末。以乳汁调涂，一日一换。《养生主论》。妇人崩中。独圣散：用防风去芦头，炙赤为末。每服一钱，以面糊酒调下，更以面糊酒投之，此药累经效验。一方加炒黑蒲黄等分。《经验后方》。解乌头毒。附子、天雄毒。并用防风煎汁饮之。《千金方》。解芫花毒。同上。解野菌毒。同上。解诸药毒。已死，只要心间温暖者，乃是热物犯之，只用防风一味，擂冷水灌之。《万氏积善堂方》

【按语】《纲目》以防风为本药正名。《中药学》药名同此，作为解表药中之发散风寒药。本品为伞形科植物防风的干燥根。

独活《本经》

根

【气味】苦、甘，平，无毒。[《别录》曰]微温。[权曰]苦、辛。[元素曰]独活微温，甘、苦、辛，气味俱薄，浮而升，阳也，足少阴行经气分之药。羌活性温，辛、苦，气味俱薄，浮而升，阳也，手足太阳行经风药，并入足厥阴、少阴经气分。[之才曰]豚实为之使。[弘景曰]药无豚实，恐是蠡实也。

【主治】风寒所击，金疮止痛，奔豚痫痓，女子疝瘕。久服轻身耐老。《本经》。疗诸贼风，百节痛风，无问久新。《别录》。独活：治诸中风湿冷，奔喘逆气，皮肤苦痒，手足挛痛，劳损，风毒齿痛。羌活：治贼风失音不语，多痒，手足不遂，口面㖞斜，遍身𤸷痹，血癞[①]。甄权。羌独活：治一切风并气，筋骨挛拳，骨节酸疼，头旋目赤疼痛，五劳七伤，利五脏及伏梁水气。大明。治风寒湿痹，酸痛不仁，诸风掉眩，颈项难伸。李杲。去肾间风邪，搜肝风，泻肝气，治项强腰脊痛。好古。散痈疽败血。元素。

【发明】[恭曰]疗风宜用独活，兼水宜用羌活。[刘完素曰]独活不摇风而治

① 血癞：病证名。亦称乌癞。指以皮肤苦痒如虫行，皮肉中起块如桃李核，隐疹赤黑，眼前见物如垂丝，心中惊恐，手足顽痹，针刺不痛，肘如绳缚，脚不得踏地为主要表现之麻风病证。

风，浮萍不沉水而利水，因其所胜而为制也。[张元素曰]风能胜湿，故羌活能治水湿。独活与细辛同用，治少阴头痛。头运目眩，非此不能除。羌活与川芎同用，治太阳、少阴头痛，透关利节，治督脉为病，脊强而厥。[好古曰]羌活乃足太阳、厥阴、少阴药，与独活不分二种。后人因羌活气雄，独活气细。故雄者治足太阳风湿相搏，头痛、肢节痛、一身尽痛者，非此不能除，乃却乱反正之主君药也。细者治足少阴伏风，头痛、两足湿痹、不能动止者，非此不能治，而不治太阳之证。[时珍曰]羌活、独活皆能逐风胜湿，透关利节，但气有刚劣不同尔。《素问》云：从下上者，引而去之。二味苦辛而温，味之薄者，阴中之阳，故能引气上升，通达周身而散风胜湿。按《史系》曰：唐刘师贞之兄病风，梦神人曰，但取胡王使者浸酒服便愈。师贞访问皆不晓。复梦其母曰：胡王使者，即羌活也。求而用之，兄疾遂愈。[嘉谟曰]羌活本手足太阳表里引经之药，又入足少阴、厥阴。名列君部之中，非比柔懦之主。小无不入，大无不通。故能散肌表八风之邪，利周身百节之痛。

【附方】旧七，新七。中风口噤。通身冷，不知人。独活四两，好酒一升，煎半升服。《千金方》。中风不语。独活一两，酒二升，煎一升，大豆五合，炒有声，以药酒热投，盖之良久，温服三合，未瘥再服。陈延之《小品方》。热风瘫痪。常举发者，羌活二斤，构子一升，为末。每酒服方寸匕，日三服。《广济方》。产后中风。语涩，四肢拘急。羌活三两，为末。每服五钱，酒、水各一盏，煎减半服。《小品方》。产后风虚。独活、白鲜皮各三两，水三升，煮取一升半，分三服。耐酒者入酒同煮。《小品方》。产后腹痛。羌活二两，煎酒服。《必效方》。产肠脱出。方同上。《子母秘录》。妊娠浮肿。羌活、萝卜子同炒香，只取羌活为末。每服二钱，温酒调下，一日一服，二日二服，三日三服。乃嘉兴主簿张昌时所传。许学士《本事方》。风水浮肿。方同上。历节风痛。独活、羌活、松节等分，用酒煮过，每日空心饮一杯。《外台秘要》。风牙肿痛。《肘后方》用独活煮酒热漱之。文潞公《药准》用独活、地黄各三两，为末。每服三钱，水一盏煎，和滓温服，卧时再服。喉闭口噤。羌活三两，牛蒡子二两，水煎一钟，入白矾少许，灌之取效。《圣济录》。睛垂至鼻。人睛忽垂出至鼻，如黑角色，痛不可忍，或时时大便血出，痛，名曰肝胀。用羌活煎汁，服数盏自愈。夏子益《奇疾方》。太阳头痛。羌活、防风、红豆等分，为末，嗜鼻。《玉机微义》。

【按语】《纲目》以独活为本药正名，包括独活与羌活。《中药学》分别收两个药。独活作为祛风湿药中之祛风寒湿药，羌活作解表药中之发散风寒药。独活为伞形科植物重齿毛当归的干燥根，羌活为伞形植物羌活或宽叶羌活的干燥根茎及根。

升麻《本经》

根

【气味】甘、苦，平、微寒，无毒。[元素曰]性温，味辛微苦，气味俱薄，浮而升，阳也，为足阳明、太阴引经的药。得葱白、白芷，亦入手阳明、太阴。[杲曰]引葱白，散手阳明风邪。引石膏，止阳明齿痛。人参、黄芪，非此引之，不能上行。[时珍曰]升麻，同柴胡，引生发之气上行；同葛根，能发阳明之汗。

【主治】解百毒，杀百精老物殃鬼，辟瘟疫瘴气、邪气蛊毒，入口皆吐出，中恶腹痛，时气毒疠，头痛寒热，风肿诸毒，喉痛口疮。久服不夭，轻身长年。《本经》。安魂定魄，鬼附啼泣，疳䘌，游风肿毒。大明。小儿惊痫，热壅不通。疗痈肿，豌豆疮，水煎绵沾拭疮上。甄权。治阳明头痛，补脾胃，去皮肤风邪，解肌肉间风热，疗肺痿咳唾脓血，能发浮汗。元素。牙根浮烂恶臭，太阳鼽衄，为疮家圣药。好古。消斑疹，行瘀血，治阳陷眩运，胸胁虚痛，久泄下痢，后重遗浊，带下崩中，血淋下血，阴痿足寒。时珍。

【发明】[元素曰]补脾胃药非此为引用不能取效，脾痹非此不能除。其用有四：手足阳明引经一也，升阳气于至阴之下二也，去至高之上及皮肤风邪三也，治阳明头痛四也。[杲曰]升麻发散阳明风邪，升胃中清气，又引甘温之药上升，以补卫气之散而实其表。故元气不足者，用此于阴中升阳，又缓带脉之缩急。此胃虚伤冷，郁遏阳气于脾土者，宜升麻、葛根以升散其火郁。[好古曰]升麻葛根汤乃阳明发散药。若初病太阳证便服之，发动其汗，必传阳明，反成其害也。朱肱《活人书》言瘀血入里，吐血衄血者，犀角地黄汤乃阳明经圣药。如无犀角，以升麻代之。二物性味相远，何以代之？盖以升麻能引地黄及余药同入阳明也。[时珍曰]升麻引阳明清气上行，柴胡引少阳清气上行。此乃禀赋素弱，元气虚馁，及劳役饥饱生冷内伤，脾胃引经最要药也。升麻葛根汤乃发散阳明风寒药也。时珍用治阳气郁遏，及元气下陷诸病，时行赤眼，每有殊效。神而明之，方可执泥乎？一人素饮酒，因寒月哭母受冷，遂病寒中，食无姜蒜，不能一啜。至夏酷暑，又多饮水，兼怀怫郁。因病右腰一点胀痛，牵引右胁，上至胸口，则必欲卧。发则大便里急后重，频欲登圊，小便长而数，或吞酸，或吐水，或作泻，或阳痿，或厥逆，或得酒少止，或得热稍止。但受寒食寒，或劳役，或入房，或怒，或饥，实时举发。一止则诸证泯然，如无病人，甚则日发数次。服温脾、胜湿、滋补、消导诸药，皆微止随发。时珍思之，此乃饥饱劳逸，内伤元气，清阳陷遏，不能上升所致也。遂用升麻葛根汤合四君子汤，加柴胡、苍术、黄芪煎服，服后仍饮酒一二杯助之。其药入腹，则觉清气上行，胸膈爽快，手足和暖，头目精明，神采迅发，诸证如扫。每发一服即止，神验无比。若减升麻、葛根，或不饮酒，则效便迟。大抵人年五十以后，其气消者多，长者少；降者多，升者少；秋冬之令多，而春夏之令少。若禀受弱而有前诸证者，并宜此药活法治之。《素问》云："阴精所奉其人寿，阳精所降其人夭。"千古之下，窥其奥而阐其微者，张洁古、李东垣二人而已。外此则著《参同契》《悟真篇》者，旨与此同也。又升麻能解散痘毒，惟初发热时，可用解毒。痘已出后，气弱或泄泻者，亦可少用。其升麻葛根汤，则见斑后必不可用，为其解散也。本草以升麻为解毒、吐蛊毒要药，盖以其为阳明本经药。而性又上升故也。按《范石湖文集》云：李焘为雷州推官，鞠狱得治蛊方：毒在上用升麻吐之，在腹用郁金下之，或合二物服之，不吐则下。此方活人甚多也。

【附方】旧五，新八。服食丹砂。石泉公王方庆《岭南方》云：南方养生治病，无过丹砂。其方用升麻末三两，研炼过，光明砂一两，以蜜丸梧子大，每日食后服三丸。苏颂《图经本草》。**豌豆斑疮**。比岁有病天行发斑疮，头面及身须臾周匝，状如火烧疮，皆戴白浆，随决随生，不治数日必死。瘥后瘢黯，弥岁方减，此恶毒之气所为。云晋元帝时，此病自西北流起，名虏疮。以蜜煎升麻，时时食之。并以水煮升麻，绵沾拭洗之。葛洪《肘后方》。**辟瘴明目**。七物升麻丸：升麻、犀角、黄芩、朴硝、栀子、大黄各二两，豉二升，微熬同捣末，蜜丸梧子大。觉四肢大热，大便难，即服三十丸，取微利为度。若四肢小热，只食后服二十丸。非但辟瘴，甚能明目。王方庆《岭南方》。**卒肿毒起**。升麻磨醋频涂之。《肘后方》。**喉痹作痛**。升麻片含咽。或以半两煎服，取吐。《直指方》。**胃热齿痛**。升麻煎汤饮，热漱咽之，解毒。或加生地黄。《直指方》。**口舌生疮**。升麻一两，黄连三分，为末，绵裹含咽。《本事方》。**热痱瘙痒**。升麻煎汤饮，并洗之。《千金方》。**小儿尿血**。蜀升麻五分，水五合，煎一合，服之。一岁儿一日一服。姚和众《至宝方》。**产后恶血**。不尽，或经月半年。以升麻三两，清酒五升，煮取二升，分半再服。当吐下恶物，极良。《千金翼方》。**解莨菪毒**。升麻煮汁，多服之。《外台秘要》。**挑生蛊毒**。野葛毒，并以升麻多煎，频饮之。《直指方》。**射工溪毒**。升麻、乌翣煎水服，以滓涂之。《肘后方》。

【按语】《纲目》以升麻为本药正名。《中药学》药名同此，作为解表药中之发散风热药。本品为毛茛科植物大三叶升麻、兴安升麻，或升麻的干燥根茎。

苦参《本经》

根

【气味】苦，寒，无毒。[之才曰]玄参为之使，恶贝母、菟丝、漏芦，反藜芦。[时珍曰]伏汞，制雌黄、焰硝。

【主治】心腹结气，癥瘕积聚，黄疸，溺有余沥，逐水，除痈肿，补中，明目止泪。《本经》。养肝胆气，安五脏，平胃气，令人嗜食。轻身，定志益精，利九窍，除伏热肠澼，止渴醒酒，小便黄赤，疗恶疮、下部䘌。《别录》。渍酒饮，治疥杀虫。弘景。治恶虫、胫酸。苏恭。治热毒风，皮肌烦躁生疮，赤癞眉脱，除大热嗜睡，治腹中冷痛，中恶腹痛。甄权。杀疳虫。炒存性，米饮服，治肠风泻血并热痢。大明。

【发明】[元素曰]苦参味苦，气沉纯阴，足少阴肾经君药也。治本经须用，能逐湿。[颂曰]古今方用治风热疮疹最多。[宗奭曰]沈存中《笔谈》载其苦腰重，久坐不能行。有一将佐曰：此乃病齿数年，用苦参揩齿，其气味入齿伤肾所致也。后有太常少卿舒昭亮，亦用苦参揩齿，岁久亦病腰。自后悉不用之，腰疾皆愈。此皆方书不载者。[震亨曰]苦参能峻补阴气，或得之而致腰重者，因其气降而不升也，非伤肾之谓也。其治大风有功，况风热细疹乎？[时珍曰]子午乃少阴君火对化，故苦参、黄柏之苦寒皆能补肾，盖取其苦燥湿、寒除热也。热生风，湿生虫，故又能治风杀虫。惟肾水弱而相火胜者，用之相宜。若火衰精冷，真元不足，及年高之人，不可用也。《素问》云："五味入胃，各归其所喜攻。久而增气，物化之常也。气增而久，夭之由也。"王冰注云："入肝为温，入心为热，入肺为清，入肾为寒，入脾为至阴而兼四气，皆为增其味而益其气，各从本脏之气。故久服黄连、苦参而反热者，此其类也。气增不已，则脏气有偏胜，偏胜则脏有偏绝，故有暴夭。是以药不具五味，不备四气，而久服之，虽且获胜，久必暴夭。但人疏忽，不能精候尔。”张从正亦云：“凡药皆毒也。虽甘草、苦参，不可不谓之毒。久服则五味各归其脏，必有偏胜气增之患。”诸药皆然，学者当触类而长之可也。至于饮食亦然。又按《史记》云：太仓公淳于意医齐大夫病龋齿，灸左手阳明脉，以苦参汤日漱三升，出入五六日，其风愈。此亦取其去风气湿热、杀虫之义。

【附方】旧九，新一十九。**热病狂邪。**不避水火，欲杀人。苦参末，蜜丸梧子大。每服十丸，薄荷汤下。亦可为末，二钱，水煎服。《千金方》。**伤寒结胸。**天行病四五日，结胸满痛壮热。苦参一两，以醋三升，煮取一升二合，饮之取吐即愈。天行毒病，非苦参、醋药不解，及温覆取汗良。《外台秘要》。**谷疸食劳。**头旋，心怫郁不安而发黄，由失饥大食，胃气冲熏所致。苦参三两，龙胆一合，为末，牛胆丸梧子大。生大麦苗汁服五丸，日三服。《肘后方》。**小儿身热。**苦参煎汤浴之良。《外台秘要》。**毒热足肿，**作痛欲脱者。苦参煮酒渍之。姚僧垣《集验方》。**梦遗食减。**白色苦参三两，白术五两，牡蛎粉四两，为末。用雄猪肚一具，洗净，砂罐煮烂，石臼捣和药，干则入汁，丸小豆大。每服四十丸，米汤下，日三服。久服身肥食进而梦遗立止。刘松石《保寿堂方》。**小腹热痛。**青黑或赤色，不能喘者。苦参一两，醋一升半，煎八合，分二服。张杰《子母秘录》。**中恶心痛。**苦参三两，苦酒一升半，煮取八合，分二服。《肘后方》。**饮食中毒。**鱼肉菜等毒，上方煎服，取吐即愈。《梅师方》。**血痢不止。**苦参炒焦为末，水丸梧子大。每服十五丸，米饮下。孙氏《仁存堂方》。**大肠脱肛。**苦参、五倍子、陈壁土等分，煎汤洗之，以木贼末傅之。《医方摘要》。**妊娠尿难。**方见“贝母”下。**产后露风。**四肢苦烦热，头痛者，与小柴胡。头不痛者，用苦参二两，黄芩一两，生地黄四两，水八升，煎二升，分数服。**齿缝出血。**苦参一两，枯矾一钱，为末，日三揩之，立验。《普济方》。**龋齿风痛。**方见“发明”下。**鼻疮脓臭。**有虫也。苦参、枯矾一两，生地黄汁三合，水二盏，煎三合，少少滴之。《普济方》。**肺热生疮。**遍身皆是，用苦参末，粟米饭丸梧子大。每服五十丸，空心米饮下。《御药院方》。**遍身风疹。**痒痛不可忍，胸颈脐腹及近隐皆然者，亦多涎痰，夜不得睡。用苦参末一两，皂角二两，水一升，揉滤取汁。石器熬成膏，和末丸梧子大。每服三十丸，食后温水服，次日便愈。寇宗奭《衍义》。**大风癞疾。**颂曰：用苦参五两切，以好酒三斗渍三十日。每饮一合，日三服，常服不绝。若觉痹即瘥。张子和《儒门事亲》用苦参末二两，以猪肚盛之，缝合煮熟，取出去药。先饿一日，次早先饮新水一盏，将猪肚食之，如吐再食。待一二时，以肉汤调无忧散五七钱服，取出大小虫一二万为效。后以不蛀皂角一斤，去皮子，煮汁，入苦参末调糊。下何首乌末二两，防风末一两半，当归末一两，芍药末五钱，人参末三钱，丸梧子大。每服三五十丸，温酒或茶下，日三服。仍用麻黄、苦参、荆芥煎水洗之。《圣济总录》苦参丸：治大风癞及热毒风疮疥癣。苦参九月末掘取去皮暴干，取粉一斤，枳壳麸炒六两，为末，蜜丸。每温酒下三十丸，日二夜一服。一方去枳壳。**肾脏风毒**。及心肺积热，皮肤生疥癞，疼痒时出黄水，及大风手足坏烂，一切风疾。苦参三十一两，荆芥穗一十六两，为末，水糊丸梧子大。每服三十丸，茶下。《和剂局方》。**上下诸瘘**。或在项，或在下部。用苦参五升，苦酒一斗，渍三四日服之，以知为度。《肘后方》。**鼠瘘恶疮**。苦参二斤，露蜂房二两，曲二斤，水二斗，渍二宿，去滓，入黍米二升，酿熟，稍饮，日三次。《肘后方》。**下部漏疮**。苦参煎汤，日日洗之。《直指方》。**瘰疬结核**。苦参四两，牛膝汁丸绿豆大。每暖水下二十丸。张文仲《备急方》。**汤火伤灼**。苦参末油调傅之。《卫生宝鉴》。**赤白带下**。苦参二两，牡蛎粉一两五钱，为末。以雄猪肚一个，水三碗煮烂，捣泥和丸梧子大。每服百丸，温酒下。陆氏《积德堂方》。

【按语】《纲目》以苦参为本药正名。《中药学》药名同此，作为清热药中之清热燥湿药。本品为豆科植物苦参的干燥根。

白鲜《本经》

根皮

【气味】苦，寒，无毒。[《别录》曰]咸。[之才曰]恶螵蛸、桔梗、茯苓、萆薢。

【主治】头风黄疸，咳逆淋沥，女子阴中肿痛，湿痹死肌，不可屈伸起止行步。《本经》。疗四肢不安，时行腹中大热饮水，欲走大呼，小儿惊痫，妇人产后余痛。《别录》。治一切热毒风、恶风，风疮疥癣赤烂，眉发脱脆，皮肌急，壮热恶寒，解热黄、酒黄、急黄、谷黄、劳黄。甄权。通关节，利九窍及血脉，通小肠水气，天行时疾，头痛眼疼。其花同功。大明。治肺嗽。苏颂。

【发明】[时珍曰]白鲜皮气寒善行，味苦性燥，足太阴、阳明经去湿热药也，兼入手太阴、阳明，为诸黄风痹要药。世医止施之疮科，浅矣。

【附方】旧一，新一。**鼠瘘已破**。出脓血者。白鲜皮煮汁，服一升，当吐若鼠子也。《肘后方》。**产后中风**。人虚不可服他药者。一物白鲜皮汤，用新汲水三升，煮取一升，温服。陈延之《小品方》。

【按语】《纲目》以白鲜为本药正名，所用为根皮。《中药学》以白鲜皮为名作为清热药中之清热燥湿药。本品为芸香科植物白鲜的干燥根皮。

延胡索《开宝》

根

【气味】辛，温，无毒。[珣曰]苦、甘。[杲曰]甘、辛，温，可升可降，阴中阳也。[好古曰]苦、辛，温，纯阳，浮也。入手、足太阴经。

【主治】破血，妇人月经不调，腹中结块，崩中淋露，产后诸血病，血运，暴血冲上，因损下血。煮酒或酒磨服。《开宝》。除风治气，暖腰膝，止暴腰痛，破癥癖，扑损瘀血，落胎。大明。治心气小腹痛，有神。好古。散气，治肾气，通经络。李珣。活血利气，止痛，通小便。时珍。

【发明】[珣曰]主肾气及破产后恶

露或儿枕。与三棱、鳖甲、大黄为散甚良，虫蛀成末者尤良。[时珍曰]玄胡索味苦微辛，气温，入手足太阴、厥阴四经，能行血中气滞，气中血滞，故专治一身上下诸痛，用之中的，妙不可言。荆穆王妃胡氏，因食荞麦面着怒，遂病胃脘当心痛，不可忍。医用吐下行气化滞诸药，皆入口即吐，不能奏功，大便三日不通。因思《雷公炮炙论》云：心痛欲死，速觅延胡。乃以玄胡索末三钱，温酒调下，即纳入。少顷，大便行而痛遂止。又华老年五十余，病下痢腹痛垂死，已备棺木。予用此药三钱，米饮服之，痛即减十之五，调理而安。按方勺《泊宅编》云：一人病遍体作痛，殆不可忍。都下医或云中风，或云中湿，或云脚气，药悉不效。周离亨言：是气血凝滞所致。用玄胡索、当归、桂心等分，为末，温酒服三四钱，随量频进，以止为度，遂痛止。盖玄胡索能活血化气，第一品药也。其后赵待制霆因导引失节，肢体拘挛，亦用此数服而愈。

【附方】旧三，新一十二。老小咳嗽。玄胡索一两，枯矾二钱半，为末。每服二钱，软饧一块和含之。《仁存堂方》。鼻出衄血。玄胡索末绵裹塞耳内，左衄塞右，右衄塞左。《普济方》。小便尿血。玄胡索一两，朴硝七钱半，为末。每服四钱，水煎服。《活人书》。小便不通。捻头散：治小儿小便不通。用延胡索、川苦楝子等分，为末。每服半钱或一钱，白汤滴油数点调下。钱仲阳《小儿直诀》。膜外气疼及气块。延胡索不限多少，为末，猪胰一具，切作块子，炙熟蘸末，频食之。《胜金方》。热厥心痛。或发或止，久不愈，身热足寒者，用玄胡索去皮，金铃子肉等分，为末，每温酒或白汤下二钱。《圣惠方》。下痢腹痛。方见"发明"下。妇女血气。腹中刺痛，经候不调。用玄胡索去皮醋炒，当归酒浸炒各一两，橘红二两，为末，酒煮米糊丸梧子大。每服一百丸，空心艾醋汤下。《济生方》。产后诸病。凡产后秽污不尽，腹满，及产后血运，心头硬，或寒热不禁，或心闷、手足烦热、气力欲绝诸病。并用延胡索炒研，酒服二钱，甚效。《圣惠方》。小儿盘肠①气痛。延胡索、茴香等分，炒研，空心米饮，量儿大小与服。《卫生易简方》。疝气危急。玄胡索盐炒，全蝎去毒生用，等分为末。每服半钱，空心盐酒下。《直指方》。冷气腰痛。玄胡索、当归、桂心三味，方见"发明"下。肢体拘痛。方同上。偏正头痛。不可忍者，玄胡索七枚，青黛二钱，牙皂二个去皮子，为末，水和丸如杏仁大。每以水化一丸，灌入病人鼻内，随左右，口咬铜钱一个，当有涎出成盆而愈。《永类方》。坠落车马。筋骨痛不止。延胡索末，豆淋酒服二钱，日二服。《圣惠方》。

【按语】《纲目》以延胡索为本药正名。《中药学》药名同此，作为活血化瘀药中之活血止痛药。本品为罂粟科多年生植物延胡索的干燥块茎。

贝母《本经》

根

【气味】辛，平，无毒。[《别录》曰]苦，微寒。[恭曰]味甘、苦，不辛。[之才

---

① 盘肠：病证名。指以腹内剧烈绞痛，以致曲腰弓背，啼哭冷汗之小儿病证。也称"盘肠气"。

曰]厚朴、白微为之使，恶桃花，畏秦艽、莽草、礜石，反乌头。

【主治】伤寒烦热，淋沥邪气，疝瘕，喉痹，乳难[①]，金疮风痉。《本经》。疗腹中结实，心下满，洗洗恶风寒，目眩项直，咳嗽上气，止烦热渴，出汗，安五脏，利骨髓。《别录》。服之不饥断谷。弘景。消痰，润心肺。末和沙糖丸含，止嗽。烧灰油调，傅人畜恶疮，敛疮口。大明。主胸胁逆气，时疾黄疸。研末点目，去肤翳。以七枚作末酒服，治产难及胞衣不出。与连翘同服，主项下瘤瘿疾。甄权。

【发明】[承曰]贝母能散心胸郁结之气，故《诗》云"言采其莔"是也。作诗者本以不得志而言，今用治心中气不快、多愁郁者，殊有功，信矣。[好古曰]贝母乃肺经气分药也。仲景治寒实结胸外无热证者，三物小陷胸汤主之，白散亦可，以其内有贝母也。成无己云：辛散而苦泄，桔梗、贝母之苦辛，用以下气。[机曰]俗以半夏有毒，用贝母代之。夫贝母乃太阴肺经之药，半夏乃太阴脾经、阳明胃经之药，何可以代？若虚劳咳嗽、吐血咯血、肺痿肺痈、妇人乳痈、痈疽及诸郁之证，半夏乃禁忌，皆贝母为向导，犹可代也。至于脾胃湿热，涎化为痰，久则生火。痰火上攻，昏愦僵仆謇涩诸证，生死旦夕，亦岂贝母可代乎？[颂曰]贝母治恶疮。唐人记其事云：江左尝有商人，左膊上有疮如人面，亦无他苦。商人戏以酒滴口中，其面赤色。以物食之，亦能食，多则膊内肉胀起。或不食，则一臂痹焉。有名医教其历试诸药，金石草木之类，悉无所苦。至贝母，其疮乃聚眉闭口。商人喜，因以小苇筒毁其口灌之，数日成痂遂愈，然不知何疾也。《本经》言主金疮，此岂金疮之类欤？

【附方】新一十七。**忧郁不伸。**胸膈不宽。贝母去心，姜汁炒研，姜汁面糊丸。每服七十丸，征士锁甲煎汤下。《集效方》。**化痰降气。**止咳解郁，消食除胀，有奇效。用贝母去心一两，姜制厚朴半两，蜜丸梧子大，每白汤下五十丸。《笔峰方》。**小儿晬嗽**[②]。百日内咳嗽痰壅，贝母五钱，甘草半生半炙二钱，为末，沙糖丸芡子大，每米饮化下一丸。《全幼心鉴》。**孕妇咳嗽。**贝母去心，麸炒黄为末，沙糖拌丸芡子大。每含咽一丸，神效。《救急易方》。**妊娠尿难。**饮食如故。用贝母、苦参、当归各四两，为末，蜜丸小豆大，每饮服三丸至十丸。《金匮要略》。**乳汁不下。**二母散：贝母、知母、牡蛎粉等分，为细末，每猪蹄汤调服二钱，此祖传方也。王海藏《汤液本草》。**冷泪目昏。**贝母一枚，胡椒七粒，为末点之。《儒门事亲》方。**目生弩肉。**《肘后》用贝母、真丹等分为末，日点。《摘玄方》用贝母、丁香等分为末，乳汁调点。**吐血不止。**贝母炮，研，温浆水服二钱。《圣惠方》。**衄血不止。**贝母炮，研末，浆水服二钱，良久再服。《普济方》。**小儿鹅口。**满口白烂。贝母去心为末，半钱，水五分，蜜少许，煎三沸，缴净抹之，日四五度。《圣惠方》。**吹奶作痛。**贝母末吹鼻中，大效。《危氏得效方》。**乳痈初肿。**贝母末，酒服二钱，仍令人吮之，即通。《仁斋直指方》。**便痈肿痛。**贝母、白芷等

① 乳难：病证名。多数时指难产。有时亦指由乳房堵塞（如乳结、乳痈等）引起的哺乳困难。

② 小儿晬嗽：病证名。指出生百日内小儿的咳嗽病证。

分为末，酒调服或酒煎服，以滓贴之。《永类钤方》。**紫白癜斑**。贝母、南星等分为末，生姜带汁擦之。《德生堂方》用贝母、干姜等分为末，如澡豆，入密室中浴擦，得汗为妙。《谈野翁方》以生姜擦动，醋磨贝母涂之。《圣惠方》用贝母、百部等分为末，自然姜汁调搽。**蜘蛛咬毒**。缚定咬处，勿使毒行。以贝母末酒服半两，至醉。良久酒化为水，自疮口出。水尽，仍塞疮口，甚妙。《仁斋直指方》。**蛇蝎咬伤**。方同上。

【按语】《纲目》以贝母为本药正名，不分川贝母或浙贝母。据考证，《纲目》中所云贝母以川贝母为主，其时尚无浙贝母。《中药学》分别收入川贝母和浙贝母，均作为化痰止咳平喘药中之清化热痰药。川贝为百合科植物川贝母、暗紫贝母、甘肃贝母、梭砂贝母、太白贝母或瓦布贝母的干燥鳞茎；浙贝为百合科植物浙贝母的干燥鳞茎。

山慈姑《嘉祐》

根

【气味】甘、微辛，有小毒。

【主治】痈肿疮瘘、瘰疬结核等，醋磨傅之。亦剥人面皮，除皯䵳。藏器。主疔肿，攻毒破皮，解诸毒蛊毒，蛇虫狂犬伤。时珍。

【附方】新五。**粉滓面䵟**。山慈姑根夜涂旦洗。《普济方》。**牙龈肿痛**。红灯笼枝根煎汤漱吐。孙天仁《集效方》。**痈疽疔肿。恶疮及黄疸**。慈姑连根同苍耳草等分，捣烂，以好酒一钟，滤汁温服。或干之为末，每酒服三钱。《乾坤生意》。**风痰痫疾**。金灯花根似蒜者一个，以茶清研如泥，日中时以茶调下，即卧日中，良久，吐出鸡子大物，永不发。如不吐，以热茶投之。《奇效良方》。**万病解毒丸**。一名太乙紫金丹，一名玉枢丹。解诸毒，疗诸疮，利关节，治百病，起死回生，不可尽述。凡居家远出，行兵动众，不可无此。山慈姑去皮洗极净焙，二两，川五倍子洗刮焙，二两，千金子仁白者研，纸压去油，一两，红芽大戟去芦洗焙，一两半，麝香三钱，以端午、七夕、重阳，或天德、月德黄道上吉日，预先斋戒盛服，精心治药，为末，陈设拜祷，乃重罗令匀，用糯米浓饮和之，木臼杵千下，作一钱一锭。病甚者连服，取利一二行，用温粥补之。凡一切饮食药毒，蛊毒瘴气，河豚、土菌、死牛马等毒，并用凉水磨服一锭，或吐或利即愈。痈疽发背，疔肿杨梅等，一切恶疮，风疹赤游，痔疮，并用凉水或酒磨涂，日数次，立消。阴阳二毒，伤寒狂乱，瘟疫，喉痹喉风，并用冷水入薄荷汁数匙化下。心气痛并诸气，用淡酒化下。泄泻痢下，霍乱绞肠沙，用薄荷汤下。中风中气，口紧眼歪，五癫五痫，鬼邪鬼胎，筋挛骨痛，并暖酒下。自缢、溺水、鬼迷，心头温者，冷水磨灌之。传尸痨瘵，凉水化服，取下恶物虫积为妙。久近疟疾，将发时东流水煎桃枝汤化服。女人经闭，红花酒化服。小儿惊风，五疳五痢，薄荷汤下。头风头痛，酒研贴两太阳上。诸腹鼓胀，麦芽汤化下。风虫牙痛，酒磨涂之。亦吞少许。打扑伤损，松节煎酒下。汤火伤，毒蛇恶犬，一切虫伤，并冷水磨涂，仍服之。王璆《百一选方》。

【按语】《纲目》以山慈姑为本药正名。《中药学》药名同此，作为清热药中之清热解毒药。本品为兰科植物杜鹃兰、

独蒜兰或云南独蒜兰的干燥假鳞茎。

白茅《本经》

茅根

【气味】甘，寒，无毒。

【主治】劳伤虚羸，补中益气，除瘀血、血闭、寒热，利小便。《本经》。下五淋，除客热在肠胃，止渴坚筋，妇人崩中。久服利人。《别录》。主妇人月经不匀，通血脉淋沥。大明。止吐衄诸血，伤寒哕逆，肺热喘急，水肿黄疸，解酒毒。时珍。

【发明】［弘景曰］茅根服食断谷甚良。俗方稀用，惟煎汁疗淋及崩中尔。［时珍曰］白茅根甘，能除伏热，利小便，故能止诸血哕逆，喘急消渴，治黄疸水肿，乃良物也。世人因微而忽之，惟事苦寒之剂，致伤冲和之气，乌足知此哉。

【附方】旧二，新一十二。山中辟谷。凡辟难无人之境，取白茅根洗净，咀嚼，或石上晒焦捣末，水服方寸匕，可辟谷不饥。《肘后方》。温病冷啘。因热甚饮水成暴冷啘者，茅根切，枇杷叶拭去毛炙香，各半斤，水四升，煎二升，去滓，稍热饮之。庞安常《伤寒总病论》。温病热哕。乃伏热在胃，令人胸满则气逆，逆则哕，或大下，胃中虚冷，亦致哕也。茅根切，葛根切，各半斤，水三升，煎一升半。每温饮一盏，哕止即停。同上。反胃上气。食入即吐。茅根、芦根二两，水四升，煮二升，顿服得下，良。《圣济总录》。肺热气喘。生茅根一握，㕮咀，水二盏，煎一盏，食后温服。甚者三服止，名如神汤。《圣惠方》。虚后水肿。因饮水多，小便不利。用白茅根一大把，小豆三升，水三升，煮干，去茅食豆，水随小便下也。《肘后方》。五种黄病。黄疸、谷疸、酒疸、女疸、劳疸也。黄汗者，乃大汗出入水所致，身体微肿，汗出如黄柏汁。用生茅根一把，细切，以猪肉一斤，合作羹食。《肘后方》。解中酒毒。恐烂五脏。茅根汁，饮一升。《千金方》。小便热淋。白茅根四升，水一斗五升，煮取五升，适冷暖饮之。日三服。《肘后方》。小便出血。茅根煎汤，频饮为佳。《谈野翁方》。劳伤溺血。茅根、干姜等分，入蜜一匙，水二钟，煎一钟，日一服。鼻衄不止。茅根为末，米泔水服二钱。《圣惠方》。吐血不止。《千金翼》用白茅根一握，水煎服之。《妇人良方》用白茅①根洗捣汁，日饮一合。竹木入肉。白茅根烧末，猪脂和涂之。风入成肿者亦良。《肘后方》。

茅针即初生苗也。《拾遗》。

【气味】甘，平，无毒。［大明曰］凉。

【主治】下水。《别录》。治消渴，能破血。甄权。通小肠，治鼻衄及暴下血，水煮服之。恶疮痈肿、软疖未溃者，以酒煮服，一针一孔，二针二孔。生挼，傅金疮止血。藏器。

花

【气味】甘，温，无毒。

【主治】煎饮，止吐血衄血，并塞鼻。又傅灸疮不合。署刀箭金疮，止血并痛。大明。

屋上败茅

【气味】苦，平，无毒。

---

① 白茅：原脱。据《妇人良方》卷7“妇人鼻衄方论第五”补。

【主治】卒吐血，剉三升，酒浸煮一升服。和酱汁研，傅斑疮及蚕啮疮。藏器。屋四角茅，主鼻洪。大明。

【发明】［时珍曰］按《陈文中小儿方》治痘疮溃烂，难靥不干。多年墙屋上烂茅，择洗焙干，为末掺之。此盖取其性寒而解毒，又多受雨露霜雪之气，兼能燥湿也。

【附方】新三。妇人阴痒。墙头烂茅、荆芥、牙皂等分，煎水频熏洗之。《摘玄方》。大便闭塞。服药不通者。沧盐三钱，屋檐烂草节七个，为末。每用一钱，竹筒吹入肛内一寸即通，名提金散。《圣济录》。卒中五尸。其状腹痛胀急，不得气息，上冲心胸，旁攻两胁，或魂礌涌起，或牵引腰脊，此乃身中尸鬼接引为害。取屋上四角茅入铜器中，以三赤帛覆腹，着器布上，烧茅令热，随痛追逐，跖下痒即瘥也。《肘后方》。

【按语】《纲目》以白茅为本药正名。《中药学》以白茅根为名，作为止血药中之凉血止血药。本品为禾本科植物白茅的干燥根茎。

龙胆《本经》

根

【气味】苦、涩，大寒，无毒。［敩曰］空腹饵之，令人溺不禁。［之才曰］贯众、小豆为之使，恶地黄、防葵。

【主治】骨间寒热，惊痫邪气，续绝伤，定五脏，杀蛊毒。《本经》。除胃中伏热，时气温热，热泄下痢，去肠中小虫，益肝胆气，止惊惕。久服益智不忘，轻身耐老。《别录》。治小儿壮热骨热，惊痫入心，时疾热黄，痈肿口疮。甄权。客忤疳气，热狂，明目止烦，治疮疥。大明。去目中黄及睛赤肿胀，瘀肉高起，痛不可忍。元素。退肝经邪热，除下焦湿热之肿，泻膀胱火。李杲。疗咽喉痛，风热盗汗。时珍。

【发明】［元素曰］龙胆味苦性寒，气味俱厚，沉而降，阴也，足厥阴、少阳经气分药也。其用有四：除下部风湿一也，及湿热二也，脐下至足肿痛三也，寒湿脚气四也。下行之功与防己同，酒浸则能上行，外行以柴胡为主，龙胆为使。治眼中疾必用之药。［好古曰］益肝胆之气而泄火。［时珍曰］相火寄在肝胆，有泻无补，故龙胆之益肝胆之气，正以其能泻肝胆之邪热也。但大苦大寒，过服恐伤胃中生发之气，反助火邪，亦久服黄连反从火化之义。《别录》久服轻身之说，恐不足信。

【附方】旧四，新六。伤寒发狂。草龙胆为末，入鸡子清、白蜜，化凉水服二钱。《伤寒蕴要》。四肢疼痛。山龙胆根细切，用生姜自然汁浸一宿，去其性，焙干捣末，水煎一钱匕，温服之。此与龙胆同类别种，经霜不凋。苏颂《图经本草》。谷疸劳疸。谷疸因食而得，劳疸因劳而得。用龙胆一两，苦参三两，为末，牛胆汁和丸梧子大。先食以麦饮服五丸，日三服，不知稍增。劳疸加龙胆一两，栀子仁三七枚，以猪胆和丸。《删繁方》。一切盗汗。妇人、小儿一切盗汗，又治伤寒后盗汗不止。龙胆草研末，每服一钱，猪胆汁三两点，入温酒少许调服。《杨氏家藏方》。小儿盗汗。身热，龙胆草、防风各等分，为末。每服一钱，米饮调下。亦可丸服及水煎服。《婴童百问》。咽喉热痛。龙胆擂水服之。《集简方》。暑行目涩。生龙胆捣汁一合，黄连浸汁一匙，和点之。《危氏得效方》。眼中漏脓。龙胆草、当归等分，为末。每服二钱，温水下。《鸿飞集》。蛔虫攻心。刺痛，吐清水。龙胆一两，去头剉，水二盏，煮一盏，隔宿勿食，平旦顿服之。《圣惠方》。卒然尿血。不止，龙胆一虎口，水五升，煮取二升半，分为五服。姚僧坦《集验方》。

【按语】《纲目》以龙胆为本药正名。《中药学》药名同此，作为清热药中之清热燥湿药。本品为龙胆科植物条叶龙胆、龙胆、三花龙胆或滇龙胆的干燥根及根茎。

细辛《本经》

根

【气味】辛，温，无毒。[普曰]神农、黄帝、雷公、桐君：小温。岐伯：无毒。李当之：小寒。[权曰]苦、辛。[之才曰]曾青、枣根为之使。得当归、芍药、白芷、芎䓖、牡丹、藁本、甘草，共疗妇人。得决明、鲤鱼胆、青羊肝，共疗目痛。恶黄芪、狼毒、山茱萸。忌生菜、狸肉。畏硝石、滑石。反藜芦。

【主治】咳逆上气，头痛脑动，百节拘挛，风湿痹痛死肌。久服明目，利九窍，轻身长年。《本经》。温中下气，破痰利水道，开胸中滞结，除喉痹，齆鼻不闻香臭，风痫癫疾，下乳结，汗不出，血不行。安五脏，益肝胆，通精气。《别录》。添胆气，治嗽，去皮风湿痒，风眼泪下，除齿痛，血闭，妇人血沥腰痛。甄权。含之，去口臭。弘景。润肝燥，治督脉为病，脊强而厥。好古。治口舌生疮，大便燥结，起目中倒睫。时珍。

【发明】[宗奭曰]治头面风痛，不可缺此。[元素曰]细辛气温，味大辛，气厚于味，阳也，升也，入足厥阴、少阴血分，为手少阴引经之药。香味俱细，故入少阴，与独活相类。以独活为使，治少阴头痛如神。亦止诸阳头痛，诸风通用之。味辛而热，温少阴之经，散水气以去内寒。[成无己曰]水停心下不行，则肾气燥，宜辛以润之。细辛之辛，以行水气而润燥。[杲曰]胆气不足，细辛补之。又治邪气自里之表，故仲景少阴证用麻黄附子细辛汤。[时珍曰]气之厚者能发热，阳中之阳也。辛温能散，故诸风寒风湿、头痛痰饮、胸中滞气、惊痫者，宜用之。口疮、喉痹、䘌齿诸病用之者，取其能散浮热，亦火郁则发之之义也。辛能泄肺，故风寒咳嗽上气者，宜用之。辛能补肝，故胆气不足，惊痫眼目诸病，宜用之。辛能润燥，故通少阴及耳窍，便涩者宜用之。[承曰]细辛非华阴者不得为真。若单用末，不可过一钱。多则气闷塞，不通者死，虽死无伤。近年开平狱中尝治此，不可不记。非本有毒，但不识多寡耳。

【附方】旧二，新六。暗风卒倒。不省人事。细辛末，吹入鼻中。《危氏得效方》。虚寒呕哕。饮食不下。细辛去叶半两，丁香二钱半，为末。每服一钱，柿蒂汤下。小儿客忤。口不能言。细辛、桂心末等分，以少许内口中。《外台秘要》。小儿口疮。细辛末醋调贴脐上。《卫生家宝方》。口舌生疮。细辛、黄连等分，为末掺之，漱涎甚效，名兼金散。一方用细辛、黄柏。《三因方》。口臭䘌齿。肿痛。细辛煮浓汁，热含冷吐，取瘥。《圣惠方》。鼻中息肉。细辛末时时吹之。《圣惠方》。

诸般耳聋。细辛末，溶黄蜡丸鼠屎大，绵裹一丸塞之，一二次即愈。须戒怒气，名聪耳丸。《龚氏经验方》。

【按语】《纲目》以细辛为本药正名。《中药学》药名同此，作为解表药中之发散风寒药。本品为马兜铃科植物北细辛、汉城细辛或华细辛的干燥根及根茎。

徐长卿《本经》

根

【气味】辛，温，无毒。[《别录》曰]石下长卿：咸、平，有毒。[普曰]徐长卿，一名石下长卿。神农、雷公：辛。[时珍曰]治鬼之药多有毒，当从《别录》。

【主治】鬼物百精蛊毒，疫疾邪恶气，温疟。久服强悍轻身。《本经》。益气延年。又曰：石下长卿主鬼疰精物，邪恶气，杀百精蛊毒老魅注易，亡走啼哭，悲伤恍惚。《别录》。

【发明】[时珍曰]《抱朴子》言上古辟瘟疫有徐长卿散，良效。今人不知用此。

【附方】新二。小便关格。徐长卿汤：治气壅，关格不通，小便淋结，脐下妨闷。徐长卿炙半两，茅根三分，木通、冬葵子一两，滑石二两，槟榔一分，瞿麦穗半两，每服五钱，水煎，入朴硝一钱，温服，日二服。《圣惠方》。注车注船。凡人登车船烦闷，头痛欲吐者，宜用徐长卿、石长生、车前子、车下李根皮各等分，捣碎，以方囊系半合于衣带及头上，则免此患。《肘后方》。

【按语】《纲目》以徐长卿为本药正名。《中药学》药名同此，作为祛风寒湿药中之祛风寒湿药。本品为萝藦科植物徐长卿的干燥根及根茎。

白微《本经》

根

【气味】苦、咸、平，无毒。[《别录》曰]大寒。[之才曰]恶黄芪、大黄、大戟、干姜、大枣、干漆、山茱萸。

【主治】暴中风，身热肢满，忽忽不知人，狂惑邪气，寒热酸疼，温疟洗洗，发作有时。《本经》。疗伤中淋露，下水气，利阴气，益精。久服利人。《别录》。治惊邪风狂痓病，百邪鬼魅。弘景。风温灼热多眠，及热淋遗尿，金疮出血。时珍。

【发明】[好古曰]古方多用治妇人，以本草有疗伤中淋露之故也。[时珍曰]白微古人多用，后世罕能知之。按张仲景治妇人产中虚烦呕逆，安中益气，竹皮丸方中，用白微同桂枝一分，竹皮、石膏三分，甘草七分，枣肉为大丸，每以饮化一丸服。云有热者倍白微，则白微性寒，乃阳明经药也。徐之才《药对》言白微恶大枣，而此方又以枣为丸，盖恐诸药寒凉伤脾胃尔。朱肱《活人书》治风温发汗后，身犹灼热，自汗身重多眠，鼻息必鼾，语言难出者，萎蕤汤中亦用之。孙真人《千金方》有诏书发汗白微散焉。

【附方】新五。肺实鼻塞。不知香臭。白微、贝母、款冬花各一两，百部二两，为末。每服一钱，米饮下。《普济方》。妇人遗尿。不拘胎前产后。白微、芍药各一两，为末。酒服方寸匕，日三服。《千金方》。血淋热淋。方同上。妇人血厥。人平居无疾苦，忽如死人，身不动摇，目闭口噤，或微知人，眩冒，移时方寤，此名血厥，亦名郁冒。出汗过多，血少，阳气独上，气塞不行，故身如死。气过血还，阴阳复通，故移时方寤。妇人尤多此证。宜服白微汤：用白微、当归各一两，人参半两，甘草一钱半。每服五钱，水二盏，煎一盏，温服。《本事方》。金疮血出。白微为末，贴之。《儒门事亲》。

【按语】《纲目》以白微为本药正名。《中药学》中作白薇，为清热药中之清虚热药。本品为萝藦科植物白薇或蔓生白薇的干燥根及根茎。

白前《别录》

根

【气味】甘，微温，无毒。［权曰］辛。［恭曰］微寒。

【主治】胸胁逆气，咳嗽上气，呼吸欲绝。《别录》。主一切气，肺气烦闷，贲豚肾气。大明。降气下痰。时珍。

【发明】［宗奭曰］白前能保定肺气，治嗽多用，以温药相佐使尤佳。［时珍曰］白前色白而味微辛甘，手太阴药也。长于降气，肺气壅实而有痰者宜之。若虚而长哽气者，不可用也。张仲景治嗽而脉浮，泽漆汤中亦用之。其方见《金匮要略》，药多不录。

【附方】旧二，新一。久嗽唾血。白前、桔梗、桑白皮三两，炒，甘草一两，炙，水六升，煮一升，分三服。忌猪肉、菘菜。《外台》。久咳上气。体肿，短气胀满，昼夜倚壁不得卧，常作水鸡声者，白前汤主之。白前二两，紫菀、半夏各三两，大戟七合，以水一斗，渍一宿，煮取三升，分作数服。禁食羊肉、饧糖，大佳。《深师方》。久患呷呷。咳嗽，喉中作声，不得眠。取白前焙捣为末，每温酒服二钱。《深师方》。

【按语】《纲目》以白前为本药正名。《中药学》药名同此，作为化痰止咳平喘药中之温化寒痰药。本品为萝藦科植物柳叶白前或芫花叶白前的干燥根及根茎。

当归《本经》

根

【气味】苦，温，无毒。［《别录》曰］辛，大温。［普曰］神农、黄帝、桐君、扁鹊：甘，无毒。岐伯、雷公：辛，无毒。李当之：小温。［杲曰］甘、辛、温，无毒。气厚味薄，可升可降，阳中微阴，入手少阴、足太阴、厥阴经血分。［之才曰］恶蔄茹、湿面，畏菖蒲、海藻、牡蒙、生姜，制雄黄。

【主治】咳逆上气，温疟寒热，洗洗在皮肤中，妇人漏下绝子，诸恶疮疡，金疮，煮汁饮之。《本经》。温中止痛，除客血内塞，中风痓汗不出，湿痹中恶，客气虚冷，补五脏，生肌肉。《别录》。止呕逆，虚劳寒热，下痢腹痛，齿痛，女人沥血腰痛，崩中，补诸不足。甄权。治一切风、一切血，补一切劳，破恶血，养新血，及主癥癖，肠胃冷。大明。治头痛，心腹诸痛，润肠胃筋骨皮肤，治痈疽，排脓止痛，和血补血。时珍。主痿癖嗜卧，足下热而痛。冲脉为病，气逆里急。带脉为病，腹痛，腰溶溶如坐水中。好古。

【发明】［权曰］患人虚冷者，加而用之。［承曰］世俗多谓惟能治血，而《金匮》《外台》《千金》诸方皆为大补不足、决取立效之药。古方用治妇人产后恶血上冲，取效无急于此。凡气血昏乱者，服之即定。可以补虚，备产后要药也。[宗奭曰]《药性论》补女子诸不足一说，尽当归之用矣。[成无己曰]脉者，血之府，诸血皆属心。凡通脉者，必先补心益血。故张仲景治手足厥寒、脉细欲绝者，用当归之苦温以助心血。[元素曰]其用有三：一心经本药，二和血，三治诸病夜甚。凡血受病，必须用之。血壅而不流则痛，当归之甘温能和血，辛温能散内寒，苦温能助心散寒，使气血各有所归。[好古曰]入手少阴，以其心生血也；入足太阴，以其脾裹血也；入足厥阴，以其肝藏血也。头能破血，身能养血，尾能行血。全用，同人参、黄芪，则补气而生血；同牵牛、大黄则行气而破血。从桂、附、茱萸则热，从大黄、芒硝则寒。佐使分定，用者当知。酒蒸治头痛，诸头痛皆属木，故以血药主之。[机曰]治头痛，酒煮服清，取其浮而上也。治心痛，酒调末服，取其浊而半沉半浮也。治小便出血，用酒煎服。取其沉入下极也。自有高低之分如此。王海藏言：当归血药，如何治胸中咳逆上气？按当归其味辛散，乃血中气药也。况咳逆上气，有阴虚阳无所附者，故用血药补阴，则血和而气降矣。[韩悉曰]当归主血分之病。川产力刚可攻，秦产力柔宜补。凡用，本病宜酒制，有痰以姜制，导血归源之理。血虚以人参、石脂为佐，血热以生地黄、条芩为佐，不绝生化之源。血积配以大黄。要之，血药不容舍当归。故古方四物汤以为君，芍药为臣，地黄为佐，芎䓖为使也。

【附方】旧八，新一十九。**血虚发热。**当归补血汤：治肌热躁热，困渴引饮，目赤面红，昼夜不息，其脉洪大而虚，重按全无力，此血虚之候也。得于饥困劳役，证象白虎，但脉不长实为异耳。若误服白虎汤即死，宜此主之。当归身酒洗二钱，绵黄芪蜜炙一两，作一服。水二钟，煎一钟，空心温服，日再服。东垣《兰室秘藏》。**失血眩运。**凡伤胎去血，产后去血，崩中去血，金疮去血，拔牙去血，一切去血过多，心烦眩运，闷绝不省人事。当归二两，芎䓖一两，每用五钱，水七分，酒三分，煎七分，热服，日再。《妇人良方》。**衄血不止。**当归焙，研末，每服一钱，米饮调下。《圣济总录》。**小便出血。**当归四两，剉，酒三升，煮取一升，顿服。《肘后方》。**头痛欲裂。**当归二两，酒一升，煮取六合，饮之，日再服。《外台秘要》。**内虚目暗。**补气养血，用当归生晒六两，附子火炮一两，为末。炼蜜丸梧子大。每服三十丸，温酒下，名六一丸。《圣济总录》。**心下痛刺。**当归为末，酒服方寸匕。《必效方》。**手臂疼痛。**当归三两切，酒浸三日，温饮之。饮尽，别以三两再浸，以瘥为度。《事林广记》。**温疟不止。**当归一两，水煎饮，日一服。《圣济总录》。**久痢不止。**当归二两，吴茱萸一两，同炒香，去茱不用，黄连三两为末，蜜丸梧子大。每服三十丸，米饮下，名胜金丸。《普济方》。**大便不通。**当归、白芷等分，为末。每服二钱，米汤下。《圣济总录》。**妇人百病。**诸虚不足者，当归四两，地黄二两，为末，蜜丸梧子大。每食前，米饮下十五丸。太医支法存方。**月经逆行。**从口鼻出。先以京墨磨汁服，止之。次用当归尾、红花各三钱，水一钟半，煎八分，温服，其经即通。《简便方》。**室女经闭。**当归尾、没药各一钱，为末，红花浸酒，面北饮之，一日一服。《普济方》。**妇人血气。**脐下气胀，月经不利，血气上攻欲呕，不得睡。当归四钱，干漆烧存性二钱，为末，炼蜜丸梧子大。每服十五丸，温酒下。《永类方》。**堕胎下血**。不止，当归焙一两，葱白一握，每服五钱，酒一盏半，煎八分，温服。《圣济总录》。**妊娠胎动**。神妙佛手散：治妇人妊娠伤动，或子死腹中，血下疼痛，口噤欲死，服此探之，不损则痛止，已损便立下，此乃徐王神验方也。当归二两，芎䓖一两，为粗末，每服三钱，水一盏，煎令泣泣欲干，投酒一盏，再煎一沸，温服，或灌之，如人行五里，再服，不过三五服便效。张文仲《备急方》。**产难胎死**。横生倒生。用当归三两，芎䓖一两，为末，先以大黑豆炒焦，入流水一盏，童便一盏，煎至一盏，分为二服，未效再服。《妇人良方》。**倒产子死**。不出，当归末，酒服方寸匕。《子母秘录》。**产后血胀**。腹痛引胁。当归二钱，干姜炮五分，为末，每服三钱，水一盏，煎八分，入盐、酢少许，热服。《妇人良方》。**产后腹痛如绞**。当归末五钱，白蜜一合，水一盏，煎一盏，分为二服，未效再服。《妇人良方》。**产后自汗**。壮热气短，腰脚痛不可转。当归三钱，黄芪合芍药酒炒各二钱，生姜五片，水一盏半，煎七分，温服。《和剂局方》。**产后中风**。不省人事，口吐涎沫，手足瘛疭。当归、荆芥穗等分，为末，每服二钱，水一盏，酒少许，童尿少许，煎七分，灌之。下咽即有生意，神效。《圣惠方》。**小儿胎寒**。好啼，昼夜不止，因此成痫。当归末一小豆大，以乳汁灌之，日夜三四度。《肘后方》。**小儿脐湿**。不早治，成脐风，或肿赤，或出水。用当归末傅之。一方入麝香少许，一方用胡粉等分，试之最验。若愈后因尿入复作，再傅即愈。《圣惠方》。**汤火伤疮**。焮赤溃烂，用此生肌，拔热止痛。当归、黄蜡各一两，麻油四两，以油煎当归焦黄，去滓，纳蜡搅成膏，出火毒，摊贴之。《和剂局方》。**白黄**[①]**色枯**。舌缩，恍惚，若语乱者死。当归、白术各二两，水煎，入生芐汁、蜜和服。《三十六黄方》。

【按语】《纲目》以当归为本药正名。《中药学》药名同此，作为补虚药中之补血药。本品为伞形科植物当归的干燥根。

芎䓖《本经》

根

【气味】辛，温，无毒。［普曰］神农、黄帝、岐伯、雷公：辛，无毒。扁鹊：酸，无毒。李当之：生温，熟寒。［元素曰］性温，味辛、苦，气厚味薄，浮而升，阳也。少阳本经引经药，入手、足厥阴气分。［之才曰］白芷为之使，畏黄连，伏雌黄。得细辛，疗金疮止痛。得牡蛎，疗头风吐逆。

【主治】中风入脑头痛，寒痹筋挛缓急，金疮，妇人血闭无子。《本经》。除脑中冷动，面上游风[②]去来，目泪出，多涕唾，忽忽如醉，诸寒冷气，心腹坚痛，中恶卒急肿痛，胁风痛，温中内寒。《别录》。腰脚软弱，半身不遂，胞衣不下。甄权。一切风，一切气，一切劳损，一切血。补五劳，壮筋骨，调众脉，破癥结宿血，养新血，吐血鼻血溺血，脑痈发背，瘰疬瘿赘，痔瘘

① 白黄：病证名。指以黄色干枯，目下赤，口干舌缩，心中恍惚，四肢烦重为主要表现的黄疸病证。

② 面上游风：病证名。指风湿或风燥引起以颜面红肿瘙痒，甚则搔破流水，或干燥脱屑，反复发作的病证。

疮疥，长肉排脓，消瘀血。大明。搜肝气，补肝血，润肝燥，补风虚。好古。燥湿，止泻痢，行气开郁。时珍。蜜和大丸，夜服，治风痰殊效。苏颂。齿根出血，含之多瘥。弘景。

【发明】［宗奭曰］今人用此最多，头面风不可缺也。然须以他药佐之。［元素曰］川芎上行头目，下行血海，故清神及四物汤皆用之。能散肝经之风，治少阳厥阴经头痛及血虚头痛之圣药也。其用有四：为少阳引经一也，诸经头痛二也，助清阳之气三也，去湿气在头四也。［杲曰］头痛必用川芎。如不愈，加各引经药。太阳羌活，阳明白芷，少阳柴胡，太阴苍术，厥阴吴茱萸，少阴细辛，是也。［震亨曰］郁在中焦，须抚芎开提其气以升之，气升则郁自降。故抚芎总解诸郁，直达三焦，为通阴阳气血之使。［时珍曰］芎䓖，血中气药也。肝苦急，以辛补之，故血虚者宜之。辛以散之，故气郁者宜之。《左传》言麦曲、鞠穷御湿，治河鱼腹疾。予治湿泻每加二味，其应如响也。血痢已通而痛不止者，乃阴亏气郁，药中加芎为佐。气行血调，其病立止。此皆医学妙旨，圆机之士，始可语之。［宗奭曰］沈括《笔谈》云：一族子旧服芎䓖，医郑叔熊见之云：芎䓖不可久服，多令人暴死。后族子果无疾而卒。又朝士张子通之妻病脑风，服芎䓖甚久，一旦暴亡。皆目见者。此皆单服既久，则走散真气。若使他药佐使，又不久服，中病便已，则焉能至此哉？［虞抟曰］骨蒸多汗，及气弱之人，不可久服。其性辛散，令真气走泄而阴愈虚也。［时珍曰］五味入胃，各归其本脏。久服则增气偏胜，必有偏绝，故有暴夭之患。若药具五味，备四气，君臣佐使配合得宜，岂有此害哉？如芎䓖，肝经药也，若单服既久，则辛喜归肺，肺气偏胜，金来贼木，肝必受邪，久则偏绝，岂不夭亡？故医者贵在格物也。

【附方】旧七，新一十七。**生犀丸**。宋真宗赐高相国去痰清目进饮食生犀丸。用川芎十两，紧小者，粟米泔浸，二日换，切片子，日干为末。分作两料。每料入麝、脑各一分，生犀半两，重汤煮，蜜和丸小弹子大。茶、酒嚼下一丸。痰，加朱砂半两。膈痰，加牛黄一分，水飞铁粉一分。头目昏，加细辛一分。口眼㖞斜，加炮天南星一分。《御药院方》。**气虚头痛**。真川芎䓖为末，腊茶调服二钱，甚捷。曾有妇人产后头痛，一服即愈。《集简方》。**气厥头痛**。妇人气盛头痛及产后头痛。川芎䓖、天台乌药等分，为末。每服二钱，葱茶调下。《御药院方》加白术，水煎服。**风热头痛**。川芎䓖一钱，茶叶二钱，水一钟，煎五分，食前热服。《简便方》。**头风化痰**。川芎洗切，晒干为末，炼蜜丸如小弹子大。不拘时嚼一丸，茶清下。《经验后方》。**偏头风痛**。京芎细剉浸酒，日饮之。《斗门方》。**风热上冲**。头目运眩，或胸中不利。川芎、槐子各一两，为末。每服三钱，用茶清调下。胸中不利，以水煎服。张洁古《保命集》。**首风旋运**。及偏正头疼，多汗恶风，胸膈痰饮。川芎䓖一斤，天麻四两，为末，炼蜜丸如弹子大。每嚼一丸，茶清下。刘河间《宣明方》。**失血眩运**。方见“当归”下。**一切心痛**。大芎一个，为末，烧酒服之。一个住一年，两个住二年。孙氏《集效方》。**经闭验胎**。经水三个月不行，验胎法，川芎生为末，空心煎艾汤服一匙。腹内微动者是有胎，不动者非也。《灵苑方》。**损动胎气**。因跌扑举重，损胎不安，或子死腹中者，芎䓖为末，酒服方寸匕，须臾一二服，立出。《续十全方》。崩中下血。昼夜不止。《千金方》用芎䓖一两，清酒一大盏，煎取五分，徐徐进之。《圣惠》：加生地黄汁二合，同煎。酒癖胁胀。时复呕吐，腹有水声。川芎䓖、三棱炮各一两，为末。每服二钱，葱白汤下。《圣济总录》。小儿脑热。好闭目，或太阳痛，或目赤肿。川芎䓖、薄荷、朴硝各二钱，为末。以少许吹鼻中。《全幼心鉴》。齿败口臭。水煮芎䓖含之。《广济方》。牙齿疼痛。大川芎䓖一个，入旧糟内藏一月，取焙，入细辛同研末，揩牙。《本事方》。诸疮肿痛。抚芎煅研，入轻粉，麻油调涂。《普济方》。产后乳悬。妇人产后，两乳忽长，细小如肠，垂过小肚，痛不可忍，危亡须臾，名曰乳悬。将芎䓖、当归各一斤，以半斤剉散，于瓦石器内用水浓煎，不拘多少频服。仍以一斤半剉块，于病人桌下烧烟，令将口鼻吸烟。用尽未愈，再作一料。仍以萆麻子一粒，贴其顶心。夏子益《奇疾方》。

【按语】《纲目》以芎䓖为本药正名。《中药学》以川芎为名，作为活血化瘀药中之活血止痛药。本品为伞形科植物川芎的干燥根茎。

蛇床《本经》

子

【气味】苦，平，无毒。［《别录》曰］辛、甘，无毒。［权曰］有小毒。［之才曰］恶牡丹、贝母、巴豆。伏硫黄。

【主治】男子阴痿湿痒，妇人阴中肿痛，除痹气，利关节，癫痫，恶疮。久服轻身，好颜色。《本经》。温中下气，令妇人子脏热。男子阴强。久服令人有子。《别录》。治男子女人虚，湿痹，毒风瘰痛，去男子腰痛，浴男子阴，去风冷，大益阳事。甄权。暖丈夫阳气，助女人阴气，治腰胯酸疼，四肢顽痹，缩小便，去阴汗湿癣，齿痛，赤白带下，小儿惊痫，扑损瘀血。煎汤，浴大风身痒。大明。

【发明】［敩曰］此药令人阳气盛数，号曰鬼考也。［时珍曰］蛇床乃右肾命门、少阳三焦气分之药，神农列之上品，不独补助男子，而又有益妇人。世人舍此而求补药于远域，岂非贱目贵耳乎？

【附方】旧三，新十一。阳事不起。蛇床子、五味子、菟丝子等分，为末，蜜丸梧子大。每服三十丸，温酒下，日三服。《千金方》。赤白带下。月水不来。用蛇床子、枯白矾等分，为末。醋面糊丸弹子大，胭脂为衣，绵裹，纳入阴户。如热极，再换，日一次。《儒门事亲》方。子宫寒冷。温阴中坐药蛇床子散：取蛇床子仁为末，入白粉少许。和匀如枣大，绵裹纳之，自然温也。《金匮玉函方》。妇人阴痒。蛇床子一两，白矾二钱，煎汤频洗。《集简方》。产后阴脱。绢盛蛇床子，蒸热熨之。又法：蛇床子五两，乌梅十四个，煎水，日洗五六次。《千金方》。妇人阴痛。方同上。男子阴肿。胀痛。蛇床子末，鸡子黄调傅之。《永类方》。大肠脱肛。蛇床子、甘草各一两，为末。每服一钱，白汤下，日三服。并以蛇床末傅之。《经验方》。痔疮肿痛。不可忍，蛇床子煎汤熏洗。《简便方》。小儿癣疮。蛇床子杵末，和猪脂涂之。《千金方》。小儿甜疮。头面耳边连引，流水极痒，久久不愈者。蛇床子一两，轻粉三钱，为末，细油调搽之。《普济方》。耳内湿疮。蛇床子、黄连各一钱，轻粉一字，为末吹之。《全幼心鉴》。风虫牙痛。《千金》用蛇床子、烛烬同研，涂之。《集简方》用蛇床子煎汤，乘热漱数次，立止。冬月喉痹。肿痛，不可下药者。蛇床子烧烟于瓶中，口含瓶嘴吸烟，其痰自出。《圣惠方》。

【按语】《纲目》以蛇床为本药正名。《中药学》以蛇床子为名，作为攻毒杀虫止痒药。本品为伞形科植物蛇床的干燥成熟果实。

藁本《本经》

根

【气味】辛，温，无毒。[《别录》曰]微寒。[权曰]微温。[元素曰]气温，味苦、大辛，无毒。气厚味薄，升也，阳也。足太阳本经药。[之才曰]恶藺茹，畏青葙子。

【主治】妇人疝瘕，阴中寒，肿痛，腹中急，除风头痛，长肌肤，悦颜色。《本经》。辟雾露，润泽，疗风邪亸曳，金疮。可作沐药面脂。《别录》。治一百六十种恶风鬼疰，流入腰痛冷，能化小便，通血，去头风鼾疱。甄权。治皮肤疵皯，酒齄粉刺，痫疾。大明。治太阳头痛巅顶痛，大寒犯脑，痛连齿颊。元素。头面身体皮肤风湿。李杲。督脉为病，脊强而厥。好古。治痈疽，排脓内塞。时珍。

【发明】[元素曰]藁本乃太阳经风药，其气雄壮，寒气郁于本经，头痛必用之药。颠顶痛非此不能除。与木香同用，治雾露之清邪中于上焦。与白芷同作面脂。既治风，又治湿，亦各从其类也。[时珍曰]《邵氏闻见录》云：夏英公病泄，太医以虚治不效。霍翁曰：风客于胃也。饮以藁本汤而止。盖藁本能去风湿故耳。

【附方】新三。大实心痛。已用利药，用此彻其毒。藁本半两，苍术一两，作二服。水二钟，煎一钟，温服。《活法机要》。干洗头屑。藁本、白芷等分，为末。夜擦旦梳，垢自去也。《便民图纂》。小儿疥癣。藁本煎汤浴之，并以浣衣。《保幼大全》。

【按语】《纲目》以藁本为本药正名。《中药学》药名同此，作为解表药中之发散风寒药。本品为伞形科植物藁本或辽藁本的干燥根及根茎。

白芷《本经》

根

【气味】辛，温，无毒。[元素曰]气温，味苦、大辛，气味俱轻，阳也。手阳明引经本药，同升麻则通行手、足阳明经，亦入手太阴经。[之才曰]当归为之使，恶旋覆花，制雄黄、硫黄。

【主治】女人漏下赤白，血闭阴肿，寒热头风侵目泪出。长肌肤，润泽颜色，可作面脂。《本经》。疗风邪，久渴吐呕，两胁满，头眩目痒。可作膏药。《别录》。治目赤弩肉，去面皯疵瘢，补胎漏滑落，破宿血，补新血，乳痈，发背，瘰疬，肠风痔瘘，疮痍疥癣，止痛排脓。大明。能蚀脓，止心腹血刺痛，女人沥血腰痛，血崩。甄权。解利手阳明头痛，中风寒热，及肺经风热，头面皮肤风痹燥痒。元素。治鼻渊鼻衄，齿痛，眉棱骨痛，大肠风秘，小便去血，妇人血风眩运，翻胃吐食，解砒毒蛇伤，刀箭金疮。时珍。

【发明】［杲曰］白芷疗风通用，其气芳香，能通九窍，表汗不可缺也。［刘完素曰］治正阳明头痛，热厥头痛，加而用之。［好古曰］同辛夷、细辛用治鼻病，入内托散用长肌肉，则入阳明可知矣。［时珍曰］白芷色白味辛，行手阳明庚金；性温气厚，行足阳明戊土；芳香上达，入手太阴肺经。肺者，庚之弟，戊之子也。故所主之病不离三经。如头目眉齿诸病，三经之风热也；如漏带痈疽诸病，三经之湿热也。风热者辛以散之，湿热者温以除之。为阳明主药，故又能治血病胎病，而排脓生肌止痛。按王璆《百一选方》云：王定国病风头痛，至都梁求明医杨介治之。连进三丸，即时病失。恳求其方，则用香白芷一味，洗晒为末，炼蜜丸弹子大。每嚼一丸，以茶清或荆芥汤化下。遂命名都梁丸。其药治头风眩运，女人胎前产后，伤风头痛，血风头痛，皆效。戴原礼《要诀》亦云：头痛挟热，项生磊块者，服之甚宜。又《臞仙神隐书》言种白芷能辟蛇，则《夷坚志》所载治蝮蛇伤之方，亦制以所畏也，而本草不曾言及。［宗奭曰］《药性论》言白芷能蚀脓，今人用治带下，肠有败脓，淋露不已，腥秽殊甚，遂致脐腹冷痛，皆由败脓血所致，须此排脓。白芷一两，单叶红蜀葵根二两，白芍药、白枯矾各半两，为末。以蜡化丸梧子大。每空心及饭前，米饮下十丸或十五丸。俟脓尽，乃以他药补之。

【附方】旧一。新三十三。**一切伤寒**。神白散，又名圣僧散：治时行一切伤寒，不问阴阳轻重、老少男女、孕妇，皆可服之。用白芷一两，生甘草半两，姜三片，葱白三寸，枣一枚，豉五十粒，水二碗，煎服取汗。不汗再服。病至十余日未得汗者，皆可服之。此药可卜人之好恶也。如煎得黑色，或误打翻，即难愈；如煎得黄色，无不愈者。煎时要至诚，忌妇人、鸡、犬见。《卫生家宝方》。**一切风邪**。方同上。**风寒流涕**。香白芷一两，荆芥穗一钱，为末。蜡茶点服二钱。《百一选方》。**小儿流涕**。是风寒也。白芷末、葱白，捣丸小豆大，每茶下二十丸。仍以白芷末，姜汁调，涂太阳穴，乃食热葱粥取汗。《圣惠方》。**小儿身热**。白芷煮汤浴之，取汗，避风。《子母秘录》。**头面诸风**。香白芷切，以萝卜汁浸透，日干为末，每服二钱，白汤下。或以嗃鼻。《直指方》。**偏正头风**。百药不治，一服便可，天下第一方也。香白芷炒二两五钱，川芎炒、甘草炒、川乌头半生半熟各一两，为末。每服一钱，细茶、薄荷汤调下。谈野翁《试效方》。**头风眩运**。都梁丸。见“发明”下。**眉棱骨痛**。属风热与痰。白芷、片芩酒炒等分，为末。每服二钱，茶清调下。《丹溪纂要》。**风热牙痛**。香白芷一钱，朱砂五分，为末。蜜丸芡子大，频用擦牙。此乃濠州一村妇以医人者。庐州郭医云“绝胜他药也”。或以白芷、吴茱萸等分，浸水漱涎。《医林集要》。**一切眼疾**。白芷、雄黄为末，炼蜜丸龙眼大，朱砂为衣。每服一丸，食后茶下，日二服。名还睛丸。《普济方》。**口齿气臭**。《百一选方》用香白芷七钱，为末。食后井水服一钱。《济生方》用白芷、川芎等分，为末，蜜丸芡子大，日噙之。**盗汗不止**。太平白芷一两，辰砂半两，为末。每服二钱，温酒下。屡验。《朱氏集验方》。**血风反胃**。香白芷一两，切片，瓦炒黄为末。用猪血七片，沸汤泡七次，蘸末食之。日一次。《妇人良方》。**脚气肿痛**。白芷、芥子等分，为末，姜汁和，涂之效。《医方摘要》。**妇人白带**。白芷四两，以石灰半斤，淹三宿，去灰切片炒，研末。酒服二钱，日二服。《医学集成》。**妇人难产**。白芷五钱，水煎服之。唐瑶《经验方》。**胎前产后**。乌金散：治胎前产后虚损，月经不调，崩漏及横生逆产。用白芷、百草霜等分，为末。以沸汤入童子小便同醋调服二钱。丹溪加滑石，以芎归汤调之。《普济方》。**大便风秘**。香白芷炒，为末。每服二钱，米饮入蜜少许，连进二服。《十便良方》。**小便气淋**。结涩不通。白芷醋浸焙干二两，为末。煎木通、甘草，酒调下一钱，连进二服。《普济方》。**鼻衄不止**。就以所出血调白芷末涂山根，立止。《简便方》。**小便出血**。白芷、当归等分，为末。米饮每服二钱。《经验方》。**肠风下血**。香白芷为末。每服二钱，米饮下，神效。余居士《选奇方》。**痔漏出血**。方同上，并煎汤熏洗。《直指方》。**痔疮肿痛**。先以皂角烟熏之。后以鹅胆汁调白芷末涂之，即消。《医方摘要》。**肿毒热痛**。醋调白芷末傅之。《卫生易简方》。**乳痈初起**。白芷、贝母各二钱，为末。温酒服之。《秘传外科方》。**疔疮初起**。白芷一钱，生姜一两，擂酒一盏，温服取汗，即散。此陈指挥方也。《袖珍方》。**痈疽赤肿**。白芷、大黄等分，为末，米饮服二钱。《经验方》。**小儿丹瘤**。游走入腹必死，初发，急以截风散截之。白芷、寒水石为末。生葱汁调涂。《全幼心鉴》。**刀箭伤疮**。香白芷嚼烂涂之。《集简方》。**解砒石毒**。白芷末，井水服二钱。《事林广记》。**诸骨哽咽**。白芷、半夏等分，为末。水服一钱，即呕出。《普济方》。**毒蛇伤螫**。临川有人被蝮伤，即昏死，一臂如股，少顷遍身皮胀，黄黑色。一道人以新汲水调香白芷末一升，灌之。觉腹中搰搰然，黄水自口出，腥秽逆人，良久消缩如故。云以麦门冬汤调尤妙，仍以末搽之。又径山寺僧为蛇伤，一脚溃烂，百药不愈。一游僧以新水数洗净腐败，见白筋，挹干，以白芷末，入胆矾、麝香少许掺之，恶水涌出。日日如此，一月平复。洪迈《夷坚志》。

【按语】《纲目》以白芷为本药正名。《中药学》药名同此，作为解表药中发散风寒药。本品为伞形科植物白芷或杭白芷的干燥根。

芍药《本经》

根

【气味】苦，平，无毒。［《别录》曰］酸，微寒，有小毒。［普曰］神农：苦。桐君：甘，无毒。岐伯：咸。雷公：酸。李当之：小寒。［元素曰］性寒，味酸，气厚味薄，升而微降，阳中阴也。［杲曰］白芍药酸，平，有小毒，可升可降，阴也。［好古曰］味酸而苦，气薄味厚，阴也，降也，为手、足太阴行经药，入肝脾血分。［之才曰］须丸为之使，恶石斛、芒硝，畏硝石、鳖甲、小蓟，反藜芦。［禹锡曰］别本须丸作雷丸。［时珍］同白术补脾，同芎䓖泻肝，同人参补气，同当归补血，以酒炒补阴，同甘草止腹痛，同黄连止泻痢，同防风发痘疹，同姜、枣温经散湿。

【主治】邪气腹痛，除血痹，破坚积，寒热疝瘕，止痛，利小便，益气。《本经》。通顺血脉，缓中，散恶血，逐贼血，去水气，利膀胱大小肠，消痈肿，时行寒热，中恶腹痛腰痛。《别录》。治脏腑拥气，强五脏，补肾气，治时疾骨热，妇人血闭不通，能蚀胨。甄权。女人一切病，胎前产后诸疾，治风补劳，退热除烦益气，惊狂头痛，目赤明目，肠风泻血痔瘘，发背疮疥。大明。泻肝，安脾肺，收胃气，止泻利，固腠理，和血脉，收阴气，敛逆气。元素。理中气，治脾虚中满，心下痞，胁下痛，善噫肺急，胀逆喘咳，太阳鼽衄，目涩肝血不足，阳维病苦寒热，带脉病苦腹痛满，腰溶溶如坐水中。好古。止下痢腹痛后重。时珍。

【发明】［志曰］赤者利小便下气，白者止痛散血。［大明曰］赤者补气，白者补血。［弘景曰］赤者小利，俗方以止痛，不减当归。白者道家亦服食之，及煮石用。［成无己曰］白补而赤泻，白收而赤散。酸以收之，甘以缓之，故酸甘相合，用补阴血，收逆气而除肺燥。又云：芍药之酸，敛津液而益营血，收阴气而泄邪热。［元素曰］白补赤散，泻肝补脾胃。酒浸行经，止中部腹痛。与姜同用，温经散湿通塞，利腹中痛，胃气不通。白芍入脾经补中焦，乃下利必用之药。盖泻利皆太阴病，故不可缺此。得炙甘草为佐，治腹中痛，夏月少加黄芩，恶寒加桂，此仲景神方也。其用凡六：安脾经一也，治腹痛二也，收胃气三也，止泻痢四也，和血脉五也，固腠理六也。［宗奭曰］芍药须用单叶红花者为佳，然血虚寒人禁之。古人云：减芍药以避中寒。诚不可忽。［震亨曰］芍药泻脾火，性味酸寒，冬月必以酒炒。凡腹痛多是血脉凝涩，亦必酒炒用。然止能治血虚腹痛，余并不治。为其酸寒收敛，无温散之功也。下痢腹痛必炒用，后重者不炒。产后不可用者，以其酸寒伐生发之气也。必不得已，亦酒炒用之。［时珍曰］白芍药益脾，能于土中泻木。赤芍药散邪，能行血中之滞。《日华子》言赤补气，白治血，欠审矣。产后肝血已虚，不可更泻，故禁之。酸寒之药多矣，何独避芍药耶？以此。［颂曰］张仲景治伤寒多用芍药，以其主寒热、利小便故也。［杲曰］或言古人以酸涩为收，《本经》何以言利小便？曰：芍药能益阴滋湿而停津液，故小便自行，非因通利也。曰：又言缓中何也？曰：损其肝者缓其中，即调血也，故四物汤用芍药。大抵酸涩者为收敛停湿之剂，故主手、足太阴经收敛之体，又能治血海而入于九地之下，后至厥阴经。白者色在西方，故补；赤者色在南方，故泻。

【附方】旧六，新一十。服食法。颂曰：安期生服炼芍药法云：芍药有二种，救病用金芍药，色白多脂肉；其木芍药色紫瘦多脉。若取审看，勿令差错。凡采得，净洗去皮，以东流水煮百沸，阴干，停三日，又于木甑内蒸之，上覆以净黄土，一日夜熟，出阴干，捣末。以麦饮或酒服三钱匕，日三。服满三百日，可以登岭，绝谷不饥。《图经本草》。腹中虚痛。白芍药三钱，炙甘草一钱，夏月加黄芩五分，恶寒加肉桂一钱，冬月大寒再加桂一钱。水二盏，煎一半，温服。洁古《用药法象》。风毒骨痛。在髓中，芍药二分，虎骨一两，炙为末，夹绢袋盛，酒三升，渍五日。每服三合，日三服。《经验后方》。脚气肿痛。白芍药六两，甘草一两，为末。白汤点服。《事林广记》。消渴引饮。白芍药、甘草等分，为末。每用一钱，水煎服，日三服。鄂渚辛佑之患此九年，服药止而复作。苏朴授此方，服之七日顿愈。古人处方，殆不可晓，不可以平易而忽之也。陈日华《经验方》。小便五淋。赤芍药一两，槟榔一个，面裹煨，为末。每服一钱，水一盏，煎七分，空心服。《博济方》。衄血不止。赤芍药为末,水服二钱匕。《事林广记》。**衄血咯血**。白芍药一两,犀角末二钱半,为末。新水服一钱匕,血止为限。《古今录验》。**崩中下血**。小腹痛甚者,芍药一两,炒黄色,柏叶六两,微炒。每服二两,水一升,煎六合,入酒五合,再煎七合,空心分为两服。亦可为末,酒服二钱。《圣惠方》。**经水不止**。白芍药、香附子、熟艾叶各一钱半,水煎服之。熊氏《补遗》。**血崩带下**。赤芍药、香附子等分,为末。每服二钱,盐一捻,水一盏,煎七分,温服。日二服,十服见效。名如神散。《良方》。**赤白带下**。年深月久不瘥者。取白芍药三两,并干姜半两,剉熬令黄,捣末,空心水饮服二钱匕,日再服。《广济方》只用芍药炒黑,研末,酒服之。《贞元广利方》。**金疮血出**。白芍药一两,熬黄为末,酒或米饮服二钱,渐加之,仍以末傅疮上即止,良验。《广利方》。**痘疮胀痛**。白芍药为末,酒服半钱匕。《痘疹方》。**木舌肿满**。塞口杀人。红芍药、甘草煎水热漱。《圣济总录》。**鱼骨哽咽**。白芍药嚼细咽汁。《事林广记》。

【按语】《纲目》以芍药为本药正名,包括赤芍药与白芍药。李时珍云:“白芍药益脾,能于土中泻木。赤芍药散邪,能行血中之滞。”《中药学》分别收入两药,白芍作为补虚药中之补血药;赤芍作为清热药中之清热凉血药。赤、白芍均为毛茛科植物芍药的干燥根。

牡丹《本经》

根皮

【气味】辛,寒,无毒。[《别录》曰]苦,微寒。[普曰]神农、岐伯:辛。雷公、桐君:苦,无毒。黄帝:苦,有毒。[好古曰]气寒,味苦、辛,阴中微阳,入手厥阴、足少阴经。[之才曰]畏贝母、大黄、菟丝子。[大明曰]忌蒜、胡荽,伏砒。

【主治】寒热,中风瘛疭,惊痫邪气,除癥坚瘀血留舍肠胃,安五脏,疗痈疮。《本经》。除时气头痛,客热五劳,劳气头腰痛,风噤癫疾。《别录》。久服轻身益寿。吴普。治冷气,散诸痛,女子经脉不通,血沥腰痛。甄权。通关腠血脉,排脓,消扑损瘀血,续筋骨,除风痹,落胎下胞,产后一切冷热血气。大明。治神志不足,无汗之骨蒸,衄血吐血。元素。和血生血凉血,治血中伏火,除烦热。时珍。

【发明】[元素曰]牡丹乃天地之精,为群花之首。叶为阳,发生也。花为阴,成实也。丹者赤色,火也。故能泻阴胞中之火。四物汤加之,治妇人骨蒸。又曰:牡丹皮入手厥阴、足少阴,故治无汗之骨蒸;地骨皮入足少阴、手少阳,故治有汗之骨蒸。神不足者手少阴,志不足者足少阴,故仲景肾气丸用之,治神志不足也。又能治肠胃积血,及吐血、衄血必用之药,故犀角地黄汤用之。[杲曰]心虚,肠胃积热,心火炽甚,心气不足者,以牡丹皮为君。[时珍曰]牡丹皮治手、足少阴、厥阴四经血分伏火。盖伏火即阴火也,阴火即相火也。古方惟以此治相火,故仲景肾气丸用之。后人乃专以黄柏治相火,不知牡丹之功更胜也。此乃千载秘奥,人所不知,今为拈出。赤花者利,白花者补,人亦罕悟,宜分别之。

【附方】旧三,新三。**癫疝偏坠**。气胀不能动者,牡丹皮、防风等分,为末,酒服二钱,甚效。《千金方》。**妇人恶血**。攻聚上面，多怒。牡丹皮半两，干漆烧烟尽半两，水二钟，煎一钟服。《诸证辨疑》。伤损瘀血。牡丹皮二两，虻虫二十一枚，熬过，同捣末。每旦温酒服方寸匕。血当化为水下。《贞元广利方》。金疮内漏。血不出，牡丹皮为末，水服三指撮，立尿出血也。《千金方》。下部生疮。已决洞者，牡丹末，汤服方寸匕，日三服。《肘后方》。解中蛊毒。牡丹根捣末，服一钱匕，日三服。《外台秘要》。

【按语】《纲目》以牡丹为本药正名，药用部位为根皮。《中药学》以牡丹皮为名，作为清热药中之清热凉血药。本品为毛茛科植物牡丹的根皮。

木香《本经》

根

【气味】辛，温，无毒。[元素曰]气热，味辛、苦，气味俱厚，沉而降，阴也。[杲曰]苦、甘、辛，微温，降也，阴也。[好古曰]辛、苦，热，味厚于气，阴中阳也。

【主治】邪气，辟毒疫温鬼，强志，主淋露。久服不梦寤魇寐。《本经》。消毒，杀鬼精物。温疟蛊毒，气劣，气不足，肌中偏寒，引药之精。《别录》。治心腹一切气，膀胱冷痛，呕逆反胃，霍乱泄泻，痢疾，健脾消食，安胎。大明。九种心痛，积年冷气，痃癖癥块胀痛，壅气上冲，烦闷羸劣，女人血气刺心，痛不可忍，末酒服之。甄权。散滞气，调诸气，和胃气，泄肺气。元素。行肝经气。煨熟，实大肠。震亨。治冲脉为病，逆气里急，主脬渗小便秘。好古。

【发明】[弘景曰]青木香，大秦国人以疗毒肿、消恶气有验。今惟制蛀虫丸用之。常以煮汁沐浴大佳。[宗奭曰]木香专泄决胸腹间滞塞冷气，他则次之。得橘皮、肉豆蔻、生姜相佐使绝佳，效尤速。[元素曰]木香除肺中滞气。若治中下二焦气结滞及不转运，须用槟榔为使。[震亨曰]调气用木香，其味辛，气能上升，如气郁不达者宜之。若阴火冲上者，则反助火邪，当用黄柏、知母，而少以木香佐之。[好古曰]本草云：主气劣，气不足，补也；通壅气，导一切气，破也。安胎，健脾胃，补也；除痃癖癥块，破也。其不同如此。洁古张氏但言调气，不言补也。[机曰]与补药为佐则补，与泄药为君则泄也。[时珍曰]木香乃三焦气分之药，能升降诸气。诸气膹郁，皆属于肺，故上焦气滞用之者，乃金郁则泄之也。中气不运，皆属于脾，故中焦气滞宜之者，脾胃喜芳香也。大肠气滞则后重，膀胱气不化则癃淋，肝气郁则为痛，故下焦气滞者宜之，乃塞者通之也。[权曰]《隋书》言樊子盖为武威太守，车驾入吐谷浑，子盖以彼多瘴气，献青木香以御雾露之邪。[颂曰]《续传信方》著张仲景青木香丸，主阳衰诸不足。用昆仑青木香、六路诃子皮各二十两，捣筛，糖和丸梧子大。每空腹酒下三十丸，日再，其效尤速。郑驸马去沙糖用白蜜，加羚羊角十二两。用药不类古方，而云仲景，不知何从而得也？

【附方】旧二，新一十九。中气不省。闭目不语，如中风状。南木香为末，冬瓜子煎汤灌下三钱。痰盛者，加竹沥、姜汁。《济生方》。气胀懒食。即青木香丸，见"发明"下。热者牛乳下，冷者酒下。《圣惠方》。心气刺痛。青木香一两，皂角炙一两，为末，糊丸梧桐子大，每汤服五十丸，甚效。《摄生方》。**一切走注**。气痛不和，广木香，温水磨浓汁，入热酒调服。《简便方》。**内钓**[1]**腹痛**。木香、乳香、没药各五分，水煎服之。《阮氏小儿方》。**小肠疝气**。青木香四两，酒三斤，煮过，每日饮三次。孙天仁《集效方》。**气滞腰痛**。青木香、乳香各二钱，酒浸，饭上蒸，均以酒调服。《圣惠方》。**耳卒聋闭**。昆仑真青木香一两切，以苦酒浸一夜，入胡麻油一合，微火煎，三上三下，以绵滤去滓，日滴三四次，以愈为度。《外台秘要》。**耳内作痛**。木香末，以葱黄染鹅脂，蘸末深纳入耳中。《圣济录》。**霍乱转筋**。腹痛。木香末一钱，木瓜汁一盏，入热酒调服。《圣济总录》。**一切下痢**。不拘丈夫妇人小儿，木香一块，方圆一寸，黄连半两，二味用水半升同煎干，去黄连，薄切木香，焙干为末。分作三服：第一服橘皮汤下，二服陈米饮下，三服甘草汤下。此乃李景纯所传。有一妇人久痢将死，梦中观音授此方，服之而愈也。孙兆《秘宝方》。**香连丸方**。方见"黄连"下。**肠风下血**。木香、黄连等分，为末，入肥猪大肠内，两头扎定，煮极烂，去药食肠。或连药捣为丸服。刘松石《保寿堂方》。**小便浑浊**。如精状，木香、没药、当归等分，为末，以刺棘心自然汁和丸梧子大，每食前盐汤下三十丸。《普济方》。**小儿阴肿**。小儿阳明经风热湿气相搏，阴茎无故肿，或痛缩，宜宽此一经自愈。广木香、枳壳麸炒二钱半，炙甘草二钱，水煎服。《曾氏小儿方》。**小儿天行**。壮热头痛。木香六分，白檀香三分，为末。清水和服。仍温水调涂囟顶上取瘥。《圣惠方》。**天行发斑**。赤黑色，青木香一两，水二升，煮一升服。《外台秘要》。**一切痈疽**。疮疖疳瘘、恶疮下疰、臁疮溃后，外伤风寒，恶汁臭败不敛，并主之。木香、黄连、槟榔等分，为末，油调频涂之，取效。《和剂局方》。**恶蛇虺伤**。青木香不拘多少，煎水服，效不可述。《袖珍方》。**腋臭阴湿**。凡腋下、阴下湿臭，或作疮，青木香以好醋浸，夹于腋下。阴下，为末傅之。《外台秘要》。**牙齿疼痛**。青木香末，入麝香少许，揩牙，盐汤漱之。《圣济录》。

【按语】《纲目》以木香为本药正名。《中药学》药名同此，作为理气药。药物来源为菊科植物木香的干燥根。

甘松香《开宝》

根

【气味】甘，温，无毒。［好古曰］平。

【主治】恶气，卒心腹痛满，下气。《开宝》。黑皮䵟黯，风疳齿䘌，野鸡痔[2]。得白芷、附子良。藏器。理元气，去气郁。好古。脚气膝浮，煎汤淋洗。时珍。

【发明】［时珍曰］甘松芳香能开脾郁，少加入脾胃药中，甚醒脾气。杜宝《拾遗录》云：寿禅师妙医术，作五香饮，更加别药，止渴兼补益最妙。一沉香饮，二丁香饮，三檀香饮，四泽兰饮，五甘松饮也。

【附方】新四。**劳瘵熏法**。甘松六两，玄参一斤，为末。每日焚之。《奇效方》。**风疳虫牙**。蚀肉至尽。甘松、腻粉

---

① 内钓：症状名。指以腹内剧烈疼痛，伴有牵扯紧张感为主的表现。

② 野鸡痔：病证名。即痔疮的别名。亦称野鸡病。

各二钱半，芦荟半两，猪肾一对，切炙为末，夜漱口后贴之，有涎吐出。《圣济总录》。肾虚齿痛。甘松、硫黄等分，为末，泡汤漱之，神效。《经效济世方》。面䵟风疮。香附子、甘松各四两，黑牵牛半斤，为末。日用洗面。《妇人良方》。

【按语】《纲目》以甘松香为本药正名。《中药学》以甘松为名，作为理气药。药物来源为败酱科植物甘松的干燥根及根茎。

高良姜《别录》

根

【气味】辛，大温，无毒。[志曰]辛、苦，大热，无毒。[张元素曰]辛，热，纯阳，浮也。入足太阴、阳明经。

【主治】暴冷，胃中冷逆，霍乱腹痛。《别录》。下气益声，好颜色。煮饮服之，止痢。藏器。治风破气，腹内久冷气痛，去风冷痹弱。甄权。转筋泻痢，反胃，解酒毒，消宿食。大明。含块咽津，治忽然恶心，呕清水，逡巡即瘥。若口臭者，同草豆蔻为末，煎饮。苏颂。健脾胃，宽噎膈，破冷癖，除瘴疟。时珍。

【发明】[杨士瀛曰]噫逆胃寒者，高良姜为要药，人参、茯苓佐之，为其温胃，解散胃中风邪也。[时珍曰]孙思邈《千金方》言：心脾冷痛，用高良姜，细剉微炒，为末，米饮服一钱，立止。太祖高皇帝御制《周颠仙碑》文，亦载其有验云。又秽迹佛有治心口痛方云：凡男女心口一点痛者，乃胃脘有滞或有虫也。多因怒及受寒而起，遂致终身。俗言心气痛者，非也。用高良姜以酒洗七次焙研，香附子以醋洗七次焙研，各记收之。病因寒得，用姜末二钱，附末一钱；因怒得，用附末二钱，姜末一钱；寒怒兼有，各一钱半。以米饮加入生姜汁一匙，盐一捻，服之立止。韩飞霞《医通》书亦称其功云。

【附方】旧三，新八。霍乱吐利。火炙高良姜令焦香。每用五两，以酒一升，煮三四沸，顿服。亦治腹痛中恶。《外台》。霍乱腹痛。高良姜一两剉，以水三大盏，煎二盏半，去滓，入粳米一合，煮粥食之，便止。《圣惠方》。霍乱呕甚。不止，用高良姜生剉二钱，大枣一枚，水煎冷服，立定。名冰壶汤。《普济方》。脚气欲吐。苏恭曰：凡患脚气人，每旦饱食，午后少食，日晚不食。若饥，可食豉粥。若觉不消，欲致霍乱者，即以高良姜一两，水三升，煮一升，顿服尽，即消。若卒无者，以母姜一两代之，清酒煎服。虽不及高良姜，亦甚效也。心脾冷痛。高良姜丸：用高良姜四两，切片，分作四分。一两用陈廪米半合，炒黄去米；一两用陈壁土半两，炒黄去土；一两用巴豆三十四个，炒黄去豆；一两用班蝥三十四个，炒黄去蝥。吴茱萸一两，酒浸一夜，同姜再炒。为末。以浸茱酒打糊丸梧子大，每空心姜汤下五十丸。《永类钤方》用高良姜三钱，五灵脂六钱，为末。每服三钱，醋汤调下。养脾温胃。去冷消痰，宽胸下气，大治心脾疼及一切冷物伤。用高良姜、干姜等分，炮研末，面糊丸梧子大，每食后橘皮汤下十五丸。妊妇勿服。《和剂局方》。脾虚寒疟。寒多热少，饮食不思。用高良姜麻油炒、干姜炮各一两，为末。每服五钱，用猪胆汁调成膏子，临发时热酒调服。以胆汁和丸，每服四十丸，酒下亦佳。吴开内翰，政和丁酉居全椒县，岁疟大作，用此救人以百计。张大亨病此,甚欲致仕,亦服之愈。大抵寒发于胆,用猪胆引二姜入胆,去寒而燥脾胃,一寒一热,阴阳相制,所以作效也。一方只用二姜,半生半炮各半两,穿山甲炮三钱,为末。每服二钱,猪肾煮酒下。朱氏《集验方》。妊妇疟疾。先因伤寒变成者,用高良姜三钱剉,以豮猪胆汁浸一夜,东壁土炒黑,去土,以肥枣肉十五枚,同焙为末。每用三钱,水一盏,煎热,将发时服,神妙。《永类钤方》。暴赤眼痛。以管吹良姜末入鼻取嚏,或弹出鼻血即散。谈野翁《试验方》。风牙痛肿。高良姜二寸,全蝎焙一枚,为末掺之,吐涎,以盐汤漱口,此乃乐清丐者所传。鲍季明病此,用之果效。王璆《百一选方》。头痛嗃鼻。高良姜生研频嗃。《普济方》。

红豆蔻《开宝》

【气味】辛,温,无毒。[权曰]苦、辛,多食令人舌粗,不思饮食。[时珍曰]辛,热,阳也,浮也。入手、足太阴经。《生生编》云:最能动火伤目致衄,食料不宜用之。

【主治】肠虚水泻,心腹绞痛,霍乱呕吐酸水,解酒毒。《开宝》。冷气腹痛,消瘴雾毒气,去宿食,温腹肠,吐泻痢疾。甄权。治噎膈反胃,虚疟寒胀,燥湿散寒。时珍。

【发明】[时珍曰]红豆蔻李东垣脾胃药中常用之,亦取其辛热芳香,能醒脾温肺、散寒燥湿、消食之功尔。若脾肺素有伏火者,切不宜用。

【附方】新一。风寒牙痛。红豆蔻为末,随左右以少许嗃鼻中,并掺牙取涎。或加麝香。《卫生家宝方》。

【按语】《纲目》以高良姜为本药正名,子名红豆蔻。《中药学》以高良姜为名,作为温里药。同时把红豆蔻作为附药收入。高良姜为姜科植物高良姜的干燥根茎,红豆蔻为姜科植物大高良姜的干燥成熟果实。

豆蔻《别录》

仁

【气味】辛,温,涩,无毒。[好古曰]大辛热,阳也,浮也。入足太阴、阳明经。

【主治】温中,心腹痛,呕吐,去口臭气。《别录》。下气,止霍乱,一切冷气,消酒毒。《开宝》。调中补胃,健脾消食,去客寒,心与胃痛。李杲。治瘴疠寒疟,伤暑吐下泄痢,噎膈反胃,痞满吐酸,痰饮积聚,妇人恶阻带下,除寒燥湿,开郁破气,杀鱼肉毒。制丹砂。时珍。

【发明】[弘景曰]豆蔻辛烈甚香,可常食之。其五和糁中物皆宜人。豆蔻、廉姜、枸橼、甘蕉、麂目是也。[宗奭曰]草豆蔻气味极辛微香,性温而调散冷气甚速。虚弱不能饮食者,宜此与木瓜、乌梅、缩砂、益智、曲蘖、甘草、生姜同用也。[杲曰]风寒客邪在胃口之上,当心作疼者,宜煨熟用之。[震亨曰]草豆蔻性温,能散滞气,消膈上痰。若明知身受寒邪,口食寒物,胃脘作疼,方可温散,用之如鼓应桴。或湿痰郁结成病者亦效。若热郁者不可用,恐积温成热也,必用栀子之剂。[时珍曰]豆蔻治病,取其辛热浮散,能入太阴阳明,除寒燥湿,开郁化食之力而已。南地卑下,山岚烟瘴,饮啖酸咸,脾胃常多寒湿郁滞之病。故食料必用,与之相宜。

然过多亦能助脾热，伤肺损目。或云与知母同用，治瘴疟寒热，取其一阴一阳无偏胜之害。盖草果治太阴独胜之寒，知母治阳明独胜之火也。

【附方】旧一，新九。心腹胀满。短气，用草豆蔻一两，去皮为末。以木瓜生姜汤，调服半钱。《千金方》。胃弱呕逆。不食，用草豆蔻仁二枚，高良姜半两，水一盏，煮取汁，入生姜汁半合，和白面作拨刀，以羊肉臛汁煮熟，空心食之。《普济》。霍乱烦渴。草豆蔻、黄连各一钱半，乌豆五十粒，生姜三片，水煎服之。《圣济总录》。虚疟自汗不止。用草果一枚，面裹煨熟，连面研，入平胃散二钱，水煎服。《经效济世方》。气虚瘴疟。热少寒多，或单寒不热，或虚热不寒。用草果仁、熟附子等分，水一盏，姜七片，枣一枚，煎半盏服。名果附汤。《济生方》。脾寒疟疾。寒多热少，或单寒不热，或大便泄而小便多，不能食。用草果仁、熟附子各二钱半，生姜七片，枣肉二枚，水三盏，煎一盏，温服。《医方大成》。脾肾不足。草果仁一两，以舶茴香一两炒香，去茴不用；吴茱萸汤泡七次，以破故纸一两炒香，去故纸不用；胡卢巴一两，以山茱萸一两炒香，去茱萸不用。右三味为糁，酒糊丸梧子大。每服六十丸，盐汤下。《百一选方》。赤白带下。连皮草果一枚，乳香一小块，面裹煨焦黄，同面研细。每米饮服二钱，日二服。《卫生易简方》。香口辟臭。豆蔻、细辛为末，含之。《肘后方》。脾痛胀满。草果仁二个，酒煎服之。《直指方》。

【按语】《纲目》以豆蔻为本药正名，以草果为别名。李时珍认为草豆蔻与草果为同一物，故将两名合论于一条。《中药学》分别收入草果与草豆蔻，均作为化湿药。草豆蔻为姜科植物草豆蔻的干燥近成熟果实，草果为姜科植物草果的干燥成熟果实。

白豆蔻《开宝》

仁

【气味】辛，大温，无毒。[好古曰]大辛热，味薄气厚，轻清而升，阳也，浮也。入手太阴经。

【主治】积冷气，止吐逆反胃，消谷下气。《开宝》。散肺中滞气，宽膈进食，去白睛翳膜。李杲。补肺气，益脾胃，理元气，收脱气。好古。治噎膈，除疟疾寒热，解酒毒。时珍。

【发明】[颂曰]古方治胃冷，吃食即欲吐及呕吐六物汤，皆用白豆蔻，大抵主胃冷即相宜也。[元素曰]白豆蔻气味俱薄，其用有五。专入肺经本药一也，散胸中滞气二也，去感寒腹痛三也，温暖脾胃四也，治赤眼暴发，去太阳经目内大眦红筋用少许，五也。[时珍曰]按杨士瀛云：白豆蔻治脾虚疟疾，呕吐寒热，能消能磨，流行三焦，营卫一转，诸证自平。

【附方】旧一，新四。胃冷恶心。凡食即欲吐，用白豆蔻子三枚，捣细，好酒一盏，温服，并饮数服佳。张文仲《备急方》。人忽恶心。多嚼白豆蔻子最佳。《肘后方》。小儿吐乳。胃寒者，白豆蔻仁十四个，缩砂仁十四个，生甘草二钱，炙甘草二钱，为末，常掺入儿口中。《危氏得效方》。脾虚反胃。白豆蔻、缩砂仁各二两，丁香一两，陈廪米一升，黄土炒焦，去土研细，姜汁和丸梧子大。每服百丸，姜汤下。

名太仓丸。《济生方》。产后呃逆。白豆蔻、丁香各半两，研细，桃仁汤服一钱，少顷再服。《乾坤生意》。

【按语】《纲目》以白豆蔻为本药正名。《中药学》以豆蔻为名，作为化湿药。并将豆蔻壳收作附药。豆蔻为姜科植物白豆蔻或爪哇白豆蔻的干燥成熟果实，豆蔻壳是其果壳。

缩砂蔤《开宝》

仁

【气味】辛，温，涩，无毒。[权曰]辛、苦。[藏器曰]酸。[珣曰]辛、咸，平。得诃子、豆蔻、白芜荑、鳖甲良。[好古曰]辛，温，阳也。浮也。入手足太阴、阳明、太阳、足少阴七经。得白檀香、豆蔻为使，入肺；得人参、益智为使，入脾；得黄柏、茯苓为使，入肾；得赤、白石脂为使，入大小肠也。

【主治】虚劳冷泻，宿食不消，赤白泄痢，腹中虚痛，下气。《开宝》。主冷气腹痛，止休息气痢劳损，消化水谷，温暖肝肾。甄权。上气咳嗽，奔豚鬼疰，惊痫邪气。藏器。一切气，霍乱转筋。能起酒香味。大明。和中行气，止痛安胎。杨士瀛。治脾胃气结滞不散。元素。补肺醒脾，养胃益肾，理元气，通滞气，散寒饮胀痞，噎膈呕吐，止女子崩中，除咽喉口齿浮热。化铜铁骨哽。时珍。

【发明】[时珍曰]按韩悫《医通》云：肾恶燥。以辛润之。缩砂仁之辛，以润肾燥。又云：缩砂属土，主醒脾调胃，引诸药归宿丹田。香而能窜，和合五脏冲和之气，如天地以土为冲和之气，故补肾药用同地黄丸蒸，取其达下之旨也。又化骨食草木药及方士炼三黄皆用之，不知其性，何以能制此物也。

【附方】旧二，新一十四。冷滑下痢。不禁，虚羸，用缩砂仁熬，为末，以羊子肝薄切掺之，瓦上焙干，为末，入干姜末等分，饭丸梧子大，每服四十丸，白汤下，日二服。又方：缩砂仁、炮附子、干姜、厚朴、陈橘皮等分，为末，饭丸梧子大，每服四十丸，米饮下，日二服。并《药性论》。大便泻血。三代相传者，缩砂仁为末，米饮热服二钱，以愈为度。《十便良方》。小儿脱肛。缩砂去皮为末，以猪腰子一片，批开擦末在内，缚定，煮熟与儿食，次服白矾丸。如气逆肿喘者，不治。《保幼大全》。遍身肿满。阴亦肿者，用缩砂仁、土狗[①]一个，等分，研，和老酒服之。《直指方》。痰气膈胀。砂仁捣碎，以萝卜汁浸透，焙干为末。每服一二钱，食远沸汤服。《简便方》。上气咳逆。砂仁洗净炒研、生姜连皮等分，捣烂，热酒食远泡服。《简便方》。子痫昏冒。缩砂和皮炒黑，热酒调下二钱。不饮者，米饮下。此方安胎止痛皆效，不可尽述。《温隐居方》。妊娠胎动。偶因所触，或跌坠伤损，致胎不安，痛不可忍者。缩砂熨斗内炒热，去皮用仁，捣碎。每服二钱，热酒调下。须臾觉腹中胎动处极热，即胎已安矣。神效。孙尚药方。妇人血崩。新缩砂仁，新瓦焙，研末，米饮服三钱。《妇人良方》。热拥咽痛。缩砂壳为末，水服一钱。戴原礼方。牙齿疼痛。缩砂常嚼之良。《直指方》。

---

① 土狗：药名。据卷四十一蝼蛄“释名”，土狗即蝼蛄别名。

口吻生疮。缩砂壳煅研，擦之即愈。此蔡医博秘方也。《黎居士简易方》。鱼骨入咽。缩砂、甘草等分，为末。绵裹含之咽汁，当随痰出矣。王璆《百一选方》。误吞诸物。金银铜钱等物不化者，浓煎缩砂汤饮之，即下。《危氏得效方》。一切食毒。缩砂仁末，水服一二钱。《事林广记》。

【按语】《纲目》以缩砂蔤为本药正名。《中药学》以砂仁为名，作为化湿药。并将砂仁壳收作附药。砂仁为姜科植物阳春砂、绿壳砂或海南砂的干燥成熟果实，砂仁壳为其果壳。

益智子《开宝》

仁

【气味】辛，温，无毒。

【主治】遗精虚漏，小便余沥，益气安神，补不足，利三焦，调诸气。夜多小便者，取二十四枚碎，入盐同煎服，有奇验。藏器。治客寒犯胃，和中益气，及人多唾。李杲。益脾胃，理元气，补肾虚滑沥。好古。冷气腹痛，及心气不足，梦泄赤浊，热伤心系，吐血血崩诸证。时珍。

【发明】［刘完素曰］益智辛热，能开发郁结，使气宣通。［王好古曰］益智本脾药，主君相二火。在集香丸则入肺，在四君子汤则入脾，在大凤髓丹则入肾，三藏互有子母相关之义。当于补药中兼用之，勿多服。［时珍曰］益智大辛，行阳退阴之药也，三焦、命门气弱者宜之。按杨士瀛《直指方》云：心者脾之母，进食不止于和脾，火能生土，当使心药入脾胃药中，庶几相得。故古人进食药中，多用益智，土中益火也。又按洪迈《夷坚志》云：秀州进士陆迎，忽得吐血不止，气蹶惊颤，狂躁直视，至深夜欲投户而出。如是两夕，遍用方药弗瘳。夜梦观音授一方，命但服一料，永除病根。梦觉记之，如方治药，其病果愈。其方：用益智子仁一两，生朱砂二钱，青橘皮五钱，麝香一钱，碾为细末。每服一钱，空心灯心汤调下。

【附方】新八。小便频数。脬气不足也。雷州益智子盐炒，去盐，天台乌药等分，为末，酒煮山药粉为糊，丸如梧子大。每服七十丸，空心盐汤下。名缩泉丸。《朱氏集验方》。心虚尿滑。及赤白二浊。益智子仁、白茯苓、白术等分，为末，每服三钱，白汤调下。白浊腹满。不拘男妇，用益智仁盐水浸炒，厚朴姜汁炒等分，姜三片，枣一枚，水煎服。《永类钤方》。小便赤浊。益智子仁、茯神各二两，远志、甘草水煮各半斤，为末，酒糊丸梧子大，空心姜汤下五十丸。腹胀忽泻。日夜不止，诸药不效，此气脱也。用益智子仁二两，浓煎饮之，立愈。《危氏得效方》。妇人崩中。益智子炒碾细，米饮入盐，服一钱。《产宝》。香口辟臭。益智子仁一两，甘草二钱，碾粉舐之。《经验良方》。漏胎下血。益智仁半两，缩砂仁一两，为末。每服三钱，空心白汤下，日二服。《胡氏济阴方》。

【按语】《纲目》以益智子为本药正名。《中药学》以益智仁为名，作为补虚药中之补阳药。药物来源为姜科植物益智的干燥成熟种子。

荜茇《开宝》

【气味】辛，大温，无毒。［时珍曰］气热味辛，阳也，浮也。入手足阳明经。然辛热耗散，能动脾肺之火，多用令人目昏,食料尤不宜之。

【主治】温中下气,补腰脚,杀腥气,消食,除胃冷,阴疝痃癖。藏器。霍乱,冷气心痛,血气。大明。水泻虚痢,呕逆醋心,产后泄痢,与阿魏和合良。得诃子、人参、桂心、干姜,治脏腑虚冷,肠鸣泄痢,神效。李珣。治头痛,鼻渊,牙痛。时珍。

【发明】[宗奭曰]荜茇走肠胃,冷气呕吐、心腹满痛者宜之。多服走泄真气,令人肠虚下重。[颂曰]按《唐太宗实录》云:贞观中,上以气痢久未痊,服名医药不应,因诏访求其方。有卫士进黄牛乳煎荜茇方,御用有效。刘禹锡亦记其事云,后累试于虚冷者必效。[时珍曰]牛乳煎详见兽部“牛乳”下。荜茇为头痛鼻渊牙痛要药,取其辛热,能入阳明经散浮热也。

【附方】旧二,新八。冷痰恶心。荜茇一两,为末,食前用米汤服半钱。《圣惠方》。暴泄身冷。自汗,甚则欲呕,小便清,脉微弱,宜已寒丸治之。荜茇、肉桂各二钱半,高良姜、干姜各三钱半,为末,糊丸梧子大。每服三十丸,姜汤送下。《和剂局方》。胃冷口酸。流清水,心下连脐痛。用荜茇半两,厚朴姜汁浸炙一两,为末,入熟鲫鱼肉,研和丸绿豆大。每米饮下二十丸,立效。余居士《选奇方》。瘴气成块。在腹不散。用荜茇一两,大黄一两,并生为末,入麝香少许,炼蜜丸梧子大,每冷酒服三十丸。《永类钤方》。妇人血气。作痛及下血无时,月水不调。用荜茇盐炒,蒲黄炒,等分为末,炼蜜丸梧子大。每空心温酒服三十丸,两服即止。名二神丸。陈氏方。偏头风痛。荜茇为末,令患者口含温水,随左右痛,以左右鼻吸一字,有效。《经验后方》。鼻流清涕。荜茇末吹之,有效。《卫生易简方》。风虫牙痛。荜茇末揩之,煎苍耳汤漱去涎。《本草权度》:用荜茇末、木鳖子肉,研膏,化开嗃鼻。《圣济总录》用荜茇、胡椒等分,为末,化蜡丸麻子大,每以一丸塞孔中。

【按语】《纲目》以荜茇为本药正名。《中药学》亦以此为名,作为温里药。本品为胡椒科植物荜茇的干燥近成熟或成熟果穗。

肉豆蔻《开宝》

实

【气味】辛,温,无毒。[权曰]苦、辛。[好古曰]入手、足阳明经。

【主治】温中,消食止泄,治积冷心腹胀痛,霍乱中恶,鬼气冷疰,呕沫冷气,小儿乳霍①。《开宝》。调中下气,开胃,解酒毒。消皮外络下气。大明。治宿食痰饮,止小儿吐逆,不下乳,腹痛。甄权。主心腹虫痛,脾胃虚冷气,并冷热虚泄、赤白痢,研末,粥饮服之。李珣。暖脾胃,固大肠。时珍。

【发明】[大明曰]肉豆蔻调中下气,消皮外络下气,味珍,力更殊。[宗奭曰]亦善下气,多服则泄气,得中则和平其气。[震亨曰]属金与土,为丸温中补脾。《日华子》称其下气,以脾得补而善运化,气自下也。非若陈皮、香附之快泄。寇氏不详其实,遂以为不可服也。[机曰]痢疾

---

① 小儿乳霍:病证名。指哺乳小儿以腹痛吐泻为主要症状的病证。

用此涩肠，为伤乳泄泻之要药。[时珍曰]土爱暖而喜芳香，故肉豆蔻之辛温，理脾胃而治吐利。

【附方】旧一，新六。**暖胃除痰。进食消食。**肉豆蔻二个，半夏姜汁炒五钱，木香二钱半，为末。蒸饼丸芥子大，每食后津液下五丸、十丸。《普济方》。**霍乱**[①]**吐利。**肉豆蔻为末，姜汤服一钱。《普济方》。**久泻不止。**肉豆蔻煨一两，木香二钱半，为末。枣肉和丸，米饮服四五十丸。又方：肉豆蔻煨一两，熟附子七钱，为末糊丸，米饮服四五十丸。又方：肉豆蔻煨，粟壳炙，等分为末，醋糊丸，米饮服四五十丸。并《百一选方》。**老人虚泻。**肉豆蔻三钱，面裹煨熟，去面研，乳香一两，为末。陈米粉糊丸梧子大。每服五七十丸，米饮下。此乃常州詹教授所传方。《瑞竹堂方》。**小儿泄泻。**肉豆蔻五钱，乳香二钱半，生姜五片，同炒黑色，去姜，研为膏收，旋丸绿豆大。每量大小米饮下。《全幼心鉴》。**脾泄气痢。**豆蔻一颗，米醋调面裹，煨令焦黄，和面研末。更以欓子炒研末一两，相和。又以陈廪米炒焦，为末和匀。每以二钱煎作饮，调前二味三钱，旦暮各一服，便瘥。《续传信方》。**冷痢腹痛。**不能食者，肉豆蔻一两去皮，醋和面裹煨，捣末。每服一钱，粥饮调下。《圣惠方》。

【按语】《纲目》以肉豆蔻为本药正名。《中药学》药名同此，作为收涩药中之敛肺涩肠药。本品为肉豆蔻科植物肉豆蔻的干燥种仁。

补骨脂《开宝》

子

【气味】辛，大温，无毒。[权曰]苦、辛。[珣曰]恶甘草。[时珍曰]忌芸薹及诸血，得胡桃、胡麻良。

【主治】五劳七伤，风虚冷，骨髓伤败，肾冷精流，及妇人血气堕胎。《开宝》。男子腰疼，膝冷囊湿，逐诸冷痹顽，止小便，利腹中冷。甄权。兴阳事，明耳目。大明。治肾泄，通命门，暖丹田，敛精神。时珍。

【发明】[颂曰]破故纸今人多以胡桃合服，此法出于唐郑相国。自叙云：予为南海节度，年七十有五。越地卑湿，伤于内外，众疾俱作，阳气衰绝，服乳石诸药，百端不应。元和七年，有诃陵国舶主李摩诃，知予病状，遂传此方并药。予初疑而未服，摩诃稽首固请，遂服之。经七八日而觉应验，自尔常服，其功神效。十年二月，罢郡归京，录方传之。用破故纸十两，净择去皮，洗过曝，捣筛令细。胡桃瓤二十两，汤浸去皮，细研如泥，更以好蜜和，令如饴糖，瓷器盛之。旦日以暖酒二合，调药一匙服之，便以饭压。如不饮酒人，以暖熟水调之。弥久则延年益气，悦心明目，补添筋骨。但禁芸薹、羊血，余无所忌。此物本自外番随海舶而来，非中华所有。番人呼为补骨脂，语讹为破故纸也。王绍颜《续传信方》载其事颇详，故录之。[时珍曰]此方亦可作丸，温酒服

① 霍乱：病证名。指以呕吐，下利，剧烈腹痛，病情急迫为主要表现的病证。也有表现为腹满绞痛，短气烦乱而不吐利者。前者也称湿霍乱，后者也称干霍乱。必须要指出的是，中国古代所云之霍乱并非后世所指之霍乱弧菌引起的烈性传染病，而只是病情较为紧迫的非传染性消化道疾病。

之。按白飞霞《方外奇方》云：破故纸属火，收敛神明，能使心包之火与命门之火相通，故元阳坚固，骨髓充实，涩以治脱也。胡桃属木，润燥养血，血属阴，恶燥，故油以润之，佐破故纸有木火相生之妙。故语云：破故纸无胡桃，犹水母之无虾也。又破故纸恶甘草，而《瑞竹堂方》青娥丸内加之。何也？岂甘草能调和百药，恶而不恶耶？又许叔微学士《本事方》云：孙真人言补肾不若补脾，予曰补脾不若补肾。肾气虚弱，则阳气衰劣，不能熏蒸脾胃。脾胃气寒，令人胸膈痞塞，不进饮食，迟于运化，或腹胁虚胀，或呕吐痰涎，或肠鸣泄泻。譬如鼎釜中之物，无火力，虽终日不熟，何能消化？济生二神丸，治脾胃虚寒泄泻，用破故纸补肾，肉豆蔻补脾。二药虽兼补，但无斡旋。往往常加木香以顺其气，使之斡旋，空虚仓廪。仓廪空虚，则受物矣。屡用见效，不可不知。

【附方】旧二，新一十三。**补骨脂丸**。治下元虚败，脚手沉重，夜多盗汗，纵欲所致。此药壮筋骨，益元气。补骨脂四两炒香，菟丝子四两酒蒸，胡桃肉一两去皮，乳香、没药、沉香各研二钱半，炼蜜丸如梧子大。每服二三十丸，空心盐汤、温酒任下。自夏至起冬至止，日一服。此乃唐宣宗时，张寿太尉知广州，得方于南番人。有诗云：三年时节向边隅，人信方知药力殊，夺得春光来在手，青娥休笑白髭须。《和剂方》。**男女虚劳**。男子女人五劳七伤，下元久冷，一切风病，四肢疼痛，驻颜壮气，乌髭须。补骨脂一斤，酒浸一宿，晒干，却用乌油麻一升和炒，令麻子声绝，簸去，只取补骨脂为末，醋煮面糊丸如梧子大，每服二三十丸，空心温酒、盐汤任下。《经验后方》。**肾虚腰痛**。《经验后方》用破故纸一两，炒，为末，温酒服三钱，神妙。或加木香一钱。《和剂局方》青娥丸：治肾气虚弱，风冷乘之。或血气相搏，腰痛如折，俯仰不利，或因劳役伤肾，或卑湿伤腰，或损坠堕伤，或风寒客搏，或气滞不散，皆令腰痛，或腰间如物重坠。用破故纸酒浸炒一斤，杜仲去皮，姜汁浸炒一斤，胡桃肉去皮二十个，为末，以蒜捣膏一两，和丸梧子大。每空心温酒服二十丸，妇人淡醋汤下。常服壮筋骨，活血脉，乌髭须，益颜色。**妊娠腰痛**。通气散：用破故纸二两，炒香为末，先嚼胡桃肉半个，空心温酒调下二钱。此药神妙。《妇人良方》。**定心补肾**。养血返精丸：破故纸炒二两，白茯苓一两，为末。没药五钱，以无灰酒浸高一指，煮化和末丸梧子大。每服三十丸，白汤下。昔有人服此，至老不衰。盖故纸补肾，茯苓补心，没药养血，三者既壮，自然身安。《朱氏集验方》。**精气不固**。破故纸、青盐等分，同炒，为末。每服二钱，米饮下。《三因方》。**小便无度**。肾气虚寒。破故纸十两酒蒸，茴香十两盐炒，为末。酒糊丸梧子大。每服百丸，盐酒下，或以末糁猪肾煨食之。《普济方》。**小儿遗尿**。膀胱冷也。夜属阴，故小便不禁。破故纸炒，为末，每夜热汤服五分。《婴童百问》。**玉茎不痿**。精滑无歇，时时如针刺，捏之则脆，此名肾漏。用破故纸、韭子各一两，为末。每用三钱，水二盏，煎六分服，日三次，愈则止。夏子益《奇方》。**脾肾虚泻**。二神丸：用破故纸炒半斤，肉豆蔻生用四两，为末，肥枣肉，研膏，和丸梧子大。每空心米饮服五七十丸。《本事方》加木香二两，名三神丸。**水泻久痢**。破故纸炒一两，粟壳炙四两，为末，炼蜜丸弹子大。每服一丸，姜、枣同水煎服。《百一选方》。牙痛日久。肾虚也。补骨脂二两，青盐半两，炒研擦之。《御药院方》。风虫牙痛。上连头脑。补骨脂炒半两，乳香二钱半，为末擦之。或为丸塞孔内。自用有效。《传信适用方》。打坠腰痛。瘀血凝滞。破故纸炒、茴香炒、辣桂等分，为末。每热酒服二钱。故纸主腰痛行血。《直指方》。

【按语】《纲目》以补骨脂为本药正名。《中药学》药名同此，作为补虚药中之补阳药。药物来源为豆科植物补骨脂的干燥成熟果实。

姜黄《唐本草》

根

【气味】辛、苦、大寒，无毒。[藏器曰]辛少苦多，性热不冷。云大寒，误矣。

【主治】心腹结积，疰忤，下气破血，除风热，消痈肿，功力烈于郁金。《唐本》。治癥瘕血块，通月经，治扑损瘀血，止暴风痛冷气，下食。大明。祛邪辟恶，治气胀，产后败血攻心。苏颂。治风痹臂痛。时珍。

【发明】[时珍曰]姜黄、郁金、蒁药三物，形状功用皆相近。但郁金入心治血，而姜黄兼入脾、兼治气，蒁药则入肝兼治气中之血，为不同尔。古方五痹汤用片子姜黄，治风寒湿气手臂痛。戴原礼《要诀》云：片子姜黄能入手臂治痛。其兼理血中之气可知。

【附方】旧二，新二。心痛难忍。姜黄一两，桂三两，为末。醋汤服一钱。《经验后方》。胎寒腹痛。啼哭吐乳，大便泻青，状若惊搐，出冷汗。姜黄一钱，没药、木香、乳香各二钱，为末，蜜丸芡子大。每服一丸，钓藤煎汤化下。《和剂方》。产后血痛。有块，用姜黄、桂心等分，为末，酒服方寸匕。血下尽即愈。昝殷《产宝》。疮癣初生。姜黄末掺之妙。《千金翼》。

【按语】《纲目》以姜黄为本药正名。《中药学》药名同此，作为活血化瘀药中之活血止痛药。并将片姜黄收作附药。姜黄为姜科植物姜黄的干燥根茎，片姜黄为姜科植物温郁金的干燥根茎。

郁金《唐本草》

根

【气味】辛、苦、寒，无毒。[元素曰]气味俱厚，纯阴。[独孤滔曰]灰可结砂子。

【主治】血积下气，生肌止血，破恶血，血淋尿血，金疮。《唐本》。单用治女人宿血气心痛，冷气结聚，温醋摩服之。亦治马胀。甄权。凉心。元素。治阳毒入胃，下血频痛。李杲。治血气心腹痛，产后败血冲心欲死，失心颠狂，蛊毒。时珍。

【发明】[震亨曰]郁金属火与土，有水，其性轻扬上行，治吐血、衄血、唾血。血腥及经脉逆行，并宜郁金末加韭汁、姜汁、童尿同服，其血自清。痰中带血者，加竹沥。又鼻血上行者，郁金、韭汁加四物汤服之。[时珍曰]郁金入心及包络，治血病。《经验方》治失心颠狂，用真郁金七两，明矾三两，为末，薄糊丸梧子大。每服五十丸，白汤下。有妇人颠狂十年，至人授此。初服心胸间有物脱去，神气洒然，再服而苏。此惊忧痰血络聚心窍所致，郁金入心去恶血，明矾化顽痰故也。庞安常《伤寒论》云：斑痘始有白泡，忽搐入腹，渐作紫黑色，无脓，日夜叫乱者。郁金一枚，甘草二钱半，水半碗煮干，去甘草，切片焙，研为末，入真脑子炒半钱。每用一钱，以生猪血五七滴，新汲水调下，不过二服。甚者毒气从手足心出，如痈状乃瘥，此乃五死一生之候也。又《范石湖文集》云：岭南有挑生之害，于饮食中行厌胜法，鱼肉能反生于人腹中，而人以死，则阴役其家。初得觉胸腹痛，次日刺人，十日则生在腹中也。凡胸膈痛，即用升麻或胆矾吐之。若膈下痛，急以米汤调郁金末二钱服，即泻出恶物。或合升麻、郁金服之，不吐则下。李巽岩侍郎为雷州推官，鞠狱得此方，活人甚多也。

【附方】旧三，新十。失心[①]颠狂。方见“发明”下。痘毒入心。方见“发明”下。厥心气痛。不可忍，郁金、附子、干姜等分，为末。醋糊丸梧子大，朱砂为衣。每服三十丸，男酒女醋下。《奇效方》。产后心痛。血气上冲欲死，郁金烧存性，为末，二钱，米醋一呷，调灌即苏。《袖珍方》。自汗不止。郁金末，卧时调涂于乳上。《集简方》。衄血吐血。川郁金为末，井水服二钱，甚者再服。《黎居士易简方》。阳毒下血。热气入胃，痛不可忍。郁金五大个，牛黄一皂荚子，为散。每服用醋浆水一盏，同煎三沸，温服。孙用和《秘宝方》。尿血不定。郁金末一两，葱白一握，水一盏，煎至三合，温服，日三服。《经验方》。风痰壅滞。郁金一分，藜芦十分，为末。每服一字，温浆水调下。仍以浆水一盏漱口，以食压之。《经验后方》。挑生蛊毒。方见“发明”下。中砒霜毒。郁金末二钱，入蜜少许，冷水调服。《事林广记》。痔疮肿痛。郁金末，水调涂之，即消。《医方摘要》。耳内作痛。郁金末一钱，水调，倾入耳内，急倾出之。《圣济总录》。

【按语】《纲目》以郁金为本药正名。《中药学》药名同此，作为活血化瘀药中之活血止痛药。本品为姜科植物温郁金、姜黄、广西莪术或蓬莪术的干燥块根。

蓬莪茂《开宝》

根

【气味】苦、辛，温，无毒。[大明曰]得酒、醋良。

【主治】心腹痛，中恶疰忤鬼气，霍乱冷气，吐酸水，解毒，食饮不消，酒研服之。又疗妇人血气结积，丈夫奔豚。《开宝》。破痃癖冷气，以酒醋磨服。甄权。治一切气，开胃消食，通月经，消瘀血，止扑损痛，下血，及内损恶血。大明。通肝经聚血。好古。

【发明】[颂曰]蓬莪茂，古方不见用者。今医家治积聚诸气，为最要之药。与荆三稜同用之良，妇人药中亦多使。[好古曰]蓬莪茂色黑，破气中之血，入气药发诸香。虽为泄剂，亦能益气，故孙尚药用治气短不能接续，及大小七香丸、集香丸、诸汤散多用此也。又为肝经血分药。[时珍曰]郁金入心，专治血分之病；姜黄入脾，兼治血中之气；莲入肝，治气中之血，稍为不同。按王执中《资生经》云：执中久患心脾疼，服醒脾药反胀。用《耆

① 失心：病机名。指心神涣散，精神错乱，失去正常的心神功能。

域》所载蓬莪蒁面裹炮熟,研末,以水与酒、醋煎服,立愈。盖此药能破气中之血也。

【附方】旧一,新七。一切冷气。抢心切痛,发即欲死。久患心腹痛时发者,此可绝根。蓬莪茂二两醋煮,木香一两煨,为末。每服半钱,淡醋汤下。《卫生家宝方》。小肠脏气。非时痛不可忍。蓬莪蒁研末,空心葱酒服一钱。杨子建《护命方》。妇人血气。游走作痛及腰痛。蓬莪茂、干漆各二两,末,酒服二钱。腰痛核桃酒下。《普济方》。小儿盘肠。内钓痛。以莪茂半两,用阿魏一钱化水浸一日夜,焙研。每服一字,紫苏汤下。《保幼大全》。小儿气痛。蓬莪蒁炮熟,为末。热酒服一大钱。《十全博救方》。上气喘急。蓬莪茂五钱,酒一盏半,煎八分服。《保生方》。气短不接。正元散:治气不接续,兼治滑泄及小便数,王丞相服之有验。用蓬莪蒁一两,金铃子去核一两,为末。入蓬砂一钱,炼过研细。每服二钱,温酒或盐汤空心服。孙用和《秘宝方》。初生吐乳。不止,蓬莪茂少许,盐一绿豆,以乳一合,煎三五沸,去滓,入牛黄两粟大,服之甚效也。《保幼大全》。浑身燎泡。方见"荆三棱"。

【按语】《纲目》以蓬莪茂为本药正名,其行文中亦作蓬莪蒁。《中药学》以莪术为名,作为活血化瘀药中之破血消癥药。本品为姜科植物蓬莪术、广西莪术或温郁金的干燥根茎。

荆三棱《开宝》

根

【气味】苦,平,无毒。[藏器曰]甘,平,温。[大明曰]甘、涩,凉。[元素曰]苦、甘,无毒,阴中之阳。能泻真气,真气虚者勿用。

【主治】老癖癥瘕,积聚结块,产后恶血血结,通月水,堕胎,止痛利气。《开宝》。治气胀,破积气,消扑损瘀血,妇人血脉不调,心腹痛,产后腹痛血运。大明。心膈痛,饮食不消。元素。通肝经积血,治疮肿坚硬。好古。下乳汁。时珍。

【发明】[好古曰]三棱色白属金,破血中之气,肝经血分药也。三棱、莪茂治积块疮硬者,乃坚者削之也。[志曰]俗传昔人患癥癖死,遗言令开腹取之。得病块,干硬如石,文理有五色。以为异物,削成刀柄。后因以刀刈三棱,柄消成水,乃知此药可疗癥癖也。[时珍曰]三棱能破气散结,故能治诸病。其功可近于香附而力峻,故难久服。按戴原礼《证治要诀》云:有人病癥癖腹胀,用三棱、莪茂,以酒煨煎服之,下一黑物如鱼而愈也。

【附方】旧三,新五。癥瘕鼓胀。三棱煎:用三棱根切一石,水五石,煮三石,去滓更煎,取三斗汁入锅中,重汤煎如稠糖,密器收之。每旦酒服一匕,日二服。《千金翼方》。痃癖气块。草三棱、荆三棱、石三棱、青橘皮、陈橘皮、木香各半两,肉豆蔻、槟榔各一两,硇砂二钱,为末。糊丸梧子大,每姜汤服三十丸。《奇效方》。痃癖不瘥。胁下硬如石。京三棱一两炮,川大黄一两,为末,醋熬成膏。每日空心生姜橘皮汤下一匙,以利下为度。《圣惠方》。小儿气癖。三棱煮汁作羹粥,与奶母食,日亦以枣许与儿食,小儿新生百日及十岁以下,无问痫热痃癖等皆理之。秘妙不可具言,大效。《子母秘录》。痞气胸满。口干肌瘦,食减,或时壮热。石三棱、京三棱、鸡爪三棱各一分并炮，蓬莪茂三枚，槟榔一枚，青橘皮五十片醋浸去白，陈仓米一合醋浸淘过，巴豆五十个去皮，同青皮、仓米炒干，去豆为末，糊丸绿豆大。每米饮下三丸，日一服。《圣济总录》。反胃恶心。药食不下。京三棱炮一两半，丁香三分，为末。每服一钱，沸汤点服。《圣济总录》。乳汁不下。京三棱三个，水二碗，煎汁一碗，洗奶，取汁出为度，极妙。《外台秘要》。浑身燎泡。如棠梨状，每个出水，有石一片，如指甲大，其泡复生，抽尽肌肤肉即不可治。用荆三棱、蓬莪茂各五两，为末。分三服，酒调连进，愈。《危氏得效方》。

【按语】《纲目》以荆三稜为本药正名，不同品种亦均用"稜"字。《中药学》以三棱为名，作为活血化瘀药中之破血消癥药。药物来源为黑三棱科植物黑三棱的干燥根茎。

莎草　香附子《别录》

根

【气味】甘，微寒，无毒。［宗奭曰］苦。［颂曰］《天宝单方》云：辛，微寒，无毒，性涩。［元素曰］甘、苦，微寒，气厚于味，阳中之阴，血中之气药也。［时珍曰］辛、微苦、甘，平。足厥阴、手少阳药也。能兼行十二经、八脉气分。得童子小便、醋、芎䓖、苍术良。

【主治】除胸中热，充皮毛，久服利人益气，长须眉。《别录》。治心腹中客热，膀胱间连胁下气妨，常日忧愁不乐，心忪少气。苏颂。治一切气，霍乱吐泻腹痛，肾气膀胱冷气。李杲。散时气寒疫，利三焦，解六郁，消饮食积聚，痰饮痞满，胕肿腹胀，脚气，止心腹、肢体、头目、齿、耳诸痛，痈疽疮疡，吐血下血尿血，妇人崩漏带下，月候不调，胎前产后百病。时珍。

苗及花

【主治】丈夫心肺中虚风及客热，膀胱连胁下时有气妨，皮肤瘙痒瘾疹，饮食不多，日渐瘦损，常有忧愁、心忪、少气等证。并收苗花二十余斤，剉细，以水二石五斗，煮一石五斗，斛中浸浴，令汗出五六度，其瘙痒即止。四时常用，瘾疹风永除。《天宝单方图》。煎饮散气郁，利胸膈，降痰热。时珍。

【发明】［好古曰］香附治膀胱两胁气妨，心忪少气，是能益气，乃血中之气药也。本草不言治崩漏，而方中用治崩漏，是能益气而止血也。又能逐去瘀血，是推陈也。正如巴豆治大便不通而又止泄泻同意。又云：香附阳中之阴，血中之气药，凡气郁血气必用之。炒黑能止血治崩漏，此妇人之仙药也。多服亦能走气。［震亨曰］香附须用童子小便浸过，能总解诸郁，凡血气必用之药，引至气分而生血，此正阴生阳长之义。本草不言补，而方家言于老人有益，意有存焉，盖于行中有补理。天之所以为天者，健而有常也。健运不息，所以生生无穷，即此理尔。今即香中亦用之。［时珍曰］香附之气平而不寒，香而能窜，其味多辛能散，微苦能降，微甘能和。乃足厥阴肝、手少阳三焦气分主药，而兼通十二经气分。生则上行胸膈，外达皮肤。熟则下走肝肾，外彻腰足。炒黑则止血，得童溲浸炒则入血分而补虚，盐水浸炒则入血分而润燥，青盐炒则补肾气，酒浸炒则行经络，醋浸炒则消积聚，姜汁炒则化痰饮。得参、术则补气，得归、芐则补血，得木香则流滞和中，得檀香则理气醒脾，得沉香则升降诸气，得芎藭、苍术则总解诸郁，得栀子、黄连则能降火热，得茯神则交济心肾，得茴香、破故纸则引气归元，得厚朴、半夏则决壅消胀，得紫苏、葱白则解散邪气，得三棱、莪茂则消磨积块，得艾叶则治血气暖子宫，乃气病之总司，女科之主帅也。飞霞子韩悫云：香附能推陈致新，故诸书皆云益气。而俗有耗气之说，宜于女人不宜于男子者，非矣。盖妇人以血用事，气行则无疾。老人精枯血闭，惟气是资。小儿气日充，则形乃日固。大凡病则气滞而馁，故香附于气分为君药，世所罕知。臣以参、芪，佐以甘草，治虚怯甚速也。悫游方外时，悬壶轻赍，治百病黄鹤丹，治妇人青囊丸，随宜用引，辄有小效。人索不已，用者当思法外意可也。黄鹤丹乃铢衣翁在黄鹤楼所授之方，故名。其方用香附一斤，黄连半斤，洗晒为末，水糊丸梧子大。假如外感，葱姜汤下；内伤，米饮下；气病，木香汤下；血病，酒下；痰病，姜汤下；火病，白汤下。余可类推。青囊丸乃邵应节真人祷母病，感方士所授者。方用香附略炒一斤，乌药略炮五两三钱，为末，水醋煮面糊为丸。随证用引，如头痛，茶下；痰气，姜汤下。多用酒下为妙。

【附方】旧一，新四十七。服食法。［颂曰］唐玄宗《天宝单方图》云：水香棱根名莎结，亦名草附子，说已见前。其味辛，微寒，无毒。凡丈夫心中客热，膀胱间连胁下气妨，常日忧愁不乐，心忪少气者，取根二大升，捣熬令香，以生绢袋盛，贮于三大斗无灰清酒中浸之。三月后，浸一日即堪服。十月后，即七日，近暖处乃佳。每空腹温饮一盏，日夜三四次，常令酒气相续，以知为度。若不饮酒，即取根十两，加桂心五两，芜荑三两，和捣为散，以蜜和为丸，捣一千杵，丸如梧子大。每空腹酒及姜蜜汤饮汁等下二十丸，日再服，渐加至三十丸，以瘥为度。**交感丹**。凡人中年精耗神衰，盖由心血少，火不下降，肾气惫，水不上升，致心肾隔绝，营卫不和。上则多惊，中则塞痞，饮食不下，下则虚冷遗精。愚医徒知峻补下田，非惟不能生水滋阴，而反见衰悴。但服此方半年，屏去一切暖药，绝嗜欲，然后习秘固溯流之术，其效不可殚述。俞通奉年五十一，遇铁瓮城申先生授此，服之老犹如少，年至八十五乃终也。因普示群生，同登寿域。香附子一斤，新水浸一宿，石上擦去毛，炒黄，茯神去皮木四两，为末。炼蜜丸弹子大。每服一丸，侵早细嚼，以降气汤下。降气汤用香附子如上法半两，茯神二两，炙甘草一两半，为末。点沸汤服前药。萨谦斋《瑞竹堂经验方》。**一品丸**。治气热上攻，头目昏眩，及治偏正头痛。大香附子去皮，水煮一时，捣晒焙研，为末，炼蜜丸弹子大。每服一丸，水一盏，煎八分服。女人醋汤煎之。《奇效良方》。**升降诸气**。治一切气病，痞胀喘哕，噫酸烦闷，虚痛走注，常服开胃消痰，散壅思食。早行山行，尤宜服之，去邪辟瘴。香附子炒四百两，沉香十八两，缩砂仁四十八两。炙甘草一百二十两，为末。每服一钱，入盐少许，白汤点服。《和剂局方》。**一切气疾**。心腹胀满，噎塞，噫气吞酸，痰逆呕恶，及宿酒不解。香附子一斤，缩砂仁八两，甘草炙四两，为末。每白汤入盐点服，为粗末煎服亦可。名快气汤。《和剂局方》。**调中快气**。心腹刺痛，小乌沉汤。香附子擦去毛焙二十两，乌药十两，甘草炒一两，为末。每服二钱，盐汤随时点服。《和剂局方》。**心脾气痛**。白飞霞《方外奇方》云：凡人胸堂软处一点痛者，多因气及寒起，或致终身，或子母相传。俗名心气痛，非也，乃胃脘有滞尔。惟此独步散，治之甚妙。香附米醋浸，略炒，为末，高良姜酒洗七次，略炒，为末。俱各封收。因寒者，姜二钱，附一钱；因气者，附二钱，姜一钱；因气与寒者，各等分。和匀，以热米汤入姜汁一匙，盐一捻，调下立止。不过七八次除根。王璆《百一方》云：内翰吴开夫人，心痛欲死，服此即愈。《类编》云：梁绲心脾痛数年不愈，供事秽迹佛，梦传此方，一服而愈，因名神授一匕散。**心腹诸痛**。艾附丸：治男女心气痛、腹痛、少腹痛、血气痛，不可忍者。香附子二两，蕲艾叶半两，以醋汤同煮熟，去艾炒为末，米醋糊丸梧子大，每白汤服五十丸。《集简方》。**停痰宿饮**。风气上攻，胸膈不利。香附皂荚水浸、半夏各一两，白矾末半两，姜汁面糊丸梧子大。每服三四十丸，姜汤随时下。《仁存方》。**元脏腹冷及开胃**。香附子炒为末。每用二钱，姜、盐同煎服。《普济方》。**酒肿虚肿**。香附去皮，米醋煮干，焙研为末，米醋糊丸服。久之败水从小便出。神效。《经验良方》。**气虚浮肿**。香附子一斤，童子小便浸三日，焙为末，糊丸。每米饮下四五十丸，日二。《丹溪心法》。**老小痃癖**。往来疼痛。香附、南星等分，为末。姜汁糊丸梧子大，每姜汤下二三十丸。《圣惠方》。**癞疝胀痛**。及小肠气。香附末二钱，以海藻一钱煎酒，空心调下，并食海藻。《濒湖集简方》。**腰痛揩牙**。香附子五两，生姜二两，取自然汁浸一宿，炒黄为末，入青盐二钱，擦牙数次，其痛即止。《乾坤生意》。**血气刺痛**。香附子炒一两，荔枝核烧存性五钱，为末。每服二钱，米饮调下。《妇人良方》。**女人诸病**。《瑞竹堂方》四制香附丸：治妇人女子经候不调，兼诸病。大香附子擦去毛一斤，分作四分，四两醇酒浸，四两醇醋浸，四两盐水浸，四两童子小便浸。春三、秋五、夏一、冬七日。淘洗净，晒干，捣烂微焙，为末，醋煮面糊丸梧子大，每酒下七十丸。瘦人加泽兰、赤茯苓末各二两，气虚加四君子料，血虚加四物料。《法生堂方》煮附济阴丸：治妇人月经不调，久成癥积，一切风气。用香附子一斤，分作四分，以童溲、盐水、酒、醋各浸三日。艾叶一斤，浆水浸过，醋糊和作饼，晒干。晚蚕砂半斤炒，莪茂四两酒浸，当归四两酒浸，各焙为末，醋糊丸梧子大。每服七十丸，米饮下，日二。醋附丸：治妇人室女一切经候不调，血气刺痛，腹胁膨胀，心忪乏力，面色痿黄，头运恶心，崩漏带下，便血，癥瘕积聚，及妇人数堕胎。由气不升降，服此尤妙。香附子米醋浸半日，砂锅煮干，捣焙，石臼为末，醋糊为丸，醋汤下。《澹寮方》艾附丸：治同上。香附子一斤，熟艾四两醋煮，当归酒浸二两，为末。如上丸服。**妇人气盛**。血衰，变生诸症，头运腹满，皆宜抑气散主之。香附子四两炒，茯苓、甘草炙各一两，橘红二两，为末。每服二钱，沸汤下。《济生方》。**下血血崩**。血如山崩，或五色漏带，并宜常服，滋血调气，乃妇人之仙药也。香附子去毛炒焦为末，极热酒服二钱，立愈。昏迷甚者三钱，米饮下。亦可加棕灰。许学士《本事》。**赤白带下**。及血崩不止。香附子、赤芍药等分，为末。盐一捻，水二盏，煎一盏，食前温服。《圣惠方》。**安胎顺气**。铁罩散：香附子炒为末，浓煎紫苏汤服一二钱。一加砂仁。《中藏经》。**妊娠恶阻**。胎气不安，气不升降，呕吐酸水，起坐不便，饮食不美。二香散：用香附子一两，藿香叶、甘草各二钱，为末。每服二钱，沸汤入盐调下。《圣惠方》。**临产顺胎**。九月、十月服此，永无惊恐。福胎饮：用香附子四两，缩砂仁炒三两，甘草炙一两，为末。每服二钱，米饮下。《朱氏集验方》。**产后狂言**。血运，烦渴不止。生香附子去毛为末。每服二钱，姜、枣水煎服，同上。**气郁吐血**。丹溪用童子小便调香附末二钱服。《澹寮方》治吐血不止。莎草根一两，白茯苓半两，为末。每服二钱，陈粟米饮下。**肺破咯血**。香附末一钱，米饮下，日二服。《百一选方》。**小便尿血**。香附子、新地榆等分，各煎汤。先服香附汤三五呷，后服地榆汤至尽。未效再服。《指迷方》。**小便血淋**。痛不可忍。香附子、陈皮、赤茯苓等分，水煎服。《十便良方》。**诸般下血**。香附童子小便浸一日，捣碎，米醋拌，焙为末。每服二钱，米饮下。《直指方》：用香附以醋、酒各半煮熟，焙研为末。黄秫米糊丸梧子大。每服四十丸，米饮下，日二服。戴原礼云：只以香附子末二钱，入百草霜、麝香各少许，同服，效尤速也。**老小脱肛**。香附子、荆芥穗等分为末，每服一匙，水一大碗，煎十数沸淋洗。《三因方》。**偏正头风**。香附子炒一斤，乌头炒一两，甘草二两，为末，炼蜜丸弹子大。每服一丸，葱茶嚼下。《本事方》。**气郁头痛**。《澹寮方》用香附子炒四两，川芎䓖二两，为末。每服二钱，腊茶清调下。常服除根明目。华佗《中藏经》加甘草一两，石膏二钱半。**头风睛痛**。方同"妊娠恶阻"。**女人头痛**。香附子末，茶服三钱，日三五服。《经验良方》。**肝虚睛痛**。冷泪羞明。补肝散：用香附子一两，夏枯草半两，为末。每服一钱，茶清下。《简易方》。**耳卒聋闭**。香附子瓦炒研末，萝卜子煎汤，早夜各服二钱。忌铁器。《卫生易简方》。**聤耳出汁**。香附末，以绵杖送入。蔡邦度知府常用，有效。《经验良方》。**诸般牙痛**。香附、艾叶煎汤漱之。仍以香附末擦之，去涎。《普济方》。**牢牙去风**。益气乌髭，治牙疼牙宣，乃铁瓮先生妙方也。香附子炒存性三两，青盐、生姜各半两，为末。日擦。《济生方》。**消渴累年**。不愈，莎草根一两，白茯苓半两，为末。每陈粟米饮服三钱，日二。**痈疽疮疡**。曾孚先云：凡痈疽疮疡，皆因气滞血凝而致，宜服诸香药，引气通血。常器之云：凡气血闻香即行，闻臭即逆。疮疡皆由气涩而血聚，最忌臭秽不洁，触之毒必引蔓。陈正节公云：大凡疽疾，多因怒气而得，但服香附子药，进食宽气，大有效也。独胜散：用香附子去毛，以生姜汁淹一宿，焙干，碾为细末，无时以白汤服二钱。如疮初作，以此代茶。疮溃后，亦宜服之。或只以《局方》小乌沉汤，少用甘草，愈后服至半年，尤妙。陈自明《外科精要》。**蜈蚣咬伤**。嚼香附涂之，立效。《袖珍方》。

【按语】《纲目》以莎草、香附子并列本药正名，香附子为莎草之根，此药主要用根。《中药学》以香附为名，作为理气药。本品为莎草科植物莎草的干燥根茎。

藿香《嘉祐》

枝叶

【气味】辛，微温，无毒。［元素曰］

辛、甘。又曰:甘、苦,气厚味薄,浮而升,阳也。[杲曰]可升可降,阳也。入手、足太阴经。

【主治】风水毒肿,去恶气。止霍乱心腹痛。《别录》。脾胃吐逆为要药。苏颂。助胃气,开胃口,进饮食。元素。温中快气,肺虚有寒,上焦壅热,饮酒口臭,煎汤漱之。好古。

【发明】[杲曰]芳香之气助脾胃,故藿香能止呕逆,进饮食。[好古曰]手、足太阴之药。故入顺气乌药散则补肺,入黄芪四君子汤则补脾也。

【附方】新六。升降诸气。藿香一两,香附炒五两,为末,每以白汤点服一钱。《经效济世方》。霍乱吐泻。垂死者,服之回生。用藿香叶、陈皮各半两,水二盏,煎一盏,温服。《百一选方》。暑月吐泻。滑石炒二两,藿香二钱半,丁香五分,为末。每服一二钱,淅米泔调服。《禹讲师经验方》。胎气不安。气不升降,呕吐酸水。香附、藿香、甘草各二钱,为末。每服二钱,入盐少许,沸汤服之。《圣惠方》。香口去臭。藿香洗净,煎汤,时时噙漱。《摘玄方》。冷露疮烂。藿香叶、细茶等分,烧灰,油调涂叶上贴之。《应验方》。

【按语】《纲目》以藿香为本药正名。《中药学》药名为广藿香,作为化湿药。本品为唇形科植物广藿香的干燥地上部分。

兰草《本经》

叶

【气味】辛,平,无毒。[杲曰]甘、寒。

【主治】利水道,杀蛊毒,辟不祥。久服益气,轻身不老,通神明。《本经》。除胸中痰癖。《别录》。生血,调气,养营。雷敩。其气清香,生津止渴,润肌肉,治消渴胆瘅。李杲。煮水,浴风病。马志。消痈肿,调月经。煎水,解中牛马毒。时珍。主恶气,香泽,可作膏涂发。藏器。

【发明】[时珍曰]按《素问》云:五味入口,藏于脾胃,以行其精气。津液在脾,令人口甘,此肥美所发也。其气上溢,转为消渴。治之以兰,除陈气也。王冰注云:辛能发散故也。李东垣治消渴生津饮,用兰叶,盖本于此,详见"泽兰"下。又此草浸油涂发,去风垢,令香润。《史记》所谓"罗襦襟解,微闻香泽"者是也。崔寔《四民月令》作香泽法:用清油浸兰香、藿香、鸡舌香、苜蓿叶四种,以新绵裹,浸胡麻油,和猪脂纳铜铛中,沸定,下少许青蒿,以绵幕瓶,铛嘴泻出,瓶收用之。

【附方】新一。食牛马毒。杀人者,省头草连根叶煎水服,即消。《唐瑶经验方》。

【按语】《纲目》以兰草为本药正名。《中药学》以佩兰为名,作为化湿药。本品为菊科植物佩兰的干燥地上部分。

泽兰《本经》

叶

【气味】苦,微温。无毒。[《别录》曰]甘。[普曰]神农、黄帝、岐伯、桐君:酸,无毒。李当之:小温。[权曰]苦、辛。[之才曰]防己为之使。

【主治】金疮,痈肿疮脓。《本经》。产后金疮内塞。《别录》。产后腹痛,频产血气衰冷，成劳瘦羸，妇人血沥腰痛。甄权。产前产后百病。通九窍，利关节，养血气，破宿血，消癥瘕，通小肠，长肌肉，消扑损瘀血，治鼻血吐血，头风目痛，妇人劳瘦，丈夫面黄。大明。

【发明】［颂曰］泽兰，妇人方中最为急用。古人治妇人泽兰丸甚多。［时珍曰］兰草、泽兰气香而温，味辛而散，阴中之阳，足太阴、厥阴经药也。脾喜芳香，肝宜辛散。脾气舒，则三焦通利而正气和；肝郁散，则营卫流行而病邪解。兰草走气道，故能利水道，除痰癖，杀蛊辟恶，而为消渴良药；泽兰走血分，故能治水肿，涂痈毒，破瘀血，消癥瘕，而为妇人要药。虽是一类而功用稍殊，正如赤白茯苓、芍药，补泻皆不同也。雷敩言，雌者调气生血，雄者破血通积，正合二兰主治。大泽兰之为兰草，尤可凭据。血生于气，故曰调气生血也。又荀子云“泽芷以养鼻”，谓泽兰、白芷之气，芳香通乎肺也。

【附方】旧一，新四。产后水肿。血虚浮肿。泽兰、防己等分，为末。每服二钱，醋汤下。张文仲《备急方》。小儿蓐疮[①]。嚼泽兰心封之良。《子母秘录》。疮肿初起。泽兰捣封之良。《集简方》。损伤瘀肿。方同上。产后阴翻[②]。产后阴户燥热，遂成翻花。泽兰四两，煎汤熏洗二三次，再入枯矾煎洗之，即安。《集简方》。

【按语】《纲目》以泽兰为本药正名。《中药学》同此名，作为活血化瘀药中之活血调经药。本品为唇形科植物毛叶地瓜儿苗的干燥地上部分。

香薷《别录》

【气味】辛，微温，无毒。

【主治】霍乱腹痛吐下，散水肿。《别录》。去热风。卒转筋者，煮汁顿服半升，即止。为末水服，止鼻衄。孟诜。下气，除烦热，疗呕逆冷气。大明。春月煮饮代茶，可无热病，调中温胃。含汁漱口，去臭气。汪颖。主脚气寒热。时珍。

【发明】［弘景曰］霍乱煮饮无不瘥者，作煎除水肿尤良。［颂曰］霍乱转筋者，单煮服之。若四肢烦冷，汗出而渴者，加蓼子同煮服。［震亨曰］香薷属金与水，有彻上彻下之功，解暑利小便，又治水甚捷，以大叶者浓煎丸服。肺得之，清化行而热自降也。［时珍曰］世医治暑病，以香薷饮为首药。然暑有乘凉饮冷，致阳气为阴邪所遏，遂病头痛，发热恶寒，烦躁口渴，或吐或泻，或霍乱者，宜用此药，以发越阳气，散水和脾。若饮食不节，劳役作丧之人，伤暑大热大渴，汗泄如雨，烦躁喘促，或泻或吐者，乃劳倦内伤之证，必用东垣清暑益气汤、人参白虎汤之类，以泻火益元可也。若用香薷之药，是重虚其表，而又济之以热矣。盖香薷乃夏月解表之药，如冬月之用麻黄，气虚者尤不可多服。而今人不知暑伤元气，不拘有病无病，概用代茶，谓能辟暑，真痴前说梦也。且其性温，不可热饮，反致吐逆。饮者惟宜冷服，则无拒格之患。其治水之功果有奇效。一人妻自腰以下胕肿，面目亦肿，喘急欲死，不能伏枕，大便溏泄，小便短少，服药罔效。时珍诊其脉沉而大，沉主水，

① 小儿蓐疮：病证名。指发生于七日前后新生婴儿身体生疮的病证。与常说的“褥疮”不是同一概念。
② 产后阴翻：指产后阴道壁膨出。

大主虚，乃病后冒风所致，是名风水也。用千金神秘汤加麻黄，一服喘定十之五。再以胃苓汤吞深师薷术丸，二日小便长，肿消十之七，调理数日全安。益见古人方皆有至理，但神而明之，存乎其人而已。

【附方】旧四，新六。一切伤暑。《和剂局方》香薷饮：治暑月卧湿当风，或生冷不节，真邪相干，便致吐利，或发热头痛体痛，或心腹痛，或转筋，或干呕，或四肢逆冷，或烦闷欲死，并主之。用香薷一斤，厚朴姜汁炙，白扁豆微炒，各半斤，剉散，每服五钱，水二盏，酒半盏，煎一盏，水中沉冷，连进二服，立效。《活人书》去扁豆，入黄连四两，姜汁同炒黄色用。水病洪肿。胡洽居士香薷煎：用干香薷五十斤，剉，入釜中，以水淹过三寸，煮使气力都尽，去滓澄之。微火煎至可丸，丸如梧子大。一服五丸，日三服，日渐增之，以小便利则愈。苏颂《图经本草》。通身水肿。深师薷术丸：治暴水、风水、气水，通身皆肿，服至小便利为效。用香薷叶一斤，水一斗，熬极烂去滓，再熬成膏，加白术末七两，和丸梧子大。每服十丸，米饮下，日五、夜一服。《外台秘要》。四时伤寒。不正之气。用水香薷为末。热酒调服一二钱，取汗。《卫生易简方》。心烦胁痛。连胸欲死者，香薷捣汁一二升服。《肘后》。鼻衄不止。香薷研末，水服一钱。《圣济总录》。舌上出血。如钻孔者，香薷煎汁服一升，日三服。《肘后方》。口中臭气。香薷一把，煎汁含之。《千金方》。小儿发迟。陈香薷二两，水一盏，煎汁三分，入猪脂半两，和匀，日日涂之。《永类钤方》。白秃惨痛。即上方入胡粉，和涂之。《子母秘录》。

【按语】《纲目》以香薷为本药正名。《中药学》药名同此，作为解表药中之发散风寒药。药物来源为唇形科植物石香薷或江香薷的干燥地上部分。

假苏《本经》

茎穗

【气味】辛，温，无毒。[诜曰]作菜食久，动渴疾，熏人五脏神。反驴肉、无鳞鱼，详后"发明"下。

【主治】寒热鼠瘘瘰疬，生疮，破结聚气，下瘀血，除湿痹。《本经》。去邪，除劳渴冷气，出汗，煮汁服之。捣烂醋和，傅丁肿肿毒。藏器。单用治恶风贼风，口面㖞斜，遍身𤸷痹，心虚忘事，益力添精，辟邪毒气，通利血脉，传送五脏不足气，助脾胃。甄权。主血劳，风气壅满，背脊疼痛，虚汗，理丈夫脚气，筋骨烦疼，及阴阳毒，伤寒头痛，头旋目眩，手足筋急。士良。利五脏，消食下气，醒酒。作菜生熟皆可食，并煎茶饮之。以豉汁煎服，治暴伤寒，能发汗。《日华》。治妇人血风及疮疥为要药。苏颂。产后中风身强直，研末酒服。孟诜。散风热，清头目，利咽喉，消疮肿，治项强，目中黑花，及生疮，阴㿗[①]，吐血衄血，下血血痢，崩中，痔漏。时珍。

【发明】[元素曰]荆芥辛苦，气味俱薄，浮而升，阳也。[好古曰]肝经气分药也，能搜肝气。[时珍曰]荆芥入足厥阴经气分，其功长于祛风邪，散瘀血，破结气，消疮毒。盖厥阴乃风木也，主血，而相

① 阴㿗：病证名。指阴部局部性肿大疼痛。包括可能导致这种局部肿大疼痛的多种疾病。

火寄之，故风病、血病、疮病为要药。其治风也，贾丞相称为再生丹，许学士谓有神圣功，戴院使许为产后要药，萧存敬呼为一捻金，陈无择隐为举卿古拜散。夫岂无故而得此隆誉哉？按《唐韵》：荆字举卿切，芥字古拜切。盖二字之反切，隐语以秘其方也。[又曰]荆芥反鱼蟹河豚之说，本草医方并未言及，而稗官小说往往载之。按李鹏飞《延寿书》云，凡食一切无鳞鱼，忌荆芥。食黄鲿鱼后食之，令人吐血，惟地浆可解。与蟹同食，动风。又蔡绦《铁围山丛话》云：予居岭峤，见食黄颡鱼犯姜芥者立死，甚于钩吻。洪迈《夷坚志》云：吴人魏几道，啖黄颡鱼羹后，采荆芥和茶饮。少顷足痒，上彻心肺，狂走，足皮欲裂，急服药，两日乃解。陶九成《辍耕录》云：凡食河豚，不可服荆芥药，大相反。予在江阴见一儒者，因此丧命。《苇航纪谈》云：凡服荆芥风药，忌食鱼。杨诚斋曾见一人，立致于死也。时珍按：荆芥乃日用之药，其相反如此，故详录之，以为警戒。又按《物类相感志》言：河豚用荆芥同煮，三五次换水，则无毒。其说与诸书不同，何哉？大抵养生者，宁守前说为戒可也。

【附方】旧四，新二十七。头项风强。八月后取荆芥穗作枕及铺床下，立春日去之。《千金方》。风热头痛。荆芥穗、石膏等分，为末。每服二钱，茶调下。《永类钤方》。风热牙痛。荆芥根、乌桕根、葱根等分，煎汤频含漱之。小儿惊痫。一百二十种。用荆芥穗二两，白矾半生半枯一两，为末，糊丸黍米大，朱砂为衣。每姜汤下二十丸，日二服。《医学集成》。一切偏风。口眼㖞斜。用青荆芥一斤，青薄荷一斤，同入砂盆内研烂，生绢绞汁，于瓷器中煎成膏。漉去滓三分之一，将二分日干，为末，以膏和丸梧子大。每服三十丸，白汤下，早暮各一服。忌动风物。《经验后方》。中风口噤。荆芥穗为末，酒服二钱，立愈，名荆芥散。贾似道云：此方出《曾公谈录》，前后用之甚验。其子名顺者，病此已革，服之立定，真再生丹也。产后中风。华佗愈风散：治妇人产后中风口噤，手足瘛疭如角弓，或产后血运，不省人事，四肢强直，或筑心眼倒，吐泻欲死。用荆芥穗子，微焙为末。每服三钱，豆淋酒调服，或童子小便服之。口噤则挑齿灌之，龈噤则灌入鼻中，其效如神。大抵产后太暖，则汗出而腠理疏，则易于中风也。[时珍曰]此方诸书盛称其妙。姚僧坦《集验方》以酒服，名如圣散，云药下可立待应效。陈氏方名举卿古拜散。萧存敬方用古老钱煎汤服，名一捻金。王贶《指迷方》加当归等分，水煎服。许叔微《本事方》云：此药委有奇效神圣之功。一妇人产后睡久，及醒则昏昏如醉，不省人事。医用此药及交加散，云服后当睡，必以左手搔头，用之果然。昝殷《产宝方》云：此病多因怒气伤肝，或忧气内郁，或坐草受风而成，急宜服此药也。戴原礼《证治要诀》名独行散。贾似道《悦生随抄》呼为再生丹。产后迷闷。因怒气发热迷闷者。独行散：用荆芥穗，以新瓦半炒半生为末，童子小便服一二钱。若角弓反张，以豆淋酒下。或剉散，童尿煎服极妙。盖荆芥乃产后要药，而角弓反张乃妇人急候，得此证者，十存一二而已。戴原礼《要诀》。产后血运。筑心眼倒，风缩欲死者，取干荆芥穗捣筛末，每用二钱匕，童子小便一酒盏，调匀热服，立效。口噤者挑齿，口闭者灌鼻中，皆效。近世名医用之，无不如神也。《图经本草》。**产后血眩**。风虚，精神昏冒，荆芥穗一两三钱，桃仁五钱去皮尖炒，为末，水服三钱。若喘，加杏仁去皮尖炒，甘草炒，各三钱。《保命集》。**产后下痢**。大荆芥四五穗，于盏内烧存性，不得犯油火，入麝香少许，以沸汤些须调下。此药虽微，能愈大病，不可忽之。《深师方》。**产后鼻衄**。荆芥焙，研末，童子小便服二钱，海上方也。《妇人良方》。**九窍出血**。荆芥煎酒，通口服之。《直指方》。**口鼻出血如涌泉**。因酒色太过者，荆芥烧研，陈皮汤服二钱，不过二服也。**吐血不止**。《经验方》用荆芥连根洗，捣汁半盏服。干穗为末亦可。《圣惠方》用荆芥穗为末，生地黄汁调服二钱。**小便尿血**。荆芥、缩砂等分，为末。糯米饮下三钱，日三。《集简方》。**崩中不止**。荆芥穗于麻油灯上烧焦，为末。每服二钱，童子小便服。此夏太君娘娘方也。《妇人良方》。**痔漏肿痛**。荆芥煮汤，日日洗之。《简易方》。**大便下血**。《经验方》用荆芥炒，为末。每米饮服二钱，妇人用酒下，亦可拌面作馄饨食之。《简便方》用荆芥二两，槐花一两，同炒紫，为末。每服三钱，清茶送下。**小儿脱肛**。荆芥、皂角等分，煎汤洗之，以铁浆涂上。亦治子宫脱出。《经验方》。**阴癞肿痛**。荆芥穗瓦焙，为散，酒服二钱，即消。《寿域神方》。**小儿脐肿**。荆芥煎汤洗净，以煨葱刮薄出火毒，贴之即消。《海上方》。**瘰疬溃烂**。疬疮牵至胸前两腋，块如茄子大，或牵至两肩上，四五年不能疗者，皆治之，其验如神。武进县朱守仁传，云其项不能回头，用此数日减可。如疮烂破者，用荆芥根下一段剪碎，煎沸汤温洗。良久，看烂破处紫黑，以针一刺去血，再洗三四次愈。用樟脑、雄黄等分，为末，麻油调，扫上出水。次日再洗再扫，以愈为度。《活法机要》。**丁肿诸毒**。荆芥一握切，以水五升，煮取二升，分二服冷饮。《药性论》。**一切疮疥**。荆芥末，以地黄自然汁熬膏，和丸梧子大。每服三五十丸，茶、酒任下。《普济方》。**脚桠湿烂**。荆芥叶捣傅之。《简便方》。**缠脚生疮**。荆芥烧灰，葱汁调傅，先以甘草汤洗之。《摘玄方》。**小儿风寒**。烦热有痰，不省人事。荆芥穗半两焙，麝香、片脑各一字，为末，每茶服半钱。大人亦治。《普济方》。**头目诸疾**。一切眼疾，血劳风气，头痛，头旋目眩。荆芥穗为末，每酒服三钱。《龙树论》。**癃闭不通**。小腹急痛，无问久新。荆芥、大黄为末，等分，每温水服三钱。小便不通，大黄减半；大便不通，荆芥减半。名倒换散。《普济方》。

【按语】《纲目》以假苏为本药正名，以荆芥为别名。《中药学》以荆芥为名，作为解表药中之发散风寒药。并将荆芥炭收作附药。荆芥为唇形科植物荆芥的干燥地上部分，荆芥炭为荆芥经用炒炭法炮制的加工品。

薄荷《唐本草》

茎叶

【气味】辛，温，无毒。［思邈曰］苦、辛，平。［元素曰］辛，凉。［数曰］茎性燥。［甄权曰］同薤作齑食相宜。新病瘥人勿食之，令人虚汗不止。瘦弱人久食之，动消渴病。

【主治】贼风伤寒发汗，恶气心腹胀满，霍乱，宿食不消，下气。煮汁服之，发汗，大解劳乏，亦堪生食。《唐本》。作菜久食，却肾气，辟邪毒，除劳气，令人口气香洁。煎汤洗漆疮。思邈。通利关节，发毒汗，去愤气，破血止痢。甄权。疗阴阳毒，伤寒头痛，四季宜食。士良。治中风失音吐痰。《日华》。主伤风、头脑风，通关格及小儿风涎为要药。苏颂。杵汁服，去心脏风热。孟诜。清头目，除风热。李杲。利咽喉口齿诸病，治瘰疬疮疥，风瘙瘾疹。捣汁含漱，去舌胎语涩。挼叶塞鼻，止衄血。涂蜂螫蛇伤。时珍。

【发明】[元素曰]薄荷辛凉，气味俱薄，浮而升，阳也。故能去高巅及皮肤风热。[士良曰]薄荷能引诸药入营卫，故能发散风寒。[宗奭曰]小儿惊狂壮热，须此引药。又治骨蒸热劳，用其汁与众药熬为膏。猫食薄荷则醉，物相感尔。[好古曰]薄荷，手、足厥阴气分药也。能搜肝气，又主肺盛有余肩背痛及风寒汗出。[时珍曰]薄荷入手太阴、足厥阴，辛能发散，凉能清利，专于消风散热，故头痛头风、眼目咽喉口齿诸病、小儿惊热及瘰疬疮疥为要药。戴原礼氏治猫咬，取其汁涂之有效，盖取其相制也。[陆农师曰]薄荷，猫之酒也；犬，虎之酒也；桑椹，鸠之酒也；茵草，鱼之酒也。昝殷《食医心镜》云：薄荷煎豉汤暖酒和饮，煎茶生食并宜。盖菜之有益者也。

【附方】旧二，新八。清上化痰。利咽膈，治风热。以薄荷末炼蜜丸芡子大，每噙一丸。白沙糖和之亦可。《简便单方》。风气瘙痒。用大薄荷、蝉蜕等分，为末。每温酒调服一钱。《永类钤方》。舌胎[①]语謇。薄荷自然汁，和白蜜、姜汁擦之。《医学集成》。眼弦赤烂。薄荷以生姜汁浸一宿，晒干为末。每用一钱，沸汤泡洗。《明目经验方》。瘰疬结核。或破未破，以新薄荷二斤，取汁，皂荚一挺，水浸去皮，捣取汁，同于银石器内熬膏，入连翘末半两，连白青皮、陈皮，黑牵牛半生半炒，各一两，皂荚仁一两半，同捣和丸梧子大。每服三十丸，煎连翘汤下。《济生方》。衄血不止。薄荷汁滴之。或以干者水煮，绵裹塞鼻。许学士《本事方》。血痢不止。薄荷叶煎汤常服。《普济》。水入耳中。薄荷汁滴入立效。《外台秘要》。蜂虿螫伤。薄荷叶挼贴之。同上。火毒生疮。炙火久，火气入内，两股生疮，汁水淋漓者。用薄荷煎汁频涂，立愈。张杲《医说》。

【按语】《纲目》以薄荷为本药正名。《中药学》药名同此，作为解表药中之发散风热药。本品为唇形科植物薄荷的干燥地上部分。

积雪草《本经》

茎叶

【气味】苦，寒，无毒。[大明曰]苦、辛。[颂曰]甘，平，无毒。[时珍曰]取汁结草砂，伏硫黄。

【主治】大热，恶疮痈疽，浸淫赤熛，皮肤赤，身热。《本经》。捣傅热肿丹毒。苏恭。主暴热，小儿寒热，腹内热结，捣汁服之。藏器。单用治瘰疬鼠漏，寒热时节来往。甄权。以盐挼贴肿毒，并风疹疥癣。《日华》。

【附方】旧二，新二。热毒痈肿。秋

① 舌胎：即"舌苔"一词的早期写法。

后收连钱草阴干为末，水调傅之，生捣亦可。寇氏《衍义》。女子少腹痛。颂曰：《天宝单行方》云，女子忽得小腹中痛，月经初来，便觉腰中切痛连脊间，如刀锥所刺，不可忍者。众医不别，谓是鬼疰，妄服诸药，终无所益，其疾转增。审察前状相当，即用此药。其药夏五月正放花时，即采暴干，捣筛为糁。每服二方寸匕，和好醋二小合，搅匀，平旦空腹顿服之。每旦一服，以知为度。如女子先冷者，即取前药五两，加桃仁二百枚。去皮尖，熬捣为散，以蜜为丸如梧子大。每旦空腹以饮及酒下三十丸，日再服，以愈为度。忌麻子、荞麦。《图经本草》方。男女血病。九仙驱红散：治呕吐诸血及便血、妇人崩中神效。用积雪草五钱，当归酒洗、栀子仁酒炒、蒲黄炒、黄连炒、条黄芩酒炒、生地黄酒洗、陈槐花炒各一钱，上部加藕节一钱五分，下部加地榆一钱五分，水二钟，煎一钟服，神效。此方得之甚秘。此草与本草主治不同，不可晓也。董炳《集验方》。牙痛塞耳。用连钱草即积雪草，和水沟污泥同捣烂，随左右塞耳内。《摘玄方》。

【按语】《纲目》以积雪草为本药正名，连钱草为别名。《中药学》以连钱草为名，作为利水渗湿药中之利湿退黄药金钱草的附药。连钱草为唇形科植物活血丹的干燥地上部分。

苏《别录》

茎叶

【气味】辛，温，无毒。［李鹏飞曰］不可同鲤鱼食，生毒疮。

【主治】下气，除寒中，其子尤良。《别录》。除寒热，治一切冷气。孟诜。补中益气，治心腹胀满，止霍乱转筋，开胃下食，止脚气，通大小肠。《日华》。通心经，益脾胃，煮饮尤胜。与橘皮相宜。苏颂。解肌发表，散风寒，行气宽中，消痰利肺，和血温中止痛，定喘安胎。解鱼蟹毒，治蛇犬伤。时珍。以叶生食作羹，杀一切鱼肉毒。甄权。

【发明】［颂曰］若宣通风毒则单用茎，去节尤良。［时珍曰］紫苏，近世要药也。其味辛，入气分；其色紫，入血分。故同橘皮、砂仁，则行气安胎；同藿香、乌药，则温中止痛；同香附、麻黄，则发汗解肌；同芎䓖、当归，则和血散血；同木瓜、厚朴，则散湿解暑，治霍乱、脚气；同桔梗、枳壳，则利膈宽肠；同杏仁、莱菔子，则消痰定喘也。［机曰］宋仁宗命翰林院定汤饮。奏曰：紫苏熟水第一，以其能下胸膈浮气也。盖不知其久则泄人真气焉。［宗奭曰］紫苏其气香，其味微辛甘，能散。今人朝暮饮紫苏汤，甚无益。医家谓芳草致豪贵之疾者，此有一焉。若脾胃寒人，多致滑泄，往往不觉。

【附方】旧二，新一十三。感寒上气。苏叶三两，橘皮四两，酒四升，煮一升半，分再服。《肘后方》。伤寒气喘。不止，用赤苏一把，水三升，煮一升，稍稍饮之。《肘后》。劳复食复。欲死者，苏叶煮汁二升，饮之。亦可入生姜、豆豉同煮饮。《肘后》。卒啘不止。香苏浓煮，顿服三升，良。《千金》。霍乱胀满。未得吐下，用生苏捣汁饮之，佳。干苏煮汁亦可。《肘后方》。诸失血病。紫苏不限多少，入大锅内，水煎令干，去滓熬膏，以炒熟赤豆为末，和丸梧子大。每酒下三五十丸，常服之。《斗门方》。金疮出血。不止，以嫩紫苏叶、桑叶同捣贴之。《永类钤方》。**颠扑伤损**。紫苏捣傅之，疮口自合。谈野翁《试验方》。**伤损血出**。不止，以陈紫苏叶蘸所出血挼烂傅之，血不作脓，且愈后无瘢，甚妙也。《永类钤方》。**风狗咬伤**。紫苏叶嚼傅之。《千金方》。**蛇虺伤人**。紫苏叶捣傅之。《千金方》。**食蟹中毒**。紫苏煮汁饮三升。金匮要略。**飞丝入目**。令人舌上生泡。用紫苏叶嚼烂，白汤咽之。《危氏得效方》。**乳痈肿痛**。紫苏煎汤频服，并捣封之。《海上仙方》。**咳逆短气**。紫苏茎叶二钱，人参一钱，水一钟，煎服。《普济》。

子

【气味】辛，温，无毒。

【主治】下气，除寒温中。《别录》。治上气咳逆，冷气及腰脚中湿气，风结气。研汁煮粥长食，令人肥白身香。甄权。调中，益五脏，止霍乱呕吐反胃，补虚劳，肥健人，利大小便，破癥结，消五膈，消痰止嗽，润心肺。《日华》。治肺气喘急。宗奭。治风顺气，利膈宽肠，解鱼蟹毒。时珍。

【发明】[弘景曰]苏子下气，与橘皮相宜。[时珍曰]苏子与叶同功。发散风气宜用叶，清利上下则宜用子也。

【附方】旧三，新六。**顺气利肠**。紫苏子、麻子仁等分，研烂，水滤取汁，同米煮粥食之。《济生方》。**治风顺气**。利肠宽中。用紫苏子一升，微炒，杵，以生绢袋盛，于三斗清酒中浸三宿，少少饮之。《圣惠》。**一切冷气**。紫苏子、高良姜、橘皮等分，蜜丸梧子大。每服十丸，空心酒下。《药性论》。**风湿脚气**。方同上。**风寒湿痹**。四肢挛急，脚肿不可践地。用紫苏子二两，杵碎，以水三升，研取汁，煮粳米二合，作粥，和葱、椒、姜、豉食之。《圣惠方》。**消渴变水**。服此令水从小便出。用紫苏子炒三两，萝卜子炒三两，为末。每服二钱，桑根白皮煎汤服，日三次。《圣济总录》。**梦中失精**。苏子一升，熬杵研末，酒服方寸匕，日再服。《外台秘要》。**食蟹中毒**。紫苏子煮汁饮之。《金匮要略》。**上气咳逆**。紫苏子入水研滤汁，同粳米煮粥食。《简便方》。

【按语】《纲目》以苏为本药正名，以紫苏为别名。其子名苏子。《中药学》分别收入两药。以紫苏叶为名，作为解表药中之发散风寒药，并将苏梗收作附药；以紫苏子为名，作为止咳化痰平喘药中之止咳平喘药。紫苏叶为唇形科植物紫苏的干燥叶(或带嫩枝)，紫苏梗为其干燥梗，紫苏子为其干燥成熟果实。

菊《本经》

花叶、根、茎、实并同

【气味】苦，平，无毒。[《别录》曰]甘。[损之曰]甘者入药，苦者不入药。[杲曰]苦、甘，寒，可升可降，阴中微阳也。[时珍曰]《本经》言菊花味苦，《别录》言菊花味甘。诸家以甘者为菊，苦者为苦薏，惟取甘者入药。谨按张华《博物志》言菊有两种，苗花如一，惟味小异，苦者不中食。范致能《菊谱序》言：惟甘菊一种可食，仍入药饵。其余黄白二花皆味苦，虽不可饵，皆可入药。其治头风则白者尤良。据此二说，则是菊类自有甘苦二种，食品须用甘菊，入药则诸菊皆可，但不得用野菊名苦薏者尔。故景焕《牧竖闲谈》云：真菊延龄，野菊泄人。正如黄精益寿、钩吻杀人之意。[之才曰]术及枸杞根、桑根白皮、青葙叶为之使。

【主治】诸风头眩，肿痛，目欲脱，泪出，皮肤死肌，恶风湿痹。久服利血气，轻身耐老延年。《本经》。疗腰痛去来陶陶，除胸中烦热，安肠胃，利五脉，调四肢。《别录》。陶陶，纵缓貌。治头目风热，风旋倒地，脑骨疼痛，身上一切游风令消散，利血脉。并无所忌。甄权。作枕明目，叶亦明目，生熟并可食。大明。养目血，去翳膜。元素。主肝气不足。好古。

白菊

【气味】苦、辛，平，无毒。

【主治】风眩，能令头不白。弘景。染髭发令黑。和巨胜、茯苓蜜丸服之，去风眩，变白不老，益颜色。藏器。

【发明】[震亨曰]黄菊花属土与金，有水与火，能补阴血，故养目。[时珍曰]菊春生夏茂，秋花冬实，备受四气，饱经露霜，叶枯不落，花槁不零，味兼甘苦，性禀平和。昔人谓其能除风热，益肝补阴，盖不知其得金水之精英尤多，能益金水二脏也。补水所以制火，益金所以平木，木平则风息，火降则热除。用治诸风头目，其旨深微。黄者入金水阴分，白者入金水阳分，红者行妇人血分，皆可入药，神而明之，存乎其人。其苗可蔬，叶可啜，花可饵，根实可药，囊之可枕，酿之可饮，自本至末，罔不有功。宜乎前贤比之君子，神农列之上品，隐士采入酒斝，骚人餐其落英。费长房言九日饮菊酒，可以辟不祥。《神仙传》言康风子、朱孺子皆以服菊花成仙。《荆州记》言胡广久病风羸，饮菊潭水多寿。菊之贵重如此，是岂群芳可伍哉？钟会《菊有五美赞》云：圆花高悬，准天极也。纯黄不杂，后土色也。早植晚发，君子德也。冒霜吐颖，象贞质也。杯中体轻，神仙食也。《西京杂记》言：采菊花茎叶，杂秫米酿酒，至次年九月始熟，用之。

【附方】旧六，新十六。服食甘菊。《玉函方》云：王子乔变白增年方用甘菊，三月上寅日采苗，名曰玉英；六月上寅日采叶，名曰容成；九月上寅日采花，名曰金精；十二月上寅日采根茎，名曰长生。四味并阴干，百日取等分，以成日合捣千杵为末，每酒服一钱匕。或以蜜丸梧子大，酒服七丸，一日三服。百日轻润，一年发白变黑。服之二年，齿落再生。五年，八十岁老翁变为儿童也。孟诜云：正月采叶，五月五日采茎，九月九日采花。服食白菊。《太清灵宝方》引：九月九日白菊花二斤，茯苓一斤，并捣罗为末。每服二钱，温酒调下，日三服。或以炼过松脂和丸鸡子大，每服一丸。主头眩，久服令人好颜色不老。藏器曰：《抱朴子》言刘生丹法，用白菊汁、莲花汁、地血汁、樗汁，和丹蒸服也。白菊花酒。《天宝单方》治丈夫妇人久患头风眩闷，头发干落，胸中痰壅，每发即头旋眼昏，不觉欲倒者，是其候也。先灸两风池各二七壮，并服此酒及散，永瘥。其法：春末夏初，收白菊软苗，阴干捣末，空腹取一方寸匕，和无灰酒服之，日再服，渐加三方寸匕。若不饮酒者，但和羹粥汁服，亦得。秋八月合花收暴干，切取三大斤，以生绢袋盛，贮三大斗酒中，经七日服之，日三次，常令酒气相续为佳。苏颂《图经》。风热头痛。菊花、石膏、川芎各三钱，为末。每服一钱半，茶调下。《简便方》。膝风疼痛。菊花、陈艾叶作护膝，久则自除也。吴旻《扶寿方》。瘢痘入目。生翳障，用白菊花、谷精草、绿豆皮等分,为末。每用一钱,以干柿饼一枚,粟米泔一盏,同煮,候泔尽,食柿,日食三枚。浅者五七日,远者半月,见效。《仁斋直指方》。病后生翳。白菊花、蝉蜕等分,为散。每用二三钱,入蜜少许,水煎服。大人小儿皆宜,屡验。《救急方》。疔肿垂死。菊花一握,捣汁一升,入口即活,此神验方也。冬月采根。《肘后方》。女人阴肿。甘菊苗捣烂煎汤,先熏后洗。危氏《得效方》。酒醉不醒。九月九日真菊花末,饮服方寸匕。《外台秘要》。眼目昏花。双美丸:用甘菊花一斤,红椒去目六两,为末,用新地黄汁和丸梧子大。每服五十丸,临卧茶清下。《瑞竹堂方》。

【按语】《纲目》以菊为本药正名。《中药学》以菊花为名,作为解表药中之发散风热药。药物来源为菊科植物菊的干燥头状花序。

野菊《拾遗》

根、叶、茎、花

【气味】苦、辛,温,有小毒。[震亨曰]野菊花服之大伤胃气。

【主治】调中止泄,破血,妇人腹内宿血宜之。藏器。治痈肿疔毒,瘰疬眼瘜。时珍。

【附方】新四。痈疽疔肿。一切无名肿毒。孙氏《集效方》用野菊花连茎捣烂,酒煎热服取汗,以渣傅之即愈。《卫生易简方》用野菊花茎叶、苍耳草各一握,共捣,入酒一碗,绞汁服,以渣傅之,取汗即愈。或六月六日采苍耳叶,九月九日采野菊花,为末,每酒服三钱,亦可。天泡湿疮。野菊花根、枣木,煎汤洗之。《医学集成》。瘰疬未破。野菊花根捣烂,煎酒服,以渣傅之自消,不消亦自破也。《瑞竹堂经验方》。

【按语】《纲目》以野菊为本药正名。《中药学》以野菊花为名,作为清热药中之清热解毒药。本品为菊科植物野菊的干燥头状花序。

艾《别录》

叶

【气味】苦,微温,无毒。[恭曰]生寒,熟热。[元素曰]苦,温,阴中之阳。[时珍曰]苦而辛,生温熟热,可升可降,阳也。入足太阴、厥阴、少阴之经。苦酒、香附为之使。

【主治】灸百病。可作煎,止吐血下痢,下部䘌疮,妇人漏血,利阴气,生肌肉,辟风寒,使人有子。作煎勿令见风。《别录》。捣汁服,止伤血,杀蛔虫。弘景。主衄血下血,脓血痢,水煮及丸散任用。苏恭。止崩血、肠痔血,搨金疮,止腹痛,安胎。苦酒作煎,治癣甚良。捣汁饮,治心腹一切冷气鬼气。甄权。治带下,止霍乱转筋,痢后寒热。大明。治带脉为病,腹胀满,腰溶溶如坐水中。好古。温中逐冷除湿。时珍。

【发明】[诜曰]春月采嫩艾作菜食,或和面作馄饨如弹子,吞三五枚,以饭压之,治一切鬼恶气,长服止冷痢。又以嫩艾作干饼子,用生姜煎服,止泻痢及产后泻血,甚妙。[颂曰]近世有单服艾者,或用蒸木瓜和丸,或作汤空腹饮,甚补虚羸。然亦有毒发则热气冲上,狂躁不能禁,至攻眼有疮出血者,诚不可妄服也。[震亨曰]妇人无子，多由血少不能摄精。俗医谓子宫虚冷，投以辛热，或服艾叶。不知艾性至热，入火灸则气下行，入药服则气上行。本草止言其温，不言其热。世人喜温，率多服之，久久毒发，何尝归咎于艾哉？予考苏颂《图经》而因默有感焉。[时珍曰]艾叶生则微苦大辛，熟则微辛大苦，生温熟热，纯阳也。可以取太阳真火，可以回垂绝元阳。服之则走三阴，而逐一切寒湿，转肃杀之气为融和。灸之则透诸经而治百种病邪，起沉痾之人为康泰，其功亦大矣。苏恭言其生寒，苏颂言其有毒。一则见其能止诸血，一则见其热气上冲，遂谓其性寒有毒，误矣。盖不知血随气而行，气行则血散，热因久服致火上冲之故尔。夫药以治病，中病则止。若素有虚寒痼冷，妇人湿郁带漏之人，以艾和归、附诸药治其病，夫何不可？而乃妄意求嗣，服艾不辍，助以辛热，药性久偏，致使火躁，是谁之咎欤，于艾何尤？艾附丸治心腹少腹诸痛，调女人诸病，颇有深功。胶艾汤治虚痢及妊娠、产后下血，尤著奇妙。老人丹田气弱，脐腹畏冷者，以熟艾入布袋兜其脐腹，妙不可言。寒湿脚气，亦宜以此夹入袜内。

【附方】旧二十四，新二十七。**伤寒时气**。温疫头痛，壮热脉盛。以干艾叶三升，水一斗，煮一升，顿服取汗。《肘后方》。**妊娠伤寒**。壮热，赤斑变为黑斑，溺血。用艾叶如鸡子大，酒三升，煮二升半，分为二服。《伤寒类要》。**妊娠风寒**。卒中，不省人事，状如中风。用熟艾三两，米醋炒极热，以绢包熨脐下，良久即苏。《妇人良方》。**中风口㖞**。以苇筒长五寸，一头刺入耳内，四面以面密封不透风，一头以艾灸之七壮。患右灸左，患左灸右。《胜金方》。**中风口噤**。熟艾灸承浆一穴，颊车二穴，各五壮。《千金方》。**中风掣痛**。不仁不随。并以干艾斛许，揉团纳瓦甑中，并下塞诸孔，独留一目，以痛处着甑目，而烧艾熏之，一时即知矣。《肘后方》。**舌缩口噤**。以生艾捣傅之。干艾浸湿亦可。《圣济录》。**咽喉肿痛**。《医方大成》用嫩艾捣汁，细咽之。《经验方》用青艾和茎叶一握，同醋捣烂，傅于喉上。冬月取干艾亦得。李亚所传方也。**癫痫诸风**。熟艾于阴囊下谷道正门当中间，随年岁灸之。《斗门方》。**鬼击中恶**。卒然着人，如刀刺状，胸胁腹内疞刺切痛不可按，或即吐血、鼻中出血、下血，一名鬼排。以熟艾如鸡子大三枚，水五升，煎二升，顿服。《肘后方》。**小儿脐风**。撮口，艾叶烧灰填脐中，以帛缚，定效。或隔蒜灸之，候口中有艾气立愈。《简便方》。**狐惑虫䘌**。病人齿无色，舌上白，或喜睡不知痛痒处，或下痢，宜急治下部。不晓此者，但攻其上，而下部生虫，食其肛，烂见五脏，便死也。烧艾于管中，熏下部，令烟入，或少加雄黄更妙。罂中烧烟亦可。《肘后方》。**头风久痛**。蕲艾揉为丸，时时嗅之，以黄水出为度。《青囊杂纂》。**头风面疮**。痒，出黄水，艾二两，醋一升，砂锅煎取汁，每薄纸上贴之，一日一两上。《御药院方》。**心腹恶气**。艾叶捣汁饮之。《药性论》。**脾胃冷痛**。白艾末，沸汤服二钱。《卫生易简方》。**蛔虫心痛**。如刺，口吐清水。白熟艾一升，水三升，煮一升服，吐虫出。或取生艾捣汁，五更食香脯一片，乃饮一升，当下虫出。《肘后方》。**口吐清水**。干蕲艾煎汤啜之。《怪证奇方》。**霍乱吐下**。不止，以艾一把，水三升，煮一升，顿服。《外台秘要》。**老小白痢**。艾姜丸：用陈北艾四两，干姜炮三两，为末，醋煮仓米糊丸梧子大。每服七十丸，空心米饮下，甚有奇效。《永类方》。**诸痢久下**。艾叶、陈皮等分，煎汤服之，亦可为末，酒煮，烂饭和丸，每盐汤下二三十丸。《圣济总录》。**暴泄不止**。陈艾一把，生姜一块，水煎热服。《生生编》。**粪后下血**。艾叶、生姜煎浓汁，服三合。《千金方》。**野鸡痔病**。先以槐、柳汤洗过，以艾灸上七壮，取效。郎中王及乘骡入西川，数日病痔大作，如胡瓜贯于肠头，其热如火，忽至僵仆，无计。有主邮者云：须灸即瘥。乃用上法灸三五壮，忽觉一道热气入肠中，因大转泻，血秽并出，泻后遂失胡瓜所在矣。《经验方》。**妊娠下血**。张仲景曰：妇人有漏下者，有半产后下血不绝者，有妊娠下血者，并宜胶艾汤主之。阿胶二两，艾叶三两，芎䓖、甘草各二两，当归、地黄各三两，芍药四两，水五升，清酒五升，煮取三升，乃纳胶令消尽，每温服一升，日三服。《金匮要略》。**妊娠胎动**。或腰痛，或抢心，或下血不止，或倒产子死腹中。艾叶一鸡子大，酒四升，煮二升，分二服。《肘后方》。**胎动迫心**。作痛，艾叶鸡子大，以头醋四升，煎二升，分温服。《子母秘录》。**妇人崩中**。连日不止，熟艾鸡子大，阿胶炒为末半两，干姜一钱，水五盏，先煮艾、姜至二盏半，倾出，入胶烊化，分三服，一日服尽。初虞世《古今录验》。**产后泻血**。不止，干艾叶半两，炙熟老生姜半两，浓煎汤，一服止，妙。孟诜《食疗本草》。**产后腹痛**。欲死，因感寒起者，陈蕲艾二斤，焙干，捣铺脐上，以绢覆住，熨斗熨之，待口中艾气出，则痛自止矣。杨诚《经验方》。**忽然吐血**。一二口，或心衄，或内崩，熟艾三团，水五升，煮二升服。一方：烧灰，水服二钱。《千金方》。**鼻血不止**。艾灰吹之，亦可以艾叶煎服。《圣惠方》。**盗汗不止**。熟艾二钱，白茯神三钱，乌梅三个，水一钟，煎八分，临卧温服。通妙真人方。**火眼肿痛**。以艾烧烟起，用碗覆之，候烟尽，碗上刮煤下，以温水调化洗眼，即瘥。更入黄连尤佳。《斗门方》。**面上皯黯**。艾灰、桑灰各三升，以水淋汁，再淋至三遍，以五色布纳于中，同煎，令可丸时，每以少许傅之，自烂脱，甚妙。《外台秘要》。**妇人面疮**。名粉花疮。以定粉五钱，菜子油调泥碗内，用艾一二团，烧烟熏之，候烟尽，覆地上一夜，取出调搽，永无瘢痕，亦易生肉。谈野翁《试验方》。**身面疣目**。艾火灸三壮即除。《圣惠方》。**鹅掌风病**。蕲艾真者四五两，水四五碗，煮五六滚，入大口瓶内盛之，用麻布二层缚之，将手心放瓶上熏之，如冷再热，如神。陆氏《积德堂方》。**疥疮熏法**。熟蕲艾一两，木鳖子三钱，雄黄二钱，硫黄一钱，为末，揉入艾中，分作四条。每以一条安阴阳瓦中，置被里烘熏，后服通圣散。《医方摘要》。**小儿疳疮**。艾叶一两，水一升，煮取四合服。《备急方》。**小儿烂疮**。艾叶烧灰傅之，良。《子母秘录》。**臁疮口冷**。不合，熟艾烧烟熏之。《经验方》。**白癞风疮**。干艾随多少，以浸曲酿酒如常法，日饮之，觉痹即瘥。《肘后方》。**疔疮肿毒**。艾蒿一担烧灰，于竹筒中淋取汁，以一二合，和石灰如糊。先以针刺疮至痛，乃点药三遍，其根自拔。玉山韩光以此治人神验。贞观初，衢州徐使君访得此方。予用治三十余人，得效。孙真人《千金方》。**发背初起**。未成，及诸热肿，以湿纸搨上，先干处是头，着艾灸之，不论壮数。痛者灸至不痛，不痛者灸至痛，乃止。其毒即散，不散亦免内攻，神方也。李绛《兵部手集》。痈疽不合。疮口冷滞，以北艾煎汤洗后，白胶熏之。《直指方》。咽喉骨哽。用生艾蒿数升，水、酒共一斗，煮四升，细细饮之，当下。《外台秘要》。误吞铜钱。艾蒿一把，水五升，煎一升，顿服便下。钱相公《箧中方》。诸虫蛇伤。艾灸数壮，甚良。《集简方》。风虫牙痛。化蜡少许，摊纸上，铺艾，以筯卷成筒，烧烟，随左右熏鼻，吸烟令满口，呵气，即疼止肿消。靳季谦病此月余，一试即愈。《普济方》。

【按语】《纲目》以艾为本药正名。《中药学》以艾叶为名，作为止血药中之温经止血药。本品为菊科植物艾的干燥叶。

茵蔯蒿《本经》

茎叶

【气味】苦，平、微寒，无毒。［普曰］神农、岐伯、雷公：苦，无毒。黄帝：辛，无毒。［权曰］苦、辛，有小毒。［大明曰］石茵蔯苦，凉，无毒。伏硇砂。［张元素曰］苦、甘，阴中微阳。入足太阳经。

【主治】风湿寒热邪气，热结黄疸。久服轻身益气耐老，面白悦，长年。白兔食之仙。《本经》。治通身发黄，小便不利，除头热，去伏瘕。《别录》。通关节，去滞热，伤寒用之。藏器。石茵蔯，治天行时疾热狂，头痛头旋，风眼疼，瘴疟。女人癥瘕，并闪损乏绝。大明。

【发明】［弘景曰］仙经云：白蒿，白兔食之仙。而今茵蔯乃云此，恐是误耳。［宗奭曰］张仲景治伤寒热甚发黄，身面悉黄者，用之极效。一僧因伤寒后发汗不彻，有留热，面身皆黄，多热，期年不愈。医作食黄治不对而食不减。予与此药，服五日病减三分之一，十日减三分之二，二十日病悉去。方用山茵蔯、山栀子各三分，秦艽、升麻各四钱，为散。每用三钱，水四合，煎二合，去滓，食后温服，以知为度。此药以山茵蔯为本，故书之。［王好古曰］张仲景茵蔯栀子大黄汤，治湿热也。栀子柏皮汤，治燥热也。如苗涝则湿黄，苗旱则燥黄。湿则泻之，燥则润之可也。此二药治阳黄也。韩祗和、李思训治阴黄，用茵蔯附子汤。大抵以茵蔯为君主，而佐以大黄、附子，各随其寒热也。

【附方】旧二，新六。茵蔯羹。除大热黄疸，伤寒头痛，风热瘴疟，利小便。以茵蔯细切，煮羹食之。生食亦宜。《食医心镜》。遍身风痒。生疮疥。用茵蔯煮浓汁，洗之立瘥。《千金方》。疬疡风病。茵蔯蒿两握，水一斗五升，煮取七升。先以皂荚汤洗，次以此汤洗之，冷更作。隔日一洗，不然恐痛也。崔行功《纂要》。风疾挛急。茵蔯蒿一斤，秫米一石，曲三斤，和匀，如常法酿酒，服之。《圣济总录》。痫黄如金。好眠吐涎。茵蔯蒿、白鲜皮等分，水二钟，煎服，日二服。《三十六黄方》。遍身黄疸。茵蔯蒿一把，同生姜一块，捣烂，于胸前四肢，日日擦之。男子酒疸。用茵蔯蒿四根，栀子七个，大田螺一个，连壳捣烂，以百沸白酒一大盏，冲汁饮之。秘方也。眼热赤肿。山茵蔯、车前子等分，煎汤，调茶调散，服数服。《直指方》。

【按语】《纲目》以茵蔯蒿为本药正名。《中药学》以茵陈为名，作为利水渗湿药中之利湿退黄药。本品为菊科植物滨蒿或茵陈蒿的干燥地上部分。

青蒿《本经》

叶、茎、根、子

【气味】苦,寒,无毒。[时珍曰]伏硫黄。

【主治】疥瘙痂痒,恶疮,杀虱,治留热在骨节间,明目。《本经》。鬼气尸疰伏连,妇人血气,腹内满及冷热久痢。秋冬用子,春夏用苗,并捣汁服。亦暴干为末,小便入酒和服。藏器。补中益气,轻身补劳,驻颜色,长毛发,令黑不老,兼去蒜发,杀风毒。心痛热黄,生捣汁服并贴之。大明。治疟疾寒热。时珍。生捣傅金疮,止血止疼,良。苏恭。烧灰隔纸淋汁,和石灰煎,治恶疮,瘜肉黡瘢。孟诜。

【发明】[颂曰]青蒿治骨蒸热劳为最,古方单用之。[时珍曰]青蒿得春木少阳之气最早,故所主之证,皆少阳、厥阴血分之病也。按《月令通纂》言:伏内庚日,采青蒿悬于门庭内,可辟邪气。阴干为末,冬至、元旦各服二钱亦良。观此,则青蒿之治鬼疰伏尸,盖亦有所伏也。

【附方】旧四,新十三。**男妇劳瘦**。青蒿细剉,水三升,童子小便五升,同煎取一升半。去滓入器中煎成膏,丸如梧子大。每空心及卧时,温酒吞下二十丸。《斗门方》。**虚劳寒热**。肢体倦疼,不拘男妇。八九月青蒿成实时采之,去枝梗,以童子小便浸三日,晒干为末。每服二钱,乌梅一个,煎汤服。《灵苑方》。**骨蒸鬼气**。童子小便五大斗澄清,青蒿五斗,八九月拣带子者最好,细剉相和,纳大釜中,以猛火煎取三大斗,去滓,溉釜令净,再以微火煎可二大斗,入猪胆十枚,同煎一大斗半,去火待冷,以瓷器盛之。每欲服时,取甘草二三两,炙熟为末,以煎和捣千杵为丸。空腹粥饮下二十丸,渐增至三十丸止。崔元亮《海上方》。**骨蒸烦热**。青蒿一握,猪胆汁一枚,杏仁四十个,去皮尖炒,以童子小便一大盏,煎五分,空心温服。《十便良方》。**虚劳盗汗**。烦热口干。用青蒿一斤,取汁熬膏,入人参末、麦门冬末各一两,熬至可丸,丸如梧子大,每食后米饮服二十丸,名青蒿煎。《圣济总录》。**疟疾寒热**。《肘后方》用青蒿一握,水二升,捣汁服之。《仁存方》用五月五日天未明时采青蒿阴干四两,桂心一两,为末。未发前,酒服二钱。《经验方》用端午日采青蒿叶阴干,桂心等分,为末。每服一钱,先寒用热酒,先热用冷酒,发日五更服之。切忌发物。**温疟痰甚**。但热不寒。用青蒿二两,童子小便浸焙,黄丹半两,为末。每服二钱,白汤调下。《仁存方》。**赤白痢下**。五月五日采青蒿、艾叶等分,同豆豉捣作饼,日干,名蒿豉丹。每用一饼,以水一盏半煎服。《圣济总录》。**鼻中衄血**。青蒿捣汁服之,并塞鼻中,极验。《卫生易简方》。**酒痔便血**。青蒿用叶不用茎,用茎不用叶,为末。粪前冷水、粪后水酒调服。《永类钤方》。**金疮扑损**。《肘后方》用青蒿捣封之,血止则愈。一方:用青蒿、麻叶、石灰等分,五月五日捣和晒干。临时为末,搽之。**牙齿肿痛**。青蒿一握,煎水漱之。《济急方》。**毒蜂螫人**。嚼青蒿封之即安。《肘后方》。**耳出浓汁**。青蒿末,绵裹纳耳中。《圣惠方》。**鼻中息肉**。青蒿灰、石灰等分,淋汁熬膏点之。《圣济总录》。

【按语】《纲目》以青蒿为本药正名。《中药学》药名同此,作为清热药中之清虚热药。药物来源为菊科植物黄花蒿的干燥地上部分。

茺蔚《本经》

子

【气味】辛、甘，微温，无毒。[《别录》曰]甘，微寒。[时珍曰]甘、辛，温。灰制硫黄。

【主治】明目益精，除水气，久服轻身。《本经》。疗血逆大热，头痛心烦。《别录》。产后血胀。大明。舂仁生食，补中益气，通血脉，填精髓，止渴润肺。吴瑞。治风解热，顺气活血，养肝益心，安魂定魄，调女人经脉，崩中带下，产后胎前诸病。久服令人有子。时珍。

【发明】[震亨曰]茺蔚子活血行气，有补阴之功，故名益母。凡胎前产后所恃者，血气也。胎前无滞，产后无虚，以其行中有补也。[时珍曰]茺蔚子味甘微辛，气温，阴中之阳，手、足厥阴经药也。白花者入气分，紫花者入血分。治妇女经脉不调，胎产一切血气诸病妙品也，而医方鲜知用。时珍常以之同四物、香附诸药治人，获效甚多。盖包络生血，肝藏血。此物能活血补阴，故能明目益精，调经，治女人诸病也。东垣李氏言：瞳子散大者，禁用茺蔚子，为其辛温主散，能助火也。当归虽辛温，而兼苦甘，能和血，故不禁之。愚谓目得血而能视，茺蔚行血甚捷，瞳子散大，血不足也，故禁之，非助火也。血滞病目则宜之，故曰明目。

茎。[大明曰]苗、叶、根同功。

【气味】[藏器曰]寒。[时珍曰]茎、叶：味辛、微苦。花：味微苦、甘。根：味甘。并无毒。[《镜源》曰]制硫黄、雌黄、砒石。

【主治】瘾疹，可作浴汤。《本经》。捣汁服，主浮肿，下水，消恶毒丁肿、乳痈、丹游等毒，并傅之。又服汁，主子死腹中及产后血胀闷。滴汁入耳中，主聤耳。捣傅蛇虺毒。苏恭。入面药，令人光泽，治粉刺。藏器。活血破血，调经解毒，治胎漏产难，胎衣不下，血运血风血痛，崩中漏下，尿血泻血，疳痢痔疾，打扑内损瘀血，大便小便不通。时珍。

【发明】[时珍曰]益母草之根、茎、花、叶、实，并皆入药，可同用。若治手、足厥阴血分风热，明目益精，调女人经脉，则单用茺蔚子为良。若治肿毒疮疡，消水行血，妇人胎产诸病，则宜并用为良。盖其根茎花叶专于行，而子则行中有补故也。

【附方】旧十四，新七。济阴返魂丹。昝殷《产宝》曰：此方，乃吉安文江高师禹备礼求于名医所得者，其效神妙，活人甚多，能治妇人胎前产后诸疾危证。用野天麻，又名益母，又名火枕，又名负担，即茺蔚子也。叶似艾叶，茎类火麻，方梗凹面，四五六月节节开花，红紫色如蓼花，南北随处皆有，白花者不是。于端午、小暑，或六月六日花正开时，连根收采，阴干，用叶及花、子。忌铁器，以石器碾为细末，炼蜜丸如弹子大，随证嚼服，用汤使。其根烧存性为末，酒服，功与黑神散不相上下。其药不限丸数，以病愈为度。或丸如梧子大，每服五七十丸。又可捣汁滤净，熬膏服之。胎前脐腹痛，或作声者，米饮下。胎前产后，脐腹刺痛，胎动不安，下血不止，当归汤下。产后，以童子小便化下一丸，能安魂定魄，血气自然调顺，诸病不生。又能破血痛，养脉息，调经络，并温酒下。胎衣不下及横生不顺，死胎不下，经日胀满，心闷心痛，并用炒盐汤下。产后血运，眼黑血热，口渴烦闷，如见鬼神，狂言不省人事，以童子小便和酒化下。产后结成血块，脐腹奔痛，时发寒热，有冷汗，或面垢颜赤，五心烦热，并用童子小便、酒下，或薄荷自然汁下。产后恶露不尽，结滞刺痛，上冲心胸满闷，童子小便、酒下。产后泻血水，以枣汤下。产后痢疾，米汤下。产后血崩漏下，糯米汤下。产后赤白带下，煎胶艾汤下。月水不调，温酒下。产后中风，牙关紧急，半身不遂，失音不语，童便、酒下。产后气喘咳嗽，胸膈不利，恶心吐酸水，面目浮肿，两胁疼痛，举动失力，温酒下。产后月内咳嗽，自汗发热，久则变为骨蒸，童便、酒下。产后鼻衄，舌黑口干，童便、酒下。产后两太阳穴痛，呵欠心忪，气短羸瘦，不思饮食，血风身热，手足顽麻，百节疼痛，并米饮化下。产后大小便不通，烦躁口苦者，薄荷汤下。妇人久无子息，温酒下。**益母膏**。《近效方》治产妇诸疾及折伤内损有瘀血，每天阴则痛，神方也。三月采益母草，一名负担，一名夏枯草，连根、叶、茎、花洗择令净，于箔上摊暴水干，以竹刀切长五寸，勿用铁刀，置于大锅中，以水浸过二三寸，煎煮，候草烂水减三之二，漉去草，取汁约五六斗，入盆中澄半日，以绵滤去浊滓，以清汁入釜中，慢火煎取一斗，如稀饧状，瓷瓶封收。每取梨大，暖酒和服，日再服。或和羹粥亦可。如远行，即更炼至可丸收之。服至七日，则疼渐平复也。产妇恶露不尽及血运，一二服便瘥。其药无忌。又能治风，益心力。《外台秘要》。**女人难产**。益母草捣汁七大合，煎减半，顿服立止。无新者，以干者一大握，水七合，煎服。韦宙《独行方》。**胎死腹中**。益母草捣熟，以暖水少许，和绞取汁，顿服之。韦宙《独行方》。**产后血运**。心气欲绝。益母草研汁，服一盏，绝妙。《子母秘录》。**产后血闭**。不下者，益母草汁一小盏，入酒一合，温服。《圣惠方》。**带下赤白**。益母草花开时采，捣为末。每服二钱，食前温汤下。《集验方》。**小便尿血**。益母草捣汁，服一升立差。此苏澄方也。《外台秘要》。**赤白杂痢**。困重者，益母草日干，陈盐梅烧存性，等分为末。每服三钱，白痢干姜汤、赤痢甘草汤下。名二灵散。《卫生家宝方》。**小儿疳痢**。垂死者，益母草嫩叶，同米煮粥食之，取足，以瘥为度，甚佳。饮汁亦可。《广利方》。**痔疾下血**。益母草叶，捣汁饮之。《食医心镜》。**一切痈疮**。妇人妬乳[①]乳痈，小儿头疮及浸淫黄烂热疮，疥疽阴蚀。并用天麻草切五升，以水一斗半，煮一斗，分数次洗之以杀痒。《千金方》。**急慢疔疮**。《圣惠方》用益母草捣封之，仍绞五合服，即消。《医方大成》用益母草四月连花采之，烧存性。先以小尖刀十字划开疔根，令血出。次绕根开破，捻出血，拭干。以稻草心蘸药捻入疮口，令到底。良久，当有紫血出，捻令血净，再捻药入，见红血乃止。一日夜捻药三五度。重者二日根烂出，轻者一日出。有疮根胀起，即是根出，以针挑之。出后仍傅药，生肌易愈。忌风寒、房室、酒肉、一切毒物。**疖毒已破**。益母草捣敷甚

① 妬乳：病证名。指以妇女产后乳汁郁结致乳房红肿热痛显著，且伴有发热为主要表现的病证。可能为乳痈的前期。

妙。《斗门方》。勒乳成痈。益母为末,水调涂乳上,一宿自瘥。生捣亦得。《圣惠方》。喉闭肿痛。益母草捣烂,新汲水一碗,绞浓汁顿饮,随吐愈。冬月用根。《卫生易简方》。聤耳出汁。茺蔚茎叶汁滴之。《圣惠方》。粉刺黑斑。《闺阁事宜》云:五月五日收带根天麻紫花者,晒干烧灰。以商陆根捣自然汁,加酸醋和,搜灰作饼,炭火煅过收之。半年方用入面药,甚能润肌。苏颂曰:唐天后炼益母草泽面法,五月五日采根苗具者,勿令着土,暴干捣罗,以面水和成团,如鸡子大,再暴干。仍作一炉,四旁开窍,上下置火,安药中央。大火烧一炊久,即去大火,留小火养之,勿令火绝。经一伏时出之,瓷器中研,治筛,再研,三日收用,如澡豆法,日用。一方:每十两,加滑石一两,胭脂一钱。马咬成疮。苦低草,切细,和醋炒涂之。孙真人方。新生小儿。益母草五两,煎水浴之,不生疮疥。《简要济众》。

【按语】《纲目》以茺蔚为本药正名。此为子名,草名为益母,作为别名。《中药学》以益母草为正名,作为活血化瘀药中之活血调经药。并将茺蔚子收为附药。益母草为唇形科植物益母草的新鲜或干燥地上部分,茺蔚子为其的干燥成熟果实。

夏枯草《本经》

茎叶

【气味】苦、辛,寒,无毒。[之才曰]土瓜为之使。伏汞砂。

【主治】寒热,瘰疬鼠瘘,头疮,破癥,散瘿结气,脚肿湿痹,轻身。《本经》。

【发明】[震亨曰]本草言夏枯草大治瘰疬,散结气。有补养厥阴血脉之功,而不言及。观其退寒热,虚者可使。若实者以行散之药佐之,外以艾灸,亦渐取效。[时珍曰]《黎居士简易方》:夏枯草治目疼,用沙糖水浸一夜用,取其能解内热、缓肝火也。楼全善云:夏枯草治目珠疼至夜则甚者,神效。或用苦寒药点之反甚者,亦神效。盖目珠连目本,即系也,属厥阴之经。夜甚及点苦寒药反甚者,夜与寒亦阴故也。夏枯禀纯阳之气,补厥阴血脉,故治此如神,以阳治阴也。一男子至夜目珠疼,连眉棱骨及头半边肿痛。用黄连膏点之反甚,诸药不效。灸厥阴、少阳,疼随止,半日又作,月余。以夏枯草二两,香附二两,甘草四钱,为末。每服一钱半,清茶调服。下咽则疼减半,至四五服良愈矣。

【附方】旧一,新六。明目补肝。肝虚目睛痛,冷泪不止,筋脉痛,羞明怕日。夏枯草半两,香附子一两,为末。每服一钱,腊茶汤调下。《简要济众》。赤白带下。夏枯草,花开时采,阴干为末。每服二钱,米饮下,食前。《徐氏家传方》。血崩不止。夏枯草为末,每服方寸匕,米饮调下。《圣惠方》。产后血运。心气欲绝者。夏枯草捣绞汁,服一盏,大妙。《徐氏家传方》。扑伤金疮。夏枯草口嚼烂,罯上即愈。《卫生易简方》。汗斑白点。夏枯草煎浓汁,日日洗之。《乾坤生意》。瘰疬马刀。不问已溃未溃,或日久成漏。用夏枯草六两,水二钟,煎七分,食远温服。虚甚者则煎汁熬膏服。并涂患处,兼以十全大补汤加香附、贝母、远志尤善。此物生血,乃治瘰疬之圣药也。其草易得,其功甚多。薛己《外科经验方》。

【按语】《纲目》以夏枯草为本药正

名。《中药学》药名同此，作为清热药中之清热泻火药。本品为唇形科植物夏枯草的干燥果穗。

刘寄奴草《唐本草》

子苗同

【气味】苦，温，无毒。

【主治】破血下胀。多服令人下痢。苏恭。下血止痛，治产后余疾，止金疮血，极效。《别本》。心腹痛，下气，水胀血气，通妇人经脉癥结，止霍乱水泻。大明。小便尿血，新者研末服。时珍。

【附方】旧一，新七。大小便血。刘寄奴为末，茶调空心服二钱，即止。《集简方》。折伤瘀血。在腹内者，刘寄奴、骨碎补、延胡索各一两，水二升，煎七合，入酒及童子小便各一合，顿温服之。《千金方》。血气胀满。刘寄奴穗实为末，每服三钱，酒煎服。不可过多，令人吐利。此破血之仙药也。《卫生易简方》。霍乱成痢。刘寄奴草煎汁饮。《圣济总录》。汤火伤灼。刘寄奴捣末，先以糯米浆鸡翎扫上，后乃掺末。并不痛，亦无痕，大验之方。凡汤火伤，先以盐末掺之，护肉不坏，后乃掺药为妙。《本事方》。风入疮口。肿痛，刘寄奴为末，掺之即止。《圣惠方》。小儿夜啼。刘寄奴半两，地龙炒一分，甘草一寸，水煎，灌少许。《圣济总录》。赤白下痢。阴阳交滞，不问赤白。刘寄奴、乌梅、白姜等分，水煎服。赤加梅，白加姜。艾元英《如宜方》。

【按语】《纲目》以刘寄奴草为本药正名。《中药学》以刘寄奴为名，作为清热药中之清热泻火药。本品为菊科植物奇蒿或白苞蒿的干燥地上部分。

旋覆花《本经》

花

【气味】咸，温，有小毒。[《别录》曰]甘，微温，冷利。[权曰]甘，无毒。[大明曰]无毒。[宗爽曰]苦、甘、辛。

【主治】结气胁下满，惊悸，除水，去五脏间寒热，补中下气。《本经》。消胸上痰结，唾如胶漆，心胸痰水，膀胱留饮，风气湿痹，皮间死肉，目中眵䁾，利大肠，通血脉，益色泽。《别录》。主水肿，逐大腹，开胃，止呕逆不下食。甄权。行痰水，去头目风。宗爽。消坚软痞，治噫气。好古。

【发明】[颂曰]张仲景治伤寒汗下后，心下痞坚，噫气不除，有七物旋覆代赭汤。杂治妇人，有三物旋覆汤。胡洽居士治痰饮在两胁胀满，有旋覆花丸，用之尤多。成无己曰：硬则气坚，旋覆之咸，以软痞坚也。[震亨曰]寇宗奭言其行痰水去头目风，亦走散之药。病人涉虚者，不宜多服，冷利大肠，宜戒之。[时珍曰]旋覆乃手太阴肺、手阳明大肠药也。所治诸病，其功只在行水下气通血脉尔。李卫公言嗅其花能损目，《唐慎微本草》误以旋花根方收附此下，今改正之。

【附方】旧一，新三。中风壅滞。旋覆花，洗净焙研，炼蜜丸梧子大。夜卧以茶汤下五丸至七丸、十丸。《经验后方》。半产漏下。虚寒相抟，其脉弦芤。旋覆花汤：用旋覆花三两，葱十四茎，新绛少许，水三升，煮一升，顿服。《金匮要略》。月蚀耳疮。旋覆花烧研，羊脂和涂之。《集简方》。小儿眉癣。小儿眉毛眼睫因癣退不生。用野油花即旋覆花、赤箭即天麻苗、防风等分，为末。洗净，以油调涂之。《总微论》。

【按语】《纲目》以旋覆花为本药正名。《中药学》药名同此，作为化痰止咳平喘药中之温化寒痰药。本品为菊科植物旋覆花或欧亚旋覆花的干燥头状花序。

青葙《本经》

茎叶

【气味】苦，微寒，无毒。

【主治】邪气，皮肤中热，风瘙身痒，杀三虫。《本经》。恶疮，疥虱，痔蚀，下部䘌疮。《别录》。捣汁服，大疗温疠。苏恭。止金疮血。大明。

子

【气味】苦，微寒，无毒。[权曰]苦，平。

【主治】唇口青。《本经》。治五脏邪气，益脑髓，镇肝，明耳目，坚筋骨，去风寒湿痹。大明。治肝脏热毒冲眼，赤障青盲，翳肿，恶疮，疥疮。甄权。

【发明】[炳曰]理眼，有青葙子丸。[宗奭曰]青葙子，经中不言治眼，惟《药性论》《日华子》始言治肝明目。今人多用治眼，殊与经意不相当。[时珍曰]青葙子治眼，与决明子、苋实同功。《本经》虽不言治眼，而云一名草决明，主唇口青，则其明目之功可知矣。目者肝之窍，唇口青者足厥阴经之证，古方除热亦多用之，青葙子之为厥阴药，又可知矣。况用之治目，往往有验，尤可征。据《魏略》云：初平中有青牛先生，常服青葙子丸，年百余岁，如五六十者。

【附方】旧一。鼻衄不止。眩冒欲死。青葙子汁三合，灌入鼻中。《贞元广利方》。

【按语】《纲目》以青葙为本药正名。《中药学》以青葙子为名，作为清热药中之清热泻火药。本品为苋科植物青葙的干燥成熟果实。

鸡冠《嘉祐》

苗

【气味】甘，凉，无毒。

【主治】疮痔及血病。时珍。

子

【气味】甘，凉，无毒。

【主治】止肠风泻血，赤白痢。藏器。崩中带下，入药炒用。大明。

花

【气味】同上。

【主治】痔漏下血，赤白下痢，崩中，赤白带下，分赤白用。时珍。

【附方】新十。吐血不止。白鸡冠花，醋浸煮七次，为末。每服二钱，热酒下。《经验方》。结阴便血。鸡冠花、椿根白皮等分，为末，炼蜜丸梧子大。每服三十丸，黄芪汤下，日二服。《圣济总录》。粪后下血。白鸡冠花并子炒，煎服。《圣惠方》。五痔肛肿。久不愈，变成瘘疮。用鸡冠花、凤眼草各一两，水二碗，煎汤频洗。《卫生宝鉴》。下血脱肛。白鸡冠花、防风等分，为末，糊丸梧子大，空心米饮每服七十丸。一方：白鸡冠花炒、棕榈灰、羌活各一两，为末。每服二钱，米饮下。《永类钤方》。经水不止。红鸡冠花一味，晒干为末。每服二钱，空心酒调下。忌鱼腥、猪肉。孙氏《集效方》。产后血痛。白鸡冠花，酒煎服之。《李楼奇方》。妇人白带。白鸡冠花晒干为末，每旦空心酒服三钱。赤带用红者。孙氏《集效方》。白带沙淋。白鸡冠花、苦壶芦等分，烧存性，空心火酒服之。《摘玄方》。赤白下痢。鸡冠花煎酒服。赤用红，白用白。《集简方》。

【按语】《纲目》以鸡冠为本药正名。《中药学》以鸡冠花为名，见收涩药中之固精缩尿止带药。本品为苋科植物鸡冠花的干燥花序。

红蓝花《开宝》

花

【气味】辛，温，无毒。[元素曰]入心养血，谓其苦温，阴中之阳，故入心。佐当归，生新血。[好古曰]辛而甘苦，温，肝经血分药也。入酒良。

【主治】产后血运口噤，腹内恶血不尽绞痛，胎死腹中，并酒煮服。亦主蛊毒。《开宝》。多用破留血，少用养血。震亨。活血，润燥，止痛，散肿，通经。时珍。

【发明】[时珍曰]血生于心包，藏于肝，属于冲任。红花汁与之同类，故能行男子血脉，通女子经水。多则行血，少则养血。按《养疴漫笔》云：新昌徐氏妇，病产运已死，但胸膈微热。有名医陆氏曰：血闷也。得红花数十斤，乃可活。遂亟购得，以大锅煮汤，盛三桶于窗格之下，舁妇寝其上熏之，汤冷再加。有顷指动，半日乃苏。按此亦得唐许胤宗以黄芪汤熏柳太后风病之法也。

【附方】旧五，新三。六十二种风。张仲景治六十二种风，兼腹内血气刺痛。用红花一大两，分为四分，以酒一大升，煎钟半，顿服之。不止再服。《图经本草》。一切肿疾。红花熟捣取汁服，不过三服便瘥。《外台秘要》。喉痹壅塞。不通者，红蓝花捣，绞取汁一小升服之，以瘥为度。如冬月无生花，以干者浸湿绞汁煎服，极验。《广利方》。热病胎死。红花酒煮汁，饮二三盏。熊氏《补遗》。胎衣不下。方同上。杨氏《产乳》。产后血运。心闷气绝，红花一两，为末，分作二服，酒二盏，煎一盏，连服。如口噤，斡开灌之。或入小便尤妙。《子母秘录》。聤耳出水。红蓝花三钱半，枯矾五钱，为末，以绵杖缴净吹之。无花则用枝叶。一方去矾。《圣惠方》。噎膈拒食。端午采头次红花，无灰酒拌，焙干，血竭瓜子样者，等分为末，无灰酒一盏，隔汤顿热，徐咽。初服二分，次日四分，三日五分。杨起《简便方》。

【按语】《纲目》以红蓝花为本药正名。《中药学》以红花为名，作为活血化瘀药中之活血调经药。本品为菊科植物红花的干燥花。

番红花《纲目》

【气味】甘，平，无毒。

【主治】心忧郁积，气闷不散，活血。久服令人心喜。又治惊悸。时珍。

【附方】新一。伤寒发狂。惊怖恍惚。用撒法即[①]二分，水一盏，浸一夕服之。天方国人所传。王玺《医林集要》。

【按语】《纲目》以番红花为本药正名。《中药学》以西红花为名，作为活血化瘀药中之活血调经药红花的附药。红花与西红花的药物来源有很大的不同，红花为菊科植物红花的干燥花，西红花则为鸢尾科植物番红花的干燥柱头。

大蓟　小蓟《别录》

大蓟根叶同

【气味】甘，温，无毒。［弘景曰］有毒。［权曰］苦，平。［大明曰］叶凉。

【主治】女子赤白沃，安胎，止吐血鼻衄，令人肥健。《别录》。捣根绞汁服半升，主崩中血下，立瘥。甄权。**叶：**治肠痈，腹脏瘀血作运，扑损，生研，酒并小便任服。又恶疮疥癣，同盐研罯之。大明。

小蓟根苗同

【气味】甘，温，无毒。［大明曰］凉。

【主治】养精保血。《别录》。破宿血，生新血，暴下血血崩，金疮出血，呕血等，绞取汁温服。作煎和糖，合金疮及蜘蛛蛇蝎毒，服之亦佳。藏器。治热毒风，并胸膈烦闷，开胃下食，退热，补虚损。**苗：**去烦热，生研汁服。并大明。作菜食，除风热。夏月热烦不止，捣汁半升服，立瘥。孟诜。

【发明】［大明曰］小蓟力微，只可退热，不似大蓟能健养下气也。［恭曰］大小蓟皆能破血。但大蓟兼疗痈肿，而小蓟专主血，不能消肿也。

【附方】旧五，新九。心热吐血。口干。用刺蓟叶及根，捣绞取汁，每顿服二小盏。《圣惠方》。舌硬出血。不止，刺蓟捣汁，和酒服。干者为末，冷水服。《普济方》。九窍出血。方同上。《简要济众》。卒泻鲜血。小蓟叶捣汁，温服一升。《梅师方》。崩中下血。大小蓟根一升，酒一斗，渍五宿，任饮。亦可酒煎服，或生捣汁温服。又方：小蓟茎叶洗切，研汁一盏，入生地黄汁一盏，白术半两，煎减半，温服。《千金方》。堕胎下血。小蓟根叶、益母草五两，水三大碗，煮汁一碗，再煎至一盏，分二服，一日服尽。《圣济总录》。金疮出血不止。小蓟苗捣烂涂之。孟诜《食疗本草》。小便热淋。马蓟根捣汁服。《圣惠方》。鼻塞不通。小蓟一把，水二升，煮取一升，分服。《外台秘要》方。小儿浸淫疮。痛不可忍，发寒热者，刺蓟叶新水调傅疮上，干即易之。《简要济众方》。癣疮作痒。刺蓟叶捣汁服之。《千金方》。妇人阴痒。小蓟煮汤，日洗三次。《普济方》。诸瘘不合。虎蓟根、猫蓟根、酸枣根、枳根、杜衡各一把，班蝥三分，炒，为末，蜜丸枣大，日一服。并以小丸纳疮中。《肘后方》。丁疮恶肿。千针草四两，乳香一两，明矾五钱，为末。酒服二钱，出汗为度。《普济方》。

【按语】《纲目》以大蓟、小蓟并列本药正名。《中药学》分别收入大蓟和小蓟

---

① 撒法即：为番红花的别名，为外文的译音。据元《饮膳正要》中译为咱夫蓝，其谐音当作“撒法郎”，“即”为“郎”之误。

两个药，均作为止血药中之凉血止血药。大蓟为菊科植物蓟的干燥地上部分，小蓟为菊科植物刺儿菜的干燥地上部分。

续断《本经》

根

【气味】苦，微温，无毒。[《别录》曰]辛。[普曰]神农、雷公、黄帝、李当之：苦，无毒。扁鹊：辛，无毒。[之才曰]地黄为之使，恶雷丸。

【主治】伤寒，补不足，金疮，痈伤，折跌，续筋骨，妇人乳难。久服益气力。《本经》。妇人崩中漏血，金疮血内漏，止痛，生肌肉，及踠伤，恶血腰痛，关节缓急。《别录》。去诸温毒，通宣血脉。甄权。助气，补五劳七伤，破癥结瘀血，消肿毒，肠风，痔瘘，乳痈，瘰疬，妇人产前后一切病，胎漏，子宫冷，面黄虚肿，缩小便，止泄精尿血。大明。

【发明】[时珍曰]宋张叔潜秘书，知剑州时，其阁下病血痢。一医用平胃散一两，入川续断末二钱半，每服二钱，水煎服即愈。绍熙壬子，会稽时行痢疾。叔潜之子以方传人，往往有验。小儿痢服之皆效。

【附方】旧二，新二。小便淋沥。生续断捣绞汁服，即马蓟根也。初虞世《古今录验》。妊娠胎动。两三月堕，预宜服此。川续断酒浸，杜仲姜汁炒去丝，各二两，为末，枣肉煮烂杵和丸梧子大。每服三十丸，米饮下。产后诸疾。血运，心闷烦热，厌厌气欲绝，心头硬，乍寒乍热。续断皮一握，水三升，煎二升，分三服。如人行一里，再服。无所忌。此药救产后垂死。《子母秘录》。打扑伤损。闪肭骨节。用接骨草叶捣烂罨之，立效。《卫生易简方》。

【按语】《纲目》以续断为本药正名。《中药学》药名同此，作为补虚药中之补阳药。本品为川续断科植物川续断的干燥根。

漏卢《本经》

根、苗

【气味】咸，寒，无毒。[《别录》曰]大寒。[藏器曰]有毒。[杲曰]无毒。足阳明本经药也。[《日华[①]》曰]连翘为之使。

【主治】皮肤热毒，恶疮疽痔，湿痹，下乳汁。久服轻身益气，耳目聪明，不老延年。《本经》。止遗溺。热气疮痒如麻豆，可作浴汤。《别录》。通小肠，泄精，尿血，肠风，风赤眼，小儿壮热，扑损，续筋骨，乳痈，瘰疬，金疮，止血排脓，补血长肉，通经脉。大明。

【发明】[弘景曰]此药久服甚益人，而服食方罕见用之。近道出者，惟疗瘘疥耳。市人皆取苗用。[时珍曰]漏卢下乳汁，消热毒，排脓止血，生肌杀虫。故东垣以为手足阳明药，而古方治痈疽发背，以漏卢汤为首称也。庞安常《伤寒论》治痈疽及预解时行痘疹热，用漏卢叶，云无则以山栀子代之。亦取其寒能解热，盖不知其能入阳明之故也。

---

① 日华：原作"之才"。据《证类》卷七"漏芦"引《日华子》改。

【附方】旧二,新六。**腹中蛔虫**。漏卢为末,以饼臛和方寸匕,服之。《外台秘要》。**小儿无辜疳**[①]。病肚胀,或时泄痢,冷热不调。以漏卢一两,杵为散。每服一钱,以猪肝一两,入盐少许,同煮熟,空心顿食之。《圣惠方》。**冷劳泄痢**。漏卢一两,艾叶炒四两,为末。米醋三升,入药末一半,同熬成膏,入后末和丸梧子大,每温水下三十丸。《圣济总录》。**产后带下**。方同上。**乳汁不下**。乃气脉壅塞也。又治经络凝滞,乳内胀痛,邪畜成痈,服之自然内消。漏卢二两半,蛇退十条炙焦,瓜蒌十个烧存性,为末。每服二钱,温酒调下,良久以热羹汤投之,以通为度。《和剂方》。**历节风痛**。筋脉拘挛。古圣散:用漏卢麸炒半两,地龙去土炒半两,为末。生姜二两取汁,入蜜三两,同煎三五沸,入好酒五合,盛之。每以三杯,调末一钱,温服。《圣济总录》。**一切痈疽**。发背初发二日,但有热证,便宜服漏卢汤,退毒下脓,乃是宣热拔毒之剂,热退即住服。漏卢用有白茸者、连翘、生黄芪、沉香各一两,生粉草半两,大黄微炒一两,为细末。每服二钱,姜、枣汤调下。李迅《痈疽集验方》。**白秃头疮**。五月收漏卢草,烧灰,猪膏和涂之。《圣济总录》。

【按语】《纲目》以漏卢为本药正名。《中药学》以漏芦为名,作为清热药中之清热解毒药。药物来源为菊科植物祁州漏芦的干燥根。

苎麻《别录》

根

【气味】甘,寒,无毒。[权曰]甘,平。[大明曰]甘、滑,冷,无毒。

【主治】安胎,贴热丹毒。《别录》。治心膈热,漏胎下血,产前后心烦,天行热疾,大渴大狂,服金石药人心热,署毒箭蛇虫咬。大明。沤苎汁,止消渴。《别录》。

【发明】[震亨曰]苎根大能补阴而行滞血,方药或恶其贱,似未曾用也。[藏器曰]苎性破血,将苎麻与产妇枕之,止血运。产后腹痛,以苎安腹上即止也。又蚕咬人毒入肉,取苎汁饮之。今人以苎近蚕种,则蚕不生是矣。

【附方】旧四,新七。**痰哮咳嗽**。苎根煅存性,为末,生豆腐蘸三五钱食,即效。未全可以肥猪肉二三片蘸食,甚妙。《医学正传》。**小便不通**。《圣惠方》用麻根、蛤粉各半两,为末。每服二钱,空心新汲水下。《摘玄方》用苎根洗研,摊绢上,贴少腹连阴际,须臾即通。**小便血淋**。苎根煎汤频服,大妙。亦治诸淋。《圣惠方》。**五种淋疾**。苎麻根两茎,打碎,以水一碗半,煎半碗,顿服即通,大妙。《斗门方》。**妊娠胎动**。忽下黄汁如胶,或如小豆汁,腹痛不可忍者,苎根去黑皮切二升,银一斤,水九升,煎四升。每服以水一升,入酒半升,煎一升,分作二服。一方不用银。《梅师方》。**肛门肿痛**。生苎根捣烂,坐之良。濒湖《集简方》。**脱肛不收**。苎根捣

---

① 无辜疳:病证名。指小儿兼有头项瘰疬的疳病证,常以形体消瘦,骨立发焦,头项结核,早期光滑而软,晚期则脓血不断为主要表现。简称无辜。

烂，煎汤熏洗之。《圣惠方》。痈疽发背。初起未成者，苎根熟捣傅上，日夜数易，肿消则瘥。《图经本草》。五色丹毒。苎根煮浓汁，日三浴之。《外台秘要》。鸡鱼骨哽。谈野翁《试验方》用苎麻根捣汁，以匙挑灌之，立效。《医方大成》用野苎麻根捣碎，丸如龙眼大，鱼骨鱼汤下，鸡骨鸡汤下。

【按语】《纲目》以苎麻为本药正名。《中药学》以苎麻根为名，作为止血药中之凉血止血药。本品为荨麻科植物苎麻的干燥根及根茎。

胡卢巴《嘉祐》

【气味】苦，大温，无毒。[杲曰]纯阳。

【主治】元脏虚冷气。得附子、硫黄，治肾虚冷，腹胁胀满，面色青黑。得蘹香子、桃仁，治膀胱气，甚效。《嘉祐》。治冷气疝瘕，寒湿脚气，益右肾，暖丹田。时珍。

【发明】[宗奭曰]膀胱气，用此合桃仁麸炒，等分为末。半为散，半以酒糊和丸梧子大。每服五七十丸，空心盐酒下。其散以热米汤下，与丸子相间，空心服。日各一二服。[时珍曰]胡卢巴，右肾命门药也。元阳不足，冷气潜伏，不能归元者，宜之。宋《惠民和剂局方》有胡卢巴丸，治大人、小儿小肠奔豚偏坠及小腹有形如卵，上下走痛，不可忍者。用胡卢巴八钱，茴香六钱，巴戟去心、川乌头炮去皮各二钱，楝实去核四钱，吴茱萸五钱，并炒，为末，酒糊丸梧子大。每服十五丸，小儿五丸，盐酒下。太医薛己云：一人病寒疝，阴囊肿痛，服五苓诸药不效，与此而平也。又张子和《儒门事亲》云：有人病目不睹，思食苦豆，即胡卢巴，频频不缺。不周岁而目中微痛，如虫行入眦，渐明而愈。按此亦因其益命门之功，所谓益火之原，以消阴翳是也。

【附方】新六。小肠气痛。胡卢巴炒，研末，每服二钱，茴香酒下。《直指方》。肾脏虚冷。腹胁胀满，胡卢巴炒二两，熟附子、硫黄各七钱五分，为末，酒煮曲糊丸梧桐子大，每盐汤下三四十丸。《圣济总录》。冷气疝瘕。胡卢巴酒浸晒干，荞麦炒研面，各四两，小茴香一两，为末，酒糊丸梧子大。每服五十丸，空心盐汤或盐酒下。服至两月，大便出白脓则除根。方广《心法附余》。阴癞肿痛。偏坠，或小肠疝气，下元虚冷，久不愈者，沉香内消丸主之。沉香、木香各半两，胡卢巴酒浸炒，小茴香炒，各二两，为末，酒糊丸梧子大。每服五七十丸，盐酒下。气攻头痛。胡卢巴炒，三棱酒浸焙，各半两，干姜炮二钱半，为末，姜汤或温酒每服二钱。《济生方》。寒湿脚气。腿膝疼痛，行步无力。胡卢巴酒浸一宿焙，破故纸炒香，各四两，为末。以木瓜切顶去瓤，安药在内令满，用顶合住签定，烂蒸，捣丸梧子大。每服七十丸，空心温酒下。《杨氏家藏方》。

【按语】《纲目》以胡卢巴为本药正名。《中药学》以胡芦巴为名，作为补虚药中之补阳药。药物来源为豆科植物胡芦巴的干燥成熟种子。

恶实《别录》

子

【气味】辛，平，无毒。[藏器曰]苦。

[元素曰]辛，温，阳中之阴，升也。[杲曰]辛，平，阳也，降也。

【主治】明目补中，除风伤。《别录》。风毒肿，诸瘘。藏器。研末浸酒，每日服三二盏，除诸风，去丹石毒，利腰脚。又食前熟挼三枚吞之，散诸结节、筋骨烦、热毒。甄权。吞一枚，出痈疽头。苏恭。炒研煎饮，通利小便。孟诜。润肺散气，利咽膈，去皮肤风，通十二经。元素。消斑疹毒。时珍。

【发明】[杲曰]鼠粘子其用有四：治风湿瘾疹，咽喉风热，散诸肿疮疡之毒，利凝滞腰膝之气，是也。

【附方】旧五，新十一。风水身肿。欲裂，鼠粘子二两，炒研为末。每温水服二钱，日三服。《圣惠方》。风热浮肿。咽喉闭塞。牛蒡子一合，半生半熟，为末，热酒服一寸匕。《经验方》。痰厥头痛。牛蒡子炒、旋覆花等分，为末。腊茶清服一钱，日二服。《圣惠方》。头痛连睛。鼠粘子、石膏等分，为末，茶清调服。《医方摘要》。咽膈不利。疏风壅涎唾多，牛蒡子微炒、荆芥穗各一两，炙甘草半两，为末。食后汤服二钱，当缓缓取效。寇氏《本草衍义》。悬痈喉痛。风热上抟也。恶实炒、甘草生，等分，水煎含咽，名启关散。《普济方》。喉痹肿痛。牛蒡子六分，马蔺子六分，为散。每空心温水服方寸匕，日再服。仍以牛蒡子三两，盐二两，研匀，炒热包熨喉外。《广济方》。咽喉痘疹。牛蒡子二钱，桔梗一钱半，粉甘草节七分，水煎服。《痘疹要诀》。风热瘾疹。牛蒡子炒、浮萍等分，以薄荷汤服二钱，日二服。初虞世《古今录验》。风龋牙痛。鼠粘子炒，煎水含，冷吐之。《延年方》。小儿痘疮。时出不快，壮热狂躁，咽膈壅塞，大便秘涩。小儿咽喉肿不利，若大便利者，勿服。牛蒡子炒一钱二分，荆芥穗二分，甘草节四分，水一盏，同煎至七分，温服。已出亦可服。名必胜散。《和剂局方》。妇人吹乳。鼠粘二钱，麝香少许，温酒细吞下。《袖珍方》。便痈肿痛。鼠粘子二钱炒，研末，入蜜一匙，朴硝一匙，空心温酒服。《袖珍方》。蛇蝎蛊毒。大力子煮汁服。《卫生易简方》。水蛊腹大。恶实微炒一两，为末，面糊丸梧子大，每米饮下十丸。张文仲方。历节肿痛。风热攻手指，赤肿麻木，甚则攻肩背两膝，遇暑热则大便秘。牛蒡子三两，新豆豉炒、羌活各一两，为末。每服二钱，白汤下。《本事方》。

根、茎

【气味】苦，寒，无毒。[权曰]甘，平。[藏器曰]根须蒸熟暴干用。不尔，令人欲吐。

【主治】伤寒寒热汗出，中风面肿，消渴热中，逐水。久服轻身耐老。《别录》。根主牙齿痛，劳疟诸风，脚缓弱风毒，痈疽，咳嗽伤肺，肺壅，疝瘕，冷气积血。苏恭。根浸酒服，去风及恶疮。和叶捣碎，傅杖疮、金疮，永不畏风。藏器。主面目烦闷，四肢不健，通十二经脉，洗五脏恶气。可常作菜食，令人身轻。甄权。切根如豆，拌面作饭食，消胀壅。茎叶煮汁作浴汤，去皮间习习如虫行。又入盐、花生捣，搨一切肿毒。孟诜。

【发明】[颂曰]根作脯食甚良。茎叶宜煮汁酿酒服。冬月采根，蒸暴入药。刘禹锡《传信方》：疗暴中风，用紧细牛蒡根，取时避风，以竹刀或荆刀刮去土，生布拭了，捣绞取汁一大升，和好蜜四大合，温分两服，得汗出便瘥。此方得之岳鄂郑中丞。郑因食热肉一顿，便中暴风。外甥卢氏为颍阳令，有此方。服，当时便瘥。

【附方】旧五，新一十六。**时气余热**。不退，烦躁发渴，四肢无力，不能饮食。用牛蒡根捣汁，服一小盏，效。《圣惠方》。**天行时疾**。生牛蒡根捣汁五合，空腹分为二服。服讫，取桑叶一把，炙黄，以水一升，煮取五合，顿服取汗，无叶用枝。《孙真人食忌》。**热攻心烦**。恍惚。以牛蒡根捣汁一升，食后分为二服。《食医心镜》。**伤寒搐搦**。汗后覆盖不密，致腰背手足搐搦者，牛蒡根散主之。牛蒡根十条，麻黄、牛膝、天南星各六钱，剉，于盆内研细，好酒一升同研，以新布绞取汁。以炭火半秤烧一地坑令赤，扫净，倾药汁入坑内，再烧令黑色，取出于乳钵内细研。每服一钱，温酒下，日三服。朱肱《活人书》。**一切风疾**。十年、二十年者，牛蒡根一升，生地黄、枸杞子、牛膝各三升，用袋盛药，浸无灰酒三升内，每任意饮之。《外台秘要》。**老人中风**。口目瞤动，烦闷不安。牛蒡根切一升，去皮晒干，杵为面，白米四合淘净，和作馎饦，豉汁中煮，加葱、椒、五味，空心食之。恒服极效。《寿亲养老书》。**老人风湿**。久痹，筋挛骨痛。服此壮肾，润皮毛，益气力。牛蒡根一升切，生地黄一升切，大豆二升炒，以绢袋盛，浸一斗酒中五六日，任性空心温服二三盏，日二服。《集验方》。**头面忽肿**。热毒风气内攻，或连手足赤肿，触着痛者。牛蒡子根，一名蝙蝠刺，洗净研烂，酒煎成膏，绢摊贴肿处。仍以热酒服一二匙，肿消痛减。《斗门方》。**头风掣痛**。不可禁者，摩膏主之。取牛蒡茎叶，捣取浓汁二升，无灰酒一升，盐花一匙头，煻火煎稠成膏，以摩痛处，风毒自散。摩时，须极力令热乃效。冬月用根。《箧中方》。**头风白屑**。牛蒡叶捣汁，熬稠涂之。至明，皂荚水洗去。《圣惠方》。**喉中热肿**。鼠粘根一升，水五升，煎一升，分三服。《延年方》。**小儿咽肿**。牛蒡根捣汁，细咽之。《普济方》。**热毒牙痛**。热毒风攻头面，齿龈肿痛不可忍。牛蒡根一斤捣汁，入盐花一钱，银器中熬成膏。每用涂齿龈下，重者不过三度瘥。《圣惠方》。**项下瘿疾**。鼠粘子根一升，水三升，煮取一升半，分三服。或为末，蜜丸常服之。《救急方》。**耳卒肿痛**。牛蒡根切，绞汁二升，银锅内熬膏涂之。《圣济总录》。**小便不通**。脐腹急痛。牛蒡叶汁、生地黄汁二合，和匀，入蜜二合。每服一合，入水半盏，煎三五沸，调滑石末一钱服。《圣济总录》。**疖子肿毒**。鼠粘子叶贴之。《千金方》。**石瘘出脓**。坚实寒热。鼠粘子叶为末，和鸡子白封之。《外台秘要》。**诸疮肿毒**。牛蒡根三茎洗，煮烂捣汁，入米煮粥，食一碗，甚良。《普济方》。**积年恶疮**。反花疮、漏疮不瘥者，牛蒡根捣，和腊月猪脂，日日封之。《千金方》。**月水不通**。结成癥块，腹肋胀大欲死。牛蒡根二斤剉，蒸三遍，以生绢袋盛之，以酒二斗浸五日，每食前温服一盏。《普济方》。

【按语】《纲目》以恶实为本药正名。《中药学》以牛蒡子为名，作为解表药中之发散风热药。本品为菊科植物牛蒡的干燥成熟果实。

葈耳《本经》

实

【气味】甘，温，有小毒。[《别录》曰]

苦。[权曰]甘，无毒。[恭曰]忌猪肉、马肉、米泔，害人。

【主治】风头寒痛，风湿周痹，四肢拘挛痛，恶肉死肌，膝痛。久服益气。藏器。治肝热，明目。甄权。治一切风气，填髓，暖腰脚，治瘰疬、疥疮及瘙痒。大明。炒香浸酒服，去风补益。时珍。

【附方】旧三，新四。久疟不瘥。苍耳子，或根茎亦可，焙，研末，酒糊丸梧子大。每酒服三十丸，日二服。生者捣汁服亦可。《朱氏集验方》。大腹水肿。小便不利。苍耳子灰、葶苈末等分。每服二钱，水下，日二服。《千金方》。风湿挛痹。一切风气。苍耳子三两，炒，为末，以水一升半，煎取七合，去滓呷之。《食医心镜》。牙齿痛肿。苍耳子五升，水一斗，煮取五升，热含之。冷即吐去，吐后复含，不过一剂瘥。茎叶亦可，或入盐少许。孙真人《千金翼》。鼻渊流涕。苍耳子，即缣丝草子，炒，研为末，每白汤点服一二钱。《证治要诀》。眼目昏暗。菓耳实一升，为末，白米半升作粥，日食之。《普济方》。嗜酒不已。毡中苍耳子七枚，烧灰投酒中饮之，即不嗜。《陈藏器本草》。

茎叶

【气味】苦，辛，微寒，有小毒。[恭曰]忌猪肉、马肉、米泔。伏硇砂。

【主治】溪毒。《别录》。中风伤寒头痛。孟诜。大风癫痫，头风湿痹，毒在骨髓，腰膝风毒。夏月采曝，为末，水服一二匕，冬月酒服。或为丸，每服二三十丸，日三服，满百日，病出如瘑疥，或痒，汁出，或斑驳甲错皮起，皮落则肌如凝脂。令人省睡，除诸毒螫，杀虫疳湿䘌。久服益气，耳目聪明，轻身强志。苏恭。挼叶安舌下，出涎，去目黄好睡。烧灰和腊猪脂，封丁肿出根。煮酒服，主狂犬咬毒。藏器。

【发明】[时珍曰]苍耳叶久服去风热有效，最忌猪肉及风邪，犯之则遍身发出赤丹也。按《苏沈良方》云：菓耳根、苗、叶、实，皆洗濯阴干，烧灰汤淋，取浓汁，泥连两灶炼之。灰汁耗，即旋取傍釜中热灰汤益之。一日夜不绝火，乃旋得霜，干瓷瓶收之。每日早晚酒服二钱，补暖去风驻颜，尤治皮肤风，令人肤革清净。每澡沐入少许尤佳。宜州文学昌从谏，服此十余年，至七八十，红润轻健，皆此药力也。《斗门方》云：妇人血风攻脑，头旋闷绝，忽死倒地，不知人事者，用喝起草嫩心阴干为末，以酒服一大钱，其功甚效，此物善通顶门连脑。盖即苍耳也。

【附方】旧十二，新十七。万应膏。治一切痈疽发背，无头恶疮，肿毒疔疖，一切风痒，臁疮杖疮，牙疼喉痹。五月五日采苍耳根叶数担，洗净晒萎细剉，以大锅五口，入水煮烂，以筛滤去粗滓，布绢再滤。复入净锅，武火煎滚，文火熬稠，搅成膏，以新罐贮封，每以敷贴即愈。牙疼即敷牙上，喉痹敷舌上或噙化，二三次即效。每日用酒服一匙，极有效。《集简方》。一切风毒。并杀三虫肠痔，能进食。若病胃胀满，心闷发热，即宜服之。五月五日午时附地刈取菓耳叶，洗暴燥，捣下筛。每服方寸匕，酒或浆水下，日二、夜三。若觉吐逆，则以蜜丸服，准计方寸匕数也。风轻者，日二服。若身体作粟或麻豆出，此为风毒出也。可以针刺，溃去黄汁乃止。七月七、九月九，亦可采用。《千金方》。一切风气。苍耳嫩叶一石切，和麦糵五升作块，于蒿艾中罯二十日成曲。取米一斗，炊作饭，看冷暖，入曲三升酿之，封二七日成熟。每空心暖服，神验。封此酒可两重布，不得令密，密则溢出。忌马肉、猪肉。孟诜《食疗本草》。**诸风头运**。苍耳叶晒干为末，每服一钱，酒调下，日三服。若吐，则以蜜丸梧子大，每服二十丸。十日全好矣。《杨氏经验方》。**血风脑运**。方见"发明"下。**毒攻手足**。肿痛欲断，苍耳捣汁渍之，并以滓傅之，立效。春用心，冬用子。《千金翼》。**卒中水毒**。初觉头目微痛，恶寒，骨节强急，旦醒暮剧，手足逆冷，三日则虫蚀下部，六七日脓溃，食至五脏，杀人也。捣常思草，绞汁服一二升，并以绵染，导其下部。《肘后方》。**毒蛇溪毒**。沙虱、射工等所伤，口噤眼黑，手足强直，毒攻腹内成块，逡巡不救。苍耳嫩苗一握，取汁和酒，温灌之，以滓厚傅伤处。《胜金方》。**疫病不染**。五月五日午时多采苍耳嫩叶，阴干收之。临时为末，冷水服二钱，或水煎，举家皆服，能辟邪恶。《千金方》。**风瘙瘾疹**。身痒不止，用苍耳茎、叶、子等分，为末。每服二钱，豆淋酒调下。《圣惠方》。**面上黑斑**。苍耳叶焙为末，食后米饮调服一钱，一月愈。《摘玄方》。**赤白汗斑**。苍耳嫩叶尖，和青盐擂烂，五六月间擦之五七次，效。《摘玄方》。**大风疠疾**。《袖珍方》用嫩苍耳、荷叶等分，为末。每服二钱，温酒下，日二服。《乾坤生意》用苍耳叶为末，以大枫子油和丸梧子大。每服三四十丸，以茶汤下，日二服。又方：五月五日或六月六日，五更带露采苍耳草，捣取汁，熬作锭子。取半斤鳢鱼一尾，剖开不去肚肠，入药一锭，线缝，以酒二碗，慢火煮熟令吃，不过三五个鱼即愈也。忌盐一百日。**卒得恶疮**。苍耳、桃皮作屑，纳疮中。《百一方》。**反花恶疮**。有肉如饭粒，破之血出，随生反出。用苍耳叶捣汁，服三合，并涂之，日二上。《圣济总录》。**一切丁肿**。诜曰：危困者，用苍耳根叶捣，和小儿尿绞汁，冷服一升，日三服，拔根甚验。《养生方》用苍耳根苗烧灰，和醋淀涂之，干再上。不十次，即拔根出。《邵真人方》：苍耳根三两半，乌梅肉五个，连须葱三根，酒二钟，煎一钟，热服取汗。**齿风动痛**。苍耳一握，以浆水煮，入盐含漱。《外台秘要》。**缠喉风病**。苍耳根一把，老姜一块，研汁，入酒服。《圣济总录》。**赤目生疮**。作痛，道人头末二两，乳香一钱，每用一钱，烧烟嗃鼻。《圣济总录》。**鼻衄不止**。苍耳茎叶捣汁一小盏服。《圣惠方》。**五痔下血**。五月五日采苍耳茎叶为末，水服方寸匕，甚效。《千金翼》。**赤白下痢**。苍耳草不拘多少洗净，用水煮烂，去渣，入蜜，用武火熬成膏。每服一二匙，白汤下。《医方摘玄》。**产后诸痢**。苍耳叶捣绞汁，温服半中盏，日三四服。《圣惠方》。**误吞铜钱**。苍耳头一把，以水一升，浸水中十余度，饮水，愈。《肘后方》。**花蜘蛛毒**。咬人，与毒蛇无异。用野缣丝，即道人头，捣汁一盏服，仍以渣傅之。《摘玄方》。

【按语】《纲目》以葈耳为本药正名，以苍耳为别名。《中药学》以苍耳子为名，作为解表药中之发散风寒药。并收入苍耳草作为附药。苍耳子为菊科植物苍耳的干燥成熟带总苞的果实，苍耳草为菊科植物苍耳的茎叶。

天名精《本经》

叶根同

【气味】甘，寒，无毒。[《别录》曰]

地松[①]：辛，无毒。[时珍曰]微辛，甘，有小毒。生汁吐人。[之才曰]垣衣、地黄为之使。

【主治】 瘀血血瘕欲死，下血止血，利小便。久服轻身耐老。《本经》。除小虫，去痹，除胸中结热，止烦渴，逐水，大吐下。《别录》。破血，生肌，止鼻衄，杀三虫，除诸毒肿丁疮，瘘痔，金疮内射，身痒瘾疹不止者，揩之立已。《唐本》。地菘：主金疮，止血，解恶虫蛇螫毒，挼以傅之。《开宝》。吐痰止疟，治牙痛，口紧[②]，喉痹。时珍。地松：主眩痹。《别录》有名未用。

【发明】［时珍曰］天名精，并根苗而言也。地菘、地松，皆言其苗叶也。鹤虱，言其子也。其功大抵只是吐痰止血，杀虫解毒，故擂汁服之能止痰疟，漱之止牙疼，挼之傅蛇咬，亦治猪瘟病也。按孙天仁《集效方》云：凡男妇乳蛾，喉咙肿痛，及小儿急慢惊风，牙关紧急，不省人事者，以鹤虱草，一名皱面草，一名母猪芥，一名杜牛膝，取根洗净捣烂，入好酒绞汁灌之，良久即苏。仍以渣傅项下，或醋调搽亦妙。朱端章《集验方》云：余被檄任淮西幕府时，牙疼大作。一刀镊人以草药一捻，汤泡少时，以手蘸汤挹痛处即定。因求其方，用之治人多效，乃皱面地菘草也，俗人讹为地葱。沈存中《笔谈》专辩地菘，其子名鹤虱，正此物也。钱季诚方：用鹤虱一枚，擢置齿中。高监方：以鹤虱煎米醋漱口，或用防风、鹤虱煎水噙漱，仍研草塞痛处，皆有效也。

【附方】 旧二，新九。**男女吐血。** 皱面草即地菘，晒干为末。每服一二钱，以茅花泡汤调服，日二次。《卫生易简》。**咽喉肿塞。**《伤寒蕴要》治痰涎壅滞，喉肿水不可下者，地菘，一名鹤虱草，连根叶捣汁，鹅翎扫入，去痰最妙。《圣济总录》用杜牛膝、鼓锤草，同捣汁灌之。不得下者，灌鼻，得吐为妙。又方：土牛膝，春夏用茎，秋冬用根，一把，青矾半两，同研，点患处，令吐脓血痰沫，即愈。**缠喉风肿。** 蚵蚾草，即皱面草，细研，以生蜜和丸弹子大，每噙一二丸即愈。干者为末，蜜丸亦可。名救生丸。《经效济世方》。**诸骨哽咽。** 地菘、马鞭草各一握，去根，白梅肉一个，白矾一钱，捣作弹丸，绵裹含咽，其骨自软而下也。《普济方》。**风毒瘰疬。** 赤肿，地菘捣傅，干即易之。《圣惠方》。**疔疮肿毒。** 鹤虱草叶，浮酒糟，同捣傅之，立效。孙氏《集效方》。**发背初起。** 地菘杵汁一升，日再服，瘥乃止。《伤寒类要》。**恶疮肿毒。** 地菘捣汁，日服三四次。《外台秘要》。**恶蛇咬伤。** 地菘捣傅之。《易简方》。

鹤虱《唐本草》

【气味】 苦，辛，有小毒。［大明曰］凉，无毒。

【主治】 蛔、蛲虫，为散，以肥肉臛汁服方寸匕，亦入丸散用。《唐本》。虫心痛，以淡醋和半匕服，立瘥。《开宝》。杀五脏虫，止疟，傅恶疮。大明。

【发明】［颂曰］鹤虱，杀虫方中为最要药。初虞世《古今录验方》：疗蛔咬心痛，取鹤虱十两，捣筛，蜜丸梧子大，以蜜汤空腹吞四五十丸。忌酒肉。韦云患心

---

① 地松：药名。天名精的别名。

② 口紧：症状名。即张口不利，甚或口噤。

痛十年不瘥，于杂方内见，合服之便愈。李绛《兵部手集》方，治小儿蛔虫啮心腹痛，亦单用鹤虱研末，以肥猪肉汁下之。五岁一服二分，虫出即止也。

【附方】新一。大肠虫出。不断，断之复生，行坐不得。鹤虱末，水调半两服，自愈。《怪疾奇方》。

【按语】《纲目》以天名精为本药正名，鹤虱作为其子药名。《中药学》只取鹤虱，作为驱虫药。本品为菊科植物天名精或伞形科植物野胡萝卜的干燥成熟果实。

豨莶《唐本》

【气味】苦，寒，有小毒。又曰：猪膏莓，辛、苦，平，无毒。［藏器曰］有小毒。苏恭曰猪膏无毒，误矣。

【主治】豨莶治热䘌烦满不能食。生捣汁三合服，多则令人吐。又曰：猪膏莓主金疮止痛，断血生肉，除诸恶疮，消浮肿。捣封之，汤渍、散傅并良。苏恭。主久疟痰癊，捣汁服，取吐。捣傅虎伤、狗咬、蜘蛛咬、蚕咬、蠼螋溺疮。藏器。治肝肾风气，四肢麻痹，骨痛膝弱，风湿诸疮。时珍。

【发明】［颂曰］蜀人单服豨莶法：五月五日、六月六日、九月九日，采叶，去根、茎、花、实，净洗暴干。入甑中，层层洒酒与蜜蒸之，又暴。如此九过，则气味极香美。熬捣筛末，蜜丸服之。云甚益元气，治肝肾风气，四肢麻痹，骨间冷，腰膝无力者，亦能行大肠气。诸州所说，皆云性寒有小毒，与《唐本》同。惟文州及高邮州云：性热无毒，服之补益，安五脏，生毛发，兼主风湿疮，肌肉顽痹。妇人久冷尤宜用。须去粗茎，留枝、叶、花、实蒸暴。两说不同。岂单用叶则寒而有毒，并枝、花、实则热而无毒乎？抑土地所产不同而然欤？［时珍曰］生捣汁服则令人吐，故云有小毒。九蒸九暴则补人去痹，故云无毒。生则性寒，熟则性温，云热者非也。［慎微曰］按江陵府节度使成讷《进豨莶丸方表》略云：臣有弟訮，年二十一中风，伏枕五年，百医不瘥。有道人钟针因睹此患，曰：可饵豨莶丸，必愈。其草多生沃壤，高三尺许，节叶相对。当夏五月以来收之，每去地五寸剪刈，以温水洗去泥土，摘叶及枝头。凡九蒸九暴，不必太燥，但以取足为度。仍熬捣为末，炼蜜丸如梧子大，空心温酒或米饮下二三十丸。服至二千丸，所患忽加，不得忧虑，是药攻之力。服至四千丸，必得复故。至五千丸，当复丁壮。臣依法修合，令訮服之，果如其言。服后须吃饭三五匙压之。五月五日采者佳。奉敕宣付医院详录。又知益州张咏《进豨莶丸表》略云：切以餐石饮水，可作充肠之馔；饵松含柏，亦成救病之功。是以疗饥者不在于羞珍，愈病者何烦于异术？倘获济时之药，辄陈鄙物之形。不耻管窥，辄干天听。臣因换龙兴观，掘得一碑，内说修养气术，并药方二件。依方差人访问采觅，其草颇有异，金棱银线，素茎紫荄，对节而生。蜀号火枕，茎叶颇同苍耳。不费登高历险，每常求少获多。急采非难，广收甚易。倘勤久服，旋见神功。谁知至贱之中，乃有殊常之效。臣自吃至百服，眼目清明。即至千服，髭须乌黑，筋力轻健，效验多端。臣本州有都押衙罗守一，曾因中风坠马，失音不语。臣与十服，其病立瘥。又和尚智严，年七十，忽患偏风，口眼㖞斜，时时吐涎。臣与十服,亦便得痊。今合一百剂,差职员史元奏进。

【附方】新五。风寒泄泻。火枕丸:治风气行于肠胃,泄泻。火枕草为末,醋糊丸梧子大。每三十丸,白汤下。《圣济总录》。痈疽肿毒。一切恶疮,豨莶草端午采者一两,乳香一两,白矾烧半两,为末。每服二钱,热酒调下。毒重者连进三服,得汗妙。《乾坤秘韫》。发背丁疮。豨莶草、五叶草即五爪龙、野红花即小蓟、大蒜等分,擂烂,入热酒一碗,绞汁服,得汗立效。《乾坤生意》。丁疮肿毒。端午采豨莶草,日干为末。每服半两,热酒调下。汗出即愈,极有效验。《集简方》。反胃吐食。火枕草焙为末,蜜丸梧子大,每沸汤下五十丸。《百一选方》。

【按语】《纲目》以豨莶为本药正名。《中药学》以豨莶草为名,用作祛风湿药中之祛风湿热药。本品为菊科植物豨莶、腺梗豨莶或毛梗豨莶的干燥地上部分。

芦《别录》

根

【气味】甘,寒,无毒。

【主治】消渴客热,止小便利。《别录》。疗反胃呕逆不下食,胃中热,伤寒内热,弥良。苏恭。解大热,开胃,治噎哕不止。甄权。寒热时疾,烦闷,泻痢人渴,孕妇心热。大明。

笋

【气味】小苦,冷,无毒。[宁原曰]忌巴豆。

【主治】膈间客热,止渴,利小便,解河豚及诸鱼蟹毒。宁原。解诸肉毒。时珍。

【发明】[时珍曰]按《雷公炮炙论·序》云:益食加觞,须煎芦朴。注云:用逆水芦根并厚朴二味等分,煎汤服。盖芦根甘能益胃,寒能降火故也。

【附方】旧六,新六。骨蒸肺痿。不能食者,苏游芦根饮主之。芦根、麦门冬、地骨皮、生姜各十两,橘皮、茯苓各五两,水二斗,煮八升,去滓,分五服,取汗乃瘥。《外台秘要》。劳复食复。欲死,并以芦根煮浓汁饮。《肘后方》。呕哕不止。厥逆者,芦根三斤切,水煮浓汁,频饮二升,必效。若以童子小便煮服,不过三服愈。《肘后方》。五噎吐逆。心膈气滞,烦闷不下食,芦根五两剉,以水三大盏,煮取二盏,去滓温服。《金匮玉函方》。反胃上气。芦根、茅根各二两,水四升,煮二升,分服。《千金方》。霍乱烦闷。芦根三钱,麦门冬一钱,水煎服。《千金方》。霍乱胀痛。芦根一升,生姜一升,橘皮五两,水八升,煎三升,分服。《太平圣惠方》。食狗肉毒。心下坚,或腹胀口干,忽发热妄语,芦根煮汁服。《梅师方》。中马肉毒。方同上。《圣惠》。鯸鮧鱼毒。方同上。《千金》。食蟹中毒。方同上。《千金》。中药箭毒。方同上。《千金》。

茎叶

【气味】甘,寒,无毒。

【主治】霍乱呕逆,肺痈烦热,痈疽。烧灰淋汁,煎膏,蚀恶肉,去黑子。时珍。蓕:治金疮,生肉灭瘢。徐之才。江中采出芦:令夫妇和同,用之有法。藏器。

【发明】[时珍曰]古方煎药多用劳水及陈芦火,取其水不强,火不盛也。芦中空虚，故能入心肺，治上焦虚热。

【附方】新六。霍乱烦渴。腹胀，芦叶一握，水煎服。又方：芦叶五钱，糯米二钱半，竹茹一钱，水煎，入姜汁、蜜各半合，煎两沸，时时呷之。《圣惠方》。吐血不止。芦荻外皮烧灰，勿令白，为末，入蚌粉少许，研匀，麦门冬汤服一二钱。三服可救一人。《圣惠方》。肺痈咳嗽。烦满微热，心胸甲错。苇茎汤：用苇茎切二升，水二斗，煮汁五升。入桃仁五十枚，薏苡仁、瓜瓣各半升，煮取二升，服。当吐出脓血而愈。张仲景《金匮玉函方》。发背溃烂。陈芦叶为末，以葱椒汤洗净，傅之神效。《乾坤秘韫》。痈疽恶肉。白炭灰、白荻灰等分，煎膏涂之，蚀尽恶肉，以生肉膏贴之。亦去黑子。此药只可留十日，久则不效。葛洪《肘后方》。小儿秃疮。以盐汤洗净，蒲苇灰傅之。《圣济总录》。

【按语】《纲目》以芦为本药正名。《中药学》以芦根为名，作为清热药中之清热泻火药。本品为禾本科植物芦苇的新鲜或干燥根茎。

麻黄《本经》

茎

【气味】苦，温，无毒。[《别录》曰]微温。[普曰]神农、雷公：苦，无毒。扁鹊：酸。李当之：平。[权曰]甘，平。[元素曰]性温，味苦而甘辛，气味俱薄，轻清而浮，阳也，升也。手太阴之药，入足太阳经，兼走手少阴、阳明。[时珍曰]麻黄微苦而辛，性热而轻扬。僧继洪云：中牟有麻黄之地，冬不积雪，为泄内阳也，故过用则泄真气。观此，则性热可知矣。服麻黄自汗不止者，以冷水浸头发，仍用扑法即止。凡服麻黄药，须避风一日，不尔病复作也。凡用须佐以黄芩，则无赤眼之患。[之才曰]厚朴、白微为之使。恶辛夷、石韦。

【主治】中风伤寒头痛，温疟，发表出汗，去邪热气，止咳逆上气，除寒热，破癥坚积聚。《本经》。五脏邪气缓急，风胁痛，字乳余疾，止好唾，通腠理，解肌，泄邪恶气，消赤黑斑毒。不可多服，令人虚。《别录》。治身上毒风㾓痹，皮肉不仁，主壮热温疫，山岚瘴气。甄权。通九窍，调血脉，开毛孔皮肤。大明。去营中寒邪，泄卫中风热。元素。散赤目肿痛，水肿风肿，产后血滞。时珍。

【发明】[弘景曰]麻黄疗伤寒，解肌第一药。[颂曰]张仲景治伤寒，有麻黄汤及葛根汤、大小青龙汤，皆用麻黄。治肺痿上气，有射干麻黄汤、厚朴麻黄汤，皆大方也。[杲曰]轻可去实，麻黄、葛根之属是也。六淫有余之邪，客于阳分皮毛之间，腠理闭拒，营卫气血不行，故谓之实。二药轻清成象，故可去之。麻黄微苦，其形中空，阴中之阳，入足太阳寒水之经。其经循背下行，本寒而又受外寒，故宜发汗，去皮毛气分寒邪，以泄表实。若过发则汗多亡阳，或饮食劳倦及杂病自汗表虚之证用之，则脱人元气，不可不禁。[好古曰]麻黄治卫实之药，桂枝治卫虚之药，二物虽为太阳证药，其实营卫药也。心主营为血，肺主卫为气。故麻黄为手太阴肺之剂，桂枝为手少阴心之剂。伤寒伤风而咳嗽，用麻黄、桂枝，即汤液之源也。[时珍曰]麻黄乃肺经专药，故治肺病多用之。张仲景治伤寒无汗用麻黄，有汗用桂枝。历代明医解释，皆随文傅会，未有究其精微者。时珍常释思之，似有一得，与昔人所解不同云。津液为汗，汗即血也。在营则为血，在卫则为汗。夫寒伤营，营血内涩，不能外通于卫，卫气闭固，津液不行，故无汗发热而憎寒。夫风伤卫，卫气外泄，不能内护于营，营气虚弱，津液不固，故有汗发热而恶风。然风寒之邪，皆由皮毛而入。皮毛者，肺之合也。肺主卫气，包罗一身，天之象也。是证虽属乎太阳，而肺实受邪气。其证时兼面赤怫郁，咳嗽有痰，喘而胸满诸证者，非肺病乎？盖皮毛外闭，则邪热内攻，而肺气膹郁。故用麻黄、甘草同桂枝，引出营分之邪，达之肌表，佐以杏仁泄肺而利气。汗后无大热而喘者，加以石膏。朱肱《活人书》，夏至后加石膏、知母，皆是泄肺火之药。是则麻黄汤虽太阳发汗重剂，实为发散肺经火郁之药也。腠理不密，则津液外泄，而肺气自虚。虚则补其母。故用桂枝同甘草，外散风邪以救表，内伐肝木以防脾。佐以芍药，泄木而固脾，泄东所以补西也。使以姜、枣，行脾之津液而和营卫也。下后微喘者加厚朴、杏仁，以利肺气也。汗后脉沉迟者加人参，以益肺气也。朱肱加黄芩为阳旦汤，以泻肺热也。皆是脾肺之药。是则桂枝虽太阳解肌轻剂，实为理脾救肺之药也。此千古未发之秘旨，愚因表而出之。又少阴病发热脉沉，有麻黄附子细辛汤、麻黄附子甘草汤。少阴与太阳为表里，乃赵嗣真所谓熟附配麻黄，补中有发也。一锦衣夏月饮酒达旦，病水泄，数日不止，水谷直出，服分利、消导、升提诸药则反剧。时珍诊之，脉浮而缓，大肠下弩，复发痔血。此因肉食、生冷、茶水过杂，抑遏阳气在下，木盛土衰，《素问》所谓久风成飧泄也。法当升之扬之。遂以小续命汤投之，一服而愈。昔仲景治伤寒六七日，大下后，脉沉迟，手足厥逆，咽喉不利，唾脓血，泄利不止者，用麻黄汤平其肝肺，兼升发之，即斯理也。神而明之，此类是矣。

【附方】旧五，新七。**天行热病。**初起一二日者，麻黄一大两去节，以水四升煮，去沫，取二升，去滓，着米一匙及豉为稀粥。先以汤浴后，乃食粥，厚覆取汗，即愈。孟诜《必效方》。**伤寒雪煎。**麻黄十斤去节，杏仁四升去皮熬，大黄一斤十二两。先以雪水五石四斗，渍麻黄于东向灶釜中。三宿后，纳大黄搅匀，桑薪煮至二石，去滓。纳杏仁同煮至六七斗，绞去滓，置铜器中。更以雪水三斗合煎，令得二斗四升，药成，丸如弹子大。有病者以沸白汤五合，研一丸服之，立汗出。不愈，再服一丸。封药勿令泄气。《千金方》。**伤寒黄疸。**表热者，麻黄醇酒汤主之。麻黄一把，去节绵裹，美酒五升，煮取半升，顿服取小汗。春月用水煮。《千金方》。**里水黄肿。**张仲景云：一身面目黄肿，其脉沉，小便不利，甘草麻黄汤主之。麻黄四两，水五升，煮去沫，入甘草二两，煮取三升。每服一升，重覆汗出。不汗再服。慎风寒。《千金》云：有患气急久不瘥，变成水病，从腰以上肿者，宜此发其汗。**水肿脉沉。**属少阴。其脉浮者为风，虚胀者为气，皆非水也。麻黄附子汤汗之。麻黄三两，水七升，煮去沫，入甘草二两，附子炮一枚，煮取二升半。每服八分，日三服，取汗。张仲景《金匮要略》。**风痹冷痛。**麻黄去根五两，桂心二两，为末，酒二升，慢火熬如饧。每服一匙，热酒调下，至汗出为度。避风。《圣惠方》。**小儿慢脾风。**因吐泄后而成，麻黄长五寸十个去节，白术指面大二块，全蝎二个，生薄荷叶包煨，为末。二岁以下一字，三岁以上半钱，薄荷汤下。《圣惠方》。尸咽痛痹。语声不出，麻黄以青布裹，烧烟筒中熏之。《圣惠方》。产后腹痛。及血下不尽。麻黄去节，为末，酒服方寸匕，一日二三服，血下尽即止。《子母秘录》。心下悸病。半夏麻黄丸：用半夏、麻黄等分，末之，炼蜜丸小豆大。每饮服三丸，日三服。《金匮要略》。痘疮倒黡。寇宗奭曰：郑州麻黄去节半两，以蜜一匙同炒良久，以水半升煎数沸，去沫，再煎去三分之一，去滓，乘热服之。避风，其疮复出也。一法：用无灰酒煎，其效更速。仙源县笔工李用之子病斑疮，风寒倒黡已困，用此一服便出，如神。中风诸病。麻黄一秤去根，以王相日、乙卯日，取东流水三石三斗，以净铛盛五七斗，先煮五沸，掠去沫，逐旋添水，尽至三五斗，漉去麻黄，澄定，滤去滓，取清再熬至一斗，再澄再滤，取汁再熬，至升半为度，密封收之，一二年不妨。每服一二匙，热汤化下取汗。熬时要勤搅，勿令着底，恐焦了。仍忌鸡犬阴人见之。此刘守真秘方也。《宣明方》。

根节

【气味】甘，平，无毒。

【主治】止汗，夏月杂粉扑之。弘景。

【发明】[权曰]麻黄根节止汗，以故竹扇杵末同扑之。又牡蛎粉、粟粉并麻黄根等分，为末，生绢袋盛贮。盗汗出，即扑，手摩之。[时珍曰]麻黄发汗之气快不能御，而根节止汗效如影响，物理之妙，不可测度如此。自汗有风湿、伤风、风温、气虚、血虚、脾虚、阴虚、胃热、痰饮、中暑、亡阳、柔痉诸证，皆可随证加而用之。当归六黄汤加麻黄根，治盗汗尤捷。盖其性能行周身肌表，故能引诸药外至卫分而固腠理也。本草但知扑之之法，而不知服饵之功尤良也。

【附方】新八。盗汗阴汗。麻黄根、牡蛎粉为末，扑之。盗汗不止。麻黄根、椒目等分，为末。每服一钱，无灰酒下。外以麻黄根、故蒲扇为末，扑之。《奇效良方》。小儿盗汗。麻黄根三分，故蒲扇灰一分，为末，以乳服三分，日三服。仍以干姜三分同为末，三分扑之。《古今录验》。诸虚自汗。夜卧即甚，久则枯瘦。黄芪、麻黄根各一两，牡蛎米泔浸洗煅过一两，为散。每服五钱，水二盏，小麦百粒，煎服。《和剂局方》。虚汗无度。麻黄根、黄芪等分，为末，飞面糊作丸梧子大。每用浮麦汤下百丸，以止为度。谈野翁《试验方》。产后虚汗。黄芪、当归各一两，麻黄根二两。每服一两，煎汤下。阴囊湿疮。肾有劳热。麻黄根、石硫黄各一两，米粉一合，为末，傅之。《千金方》。内外障翳。麻黄根一两，当归身一钱，同炒黑色，入麝香少许，为末。㗜鼻，频用。此南京相国寺东黑孩儿[①]方也。《普济》。

【按语】《纲目》以麻黄为本药正名。《中药学》分别收入麻黄和麻黄根两味药。麻黄作为解表药中之发散风寒药；麻黄根作为收涩药中之固表止汗药。麻黄为麻黄科植物草麻黄、中麻黄或木贼麻黄的干燥草质茎，麻黄根为麻黄科植物草麻黄或中麻黄的干燥根及根茎。

① 黑孩儿：宋代医药铺之市招（招牌）。

木贼《嘉祐》

茎

【气味】甘,微苦,无毒。[时珍曰]温。

【主治】目疾,退翳膜,消积块,益肝胆,疗肠风,止痢,及妇人月水不断,崩中赤白。《嘉祐》。解肌,止泪止血,去风湿,疝痛,大肠脱肛。时珍。

【发明】[禹锡曰]木贼得牛角腮、麝香,治休息久痢。得禹余粮、当归、芎䓖,治崩中赤白。得槐蛾、桑耳,治肠风下血。得槐子、枳实,治痔疾出血。[震亨曰]木贼去节烘过,发汗至易,本草不曾言及。[时珍曰]木贼气温,味微甘苦,中空而轻,阳中之阴,升也,浮也。与麻黄同形同性,故亦能发汗解肌,升散火郁风湿,治眼目诸血疾也。

【附方】旧三,新九。目昏多泪。木贼去节,苍术泔浸,各一两,为末。每服二钱,茶调下。或蜜丸亦可。急喉痹塞。木贼以牛粪火烧存性,每冷水服一钱,血出即安也。《圣惠方》。舌硬出血。木贼煎水漱之,即止。《圣惠方》。血痢不止。木贼五钱,水煎温服,一日一服。《圣惠方》。泻血不止。方同上,日二服。《广利方》。肠痔下血。多年不止,用木贼、枳壳各二两,干姜一两,大黄二钱半,并于铫内炒黑存性,为末。每粟米饮服二钱,甚效也。苏颂《图经本草》。大肠脱肛。木贼烧存性,为末掺之,按入即止。一加龙骨。《三因方》。妇人血崩。血气痛不可忍,远年近日不瘥者,雷氏木贼散主之。木贼一两,香附子一两,朴硝半两,为末。每服三钱,色黑者,酒一盏煎,红赤者,水一盏煎,和滓服,日二服。脐下痛者,加乳香、没药、当归各一钱,同煎。忌生冷、硬物、猪鱼油腻、酒面。《医垒元戎》。月水不断。木贼炒三钱,水一盏,煎七分,温服,日一服。《圣惠方》。胎动不安。木贼去节、川芎等分,为末。每服三钱,水一盏,入金银一钱,煎服。《圣济总录》。小肠疝气。木贼细剉,微炒为末,沸汤点服二钱,缓服取效。一方:用热酒下。寇氏《本草衍义》。误吞铜钱。木贼为末,鸡子白调服一钱。《圣惠方》。

【按语】《纲目》以木贼为本药正名。《中药学》药名同此,作为解表药中之发散风热药。本品为木贼科植物木贼的干燥地上部分。

灯心草《开宝》

茎及根

【气味】甘,寒,无毒。[元素曰]辛,甘,阳也。[吴绶曰]淡,平。

【主治】五淋,生煮服之。败席煮服,更良。《开宝》。泻肺,治阴窍涩不利,行水,除水肿癃闭。元素。治急喉痹,烧灰吹之甚捷。烧灰涂乳上,饲小儿,止夜啼。震亨。降心火,止血通气,散肿止渴。烧灰入轻粉、麝香,治阴疳。时珍。

【附方】旧一,新九。破伤出血。灯心草嚼烂傅之,立止。《胜金方》。衄血不止。灯心一两,为末,入丹砂一钱。米饮每服二钱。《圣济总录》。喉风痹塞。《瑞竹堂方》用灯心一握,阴阳瓦烧存性,又炒盐一匙,每吹一捻,数次立愈。一方:用灯心灰二钱,蓬砂末一钱,吹之。一方:灯心、箬叶烧灰,等分,吹之。《惠济方》用灯心草、红花烧灰,酒服一钱,即消。痘疮烦喘。小便不利者，灯心一把，鳖甲二两，水一升半，煎六合，分二服。庞安常《伤寒论》。夜不合眼。难睡，灯草煎汤代茶饮，即得睡。《集简方》。通利水道。白飞霞自制天一丸：用灯心十斤，米粉浆染，晒干研末，入水澄去粉，取浮者晒干，二两五钱，赤白茯苓去皮共五两，滑石水飞五两，猪苓二两，泽泻三两，人参一斤切片熬膏，合药丸如龙眼大，朱砂为衣。每用一丸，任病换引。大段小儿生理向上，本天一生水之妙，诸病以水道通利为捷径也。《韩氏医通》。湿热黄疸。灯草根四两，酒、水各半，入瓶内煮半日，露一夜，温服。《集玄方》。

【按语】《纲目》以灯心草为本药正名。《中药学》药名同此，作为利水渗湿药中之利尿通淋药。本品为灯心草科植物灯心草的干燥茎髓。

地黄《本经》

干地黄

【气味】甘，寒，无毒。［《别录》曰］苦。［权曰］甘，平。［好古曰］甘、苦，寒，气薄味厚，沉而降，阴也。入手足少阴、厥阴及手太阳之经。酒浸，上行外行。日干者平，火干者温，功用相同。［元素曰］生地黄大寒，胃弱者斟酌用之。恐损胃气。［之才曰］得清酒、麦门冬良。恶贝母，畏芜荑。［权曰］忌葱、蒜、萝卜、诸血，令人营卫涩，须发白。［敩曰］忌铜铁器，令人肾消并发白，男损营，女损卫。［时珍曰］姜汁浸则不泥膈，酒制则不妨胃。鲜用则寒，干用则凉。

【主治】伤中，逐血痹，填骨髓，长肌肉。作汤除寒热积聚，除痹，疗折跌绝筋。久服轻身不老，生者尤良。《本经》。主男子五劳七伤，女子伤中胞漏下血，破恶血，溺血，利大小肠，去胃中宿食，饱力断绝，补五脏内伤不足，通血脉，益气力，利耳目。《别录》。助心胆气，强筋骨，长志安魂定魄，治惊悸劳劣，心肺损，吐血鼻衄，妇人崩中血运。大明。产后腹痛。久服变白[①]延年。甄权。凉血生血，补肾水真阴，除皮肤燥，去诸湿热。元素。主心病，掌中热痛，脾气痿蹶，嗜卧，足下热而痛。好古。治齿痛唾血。

生地黄

【主治】大寒。妇人崩中血不止，及产后血上薄心闷绝。伤身胎动下血，胎不落，堕坠踠折，瘀血，留血，鼻衄，吐血。皆捣饮之。《别录》。解诸热，通月水，利水道。捣贴心腹，能消瘀血。甄权。

【发明】［好古曰］生地黄入手少阴，又为手太阳之剂，故钱仲阳泻丙火与木通同用以导赤也。诸经之血热，与他药相随，亦能治之。溺血、便血皆同。［权曰］病人虚而多热者，宜加用之。［戴原礼曰］阴微阳盛，相火炽强，来乘阴位，日渐煎熬，为虚火之证者，宜地黄之属以滋阴退阳。［宗奭曰］《本经》只言干、生二种，不言熟者。如血虚劳热，产后虚热，老人中虚燥热者，若与生干，当虑太寒，故后世改用蒸曝熟者。生熟之功殊别，不可不详。［时珍曰］《本经》所谓干地黄者，乃阴干、日干、火干者，故又云生者尤良。《别

---

① 变白：指使白发转变为黑发。

录》复云生地黄者，乃新掘鲜者，故其性大寒。其熟地黄乃后人复蒸晒者。诸家本草皆指干地黄为熟地黄，虽主治证同，而凉血补血之功稍异，故今别出熟地黄一条于下。

熟地黄

【气味】甘、微苦，微温，无毒。［元素曰］甘、微苦，寒。假酒力洒蒸，则微温而大补。味厚气薄，阴中之阳，沉也。入手足少阴、厥阴之经。治外治上，须酒制。忌萝卜、葱、蒜、诸血。得牡丹皮、当归，和血生血凉血，滋阴补髓。

【主治】填骨髓，长肌肉，生精血，补五脏内伤不足，通血脉，利耳目，黑须发，男子五劳七伤，女子伤中胞漏，经候不调，胎产百病。时珍。补血气，滋肾水，益真阴，去脐腹急痛，病后胫股酸痛。元素。坐而欲起，目䀮䀮无所见。好古。

【发明】［元素曰］地黄生则大寒而凉血，血热者须用之；熟则微温而补肾，血衰者须用之。又脐下痛属肾经，非熟地黄不能除，乃通肾之药也。［好古曰］生地黄治心热、手足心热，入手足少阴、厥阴，能益肾水，凉心血，其脉洪实者宜之。若脉虚者，则宜熟地黄，假火力蒸九数，故能补肾中元气。仲景八味丸以之为诸药之首，天一所生之源也。汤液四物汤治藏血之脏，以之为君者，癸乙同归一治也。［时珍曰］按王硕《易简方》云：男子多阴虚，宜用熟地黄；女子多血热，宜用生地黄。又云：生地黄能生精血，天门冬引入所生之处；熟地黄能补精血，用麦门冬引入所补之处。虞抟《医学正传》云：生地黄生血，而胃气弱者服之恐妨食；熟地黄补血，而痰饮多者服之恐泥膈。或云：生地黄酒炒则不妨胃，熟地黄姜汁炒则不泥膈。此皆得用地黄之精微者也。［颂曰］崔元亮《海上方》：治一切心痛，无问新久。以生地黄一味，随人所食多少，捣绞取汁，搜面作馎饦或冷淘食，良久当利出虫，长一尺许，头似壁宫，后不复患矣。昔有人患此病二年，深以为恨。临终戒其家人，吾死后当剖去病本。从其言果得虫，置于竹节中，每所食皆饲之。因食地黄馎饦亦与之，随即坏烂，由此得方。刘禹锡《传信方》亦纪其事云：贞元十年，通事舍人崔抗女，患心痛垂绝，遂作地黄冷淘食，便吐一物，可方寸匕，状如虾蟆，无足目，似有口，遂愈。冷淘勿着盐。

【附方】旧十三，新五十一。服食法。地黄根净洗，捣绞汁，煎令稠，入白蜜更煎，令可丸，丸如梧子大。每晨温酒送下三十丸，日三服。亦可以青州枣和丸。或别以干地黄末入膏丸服亦可。百日面如桃花，三年身轻不老。《抱朴子》云：楚文子服地黄八年，夜视有光。**地黄煎**。补虚除热，治吐血唾血，取乳石，去痈疖等疾。生地黄不拘多少，三捣三压，取汁令尽，以瓦器盛之，密盖勿泄气。汤上煮减半，绞去滓，再煎如饧，丸弹子大。每温酒服一丸，日二服。《千金方》。**地髓煎**。生地黄十斤，洗净，捣压取汁，鹿角胶一斤半，生姜半斤，绞取汁，蜜二升，酒四升。文武火煮地黄汁数沸，即以酒研紫苏子四两，取汁入煎一二十沸，下胶，胶化，下姜汁、蜜再煎，候稠，瓦器盛之。每空心酒化一匕服，大补益。同上。**地黄粥**。大能利血生精。地黄切二合，与米同入罐中煮之。候熟，以酥二合，蜜一合，同炒香入内，再煮熟食。《臞仙神隐》。**地黄酒**。见谷部“酒”下。**琼玉膏**。常服开心益智，发白返黑，齿落更生，辟谷延年。治痈疽劳瘵，咳嗽唾血等病，乃铁瓮城申先生方也。生地黄十六斤取汁，人参末一斤半，白茯苓末三斤，白沙蜜十斤，滤净拌匀，入瓶内，箬封，安砂锅中，桑柴火煮三日夜。再换蜡纸重封，浸井底一夜，取起，再煮一伏时。每以白汤或酒点服一匙。丹溪云：好色虚人，咳嗽唾血者，服之甚捷。国朝太医院进御服食，议加天门冬、麦门冬、枸杞子末各一斤，赐名益寿永真膏。《臞仙方》加琥珀、沉香半两。**明目补肾**。生苄、熟苄各二两，川椒红一两，为末，蜜丸梧子大，每空心盐汤下三十丸。《普济方》。**固齿乌须**。一治齿痛，二生津液，三变白须，其功极妙。地黄五斤，柳木甑内以土盖上，蒸熟晒干。如此三次，捣为小饼。每噙咽一枚。《御药院方》。**男女虚损**。或大病后，或积劳后，四体沉滞，骨肉酸痛，吸吸少气，或小腹拘急，腰背强痛，咽干唇燥，或饮食无味，多卧少起，久者积年，轻者百日，渐至瘦削。用生地黄二斤，面一斤，捣烂，炒干为末。每空心酒服方寸匕，日三服。忌如法。《肘后方》。**虚劳困乏**。地黄一石，取汁，酒三斗，搅匀煎收。日服。《必效方》。**病后虚汗**。口干心躁，熟地黄五两，水三盏，煎一盏半，分三服，一日尽。《圣惠方》。**骨蒸劳热**。张文仲方用生地黄一升，捣三度，绞取汁尽，分再服。若利即减之，以凉为度。《外台秘要》。**妇人发热**。欲成劳病，肌瘦食减，经候不调。地髓煎：用干地黄一斤为末，炼蜜丸梧子大。每酒服五十丸。《保庆集》。**妇人劳热**。心忪。地黄煎：用生干地黄、熟干地黄等分，为末。生姜自然汁，入水相和，打糊丸梧子大。每服三十丸，用地黄汤下，或酒、醋、茶汤下亦可，日三服。觉脏腑虚冷，则晨服八味丸。地黄性冷坏脾，阴虚则发热，地黄补阴血故也。《妇人良方》。**咳嗽唾血**。劳瘦骨蒸，日晚寒热。生地黄汁三合，煮白粥，临熟入地黄汁，搅匀，空心食之。《食医心镜》。**吐血咳嗽**。熟地黄末，酒服一钱，日三。《圣惠方》。**吐血不止**。生地黄汁一升二合，白胶香二两，以磁器盛，入甑蒸，令胶消，服之。梅师。**肺损吐血**。或舌上有孔出血。生地黄八两取汁，童便五合同煎热，入鹿角胶炒研一两，分三服。**心热吐衄**。脉洪数者，生苄汁半升，熬至一合，入大黄末一两，待成膏，丸梧子大，每熟水下五丸至十丸。并《圣惠方》。**鼻出衄血**。干地黄、地龙、薄荷等分，为末。冷水调下。孙兆《秘宝方》。**吐血便血**。地黄汁六合，铜器煎沸，入牛皮胶一两，待化入姜汁半杯，分三服，便止。或微转一行，不妨。《圣惠方》。**肠风下血**。生地黄、熟地黄并酒浸，五味子等分，为末，以炼蜜丸梧子大，每酒下七十丸。《百一选方》。**初生便血**。小儿初生七八日，大小便血出，乃热传心肺。不可服凉药，只以生地黄汁五七匙，酒半匙，蜜半匙，和服之。《全幼心鉴》。**小便尿血**。吐血，及耳鼻出血。生地黄汁半升，生姜汁半合，蜜一合，和服。《圣惠方》。**小便血淋**。生地黄汁、车前叶汁各三合，和煎服。《圣惠方》。**小儿蛊痢**。生苄汁一升二合，分三四服，立效。《子母秘录》。**月水不止**。生地黄汁，每服一盏，酒一盏，煎服，日二次。《千金方》。**月经不调**。久而无子，乃冲任伏热也。熟地黄半斤，当归二两，黄连一两，并酒浸一夜，焙研为末，炼蜜丸梧子大。每服七十丸，米饮、温酒任下。禹讲师方。**妊娠漏胎**。下血不止。《百一方》用生地黄汁一升，渍酒四合，煮三五沸服之。不止又服。《崔氏方》用生地黄为末，酒服方寸匕，日一夜一。《经心录》加干姜为末。《保命集》二黄丸：用生地黄、熟地黄等分，为末。每服半两，白术、枳壳煎汤，空心调下，日二服。**妊娠胎痛**。妊妇冲任脉虚，惟宜抑阳助阴。内补丸：用熟地黄二两，当归一两，微炒为末。蜜丸梧子大，每温酒下三十丸。许学士《本事方》。**妊娠胎动**。生地黄捣汁，煎沸，入鸡子白一枚，搅服。《圣惠方》。**产后血痛**。有块，并经脉行后腹痛不调。黑神散：用熟地黄一斤，陈生姜半斤，同炒干为末。每服二钱，温酒调下。《妇人良方》。**产后恶血**。不止，干地黄捣末，每食前热酒服一钱。连进三服。《瑞竹堂方》。**产后中风**。胁不得转。交加散：用生地黄五两研汁，生姜五两取汁，交互相浸一夕，次日各炒黄，浸汁干，乃焙为末。每酒服一方寸匕。《济生方》。**产后烦闷**。乃血气上冲。生地黄汁、清酒各一升，相和煎沸，分二服。《集验方》。**产后百病**。地黄酒：用地黄汁渍曲二升，净秫米二斗，令发，如常酿之。至熟，封七日，取清，常服令相接。忌生冷、酢滑、蒜、鸡、猪肉，一切毒物。未产先一月酿成。夏月不可造。《千金翼方》。**胞衣不出**。生地黄汁一升，苦酒三合，相和暖服。《必效方》。**寒疝绞痛来去**。用乌鸡一只，治如常法。生地黄七斤，剉细。甑中同蒸，下以铜器承取汁。清旦服至日晡，令尽。其间当下诸寒澼，讫，作白粥食之。久疝者作三剂。《肘后方》。**小儿阴肿**。以葱椒汤暖处洗之。唾调地黄末傅之。外肾热者，鸡子清调，或加牡蛎少许。《危氏方》。**小儿热病**。壮热烦渴，头痛。生地黄汁三合，蜜半合，和匀，时时与服。《普济方》。**热暍昏沉**。地黄汁一盏服之。**热瘴昏迷**。烦闷，饮水不止，至危者，一服见效。生地黄根、生薄荷叶等分，擂烂，取自然汁，入麝香少许，井花水调下，觉心下顿凉，勿再服。《普济方》。**温毒发斑**。黑膏：治温毒发斑呕逆。生地黄二两六钱二字半，好豆豉一两六钱二字半，以猪膏十两合之，露一夜，煎减三分之一，绞去滓，入雄黄、麝香如豆大，搅匀，分作三服，毒从皮中出则愈。忌芜荑。《千金方》。**血热生癣**。地黄汁频服之。《千金方》。**疔肿乳痈**。地黄捣敷之，热即易。性凉消肿，无不效。《梅师方》。**痈疖恶肉**。地黄三斤，水一斗，煮取三升，去滓煎稠，涂纸上贴之，日三易。《鬼遗方》。**一切痈疽**。及打扑伤损，未破疼痛者，以生地黄杵如泥，摊在上，掺木香末于中，又摊地黄泥一重贴之，不过三五度即内消也。王衮《博济方》。**打扑损伤**。骨碎及筋伤烂，用生地黄熬膏裹之。以竹简编夹急缚，勿令转动。一日一夕，可十易之，则瘥。《类说》云：许元公过桥堕马，右臂臼脱，左右急挼入臼中，昏迷不知痛苦。急召田录事视之，曰：尚可救。乃以药封肿处，中夜方苏，达旦痛止，痛处已白。日日换贴，其瘀肿移至肩背，乃以药下去黑血三升而愈。即上方也。出《肘后方》中。损伤打扑瘀血在腹者，用生地黄汁三升，酒一升半，煮二升半，分三服。出《千金方》。**物伤睛突**。轻者睑胞肿痛，重者目睛突出，但目系未断者，即纳入。急捣生地黄，绵裹傅之。仍以避风膏药护其四边。《圣济总录》。**睡起目赤**。肿起，良久如常者，血热也。卧则血归于肝，故热则目赤肿，良久血散，故如常也。用生地黄汁，浸粳米半升，晒干，三浸三晒。每夜以米煮粥食一盏，数日即愈。有人病此，用之得效。《医余》。眼暴赤痛。水洗生地黄、黑豆各二两，捣膏。卧时以盐汤洗目，闭目以药厚罨目上，至晓，水润取下。《圣济总录》。蓐内赤目。生地黄薄切，温水浸贴。《小品方》。牙疳宣露。脓血口气。生地黄一斤，盐二合，末，自捣和团，以面包煨令烟断，去面入麝一分，研匀，日夜贴之。《圣济录》。牙齿挺长。出一分者，常咋生地黄，甚妙。张文仲《备急方》。牙动欲脱。生地黄绵裹咂之。令汁渍根，并咽之，日五六次。《千金方》。食蟹龈肿。肉弩出者，生地黄汁一碗，牙皂角数条火炙，蘸尽地黄汁，为末傅之。《永类方》。耳中常鸣。生地黄截，塞耳中，日数易之。或煨熟尤妙。《肘后方》。须发黄赤。生地黄一斤，生姜半斤，各洗，研自然汁，留滓。用不蛀皂角十条，去皮弦，蘸汁，炙至汁尽为度。同滓入罐内泥固，煅存性，为末。用铁器盛末三钱，汤调，停二日，临卧刷染须发上，即黑。《本事方》。竹木入肉。生地黄嚼烂罨之。《救急方》。毒箭入肉。煎生地黄汁作丸服，至百日，箭出。《千金方》。猘犬咬伤。地黄捣汁饮，并涂之，百度愈。《百一方》。

【按语】《纲目》以地黄为本药正名，下有生地黄、干地黄和熟地黄三个子药名。古代地黄鲜用为生地黄，晒干、蒸干或焙干均称干地黄，九蒸九晒(或多次蒸晒)后方称熟地黄。《中药学》分别收入生地黄(附药：鲜地黄)与熟地黄。生地黄用作清热药中之清热凉血药，为玄参科植物地黄的干燥块根。同条收入鲜地黄为附药，即地黄的新鲜块根。熟地黄用作补虚药中之补血药，为生地黄经炮制加工制成。

牛膝《本经》

根

【气味】苦、酸，平，无毒。［普曰］神农：甘。雷公：酸，无毒。李当之：温。［之才曰］恶萤火、龟甲、陆英，畏白前，忌牛肉。

【主治】寒湿痿痹，四肢拘挛，膝痛不可屈伸，逐血气，伤热火烂，堕胎。久服轻身耐老。《本经》。疗伤中少气，男子阴消，老人失溺，补中续绝，益精，利阴气，填骨髓，止发白，除脑中痛及腰脊痛，妇人月水不通，血结。《别录》。治阴痿，补肾，助十二经脉，逐恶血。甄权。治腰膝软怯冷弱，破癥结，排脓止痛，产后心腹痛并血运，落死胎。大明。强筋，补肝脏风虚。好古。同苁蓉浸酒服，益肾。竹木刺入肉，嚼烂罨之，即出。宗奭。治久疟寒热，五淋尿血，茎中痛，下痢，喉痹，口疮，齿痛，痈肿恶疮，伤折。时珍。

【发明】［权曰］病人虚羸者，加而用之。［震亨曰］牛膝能引诸药下行，筋骨痛风在下者，宜加用之。凡用土牛膝，春夏用叶，秋冬用根，惟叶汁效尤速。［时珍曰］牛膝乃足厥阴、少阴之药。所主之病，大抵得酒则能补肝肾，生用则能去恶血，二者而已。其治腰膝骨痛、足痿阴消、失溺久疟、伤中少气诸病，非取其补肝肾之功欤？其癥瘕、心腹诸痛、痈肿恶疮、金疮折伤、喉齿、淋痛尿血、经候胎产诸病，非取其去恶血之功欤？按陈日华《经验方》云：方夷吾所编《集要方》，予刻之临汀。后在鄂渚，得九江守王南强书云：老人久苦淋疾，百药不效。偶见临汀《集要方》中用牛膝者，服之而愈。又叶朝议亲人患血淋，流下小便在盆内凝如蒟蒻，久而有变如鼠形，但无足尔，百治不效。一村医用牛膝根煎浓汁，日饮五服，名地髓汤。虽未即愈，而血色渐淡，久乃复旧。后十年病又作，服之又瘥。因检本草，见《肘后方》治小便不利，茎中痛欲死，用牛膝并叶，以酒煮服之。今再拈出，表其神功。又按杨士瀛《直指方》云：小便淋痛，或尿血，或沙石胀痛。用川牛膝一两，水二盏，煎一盏，温服。一妇患此十年，服之得效。杜牛膝亦可，或入麝香、乳香尤良。

【附方】旧十三，新八。劳疟积久。不止者，长牛膝一握，生切，以水六升，煮二升，分三服。清早一服，未发前一服，临发时一服。《外台秘要》。消渴不止。下元虚损，牛膝五两为末，生地黄汁五升浸之，日曝夜浸，汁尽为度。蜜丸梧子大，每空心温酒下三十丸。久服壮筋骨，驻颜色，黑发，津液自生。《经验后方》。卒暴癥疾。腹中有如石刺，昼夜啼呼。牛膝二斤，以酒一斗渍之，密封，于灰火中温令味出。每服五合至一升，随量饮。《肘后方》。痢下肠蛊。凡痢下应先白后赤，若先赤后白为肠蛊。牛膝二两捣碎，以酒一升渍经一宿。每服一两杯，日三服。肘后方。妇人血块。土牛膝根洗切，焙捣为末，酒煎温服，极效。福州人单用之。《图经本草》。女人血病。万病丸：治女人月经淋闭，月信不来，绕脐寒疝痛，及产后血气不调，腹中结瘕癥不散诸病。牛膝酒浸一宿，焙，干漆炒令烟尽，各一两，为末，生地黄汁一升，入石器内，慢火熬至可丸，丸如梧子大。每服二丸，空心米饮下。《拔萃方》。妇人阴痛。牛膝五两，酒三升，煮取一升半，去滓，分三服。《千金方》。生胎欲去。牛膝一握捣，以无灰酒一盏，煎七分，空心服。仍以独根土牛膝涂麝香，插入牝户中。《妇人良方》。胞衣不出。牛膝八两，葵子一合，水九升，煎三升，分三服。《延年方》。产后尿血。川牛膝水煎频服。熊氏《补遗》。喉痹乳蛾。新鲜牛膝根一握，艾叶七片，捣，和人乳，取汁灌入鼻内，须臾痰涎从口鼻出，即愈。无艾亦可。一方：牛膝捣汁，和陈酢灌之。口舌疮烂。牛膝浸酒含漱，亦可煎饮。《肘后方》。牙齿疼痛。牛膝研末含漱。亦可烧灰。《千金方》。折伤闪肭。杜牛膝捣罨之。《卫生易简方》。金疮作痛。生牛膝捣敷，立止。《梅师方》。卒得恶疮。人不识者，牛膝根捣傅之。《千金方》。痈疖已溃。用牛膝根略刮去皮，插入疮口中，留半寸在外，以嫩橘叶及地锦草各一握，捣其上。牛膝能去恶血，二草温凉止痛，随干随换，有十全之功也。陈日华《经验方》。风瘙瘾疹。及痞瘟，牛膝末，酒服方寸匕，日三服。《千金方》。骨疽癞病。方同上。

【按语】《纲目》以牛膝为本药正名，古人认为以怀庆及四川所产为佳。《中药学》药名同此，作为活血化瘀药中之活血调经药。本品为苋科植物牛膝（怀牛膝）的干燥根。并以川牛膝为名，收作附药。川牛膝为苋科植物川牛膝的干燥根。

紫菀《本经》

根

【气味】苦，温，无毒。［《别录》曰］辛。［权曰］苦，平。［之才曰］款冬为之使，恶天雄、瞿麦、藁本、雷丸、远志，畏茵蔯。

【主治】咳逆上气，胸中寒热结气，去蛊毒痿躄，安五脏。《本经》。疗咳唾脓血，止喘悸，五劳体虚，补不足，小儿惊痫。《别录》。治尸疰，补虚下气，劳气虚热，百邪鬼魅。甄权。调中，消痰止渴，润肌肤，添骨髓。大明。益肺气，主息贲。好古。

【附方】旧三，新四。肺伤咳嗽。紫菀五钱，水一盏，煎七分，温服。日三次。《卫生易简方》。久嗽不瘥。紫菀、款冬花各一两，百部半两，捣罗为末。每服三钱，姜三片，乌梅一个，煎汤调下，日二，甚佳。《图经本草》。小儿咳嗽。声不出者，紫菀末、杏仁等分，入蜜同研，丸芡子大。每服一丸，五味子汤化下。《全幼心鉴》。吐血咳嗽。吐血后咳者，紫菀、五味炒，为末，蜜丸芡子大，每含化一丸。《指南方》。产后下血。紫菀末，水服五撮。《圣惠方》。缠喉风痹。不通欲死者，用返魂草根一茎，洗净纳入喉中，待取恶涎出即瘥，神效。更以马牙硝津咽之，即绝根本。一名紫菀，南人呼为夜牵牛。《斗门方》。妇人小便。卒不得出者，紫菀为末，井华水服三撮，即通。小便血者，服五撮立止。《千金方》。

【按语】《纲目》以紫菀为本药正名。《中药学》药名同此，作为化痰止咳平喘药中之止咳平喘药。本品为菊科植物紫菀的干燥根及根茎。

麦门冬《本经》

根

【气味】甘，平，无毒。[《别录》曰]微寒。[普曰]神农、岐伯：甘，平。黄帝、桐君、雷公：甘，无毒。李当之：甘、小温。[杲曰]甘、微苦，微寒，阳中微阴，降也。入手太阴经气分。[之才曰]地黄、车前为之使。恶款冬、苦瓠、苦芙。畏苦参、青蘘、木耳。伏石钟乳。

【主治】心腹结气，肠中伤饱，胃络脉绝，羸瘦短气。久服轻身，不老不饥。《本经》。疗身重目黄，心下支满，虚劳客热，口干燥渴，止呕吐，愈痿蹶，强阴益精，消谷调中，保神，定肺气，安五脏，令人肥健，美颜色，有子。《别录》。去心热，止烦热，寒热体劳，下痰饮。藏器。治五劳七伤，安魂定魄，止嗽，定肺痿吐脓，时疾热狂头痛。大明。治热毒大水，面目肢节浮肿，下水，主泄精。甄权。治肺中伏火，补心气不足，主血妄行及经水枯，乳汁不下。元素。久服轻身明目。和车前、地黄丸服，去湿痹，变白，夜视有光。藏器。断谷为要药。弘景。

【发明】[宗奭曰]麦门冬治肺热之功为多，其味苦，但专泄而不专收，寒多人禁服。治心肺虚热及虚劳，与地黄、阿胶、麻仁同为润经益血、复脉通心之剂，与五味子、枸杞子同为生脉之剂。[元素曰]麦门冬治肺中伏火、脉气欲绝者，加五味子、人参，三味为生脉散，补肺中元气不足。[杲曰]六七月间湿热方旺，人病骨乏无力，身重气短，头眩眼黑，甚则痿软。故孙真人以生脉散补其天元真气。脉者，人之元气也。人参之甘寒，泻热火而益元气。麦门冬之苦寒，滋燥金而清水源。五味子之酸温，泻丙火而补庚金，兼益五脏之气也。[时珍曰]按赵继宗《儒医精要》云：麦门冬以地黄为使，服之令人头不白，补髓，通肾气，定喘促，令人肌体滑泽，除身上一切恶气不洁之疾，盖有君而有使也。若有君无使，是独行无功矣。此方惟火盛气壮之人服之相宜。若气弱胃寒者，必不可饵也。

【附方】旧三，新九。**麦门冬煎**。补中益心，悦颜色，安神益气，令人肥健，其力甚快。取新麦门冬根去心，捣熟绞汁，和白蜜。银器中重汤煮，搅不停手，候如饴乃成。温酒日日化服之。《图经本草》。**消渴饮水**。用上元板桥麦门冬鲜肥者二大两。宣州黄连九节者二大两，去两头尖三五节，小刀子调理去皮毛了，吹去尘，更以生布摩拭，秤之，捣末。以肥大苦瓠汁浸麦门冬经宿，然后去心，即于臼中捣烂，纳黄连末和捣，并手丸如梧子大。食后饮下五十丸，日再。但服两日，其渴必定。若重者，即初服一百五十丸，二日服一百二十丸，三日一百丸，四日八十丸，五日五十丸。合药要天气晴明之夜方浸药。须净处，禁妇人、鸡、犬见之。如觉可时，只服二十五丸。服讫觉虚，即取白羊头一枚治净，以水三大斗煮烂，取汁一斗以来，细细饮之。勿食肉，勿入盐。不过三剂平复也。崔元亮《海上集验方》。**劳气欲绝**。麦门冬一两，甘草炙二两，粳米半合，枣二枚，竹叶十五片，水二升，煎一升，分三服。《南阳活人书》。**虚劳客热**。麦门冬煎汤频饮。《本草衍义》。**吐血衄血**。诸方不效者，麦门冬去心一斤，捣取自然汁，入蜜二合，分作二服。即止。《活人心统》。**衄血不止**。麦门冬去心、生地黄各五钱，水煎服。立止。《保命集》。**齿缝出血**。麦门冬煎汤漱之。《兰室宝鉴》。**咽喉生疮**。脾肺虚热上攻也。麦门冬一两，黄连半两，为末。炼蜜丸梧子大。每服二十丸，麦门冬汤下。《普济方》。**乳汁不下**。麦门冬去心焙，为末。每用三钱，酒磨犀角约一钱许，温热调下，不过二服便下。熊氏《补遗》。**下痢口渴**。引饮无度，麦门冬去心三两，乌梅肉二十个，细剉，以水一升，煮取七合，细细呷之。《必效方》。**金石药发**。麦门冬六两，人参四两，甘草炙二两，为末，蜜丸梧子大。每服五十丸，饮下，日再服。《本草图经》。**男女血虚**。麦门冬三斤，取汁熬成膏，生地黄三斤，取汁熬成膏，等分，一处滤过，入蜜四之一，再熬成，瓶收。每日白汤点服。忌铁器。《医方摘要》。

【按语】《纲目》以麦门冬为本药正名。《中药学》以麦冬为名，作为补虚药中之补阴药。本品为百合科植物麦冬的干燥块根。

淡竹叶《纲目》

【气味】甘，寒，无毒。

【主治】叶去烦热，利小便，清心。根能堕胎催生。时珍。

【按语】《纲目》以淡竹叶为本药正名。《中药学》药名同此，作为清热药中之清热泻火药。药物来源为禾本科植物淡竹叶的干燥茎叶。

鸭跖草《嘉祐》

苗

【气味】苦，大寒，无毒。

【主治】寒热瘴疟，痰饮丁肿，肉癥涩滞，小儿丹毒，发热狂痫，大腹痞满，身面气肿，热痢，蛇犬咬、痈疽等毒。藏器。和赤小豆煮食，下水气湿痹，利小便。大明。消喉痹。时珍。

【附方】新四。**小便不通**。竹鸡草一两，车前草一两，捣汁入蜜少许，空心服之。《集简方》。下痢赤白。蓝姑草，即淡竹叶菜，煎汤日服之。《活幼全书》。喉痹肿痛。鸭跖草汁点之。《袖珍方》。五痔肿痛。耳环草一名碧蝉儿花。挼软纳患处，即效。危亦林《得效方》。

【按语】《纲目》以鸭跖草为本药正名。《中药学》药名同此，作为清热药中之清热泻火药。药物来源为鸭跖草科植物鸭跖草的干燥地上部分。

葵《本经》

苗

【气味】甘，寒，滑，无毒。为百菜主。其心伤人。《别录》。[弘景曰]葵叶尤冷利，不可多食。[颂曰]作菜茹甚甘美，但性滑利，不益人。[诜曰]其性虽冷，若热食之，令人热闷，动风气。四月食之，发宿疾。天行病后食之，令人失明。霜葵生食，动五种留饮，吐水。凡服百药，忌食其心，心有毒也。黄背紫茎者勿食之。不可合鲤鱼、黍米、鲊食，害人。[时珍曰]凡被狂犬咬者，永不可食，食之即发。食葵须用蒜，无蒜勿食之。又伏硫黄。

【主治】脾之菜也。宜脾，利胃气，滑大肠。思邈。宣导积滞，妊妇食之，胎滑易生。苏颂。煮汁服，利小肠，治时行黄病。干叶为末及烧灰服，治金疮出血。甄权。除客热，治恶疮，散脓血，女人带下，小儿热毒，下痢丹毒，并宜食之。汪颖。服丹石人宜食。孟诜。润燥利窍，功与子同。同上。

【发明】[张从正曰]凡久病大便涩滞者，宜食葵菜，自然通利，乃滑以养窍也。[时珍曰]按唐王焘《外台秘要》云：天行斑疮，须臾遍身皆戴白浆，此恶毒气也。高宗永徽四年，此疮自西域东流于海内。但煮葵菜叶以蒜齑啖之，则止。又《圣惠方》亦云：小儿发斑，用生葵菜叶绞汁，少少与服，散恶毒气。按此即今痘疮也。今之治者，惟恐其大小二便频数，泄其元气，痘不起发。葵菜滑窍，能利二便，似不相宜，而昔人赖之。岂古今运气不同，故治法亦随时变易与？

【附方】旧四，新三。天行斑疮。方见上。肉锥怪疾。有人手足甲忽长，倒生肉刺如锥，痛不可忍者，但食葵菜即愈。夏子益《奇疾方》。诸瘘不合。先以泔清温洗，拭净，取葵菜微火烘暖贴之。不过二三百叶，引脓尽，即肉生也。忌诸鱼、蒜、房事。《必效方》。汤火伤疮。葵菜为末傅之。《食物本草》。蛇蝎螫伤。葵菜捣汁服之。《千金方》。误吞铜钱。葵菜捣汁冷饮。《普济方》。丹石发动。口干咳嗽者，每食后饮冬月葵齑汁一盏，便卧少时。《食疗本草》。

根

【气味】甘，寒，无毒。

【主治】恶疮，疗淋，利小便，解蜀椒毒。《别录》。小儿吞钱不出，煮汁饮之，神妙。甄权。治疳疮出黄汁。孟诜。利窍滑胎，止消渴，散恶毒气。时珍。

【附方】旧五，新七。二便不通。胀急者，生冬葵根二斤，捣汁三合，生姜四两，取汁一合，和匀，分二服。连用即通也。消渴引饮。小便不利，葵根五两，水三大盏，煮汁，平旦服，日一服。并《圣惠方》。消中尿多。日夜尿七八升，冬葵根五斤,水五斗,煮三斗。每日平旦服二升。《外台秘要》。**胎漏下血**。血尽子死。葵根茎烧灰,酒服方寸匕,日三。《千金方》。**瘭疽恶毒**。肉中忽生一黤子,大如豆粟,或如梅李,或赤或黑,或白或青,其黡有核,核有深根,应心,能烂筋骨,毒入脏腑即杀人。但饮葵根汁,可折其热毒。姚僧坦《集验方》。**妬乳乳痈**。葵茎及子为末,酒服方寸匕,日二。昝殷《产宝》。**身面疳疮**。出黄汁者,葵根烧灰,和猪脂涂之。《食疗本草》。**小儿蓐疮**。葵根烧末傅之。《外台》。**小儿紧唇**[1]。葵根烧灰,酥调涂之。《圣惠方》。**口吻生疮**。用经年葵根烧灰傅之。外台秘要。**蛇虺螫伤**。葵根捣涂之。《古今录验》。**解防葵毒**。葵根捣汁饮之。《千金方》。

冬葵子

【气味】甘,寒,滑,无毒。黄芩为之使。

【主治】五脏六腑,寒热羸瘦,五癃,利小便。久服坚骨长肌肉,轻身延年。《本经》。疗妇人乳难内闭,肿痛。《别录》。出痈疽头。孟诜。下丹石毒。弘景。通大便,消水气,滑胎,治痢。时珍。

【发明】[时珍曰]葵气味俱薄,淡滑为阳,故能利窍通乳,消肿滑胎也。其根叶与子功用相同。按陈自明《妇人良方》云:乳妇气脉壅塞,乳汁不行,及经络凝滞,奶房胀痛,留蓄作痈毒者。用葵菜子炒香、缩砂仁等分,为末,热酒服二钱。此药滋气脉,通营卫,行津液,极验。乃上蔡张不愚方也。

【附方】旧八,新一十二。**大便不通**。十日至一月者。《肘后方》:冬葵子三升,水四升,煮取一升服。不瘥更作。《圣惠》用葵子末、人乳汁等分,和服,立通。**关格胀满**。大小便不通,欲死者,《肘后方》用葵子二升,水四升,煮取一升,纳猪脂如一鸡子,顿服。《千金》用葵子为末,猪脂和丸梧子大。每服五十丸,效止。**小便血淋**。葵子一升,水三升,煮汁,日三服。《千金方》。**妊娠患淋**。冬葵子一升,水三升,煮二升,分服。《千金方》。**妊娠下血**。方同上。**产后淋沥**。不通,用葵子一合,朴硝八分,水二升,煎八合,下硝服之。《集验方》。**妊娠水肿**。身重,小便不利,洒淅恶寒,起即头眩。用葵子、茯苓各三两,为糁。饮服方寸匕,日三服,小便利则愈。若转胞者,加发灰,神效。《金匮要略》。**生产困闷**。冬葵子一合,捣破,水二升,煮汁半升,顿服,少时便产。昔有人如此服之,登厕,立扑儿于厕中也。《食疗》。**倒生口噤**。冬葵子炒黄为末,酒服二钱匕,效。昝殷《产宝》。**乳汁不通**。方见"发明"。**胎死腹中**。葵子为末,酒服方寸匕。若口噤不开者,灌之,药下即苏。《千金方》。**胞衣不下**。冬葵子一合,牛膝一两,水二升,煎一升服。《千金方》。**血痢产痢**。冬葵子为末,每服二钱,入腊茶一钱,沸汤调服,日三。《圣惠方》。**痎疟邪热**。冬葵子阴干为末,酒服二钱。午日取花挼手,亦去疟。《圣惠方》。**痈肿无头**。孟诜曰:三日后,取葵子一百粒,水吞之,当日即开也。《经验后方》云:只吞一粒即破。如吞两粒,则有两头也。**便毒初起**。冬葵子

① 紧唇:病证名。指以口唇生疮,紧绷疼痛,肿胀湿烂,或干燥皴裂为主要表现的病证。也称唇紧、沈唇。

末，酒服二钱。《儒门事亲》。面上疱疮。冬葵子、柏子仁、茯苓、瓜瓣[1]各一两，为末。食后酒服方寸匕，日三服。陶隐居方。解蜀椒毒。冬葵子煮汁饮之。《千金方》。伤寒劳复。葵子二升，粱米一升，煮粥食，取汗立安。《圣惠》。

【按语】《纲目》以葵为本药正名。《中药学》只取冬葵子，作为利水渗湿药中之利尿通淋药。本品为锦葵科植物冬葵的干燥成熟种子。

败酱《本经》

根苗同

【气味】苦，平，无毒。[《别录》曰]咸，微寒。[权曰]辛，苦，微寒。[大明曰]酸。[时珍曰]微苦带甘。

【主治】暴热火疮赤气，疥瘙疽痔，马鞍热气。《本经》。除痈肿，浮肿，结热，风痹不足，产后疾痛。《别录》。治毒风𤸷痹，破多年凝血，能化脓为水，产后诸病，止腹痛余疹烦渴。甄权。治血气心腹痛，破癥结，催生落胞，血运，鼻衄，吐血，赤白带下。赤眼障膜胬肉，聤耳，疮疖，疥癣，丹毒，排脓补瘘。大明。

【发明】[时珍曰]败酱乃手足阳明、厥阴药也。善排脓破血，故仲景治痈及古方妇人科皆用之。乃易得之物，而后人不知用，盖未遇识者耳。

【附方】旧二，新三。腹痈有脓。薏苡仁附子败酱汤：用薏苡仁十分，附子二分，败酱五分，捣为末。每以方寸匕，水二升，煎一升，顿服。小便当下，即愈。张仲景《金匮玉函》。产后恶露。七八日不止，败酱、当归各六分，续断、芍药各八分，芎䓖、竹茹各四分，生地黄炒十二分，水二升，煮取八合，空心服。《外台秘要》。产后腰痛。乃血气流入腰腿，痛不可转者。败酱、当归各八分，芎䓖、芍药、桂心各六分，水二升，煮八合，分二服。忌葱。《广济方》。产后腹痛。如锥刺者，败酱草五两，水四升，煮二升，每服二合，日三服，良。《卫生易简方》。蠼螋尿疮[2]。绕腰者，败酱煎汁涂之。良。《杨氏产乳》。

【按语】《纲目》以败酱为本药正名。《中药学》以败酱草为名，用作清热药中之清热解毒药。本品为败酱科植物黄花败酱、白花败酱的干燥全草。

款冬花《本经》

【气味】辛，温，无毒。[《别录》曰]甘。[好古曰]纯阳，入手太阴经。[之才曰]杏仁为之使，得紫菀良，恶皂荚、硝石、玄参，畏贝母、辛夷、麻黄、黄芪、黄芩、连翘、青葙。

【主治】咳逆，上气善喘，喉痹，诸惊痫，寒热邪气。《本经》。消渴，喘息呼吸。《别录》。疗肺气心促急，热劳咳，连连不绝，涕唾稠粘，肺痿肺痈，吐脓血。甄权。润心肺，益五脏，除烦消痰，洗肝明目及中风等疾。大明。

---

① 瓜瓣：药名。即冬瓜子。

② 蠼螋尿疮：病证名。指以胸胁腰部，疱疹成簇，刺痛剧烈，伴有恶寒壮热为主要表现的疮病证。相当发生于肋间神经的带状疱疹，古人认为是因蠼螋虫尿着人影而使人病此。

【发明】[颂曰]《本经》主咳逆古方用为温肺治嗽之最。崔知悌疗久咳熏法:每旦取款冬花如鸡子许,少蜜拌花使润,纳一升铁铛中。又用一瓦碗钻一孔,孔内安一小笔管,以面泥缝,勿令漏气。铛下着炭火,少时烟从筒出,以口含吸,咽之。如胸中少闷,须举头,即将指头按住筒口,勿使漏,至烟尽乃止。如是五日一为之。待至六日,饱食羊肉馎饦一顿,永瘥。[宗奭曰]有人病嗽多日,或教燃款冬花三两,于无风处以笔管吸其烟,满口则咽之,数日果效。

【附方】新二。痰嗽带血。款冬花、百合蒸焙,等分为末。蜜丸龙眼大,每卧时嚼一丸,姜汤下。《济生方》。口中疳疮。款冬花、黄连等分,为细末,用唾津调成饼子。先以蛇床子煎汤漱口,乃以饼子傅之,少顷确住,其疮立消也。杨诚《经验方》。

【按语】《纲目》以款冬花为本药正名。《中药学》药名同此,作为化痰止咳平喘药中之止咳平喘药。本品为菊科植物款冬的干燥花蕾。

决明《本经》

子

【气味】咸,平,无毒。[《别录》曰]苦、甘,微寒。[之才曰]蓍实为之使,恶大麻子。

【主治】青盲,目淫肤,赤白膜,眼赤泪出。久服益精光,轻身。《本经》。疗唇口青。《别录》。助肝气,益精。以水调末,涂肿毒。熁太阳穴,治头痛。又贴脑心,止鼻洪。作枕,治头风明目,甚于黑豆。《日华》。治肝热风眼赤泪,每旦取一匙挼净,空心吞之。百日后夜见物光。甄权。益肾,解蛇毒。震亨。叶作菜食,利五脏明目,甚良。甄权。

【发明】[时珍曰]《相感志》言:圃中种决明,蛇不敢入。丹溪朱氏言决明解蛇毒,本于此也。王旻《山居录》言:春月种决明,叶生采食,其花阴干亦可食。切忌泡茶,多食无不患风。按马蹄决明苗角皆韧而苦,不宜于食。纵食之,有利五脏明目之功,何遂至于患风耶?又刘绩《霏雪录》言:人家不可种决明,生子多跛。此迂儒误听之说也,不可信。

【附方】旧一,新七。积年失明。决明子二升为末。每食后粥饮服方寸匕。《外台秘要》。青盲雀目。决明一升,地肤子五两,为末。米饮丸梧子大,每米饮下二三十丸。《普济方》。补肝明目。决明子一升,蔓菁子二升,以酒五升煮,暴干为末。每饮服二钱,温水下。日二服。《圣惠方》。目赤肿痛。决明子炒研,茶调傅两太阳穴,干则易之,一夜即愈。《医方摘玄》。头风热痛。方同上。鼻衄不止。方见"主治"。癣疮延蔓。决明子一两为末,入水银、轻粉少许,研不见星,擦破上药,立瘥,此东坡家藏方也。《奇效良方》。发背初起。草决明生用一升捣,生甘草一两,水三升,煮一升,分二服。大抵血滞则生疮,肝主藏血,决明和肝气,不损元气也。许学士《本事方》。

【按语】《纲目》以决明为本药正名。《中药学》以决明子为名,用作清热药中之清热泻火药。本品为豆科植物钝叶决明或决明(小决明)的干燥成熟种子。

地肤《本经》

子

【气味】苦，寒，无毒。[时珍曰]甘，寒。

【主治】膀胱热，利小便。补中益精气，久服耳目聪明，轻身耐老。《本经》。去皮肤中热气，使人润泽，散恶疮疝瘕，强阴。《别录》。治阴卵癞疾，去热风，可作汤沐浴。与阳起石同服，主丈夫阴痿不起，补气益力。甄权。治客热丹肿。《日华》。

【发明】[藏器曰]众病皆起于虚。虚而多热者，加地肤子、甘草。

【附方】旧三，新七。风热赤目。地肤子焙一升，生地黄半斤，取汁和作饼，晒干研末。每服三钱，空心酒服。《圣惠方》。目痛眯目。凡目痛及眯目中伤有热瞑者，取地肤子白汁，频注目中。王焘《外台秘要》。雷头风肿。不省人事，落帚子同生姜研烂，热冲酒服，取汗即愈。《圣济总录》。胁下疼痛。地肤子为末，酒服方寸匕。《寿域神方》。疝气危急。地肤子即落帚子，炒香研末。每服一钱，酒下。《简便方》。狐疝阴癞。超越举重，卒得阴癞，及小儿狐疝，伤损生癞。并用地肤子五钱，白术二钱半，桂心五分，为末，饮或酒服三钱，忌生葱、桃、李。《必效方》。久疹腰痛。积年，有时发动。六月、七月取地肤子，干末。酒服方寸匕。日五六服。《肘后》。血痢不止。地肤子五两，地榆、黄芩各一两，为末。每服方寸匕，温水调下。《圣惠方》。妊娠患淋。热痛酸楚，手足烦疼。地肤子十二两，水四升，煎二升半，分服。《子母秘录》。肢体疣目。地肤子、白矾等分，煎汤频洗。《寿域神方》。

苗叶

【气味】苦。寒，无毒。[时珍曰]甘、苦。烧灰煎霜，制砒石、粉霜、水银、硫黄、雄黄、硇砂。

【主治】捣汁服，主赤白痢，烧灰亦善。煎水洗目，去热暗雀盲涩痛。《别录》。主大肠泄泻，和气，涩肠胃，解恶疮毒。苏颂。煎水日服，治手足烦疼，利小便诸淋。时珍。

【发明】[时珍曰]按虞抟《医学正传》云：抟兄年七十，秋间患淋，二十余日，百方不效。后得一方，取地肤草捣自然汁，服之遂通。至贱之物，有回生之功如此。时珍按：《圣惠方》治小便不通，用地麦草一大把，水煎服。古方亦常用之。此物能益阴气，通小肠。无阴则阳无以化，亦东垣治小便不通，用黄柏、知母滋肾之意。

【附方】新一。物伤睛陷。弩肉突出。地肤洗去土二两，捣绞汁，每点少许，冬月以干者煮浓汁。《圣惠方》。

【按语】《纲目》以地肤为本药正名。《中药学》以地肤子为名，用作利水渗湿药中之利尿通淋药。本品为藜科植物地肤的干燥成熟果实。

瞿麦《本经》

穗

【气味】苦，寒，无毒。[《别录》曰]苦。[权曰]甘。[之才曰]蘘草、牡丹为之使，恶螵蛸，伏丹砂。

【主治】关格，诸癃结，小便不通，出

刺，决痈肿，明目去翳，破胎堕子，下闭血。《本经》。养肾气，逐膀胱邪逆，止霍乱，长毛发。《别录》。主五淋。月经不通，破血块排脓。大明。

叶

【主治】痔瘘并泻血，作汤粥食。又治小儿蛔虫，及丹石药发，并眼目肿痛及肿毒。捣傅，治浸淫疮，并妇人阴疮。大明。

【发明】［杲曰］瞿麦利小便，为君主之用。［颂曰］古今方通心经、利小肠为最要。［宗奭曰］八正散用瞿麦，今人为至要药。若心经虽有热，而小肠虚者服之，则心热未退，而小肠别作病矣。盖小肠与心为传送，故用此入小肠。本草并不治心热。若心无大热，止治其心，或制之不尽，当求其属以衰之可也。［时珍曰］近古方家治产难，有石竹花汤，治九孔出血，有南天竺饮，皆取其破血利窍也。

【附方】旧六，新五。小便石淋。宜破血，瞿麦子捣为末，酒服方寸匕，日三服，三日当下石。《外台秘要》。小便不利。有水气，栝楼瞿麦丸主之。瞿麦二钱半，栝楼根二两，大附子一个，茯苓、山芋各三两，为末。蜜和丸梧子大。一服三丸，日三。未知，益至七八丸，以小便利、腹中温为知也。张仲景《金匮方》。下焦结热。小便淋闭，或有血出，或大小便出血。瞿麦穗一两，甘草炙七钱五分，山栀子仁炒半两，为末。每服七钱，连须葱头七个，灯心五十茎，生姜五片，水二碗，煎至七分，时时温服，名立效散。《千金方》。子死腹中。或产经数日不下。以瞿麦煮浓汁服之。《千金方》。九窍出血。服药不住者，南天竺草，即瞿麦，拇指大一把，山栀子仁三十个，生姜一块，甘草炙半两，灯草一小把，大枣五枚，水煎服。《圣济总录》。目赤肿痛。浸淫等疮，瞿麦炒黄为末，以鹅涎调涂眦头即开。或捣汁涂之。《普济方》。眯目生翳。其物不出者，生肤翳者，瞿麦、干姜炮为末，井花水调服二钱，日二服。《圣惠方》。鱼脐疔疮。瞿麦烧灰，和油傅之，甚佳。《崔氏方》。咽喉骨哽。瞿麦为末，水服一寸匕，日二。《外台秘要》。竹木入肉。瞿麦为末，水服方寸匕。或煮汁，日饮三次。《梅师方》。箭刀在肉。及咽喉、胸膈诸隐处不出，酒服瞿麦末方寸匕，日三服。《千金方》。

【按语】《纲目》以瞿麦为本药正名。《中药学》药名同此，作为利水渗湿药中之利尿通淋药。本品为石竹科植物瞿麦和石竹的干燥地上部分。

王不留行《别录》

苗、子

【气味】苦，平，无毒。［普曰］神农：苦，平。岐伯、雷公：甘。［元素曰］甘、苦，平。阳中之阴。

【主治】金疮止血，逐痛出刺，除风痹内塞，止心烦鼻衄，痈疽恶疮瘘乳，妇人难产。久服轻身耐老增寿。《别录》。治风毒，通血脉。甄权。游风风疹，妇人血经不匀，发背。《日华》。下乳汁。元素。利小便，出竹木刺。时珍。

【发明】［元素曰］王不留行，下乳引导用之，取其利血脉也。［时珍曰］王不留行能走血分，乃阳明冲任之药。俗有“穿山甲、王不留，妇人服了乳长流”之语，可见其性行而不住也。按王执中《资生经》云，一妇人患淋卧久，诸药不效。其夫夜告予。予按《既效方》治诸淋，用剪金花十余叶煎汤，遂令服之。明早来云：病减八分矣。再服而愈。剪金花，一名禁宫花，一名金盏银台，一名王不留行是也。[颂曰]张仲景治金疮，有王不留行散。《贞元广利方》治诸风痉，有王不留行汤，皆最效。

【附方】旧一，新八。**鼻衄不止**。剪金花连茎叶阴干，浓煎汁温服，立效。《指南方》。**粪后下血**。王不留行末，水服一钱。《圣济总录》。**金疮亡血**。王不留行散：治身被刀斧伤，亡血。用王不留行十分，八月八日采之；蒴藋细叶十分，七月七日采之；桑东南根白皮十分，三月三日采之。川椒三分，甘草十分，黄芩、干姜、芍药、厚朴各二分。以前三味烧存性，后六味为散，合之。每大疮饮服方寸匕，小疮但粉之。产后亦可服。张仲景《金匮要略》。**妇人乳少**。因气郁者，涌泉散：王不留行、穿山甲炮、龙骨、瞿麦穗、麦门冬等分，为末。每服一钱，热酒调下，后食猪蹄羹。仍以木梳梳乳，一日三次。《卫生宝鉴》方。**头风白屑**。王不留行、香白芷等分，为末。干掺，一夜篦去。《圣惠方》。**痈疽诸疮**。王不留行汤：治痈疽妬乳，月蚀白秃，及面上久疮，去虫止痛。用王不留行、东南桃枝、东引茱萸根皮各五两，蛇床子、牡荆子、苦竹叶、蒺藜子各三升，大麻子一升。以水二斗半，煮取一斗，频频洗之。《千金方》。**误吞铁石**。骨刺不下，危急者。王不留行、黄柏等分，为末，汤浸蒸饼，丸弹子大，青黛为衣，线穿挂风处。用一丸，冷水化灌之。《百一选方》。**竹木针刺**。在肉中不出，疼痛，以王不留行为末，熟水调服方寸匕，兼以根傅，即出。《梅师方》。**疔肿初起**。王不留行子为末，蟾酥丸黍米大。每服一丸，酒下，汗出即愈。《集简方》。

【按语】《纲目》以王不留行为本药正名。《中药学》药名同此，作为活血化瘀药中之活血调经药。本品为石竹科植物麦蓝菜的干燥成熟种子。

葶苈《本经》

子

【气味】辛，寒，无毒。[《别录》曰]苦，大寒。得酒良。[权曰]酸，有小毒。入药炒用。[杲曰]沉也。阴中阳也。[张仲景曰]葶苈傅头疮，药气入脑，杀人。[之才曰]榆皮为之使，得酒良，恶白僵蚕、石龙芮。[时珍曰]宜大枣。

【主治】癥瘕积聚结气，饮食寒热，破坚逐邪，通利水道。《本经》。下膀胱水，伏留热气，皮间邪水上出，面目浮肿，身暴中风热痱痒，利小腹。久服令人虚。《别录》。疗肺壅上气咳嗽，止喘促，除胸中痰饮。甄权。通月经。时珍。

【发明】[杲曰]葶苈大降气，与辛酸同用，以导肿气。《本草十剂》云：泄可去闭，葶苈、大黄之属。此二味皆大苦寒，一泄血闭，一泄气闭。盖葶苈之苦寒，气味俱厚，不减大黄，又性过于诸药，以泄阳分肺中之闭，亦能泄大便，为体轻象阳故也。[宗奭曰]葶苈有甜、苦二种，其形则一也。经既言味辛苦，即甜者不复更入药也。大概治体皆以行水走泄为用，故曰久服令人虚，盖取苦泄之义，《药性论》不当言味酸。[震亨曰]葶苈属火性急，善逐水。病人稍涉虚者，宜远之，且杀人甚捷,何必久服而后虚也。[好古曰]苦甜二味主治不同。仲景泻肺汤用苦,余方或有用甜者,或有不言甜苦者,大抵苦则下泄,甜则少缓,量病人虚实用之,不可不审。本草虽云治同,而甜苦之味安得不异?[时珍曰]甘苦二种,正如牵牛,黑白二色,急缓不同。又如壶芦,甘苦二味,良毒亦异。大抵甜者下泄之性缓,虽泄肺而不伤胃。苦者下泄之性急,既泄肺而易伤胃,故以大枣辅之。然肺中水气膹满急者,非此不能除。但水去则止,不可过剂尔。既不久服,何至杀人?《淮南子》云:大戟去水,葶苈愈胀,用之不节,乃反成病。亦在用之有节耳。

【附方】旧十四,新六。**阳水暴肿**。面赤烦渴,喘急,小便涩,其效如神。甜葶苈一两半,炒研末,汉防己末二两,以绿头鸭血及头,合捣万杵,丸梧子大。甚者空腹白汤下十丸,轻者五丸,日三四服,五日止,小便利为验。一加猪苓末二两。《外台秘要》。**通身肿满**。苦葶苈炒四两,为末,枣肉和丸梧子大。每服十五丸,桑白皮汤下,日三服。此方人不甚信,试之自验。**水肿尿涩**。《梅师方》用甜葶苈二两,炒为末,以大枣二十枚,水一大升,煎一小升,去枣入葶苈末,煎至可丸如梧子大。每饮服六十丸。渐加,以微利为度。《崔氏方》用葶苈三两,绢包饭上蒸熟,捣万杵,丸梧子大,不须蜜和。每服五丸,渐加至七丸,以微利为佳,不可多服,令人不堪。若气发,服之得利,气下即止。此方治水气无比,萧驸马水肿,服此得瘥。《外科精义》治男妇大小头面手足肿,用苦葶苈炒研,枣肉和丸小豆大。每服十丸,煎麻子汤下,日三服。五七日小便多,则消肿也。忌咸酸生冷。**大腹水肿**。《肘后方》用苦葶苈二升炒,为末。割鶡雄鸡血及头,合捣丸梧子大。每小豆汤下十丸,日三服。又方:葶苈二升,春酒五升,渍一夜。稍服一合,小便当利。又方:葶苈一两,杏仁二十枚,并熬黄色,捣。分十服,小便去当瘥。**腹胀积聚**。葶苈子一升熬。以酒五升浸七日,日服三合。《千金方》。**肺湿痰喘**。甜葶苈炒为末,枣肉丸服。《摘玄方》。**痰饮咳嗽**。含膏丸:用曹州葶苈子一两,纸衬炒令黑,知母一两,贝母一两,为末。枣肉半两,砂糖一两半,和丸弹丸大。每以新绵裹一丸,含之咽津,甚者不过三丸。《箧中方》。**咳嗽上气**。不得卧,或遍体气肿,或单面肿,或足肿,并主之。葶苈子三升,微火熬研,以绢袋盛,浸清酒五升中,冬七日,夏三日。初服如胡桃许大,日三夜一,冬月日二夜二。量其气力,取微利一二为度。如患急者,不待日满,亦可绞服。崔知悌方。**肺痈喘急**。不得卧,葶苈大枣泻肺汤主之。葶苈炒黄捣末,蜜丸弹丸大。每用大枣二十枚,水三升,煎取二升,乃入葶苈一丸,更煎取一升,顿服。亦主支饮不得息。张仲景《金匮玉函方》。**月水不通**。葶苈一升,为末,蜜丸弹子大。绵裹纳阴中二寸,一宿易之。有汁出,止。《千金方》。**卒发颠狂**。葶苈一升,捣三千杵,取白犬血和丸麻子大。酒服一丸,三服取瘥。《肘后方》。**头风疼痛**。葶苈子为末。以汤淋汁沐头,三四度即愈。《肘后方》。**疳虫蚀齿**。葶苈、雄黄等分,为末。腊月猪脂和成,以绵裹槐枝蘸点。《金匮要略》。**白秃头疮**。葶苈末涂之。《圣惠方》。**瘰疬已溃**。葶苈二合,豉一升,捣作饼子,如钱大,厚二分,安疮孔上,作艾炷灸之令温热,不可破肉,数易之而灸。但不可灸初起之疮,恐葶苈气入脑伤人也。《永类方》。马汗毒气。入腹，葶苈子一两炒研，水一升浸汤服，取下恶血。《续十全方》。

【按语】《纲目》以葶苈为本药正名。《中药学》以葶苈子为名，用作化痰止咳平喘药中之止咳平喘药。本品为十字花科植物播娘蒿或独行菜的干燥成熟种子。

车前《本经》

子

【气味】甘，寒，无毒。[《别录》曰]咸。[权曰]甘，平。[大明曰]常山为之使。

【主治】气癃止痛，利水道小便，除湿痹。久服轻身耐老。《本经》。男子伤中，女子淋沥，不欲食，养肺，强阴益精，令人有子，明目疗赤痛。《别录》。去风毒，肝中风热，毒风冲眼，赤痛障翳，脑痛泪出，压丹石毒，去心胸烦热。甄权。养肝。萧炳。治妇人难产。陆玑。导小肠热，止暑湿泻痢。时珍。

【发明】[弘景曰]车前子性冷利，仙经亦服饵之，云：令人身轻，能跳越岸谷，不老长生也。[颂曰]车前子入药最多。驻景丸用车前、菟丝二物，蜜丸食下服，古今以为奇方也。[好古曰]车前子能利小便而不走气，与茯苓同功。[时珍曰]按《神仙服食经》：车前一名地衣，雷之精也。服之形化，八月采之。今车前五月子已老，而云七八月者，地气有不同尔。唐张籍诗云："开州午月车前子，作药人皆道有神。惭愧文君怜病眼，三千里外寄闲人。"观此亦以五月采开州者为良，又可见其治目之功。大抵入服食，须佐他药，如六味地黄丸之用泽泻可也。若单用则泄太过，恐非久服之物。欧阳公常得暴下病，国医不能治。夫人买市人药一帖，进之而愈。力叩其方，则车前子一味为末，米饮服二钱匕。云此药利水道而不动气，水道利则清浊分，而谷藏自止矣。

【附方】旧七，新五。小便血淋。作痛，车前子晒干为末，每服二钱，车前叶煎汤下。《普济方》。石淋作痛。车前子二升，以绢袋盛，水八升，煮取三升，服之，须臾石下。《肘后方》。老人淋病。身体热甚，车前子五合，绵裹煮汁，入青粱米四合，煮粥食，常服明目。《寿亲养老书》。孕妇热淋。车前子五两，葵根切一升，以水五升，煎取一升半，分三服。以利为度。《梅师方》。滑胎易产。车前子为末。酒服方寸匕。不饮酒者，水调服。《诗》云"采采芣苡"，能令妇人乐有子也。陆玑注云：治妇人产难故也。《妇人良方》。横产不出。车前子末，酒服二钱。《子母秘录》。阴冷闷疼。渐入囊内，肿满杀人。车前子末，饮服方寸匕，日二服。《千金方》。瘾疹入腹。体肿舌强，车前子末粉之，良。《千金方》。阴下痒痛。车前子煮汁频洗。《外台秘要》。久患内障。车前子、干地黄、麦门冬等分，为末。蜜丸如梧子大，服之。累试有效。《圣惠方》。补虚明目。驻景丸：治肝肾俱虚，眼昏黑花，或生障翳，迎风有泪。久服补肝肾，增目力。车前子、熟地黄酒蒸焙各三两，菟丝子酒浸五两，为末，炼蜜丸梧子大。每温酒下三十丸，日二服。和剂局方。风热目暗。涩痛，车前子、宣州黄连各一两，为末。食后温酒服一钱，日二服。《圣惠方》。

草及根

【气味】甘，寒，无毒。[土宿真君曰]

可伏硫黄，结草砂，伏五矾、粉霜。

【主治】金疮，止血衄鼻，瘀血血瘕，下血，小便赤，止烦下气，除小虫。《别录》。主阴㿗。之才。叶主泄精病，治尿血。能补五脏，明目，利小便，通五淋。甄权。

【发明】［弘景曰］其叶捣汁服。疗泄精甚验。［宗奭曰］陶说大误矣。此药甘滑，利小便，泄精气，有人作菜频食，小便不禁，几为所误也。

【附方】旧四，新七。**小便不通**。车前草一斤，水三升，煎取一升半，分三服。一方，入冬瓜汁。一方，入桑叶汁。《百一方》。**初生尿涩**。不通。车前捣汁，入蜜少许，灌之。《全幼心鉴》。**小便尿血**。车前捣汁五合，空心服。《外台秘要》。**鼻衄不止**。生车前叶捣汁，饮之甚善。《图经本草》。**金疮血出**。车前叶捣傅之。《千金方》。**热痢不止**。车前叶捣汁一盏，入蜜一合煎，温服。《圣惠方》。**产后血渗**。入大小肠，车前草汁一升，入蜜一合，和煎一沸，分二服。《崔氏方》。**湿气腰痛**。蛤蟆草连根七科，葱白连须七科，枣七枚，煮酒一瓶，常服，终身不发。《简便方》。**喉痹乳蛾**。蛤蟆衣、凤尾草擂烂，入霜梅肉、煮酒各少许，再研绞汁，以鹅翎刷患处，随手吐痰，即消也。赵溍《养疴漫笔》。**目赤作痛**。车前草自然汁，调朴硝末，卧时涂眼胞上，次早洗去。小儿目痛，车前草汁，和竹沥点之。《圣济总录》。**目中微翳**。车前叶、枸杞叶等分，手中揉汁出，以桑叶两重裹之。悬阴处一夜，破桑叶取点，不过三五度。《十便良方》。

【按语】《纲目》以车前为本药正名。《中药学》以车前子为名，用作利水渗湿药中之利尿通淋药，并收入车前草作为附药。车前子为车前科植物车前或平车前的干燥成熟种子，车前草为其干燥全草。

鳢肠《唐本草》

草

【气味】甘、酸，平，无毒。

【主治】血痢。针灸疮发，洪血不可止者，傅之立已。汁涂眉发，生速而繁。《唐本》。乌髭发，益肾阴。时珍。止血排脓，通小肠，傅一切疮并蚕瘑。大明。膏点鼻中，添脑。萧炳。

【附方】旧一，新九。**金陵煎**。益髭发，变白为黑。金陵草一秤，六月以后收采，拣青嫩无泥土者。不用洗，摘去黄叶，烂捣，新布绞取汁，以纱绢滤过，入通油器钵盛之，日中煎五日。又取生姜一斤绞汁，白蜜一斤，合和，日中煎。以柳木篦搅勿停手，待如稀饧，药乃成矣。每旦日及午后各服一匙，以温酒一盏化下。如欲作丸，日中再煎，令可丸，大如梧子，每服三十丸。及时多合为佳，其效甚速。孙真人《千金月令方》。**乌须固齿**。《摄生妙用方》：七月取旱莲草连根一斤，用无灰酒洗净，青盐四两，淹三宿，同汁入油锅中，炒存性，研末。日用擦牙，连津咽之。又法：旱莲取汁，同盐炼干，研末擦牙。《奉亲养老书》旱莲散，乌髭固牙。温尉云：纳合相公用此方，年七十须发不白，恳求始得，后遇张经，始传分两也。旱莲草一两半，麻枯饼三两，升麻、青盐各三两半，诃子连核二十个，皂角三挺，月蚕沙二两，为末，薄醋面糊丸弹子大。晒干入泥瓶中，火煨令烟出存性，取出研末，日用揩牙。**偏正头痛**。鳢肠草汁滴鼻中。《圣济总录》。**一切眼疾**。翳膜遮障，凉脑，治头痛，能生发。五月五日平旦合之。莲子草一握，蓝叶一握，油一斤，同浸，密封四十九日。每卧时，以铁匙点药摩顶上，四十九遍，久久甚佳。《圣济总录》。系臂截疟。旱莲草捶烂，男左女右，置寸口上，以古文钱压定，帛系住，良久起小泡，谓之天灸。其疟即止，甚效。王执中《资生经》。小便溺血。金陵草一名墨头草、车前草各等分，杵取自然汁。每空心服三杯，愈乃止。《医学正传》。肠风脏毒。下血不止。旱莲子草瓦上焙，研末。每服二钱，米饮下。《家藏经验方》。痔漏疮发。旱莲草一把，连根须洗净，用石臼擂如泥，以极热酒一盏冲入，取汁饮之，滓傅患处，重者不过三服即安。太仆少卿王鸣凤患此，策杖方能移步，服之得瘥。累治有验。刘松石《保寿堂方》。疔疮恶肿。五月五日收旱莲草阴干，仍露一夜收。遇疾时嚼一叶贴上，外以消毒膏护之，二三日疔脱。《圣济总录》。风牙疼痛。猢孙头草，入盐少许，于掌心揉擦即止。《集玄方》。

【按语】《纲目》以鳢肠为本药正名，别名旱莲草、金陵草等。《中药学》以墨旱莲为名，用作补虚药中之补阴药。本品为菊科植物鳢肠的干燥地上部分。

连翘《本经》

【气味】苦，平，无毒。[元素曰]性凉味苦，气味俱薄，轻清而浮，升也阳也。手搓用之。[好古曰]阴中阳也。入手足少阳、手阳明经，又入手少阴经。[时珍曰]微苦、辛。

【主治】寒热鼠瘘瘰疬，痈肿恶疮，瘿瘤，结热，蛊毒。《本经》。去白虫。《别录》。通利五淋，小便不通，除心家客热。甄权。通小肠，排脓，治疮疖，止痛，通月经。大明。散诸经血结气聚，消肿。李杲。泻心火，除脾胃湿热，治中部血证，以为使。震亨。治耳聋浑浑焞焞。好古。茎叶：主心肺积热。时珍。

【发明】[元素曰]连翘之用有三：泻心经客热，一也；去上焦诸热，二也；为疮家圣药，三也。[杲曰]十二经疮药中不可无此，乃结者散之之义。[好古曰]手足少阳之药，治疮疡瘤瘿结核有神，与柴胡同功，但分气血之异尔。与鼠粘子同用治疮疡，别有神功。[时珍曰]连翘状似人心，两片合成，其中有仁甚香，乃少阴心经、厥阴包络气分主药也。诸痛痒疮疡皆属心火，故为十二经疮家圣药，而兼治手足少阳、手阳明三经气分之热也。

【附方】旧一。新二。瘰疬结核。连翘、脂麻等分，为末，时时食之。《简便方》。项边马刀①。属少阳经。用连翘二斤，瞿麦一斤，大黄三两，甘草半两。每用一两，以水一碗半，煎七分，食后热服。十余日后，灸临泣穴二七壮，六十日决效。张洁古《活法机要》。痔疮肿痛。连翘煎汤熏洗，后以刀上飞过绿矾入麝香贴之。《集验方》。

翘根

【气味】甘，寒、平，有小毒。[普曰]神农、雷公：甘，有毒。李当之：苦。[好古曰]苦，寒。

【主治】下热气，益阴精，令人面悦好，明目。久服轻身耐老。《本经》。以作

① 马刀：马刀原指一种水生介类动物，又称马蛤。作为病证名，则指形大如马刀，坚硬难溃之的瘰疬。

蒸饮酒病人。《别录》。治伤寒瘀热欲发黄。时珍。

【发明】[《本经》曰]翘根生嵩高平泽，二月、八月采。[弘景曰]方药不用，人无识者。[好古曰]此即连翘根也，能下热气。故张仲景治伤寒瘀热在里，麻黄连轺赤小豆汤用之。注云：即连翘根也。

【附方】新一。痈疽肿毒。连翘草及根各一升，水一斗六升，煮汁三升服取汗。《外台秘要》。

【按语】《纲目》以连翘为本药正名。《中药学》药名同此，作为清热药中之清热解毒药。本品为木犀科植物连翘的干燥果实。

蓝《本经》

蓝实

【气味】苦，寒，无毒。[权曰]甘。

【主治】解诸毒。杀蛊蚑疰鬼螫毒。久服头不白，轻身。《本经》。蚑音其，小儿鬼也。填骨髓，明耳目，利五脏，调六腑，通关节，治经络中结气，使人健、少睡，益心力。甄权。疗毒肿。苏恭。

蓝叶汁此蓼蓝也

【气味】苦、甘，寒，无毒。

【主治】杀百药毒。解狼毒、射罔毒。《别录》。[弘景曰]解毒不得生蓝汁，以青緤布渍汁亦善。汁涂五心，止烦闷，疗蜂螫毒。弘景。斑蝥、芫青、樗鸡毒。朱砂、砒石毒。时珍。

马蓝

【主治】妇人败血。连根焙，捣下筛，酒服一钱匕。苏颂。

吴蓝

【气味】苦、甘，冷，无毒。

【主治】寒热头痛，赤眼，天行热狂，丁疮，游风热毒，肿毒风疹，除烦止渴，杀疳，解毒药毒箭，金疮血闷，毒刺虫蛇伤，鼻衄吐血，排脓，产后血运，小儿壮热。解金石药毒、狼毒、射罔毒。大明。

【发明】[震亨曰]蓝属水，能使败血分归经络。[时珍曰]诸蓝形虽不同，而性味不远，故能解毒除热。惟木蓝叶力似少劣，蓝子则专用蓼蓝者也。至于用淀与青布，则是刈蓝浸水入石灰澄成者，性味不能不少异，不可与蓝汁一概论也。有人病呕吐，服玉壶诸丸不效，用蓝汁入口即定，盖亦取其杀虫降火尔。如此之类，不可不知。[颂曰]蓝汁治虫豸伤。刘禹锡《传信方》著其法云：取大蓝汁一碗，入雄黄、麝香二物少许，以点咬处，仍细服其汁，神异之极也。张荐员外住剑南，为张延赏判官，忽被斑蜘蛛咬头上，一宿，咬处有二道赤色，细如箸，绕项上，从胸前下至心。经两宿，头面肿疼，大如数升碗，肚渐肿，几至不救。张公出钱五百千，并荐家财又数百千，募能疗者。忽一人应召，云可治。张公甚不信之，欲验其方。其人云：不惜方，但疗人性命尔。遂取大蓝汁一碗，以蜘蛛投之，至汁而死。又取蓝汁加麝香、雄黄，更以一蛛投入，随化为水。张公因甚异之，遂令点于咬处。两日悉平，作小疮而愈。

【附方】旧十一，新六。小儿赤痢。捣青蓝汁二升，分四服。《子母秘录》。小儿中蛊，下血欲死。捣青蓝汁，频服之。《圣惠方》。阴阳易病。伤寒初愈，交合阴阳，必病拘急，手足拳，小腹急热，头不能举，名阴阳易，当汗之，满四日难治。蓝一把，雄鼠屎三七枚，水煎服。取汗。《圣惠方》。惊痫发热。干蓝、凝水石等分，为末，水调傅头上。《圣惠方》。上气咳嗽，呷呀息气，喉中作声，唾粘。以蓝叶水浸捣汁一升，空腹频服。须臾以杏仁研汁，煮粥食之。一两日将息，依前法更服，吐痰尽方瘥。《梅师方》。飞血赤目。热痛，干蓝叶切二升，车前草半两，淡竹叶切三握，水四升，煎二升，去滓温洗。冷即再暖，以瘥为度。《圣济总录》。腹中鳖癥。蓝叶一斤，捣，以水三升绞汁，服一升，日二次。《千金方》。应声虫病。腹中有物作声，随人语言，名应声虫病。用板蓝汁一盏，分五服，效。夏子益《奇疾方》。卒中水毒。捣蓝青汁，傅头身令匝。《肘后方》。服药过剂。烦闷，及中毒烦闷欲死。捣蓝汁服数升。《肘后方》。卒自缢死。以蓝汁灌之。《千金方》。毒箭伤人。蓝青捣饮并傅之。如无蓝，以青布渍汁饮。《肘后方》。唇边生疮。连年不瘥，以八月蓝叶一斤，捣汁洗之，不过三度瘥。《千金方》。齿䘌肿痛。紫蓝烧灰傅之，日五度。《圣惠方》。白头秃疮。粪蓝煎汁频洗。《圣济录》。天泡热疮。蓝叶捣傅之，良。《集简方》。疮疹不快。板蓝根一两，甘草一分，为末。每服半钱或一钱，取雄鸡冠血三二点，同温酒少许调下。钱氏《小儿方》。

【按语】《纲目》以蓝为本药正名。自唐朝始药用的"蓝"就包含三种植物（蓼蓝、菘蓝、马蓝），至李时珍《纲目》扩充到五种植物（蓼蓝、菘蓝、马蓝、吴蓝、木蓝）。《中药学》分别以大青叶、板蓝根为名，收入两药，均作为清热药中之清热解毒药。大青叶为十字花植物菘蓝的干燥叶，板蓝根为同种植物的干燥根。

青黛《开宝》

【气味】咸，寒，无毒。［权曰］甘，平。

【主治】解诸药毒，小儿诸热，惊痫发热，天行头痛寒热，并水研服之。亦磨傅热疮恶肿，金疮下血，蛇犬等毒。《开宝》。解小儿疳热，杀虫。甄权。小儿丹热，和水服之。同鸡子白、大黄末，傅疮痈、蛇虺螫毒。藏器。泻肝，散五脏郁火，解热，消食积。震亨。去热烦，吐血咯血，斑疮阴疮，杀恶虫。时珍。

【发明】［宗奭曰］青黛乃蓝为之者。有一妇人患脐下腹上，下连二阴，遍生湿疮，状如马爪疮，他处并无，痒而痛，大小便涩，出黄汁，食亦减，身面微肿。医作恶疮治，用鳗鲡鱼、松脂、黄丹之药涂之，热痛甚。问其人嗜酒食，喜鱼蟹发风等物。急令洗其膏药，以马齿苋四两，杵烂，入青黛一两，再研匀涂之。即时热减，痛痒皆去。仍以八正散，日三服之，分败客热。药干即上。如此二日，减三分之一，五日减三分之二，二十日愈。此盖中下焦蓄风热毒气也。若不出，当作肠痈内痔。仍须禁酒色发风物。然不能禁，后果患内痔。

【附方】旧六，新七。心口热痛。姜汁调青黛一钱服之。《医学正传》。内热吐血。青黛二钱，新汲水下。《圣惠方》。肺热咯血。青饼子：用青黛一两，杏仁以牡蛎粉炒过一两，研匀，黄蜡化和，作三十饼子。每服一饼，以干柿半个夹定。湿纸裹，煨香嚼食，粥饮送下。日三服。华佗《中藏经》。小儿惊痫。青黛量大小，水研服之。《生生编》。小儿夜啼。方同上。小儿疳痢。《宫气方》歌云：孩儿杂病变成疳，不问强羸女与男。烦热毛焦鼻口燥，皮肤枯槁四肢瘫。腹中时时更下痢，青黄赤白一般般。眼涩面黄鼻孔赤，谷道开张不可看。此方便是青黛散，孩儿百病服之安。耳疳出汁。青黛、黄柏末，干搽。《谈野翁方》。烂弦风眼。青黛、黄连泡汤，日洗。《明目方》。产后发狂。四物汤加青黛，水煎服。《摘玄》。伤寒赤斑。青黛二钱，水研服。《活人书》。豌豆疮毒。未成脓者，波斯青黛一枣许，水研服。《梅师方》。瘰疬未穿。靛花、马齿苋同捣，日日涂傅，取效。《简便方》。诸毒虫伤。青黛、雄黄等分，研末，新汲水服二钱。《古今录验》。

【按语】《纲目》以青黛为本药正名。《中药学》药名同此，作为清热药中之清热解毒药。本品为爵床科植物马蓝、蓼科植物蓼蓝或十字花科植物菘蓝的叶或茎叶经加工制得的干燥粉末、团块或颗粒。

虎杖《别录》

根

【气味】微温。［权曰］甘，平，无毒。［宗奭曰］味微苦。今天下暑月多煎根汁为饮。不得甘草则不堪饮。本文不言味。《药性论》云甘，是甘草之味，非虎杖味也。

【主治】通利月水，破留血癥结。《别录》。渍酒服，主暴瘕。弘景。风在骨节间，及血瘀，煮汁作酒服之。藏器。治大热烦躁，止渴，利小便，压一切热毒。甄权。治产后血运，恶血不下，心腹胀满，排脓，主疮疖扑损瘀血，破风毒结气。大明。烧灰，贴诸恶疮。焙研，炼蜜为丸，陈米饮服，治肠痔下血。苏颂。研末酒服，治产后瘀血血痛，及坠扑昏闷，有效。时珍。

【发明】［权曰］暑月以根和甘草同煎为饮，色如琥珀可爱，甚甘美。瓶置井中，令冷澈如冰，时人呼为冷饮子，啜之且尊于茗，极解暑毒。其汁染米作糜糕益美。捣末浸酒常服，破女子经脉不通。有孕人勿服。［时珍曰］孙真人《千金方》治女人月经不通，腹内积聚，虚胀雷鸣，四肢沉重，亦治丈夫积聚，有虎杖煎。取高地虎杖根，剉二斛，水二石五斗，煮取一斗半，去滓，入醇酒五升，煎如饧。每服一合，以知为度。又许学士《本事方》治男妇诸般淋疾。用苦杖根洗净，剉一合，以水五合，煎一盏，去滓，入乳香、麝香少许服之。鄞县尉耿梦得内人患沙石淋已十三年。每漩痛楚不可忍，溺器中小便下沙石剥剥有声。百方不效，偶得此方服之，一夕而愈。乃予目击者。

【附方】旧三，新三。小便五淋。苦杖为末，每服二钱，用饭饮下。《集验方》。月水不利。虎杖三两，凌霄花、没药各一两，为末，热酒每服一钱。又方：治月经不通，腹大如瓮，气短欲死。虎杖一斤，去头暴干，切。土瓜根汁、牛膝汁二斗，水一斛，浸虎杖一宿，煎取二斗，入二汁同煎如饧。每酒服一合，日再夜一，宿血当下。《圣惠方》。时疫流毒。攻手足，肿痛欲断，用虎杖根剉，煮汁渍之。《肘后方》。腹中暴癥。硬如石，痛如刺，不治，百日内死。取虎杖根，勿令影临水上，可得石余，洗干捣末，稌米五升炊饭，纳入搅之，好酒五斗渍之，封。候药消饭浮，可饮一升半。勿食鲑鱼及盐。但取一斗干者，薄酒浸饮，从少起，日三服，亦佳，癥当下也。

此方治瘸，大胜诸药也。《外台秘要》。气奔怪病。人忽遍身皮底混混如波浪声，痒不可忍，抓之血出不能解，谓之气奔。以苦杖、人参、青盐、细辛各一两，作一服，水煎，细饮尽便愈。夏子益《奇疾方》。消渴引饮。虎杖烧过、海浮石、乌贼鱼骨、丹砂等分，为末。渴时以麦门冬汤服二钱，日三次。忌酒色、鱼、面、鲊、酱、生冷。《卫生家宝方》。

【按语】《纲目》以虎杖为本药正名。《中药学》药名同此，作为利水渗湿药中之利湿退黄药。药物来源为蓼科植物虎杖的干燥根茎及根。

萹蓄《本经》

【气味】苦，平，无毒。[权曰]甘、涩。

【主治】浸淫疥瘙疽痔，杀三虫。《本经》。疗女子阴蚀。《别录》。煮汁饮小儿，疗蛔虫有验。甄权。治霍乱黄疸，利小便，小儿魃病[①]。时珍。

【附方】旧六，新三。热淋涩痛。扁竹煎汤频饮。《生生编》。热黄疸疾。扁竹捣汁，顿服一升。多年者，日再服之。《药性论》。霍乱吐利。扁竹入豉汁中，下五味，煮羹食。《食医心镜》。丹石冲眼。服丹石人毒发，冲眼肿痛。扁竹根一握，洗，捣汁服之。《食疗本草》。蛔咬心痛。《食疗》治小儿蛔咬心痛，面青，口中沫出临死者，取扁竹十斤剉，以水一石，煎至一斗，去滓煎如饧。隔宿勿食，空心服一升，虫即下也。仍常煮汁作饭食。《海上歌》云：心头急痛不能当，我有仙人海上方。萹蓄醋煎通口咽，管教时刻便安康。虫食下部。虫状如蜗牛，食下部作痒。取扁竹一把，水二升，煮熟。五岁儿，空腹服三五合。杨氏《产乳》。痔发肿痛。扁竹捣汁，服一升，一二服未瘥，再服。亦取汁和面作馎饦煮食，日三次。《药性论》。恶疮痂痒。作痛，扁竹捣封，痂落即瘥。《肘后方》。

【按语】《纲目》以萹蓄为本药正名。《中药学》药名同此，作为利水渗湿药中之利尿通淋药。本品为蓼科植物萹蓄的干燥地上部分。

蒺藜《本经》

子

【气味】苦，温，无毒。[《别录》曰]辛，微温。[权曰]甘，有小毒。[志曰]其性宣通，久服不冷而无壅热，当以性温为是。[之才曰]乌头为之使。

【主治】恶血，破癥积聚，喉痹，乳难。久服长肌肉，明目轻身。《本经》。身体风痒，头痛，咳逆伤肺，肺痿，止烦下气。小儿头疮，痈肿阴㿉，可作摩粉。《别录》。治诸风疬疡，疗吐脓，去燥热。甄权。治奔豚肾气，肺气胸膈满，催生堕胎，益精，疗水藏冷，小便多，止遗沥泄精，溺血肿痛。大明。痔漏阴汗，妇人发乳[②]带下。苏颂。治风秘及蛔虫心腹痛。时珍。

---

① 小儿魃病：病证名。指小儿未满周岁，母亲再次怀妊，而使小儿瘦弱痿瘁，毛发枯燥。古人认为此与鬼神嫉妒作祟有关。

② 发乳：病证名。指范围大，局部及全身症状都较为严重的乳痈病证。

白蒺藜

【气味】甘,温,无毒。

【主治】补肾,治腰痛泄精,虚损劳乏。时珍。

【发明】[颂曰]古方皆用有刺者,治风明目最良。神仙方亦有单服蒺藜法,云不问黑白,但取坚实者,舂去刺用。[时珍曰]古方补肾治风,皆用刺蒺藜。后世补肾多用沙苑蒺藜,或以熬膏和药,恐其功亦不甚相远也。刺蒺藜炒黄去刺,磨面作饼,或蒸食,可以救荒。

【附方】旧九,新八。服食法。蒺藜子一硕,七八月熟时收取,日干,舂去刺,杵为末。每服二钱,新汲水调下,日三服,勿令中绝,断谷长生。服之一年以后,冬不寒,夏不热。二年,老者复少,发白复黑,齿落更生。服之三年,身轻长生。《神仙秘旨》。腰脊引痛。蒺藜子捣末,蜜和丸胡豆大。酒服二丸,日三服。《外台秘要》。通身浮肿。杜蒺藜日日煎汤洗之。《圣惠方》。卒中五尸。蒺藜子捣末,蜜丸胡豆大。每服二丸,日三服。《肘后方》。大便风秘。蒺藜子炒一两,猪牙皂荚去皮酥炙五钱,为末。每服一钱,盐茶汤下。《普济方》。月经不通。杜蒺藜、当归等分,为末,米饮每服三钱。《儒门事亲》。催生下衣。难产,胎在腹中,并包衣不下及胎死者,蒺藜子、贝母各四两,为末,米汤服三钱。少顷不下,再服。《梅师方》。蛔虫心痛。吐清水,七月七日采蒺藜子,阴干,烧作灰,先食服方寸匕,日三服。《外台秘要》。万病积聚。七八月收蒺藜子,水煮熟,曝干,蜜丸梧子大。每酒服七丸,以知为度。其汁煎如饴,服之。三十年失明。补肝散:用蒺藜子七月七日收,阴干捣散。食后水服方寸匕,日二。《外台秘要》。牙齿动摇。疼痛及打动者,土蒺藜去角生研五钱,淡浆水半碗,蘸水入盐温漱,甚效。或以根烧灰,贴牙即牢固也。《御药院方》。牙齿出血。不止,动摇,白蒺藜末,旦旦擦之。《道藏经》。打动牙疼。蒺藜子或根为末,日日揩之。《瑞竹堂方》。鼻塞出水。多年不闻香臭,蒺藜二握,当道车碾过,以水一大盏,煮取半盏。仰卧,先满口含饭,以汁一合灌鼻中。不过再灌,嚏出一两个息肉,似赤蛹虫,即愈。《圣惠方》。面上瘢痕。蒺藜子、山栀子各一合,为末,醋和,夜涂旦洗。《救急方》。白癜风疾。白蒺藜子六两,生捣为末。每汤服二钱,日二服。一月根绝,服至半月,白处见红点,神效。《孙真人食忌》。一切丁肿。蒺藜子一升,熬捣,以醋和封头上,拔根。《外台秘要》。

花

【主治】阴干为末。每温酒服二三钱,治白癜风。宗奭。

苗

【主治】煮汤,洗疥癣风疮作痒。时珍。

【附方】旧二,新一。鼻流清涕。蒺藜苗二握,黄连二两,水二升,煎一升,少少灌鼻中,取嚏,不过再服。《圣惠方》。诸疮肿毒。蒺藜蔓洗,三寸截之,取得一斗,以水五升,煮取二升,去滓,纳铜器中,又煮取一升,纳小器中,煮如饴状,以涂肿处。《千金方》。蠼螋尿疮。绕身匝即死。以蒺藜叶捣傅之。无叶用子。《备急方》。

【按语】《纲目》以蒺藜为本药正名。李时珍云:"古方补肾治风,皆用刺蒺藜;

后世补肾，多用沙苑蒺藜。"《中药学》分别以刺蒺藜和沙苑子为名，收入两个药。刺蒺藜作为平肝息风药中之平抑肝阳药；沙苑子作为补虚药中之补阳药。刺蒺藜为蒺藜科植物蒺藜的干燥成熟果实；沙苑子为豆科植物扁茎黄芪的干燥成熟种子。

谷精草《开宝》

花

【气味】辛，温，无毒。[藏器曰]甘、平。[大明曰]可结水银成砂子。

【主治】喉痹，齿风痛，诸疮疥。《开宝》。头风痛，目盲翳膜，痘后生翳，止血。时珍。

【发明】[时珍曰]谷精体轻性浮，能上行阳明分野。凡治目中诸病，加而用之，甚良。明目退翳之功，似在菊花之上也。

【附方】旧一，新七。脑痛眉痛。谷精草二钱，地龙三钱，乳香一钱，为末。每用半钱，烧烟筒中，随左右熏鼻。《圣济录》。偏正头痛。《集验方》用谷精草一两为末，以白面糊调摊纸花上，贴痛处，干换。《圣济方》用谷精草末、铜绿各一钱，硝石半分，随左右嗜鼻。鼻衄不止。谷精草为末，熟面汤服二钱。《圣惠方》。目中翳膜。谷精草、防风等分，为末，米饮服之，甚验。《明目方》。痘后目翳。隐涩泪出，久而不退。用谷精草为末，以柿或猪肝片蘸食。一方，加蛤粉等分，同入猪肝内煮熟，日食之。又方：见"夜明沙"。邵真人《济急方》。小儿雀盲。至晚忽不见物。用羯羊肝一具，不用水洗，竹刀剖开，入谷精草一撮，瓦罐煮熟，日食之，屡效。忌铁器。如不肯食，炙熟，捣作丸绿豆大。每服三十丸，茶下。《卫生家宝方》。小儿中暑。吐泄烦渴。谷精草烧存性，用器覆之，放冷为末。每冷米饮服半钱。《保幼大全》。

【按语】《纲目》以谷精草为正名。《中药学》药名同此，作为解表药中之发散风热药。本品为谷精草科植物谷精草的干燥带花茎的头状花序。

海金沙《嘉祐》

【气味】甘，寒，无毒。

【主治】通利小肠。得栀子、马牙硝、蓬沙，疗伤寒热狂，或丸，或散。《嘉祐》。治湿热肿满，小便热淋、膏淋、血淋、石淋茎痛，解热毒气。时珍。

【发明】[时珍曰]海金沙，小肠、膀胱血分药也。热在二经血分者宜之。

【附方】旧一，新五。热淋急痛。海金沙草阴干，为末，煎生甘草汤调服二钱，此陈总领方也。一加滑水。《夷坚志》。小便不通。脐下满闷，海金沙一两，腊面茶半两，捣碎，每服三钱，生姜、甘草煎汤下，日二服。亦可末服。《图经本草》。膏淋如油。海金沙、滑石各一两，甘草梢二钱半，为末。每服二钱，麦门冬煎汤服。日二次。《仁存方》。血淋痛涩。但利水道，则清浊自分。海金沙末，新汲水或砂糖水服一钱。《普济方》。脾湿肿满。腹胀如鼓，喘不得卧，海金沙散。用海金沙三钱，白术四两，甘草半两，黑牵牛头末一两半，为末。每服一钱，煎倒流水调下，得利为妙。东垣《兰室秘藏》。痘疮变黑。归肾。用竹园荽草煎酒，傅其身，即发起。《直指方》。

【按语】《纲目》以海金沙为本药正名，别名竹园荽。《中药学》以海金沙为名，作为利水渗湿药中之利尿通淋药。并将海金沙藤作为附药收入。海金沙为海金沙科植物海金沙的干燥成熟孢子，海金沙藤为其干燥地上部分。

半边莲《纲目》

【气味】辛，平，无毒。

【主治】蛇虺伤，捣汁饮，以滓围涂之。又治寒齁气喘及疟疾寒热，同雄黄各二钱，捣泥，碗内覆之，待色青，以饭丸梧子大。每服九丸，空心盐汤下。时珍。《寿域方》。

【按语】《纲目》以半边莲为本药正名。《中药学》药名同此，作为清热药中之清热解毒药。本品为桔梗科植物半边莲的干燥全草。

紫花地丁《纲目》

【气味】苦、辛，寒，无毒。

【主治】一切痈疽发背，疔肿瘰疬，无名肿毒恶疮。时珍。

【附方】新八。黄疸内热。地丁末，酒服三钱。《乾坤秘韫》。稻芒粘咽。不得出者，箭头草嚼咽下。同上方。痈疽恶疮。紫花地丁连根，同苍耳叶等分，捣烂，酒一钟，搅汁服。杨诚《经验方》。痈疽发背。无名诸肿，贴之如神。紫花地丁草，三伏时收，以白面和成，盐、醋浸一夜，贴之。昔有一尼发背，梦得此方。数日而痊。孙天仁《集效方》。一切恶疮。紫花地丁根，日干，以罐盛，烧烟对疮熏之，出黄水，取尽愈。《卫生易简方》。瘰疬丁疮。发背诸肿。紫花地丁根去粗皮，同白蒺藜为末，油和涂神效。《乾坤秘韫》。丁疮肿毒。《永类方》用紫花地丁草捣汁服，危极者亦效。《杨氏方》用紫花地丁草、葱头、生蜜共捣贴之。若瘤疮，加新黑牛屎。喉痹肿痛。箭头草叶，入酱少许，研膏，点入取吐。《普济方》。

【按语】《纲目》以紫花地丁为本药正名。《中药学》药名同此，用作清热药中之清热解毒药。本品为堇菜科植物紫花地丁的干燥全草。

大黄《本经》

根

【气味】苦，寒。无毒。[《别录》曰]大寒。[普曰]神农、雷公：苦，有毒。扁鹊：苦，无毒。李当之：大寒。[元素曰]味苦气寒，气味俱厚。沉而降，阴也。用之须酒浸煨熟者，寒因热用。酒浸入太阳经，酒洗入阳明经，余经不用酒。[杲曰]大黄苦峻下走，用之于下必生用。若邪气在上，非酒不至，必用酒浸引上至高之分，驱热而下。如物在高巅，必射以取之也。若用生者，则遗至高之邪热，是以愈后或目赤，或喉痹，或头肿，或膈上热疾生也。[时珍曰]凡病在气分，及胃寒血虚，并妊娠产后，并勿轻用。其性苦寒，能伤元气、耗阴血故也。[之才曰]黄芩为之使，无所畏。[权曰]忌冷水，恶干漆。

【主治】下瘀血血闭，寒热，破癥瘕积聚，留饮宿食，荡涤肠胃，推陈致新，通利水谷，调中化食，安和五脏。《本经》。平胃下气，除痰实，肠间结热，心腹胀满，女子寒血闭胀，小腹痛，诸老血留结。《别录》。通女子经候，利水肿，利大小肠，贴热肿毒，小儿寒热时疾，烦热蚀脓。甄权。通宣一切气，调血脉，利关节，泄壅滞水气，温瘴热疟。大明。泻诸实热不通，除下焦湿热，消宿食，泻心下痞满。元素。下痢赤白，里急腹痛，小便淋沥，实热燥结，潮热谵语，黄疸诸火疮。时珍。

【发明】[之才曰]得芍药、黄芩、牡蛎、细辛、茯苓，疗惊恚怒，心下悸气。得硝石、紫石英、桃仁，疗女子血闭。[宗奭曰]张仲景治心气不足，吐血衄血，泻心汤，用大黄、黄芩、黄连。或曰心气既不足，而不用补心汤，更用泻心何也？答曰：若心气独不足，则当不吐衄也。此乃邪热因不足而客之，故令吐衄。以苦泄其热，以苦补其心，盖一举而两得之。有是证者，用之无不效。惟在量其虚实而已。[震亨曰]大黄苦寒善泄，仲景用之泻心汤者，正因少阴经不足，本经之阳亢甚无辅，以致阴血妄行飞越，故用大黄泻去亢甚之火，使之平和，则血归经而自安。夫心之阴气不足，非一日矣，肺与肝俱各受火而病作。故黄芩救肺，黄连救肝。肺者阴之主，肝者心之母、血之合也。肝肺之火既退，则阴血复其旧矣。寇氏不明说而云邪热客之，何以明仲景之意而开悟后人也？[时珍曰]大黄乃足太阴、手足阳明、手足厥阴五经血分之药。凡病在五经血分者宜用之。若在气分用之，是谓诛伐无过矣。泻心汤治心气不足吐血衄血者，乃真心之气不足，而手厥阴心包络、足厥阴肝、足太阴脾、足阳明胃之邪火有余也。虽曰泻心，实泻四经血中之伏火也。又仲景治心下痞满按之软者，用大黄黄连泻心汤主之。此亦泻脾胃之湿热，非泻心也。病发于阴而反下之，则作痞满，乃寒伤营血，邪气乘虚结于上焦。胃之上脘在于心，故曰泻心，实泻脾也。《素问》云“太阴所至为痞满”，又云“浊气在上，则生䐜胀”是矣。病发于阳而反下之，则成结胸，乃热邪陷入血分，亦在上脘分野。仲景大陷胸汤丸皆用大黄，亦泻脾胃血分之邪而降其浊气也。若结胸在气分，则只用小陷胸汤；痞满在气分则用半夏泻心汤矣。成无己注释《伤寒论》，亦不知分别此义。[成无己曰]热淫所胜，以苦泄之。大黄之苦，以荡涤瘀热，下燥结而泄胃强。[颂曰]本草称大黄推陈致新，其效最神，故古方下积滞多用之，张仲景治伤寒用处尤多。古人用毒药攻病，必随人之虚实寒热而处置，非一切轻用也。梁武帝因发热欲服大黄，姚僧坦曰：大黄乃是快药，至尊年高，不可轻用。帝弗从，几至委顿。梁元帝常有心腹疾。诸医咸谓宜用平药，可渐宣通。僧坦曰：脉洪而实，此有宿妨，非用大黄无瘥理。帝从之，遂愈。以此言之。今医用一毒药而攻众病，其偶中，便谓此方神奇。其差误，则不言用药之失，可不戒哉？

【附方】旧十四，新三十七。吐血衄血。治心气不足，吐血衄血者，泻心汤主之。大黄二两，黄连、黄芩各一两，水三升，煮一升，热服取利。张仲景《金匮玉函》。吐血刺痛。川大黄一两，为散。每服一钱，以生地黄汁一合，水半盏，煎三五沸，无时服。《简要济众方》。伤寒痞满。病发于阴，而反下之，心下满而不痛，按之濡，此为痞也，大黄黄连泻心汤主之。大黄二两，黄连一两，以麻沸汤二升渍之，须臾绞汁，分作二次温服。仲景《伤寒论》。热病谵狂。川大黄五两，剉炒微赤，为散。用腊雪水五升，煎如膏。每服半匙，冷水下。《圣惠方》。**伤寒发黄**。方同上。气壮者大黄一两，水二升，渍一宿，平旦煎汁一升，入芒硝一两，缓服，须臾当利下。《伤寒类要》。**腰脚风气**。作痛，大黄二两，切如棋子，和少酥炒干，勿令焦，捣筛。每用二钱，空心以水三大合，入姜三片，煎十余沸，取汤调服，当下冷脓恶物即痛止。崔元亮《海上方》。**一切壅滞**。《经验后方》治风热积壅，化痰涎，治痞闷消食，化气导血。用大黄四两，牵牛子半炒半生四两，为末，炼蜜丸如梧子大。每服十丸，白汤下，并不损人。如要微利，加一二十丸。《卫生宝鉴》用皂荚熬膏和丸，名坠痰丸，又名全真丸。金宣宗服之有验，赐名保安丸。**痰为百病**。滚痰丸：治痰为百病，惟水泻、胎前产后不可服用。大黄酒浸蒸熟，切晒八两，生黄芩八两，沉香半两。青礞石二两，以焰硝二两，同入砂罐固济，煅红研末二两。右各取末，以水和丸梧子大。常服一二十丸，小病五六十丸，缓病七八十丸，急病一百二十丸，温水吞下，即卧勿动。候药逐上焦痰滞。次日先下糟粕，次下痰涎，未下再服。王隐君岁合四十余斤，愈疾数万也。《养生主论》。**男女诸病**。无极丸：治妇人经血不通，赤白带下，崩漏不止，肠风下血，五淋，产后积血，癥瘕腹痛，男子五劳七伤，小儿骨蒸潮热等证，其效甚速。宜六癸日合之。用锦纹大黄一斤，分作四分。一分用童尿一碗，食盐二钱，浸一日，切晒。一分用醇酒一碗，浸一日，切晒，再以巴豆仁三十五粒同炒，豆黄，去豆不用。一分用红花四两，泡水一碗，浸一日，切晒。一分用当归四两，入淡醋一碗，同浸一日，去归，切晒。为末，炼蜜丸梧子大。每服五十丸，空心温酒下。取下恶物为验，未下再服。此武当高士孙碧云方也。《医林集要》。**心腹诸疾**。三物备急丸：治心腹诸疾，卒暴百病。用大黄、巴豆、干姜各一两，捣筛，蜜和捣一千杵，丸小豆大，每服三丸。凡中恶客忤，心腹胀满，痛如锥刀，气急口噤，停尸卒死者，以暖水或酒服之，或灌之。未知更服三丸，腹中鸣转，当吐下便愈。若口已噤者，折齿灌之，入喉即瘥。此乃仲景方，司空裴秀改为散用，不及丸也。《图经本草》。**腹中痞块**。大黄十两为散，醋三升，蜜两匙，和煎，丸梧子大。每服三十丸，生姜汤下，吐利为度。《外台秘要》。**腹胁积块**。风化石灰末半斤，瓦器炒极热，稍冷，入大黄末一两炒热，入桂心末半两略炒，下米醋搅成膏，摊布贴之。又方：大黄二两，朴硝一两，为末，以大蒜同捣膏和贴之。或加阿魏一两，尤妙。《丹溪心法》。**久患积聚**。二便不利，气上抢心，腹胀满，害食。大黄、白芍各二两，为末。水丸梧子大，每汤下四十丸，日三，以知为度。《千金方》。**脾癖疳积**。不拘大人小儿，锦纹大黄三两为末，醋一盏，沙锅内文武火熬成膏，倾瓦上，日晒夜露三日，再研。用舶上硫黄一两形如琥珀者，官粉一两，同研匀。十岁以下小儿半钱，大人一钱半，米饮下。忌一切生冷、鱼肉，只食白粥半月。如一服不愈，半月之后再服。若不忌口，不如勿服。《圣济总录》。**小儿无辜**。闪癖[①]瘰疬，或头干黄耸，或乍痢乍瘥，诸状多者，

① 闪癖：病证名。指以下利如泔色，背冷腹热，腹中有块，渐加黄瘦为主要表现的小儿病证。常继发于脑后瘰疬，多时不除之后。

大黄煎主之。大黄九两锦纹新实者，若微朽即不中用，削去皮，捣筛为散。以好米醋三升，和置瓦碗中，于大铛内浮汤上，炭火慢煮，候至成膏，可丸，乃贮器中。三岁儿一服七丸，梧子大，日再服，以下出青赤脓为度。若不下，或下少，稍稍加丸。若下多，又须减之。病重者七八剂方尽根。大人亦可用之。此药惟下宿脓，不令儿利也。须禁食毒物，乳母亦禁之。一加木香一两半。《崔知悌方》。**小儿诸热**。大黄煨熟、黄芩各一两，为末，炼蜜丸麻子大。每服五丸至十丸，蜜汤下。加黄连，名三黄丸。钱氏《小儿方》。**骨蒸积热**。渐渐黄瘦，大黄四分，以童子小便五六合，煎取四合，去滓。空腹分为二服，如人行五里，再服。《广利方》。**赤白浊淋**。好大黄为末。每服六分，以鸡子一个，破顶入药，搅匀蒸熟，空心食之。不过三服愈。《简便方》。**相火秘结**。大黄末一两，牵牛头末半两，每服三钱。有厥冷者，酒服。无厥冷，五心烦，蜜汤服。刘河间《保命集》。**诸痢初起**。大黄煨熟、当归各二三钱，壮人各一两，水煎服，取利。或加槟榔。《集简方》。**热痢里急**。大黄一两，浸酒半日，煎服取利。《集简方》。**忽喘闷绝**。不能语言，涎流吐逆，牙齿动摇，气出转大，绝而复苏，名伤寒并热霍乱。大黄、人参各半两，水二盏，煎一盏，热服，可安。《危氏得效方》。**食已即吐**。胸中有火也。大黄一两，甘草二钱半，水一升，煮半升，温服。仲景《金匮玉函方》。**妇人血癖**。作痛，大黄一两，酒二升，煮十沸，顿服取利。《千金翼》。**产后血块**。大黄末一两，头醋半升，熬膏，丸梧子大。每服五丸，温醋化下，良久当下。《千金方》。**干血气痛**。锦纹大黄酒浸晒干四两，为末，好醋一升，熬成膏，丸芡子大。卧时酒化一丸服，大便利一二行，红漏自下，乃调经仙药也。或加香附。董氏《集验方》。**妇人嫁痛**。小户肿痛也。大黄一两，酒一升，煮一沸，顿服。《千金方》。**男子偏坠**。作痛，大黄末和醋涂之，干则易。《梅师方》。**湿热眩运**。不可当者，酒炒大黄为末，茶清服二钱，急则治其标也。《丹溪纂要》。**小儿脑热**。常欲闭目，大黄一分，水三合，浸一夜。一岁儿服半合，余者涂顶上，干即再上。姚和众《至宝方》。**暴赤目痛**。四物汤加大黄，酒煎服之。《传信适用方》。**胃火牙痛**。口含冰水一口，以纸捻蘸大黄末，随左右嗃鼻，立止。《儒门事亲》。**风热牙痛**。紫金散：治风热积壅，一切牙痛，去口气，大有奇效。好大黄瓶内烧存性，为末，早晚揩牙，漱去。都下一家专货此药，两宫常以数千赎之，其门如市也。《千金家藏方》。**风虫牙痛**。龈常出血，渐至崩落，口臭，极效。大黄米泔浸软、生地黄各旋切一片，合定贴上，一夜即愈，未愈再贴。忌说话，恐引入风。《本事方》。**口疮糜烂**。大黄、枯矾等分，为末，擦之吐涎。《圣惠方》。**鼻中生疮**。生大黄、杏仁捣匀，猪脂和涂。又方：生大黄、黄连各一钱，麝香少许，为末，生油调搽。《圣惠方》。**仙茅毒发**。舌胀出口。方见"仙茅"下。**伤损瘀血**。《三因方》鸡鸣散：治从高坠下，木石压伤，及一切伤损，血瘀凝积，痛不可忍，并以此药推陈致新。大黄酒蒸一两，杏仁去皮尖三七粒。细研，酒一碗，煎六分，鸡鸣时服。至晓取下瘀血，即愈。《和剂》方治跌压瘀血在内胀满。大黄、当归等分，炒研。每服四钱，温酒服，取下恶物愈。**打扑伤痕**。瘀血滚注，或作潮热者，大黄末，姜汁调涂。一夜黑者紫，二夜紫者白也。

《濒湖集简方》。**杖疮肿痛**。大黄末，醋调涂之。童尿亦可调。《医方摘玄》。**金疮烦痛**。大便不利，大黄、黄芩等分，为末，蜜丸。先食水下十丸，日三服。《千金方》。**冻疮破烂**。大黄末，水调涂之。《卫生宝鉴》。**汤火伤灼**。庄浪大黄生研，蜜调涂之。不惟止痛，又且灭瘢。此乃金山寺神人所传方。洪迈《夷坚志》。**灸疮飞蝶**。因艾灸讫，火痂便退，疮内鲜肉片飞如蝶形而去，痛不可忍，是火毒也。大黄、朴硝各半两，为末，水服取利即愈。张杲《医说》。**蠼螋咬疮**。大黄末涂之。《医说》。**火丹赤肿**。遍身者，大黄磨水，频刷之。《急救方》。**肿毒初起**。大黄、五倍子、黄柏等分，为末。新汲水调涂，日四五次。《简便方》。**痈肿焮热**。作痛，大黄末，醋调涂之。燥即易，不过数易即退，甚验，神方也。《肘后方》。**乳痈肿毒**。金黄散：用川大黄、粉草各一两为末，好酒熬成膏收之。以绢摊贴疮上，仰卧。仍先以温酒服一大匙，明日取下恶物。《妇人经验方》。**大风癞疮**。大黄煨一两，皂角刺一两，为末。每服方寸匕，空心温酒下，取出恶毒物如鱼脑状。未下再服，即取下如乱发之虫。取尽，乃服雄黄、花蛇药，名通天再造散。《十便良方》。

【按语】《纲目》以大黄为本药正名。《中药学》药名同此，作为泻下药中之攻下药。本品为蓼科植物掌叶大黄、唐古特大黄或药用大黄的干燥根及根茎。

商陆《本经》

根

【气味】辛，平，有毒。[《别录》曰]酸。[权曰]甘，有大毒。忌犬肉。[大明曰]白者苦冷，得大蒜良。赤者有毒，能伏硇砂、砒石、雌黄，拔锡。[恭曰]赤者但可贴肿，服之伤人，痢血不已杀人，令人见鬼神。[张仲景曰]商陆以水服，杀人。[杲曰]商陆有毒，阳中之阴。其味酸辛，其形类人。其用疗水，其效如神。

【主治】水肿、疝、瘕、痹，熨除痈肿，杀鬼精物。《本经》。疗胸中邪气，水肿痿痹，腹满洪直，疏五脏，散水气。《别录》。泻十种水病。喉痹不通，薄切醋炒，涂喉外，良。甄权。通大小肠，泻蛊毒，堕胎，熁肿毒，傅恶疮。大明。

【发明】[弘景曰]方家不甚用，惟疗水肿，切生根，杂鲤鱼煮作汤服。道家乃散用之，及煎酿服，皆能去尸虫，见鬼神。其实子亦入神药。花名募花，尤良。[颂曰]古方术家多用之，亦可单服。五月五日采根，竹篮盛，挂屋东北角，阴干百日，捣筛，井华水调服，云神仙所秘法也。[时珍曰]商陆苦寒，沉也，降也，阴也。其性下行，专于行水。与大戟、甘遂，盖异性而同功。胃气虚弱者不可用。方家治肿满、小便不利者，以赤根捣烂，入麝香三分，贴于脐心，以帛束之，得小便利即肿消。又治湿水以指画肉上，随散不成文者。用白商陆、香附子炒干，出火毒，以酒浸一夜，日干为末。每服二钱，米饮下。或以大蒜同商陆煮汁服亦可。其茎叶作蔬食，亦治肿疾。[嘉谟曰]古赞云："其味酸辛，其形类人。疗水贴肿，其效如神。"斯言尽之矣。

【附方】旧九。新六。**湿气脚软**。章柳根切小豆大，煮熟，更以绿豆同煮为饭。每日食之，以瘥为度，最效。《斗门方》。**水气肿满**。《外台秘要》用白商陆根去皮，切如豆大一大盏，以水二升，煮一升。更以粟米一大盏，同煮成粥。每日空心食之，取微利，不得杂食。《千金髓》用白商陆六两，取汁半合，和酒半升，看人与服。当利下水，取效。《梅师方》用白商陆一升，羊肉六两，水一斗，煮取六升，去滓，和葱、豉作臛食之。**腹中暴癥**。有物如石，痛刺啼呼，不治，百日死。多取商陆根捣汁或蒸之，以布藉腹上，安药，勿覆，冷即易，昼夜勿息。孙真人《千金方》。**痃癖如石**。在胁下坚硬，生商陆根汁一升，杏仁一两，浸去皮，捣如泥，以商陆汁绞杏泥，火煎如饧。每服枣许，空腹热酒服，以利下恶物为度。《圣惠方》。**产后腹大**。坚满，喘不能卧。白圣散：用章柳根三两，大戟一两半，甘遂炒一两，为末。每服二三钱，热汤调下，大便宣利为度。此乃主水圣药也。洁古《保命集》。**五尸注痛**。腹痛胀急，不得喘息，上攻心胸，旁攻两胁，痛或磥块涌起。用商陆根熬，以囊盛，更互熨之，取效。《肘后方》。**小儿痘毒**。小儿将痘发热，失表，忽作腹痛，及膨胀弩气，干霍乱，由毒气与胃气相搏，欲出不得出也。以商陆根和葱白捣傅脐上，斑止痘出，方免无虞。《摘玄方》。**耳卒热肿**。生商陆，削尖纳入，日再易。《圣济录》。**喉卒攻痛**。商陆切根炙热，隔布熨之，冷即易，立愈。《图经本草》。**瘰疬喉痹**。攻痛。生商陆根捣作饼，置疬上，以艾炷于上灸三四壮，良。《外台秘要》。**一切毒肿**。章陆根和盐少许，捣傅，日再易之。孙真人《千金方》。**石痈如石**。坚硬不作脓者，生章陆根捣擦之，燥即易，取软为度。亦治湿漏诸疖。《张文仲方》。**疮伤水毒**。章陆根捣炙，布裹熨之，冷即易之。《千金方》。

【按语】《纲目》以商陆为本药正名。《中药学》亦以商陆为名，作为泻下药中之峻下逐水药。本品为商陆科植物商陆或垂序商陆的干燥根。

狼毒《本经》

根

【气味】辛，平，有大毒。［大明曰］苦，辛，有毒。［之才曰］大豆为之使，宜醋炒，恶麦句姜，畏占斯、密佗僧也。

【主治】咳逆上气，破积聚饮食，寒热水气，恶疮鼠瘘疽蚀，鬼精蛊毒，杀飞鸟走兽。《本经》。除胸下积僻。《别录》。治痰饮癥瘕，亦杀鼠。大明。合野葛纳耳中，治聋。《抱朴子》。

【附方】旧四，新六。**心腹连痛**。作胀，用狼毒二两，附子半两，捣筛，蜜丸梧子大。一日服一丸，二日二丸，三日三丸止。又从一丸起，至三丸止，以瘥为度。《肘后方》。**九种心痛**。一虫，二蛀，三风，四悸，五食，六饮，七冷，八热，九气也。又治连年积冷，流注心胸，及落马堕车，瘀血中恶等证。九痛丸：用狼毒炙香，吴茱萸汤泡，巴豆去心，炒取霜，干姜炮，人参各一两，附子炮去皮三两，为末，炼蜜丸梧子大，每空腹温酒下一丸。《和剂局方》。**腹中冷痛**。水谷阴结，心下停痰，两胁痞满，按之鸣转，逆害饮食。用狼毒三两，附子一两，旋覆花三两，捣末，蜜丸梧子大。每服三丸，食前白汤下，日三服。《肘后方》。**阴疝欲死**。丸缩入腹，急痛欲死。狼毒四两，防风二两，附子三两烧，以蜜丸梧子大。每服三丸，日夜三度，白汤下。《肘后方》。**两胁气结**。方同腹中冷痛方。一切虫病。川狼毒杵末，每服一钱，用饧一皂子大，沙糖少许，以水化开，卧时空腹服之，次早即下虫也。《集效方》。干湿虫疥。狼毒不拘多少，捣烂，以猪油、马油调搽患处。方睡勿以被蒙头，恐药气伤面。此维扬潘氏所传方。《蔺氏经验方》。积年疥癞。狼毒一两，一半生研，一半炒研，轻粉三合，水银三钱，以茶末少许，于瓦器内，以津液擦化为末，同以清油浸药，高一寸，三日，待药沉油清，遇夜不见灯火，蘸油涂疮上，仍以口鼻于药盏上吸气，取效。《永类方》。积年干癣。生痂，搔之黄水出，每逢阴雨即痒。用狼毒末涂之。《圣惠方》。恶疾风疮。狼毒、秦艽等分，为末。每服方寸匕，温酒下，日一二服。《千金方》。

【按语】《纲目》以狼毒为本药正名。《中药学》亦以狼毒为名，附出于泻下药中之峻下逐水药芫花之后。本品为大戟科植物月腺大戟或狼毒大戟的干燥根。

大戟《本经》

根

【气味】苦，寒，有小毒。[《别录》曰]甘，大寒。[权曰]苦、辛，有大毒。[元素曰]苦，甘、辛，阴中微阳。泻肺，损真气。[时珍曰]得枣即不损脾。[之才曰]反甘草，用菖蒲解之。[恭曰]畏菖蒲、芦苇、鼠屎。[大明曰]赤小豆为之使，恶薯蓣。

【主治】蛊毒，十二水，腹满急痛，积聚，中风，皮肤疼痛，吐逆。《本经》。颈腋痈肿，头痛，发汗，利大小便。《别录》。泻毒药，泄天行黄病温疟，破癥结。大明。下恶血癖块，腹内雷鸣，通月水，堕胎孕。甄权。治隐疹风，及风毒脚肿，并煮水，日日热淋，取愈。苏颂。

【发明】[成无己曰]大戟、甘遂之苦以泄水者，肾所主也。[好古曰]大戟与甘遂同为泄水之药，湿胜者苦燥除之也。[时珍曰]痰涎之为物，随气升降，无处不到。入于心，则迷窍而成癫痫，妄言妄见。入于肺，则塞窍而成咳唾稠粘，喘急背冷。入于肝，则留伏蓄聚而成胁痛干呕，寒热往来。入于经络，则麻痹疼痛。入于筋骨，则颈项、胸背、腰胁、手足牵引隐痛。陈无择《三因方》并以控涎丹主之，殊有奇效。此乃治痰之本。痰之本，水也，湿也。得气与火则凝滞而为痰，为饮，为涎，为涕，为癖。大戟能泄脏腑之水湿，甘遂能行经隧之水湿，白芥子能散皮里膜外之痰气。惟善用者，能收奇功也。又钱仲阳谓肾为真水，有补无泻，而复云痘疮变黑归肾一证，用百祥膏下之以泻肾。非泻肾也，泻其腑则脏自不实。愚按：百祥惟用大戟一味。大戟能行水，故曰泻其腑则脏自不实，腑者膀胱也。窃谓百祥非独泻腑，正实则泻其子也，肾邪实而泻其肝也。大戟味苦涩，浸水色青绿，肝胆之药也。故百祥膏又治嗽而吐青绿水。夫青绿者，少阳风木之色也。仲景亦云：心下痞满，引胁下痛，干呕短气者，十枣汤主之。其中亦有大戟。夫干呕胁痛非肝胆之病乎？则百祥之泻肝胆也，明矣。肝乃东方，宜泻不宜补。况泻青、泻黄皆泻其子，同一泻也，何独肾只泻腑乎？洁古老人治变黑归肾证，用宣风散代百祥膏，亦是泻子之意。盖毒胜火炽则水益涸，风挟火势则土受亏。故津血内竭不能化脓，而成青黑干陷之证。泻其风火之毒，所以救肾扶脾也。或云脾虚肾旺，故泻肾扶脾者，非也。肾之真水不可泻，泻其陷伏之邪毒尔。

【附方】新一十一。**百祥膏**。治嗽而吐青绿水，又治痘疮归肾，紫黑干陷，不发寒者，宜下之。不黑者，慎勿下。红芽大戟不以多少，阴干，浆水煮极软，去骨日干，复纳原汁中煮，汁尽，焙为末，水丸粟米大。每服一二十丸，研赤脂麻汤下。洁古《活法机要》枣变百祥丸：治斑疮变黑，大便秘结。用大戟一两，枣三枚，水一碗同煮，暴干，去大戟，以枣肉焙丸服，从少至多，以利为度。**控涎丹**。治痰涎留在胸膈上下，变为诸病，或颈项、胸背、腰胁、手足、胯髀隐痛不可忍，筋骨牵引钓痛走易，及皮肤麻痹，似乎瘫痪，不可误作风气风毒及疮疽施治。又治头痛不可举，或睡中流涎，或咳唾喘息，或痰迷心窍，并宜此药。数服痰涎自失，诸疾寻愈。紫大戟、白甘遂、白芥子微炒各一两，为末，姜汁打面糊丸梧子大。每服七丸，或二十丸，以津液咽下。若取利则服五六十丸。《三因方》。**水肿喘急**。小便涩及水蛊。大戟炒二两，干姜炮半两，为散。每服三钱，姜汤下，大小便利为度。《圣济总录》。**水病肿满**。不问年月浅深。大戟、当归、橘皮各一两切，以水二升，煮取七合，顿服。利下水二三升，勿怪。至重者，不过再服便瘥。禁毒食一年，永不复作。此方出张尚客。李绛《兵部手集》。**水气肿胀**。大戟一两，广木香半两，为末。五更酒服一钱半，取下碧水后，以粥补之。忌咸物。《简便方》用大戟烧存性，研末，每空心酒服一钱匕。**水肿腹大**。如鼓，或遍身浮肿，用枣一斗，入锅内以水浸过，用大戟根苗盖之，瓦盆合定，煮熟，取枣无时食之，枣尽决愈。又大戟散：用大戟、白牵牛、木香等分，为末。每服一钱，以猪腰子一对，批开掺末在内，湿纸煨熟，空心食之。左则塌左，右则塌右。张洁古《活法机要》。**牙齿摇痛**。大戟咬于痛处，良。《生生编》。**中风发热**。大戟、苦参各四两，白酢浆一斗，煮熟洗之，寒乃止。《千金方》。

【按语】《纲目》以大戟为本药正名。《中药学》以京大戟为名，作为泻下药中之峻下逐水药。本品为大戟科植物大戟的干燥根。并以红大戟为名，收作附药。红大戟为茜草科植物红大戟的根，又称红芽大戟、广大戟。

甘遂《本经》

根

【气味】苦，寒，有毒。[《别录》曰]甘，大寒。[普曰]神农、桐君：苦，有毒。岐伯、雷公：甘，有毒。[元素曰]纯阳也。[之才曰]瓜蒂为之使，恶远志，反甘草。

【主治】大腹疝瘕，腹满，面目浮肿，留饮宿食，破癥坚积聚，利水谷道。《本经》。下五水，散膀胱留热，皮中痞，热气肿满。《别录》。能泻十二种水疾，去痰水。甄权。泻肾经及隧道水湿，脚气，阴囊肿坠，痰迷癫痫，噎膈痞塞。时珍。

【发明】[宗奭曰]此药专于行水攻决为用。[元素曰]味苦气寒。苦性泄，寒胜热，直达水气所结之处，乃泄水之圣药。水结胸中，非此不能除，故仲景大陷胸汤用之。但有毒不可轻用。[时珍曰]肾主水，凝则为痰饮，溢则为肿胀。甘遂能泄肾经湿气，治痰之本也。不可过服，但中病则止可也。张仲景治心下留饮，与甘草同用，取其相反而立功也。刘河间《保命集》云：凡水肿服药未全消者，以甘遂末涂腹，绕脐令满，内服甘草水，其肿便去。又王璆《百一选方》云：脚气上攻，结成肿核，及一切肿毒。用甘遂末，水调傅肿处，即浓煎甘草汁服，其肿即散。二物相反而感应如此。清流韩咏病脚疾用此，一服病去七八，再服而愈也。

【附方】旧三，新一十九。**水肿腹满**。甘遂炒二钱二分，黑牵牛一两半，为末，水煎，时时呷之。《普济方》。**膜外水气**。甘遂末、大麦面各半两，水和作饼，烧熟食之，取利。《圣济总录》。**身面洪肿**。甘遂二钱，生研为末。以豮猪肾一枚，分为七脔，入末在内，湿纸包煨令熟，食之，日一服。至四五服，当觉腹鸣，小便利，是其效也。《肘后方》。**肾水流注**。腿膝挛急，四肢肿痛。即上方加木香四钱。每用二钱，煨熟，温酒嚼下。当利黄水为验。《御药院方》传。**正水胀急**。大小便不利欲死，甘遂五钱，半生半炒，胭脂坯子十文，研匀，每以一钱，白面四两，水和作棋子大，水煮令浮，淡食之。大小便利后，用平胃散加熟附子，每以二钱煎服。《普济方》。**小儿疳水**。珠子甘遂炒，青橘皮等分，为末。三岁用一钱，以麦芽汤下，以利为度。忌酸咸三五日。名水宝散。《总微论》。**水蛊喘胀**。甘遂、大戟各一两，慢火炙研。每服一字，水半盏，煎三五沸服。不过十服。《圣济录》。**水肿喘急**。大小便不通。十枣丸：用甘遂、大戟、芫花等分，为末，以枣肉和丸梧子大。每服四十丸，侵晨热汤下，利去黄水为度。否则次午再服。《三因方》。**妊娠肿满**。气急，少腹满，大小便不利，已服猪苓散不瘥者。用太山赤皮甘遂二两，捣筛，白蜜和丸梧子大，每服五十丸，得微下，仍服猪苓散，不下再服之。猪苓散见"猪苓"下。《小品方》。**心下留饮**。坚满脉伏，其人欲自利反快。甘遂半夏汤：用甘遂大者三枚，半夏十二个，以水一升，煮半升，去滓。入芍药五枚，甘草一节，水二升，煮半升，去滓。以蜜半升，同煎八合，顿服取利。张仲景《金匮玉函》。**脚气肿痛**。肾脏风气，攻注下部疮痒。甘遂半两，木鳖子仁四个，为末。猪腰子一个，去皮膜，切片，用药四钱掺在内，湿纸包煨熟，空心食之，米饮下。服后便伸两足。大便行后，吃白粥二三日为妙。《本事方》。**二便不通**。甘遂末，以生面糊调傅脐中及丹田内，仍艾三壮，饮甘草汤，以通为度。又太山赤皮甘遂末一两，炼蜜和匀，分作四服，日一服取利。《圣惠方》。**小便转脬**。甘遂末一钱，猪苓汤调下，立通。笔峰《杂兴方》。**疝气偏肿**。甘遂、茴香等分，为末，酒服二钱。《儒门事亲》。**妇人血结**。妇人少腹满如敦状，小便微难而不渴，此为水与血俱结在血室。大黄二两，甘遂、阿胶各一两，水一升半，煮半升，顿服，其血当下。张仲景方。**膈气哽噎**。甘遂面煨五钱，南木香一钱，为末。壮者一钱，弱者五分，水酒调下。《怪病奇方》。**痞证发热**。盗汗，胸背疼痛。甘遂面包，浆水煮十沸，去面，以细糠火炒黄为末。大人三钱，小儿一钱，冷蜜水卧时服。忌油腻鱼肉。《普济方》。**消渴引饮**。甘遂麸炒半两，黄连一两，为末，蒸饼丸绿豆大。每薄荷汤下二丸。忌甘草。《杨氏家藏方》。**癫痫心风**。遂心丹：治风痰迷心，癫痫，及妇人心风血邪。用甘遂二钱，为末，以猪心取三管血和药，入猪心内缚定，纸裹煨熟，取末，入辰砂末一钱，分作四丸。每服一丸，将心煎汤调下。大便下恶物为效，不下再服。《济生方》。**马脾风病**。小儿风热喘促，闷乱不安，谓之马脾风。甘遂面包煮一钱半，辰砂水飞二钱半，轻粉一角，为末。每服一字，浆水少许，滴油一小点，抄药在上，沉下，去浆灌之。名无价散。《全幼心鉴》。麻木疼痛。万灵膏：用甘遂二两，蓖麻子仁四两，樟脑一两，捣作饼贴之。内饮甘草汤。《摘玄方》。耳卒聋闭。甘遂半寸，绵裹插入两耳内，口中嚼少甘草，耳卒自然通也。《永类方》。

【按语】《纲目》以甘遂为本药正名。《中药学》药名同此，作为泻下药中之峻下逐水药。药物来源为大戟科植物甘遂的干燥块根。

续随子《开宝》

【气味】辛，温，有毒。

【主治】妇人血结月闭，瘀血癥瘕痃癖，除蛊毒鬼疰，心腹痛，冷气胀满，利大小肠，下恶滞物。《开宝》。积聚痰饮，不下食，呕逆，及腹内诸疾。研碎酒服，不过三颗，当下恶物。《蜀本》。宣一切宿滞，治肺气水气，日服十粒。泻多，以酸浆水或薄醋粥吃，即止。又涂疥癣疮。大明。

【发明】[颂曰]续随下水最速，然有毒损人，不可过多。[时珍曰]续随与大戟、泽漆、甘遂茎叶相似，主疗亦相似，其功皆长于利水。惟在用之得法，亦皆要药也。

【附方】旧二，新四。小便不通。脐腹胀痛不可忍，诸药不效者，不过再服。用续随子去皮一两，铅丹半两，同少蜜捣作团，瓶盛埋阴处，腊月至春末取出，研，蜜丸梧子大。每服三三十丸，木通汤下，化破尤妙。病急亦可旋合。《圣济录》。水气肿胀。联步一两，去壳研，压去油，重研，分作七服。每治一人用一服，丈夫生饼子酒下，妇人荆芥汤。五更服之，当下利，至晓自止，后以厚朴汤补之。频吃益善，忌盐、醋一百日，乃不复作。联步即续随子也。《斗门方》。阳水肿胀。续随子炒去油二两，大黄一两，为末，酒水丸绿豆大。每白汤下五十丸，以去陈莝。《摘玄方》。涎积癥块。续随子三十枚，腻粉二钱，青黛炒一钱，研匀，糯米饭丸芡子大。每服一丸，打破，以大枣一枚，烧熟去皮核，同嚼，冷茶送下。半夜后，取下积聚恶物为效。《圣济录》。蛇咬肿闷。欲死，用重台六分，续随子仁七粒，捣筛为散。酒服方寸匕。兼唾和少许，涂咬处，立效。崔元亮《海上方》。黑子疣赘。续随子熟时涂之，自落。《普济方》。

【按语】《纲目》以续随子为本药正名，别名千金子。《中药学》以千金子为名，作为泻下药中之峻下逐水药。本品为大戟科植物续随子的干燥成熟种子。

常山　蜀漆《本经》

常山

【气味】苦，寒，有毒。[《别录》曰]辛，微寒。[普曰]神农、岐伯：苦。桐君：辛，有毒。李当之：大寒。[权曰]苦，有小毒。[炳曰]得甘草，吐疟。[之才曰]畏玉札。[大明曰]忌葱菜及菘菜。伏砒石。

【主治】伤寒寒热，热发温疟鬼毒，胸中痰结吐逆。《本经》。疗鬼蛊往来，水胀，洒洒恶寒，鼠瘘。《别录》。治诸疟，吐痰涎，治项下瘤瘿。甄权。

蜀漆

【气味】辛，平，有毒。[《别录》曰]微温。[权曰]苦，有小毒。[元素曰]辛，纯阳。[炳曰]桔梗为之使。[之才曰]栝楼为之使。恶贯众。

【主治】疟及咳逆寒热，腹中癥坚痞结，积聚邪气，蛊毒鬼疰。《本经》。疗胸中邪结气，吐去之。《别录》。治鬼疟多时，温疟寒热，下肥气。甄权。破血，洗去腥。与苦酸同用，导胆邪。元素。

【发明】[敩曰]蜀漆春夏用茎叶，秋冬用根。老人久病切忌服之。[颂曰]常山、蜀漆为治疟之最要。不可多进，令人吐逆。[震亨曰]常山性暴悍，善驱逐，能伤真气。病人稍近虚怯，不可用也。《外台》乃用三两作一服，殊昧雷公老人久病切忌之戒。[时珍曰]常山、蜀漆有劫痰截疟之功，须在发散表邪及提出阳分之后。用之得宜，神妙立见；用失其法，真气必伤。夫疟有六经疟、五脏疟、痰湿、食积、瘴疫、鬼邪诸疟，须分阴阳虚实，不可一概论也。常山、蜀漆生用则上行必吐，酒蒸炒熟用则气稍缓，少用亦不致吐也。得甘草则吐，得大黄则利，得乌梅、鲮鲤甲则入肝，得小麦、竹叶则入心，得秫米、麻黄则入肺，得龙骨、附子则入肾，得草果、槟榔则入脾。盖无痰不作疟，二物之功，亦在驱逐痰水而已。杨士瀛《直指方》云：常山治疟，人皆薄之。疟家多蓄痰涎黄水，或停潴心下，或结澼胁间，乃生寒热。法当吐痰逐水，常山岂容不用？水在上焦，则常山能吐之。水在胁下，则常山能破其澼而下其水。但须行血药品佐助之，必收十全之功。其有纯热发疟或蕴热内实之证，投以常山，大便点滴而下，似泄不泄者，须用北大黄为佐，泄利数行，然后获愈也。又待制李焘云：岭南瘴气，寒热所感，邪气多在营卫皮肉之间。欲去皮肤毛孔中瘴气根本，非常山不可。但性吐人，惟以七宝散冷服之，即不吐且验也。

【附方】旧三，新二十三。截疟诸汤。《外台秘要》用常山三两，浆水三升，浸一宿，煎取一升，欲发前顿服，取吐。《肘后方》用常山一两，秫米一百粒，水六升，煮三升，分三服。先夜未发临发时服尽。《养生主论》王隐者驱疟汤云：予用此四十年，奇效不能尽述，切勿加减，万无一吐者。常山酒煮晒干、知母、贝母、草果各一钱半，水一钟半，煎半熟，五更热服。渣以酒浸，发前服。截疟诸酒。《肘后方》用常山一两，酒一升，渍二三日，分作三服，平旦一服，少顷再服，临发又服。或加甘草，酒煮服之。宋侠《经心录》醇醨汤，治间日疟。支太医云：乃桂广州方也，甚验。恒山一钱二分，大黄二钱半，炙甘草一钱二分。水一盏半，煎减半，曰醇，发日五更温服。再以水一盏，煎减半，曰醨，未发时温服。虞抟《医学正传》治久疟不止。常山一钱半，槟榔一钱，丁香五分，乌梅一个，酒一盏，浸一宿，五更饮之。一服便止，永不再发，如神。截疟诸丸。《千金方》恒山丸：治数年不瘥者，两剂瘥。一月以来者，一剂瘥。恒山三两，研末，鸡子白和丸梧子大，瓦器煮熟，杀腥气，则取晒干收之。每服二十丸，竹叶汤下，五更一服，天明一服，发前一服，或吐或否即止。《肘后》丹砂丸：恒山捣末三两，真丹一两研，白蜜和杵百下，丸梧子大。先发时三丸，少顷再服三丸，临时服三丸，酒下，无不断者。曾世荣《活幼心书》黄丹丸：治大小久疟。恒山二两，黄丹半两，乌梅连核瓦焙一两，为末,糯米粉糊丸梧子大。每服三五十丸,凉酒下,隔一夜一服,平旦一服。午后方食。葛洪《肘后方》用恒山三两,知母一两,甘草半两,捣末,蜜丸梧子大。先发时服十丸,次服七丸,后服五六丸,以瘥为度。《和剂局方》瞻仰丸:治一切疟。常山四两,炒存性,草果二两,炒存性,为末,薄糊丸梧子大。每卧时冷酒服五十丸,五更再服。忌鹅羊热物。又胜金丸:治一切疟,胸膈停痰,发不愈者。常山八两,酒浸蒸焙,槟榔二两生,研末,糊丸梧子大,如上法服。《集简方》二圣丸:治诸疟不拘远近大小。鸡骨恒山、鸡心槟榔各一两,生研,鲮鲤甲煨焦一两半,为末,糯粉糊丸绿豆大,黄丹为衣。每服三五十丸,如上法服。**厥阴肝疟**。寒多热少,喘息如死状,或少腹满,小便如癃,不问久近,不吐不泄,如神。恒山一两,醋浸一夜,瓦器煮干。每用二钱,水一盏,煎半盏,五更冷服。赵真人《济急方》。**太阴肺疟**。痰聚胸中,病至令人心寒,寒甚乃热,热间善惊,如有所见。恒山三钱,甘草半钱,秫米三十五粒,水二钟,煎一钟,发日早分三次服。《千金方》。**少阴肾疟**。凄凄然寒,手足寒,腰脊痛,大便难,目眴眴然。恒山二钱半,豉半两,乌梅一钱,竹叶一钱半,葱白三根,水一升半,煎一升,发前分三服。《千金方》。**牝疟独寒**。不热者,蜀漆散:用蜀漆、云母煅三日夜、龙骨各二钱,为末。每服半钱,临发日旦一服,发前一服,酢浆水调下。温疟又加蜀漆一钱。张仲景《金匮要略》。**牡疟独热**。不冷者,蜀漆一钱半,甘草一钱,麻黄二钱,牡蛎粉二钱,水二钟,先煎麻黄、蜀漆,去沫入药再煎至一钟,未发前温服,得吐则止。王焘《外台秘要》。**温疟热多**。恒山一钱,小麦三钱,淡竹叶二钱,水煎,五更服,甚良。《药性论》。**三十年疟**。《肘后方》治三十年老疟及积年久疟。常山、黄连各一两,酒三升,渍一宿,以瓦釜煮取一升半。发日早服五合,发时再服。热当吐,冷当利,无不瘥者。张文仲《备急方》用恒山一两半,龙骨五钱,附子炮二钱半,大黄一两,为末,鸡子黄和丸梧子大。未发时五丸,将发时五丸,白汤下。支太医云:此方神验,无不断者。**瘴疟寒热**。刘长春《经验方》常山一寸,草果一枚,热酒一碗,浸一夜,五更望东服之,盖卧,酒醒即愈。谈野翁《试验方》用常山、槟榔、甘草各二钱,黑豆一百粒,水煎服之。乃彭司寇所传。葛稚川《肘后方》用常山、黄连、香豉各一两,附子炮七钱,捣末,蜜丸梧子大。空腹饮服四丸,欲发时三丸。至午后乃食。**妊娠疟疾**。酒蒸常山、石膏煅各一钱,乌梅炒五分,甘草四分,水一盏,酒一盏,浸一夜,平旦温服。姚僧坦《集验方》。**百日儿疟**。《水鉴仙人歌》曰:疟是邪风寒热攻,直须术治免成空。常山刻作人形状,钉在孩儿生气宫。如金生人,金生在巳,即钉巳上,木生人钉亥上,火生人钉寅上,水土生人钉申上也。**小儿惊忤**。暴惊,卒死,中恶。用蜀漆炒二钱,左顾牡蛎一钱二分,浆水煎服,当吐痰而愈。名千金汤。阮氏。**胸中痰饮**。恒山、甘草各一两,水五升,煮取一升,去滓,入蜜二合,温服七合,取吐。不吐更服。《千金方》。

【按语】《纲目》以常山、蜀漆并列为本药正名。李时珍云:"蜀漆乃常山苗,功用相同。"《中药学》以常山为名,作为涌吐药。将蜀漆收作附药。常山为虎耳草科植物常山的干燥根,蜀漆为其嫩枝叶。

藜芦《本经》

根

【气味】辛，寒，有毒。[《别录》曰]苦，微寒。[普曰]神农、雷公：辛，有毒。岐伯：咸，有毒。李当之：大寒，大毒。扁鹊：苦，有毒。[之才曰]黄连为之使。反细辛、芍药、人参、沙参、紫参、丹参、苦参。恶大黄。[时珍曰]畏葱白。服之吐不止，饮葱汤即止。

【主治】蛊毒，咳逆，泄痢肠澼，头疡，疥瘙，恶疮，杀诸虫毒，去死肌。《本经》。疗哕逆，喉痹不通，鼻中息肉，马刀烂疮。不入汤用。《别录》。主上气，去积年脓血泄痢。权。吐上膈风涎，暗风痫病，小儿齁𬶍[①]痰疾。颂。末，治马疥癣。宗奭。

【发明】[颂曰]藜芦服钱匕一字则恶吐人，又用通顶令人嚏，而《别本》云治哕逆，其效未详。[时珍曰]哕逆用吐药，亦反胃用吐法去痰积之义。吐药不一：常山吐疟痰，瓜丁吐热痰，乌附尖吐湿痰，莱菔子吐气痰，藜芦则吐风痰者也。按张子和《儒门事亲》云：一妇病风痫。自六七岁得惊风后，每一二年一作，至五七年，五七作。三十岁至四十岁则日作，或甚至一日十余作。遂昏痴健忘，求死而已。值岁大饥，采百草食。于野中见草若葱状，采归蒸熟饱食。至五更，忽觉心中不安，吐涎如胶，连日不止，约一二斗，汗出如洗，甚昏困。三日后，遂轻健，病去食进，百脉皆和。以所食葱访人，乃憨葱苗也，即本草藜芦是矣。《图经》言能吐风病，此亦偶得吐法耳。我朝荆和王妃刘氏，年七十，病中风不省人事，牙关紧闭，群医束手。先考太医吏目月池翁诊视，药不能入，自午至子，不获已，打去一齿，浓煎藜芦汤灌之。少顷，噫气一声，遂吐痰而苏，调理而安。药弗瞑眩，厥疾弗瘳，诚然。

【附方】旧六，新十三。**诸风痰饮。**藜芦十分，郁金一分，为末。每以一字，温浆水一盏和服，探吐。《经验方》。**中风不省。**牙关紧急者，藜芦一两去芦头，浓煎防风汤浴过，焙干切，炒微褐色，为末。每服半钱，小儿减半，温水调灌，以吐风涎为效。未吐再服。《简要济众》。**中风不语。**喉中如曳锯声，口中涎沫。取藜芦一分，天南星一个，去浮皮。于脐上剜一坑，纳入陈醋二橡斗，四面火逼黄色，研为末，生面丸小豆大。每服三丸，温酒下。《经验后方》。**诸风头痛。**和州藜芦一茎，日干研末，入麝香少许，吹鼻。又方，通顶散：藜芦半两，黄连三分，嗃鼻。《圣惠方》。**久疟痰多。**不食，欲吐不吐，藜芦末半钱，温齑水调下，探吐。《保命集》。**痰疟积疟。**藜芦、皂荚炙各一两，巴豆二十五枚，熬黄，研末，蜜丸小豆大。每空心服一丸，未发时一丸，临发时又服一丸。勿用饮食。《肘后》。**黄疸肿疾。**藜芦灰中炮，为末。水服半钱匕，小吐，不过数服效。《百一方》。**胸中结聚。**如骇骇不去者，巴豆半两，去皮心炒，捣如泥，藜芦炙研一两，蜜和捣丸麻子大，每吞一二丸。《肘后》。**身面黑痣。**藜芦灰五两，水一大碗淋汁，铜器重汤煮成黑膏，以针微刺破，点之，不过三次效。《圣惠》。**鼻中息肉。**藜芦三分，雄黄一分，为末，蜜和点之。每日三上自消，勿点两畔。《圣济方》。**牙齿虫痛。**藜

---

① 齁𬶍：病证名。即哮喘。

芦末,内入孔中,勿吞汁,神效。《千金翼》。**白秃虫疮**。藜芦末,猪脂调涂之。《肘后》。**头生虮虱**。藜芦末掺之。《直指》。**头风白屑**。痒甚,藜芦末,沐头掺之,紧包二日夜,避风,效。《本事方》。**反花恶疮**。恶肉反出如米,藜芦末,猪脂和傅,日三五上。《圣济录》。**疥癣虫疮**。藜芦末,生油和涂。《斗门方》。**羊疽疮痒**。藜芦二分,附子八分,为末傅之,虫自出也。陶隐居方。**误吞水蛭**。藜芦炒,为末。水服一钱,必吐出。《德生堂方》。

【按语】《纲目》以藜芦为本药正名。《中药学》药名同此,作为涌吐药。本品为百合科植物藜芦、牯岭藜芦、毛穗藜芦、兴安藜芦及毛叶藜芦的根及根茎。

附子《本经》

【气味】辛,温,有大毒。[《别录》曰]甘,大热,[普曰]神农:辛。岐伯、雷公:甘,有毒。李当之:苦,大温,有大毒。[元素曰]大辛大热,气厚味薄,可升可降,阳中之阴,浮中沉,无所不至,为诸经引用之药。[好古曰]入手少阳三焦命门之剂,其性走而不守,非若干姜止而不行。[赵嗣真曰]熟附配麻黄,发中有补,仲景麻黄附子细辛汤、麻黄附子甘草汤是也。生附配干姜,补中有发,仲景干姜附子汤、通脉四逆汤是也。[戴原礼曰]附子无干姜不热,得甘草则性缓,得桂则补命门。[李焘曰]附子得生姜则能发散,以热攻热,又导虚热下行,以除冷病。[之才曰]地胆为之使。恶蜈蚣。畏防风、黑豆、甘草、人参、黄芪。[时珍曰]畏绿豆、乌韭、童溲、犀角。忌豉汁。得蜀椒、食盐,下达命门。

【主治】风寒咳逆邪气,寒湿踒躄,拘挛膝痛,不能行步,破癥坚积聚血瘕,金疮。《本经》。腰脊风寒,脚气冷弱,心腹冷痛,霍乱转筋,下痢赤白,温中强阴,坚肌骨,又堕胎,为百药长。《别录》。温暖脾胃,除脾湿肾寒,补下焦之阳虚。元素。除脏腑沉寒,三阳厥逆,湿淫腹痛,胃寒蛔动,治经闭,补虚散壅。李杲。督脉为病,脊强而厥。好古。治三阴伤寒,阴毒寒疝,中寒中风,痰厥气厥,柔痓癫痫,小儿慢惊,风湿麻痹,肿满脚气,头风,肾厥头痛,暴泻脱阳,久痢脾泄,寒疟瘴气,久病呕哕,反胃噎膈,痈疽不敛,久漏冷疮。合葱涕,塞耳治聋。时珍。

乌头即附子母

【主治】诸风,风痹,血痹,半身不遂,除寒冷,温养脏腑,去心下坚痞,感寒腹痛。元素。除寒湿,行经,散风邪,破诸积冷毒。李杲。补命门不足,肝风虚。好古。助阳退阴,功同附子而稍缓。时珍。

【发明】[宗奭曰]补虚寒须用附子,风家即多用天雄,大略如此。其乌头、乌喙、附子,则量其材而用之。[时珍曰]按王氏《究原方》云:附子性重滞,温脾逐寒。川乌头性轻疏,温脾去风。若是寒疾即用附子,风疾即用川乌头。一云:凡人中风,不可先用风药及乌、附。若先用气药,后用乌、附乃宜也。又凡用乌、附药,并宜冷服者,热因寒用也。盖阴寒在下,虚阳上浮。治之以寒,则阴气益甚而病增;治之以热,则拒格而不纳。热药冷饮,下嗌之后,冷体既消,热性便发,而病气随愈。不违其情而致大益,此反治之妙也。昔张仲景治寒疝内结,用蜜煎乌头。《近效方》治喉痹,用蜜炙附子,含之咽汁。

朱丹溪治疝气，用乌头、栀子。并热因寒用也。李东垣治冯翰林侄阴盛格阳伤寒，面赤目赤，烦渴引饮，脉来七八至，但按之则散。用姜附汤加人参，投半斤服之，得汗而愈。此则神圣之妙也。［吴绶曰］附子乃阴证要药。凡伤寒传变三阴，及中寒夹阴，虽身大热而脉沉者，必用之。或厥冷腹痛，脉沉细，甚则唇青囊缩者，急须用之，有退阴回阳之力，起死回生之功。近世阴证伤寒，往往疑似，不敢用附子，直待阴极阳竭而用之，已迟矣。且夹阴伤寒，内外皆阴，阳气顿衰。必须急用人参，健脉以益其原，佐以附子，温经散寒。舍此不用，将何以救之？［刘完素曰］俗方治麻痹多用乌附，其气暴能冲开道路，故气愈麻。及药气尽而正气行，则麻病愈矣。［张元素曰］附子以白术为佐，乃除寒湿之圣药。湿药宜少加之引经。又益火之原，以消阴翳，则便溺有节，乌、附是也。［虞抟曰］附子禀雄壮之质，有斩关夺将之气。能引补气药行十二经，以追复散失之元阳；引补血药入血分，以滋养不足之真阴；引发散药开腠理，以驱逐在表之风寒；引温暖药达下焦，以祛除在里之冷湿。［震亨曰］气虚热甚者，宜少用附子，以行参、芪。肥人多湿，亦宜少加乌、附行经。仲景八味丸用为少阴向导，后世因以附子为补药，误矣。附子走而不守，取其健悍走下之性，以行地黄之滞，可致远尔。乌头、天雄皆气壮形伟，可为下部药之佐。无人表其害人之祸，相习用为治风之药及补药，杀人多矣。［王履曰］仲景八味丸，兼阴火不足者设。钱仲阳六味地黄丸为阴虚者设。附子乃补阳之药，非为行滞也。［好古曰］乌、附非身凉而四肢厥者不可僭用。服附子以补火，必妨涸水。［时珍曰］乌、附毒药，非危病不用，而补药中少加引导，其功甚捷。有人才服钱匕，即发燥不堪，而昔人补剂用为常药，岂古今运气不同耶？荆府都昌王体瘦而冷，无他病。日以附子煎汤饮，兼嚼硫黄，如此数岁。蕲州卫张百户，平生服鹿茸、附子药，至八十余，康健倍常。宋张杲《医说》载，赵知府耽酒色，每日煎干姜熟附汤，吞硫黄金液丹百粒，乃能健啖，否则倦弱不支，寿至九十。他人服一粒即为害。若此数人，皆其脏腑禀赋之偏，服之有益无害，不可以常理概论也。又《琐碎录》言：滑台风土极寒，民啖附子如啖芋、栗。此则地气使然尔。

【附方】旧二十六，新八十七。少阴伤寒。初得二三日，脉微细，但欲寐，小便色白者，麻黄附子甘草汤微发其汗。麻黄去节二两，甘草炙二两，附子炮去皮一枚，水七升，先煮麻黄去沫，纳二味，煮取三升，分作三服，取微汗。张仲景《伤寒论》。少阴发热。少阴病始得，反发热脉沉者，麻黄附子细辛汤发其汗。麻黄去节二两，附子炮去皮一枚，细辛二两，水一斗，先煮麻黄去沫，乃纳二味，同煮三升，分三服。同上。少阴下利。少阴病，下利清谷，里寒外热，手足厥逆，脉微欲绝，身反不恶寒，其人面赤色，或腹痛，或干呕，或咽痛，或利止脉不出者，通脉四逆汤。用大附子一个去皮生破八片，甘草炙二两，干姜三两，水三升，煮一升，分温再服，其脉即出者愈。面赤加葱九茎，腹痛加芍药二两，呕加生姜二两，咽痛加桔梗一两，利止脉不出，加人参二两。同上。阴病恶寒。伤寒已发汗不解，反恶寒者，虚也，芍药甘草附子汤补之。芍药三两，甘草炙三两，附子炮去皮一枚，水五升，煮取一升五合，分服。同上。**伤寒发躁**。伤寒下后，又发其汗，昼日烦躁不得眠，夜而安静，不呕不渴，无表证，脉沉微，身无大热者，干姜附子汤温之。干姜一两，生附子一枚。去皮破作八片，水三升，煮取一升，顿服。《伤寒论》。**阴盛格阳**。伤寒阴盛格阳，其人必躁热而不欲饮水，脉沉手足厥逆者，是此证也。霹雳散：用大附子一枚，烧存性，为末，蜜水调服。逼散寒气，然后热气上行而汗出，乃愈。孙兆《口诀》。**热病吐下**。及下利，身冷脉微，发躁不止者。附子炮一枚，去皮脐，分作八片，入盐一钱，水一升，煎半升，温服，立效。《经验后方》。**阴毒伤寒**。孙兆《口诀》云：房后受寒，少腹疼痛，头疼腰重，手足厥逆，脉息沉细，或作呃逆，并宜退阴散。用川乌头、干姜等分，切炒，放冷为散。每服一钱，水一盏，盐一撮，煎取半盏，温服，得汗解。《本事方》玉女散：治阴毒心腹痛，厥逆恶候。川乌头去皮脐，冷水浸七日，切晒，纸裹收之。遇有患者，取为末，一钱入盐八分，水一盏，煎八分服，压下阴毒如猪血相似，再进一服。济生回阳散：治阴毒伤寒，面青，四肢厥逆，腹痛身冷，一切冷气。大附子三枚，炮裂去皮脐，为末。每服三钱，姜汁半盏，冷酒半盏，调服。良久，脐下如火暖为度。《续传信方》治阴毒伤寒，烦躁迷闷，急者用半两重附子一个，生破作四片，生姜一大块作三片，糯米一撮，以水一升，煎六合，温服，暖卧，或汗出，或不出。候心定，则以水解散之类解之，不得与冷水。如渴，更煎滓服。屡用多效。**中风痰厥**。昏不知人，口眼㖞斜，并体虚之人患疟疾寒多者，三生饮。用生川乌头、生附子，并去皮脐各半两，生南星一两，生木香二钱五分。每服五钱，生姜十片，水二盏，煎一盏，温服。《和剂局方》。**中风气厥**。痰壅，昏不知人，六脉沉伏。生附子去皮、生南星去皮各一两，生木香半两。每服四钱，姜九片，水二盏，煎七分，温服之。《济生方》。**中风偏废**。羌活汤：用生附子一个，去皮脐，羌活、乌药各一两。每服四钱，生姜三片，水一盏，煎七分服。王氏《简易方》。**半身不遂**。遂令癖疰，用生附子一两，以无灰酒一升，浸一七日，隔日饮一合。《延年秘录》。**风病瘫缓**。手足亸曳，口眼㖞斜，语音謇涩，步履不正，宜神验乌龙丹主之。川乌头去皮脐、五灵脂各五两，为末。入龙脑、麝香五分，滴水为丸，如弹子大。每服一丸，先以生姜汁研化，暖酒调服，一日二服。至五七丸，便觉抬得手，移得步，十丸可以梳头也。《梅师方》。**风寒湿痹**。麻木不仁，或手足不遂。生川乌头末，每以香白米煮粥一碗，入末四钱，慢熬得所，下姜汁一匙，蜜三大匙，空腹啜之。或入薏苡末二钱。《左传》云：风淫末疾，谓四末也。脾主四肢，风淫客肝，则侵脾而四肢病也。此汤极有力，予每授人，良验。许学士《本事方》。**体虚有风**。外受寒湿，身如在空中。生附子、生天南星各二钱，生姜十片，水一盏半，慢火煎服。予曾病此，医博士张子发授此方，二服愈。《本事方》。**口眼㖞斜**。生乌头、青矾各等分，为末。每用一字，㗜入鼻内，取涕吐涎，立效无比，名通关散。《箧中秘宝方》。**口卒噤喑**。卒忤停尸。并用附子末，吹入喉中，瘥。《千金翼》。**产后中风**。身如角弓反张，口噤不语。川乌头五两，剉块，黑大豆半升，同炒半黑，以酒三升，倾锅内急搅，以绢滤取酒，微温，服一小盏取汗。若口不开，拗开灌之。未效，加乌鸡粪一合炒，纳酒中服，以瘥为度。《小品方》。**诸风血风**。乌荆丸：治诸风纵缓，言语謇涩，遍身麻痛，皮肤瘙痒，及妇人血风，头痛目眩。肠风脏毒，下血不止者，服之尤效。有痛风挛搐，颐颔不收者，服六七服即瘥也。川乌头炮去皮脐一两，荆芥穗二两，为末，醋面糊丸梧子大。温酒或熟水，每服二十丸。《和剂方》。**妇人血风**。虚冷，月候不匀，或手脚心烦热，或头面浮肿顽麻。用川乌头一斤，清油四两，盐四两，铛内同熬，令裂，如桑椹色为度，去皮脐，五灵脂四两，为末，捣匀，蒸饼丸如梧子大。空心温酒、盐汤下二十丸。亦治丈夫风疾。《梅师方》。**诸风痫疾**。生川乌头去皮二钱半，五灵脂半两，为末，猪心血丸梧子大。每姜汤化服一丸。**小儿慢惊**。搐搦，涎壅，厥逆。川乌头生去皮脐一两，全蝎十个去尾，分作三服，水一盏，姜七片，煎服。汤氏《婴孩宝鉴》。**小儿项软**。乃肝肾虚，风邪袭入。用附子去皮脐、天南星各二钱，为末，姜汁调摊，贴天柱骨。内服泻青丸。《全幼心鉴》。**小儿囟陷**。绵乌头、附子，并生去皮脐二钱，雄黄八分，为末，葱根捣和作饼，贴陷处。《全幼心鉴》。**麻痹疼痛**。仙桃丸：治手足麻痹，或瘫痪疼痛，腰膝痹痛，或打扑伤损闪肭，痛不可忍。生川乌不去皮、五灵脂各四两，威灵仙五两，洗焙，为末，酒糊丸梧子大。每服七丸至十丸，盐汤下，忌茶。此药常服，其效如神。《普济方》。**风痹肢痛**。营卫不行，川乌头二两炮，去皮，以大豆同炒至汗出为度，去豆焙干，全蝎半两焙，为末，酽醋熬稠，丸绿豆大。每温酒下七丸，日一服。《圣惠方》。**腰脚冷痹**。疼痛，有风。川乌头三个，生，去皮脐，为散，醋调涂帛上，贴之。须臾痛止。《圣惠方》。**大风诸痹**。痰澼胀满。大附子半两者二枚，炮拆，酒渍之，春冬五日，夏秋三日，每服一合，以瘥为度。《圣惠方》。**脚气腿肿**。久不瘥者，黑附子一个，生，去皮脐，为散，生姜汁调如膏，涂之。药干再涂，肿消为度。《简要济众》。**十指疼痛**。麻木不仁。生附子去皮脐、木香各等分，生姜五片，水煎温服。王氏《简易方》。**搜风顺气**。乌附丸：用川乌头二十个，香附子半斤，姜汁淹一宿，炒焙为末，酒糊丸梧子大。每温酒下十丸。肌体肥壮有风疾者，宜常服之。《澹寮方》。**头风头痛**。《外台秘要》用腊月乌头一升，炒令黄，末之，以绢袋盛，浸三斗酒中，逐日温服。孙兆《口诀》用附子炮、石膏煅等分，为末，入脑、麝少许。每服半钱，茶、酒任下。《修真秘旨》用附子一个，生，去皮脐，绿豆一合，同入铫子内煮，豆熟为度，去附子，食绿豆，立瘥。每个可煮五次，后为末服之。**风毒头痛**。《圣惠方》治风毒攻注头目，痛不可忍。大附子一枚，炮去皮，为末。以生姜一两，大黑豆一合，炒熟，同酒一盏，煎七分，调附末一钱，温服。又方：治二三十年头风不愈者，用大川乌头生，去皮四两，天南星炮一两，为末。每服二钱，细茶三钱，薄荷七叶，盐梅一个，水一盏，煎七分，临卧温服。《朱氏集验方》治头痛连睛者。生乌头一钱，白芷四钱，为末，茶服一字。仍以末嗃鼻。有人用之得效。**风寒头痛**。《十便良方》治风寒客于头中，清涕，项筋急硬，胸中寒痰，呕吐清水。用大附子或大川乌头二枚，去皮蒸过，川芎䓖、生姜各一两，焙研，以茶汤调服一钱。或剉片，每用五钱，水煎服。隔三四日一服。或加防风一两。《三因方》必效散：治风寒流注，偏正头痛，年久不愈，最有神效。用大附子一个，生切四片，以姜汁一盏浸炙，再浸再炙，汁尽乃止，高良姜等分，为末。每服一钱，腊茶清调下，忌热物少时。**头风摩散**。沐头中风，多汗恶风，当先风一日则痛甚。用大附子一个炮、食盐等分，为末。以方寸匕摩囟上，令药力行。或以油调稀亦可，一日三上。张仲景方。**年久头痛**。川乌头、天南星等分，为末。葱汁调涂太阳穴。《经验方》。**头风斧劈**。难忍，川乌头末烧烟熏碗内，温茶泡服之。《集简方》。**痰厥头痛**。如破，厥气上冲，痰塞胸膈。炮附子三分，釜墨四钱，冷水调服方寸匕，当吐即愈。忌猪肉、冷水。**肾厥头痛**。《指南方》用大附子一个，炮熟去皮，生姜半两，水一升半煎，分三服。《经验良方》韭根丸：治元阳虚，头痛如破，眼睛如锥刺。大川乌头去皮微炮，全蝎以糯米炒过去米，等分为末，韭根汁丸绿豆大。每薄荷茶下十五丸，一日一服。**气虚头痛**。气虚上壅，偏正头痛，不可忍者。大附子一枚，去皮脐，研末，葱汁面糊丸绿豆大。每服十丸，茶清下。僧继洪《澹寮方》蝎附丸：元气虚头痛，惟此方最合造化之妙。附子助阳扶虚，钟乳补阳镇坠，全蝎取其钻透，葱涎取其通气。汤使用椒以达下，盐以引用，使虚气下归。对证用之，无不作效。大附子一枚剜心，入全蝎去毒三枚在内，以余附末同钟乳粉二钱半，白面少许，水和作剂，包附煨熟，去皮研末，葱涎和丸梧子大。每椒盐汤下五十丸。**肾气上攻**。头项不能转移，椒附丸。用大熟附子一枚，为末。每用二钱，以椒二十粒，用白面填满椒口，水一盏半，姜七片，煎七分，去椒入盐，空心点服。椒气下达，以引逆气归经也。《本事方》。**鼻渊脑泄**。生附子末，葱涎和如泥，罨涌泉穴。《普济方》。**耳鸣不止**。无昼夜者，乌头烧作灰、菖蒲等分，为末，绵裹塞之，日再用，取效。《杨氏产乳》。**耳卒聋闭**。附子醋浸，削尖插之。或更于上灸二七壮。《本草拾遗》。**聤耳脓血**。生附子为末，葱涕和，灌耳中。《肘后方》。**喉痹肿塞**。附子去皮，炮令拆，以蜜涂上，炙之令蜜入，含之勿咽汁。已成者即脓出，未成者即消。《本草拾遗》。**久患口疮**。生附子为末，醋面调贴足心，男左女右，日再换之。《经验后方》。**风虫牙痛**。《普济方》用附子一两烧灰、枯矾一分，为末，揩之。又方：川乌头、川附子生研，面糊丸小豆大。每绵包一丸咬之。《删繁方》用炮附子末纳孔中，乃止。**眼暴赤肿**。碜痛不得开，泪出不止。削附子赤皮，末，如蚕砂大，着眦中，以定为度。张文仲《备急方》。**一切冷气**。去风痰，定遍身疼痛，益元气，强力，固精，益髓，令人少病。川乌头一斤，用五升大瓷钵子盛，以童子小便浸七日，逐日添令溢出，拣去坏者不用。余以竹刀切作四片，新汲水淘七次，乃浸之，日日换水，日足，取焙，为末，酒煮面糊丸绿豆大。每服十丸，空心盐汤下，少粥饭压之。《经验方》。**升降诸气**。暖则宣流。熟附子一大个，分作二服，水二盏，煎一盏，入沉香汁温服。《和剂局方》。**中寒昏困**。姜附汤：治体虚中寒，昏不知人，及脐腹冷痛，霍乱转筋，一切虚寒之病。生附子一两去皮脐，干姜炮一两，每服三钱，水二钟，煎一钟，温服。《和剂局方》。**心腹冷痛**。冷热气不和。山栀子、川乌头等分，生研为末，酒糊丸梧子大。每服十五丸，生姜汤下。小肠气痛，加炒茴香，葱酒下二十丸。王氏《博济方》。**心痛疝气**。湿热因寒郁而发，用栀子降湿热，乌头破寒郁，乌头为栀子所引，其性急速，不留胃中也。川乌头、山栀子各一钱，为末。顺流水入姜汁一匙，调下。《丹溪纂要》。**寒厥心痛**。及小肠膀胱痛不可止者，神砂一粒丹：用熟附子去皮、郁金、橘红各一两，为末，醋面糊丸如酸枣大，朱砂为衣。每服一丸，男子酒下，女人醋汤下。《宣明方》。**寒疝腹痛**。绕脐，手足厥冷，白汗出，脉弦而紧，用大乌头煎主之。大乌头五枚，去脐，水三升，煮取一升，去滓，纳蜜二升，煎令水气尽。强人服七合，弱人服五合，不瘥，明日更服。张仲景《金匮玉函方》。**寒疝身痛**。腹痛，手足逆冷不仁，或身痛不能眠，用乌头桂枝汤主之。乌头一味，以蜜二斤，煎减半，入桂枝汤五合解之，得一升，初服二合，不知再服，又不知加至五合。其知者如醉状，得吐为中病也。《金匮玉函》。**寒疝引胁肋**。心腹皆痛，诸药不效者，大乌头五枚，去角四破，以白蜜一斤，煎令透，取焙为末，别以熟蜜和丸梧子大。每服二十丸，冷盐汤下，永除。《崔氏方》。**寒疝滑泄**。腹痛肠鸣，自汗厥逆。熟附子去皮脐、玄胡索炒各一两，生木香半两。每服四钱，水二盏，姜七片，煎七分，温服。《济生方》。**小肠诸疝**。仓卒散：治寒疝腹痛，小肠气、膀胱气、脾肾诸痛，挛急难忍，汗出厥逆。大附子炒，去皮脐一枚，山栀子炒焦四两。每用三钱，水一盏，酒半盏，煎七分，入盐一捻，温服。《宣明方》治阴疝小腹肿痛，加蒺藜子等分。虚者加桂枝等分，姜糊为丸，酒服五十丸。**虚寒腰痛**。鹿茸去毛酥炙微黄、附子炮去皮脐各二两，盐花三分，为末，枣肉和丸梧子大。每服三十丸，空心温酒下。《夷坚志》云：时康祖大夫病心胸一漏，数窍流汁，已二十年。又苦腰痛，行则伛偻，形神憔悴，医不能治。通判韩子温为检《圣惠方》，得此方令服。旬余，腰痛减。久服遂瘥，心漏亦瘥。精力倍常，步履轻捷。此方本治腰而效乃如此。**元脏伤冷**。《经验方》用附子炮，去皮脐，为末，以水二盏，入药二钱，盐、葱、姜、枣同煎，取一盏，空心服。去积冷，暖下元，肥肠益气，酒食无碍。《梅师方》二虎丸：补元脏，进饮食，壮筋骨。用乌头、附子各四两，酽醋浸三宿，切作片子。掘一小坑，炭火烧赤，以醋三升，同药倾入坑内，用盆合之。一宿取出，去沙土，入青盐四两，同炒赤黄色，为末，醋打面糊丸如梧子大。空心冷酒下十五丸。妇人亦宜。**胃冷有痰**。脾弱呕吐。生附子、半夏各二钱，姜十片，水二盏，煎七分，空心温服。一方：并炮熟，加木香五分。《奇效良方》。**久冷反胃**。《经验方》用大附子一个，生姜一斤，剉细同煮，研如面糊。每米饮化服一钱。《卫生家宝方》用姜汁打糊，和附子末为丸，大黄为衣。每温水服十丸。《斗门方》用长大附子一个，坐于砖上，四面着火渐逼，以生姜自然汁淬之。依前再逼再淬，约姜汁尽半碗乃止，研末。每服一钱，粟米饮下，不过三服瘥。或以猪腰子切片，炙熟蘸食。《方便集》用大附子一个，切下头子，剜一窍，安丁香四十九个在内，仍合定，线扎，入砂铫内，以姜汁浸过，文火熬干，为末。每挑少许，置掌心舐吃，日十数次。忌毒物、生冷。**脾寒疟疾**。《济生方》云：五脏气虚，阴阳相胜，发为痎疟，寒多热少，或但寒不热，宜七枣汤主之。用附子一枚，炮七次，盐汤浸七次，去皮脐，分作二服。水一碗，生姜七片，枣七枚，煎七分，露一宿。发日空心温服，未久再进一服。王璆《百一选方》云：寒痰宜附子，风痰宜乌头。若用乌头，则寒多者火炮七次，热多者汤泡七次，去皮焙干，如上法用。乌头性热，炮多则热散也。又果附汤：用熟附子去皮、草果仁各二钱半，水一盏，姜七片，枣一枚，煎七分，发日早温服。《肘后方》：临发时，以醋和附子涂于背上。**寒热疟疾**。附子一枚重五钱者，面煨，人参、丹砂各一钱，为末，炼蜜丸梧子大。每服二十丸，未发前连进三服。中病则吐，或身体麻木。未中病，来日再服。庞安常《伤寒论》。**瘴疟寒热**。冷瘴，寒热往来，头痛身疼，呕痰，或汗多引饮，或自利烦躁，宜姜附汤主之。大附子一枚，四破，每以一片，水一盏，生姜十片，煎七分，温服。李待制云：此方极妙。章杰云：岭南以哑瘴为危急，不过一二日而死。医谓极热感寒也，用生附子一味治之多愈。得非以热攻热而发散寒邪乎？真起死回生之药也。《岭南卫生方》。**小便虚闭**。两尺脉沉微，用利小水药不效者，乃虚寒也。附子一个炮，去皮脐，盐水浸良久，泽泻一两。每服四钱，水一盏半，灯心七茎，煎服即愈。《普济方》。**肿疾喘满**。大人小儿男女肿因积得，既取积而肿再作，小便不利。若再用利药性寒，而小便愈不通矣，医者到此多束手。盖中焦、下焦气不升降，为寒痞隔，故水凝而不通。惟服沉附汤，则小便自通，喘满自愈。用生附子一个，去皮脐，切片，生姜十片，入沉香一钱，磨水同煎，食前冷饮。附子虽三五十枚亦无害。小儿每服三钱，水煎服。《朱氏集验方》。**脾虚湿肿**。大附子五枚，去皮四破，以赤小豆半升，藏附子于中，慢火煮熟，去豆，焙研末，以薏苡仁粉打糊丸梧子大。每服十丸，萝卜汤下。《朱氏集验方》。**阴水肿满**。乌头一升，桑白皮五升，水五升，煮一升，去滓，铜器盛之，重汤煎至可丸，丸小豆大。每服三五丸，取小便利为佳。忌油腻、酒、面、鱼肉。又方：大附子童便浸三日夜，逐日换尿，以布擦去皮，捣如泥，酒糊和丸小豆大。每服三十丸，煎流气饮送下。《普济方》。**大肠冷秘**。附子一枚炮，去皮，取中心如枣大，为末二钱，蜜水空心服之。《圣济总录》。**老人虚泄**。不禁，熟附子一两，赤石脂一两，为末，醋糊丸梧子大。米饮下五十丸，《杨氏家藏方》。**冷气洞泄**。生川乌头一两，木香半两，为末，醋糊丸梧子大。每陈皮汤下二十丸。《本事方》。**脏寒脾泄**。及老人中气不足，久泄不止。肉豆蔻二两煨熟，大附子去皮脐一两五钱，为末，粥丸梧子大。每服八十丸，莲肉煎汤下。《十便良方》治脾胃虚冷，大肠滑泄，米谷不化，乏力。用大附子十两连皮，同大枣二升，于石器内以水煮一日，常令水过两指。取出，每个切作三片，再同煮半日，削去皮，切焙为末。别以枣肉和丸梧子大。每空心米饮服三四十丸。**小儿吐泄**。注下，小便少。白龙丸：用熟附子五钱，白石脂煅、龙骨煅各二钱半，为末，醋面糊丸黍米大。每米饮，量儿大小服。《全幼心鉴》。**霍乱吐泄**。不止，附子重七钱者，炮去皮脐，为末。每服四钱，水二盏，盐半钱，煎一盏，温服，立止。孙兆《秘宝方》。**水泄久痢**。川乌头二枚，一生用，一以黑豆半合同煮熟，研，丸绿豆大。每服五丸，黄连汤下。《普济方》。**久痢赤白**。独圣丸：用川乌头一个，灰火烧烟尽，取出地上，盏盖良久，研末，酒化蜡丸如大麻子大，每服三丸。赤痢，黄连、甘草、黑豆煎汤，放冷吞下。白痢，甘草、黑豆煎汤，冷吞。如泻及肚痛，以水吞下。并空心服之。忌热物。《经验后方》。**久痢休息**。熟附子半两，研末，鸡子白二枚，捣和丸梧子大。倾入沸汤，煮数沸，漉出，作两服，米饮下。《圣济总录》。**下痢咳逆**。脉沉阴寒者，退阴散主之。陈自明云：一人病此不止，服此两服而愈。方见前"阴毒伤寒"下。**下血虚寒**。日久肠冷者，熟附子一两去皮、枯白矾一两，为末。每服三钱，米饮下。又方：熟附子一枚去皮，生姜三钱半，水煎服。或加黑豆一百粒。并《圣惠方》。**阳虚吐血**。生地黄一斤，捣汁，入酒少许，以熟附子一两半，去皮脐，切片入汁内，石器煮成膏。取附片焙干，入山药三两，研末，以膏和捣丸梧子大。每空心米饮下三十丸。昔葛察判妻苦此疾，百药皆试，得此而愈，屡发屡效。余居士《选奇方》。**溲数白浊**。熟附子为末，每服二钱，姜三片，水一盏，煎六分，温服。《普济方》。**虚火背热**。虚火上行，背内热如火炙者。附子末，津调，涂涌泉穴。《摘玄方》。**经水不调**。血脏冷痛，此方平易快捷方式。熟附子去皮、当归等分。每服三钱，水煎服。《普济方》。**断产下胎**。生附子为末，淳酒和涂右足心，胎下去之。《小品方》。**折踠损伤**。卓氏膏：用大附子四枚，生切，以猪脂一斤，三年苦醋同渍三宿，取脂煎三上三下，日摩傅之。《深师方》。**痈疽肿毒**。川乌头炒、黄柏炒各一两，为末，唾调涂之，留头，干则以米泔润之。同上。**痈疽久漏**。疮口冷，脓水不绝，内无恶肉。大附子以水浸透，切作大片，厚三分，安疮口上，以艾灸之。隔数日一灸，灸至五七次。仍服内托药，自然肌肉长满。研末作饼子，亦可。薛己《外科心法》。**痈疽弩肉**。如眼不敛，诸药不治，此法极妙。附子削如棋子大，以唾粘贴上，用艾火灸之。附子焦，复唾湿再灸，令热气彻内，即瘥。《千金方》。**痈疽肉突**。乌头五枚，浓醋三升，渍三日，洗之，日夜三四度。《古今录验》。**丁疮肿痛**。醋和附子末涂之。干再上。《千金翼》。**久生疥癣**。川乌头生切，以水煎洗，甚验。《圣惠方》。**手足冻裂**。附子去皮为末，以水、面调涂之，良。谈野翁《试验方》。**足钉怪疾**。两足心凸肿，上生黑豆疮，硬如钉，胫骨生碎孔，髓流出，身发寒颤，惟思饮酒，此是肝肾冷热相吞。用炮川乌头末傅之，内服韭子汤，效。夏氏《奇疾方》。

乌头附子尖

【主治】为末，茶服半钱，吐风痰癫痫。时珍。

【发明】［时珍曰］乌、附用尖，亦取其锐气直达病所尔，无他义也。《保幼大全》云：小儿慢脾惊风，四肢厥逆。用附子尖一个，硫黄枣大一个，蝎梢七个，为末，姜汁、面糊丸黄米大。每服十丸，米饮下。亦治久泻尫羸。凡用乌、附，不可执为性热。审其手足冷者，轻则用汤，甚则用丸，重则用膏，候手足暖，阳气回，即为佳也。按此方乃《和剂局方》碧霞丹变法也，非真慢脾风不可辄用，故初虞世有金虎碧霞之戒。

【附方】旧一，新七。**风厥癫痫**。凡中风痰厥，癫痫惊风，痰涎上壅，牙关紧急，上视搐搦，并宜碧霞丹主之。乌头尖、附子尖、蝎梢各七十个，石绿研九度飞过十两，为末，面糊丸芡子大。每用一丸，薄荷汁半盏化下，更服温酒半合，须臾吐出痰涎为妙。小儿惊痫，加白僵蚕等分。《和剂局方》。**脐风撮口**。生川乌尖三个，全足蜈蚣半条，酒浸炙，麝香少许，为末。以少许吹鼻得嚏，乃以薄荷汤灌一字。《永类方》。木舌肿胀。川乌尖、巴豆研细，醋调涂刷。《集简方》。牙痛难忍。附子尖、天雄尖、全蝎各七个，生研为末，点之。《永类方》。奔豚疝气。作痛，或阴囊肿痛。去铃丸：用生川乌尖七个，巴豆七枚去皮油，为末，糕糊丸梧子大，朱砂、麝香为衣。每服二丸，空心冷酒或冷盐汤下。三两日一服，不可多。《澹寮方》。割甲成疮。连年不愈，川乌头尖、黄柏等分，为末。洗了贴之，以愈为度。《古今录验》。老幼口疮。乌头尖一个，天南星一个，研末，姜汁和，涂足心，男左女右，不过二三次即愈。

【按语】《纲目》以附子为本药正名，正文中包括附子与乌头。李时珍云："初种为乌头，象乌之头也。附乌头而生者为附子，如子附母也。乌头如芋魁，附子如芋子，盖一物也。"《中药学》分别以附子和川乌为名，收入两药。附子作为温里药，川乌作为祛风湿药中之祛风寒湿药。附子为毛茛科植物乌头的子根的加工品，川乌为乌头的干燥母根。

乌头《本经》

乌头

【气味】辛，温，有大毒。[《别录》曰]甘，大热，大毒。[普曰]神农、雷公、桐君、黄帝：甘，有毒。[权曰]苦、辛，大热，有大毒。[大明曰]味莶、辛，热，有毒。[之才曰]莽草、远志为之使。反半夏、栝楼、贝母、白蔹、白及。恶藜芦。[时珍曰]伏丹砂、砒石。忌豉汁。畏饴糖、黑豆、冷水，能解其毒。

【主治】中风恶风，洗洗出汗，除寒湿痹，咳逆上气，破积聚寒热。其汁煎之名射罔，杀禽兽。《本经》。消胸上痰冷，食不下，心腹冷痰，脐间痛，不可俛仰，目中痛，不可久视。又堕胎。《别录》。主恶风憎寒，冷痰包心，肠腹疠痛，痃癖气块，齿痛。益阳事，强志。甄权。治头风喉痹，痈肿疔毒。时珍。

乌喙一名两头尖

【气味】辛，微温，有大毒。[普曰]神农、雷公、桐君、黄帝：有毒。[权曰]苦、辛，大热。畏恶同乌头。

【主治】风湿，丈夫肾湿阴囊痒，寒热历节，掣引腰痛，不能行步，痈肿脓结。又堕胎。《别录》。男子肾气衰弱，阴汗，瘰疬岁月不消。甄权。主大风顽痹。时珍。

射罔

【气味】苦，有大毒。[之才曰]温。[大明曰]人中射罔毒，以甘草、蓝汁、小豆叶、浮萍、冷水、荠苨，皆可一味御之。

【主治】尸疰癥坚，及头中风痹。《别录》。瘘疮疮根，结核瘰疬，毒肿及蛇咬。先取涂肉四畔，渐渐近疮，习习逐病至骨。疮有熟脓及黄水，涂之。若无脓水，有生血及新伤破，即不可涂，立杀人。藏器。

【发明】[时珍曰]草乌头、射罔，乃至毒之药。非若川乌头、附子，人所栽种，加以酿制杀其毒性之比。自非风顽急疾，不可轻投。甄权《药性论》言其"益阳事"，"治男子肾气衰弱"者，未可遽然也。此类止能搜风胜湿，开顽痰，治顽疮，以毒攻毒而已，岂有川乌头、附子补右肾命门之功哉？吾蕲郝知府自负知医，因病风癣，服草乌头、木鳖子药过多，甫入腹而麻痹，遂至不救，可不慎乎。[机曰]乌喙形如乌嘴，其气锋锐。宜其通经络，利关节，寻蹊达径，而直抵病所。煎为射罔，能杀禽兽。非气之锋锐捷利，能如是乎？［杨清叟曰］凡风寒湿痹，骨内冷痛，及损伤入骨，年久发痛，或一切阴疽肿毒。并宜草乌头、南星等分，少加肉桂为末，姜汁、热酒调涂。未破者能内消，久溃者能去黑烂。二药性味辛烈，能破恶块，逐寒热，遇冷即消，遇热即溃。

【附方】旧四，新四十八。**阴毒伤寒**。生草乌头为末，以葱头蘸药纳谷道中，名提盆散。王海藏《阴证略例》。**二便不通**。即上方，名霹雳箭。**中风瘫痪**。手足颤掉，言语謇涩。左经丸：用草乌头炮去皮四两，川乌头炮去皮二两，乳香、没药各一两，为末。生乌豆一升，以斑蝥三七个，去头翅，同煮，豆熟去蝥，取豆焙干为末。和匀，以醋面糊丸梧子大。每服三十丸，温酒下。《简易方》。**瘫痪顽风**。骨节疼痛，下元虚冷，诸风痔漏下血，一切风疮。草乌头、川乌头、两头尖各三钱，硫黄、麝香、丁香各一钱，木鳖子五个，为末。以熟蕲艾揉软，合成一处，用钞纸包裹，烧熏病处。名雷丸。孙天仁《集效方》。**诸风不遂**。《朱氏集验方》用生草乌头、晚蚕沙等分，为末。取生地龙捣和，入少醋糊丸梧子大。每服四五丸，白汤下，甚妙。勿多服，恐麻人。名鄂渚小金丹。《经验济世方》用草乌头四两去皮，大豆半升，盐一两，同以沙瓶煮三伏时，去豆，将乌头入木臼捣三百杵，作饼焙干为末，酒糊丸梧子大，每空心盐汤下十丸。名至宝丹。**一切顽风**。神应丹：用生草乌头、生天麻各洗，等分，擂烂绞汁倾盆中。砌一小坑，其下烧火，将盆放坑上。每日用竹片搅一次，夜则露之。晒至成膏，作成小铤子。每一铤分作三服，用葱、姜自然汁和好酒热服。《乾坤秘韫》。**一切风证**。不问头风痛风，黄鸦吊脚风痹。生淮乌头一斤，生川乌头一枚，生附子一枚，并为末。葱一斤，姜一斤，擂如泥，和作饼子。以草铺盘内，加楮叶于上，安饼于叶上，又铺草叶盖之。待出汗黄一日夜，乃晒之，春为末，以生姜取汁煮面糊和丸梧子大。初服三十丸，日二服，服后身痹汗出即愈。避风。《乾坤秘韫》。**破伤风病**。《寿域方》用草乌头为末，每以一二分温酒服之，出汗。《儒门事亲》方用草乌尖、白芷，并生研末。每服半钱，冷酒一盏，入葱白一根，同煎服。少顷以葱白热粥投之，汗出立愈。**年久麻痹**。或历节走气，疼痛不仁，不拘男女。神授散：用草乌头半斤，去皮为末。以袋一个，盛豆腐半袋，入乌末在内，再将豆腐填满压干，入锅中煮一夜，其药即坚如石，取出晒干为末，每服五分。冷风湿气，以生姜汤下。麻木不仁，以葱白汤下之。《活人心统》。**风湿痹木**。黑神丸：草乌头连皮生研、五灵脂等分，为末，六月六日滴水丸弹子大。四十岁以下分六服，病甚一丸作二服，薄荷汤化下，觉微麻为度。《本事方》。**风湿走痛**。黑弩箭丸：用两头尖、五灵脂各一两，乳香、没药、当归各三钱，为末，醋糊丸梧子大。每服十丸至三十丸，临卧温酒下。忌油腻、湿面。孕妇勿服。《瑞竹堂方》。**腰脚冷痛**。乌头三个，去皮脐，研末，醋调贴，须臾痛止。《十便良方》。**膝风作痛**。草乌、细辛、防风等分，为末，掺靴袜中，及安护膝内，能除风湿健步。《扶寿方》。**远行脚肿**。草乌、细辛、防风等分，为末，掺鞋底内。如草鞋，以水微湿掺之。用之可行千里，甚妙。《经验方》。**脚气掣痛**。或胯间有核。生草乌头、大黄、木鳖子作末，姜汁煎茶调贴之。又法：草乌一味为末，以姜汁或酒糟同捣贴之。《永类方》。**湿滞足肿**。早轻晚重。用草乌头一两，以生姜一两同研，交感一宿。苍术一两，以葱白一两同研，交感一宿。各焙干为末，酒糊丸梧子大。每服五十丸，酒下。艾元英《如宜方》。**除风去湿**。治脾胃虚弱，久积冷气，饮食减少。用草乌头一斤，苍术二斤，以去白陈皮半斤，生甘草四两，黑豆三升，水一石，同煮干，只拣乌、术晒焙为末，酒糊丸梧子大，焙干收之。每空心温酒下二三十丸，觉麻即渐减之。名乌术丸。《集简方》。**偏正头风**。草乌头四两，川芎䓖四两，苍术半斤，生姜四两，连须生葱一把，捣烂，同入瓷瓶，封固埋土中。春五、夏三、秋五、冬七日，取出晒干。拣去葱、姜，为末，醋面糊和丸梧子大。每服九丸，临卧温酒下，立效。戴古渝《经验方》。**久患头风**。草乌头尖生用一分，赤小豆三十五粒，麝香一字，为末。每服半钱，薄荷汤冷服。更随左右嗃鼻。《指南方》。**风痰头痛**。体虚伤风，停聚痰饮，上厥头痛，或偏或正。草乌头炮去皮尖半两，川乌头生去皮尖一两，藿香半两，乳香三皂子大，为末。每服二钱，薄荷姜汤下，食后服。陈言《三因方》。**女人头痛**。血风证，草乌头、栀子等分，为末。自然葱汁，随左右调涂太阳及额上，勿过眼，避风。《济生方》。**脑泄臭秽**。草乌去皮半两，苍术一两，川芎二两，并生研末，面糊丸绿豆大。每服十丸，茶下。忌一切热物。《圣济总录》。**耳鸣耳痒**。如流水及风声，不治成聋。用生乌头掘得，乘湿削如枣核大，塞之。日易二次。不过三日愈。《千金方》。**喉痹口噤**。不开欲死，草乌头、皂荚等分，为末，入麝香少许。擦牙并嗃鼻内，牙关自开也。《济生方》用草乌尖、石胆等分，为末。每用一钱，醋煮皂荚汁调稀，扫入肿上，流涎数次，其毒即破也。**虚壅口疮**。满口连舌者，草乌一个，南星一个，生姜一大块，为末，睡时以醋调涂手心足心。或以草乌头、吴茱萸等分，为末，蜜调涂足心。《本事方》。**疳蚀口鼻**。穿透者，草乌头烧灰，入麝香等分，为末贴之。**风虫牙痛**。草乌炒黑一两，细辛一钱，为末揩之，吐出涎。一方：草乌、食盐同炒黑，掺之。《海上方》。**寒气心疝**。三十年者，射罔、食茱萸等分，为末，蜜丸麻子大。每酒下二丸，日三服。刘国英所秘之方。范汪《东阳方》。**寒疟积疟**。巴豆一枚去心皮，射罔如巴豆大，大枣去皮一枚，捣成丸梧子大。清旦、先发时各服一丸，白汤下。《肘后方》。**脾寒厥疟**。先寒后热，名寒疟。但寒不热，面色黑者名厥疟。寒多热少，面黄腹痛，名脾疟。三者并宜服此。贾耘老用之二十年，累试有效。不蛀草乌头削去皮，沸汤泡二七度，以盏盖良久，切焙研，稀糊丸梧子大。每服三十丸，姜十片，枣三枚，葱三根，煎汤清早服，以枣压之。如人行十里许，再一服。绝勿饮汤，便不发也。苏东坡《良方》。**腹中癥结**。害妨饮食，羸瘦。射罔二两，椒三百粒，捣末，鸡子白和丸麻子大。每服一丸，渐至三丸，以愈为度。《肘后方》。**水泄寒痢**。大草乌一两，以一半生研，一半烧灰，醋糊和丸绿豆大。每服七丸，井华水下。忌生冷鱼肉。《十便良方》。**泄痢注下**。三神丸：治清浊不分，泄泻注下，或赤或白，腹脐刺痛，里急后重。用台乌头三个去皮尖，以一个火炮，一个醋煮，一个烧灰，为末，醋糊丸绿豆大，每服二十丸。水泻流水下，赤痢甘草汤下，白痢姜汤下。忌鱼腥生冷。《和剂局方》。**结阴下血**。腹痛,草乌头,蛤粉炒,去皮脐切一两,茴香炒三两。每用三钱,水一盏,入盐少许,煎八分,去滓,露一夜,五更冷服。《圣济录》。**老人遗尿**。不知出者,草乌头一两,童便浸七日,去皮,同盐炒,为末,酒糊丸绿豆大。每服二十丸,盐汤下。《普济方》。**内痔不出**。草乌为末,津调点肛门内,痔即反出,乃用枯痔药点之。《外科集验方》。**疔毒初起**。草乌头七个,川乌头三个,杏仁九个,飞罗面一两,为末。无根水调搽,留口以纸盖之,干则以水润之。《唐瑶经验方》。**疔毒恶肿**。生乌头切片,醋熬成膏,摊贴。次日根出。又方:两头尖一两,巴豆四个,捣贴。疔自拔出。《普济方》。**疔疮发背**。草乌头去皮为末,用葱白连须和捣,丸豌豆大,以雄黄为衣。每服一丸,先将葱一根细嚼,以热酒送下。或有恶心,呕三四口,用冷水一口止之。即卧,以被厚盖,汗出为度。亦治头风。《乾坤秘韫》。**恶毒诸疮**。及发背、疔疮、便毒等证。二乌膏:用草乌头、川乌头,于瓦上以井华水磨汁涂之。如有口,即涂四边。干再上。亦可单用草乌磨醋涂之。《永类方》。**大风癣疮**。遍身黑色,肌体麻木,痹痛不常。草乌头一斤,刮洗去皮极净,摊干。以清油四两,盐四两,同入铫内,炒令深黄色。倾出剩油,只留盐并药再炒,令黑烟出为度。取一枚擘破,心内如米一点白者始好,白多再炒。乘热杵罗为末,醋面糊丸梧子大。每服三十丸,空心温酒下。草乌性毒难制,五七日间,以黑豆煮粥食解其毒。继洪《澹寮方》。**遍身生疮**。阴囊、两脚尤甚者,草乌一两,盐一两化水,浸一夜,炒赤为末。猪腰子一具,去膜煨熟,竹刀切捣,醋糊丸绿豆大。每服三十丸,空心盐汤下。《澹寮方》。**一切诸疮**。未破者,草乌头为末,入轻粉少许,腊猪油和搽。《普济方》。**瘰疬初作**。未破,作寒热,草乌头半两,木鳖子二个,以米醋磨细,入捣烂葱头、蚯蚓粪少许,调匀傅上,以纸条贴,令通气孔,妙。《医林正宗》。**马汗入疮**。肿痛,急疗之,迟则毒深。以生乌头末傅疮口,良久有黄水出,即愈。《灵苑方》。**蛇蝎螫人**。射罔傅之,频易,血出愈。《梅师方》。**中沙虱毒**。射罔傅之佳。《千金》。

【按语】《纲目》以乌头为本药正名,以草乌头为别名。李时珍云:"此即乌头之野生于他处者,俗谓之草乌头。"《中药学》以草乌为名,收作祛风湿药中之祛风寒湿药川乌的附药。草乌为毛茛科植物北乌头的干燥根。

白附子《别录》

【气味】辛、甘,大温,有小毒。[保昇曰]甘、辛,温。[大明曰]无毒。[珣曰]小毒。入药炮用。[杲曰]纯阳,引药势上行。

【主治】心痛血痹,面上百病,行药势。《别录》。中风失音,一切冷风气,面皯瘢疵。大明。诸风冷气,足弱无力,疥癣风疮,阴下湿痒,头面痕,入面脂用。李珣。补肝风虚。好古。风痰。震亨。

【发明】[时珍曰]白附子乃阳明经药,因与附子相似,故得此名,实非附子类也。按《楚国先贤传》云:孔休伤颊有瘢。王莽赐玉屑、白附子香,与之消瘢。

【附方】新十二。**中风口喎**。半身不遂,牵正散:用白附子、白僵蚕、全蝎并等分,生研为末。每服二钱,热酒调下。《杨氏家藏方》。小儿暑风。暑毒入心，痰塞心孔，昏迷搐搦，此乃危急之证，非此丸生料瞑眩之剂不能伐之。三生丸：用白附子、天南星、半夏，并去皮，等分，生研，猪胆汁和丸黍米大。量儿大小，以薄荷汤下。令儿侧卧，呕出痰水即苏。《全幼心鉴》。风痰眩运。头痛气郁，胸膈不利。白附子炮去皮脐半斤，石膏煅红半斤，朱砂二两二钱半，龙脑一钱，为末，粟米饭丸小豆大。每服三十丸，食后茶、酒任下。《御药院方》。偏正头风。白附子、白芷、猪牙皂角去皮，等分为末。每服二钱，食后茶清服，仰卧少顷。《普济本事方》。痰厥头痛。白附子、天南星、半夏等分，生研为末，生姜自然汁浸蒸饼丸绿豆大。每服四十丸，食后姜汤下。《济生方》。赤白汗斑。白附子、硫黄等分，为末，姜汁调稀，茄蒂蘸擦，日数次。《简便方》。面上皯黯。白附子为末，卧时浆水洗面，以白蜜和涂纸上，贴之。久久自落。《卫生易简方》。耳出脓水。白附子炮、羌活各一两，为末。猪、羊肾各一个，每个入末半钱，湿纸包，煨熟，五更食，温酒下。《圣济录》。喉痹肿痛。白附子末、枯矾等分，研末，涂舌上，有涎吐出。《圣惠方》。偏坠疝气。白附子一个，为末，津调填脐上，以艾灸三壮或五壮，即愈。杨起《简便方》。小儿吐逆不定。虚风喘急。白附子、藿香等分，为末。每米饮下半钱。《保幼大全方》。慢脾惊风。白附子半两，天南星半两，黑附子一钱，并炮去皮，为末。每服二钱，生姜五片，水煎服。亦治大人风虚，止吐化痰。宣和间，真州李博士用治吴内翰女孙甚效。康州陈侍郎病风虚极昏，吴内翰令服三四服，即愈。《杨氏家藏》。

【按语】《纲目》以白附子为本药正名。《中药学》药名同此，作为化痰止咳平喘药中之温化寒痰药。本品为天南星科植物独角莲的干燥块茎。

虎掌《本经》 天南星《开宝》

【气味】苦，温，有大毒。[《别录》曰]微寒。[普曰]虎掌：神农、雷公：苦，有毒。岐伯、桐君：辛，有毒。[大明曰]辛烈，平。[杲曰]苦、辛，有毒。阴中之阳，可升可降，乃肺经之本药。[震亨曰]欲其下行，以黄柏引之。[之才曰]蜀漆为之使。恶莽草。[大明曰]畏附子、干姜、生姜。[时珍曰]得防风则不麻，得牛胆则不燥，得火炮则不毒。生能伏雄黄、丹砂、焰硝。

【主治】心痛，寒热结气，积聚伏梁，伤筋痿拘缓，利水道。《本经》。除阴下湿，风眩。《别录》。主疝瘕肠痛，伤寒时疾，强阴。甄权。**天南星：**主中风麻痹，除痰下气，利胸膈，攻坚积，消痈肿，散血堕胎。《开宝》。金疮折伤瘀血，捣傅之。藏器。蛇虫咬，疥癣恶疮。大明。去上焦痰及眩运。元素。主破伤风，口噤身强。李杲。补肝风虚，治痰，功同半夏。好古。治惊痫，口眼㖞斜，喉痹，口舌疮糜，结核，解颅。时珍。

【发明】[时珍曰]虎掌、天南星，乃手足太阴脾肺之药。味辛而麻，故能治风散血；气温而燥，故能胜湿除涎；性紧而毒，故能攻积拔肿而治口㖞舌糜。杨士瀛《直指方》云：诸风口噤，宜用南星，更以人参、石菖蒲佐之。

【附方】旧十，新二十九。中风口噤。目瞑，无门下药者。开关散：用天南星为末，入白龙脑等分，五月五日午时合之。每用中指点末，揩齿三二十遍，揩大牙左右，其口自开。又名破棺散。《经验方》。**诸风口噤**。天南星炮剉，大人三钱，小儿三字，生姜五片，苏叶一钱，水煎减半，入雄猪胆汁少许，温服。《仁斋直指方》。**小儿口噤**。牙关不开，《谭氏方》：天南星一枚，煨熟，纸裹斜包，剪一小孔，透气于口中，牙关自开也。一方：用生南星同姜汁擦之，自开。**小儿惊风**。坠涎散：用天南星一两重一个，换酒浸七伏时，取出安新瓦上，周回炭火炙裂，合湿地出火毒，为末，入朱砂一分。每服半钱，荆芥汤调下。每日空心一服，午时一服。《经验方》。**吐泻慢惊**。天王散：治小儿吐泻，或误服冷药，脾虚生风痰慢惊。天南星一个，重八九钱者，去脐。黄土坑深三寸，炭火五斤，煅赤，入好酒半盏。安南星在内，仍架炭三条在上，候发裂取剉，再炒熟为末，用五钱。天麻煨熟研末一钱，麝香一字，和匀。三岁小儿用半钱，以生姜、防风煎汤调下。亦治久嗽恶心。钱乙《小儿方》。**风痫痰迷**。坠痰丸：用天南星九蒸九晒，为末，姜汁面糊丸梧子大。每服二十丸，人参汤下。石菖蒲、麦门冬汤亦可。《卫生宝鉴》。**小儿痫喑**。痫后喑不能言。以天南星湿纸包煨，为末。雄猪胆汁调服二字。《全幼心鉴》。**治痫利痰**。天南星煨香一两，朱砂一钱，为末，猪心血丸梧子大。每防风汤化下一丸。《普济方》。**口眼㖞斜**。天南星生研末，自然姜汁调之。左贴右，右贴左。《仁存方》。**角弓反张**。南星、半夏等分，为末。姜汁、竹沥灌下一钱。仍灸印堂。《摘玄方》。**破伤中风**。胡氏夺命散，又名玉真散，治打扑金刃伤，及破伤风伤湿，发病强直如痫状者。天南星、防风等分，为末。水调敷疮，出水为妙。仍以温酒调服一钱。已死心尚温者，热童便调灌二钱。斗欧内伤坠压者，酒和童便连灌三服即苏。亦可煎服。《三因方》。**破伤风疮**。生南星末，水调涂疮四围，水出有效。《普济方》。**妇人头风**。攻目作痛。天南星一个，掘地坑烧赤，安药于中，以醋一盏沃之，盖定勿令透气，候冷研末。每服一字，以酒调下。重者半钱。《千金方》。**风痰头痛**。不可忍，天南星一两，荆芥叶一两，为末，姜汁糊丸梧子大。每食后姜汤下二十丸。又上清丸：用天南星、茴香等分，生研末，盐、醋煮面糊丸。如上法服。并出《经效济世方》。**风痰头运**。目眩，吐逆，烦懑，饮食不下。玉壶丸：用生南星、生半夏各一两，天麻半两，白面三两，为末，水丸梧子大。每服三十丸，以水先煎沸，入药煮五七沸，漉出放温，以姜汤吞之。《惠民和剂局方》。**脑风流涕**。邪风入脑，鼻内结硬，遂流髓涕。大白南星切片，沸汤泡二次，焙干。每用二钱，枣七个，甘草五分，同煎服。三四服，其硬物自出，脑气流转，髓涕自收。以大蒜、荜茇末作饼，隔纱贴囟前，熨斗熨之。或以香附、荜茇末频吹鼻中。《直指方》。**小儿风痰**。热毒壅滞，凉心压惊。抱龙丸：用牛胆南星一两，入金钱薄荷十片，丹砂一钱半，龙脑、麝香各一字，研末，炼蜜丸芡子大。每服一丸，竹叶汤化下。《全幼心鉴》。**壮人风痰**。及中风、中气初起。星香饮：用南星四钱，木香一钱，水二盏，生姜十四片，煎六分，温服。王硕《易简方》。**痰迷心窍**。寿星丸：治心胆被惊，神不守舍，或痰迷心窍，恍惚健忘，妄言妄见。天南星一斤，先掘土坑一尺，以炭火三十斤烧赤，入酒五升，渗干。乃安南星在内，盆覆定，以灰塞之，勿令走气。次日取出，为末。琥珀一两，朱砂二两，为末。

生姜汁打面糊丸梧子大。每服三十丸至五十丸，煎人参、石菖蒲汤下。一日三服。《和剂局方》。**风痰注痛**。方见“羊踯躅”下。**痰湿臂痛**。右边者，南星制、苍术等分，生姜三片，水煎服之。《摘玄方》。**风痰咳嗽**。大天南星一枚，炮裂研末。每服一钱，水一盏，姜三片，煎五分，温服。每日早、午、晚各一服。《十全博救方》。**气痰咳嗽**。玉粉丸：南星曲、半夏曲、陈橘皮各一两，为末，自然姜汁打糊丸如梧子大。每服四十丸，姜汤下。寒痰，去橘皮，加官桂。东垣《兰室秘藏》。**清气化痰**。三仙丸：治中脘气滞，痰涎烦闷，头目不清。生南星去皮、半夏各五两，并汤泡七次，为末。自然姜汁和作饼，铺竹筛内，以楮叶包覆，待生黄成曲，晒干。每用二两，入香附末一两，糊丸梧子大。每服四十丸，食后姜汤下。王璆《百一选方》。**温中散滞**。消导饮食，天南星炮、高良姜炮各一两，砂仁二钱半，为末，姜汁糊丸梧子大。每姜汤下五十丸。《和剂方》。**酒积酒毒**。服此即解。天南星丸：用正端天南星一斤。土坑烧赤，沃酒一斗入坑，放南星，盆覆，泥固济，一夜取出，酒和水洗净，切片，焙干，为末，入朱砂末一两，姜汁面糊丸梧子大。每服五十丸，姜汤下。蔡丞相、吕丞相尝用有验。《杨氏家藏方》。**吐泄不止**。四肢厥逆，虚风不省人事，服此则阳回，名回阳散。天南星为末，每服三钱，京枣三枚，水二钟，煎八分，温服。未省再服。《集效方》又方：醋调南星末，贴足心。《普济方》。**肠风泻血**。诸药不效，天南星石灰炒焦黄色，为末，酒糊丸梧子大，每酒下二十丸。《普济方》。**吐血不止**。天南星一两，剉如豆大，以炉灰汁浸一宿，洗焙研末。每服一钱，以自然铜磨酒调下。《胜金方》。**初生贴囟**。头热鼻塞者。天南星炮，为末，水调贴囟上，炙手熨之。《危氏得效方》。**小儿解颅**。囟开不合，鼻塞不通。天南星炮去皮，为末，淡醋调绯帛上，贴囟门，炙手频熨之，立效。钱乙《小儿直诀》。**解颐脱臼**。不能收上，用南星末，姜汁调涂两颊，一夜即上。《医说》。**小儿口疮**。白屑如鹅口，不须服药。以生天南星去皮脐，研末，醋调涂足心，男左女右。阎孝忠《集效方》。**走马疳蚀**。透骨穿腮，生南星一个，当心剜空，入雄黄一块，面裹烧，候雄黄作汁，以盏子合定，出火毒，去面为末，入麝香少许，拂疮数日，甚验。《经验方》。**风虫牙痛**。南星末塞孔，以霜梅盦住，去涎。《摘玄方》。**喉风喉痹**。天南星一个，剜心，入白僵蚕七枚，纸包煨熟，研末。姜汁调服一钱，甚者灌之，吐涎愈。名如圣散。《博济方》。**痰瘤结核**。南星膏：治人皮肌头面上生瘤及结核，大者如拳，小者如栗，或软或硬，不疼不痒，宜用此药，不可辄用针灸。生天南星大者一枚，研烂，滴好醋五七点。如无生者，以干者为末，醋调。先用针刺令气透，乃贴之。觉痒则频贴，取效。严子礼《济生方》。**身面疣子**。醋调南星末涂之。《简易方》。

【按语】《纲目》以虎掌、天南星并列为本药正名。李时珍云：“虎掌因叶形似之，非根也。南星因根圆白，形如老人星状，故名南星，即虎掌也。”《中药学》以天南星为名，用作化痰止咳平喘药中之温化寒痰药。收入胆南星作为附药。天南星为天南星科植物天南星、异叶天南星或东北天南星的干燥块茎。胆南星为制天南星的细粉与牛、羊或猪胆汁经发酵加工而成。

半夏《本经》

根

【气味】辛，平，有毒。[《别录》曰]生微寒，熟温。生令人吐，熟令人下。汤洗尽滑用。[元素曰]味辛、苦，性温，气味俱薄，沉而降，阴中阳也。[好古曰]辛厚苦轻，阳中阴也。入足阳明、太阴、少阳三经。[之才曰]射干为之使。恶皂荚。畏雄黄、生姜、干姜、秦皮、龟甲。反乌头。[权曰]柴胡为之使。忌羊血、海藻、饴糖。[元素曰]热痰佐以黄芩，风痰佐以南星，寒痰佐以干姜，痰痞佐以陈皮、白术。多用则泻脾胃。诸血证及口渴者禁用，为其燥津液也。孕妇忌之，用生姜则无害。

【主治】伤寒寒热，心下坚，胸胀咳逆，头眩，咽喉肿痛，肠鸣，下气止汗。《本经》。消心腹胸膈痰热满结，咳嗽上气，心下急痛坚痞，时气呕逆，消痈肿，疗痿黄，悦泽面目，堕胎。《别录》。消痰，下肺气，开胃健脾，止呕吐，去胸中痰满。生者：摩痈肿，除瘤瘿气。甄权。治吐食反胃，霍乱转筋，肠腹冷，痰疟。大明。治寒痰及形寒饮冷伤肺而咳，消胸中痞，膈上痰，除胸寒，和胃气，燥脾湿，治痰厥头痛，消肿散结。元素。治眉棱骨痛。震亨。补肝风虚。好古。除腹胀，目不得瞑，白浊梦遗，带下。时珍。

【发明】[权曰]半夏使也。虚而有痰气，宜加用之。[颂曰]胃冷呕哕，方药之最要。[成无己曰]辛者散也，润也。半夏之辛，以散逆气结气，除烦呕，发音声，行水气而润肾燥。[好古曰]经云，肾主五液，化为五湿。自入为唾，入肝为泣，入心为汗，入脾为痰，入肺为涕。有痰曰嗽，无痰曰咳。痰者，因咳而动脾之湿也。半夏能泄痰之标，不能泄痰之本。泄本者，泄肾也。咳无形，痰有形．无形则润，有形则燥，所以为流湿润燥也。俗以半夏为肺药，非也。止呕吐为足阳明，除痰为足太阴。柴胡为之使，故小柴胡汤中用之，虽为止呕，亦助柴胡、黄芩主往来寒热，是又为足少阳、阳明也。[宗奭曰]今人惟知半夏去痰，不言益脾，盖能分水故也。脾恶湿，湿则濡困，困则不能治水。经云：水胜则泻。一男子夜数如厕，或教以生姜一两，半夏、大枣各三十枚，水一升，瓷瓶中慢火烧为熟水，时呷之，便已也。[赵继宗曰]丹溪言二陈汤治一身之痰，世医执之，凡有痰者皆用。夫二陈内有半夏，其性燥烈。若风痰、寒痰、湿痰、食痰则相宜。至于劳痰、失血诸痰，用之反能燥血液而加病，不可不知。[机曰]俗以半夏性燥有毒，多以贝母代之。贝母乃太阴肺经之药，半夏乃太阴脾经、阳明胃经之药，何可代也？夫咳嗽吐痰，虚劳吐血，或痰中见血，诸郁，咽痛喉痹，肺痈肺痿，痈疽，妇人乳难，此皆贝母为向导，半夏乃禁用之药。若涎者脾之液，美味膏粱炙煿，皆能生脾胃湿热，故涎化为痰，久则痰火上攻，令人昏愦口噤，偏废僵仆，謇涩不语，生死旦夕，自非半夏、南星，曷可治乎？若以贝母代之，则翘首待毙矣。[时珍曰]脾无留湿不生痰，故脾为生痰之源，肺为贮痰之器。半夏能主痰饮及腹胀者，为其体滑而味辛性温也。涎滑能润，辛温能散亦能润，故行湿而通大便，利窍而泄小便。所谓辛走气，能化液，辛以润之是矣。洁古张氏云：半夏、南星治其痰，而咳嗽自愈。丹溪朱氏云：二陈汤能使大便润而小便长。聊摄成氏云：半夏辛而散，行水气而润肾燥。又《和剂局方》用半硫丸治老人虚秘，皆取其滑润也。世俗皆以南星、半夏为性燥，误矣。湿去则土燥，痰涎不生，非二物之性燥也。古方治咽痛喉痹，吐血下血，多用二物，非禁剂也。二物亦能散血，故破伤打扑皆主之。惟阴虚劳损，则非湿热之邪，而用利窍行湿之药，是乃重竭其津液，医之罪也，岂药之咎哉！《甲乙经》用治夜不眠，是果性燥者乎？岐伯云：卫气行于阳，阳气满，不得入于阴，阴气虚，故目不得瞑。治法：饮以半夏汤一剂，阴阳既通，其卧立至。方用流水千里者八升，扬之万遍，取清五升，煮之，炊以苇薪，大沸，入秫米一升，半夏五合，煮一升半，饮汁一杯，日三，以知为度。病新发者，覆杯则卧，汗出则已。久者三饮而已。

【附方】旧十五，新五十三。**法制半夏**。清痰化饮，壮脾顺气。用大半夏，汤洗七次，焙干再洗，如此七转，以浓米泔浸一日夜。每一两用白矾一两半，温水化，浸五日。焙干，以铅白霜一钱，温水化，又浸七日。以浆水慢火内煮沸，焙干收之。每嚼一二粒，姜汤送化下。《御药院方》。**红半夏法**。消风热，清痰涎，降气利咽。大半夏汤浸焙制如上法。每一两入龙脑五分，朱砂为衣染之。先铺灯草一重，约一指厚，排半夏于上，再以灯草盖一指厚。以炒豆焙之，候干取出。每嚼一两粒，温水送下。《御药院方》。**化痰镇心**。祛风利膈。辰砂半夏丸：用半夏一斤，汤泡七次，为末筛过，以水浸三日，生绢滤去滓，澄清去水，晒干，一两，入辰砂一钱，姜汁打糊丸梧子大。每姜汤下七十丸。此周府方也。《袖珍方》。**化痰利气**。三仙丸，方见"虎掌"下。**消痰开胃**。去胸膈壅滞。《斗门方》用半夏洗泡，焙干为末，自然姜汁和作饼，湿纸裹，煨香。以熟水二盏，同饼二钱，入盐五分，煎一盏，服之。大压痰毒及酒食伤，极验。《经验后方》用半夏、天南星各二两为末，水五升，入坛内浸一宿，去清水，焙干重研。每服二钱，水二盏，姜三片，煎服。**中焦痰涎**。利咽，清头目，进饮食。半夏泡七次四两，枯矾一两为末，姜汁打糊，或煮枣肉，和丸梧子大。每姜汤下十五丸。寒痰加丁香五钱，热痰加寒水石煅四两。名玉液丸。《和剂局方》。**老人风痰**。大腑热，不识人，及肺热痰实不利。半夏泡七次焙，硝石各半两，为末，入白面一两捣匀，水和丸绿豆大。每姜汤下五十丸。《普济》。**膈壅风痰**。半夏半斤，酸浆浸一宿，温汤洗五十遍，去恶气，日干为末。浆水搜作饼，日干，再研为末。每五两入生龙脑一钱，以浆水浓脚和丸鸡头子大。纱袋盛，避风处阴干。每服一丸，好茶或薄荷汤嚼下。《御药院方》。**搜风化痰**。定志安神，利头目。辰砂化痰丸：用半夏曲三两，天南星炮一两，辰砂、枯矾各半两，为末，姜汁打糊丸梧子大。每服三十丸，食后姜汤送下。《和剂局方》。**痰厥中风**。省风汤：用半夏汤泡八两，甘草炙二两，防风四两。每服半两，姜二十片，水二盏，煎服。《奇效良方》。**风痰头运**。呕逆目眩，面色青黄，脉弦者。水煮金花丸：用生半夏、生天南星、寒水石煅各一两、天麻半两，雄黄二钱，小麦面三两为末，水和成饼，水煮浮起，漉出，捣丸梧子大。每服五十丸，姜汤下，极效。亦治风痰咳嗽，二便不通，风痰头痛。洁古《活法机要》方。**风痰湿痰**。清壶丸：半夏一斤，天南星半两，各汤泡，晒干为末，姜汁和作饼，焙干，入神曲半两，白术末四两，枳实末二两，姜汁面糊丸梧子大。每服五十丸，姜汤下。《叶氏方》。**风痰喘逆**。兀兀欲吐，眩运欲倒。半夏一两，雄黄三钱为末。姜汁浸，蒸饼丸梧子大。每服三十丸，姜汤下。已吐者加槟榔。《活法机要》。**风痰喘急**。千缗汤：用半夏汤洗七个，甘草炙、皂荚炒各一寸，姜三片，水一盏，煎七分，温服。《和剂局方》。**上焦热痰**。咳嗽。制过半夏一两，片黄芩末二钱，姜汁打糊丸绿豆大。每服七十丸，淡姜汤食后服。此周定王亲制方也。《袖珍方》。**肺热痰嗽**。制半夏、栝楼仁各一两，为末，姜汁打糊丸梧子大。每服二三十丸，白汤下。或以栝楼瓤煮熟丸。《济生方》。**热痰咳嗽**。烦热面赤，口燥心痛，脉洪数者。小黄丸：用半夏、天南星各一两，黄芩一两半，为末，姜汁浸蒸饼丸梧子大。每服五七十丸，食后姜汤下。洁古《活法机要》。**小儿痰热**。咳嗽惊悸。半夏、南星等分，为末。牛胆汁和，入胆内，悬风处待干，蒸饼丸绿豆大。每姜汤下三五丸。《摘玄方》。**湿痰咳嗽**。面黄体重，嗜卧，惊，兼食不消，脉缓者。白术丸：用半夏、南星各一两，白术一两半，为末，薄糊丸梧子大。每服五七十丸，姜汤下。《活法机要》。**气痰咳嗽**。面白气促，洒淅恶寒，愁忧不乐，脉涩者。玉粉丸：用半夏、南星各一两，官桂半两，为末，糊丸梧子大。每服五十丸，姜汤下。《活法机要》。**小结胸痛**。正在心下，按之则痛，脉浮滑者，小陷胸汤主之。半夏半升，黄连一两，栝楼实大者一个，水六升，先煮栝楼取三升，去滓，内二味煮取二升，分三服。仲景《伤寒论》。**湿痰心痛**。喘急者，半夏油炒为末，粥糊丸绿豆大。每服二十丸，姜汤下。《丹溪心法》。**急伤寒病**。半夏四钱，生姜七片，酒一盏，煎服。胡洽居士《百病方》。**结痰不出**。语音不清，年久者亦宜。玉粉丸：半夏半两，桂心一字，草乌头半字，为末。姜汁浸蒸饼丸芡子大。每服一丸，夜卧含咽。《活法机要》。**停痰冷饮**。呕逆。橘皮半夏汤：用半夏水煮熟、陈橘皮各一两。每服四钱，生姜七片，水二盏，煎一盏，温服。《和剂局方》。**停痰留饮**。胸膈满闷，气短恶心，饮食不下，或吐痰水。茯苓半夏汤：用半夏泡五两，茯苓三两。每服四钱，姜七片，水一钟半，煎七分，甚快捷方式。《和剂局方》。**支饮作呕**。呕家本渴，不渴者，心下有支饮也。或似喘不喘，似呕不呕，似哕不哕，心下愦愦，并宜小半夏汤。用半夏泡七次，一升，生姜半升，水七升，煮一升五合，分服。张仲景《金匮要略》。**哕逆欲死**。半夏生姜汤主之。即上方也。**痘疮哕气**。方同上。**呕哕眩悸**。谷不得下。半夏加茯苓汤：半夏一升，生姜半斤，茯苓三两，切，以水七升，煎一升半，分温服之。《金匮要略》。**目不得眠**。见“发明”下。**心下悸忪**。半夏麻黄丸：半夏、麻黄等分，为末，蜜丸小豆大。每服三十丸，日三。《金匮要略》。**伤寒干啘**。半夏熟洗，研末。生姜汤服一钱匕。《深师方》。**呕逆厥逆**。内有寒痰。半夏一升洗滑焙研，小麦面一升，水和作弹丸，水煮熟。初吞四五枚，日三服。稍增至十五枚，旋煮旋吞。觉病减，再作。忌羊肉、饧糖。此乃许仁则方也。《外台秘要》。**呕吐反胃**。大半夏汤：半夏三升，人参三两，白蜜一升，水一斗二升和，扬之一百二十遍。煮取三升半，温服一升，日再服。亦治膈间支饮。《金匮要略》。**胃寒哕逆**。停痰留饮。藿香半夏汤：用半夏汤泡炒黄二两,藿香叶一两,丁皮半两,每服四钱,水一盏,姜七片,煎服。《和剂局方》。**小儿吐泻**。脾胃虚寒。齐州半夏泡七次、陈粟米各一钱半,姜十片,水盏半,煎八分,温服。钱乙《小儿》。**小儿痰吐**。或风壅所致,或咳嗽发热,饮食即呕。半夏泡七次半两,丁香一钱,以半夏末水和包丁香,用面重包,煨熟,去面为末,生姜自然汁和丸麻子大。每服二三十丸,陈皮汤下。《活幼口议》。**妊娠呕吐**。半夏二两,人参、干姜各一两,为末。姜汁面糊丸梧子大,每饮服十丸,日三服。仲景《金匮要略》。**霍乱腹胀**。半夏、桂等分,为末。水服方寸匕。《肘后方》。**小儿腹胀**。半夏末少许,酒和丸粟米大。每服二丸,姜汤下。不瘥,加之。或以火炮研末,姜汁调贴脐,亦佳。《子母秘录》。**黄疸喘满**。小便自利,不可除热。半夏、生姜各半斤,水七升,煮一升五合,分再服。有人气结而死,心下暖,以此少许入口,遂活。张仲景方。**伏暑引饮**。脾胃不利。消暑丸:用半夏醋煮一斤,茯苓半斤,生甘草半斤,为末,姜汁面糊丸梧子大。每服五十丸,热汤下。《和剂局方》。**老人虚秘**。冷秘,及痃癖冷气。半硫丸:半夏泡炒、生硫黄等分,为末,自然姜汁煮糊丸如梧子大。每空心温酒下五十丸。《和剂局方》。**失血喘急**。吐血下血,崩中带下,喘急痰呕,中满宿瘀。用半夏捶扁,以姜汁和面包煨黄,研末,米糊丸梧子大。每服三十丸,白汤下。《直指方》。**白浊梦遗**。半夏一两,洗十次,切破,以木猪苓二两,同炒黄,出火毒,去猪苓,入煅过牡蛎一两,以山药糊丸梧子大。每服三十丸,茯苓汤送下。肾气闭而一身精气无所管摄,妄行而遗者,宜用此方。盖半夏有利性,猪苓导水,使肾气通也。与下元虚惫者不同。许学士《本事方》。**八般头风**。三次见效。半夏末,入百草霜少许,作纸捻烧烟,就鼻内嗆之。口中含水,有涎吐去,再含。《卫生宝鉴》。**少阴咽痛**。生疮,不能言语,声不出者,苦酒汤主之。半夏七枚打碎,鸡子一枚,头开一窍,去黄,纳苦酒令小满,入半夏在内,以环子坐于炭火上,煎三沸,去滓,置杯中,时时咽之,极验。未瘥更作。仲景《伤寒论》。**喉痹肿塞**。生半夏末嗆鼻内,涎出效。《集简方》。**骨哽在咽**。半夏、白芷等分,为末。水服方寸匕,当呕出。忌羊肉。《外台秘要》。**重舌木舌**。胀大塞口。半夏煎醋,含漱之。又方:半夏二十枚,水煮过,再泡片时,乘热以酒一升浸之,密封良久,热漱冷吐之。**小儿囟陷**。乃冷也。水调半夏末,涂足心。**面上黑气**。半夏焙研,米醋调敷。不可见风,不计遍数,从早至晚,如此三日,皂角汤洗下,面莹如玉也。《摘玄方》。**癞风眉落**。生半夏、羊屎烧焦等分,为末,自然姜汁日调涂。《圣济录》。**盘肠生产**。产时子肠先出,产后不收者,名盘肠产。以半夏末频嗆鼻中,则上也。《妇人良方》。**产后运绝**。半夏末,冷水和丸大豆大,纳鼻中即愈,此扁鹊法也。《肘后方》。**小儿惊风**。生半夏一钱,皂角半钱,为末。吹少许入鼻,名嚏惊散,即苏。《直指方》。**卒死不寤**。半夏末吹鼻中,即活。《南岳夫人紫灵魏元君》方也。**五绝急病**。一曰自缢,二曰墙压,三曰溺水,四曰魇魅,五曰产乳。并以半夏末,纳大豆一丸入鼻中。心温者一日可活也。《子母秘录》。**痈疽发背**。及乳疮。半夏末,鸡子白调涂之。《肘后方》。**吹奶肿痛**。半夏一个煨研,酒服立愈。一方:以末,随左右嗆鼻,效。刘长春《经验方》。打扑瘀痕。水调半夏末涂之，一宿即没也。《永类钤方》。远行足趼。方同上。《集简方》。金刃不出。入骨脉中者。半夏、白蔹等分，为末。酒服方寸匕，日三服。至二十日自出。李筌《太白经》。飞虫入耳。生半夏末，麻油调，涂耳门外。《本事方》。蝎虿螫人。半夏末，水调涂之，立止。钱相公《箧中方》。蝎瘘五孔。相通者，半夏末，水调涂之，日二。《圣惠方》。咽喉骨哽。半夏、白芷等分，为末。水服方寸匕，当呕出。忌羊肉。《外台秘要》。

【按语】《纲目》以半夏为本药正名。《中药学》药以半夏为名，作为化痰止咳平喘药中之温化寒痰药。并收入半夏曲作为附药。半夏为天南星科植物半夏的干燥块茎，半夏曲为法半夏、赤小豆、苦杏仁、鲜青蒿、鲜苍耳草与面粉经加工发酵而成。

蚤休《本经》

根

【气味】苦，微寒，有毒。［大明曰］冷，无毒。伏雄黄、丹砂、蓬砂及盐。

【主治】惊痫，摇头弄舌，热气在腹中。《本经》。癫疾，痈疮，除蚀，下三虫，去蛇毒。《别录》。生食一升，利水。《唐本》。治胎风[①]手足搐，能吐泄瘰疬。大明。去疟疾寒热。时珍。

【发明】［恭曰］摩醋，傅痈肿蛇毒，甚有效。［时珍曰］紫河车，足厥阴经药也。凡本经惊痫、疟疾、瘰疬、痈肿者宜之。而道家有服食法，不知果有益否也。

【附方】新五。服食法。紫河车根以竹刀刮去皮，切作骰子大块，面裹入瓷瓶中，水煮候浮漉出，凝冷，入新布袋中，悬风处待干。每服三丸，五更初面东念呪，井水下，连进三服，即能休粮。若要饮食，先以黑豆煎汤饮之，次以药丸煮稀粥，渐渐食之。呪曰："天朗气清金鸡鸣，吾今服药欲长生。吾今不饥复不渴，赖得神仙草有灵。"小儿胎风。手足搐搦。用蚤休即紫河车为末。每服半钱，冷水下。《卫生易简方》。慢惊发搐。带有阳证者。白甘遂末即蚤休一钱，栝楼根末二钱，同于慢火上炒焦黄，研匀。每服一字，煎麝香、薄荷汤调下。钱乙《小儿方》。中鼠莽毒。金线重楼根，磨水服，即愈。《集简方》。咽喉谷贼[②]。肿痛，用重台赤色者、川大黄炒、木鳖子仁、马牙硝各半两，半夏泡一分，为末，蜜丸芡子大，含之。《圣惠方》。

【按语】《纲目》以蚤休为本药正名，别名重楼金线、七叶一枝花等。《中药学》以重楼为名，用作清热药中之清热解毒药。本品为百合科植物云南重楼或七叶一枝花的干燥根茎。

射干《本经》

根

【气味】苦，平，有毒。［《别录》曰］微温。久服令人虚。［保昇曰］微寒。［权曰］有小毒。［元素曰］苦，阳中阴也。［时

---

① 胎风：病证名。指婴儿初生百日之内发生的惊风病证。参见"惊风"条。

② 谷贼：病证名。指误吞谷麦芒刺所致的咽喉肿痛病证。

珍曰]寒。多服泻人。

【主治】咳逆上气,喉痹咽痛,不得消息,散结气,腹中邪逆,食饮大热。《本经》。疗老血在心脾间,咳唾,言语气臭,散胸中热气。《别录》。苦酒摩涂毒肿。弘景。治疰气,消瘀血,通女人月闭。甄权。消痰,破癥结,胸膈满,腹胀气喘,痃癖,开胃下食,镇肝明目。大明。治肺气喉痹为佳。宗奭。去胃中痈疮。元素。利积痰疝毒,消结核。震亨。降实火,利大肠,治疟母。时珍。

【发明】[震亨曰]射干属金,有木与火,行太阴、厥阴之积痰,使结核自消甚捷。又治便毒,此足厥阴湿气,因疲劳而发。取射干三寸,与生姜同煎,食前服,利三两行,甚效。[时珍曰]射干能降火,故古方治喉痹咽痛为要药。孙真人《千金方》治喉痹有乌翣膏。张仲景《金匮玉函方》治咳而上气,喉中作水鸡声,有射干麻黄汤。又治疟母鳖甲煎丸,亦用乌扇烧过。皆取其降厥阴相火也。火降则血散肿消,而痰结自解,癥瘕自除矣。

【附方】旧二,新八。咽喉肿痛。射干花根、山豆根,阴干为末,吹之如神。《袖珍方》。伤寒咽闭。肿痛。用生射干、猪脂各四两,合煎令焦,去滓,每噙枣许,取瘥。庞安常《伤寒论》。喉痹不通。浆水不入。《外台秘要》用射干一片,含咽汁,良。《医方大成》用扁竹新根擂汁咽之,大腑动即解。或醋研汁噙,引涎出亦妙。《便民方》用紫蝴蝶根一钱,黄芩、生甘草、桔梗各五分,为末,水调顿服,立愈。名夺命散。二便不通。诸药不效。紫花扁竹根生水边者佳,研汁一盏服,即通。《普济方》。水蛊腹大。动摇水声,皮肤黑。用鬼扇根捣汁,服一杯,水即下。《肘后方》。阴疝肿刺。发时肿痛如刺。用生射干捣汁与服,取利。亦可丸服。《肘后方》。乳痈初肿。扁竹根如僵蚕者,同萱草根为末,蜜调傅之,神效。《永类方》。中射工毒。生疮者,乌翣、升麻各二两,水三升,煎二升,温服。以滓敷疮上。姚僧坦《集验方》。

【按语】《纲目》以射干为本药正名。《中药学》药名同此,作为清热药中之清热解毒药。本品为鸢尾科植物射干的干燥根茎。

曼陀罗花《纲目》

花、子

【气味】辛,温,有毒。

【主治】诸风及寒湿脚气,煎汤洗之。又主惊痫及脱肛,并入麻药。时珍。

【发明】[时珍曰]相传此花笑采酿酒饮,令人笑;舞采酿酒饮,令人舞。予尝试之,饮须半酣,更令一人或笑或舞引之,乃验也。八月采此花,七月采火麻子花,阴干,等分为末。热酒调服三钱,少顷昏昏如醉。割疮灸火,宜先服此,则不觉苦也。

【附方】新三。面上生疮。曼陀罗花晒干研末,少许贴之。《卫生易简方》。小儿慢惊。曼陀罗花七朵,重一字,天麻二钱半,全蝎炒十枚,天南星炮、丹砂、乳香各二钱半,为末。每服半钱,薄荷汤调下。《御药院方》。大肠脱肛。曼陀罗子连壳一对,橡斗十六个,同剉,水煎三五沸,入朴硝少许,洗之。《儒门事亲》。

【按语】《纲目》以曼陀罗花为本药正名。《中药学》以洋金花为名,作为化

痰止咳平喘药中之止咳平喘药。本品为茄科植物白花曼陀罗的干燥花。

芫花《本经》

【气味】根同。辛，温，有小毒。[《别录》曰]苦，微温。[普曰]神农、黄帝、雷公：苦，有毒。扁鹊、岐伯：苦。李当之：有大毒，多服令人泄。[之才曰]决明为之使。反甘草。

【主治】咳逆上气，喉鸣喘，咽肿短气，虫毒鬼疟，疝瘕痈肿，杀虫鱼。《本经》。消胸中痰水，喜唾，水肿，五水[①]在五脏皮肤及腰痛，下寒毒肉毒。根疗疥疮。可用毒鱼。《别录》。治心腹胀满，去水气寒痰，涕唾如胶，通利血脉，治恶疮风痹湿，一切毒风，四肢挛急，不能行步。甄权。疗咳嗽，瘴疟。大明。治水饮痰澼，胁下痛。时珍。

【发明】[时珍曰]张仲景治伤寒太阳证，表不解，心下有水气，干呕发热而咳，或喘或利者，小青龙汤主之。若表已解，有时头痛出汗，不恶寒，心下有水气，干呕，痛引两胁，或喘或咳者，十枣汤主之。盖小青龙治未发散表邪，使水气自毛窍而出，乃《内经》所谓开鬼门法也。十枣汤驱逐里邪，使水气自大小便而泄，乃《内经》所谓洁净府、去陈莝法也。夫饮有五，皆由内啜水浆，外受湿气，郁蓄而为留饮。流于肺则为支饮，令人喘咳寒热，吐沫背寒。流于肺则为悬饮，令人咳唾，痛引缺盆两胁。流于心下则为伏饮，令人胸满呕吐，寒热眩运。流于肠胃则为痰饮，令人腹鸣吐水，胸胁支满，或作泄泻，忽肥忽瘦。流于经络则为溢饮，令人沉重注痛，或作水气胕肿。芫花、大戟、甘遂之性，逐水泄湿，能直达水饮窠囊隐僻之处。但可徐徐用之，取效甚捷。不可过剂，泄人真元也。陈言《三因方》以十枣汤药为末，用枣肉和丸，以治水气喘急浮肿之证，盖善变通者也。杨士瀛《直指方》云：破癖须用芫花，行水后便养胃可也。[好古曰]水者，肺、肾、脾三经所主，有五脏六腑十二经之部分。上而头，中而四肢，下而腰脚。外而皮毛，中而肌肉，内而筋骨。脉有尺寸之殊，浮沉之别，不可轻泻。当知病在何经何脏，方可用之。若误投之，则害深矣。芫花与甘草相反，而胡洽居士方治痰癖饮癖，以甘遂、大戟、芫花、大黄、甘草同用。盖欲其大吐以泄湿，因相反而相激也。

【附方】旧五，新一十九。卒得咳嗽。芫花一升，水三升，煮汁一升，以枣十四枚，煮汁干。日食五枚，必愈。《肘后方》。卒嗽有痰。芫花一两，炒，水一升，煮四沸，去滓，白糖入半斤。每服枣许。勿食酸咸物。张文仲《备急方》。喘嗽失音。暴伤寒冷，喘嗽失音。取芫花连根一虎口，切，暴干。令病人以荐自裹，舂令灰飞扬，入其七孔中。当眼泪出，口鼻皆辣，待芫根尽乃止。病即愈。《古今录验》。干呕胁痛。伤寒有时头痛，心下痞满，痛引两胁，干呕短气，汗出不恶寒者，表解里未和也，十枣汤主之。芫花熬、甘遂、大戟各等分，为散。以大枣十枚，水一升半，煮取八合，去滓纳药。强人服一钱，羸人半钱，平旦服之，当下利病除。如不除，明旦更服。仲景《伤寒论》。水肿支饮及澼饮。

---

① 五水：指下文“说明”中提到的支、悬、伏、痰、溢五饮。

用十枣汤加大黄、甘草，五物各一两，大枣十枚同煮，如法服。一方加芒硝一两。胡洽《百病方》。**天行烦乱**。凝雪汤：治天行毒病七八日，热积胸中，烦乱欲死。用芫花一斤，水三升，煮取一升半，渍故布薄胸上。不过再三薄，热则除。当温四肢，护厥逆也。《千金方》。**久疟结癖**。在腹胁，坚痛者。芫花炒二两，朱砂五钱，为末，蜜丸梧子大。每服十丸，枣汤下。《直指方》。**水蛊胀满**。芫花、枳壳等分，以醋煮芫花至烂，乃下枳壳煮烂，捣丸梧子大。每服三十丸，白汤下。《普济方》。**酒疸尿黄**。发黄，心懊痛，足胫满。芫花、椒目等分，烧末。水服半钱，日二服。《肘后方》。**背腿间痛**。一点痛，不可忍者，芫花根末，米醋调傅之。如不住，以帛束之。妇人产后有此，尤宜。《袖珍方》。**诸般气痛**。芫花醋煮半两，玄胡索炒一两半，为末。每服一钱。男子元脏痛，葱酒下。疟疾，乌梅汤下。妇人血气痛，当归酒下。诸气痛，香附汤下。小肠气痛，茴香汤下。《仁存方》。**鬼胎癥瘕**。经候不通。芫花根三两剉，炒黄为末。每服一钱，桃仁煎汤调下。当利恶物而愈。《圣惠方》。**催生去胎**。芫花根剥皮，以绵裹，点麝香，套入阴穴三寸，即下。《摄生妙用方》。**产后恶物**。不下，芫花、当归等分，炒，为末。调一钱服。《保命集》。**心痛有虫**。芫花一两醋炒，雄黄一钱，为末。每服一字，温醋汤下。《乾坤生意》。**牙痛难忍**。诸药不效。芫花末擦之，令热痛定，以温水漱之。《永类方》。**白秃头疮**。芫花末，猪脂和傅之。《集效方》。**痈肿初起**。芫花末，和胶涂之。《千金方》。**痈疖已溃**。芫花根皮搓作捻，插入，则不生合，令脓易竭也。《集简方》。**痔疮乳核**。芫根一握，洗净，入木臼捣烂，入少水绞汁，于石器中慢火煎成膏。将丝线于膏内度过，以线系痔，当微痛。候痔干落，以纸捻蘸膏纳窍内，去根，当永除根也。一方，只捣汁浸线一夜用，不得使水。《经验方》。**瘰疬初起**。气壮人用芫根擂水一盏服，大吐利，即平。黄州陈大用所传。《濒湖集简方》。**便毒初起**。芫根擂水服，以渣傅之，得下即消。黄州熊珍所传。《濒湖集简方》。**赘瘤焦法**。甘草煎膏，笔妆瘤之四围，上三次。乃用芫花、大戟、甘遂等分，为末，醋调。别以笔妆其中，勿近甘草。次日缩小，又以甘草膏妆小晕三次如前，仍上此药，自然焦缩。《危氏得效方》。**一切菌毒**。因蛇虫毒气，熏蒸所致。用芫花生研，新汲水服一钱，以利为度。《危氏得效方》。

【按语】《纲目》以芫花为本药正名。《中药学》药名同此，作为泻下药中之峻下逐水药。本品为瑞香科植物芫花的干燥花蕾。

菟丝子《本经》

子

【气味】辛、甘，平，无毒。[之才曰]得酒良。薯蓣、松脂为之使。恶雚菌。

【主治】续绝伤，补不足，益气力，肥健人。《本经》。养肌强阴，坚筋骨，主茎中寒，精自出，溺有余沥，口苦躁渴，寒血为积。久服明目，轻身延年。《别录》。治男女虚冷，添精益髓，去腰疼膝冷，消渴热中。久服去面皯，悦颜色。甄权。补五劳七伤，治鬼交泄精，尿血，润心肺。大明。补肝脏风虚。好古。

【发明】[敩曰]菟丝子禀中和凝正

阳之气，一茎从树感枝而成，从中春上阳结实，故偏补人卫气，助人筋脉。［颂曰］抱朴子仙方单服法：取实一斗，酒一斗浸，暴干再浸，又暴，令酒尽乃止，捣筛。每酒服二钱，日二服。此药治腰膝去风，兼能明目。久服令人光泽，老变为少。十日外，饮啖如汤沃雪也。

【附方】旧六。新五。消渴不止。菟丝子煎汁，任意饮之，以止为度。《事林广记》。阳气虚损。《简便方》用菟丝子、熟地黄等分，为末，酒糊丸梧子大。每服五十丸。气虚，人参汤下。气逆，沉香汤下。《经验后方》用菟丝子二两，酒浸十日，水淘，杜仲焙研蜜炙一两，以薯蓣末酒煮糊丸梧子大。每空心酒下五十丸。白浊遗精。伏菟丸：治思虑太过，心肾虚损，真阳不固，渐有遗沥，小便白浊，梦寐频泄。菟丝子五两，白茯苓三两，石莲肉二两，为末，酒糊丸梧子大。每服三五十丸，空心盐汤下。《和剂局方》。小便淋沥。菟丝子煮汁饮。《范汪方》。小便赤浊。心肾不足，精少血燥，口干烦热，头运怔忡。菟丝子、麦门冬等分，为末，蜜丸梧子大。盐汤每下七十丸。腰膝疼痛。或顽麻无力，菟丝子洗一两，牛膝一两，同入银器内。酒浸过一寸，五日，暴，为末。将原酒煮糊丸梧子大。每空心酒服三二十丸。《经验后方》。肝伤目暗。菟丝子三两，酒浸三日，暴干为末，鸡子白和丸梧子大。空心温酒下三十丸。《圣惠方》。身面卒肿。洪大，用菟丝子一升，酒五升，渍二三宿。每饮一升，日三服。不消再造。《肘后方》。妇人横生。菟丝子末，酒服二钱。一加车前子等分。《圣惠方》。眉炼癣疮。菟丝子炒研，油调傅之。《山居四要》。谷道赤痛。菟丝子熬黄黑，为末，鸡子白和涂之。《肘后方》。痔如虫咬。方同上。

【按语】《纲目》以菟丝子为本药正名。《中药学》药名同此，作为补虚药中之补阳药。本品为旋花科植物南方菟丝子或菟丝子的干燥成熟种子。

五味子《本经》

【气味】酸，温，无毒。［好古曰］味酸，微苦、咸。味厚气轻，阴中微阳，入手太阴血分、足少阴气分。［时珍曰］酸咸入肝而补肾，辛苦入心而补肺，甘入中宫益脾胃。［之才曰］苁蓉为之使。恶萎蕤。胜乌头。

【主治】益气，咳逆上气，劳伤羸瘦，补不足，强阴，益男子精。《本经》。养五脏，除热，生阴中肌。《别录》。治中下气，止呕逆，补虚劳，令人体悦泽。甄权。明目，暖水脏，壮筋骨，治风消食，反胃，霍乱转筋，痃癖，奔豚冷气，消水肿心腹气胀，止渴，除烦热，解酒毒。大明。生津止渴，治泻痢，补元气不足，收耗散之气，瞳子散大。李杲。治喘咳燥嗽，壮水镇阳。好古。

【发明】［成无己曰］肺欲收，急食酸以收之，以酸补之。芍药、五味之酸，以收逆气而安肺。［杲曰］收肺气，补气不足，升也。酸以收逆气，肺寒气逆，则宜此与干姜同治之。又五味子收肺气，乃火热必用之药，故治嗽以之为君。但有外邪者不可骤用，恐闭其邪气，必先发散而后用之乃良。有痰者以半夏为佐，喘者阿胶为佐，但分两少不同耳。［宗奭曰］今华州以西至秦州多产之。方红熟时，彼人采得，蒸烂，研滤汁，熬成稀膏，量酸甘入蜜炼匀,待冷收器中。肺虚寒人,作汤时时饮之。作果可以寄远。《本经》言其性温,今食之多致虚热,小儿益甚。《药性论》谓其除热气,《日华子》谓其暖水脏,除烦热,后学至此多惑。今既用治肺虚寒,则更不取其除热之说。[震亨曰]五味大能收肺气,宜其有补肾之功。收肺气,非除热乎?补肾,非暖水脏乎?乃火热嗽必用之药。寇氏所谓食之多致虚热者,盖收补之骤也,何惑之有?又黄昏嗽乃火气浮入肺中,不宜用凉药,宜五味子、五倍子敛而降之。[思邈曰]五六月宜常服五味子汤,以益肺金之气,在上则滋源,在下则补肾。其法:以五味子一大合,木臼捣细,瓷瓶中以百沸汤投之,入少蜜,封置火边良久,汤成任饮。[元素曰]孙真人《千金月令》言:五月常服五味,以补五脏之气。遇夏月季夏之间,困乏无力,无气以动。与黄芪、麦门冬,少加黄柏,煎汤服之。使人精神顿加,两足筋力涌出也。盖五味子之酸,辅人参,能泻丙火而补庚金,收敛耗散之气。[好古曰]张仲景八味丸用此补肾,亦兼述类象形也。[机曰]五味治喘嗽,须分南北。生津止渴,润肺补肾,劳嗽,宜用北者;风寒在肺,宜用南者。[慎微曰]《抱朴子》云:五味者,五行之精,其子有五味。淮南公、羡门子服之十六年,面色如玉女,入水不沾,入火不灼。

【附方】新一十一。久咳肺胀。五味二两,粟壳白饧炒过半两,为末,白饧丸弹子大。每服一丸,水煎服。《卫生家宝方》。久咳不止。丹溪方用五味子五钱,甘草一钱半,五倍子、风化硝各二钱,为末,干噙。《摄生方》用五味子一两,真茶四钱,晒研为末。以甘草五钱煎膏,丸绿豆大。每服三十丸,沸汤下,数日即愈也。痰嗽并喘。五味子、白矾等分,为末。每服三钱,以生猪肺炙熟,蘸末细嚼,白汤下。汉阳库兵黄六病此,百药不效。于岳阳遇一道人传此,两服,病遂不发。《普济方》。阳事不起。新五味子一斤,为末。酒服方寸匕,日三服。忌猪、鱼、蒜、醋。尽一剂,即得力。百日以上,可御十女。四时勿绝,药功能知。《千金方》。肾虚遗精。北五味子一斤洗净,水浸,挼去核。再以水洗核,取尽余味。通置砂锅中,布滤过,入好冬蜜二斤,炭火慢熬成膏,瓶收五日,出火性。每空心服一二茶匙,百滚汤下。刘松石《保寿堂方》。肾虚白浊。及两胁并背脊穿痛。五味子一两,炒赤为末,醋糊丸梧子大。每醋汤下三十丸。《经验良方》。五更肾泄。凡人每至五更即溏泄一二次。经年不止者,名曰肾泄,盖阴盛而然。脾恶湿,湿则濡而困,困则不能治水。水性下流,则肾水不足。用五味子以强肾水,养五脏;吴茱萸以除脾湿,则泄自止矣。五味去梗二两,茱萸汤泡七次五钱,同炒香,为末。每旦陈米饮服二钱。许叔微《本事方》。女人阴冷。五味子四两为末,以口中玉泉和丸兔矢大,频纳阴中,取效。《近效方》。烂弦风眼。五味子、蔓荆子煎汤,频洗之。《谈野翁种子方》。赤游风丹。渐渐肿大。五味子焙研,热酒调服一钱自消,神效。《保幼大全》。

【按语】《纲目》以五味子为本药正名。《中药学》药名同此,作为收涩药中之敛肺涩肠药。本品为木兰科植物五味子或华中五味子的干燥成熟果实。

覆盆子《别录》

【气味】甘,平,无毒。[权曰]甘、辛,微热。

【主治】益气轻身，令发不白。《别录》。补虚续绝，强阴健阳，悦泽肌肤，安和五脏，温中益力，疗劳损风虚，补肝明目。并宜捣筛，每旦水服三钱。马志。男子肾精虚竭阴痿，能令坚长。女子食之有子。权。食之令人好颜色，榨汁涂发不白。藏器。益肾脏，缩小便，取汁同少蜜煎为稀膏，点服，治肺气虚寒。宗奭。

【发明】[时珍曰]覆盆、蓬蘽，功用大抵相近，虽是二物，其实一类而二种也。一早熟，一晚熟，兼用无妨，其补益与桑椹同功。若树莓则不可混采者也。

【附方】新一。阳事不起。覆盆子，酒浸焙研为末，每旦酒服三钱。《集简方》。

叶

【气味】微酸、咸，平，无毒。

【主治】挼绞取汁，滴目中，去肤赤，出虫如丝线。藏器。明目止泪，收湿气。时珍。

【发明】[颂曰]按崔元亮《海上集验方》：治目暗不见物，冷泪浸淫不止，及青盲、天行目暗等疾。取西国草，一名毕楞伽，一名覆盆子，日曝干，捣极细，以薄绵裹之，用饮男乳汁浸，如人行八九里久。用点目中，即仰卧。不过三四日，视物如少年。禁酒、面、油物。[时珍曰]按洪迈《夷坚志》云：潭州赵太尉家乳母病烂弦疳眼二十年。有老媪云：此中有虫，吾当除之。入山取草蔓叶，咀嚼，留汁入筒中。还以皂纱蒙眼，滴汁渍下弦。转盼间虫从纱上出，数日下弦干。复如法滴上弦，又得虫数十而愈。后以治人多验，乃覆盆子叶也，盖治眼妙品。

【附方】新二。牙疼点眼。用覆盆子嫩叶捣汁，点目眦三四次，有虫随眵泪出成块也。无新叶，干者煎浓汁亦可。即大麦莓也。《摘玄方》。臁疮溃烂。覆盆叶为末。用酸浆水洗后掺之，日一次，以愈为度。《直指方》。

【按语】《纲目》以覆盆子为本药正名。《中药学》药名同此，作为收涩药中之固精缩尿止带药。本品为蔷薇科植物华东覆盆子的干燥果实。

使君子《开宝》

【气味】甘，温，无毒。

【主治】小儿五疳，小便白浊，杀虫，疗泻痢。《开宝》。健脾胃，除虚热，治小儿百病疮癣。时珍。

【发明】[时珍曰]凡杀虫药多是苦辛，惟使君子、榧子甘而杀虫，亦异也。凡大人小儿有虫病，但每月上旬侵晨空腹食使君子仁数枚，或以壳煎汤咽下，次日虫皆死而出也。或云：七生七煨食亦良。忌饮热茶，犯之即泻。此物味甘气温，既能杀虫，又益脾胃，所以能敛虚热而止泻痢，为小儿诸病要药。俗医乃谓杀虫至尽，无以消食，鄙俚之言也。树有蠹，屋有蚁，国有盗，福耶祸耶？修养者先去三尸，可类推矣。

【附方】新六。小儿脾疳。使君子、芦荟等分，为末。米饮每服一钱。《儒门事亲》。小儿痞块。腹大，肌瘦面黄，渐成疳疾。使君子仁三钱，木鳖子仁五钱，为末，水丸龙眼大。每以一丸，用鸡子一个破顶，入药在内，饭上蒸熟，空心食之。杨起《简便单方》。小儿蛔痛。口流涎沫，使君子仁为末，米饮五更调服一钱。《全幼心鉴》。小儿虚肿。头面阴囊俱浮,用使君子一两,去壳,蜜五钱炙尽,为末。每食后米汤服一钱。《简便方》。鼻瘡面疮。使君子仁,以香油少许,浸三五个。临卧时细嚼,香油送下,久久自愈。《普济方》。虫牙疼痛。使君子煎汤频漱。《集简方》。

【按语】《纲目》以使君子为本药正名。《中药学》药名同此,作为驱虫药。本品为使君子科植物使君子的干燥成熟果实。

番木鳖《纲目》

仁

【气味】苦,寒,无毒。

【主治】伤寒热病,咽喉痹痛,消痞块。并含之咽汁,或磨水噙咽。时珍。

【附方】新四。喉痹作痛。番木鳖、青木香、山豆根等分,为末吹之。杨拱《医方摘要》。缠喉风肿。番木鳖仁一个,木香三分,同磨水,调熊胆三分,胆矾五分。以鸡毛扫患处,取效。《唐瑶经验方》。瘢疮入目。苦实把豆儿即马钱子半个,轻粉、水花、银朱各五分,片脑、麝香、枯矾少许为末。左目吹右耳,右目吹左耳,日二次。田日华《飞鸿集》。病欲去胎。苦实把豆儿研膏,纳入牝户三四寸。《集简方》。

【按语】《纲目》以番木鳖为本药正名,以马钱子为别名。本品内服有大毒,《纲目》云无毒,可能与大多外用,毒性不易观察有关。《中药学》以马钱子为名,用作活血化瘀药中之活血疗伤药。本品为马钱科植物马钱的成熟种子。

马兜铃《开宝》

实

【气味】苦,寒,无毒。[权曰]平。[时珍曰]微苦、辛。[杲曰]味厚气薄,阴中微阳,入手太阴经。

【主治】肺热咳嗽,痰结喘促,血痔瘘疮。《开宝》。肺气上急,坐息不得,咳逆连连不止。甄权。清肺气,补肺,去肺中湿热。元素。

【发明】[时珍曰]马兜铃体轻而虚,熟则悬而四开,有肺之象,故能入肺。气寒味苦微辛,寒能清肺热,苦辛能降肺气。钱乙补肺阿胶散用之,非取其补肺,乃取其清热降气也,邪去则肺安矣。其中所用阿胶、糯米,则正补肺之药也。汤剂中用多亦作吐,故《崔氏方》用以吐蛊。其不能补肺,又可推矣。

【附方】旧三,新二。水肿腹大。喘急,马兜铃煎汤,日服之。《千金方》。肺气喘急。马兜铃二两,去壳及膜,酥半两,入碗内拌匀,慢火炒干,甘草炙一两,为末。每服一钱,水一盏,煎六分,温呷或噙之。《简要济众》。一切心痛。不拘大小男女,大马兜铃一个,灯上烧存性,为末。温酒服,立效。《摘玄方》。解蛇蛊毒。饮食中得之,咽中如有物,咽不下,吐不出,心下热闷。兜铃一两,煎水服,即吐出。崔行功《纂要方》。痔瘘肿痛。以马兜铃于瓶中烧烟,熏病处,良。《日华本草》。

独行根

【气味】辛、苦,冷,有毒。[大明曰]无毒。[志曰]有毒。不可多服,吐利不止。

【主治】鬼疰积聚，诸毒热肿，蛇毒。水磨为泥封之，日三四次，立瘥。水煮一二两，取汁服，吐蛊毒。又捣末水调，涂丁肿，大效。《唐本》。治血气。大明。利大肠，治头风瘙痒秃疮。时珍。出《精义》。

【附方】旧一，新四。五种蛊毒。《肘后方》云：席辨刺史言，岭南俚人，多于食中毒，人渐不能食，胸背渐胀，先寒似瘴。用都淋藤十两，水一斗，酒二升，煮三升，分三服。毒逐小便出。十日慎食毒物。不瘥更服。土人呼为三百两银药。又支太医云：兜铃根一两为末，水煎顿服，当吐蛊出，未尽再服。或为末，水调服，亦验。中草蛊毒。此术在西凉之西及岭南。人中此毒，入咽欲死者。用兜铃苗一两，为末。温水调服一钱，即消化蛊出，神效。《圣惠方》。肠风漏血。马兜铃藤、谷精草、荆三棱，用乌头炒过，三味各等分，煎水，先熏后洗之。《普济方》。丁肿复发。马兜铃根捣烂，用蜘蛛网裹傅，少时根出。《肘后方》。恶蛇所伤。青木香半两，煎汤饮之。《袖珍方》。

【按语】**《纲目》以马兜铃为本药正名。《中药学》药名同此，作为化痰止咳平喘药中之止咳平喘药。本品为马兜铃科植物北马兜铃或马兜铃的干燥成熟果实。本品含马兜铃酸，有毒副作用，易伤肾，不宜久服。儿童及老年人慎用，婴幼儿及肾功能不全者禁用。**

牵牛子《别录》

子

【气味】苦，寒，有毒。［权曰］甘，有小毒。［诜曰］多食稍冷。［杲曰］辛热雄烈，泄人元气。［大明曰］味莶。得青木香、干姜良。

【主治】下气，疗脚满水肿，除风毒，利小便。《别录》。治痃癖气块，利大小便，除虚肿，落胎。甄权。取腰痛，下冷脓，泻蛊毒药，并一切气壅滞。大明。和山茱萸服，去水病。孟诜。除气分湿热，三焦壅结。李杲。逐痰消饮，通大肠气秘风秘，杀虫，达命门。时珍。

【发明】［宗奭曰］牵牛丸服，治大肠风秘壅结。不可久服，亦行脾肾气故也。［好古曰］牵牛以气药引则入气，以大黄引则入血。利大肠，下水积。色白者泻气分湿热上攻喘满，破血中之气。［震亨曰］牵牛属火善走。黑者属水，白者属金。若非病形与证俱实，不胀满、不大便秘者，不可轻用。驱逐致虚，先哲深戒。［杲曰］牵牛非神农药也。名医续注云：味苦寒，能除湿气，利小便，治下注脚气。此说气味主治俱误矣。何也？凡用牵牛，少则动大便，多则泄下如水，乃泻气之药。其味辛辣，久嚼猛烈雄壮，所谓苦寒安在哉？夫湿者，水之别称，有形者也。若肺先受湿，湿气不得施化，致大小便不通，则宜用之。盖牵牛感南方热火之化所生，火能平金而泄肺，湿去则气得周流。所谓五脏有邪更相平也。今不问有湿无湿，但伤食或有热证，俱用牵牛克化之药，岂不误哉？况牵牛止能泄气中之湿热，不能除血中之湿热。湿从下受之，下焦主血，血中之湿，宜苦寒之味，反以辛药泄之，伤人元气。且牵牛辛烈，比之诸辛药泄气尤甚，其伤人必矣。经云：辛泄气，辛走气，辛泄肺，气病者无多食辛。况饮食失节，劳役所伤，是胃气不行，心火乘之。肠胃受火邪，名曰热中。脾胃主血，当血中泄火。以黄芩之苦寒泄火，当归身之辛温和血，生地黄之苦寒凉血益血，少加红花之辛温以泄血络，桃仁之辛温除燥润肠。仍不可专用，须于补中益气泄阴火之药内加而用之。何则？上焦元气已自虚弱，若反用牵牛大辛热气味俱阳之药，以泄水泄元气，利其小便，竭其津液，是谓重虚。重则必死，轻则夭人。故张文懿云：牵牛不可耽嗜，脱人元气。见人有酒食病痞者，多服牵牛丸散，取快一时。药过仍痞，随服随效，效后复痞。以致久服脱人元气，犹不知悔也。张仲景治七种湿热，小便不利，无一药犯牵牛者。仲景岂不知牵牛能泄湿利小便乎。为湿病之根在下焦，是血分中气病，不可用辛辣之药，泄上焦太阴之气。是血病泻气，使气血俱损也。《经》云：毋盛盛，毋虚虚，毋绝人长命。此之谓也，用者戒之。白牵牛亦同。［时珍曰］牵牛自宋以后，北人常用取快。及刘守真、张子和出，又倡为通用下药。李明之目击其事，故著此说极力辟之。然东汉时此药未入本草，故仲景不知。假使知之，必有用法，不应捐弃。况仲景未用之药亦多矣。执此而论，盖矫枉过中矣。牵牛治水气在肺，喘满肿胀，下焦郁遏，腰背胀重，及大肠风秘气秘，卓有殊功。但病在血分，及脾胃虚弱而痞满者，则不可取快一时及常服，暗伤元气也。一宗室夫人，年几六十。平生苦肠结病，旬日一行，甚于生产。服养血润燥药则泥膈不快，服硝、黄通利药则若罔知，如此三十余年矣。时珍诊其人体肥膏粱而多忧郁，日吐酸痰碗许乃宽，又多火病。此乃三焦之气壅滞，有升无降，津液皆化为痰饮，不能下滋肠腑，非血燥比也。润剂留滞，硝、黄徒入血分，不能通气，俱为痰阻，故无效也。乃用牵牛末、皂荚膏丸与服，即便通利。自是但觉肠结，一服就顺，亦不妨食，且复精爽。盖牵牛能走气分，通三焦。气顺则痰逐饮消，上下通快矣。外甥柳乔，素多酒色。病下极胀痛，二便不通，不能坐卧，立哭呻吟者七昼夜。医用通利药不效。遣人叩予。予思此乃湿热之邪在精道，壅胀隧路，病在二阴之间，故前阻小便，后阻大便，病不在大肠、膀胱也。乃用楝实、茴香、穿山甲诸药，入牵牛加倍，水煎服。一服而减，三服而平。牵牛能达右肾命门，走精隧。人所不知，惟东垣李明之知之。故明之治下焦阳虚天真丹，用牵牛以盐水炒黑，入佐沉香、杜仲、破故纸、官桂诸药，深得补泻兼施之妙。方见《医学发明》。又东垣治脾湿太过，通身浮肿，喘不得卧，腹如鼓，海金沙散，亦以牵牛为君。则东垣未尽弃牵牛不用，但贵施之得道耳。

【附方】旧八，新三十。搜风通滞。风气所攻，脏腑积滞。用牵牛子以童尿浸一宿，长流水上洗半日，生绢袋盛，挂风处令干。每日盐汤下三十粒。极能搜风，亦消虚肿。久服令人体清瘦。《斗门方》。三焦壅塞。胸膈不快，头昏目眩，涕唾痰涎，精神不爽。利膈丸：用牵牛子四两，半生半炒，不蛀皂荚酥炙二两，为末，生姜自然汁煮糊，丸梧子大。每服二十丸，荆芥汤下。王衮《博济方》。一切积气。宿食不消。黑牵牛头为末四两，用萝卜剜空，安末盖定，纸封蒸熟取出，入白荳蔻末一钱，捣丸梧子大。每服一二十丸，白汤下。名顺气丸。《普济方》。男妇五积。五般积气成聚。用黑牵牛一斤，生捣末八两，余滓以新瓦炒香，再捣取四两，炼蜜丸梧子大。至重者三十五丸，陈橘皮、生姜煎汤，卧时服。半夜未动，再服三十丸，当下积聚之物。寻常行气，每服十丸甚妙。《博济方》。**胸膈食积**。牵牛末一两，巴豆霜三个，研末，水丸梧子大。每服二三十丸，食后随所伤物汤下。《儒门事亲》。**气筑奔冲**。不可忍。牛郎丸：用黑牵牛半两炒，槟榔二钱半，为末。每服一钱，紫苏汤下。《普济方》。**追虫取积**。方同上，用酒下。亦消水肿。**肾气作痛**。黑白牵牛等分，炒，为末。每服三钱，用猪腰子切，缝入茴香百粒，川椒五十粒，掺牵牛末入内扎定，纸包煨熟。空心食之，酒下。取出恶物效。杨仁斋《直指方》。**伤寒结胸**。心腹硬痛。用牵牛头末一钱，白糖化汤调下。《郑氏家传方》。**大便不通**。《简要方》用牵牛子半生半熟，为末。每服二钱，姜汤下。未通，再以茶服。一方：加大黄等分。一方：加生槟榔等分。**大肠风秘**。结涩，牵牛子微炒，捣头末一两，桃仁去皮尖麸炒半两，为末，熟蜜丸梧子大。每汤服三十丸。寇氏《衍义》。**水蛊胀满**。白牵牛、黑牵牛各取头末二钱，大麦面四两，和作烧饼，卧时烙熟食之，以茶下。降气为验。河间《宣明方》。**诸水饮病**。张子和云：病水之人。如长川泛溢，非杯杓可取，必以神禹决水之法治之，故名禹功散。用黑牵牛头末四两，茴香一两，炒，为末。每服一二钱，以生姜自然汁调下，当转下气也。《儒门事亲》。**阴水阳水**。黑牵牛头末三两，大黄末三两，陈米饭锅糕一两，为末，糊丸梧子大。每服五十丸，姜汤下。欲利服百丸。《医方捷径》。**水肿尿涩**。牵牛末，每服方寸匕，以小便利为度。《千金方》。**湿气中满**。足胫微肿，小便不利，气急咳嗽。黑牵牛末一两，厚朴制半两，为末。每服二钱，姜汤下。或临时水丸，每枣汤下三十丸。《普济方》。**水气浮肿**。气促，坐卧不得，用牵牛子二两，微炒捣末。以乌牛尿浸一宿，平旦入葱白一握，煎十余沸。空心分二服，水从小便中出。《圣惠方》。**脾湿肿满**。方见"海金沙"下。**风毒脚气**。捻之没指者。牵牛子捣末，蜜丸小豆大。每服五丸，生姜汤下，取小便利乃止。亦可吞之。其子黑色，正如梂小核。《肘后方》。**小儿肿病**。大小便不利。黑牵牛、白牵牛各二两，炒取头末，井华水和丸绿豆大。每服二十丸，萝卜子煎汤下。《圣济总录》。**小儿腹胀**。水气流肿，膀胱实热，小便赤涩。牵牛生研一钱，青皮汤空心下。一加木香减半，丸服。《郑氏小儿方》。**疳气浮肿**。常服自消。黑牵牛、白牵牛各半生半炒，取末，陈皮、青皮等分，为末，糊丸绿豆大。每服，三岁儿服二十丸，米汤下。《郑氏小儿方》。**疳气耳聋**。疳气攻肾，耳聋阴肿。牵牛末一钱，猪腰子半个，去膜薄切，掺入内，加少盐，湿纸包煨，空心食。《郑氏方》。**小儿雀目**。牵牛子末，每以一钱用羊肝一片，同面作角子二个，炙熟食，米饮下。《普济方》。**风热赤眼**。白牵牛末，以葱白煮研丸绿豆大。每服五丸，葱汤下。服讫睡半时。《卫生家宝方》。**面上风刺**。黑牵牛酒浸三宿，为末。先以姜汁擦面，后用药涂之。《摘玄方》。**面上粉刺**。𪒠子如米粉。黑牵牛末对入面脂药中，日日洗之。《圣惠方》。**面上雀斑**。黑牵牛末，鸡子清调，夜傅旦洗。《摘玄方》。**马脾风病**。小儿急惊，肺胀喘满，胸高气急，胁缩鼻张。闷乱咳嗽，烦渴，痰潮声嗄，俗名马脾风，不急治，死在旦夕。白牵牛半生半炒，黑牵牛半生半炒，大黄煨，槟榔，各取末一钱。每用五分，蜜汤调下。痰盛加轻粉一字。名牛黄夺命散。《全幼心鉴》。**小儿夜啼**。黑牵牛末一钱,水调,傅脐上,即止。《生生编》。**临月滑胎**。牵牛子一两,赤土少许,研末。觉胎转痛时,白榆皮煎汤下一钱。王衮《博济方》。**小便血淋**。牵牛子二两,半生半炒,为末。每服二钱,姜汤下。良久,热茶服之。《经验良方》。**肠风泻血**。牵牛五两,牙皂三两,水浸三日,去皂,以酒一升煮干,焙,研末,蜜丸梧子大。每服七丸,空心酒下,日三服。下出黄物,不妨。病减后,日服五丸,米饮下。《本事方》。**痔漏有虫**。黑白牵牛各一两,炒,为末,以猪肉四两,切碎炒熟,蘸末食尽,以白米饭三匙压之。取下白虫为效。又方:白牵牛头末四两,没药一钱,为细末。欲服药时,先日勿夜饭。次早空心,将猪肉四两炙切片,蘸末细细嚼食。取下脓血为效。量人加减用。忌酒色油腻三日。《儒门事亲》。**漏疮水溢**。乃肾虚也。牵牛末二钱半,入切开猪肾中,竹叶包定煨熟。空心食,温酒送下。借肾入肾,一纵一横,两得其便。恶水既泄,不复淋沥。《直指方》。**一切痈疽**。发背,无名肿毒,年少气壮者,用黑白牵牛各一合,布包捶碎,以好醋一碗,熬至八分,露一夜,次日五更温服。以大便出脓血为妙。名济世散。《张三丰仙方》。**湿热头痛**。黑牵牛七粒,砂仁一粒,研末,井华水调汁,仰灌鼻中,待涎出即愈。《圣济录》。**气滞腰痛**。牵牛不拘多少,以新瓦烧赤,安于上,自然一半生一半熟,不得拨动。取末一两,入硫黄末二钱半,同研匀,分作三分。每分用白面三匙,水和捍开,切作棋子。五更初以水一盏煮熟,连汤温下,痛即已。未住,隔日再作。予常有此疾,每发一服,痛即止。许学士《本事方》。

【按语】《纲目》以牵牛子为本药正名。《中药学》药名同此,作为泻下药中之峻下逐水药。本品为旋花科植物裂叶牵牛或圆叶牵牛的干燥成熟种子。

紫葳《本经》

花根同

【气味】酸,微寒,无毒。[普曰]神农、雷公、岐伯:辛。扁鹊:苦、咸。黄帝:甘,无毒。[权曰]畏卤鹹。[时珍曰]花不可近鼻闻,伤脑。花上露入目,令人昏蒙。

【主治】妇人产乳余疾,崩中,癥瘕血闭,寒热羸瘦,养胎。《本经》。产后奔血不定,淋沥,主热风风痫,大小便不利,肠中结实。甄权。酒皶,热毒风,刺风,妇人血膈游风,崩中带下。大明。

茎叶

【气味】苦,平,无毒。

【主治】痿躄,益气。《别录》。热风身痒,游风风疹,瘀血带下。花及根功同。大明。治喉痹热痛,凉血生肌。时珍。

【发明】[时珍曰]凌霄花及根,甘酸而寒,茎叶带苦,手、足厥阴经药也。行血分,能去血中伏火。故主产乳崩漏诸疾,及血热生风之证也。

【附方】旧二。新十一。**妇人血崩**。凌霄花为末。每酒服二钱,后服四物汤。《丹溪纂要》。**粪后下血**。凌霄花浸酒频饮之。《普济方》。**消渴饮水**。凌霄花一两,捣碎,水一盏半,煎一盏,分二服。《圣济录》。**婴儿不乳**。百日内,小儿无故口青不饮乳。用凌霄花、大蓝叶、芒硝、大黄等分，为末，以羊髓和丸梧子大。每研一丸，以乳送下，便可吃乳。热者可服，寒者勿服。昔有人休官后云游湖湘，修合此方，救危甚多。《普济方》。久近风痫。凌霄花或根叶为末。每服三钱，温酒下。服毕，解发不住手梳，口噙冷水，温则吐去，再噙再梳，至二十口乃止。如此四十九日绝根。百无所忌。方贤《奇效方》。通身风痒。凌霄花为末，酒服一钱。《医学正传》。大风疠疾。《洁古家珍》用凌霄花五钱，地龙焙、僵蚕炒、全蝎炒，各七个，为末。每服二钱，温酒下。先以药汤浴过，服此出臭汗为效。《儒门事亲》加蝉蜕，五品各九个，作一服。鼻上酒齄。王璆《百一选方》用凌霄花、山栀子等分，为末。每茶服二钱，日二服，数日除根。临川曾子仁用之有效。《杨氏家藏方》用凌霄花半两，硫黄一两，胡桃四个，腻粉一钱，研膏，生绢包揩。走皮趋疮。满颊满顶，浸淫湿烂，延及两耳，痒而出水，发歇不定，田野名悲羊疮。用凌霄花并叶煎汤，日日洗之。杨仁斋《直指方》。妇人阴疮。紫葳为末，用鲤鱼脑或胆调搽。《摘玄方》。耳卒聋闭。凌霄叶，杵取自然汁，滴之。《斗门方》。女经不行。凌霄花为末，每服二钱，食前温酒下。《徐氏胎产方》。

【按语】《纲目》以紫葳为本药正名，以凌霄为别名。《中药学》以凌霄花为名，作为活血化瘀药中之活血调经药。药物来源为紫葳科植物凌霄或美洲凌霄的干燥花。

月季花《纲目》

【气味】甘，温，无毒。

【主治】活血，消肿，傅毒。时珍。

【附方】新一。瘰疬未破。用月季花头二钱，沉香五钱，芫花炒三钱，碎剉，入大鲫鱼腹中，就以鱼肠封固，酒、水各一盏，煮熟食之，即愈。鱼须安粪水内游死者方效。此是家传方，活人多矣。谈野翁《试验方》。

【按语】《纲目》以月季花为本药正名。《中药学》同名，作为活血化瘀药中之活血调经药。本品为蔷薇科植物月季花的干燥花。

栝楼《本经》

实

【气味】苦，寒，无毒。[时珍曰]味甘，不苦。

【主治】胸痹，悦泽人面。《别录》。润肺燥，降火，治咳嗽，涤痰结，利咽喉，止消渴，利大肠，消痈肿疮毒。时珍。子：炒用，补虚劳口干，润心肺，治吐血，肠风泻血，赤白痢，手面皱。大明。

【发明】[震亨曰]栝楼实治胸痹者，以其味甘性润。甘能补肺，润能降气。胸中有痰者，乃肺受火逼，失其降下之令。今得甘缓润下之助则痰自降，宜其为治嗽之要药也。且又能洗涤胸膈中垢腻郁热，为治消渴之神药。[时珍曰]张仲景治胸痹痛引心背，咳唾喘息，及结胸满痛，皆用栝楼实。乃取其甘寒不犯胃气，能降上焦之火，使痰气下降也。成无己不知此意，乃云苦寒以泻热。盖不尝其味原不苦，而随文傅会尔。

【附方】旧十二，新二十八。痰咳不止。瓜蒌仁一两，文蛤七分为末，以姜汁澄浓脚丸弹子大，噙之。《摘玄方》。**干咳无痰**。熟瓜蒌捣烂绞汁，入蜜等分，加白矾一钱，熬膏。频含咽汁。杨起《简便方》。**咳嗽有痰**。熟瓜蒌十个，明矾二两，捣和饼阴干，研末，糊丸梧子大。每姜汤下五七十丸。《医方摘要》。**痰喘气急**。栝楼二个，明矾一枣大，同烧存性研末。以熟萝卜蘸食，药尽病除。《普济方》。**热咳不止**。用浓茶汤一钟，蜜一钟，大熟瓜蒌一个去皮，将瓤入茶蜜汤洗去子，以碗盛于饭上蒸，至饭熟取出。时时挑三四匙咽之。《摘玄方》。**肺热痰咳**。胸膈塞满，用瓜蒌仁，半夏汤泡七次焙研，各一两，姜汁打面糊丸梧子大。每服五十丸，食后姜汤下。严用和《济生方》。**肺痿咳血**。不止，用栝楼五十个连瓤瓦焙，乌梅肉五十个焙，杏仁去皮尖炒二十一个，为末。每用一捻，以猪肺一片切薄，掺末入内炙熟，冷嚼咽之，日二服。《圣济录》。**酒痰咳嗽**。用此救肺。瓜蒌仁、青黛等分，研末，姜汁、蜜丸芡子大。每噙一丸。《丹溪心法》。**饮酒发热**。即上方研膏，日食数匙。一男子年二十病此，服之而愈。《摘玄方》。**饮酒痰澼**。两胁胀满，时复呕吐，腹中如水声。栝楼实去壳焙一两，神曲炒半两，为末。每服二钱，葱白汤下。《圣惠方》。**小儿痰喘**。咳嗽，膈热久不瘥。瓜蒌实一枚，去子为末，以寒食面和作饼子，炙黄再研末。每服一钱，温水化下，日三服，效乃止。刘河间《宣明方》。**妇人夜热**。痰嗽，月经不调，形瘦者，用瓜蒌仁一两，青黛、香附童尿浸晒一两五钱，为末。蜜调，噙化之。《丹溪心法》。**胸痹痰嗽**。胸痛彻背，心腹痞满，气不得通，及治痰嗽。大瓜蒌去瓤取子炒熟，和壳研末，面糊丸梧子大。每米饮下二三十丸，日二服。《杜壬方》。**胸中痹痛**。引背，喘息咳唾，短气，寸脉沉迟，关上紧数。用大栝楼实一枚切，薤白半斤，以白酒七斤，煮二升，分再服。加半夏四两更善。仲景《金匮方》。**清痰利膈**。治咳嗽，用肥大栝楼洗取子切焙，半夏四十九个汤洗十次捶焙，等分为末，用洗栝楼水并瓤同熬成膏，和丸梧子大。每姜汤下三五十丸，良。杨文蔚方。**中风㖞斜**。用瓜蒌绞汁，和大麦面作饼，炙热熨之。正便止，勿令太过。《圣惠方》。**热病头痛**。发热进退，用大栝楼一枚，取瓤细剉，置瓷碗中，用热汤一盏沃之，盖定良久，去滓服。《圣惠方》。**时疾发黄**。狂闷烦热，不识人者，大瓜蒌实黄者一枚，以新汲水九合浸淘取汁，入蜜半合，朴硝八分，合搅令消尽。分再服，便瘥。苏颂《图经本草》。**小儿黄疸**。眼黄脾热，用青瓜蒌焙研。每服一钱，水半盏，煎七分，卧时服。五更泻下黄物，立可。名逐黄散。《普济方》。**酒黄疸疾**。方同上。**小便不通**。腹胀，用瓜蒌焙研。每服二钱，热酒下。频服，以通为度。绍兴刘驻云：魏明州病此，御医用此方治之，得效。《圣惠方》。**消渴烦乱**。黄栝楼一个，酒一盏，洗去皮子，取瓤煎成膏，入白矾末一两，丸梧子大。每米饮下十丸。《圣惠方》。**燥渴肠秘**。九月、十月熟栝楼实，取瓤拌干葛粉，银石器中慢火炒熟，为末。食后、夜卧各以沸汤点服二钱。寇宗奭《衍义》。**吐血不止**。栝楼泥固煅存性研三钱，糯米饮服，日再服。《圣济录》。**肠风下血**。栝楼一个烧灰，赤小豆半两，为末。每空心酒服一钱。《普济方》。**久痢五色**。大熟瓜蒌一个，煅存性，出火毒，为末，作一服，温酒服之。胡大卿一仆患痢半年，杭州一道人传此而愈。《本事方》。

大肠脱肛。生栝楼捣汁，温服之。以猪肉汁洗手挼之令暖，自入。葛洪《肘后方》。**小儿脱肛**。唇白齿焦，久则两颊光，眉赤唇焦，啼哭。黄瓜蒌一个，入白矾五钱在内，固济煅存性，为末，糊丸梧子大。每米饮下二十丸。《摘玄方》。**牙齿疼痛**。瓜蒌皮、露蜂房烧灰擦牙，以乌桕根、荆柴根、葱根煎汤嗽之。《危氏得效方》。**咽喉肿痛**。语声不出，经进方用栝楼皮、白僵蚕炒、甘草炒各二钱半，为末。每服三钱半，姜汤下。或以绵裹半钱，含咽。一日二服。名发声散。《御药院方》。**坚齿乌须**。大栝楼一个，开顶，入青盐二两、杏仁去皮尖三七粒，原顶合扎定，蚯蚓泥和盐固济，炭火煅存性，研末。每日揩牙三次，令热，百日有验。如先有白须，拔去以药投之，即生黑者。其治口齿之功，未易具陈。《普济方》。**面黑令白**。栝楼瓤三两，杏仁一两，猪胰一具，同研如膏。每夜涂之，令人光润，冬月不皴。《圣济录》。**胞衣不下**。栝楼实一个，取子细研，以酒与童子小便各半盏，煎七分，温服。无实，用根亦可。陈良甫《妇人良方》。**乳汁不下**。瓜蒌子淘洗，控干炒香，瓦上擒令白色，为末，酒服一钱匕，合面卧一夜，流出。姚僧坦《集验方》。**乳痈初发**。大熟栝楼一枚熟捣，以白酒一斗，煮取四升，去滓温服一升，日三服。《子母秘录》。**诸痈发背**。初起微赤，栝楼捣末，井华水服方寸匕。《梅师方》。**便毒初发**。黄瓜蒌一个，黄连五钱，水煎，连服效。李仲南《永类方》。**风疮疥癞**。生栝楼一二个打碎，酒浸一日夜。热饮。臞仙《乾坤秘韫》。**热游丹肿**。栝楼子仁末二大两，酽醋调涂。杨氏《产乳集验方》。**杨梅疮痘**。小如指顶，遍身者，先服败毒散，后用此解皮肤风热，不过十服愈。用栝楼皮为末，每服三钱，烧酒下，日三服。《集简方》。

根

【气味】苦，寒，无毒。[时珍曰]甘、微苦、酸，微寒。[之才曰]枸杞为之使。恶干姜。畏牛膝、干漆。反乌头。

【主治】消渴身热，烦满大热，补虚安中，续绝伤。《本经》。除肠胃中痼热，八疸身面黄，唇干口燥短气，止小便利，通月水。《别录》。治热狂时疾，通小肠，消肿毒，乳痈发背，痔瘘疮疖，排脓生肌长肉，消扑损瘀血。大明。

【发明】[恭曰]用根作粉，洁白美好，食之大宜虚热人。[杲曰]栝楼根纯阴，解烦渴，行津液。心中枯涸者，非此不能除。与辛酸同用，导肿气。[成无己曰]津液不足则为渴。栝楼根味苦微寒，润枯燥而通行津液，是为渴所宜也。[时珍曰]栝楼根味甘微苦酸。其茎叶味酸。酸能生津，感召之理，故能止渴润枯。微苦降火，甘不伤胃。昔人只言其苦寒，似未深察。

【附方】旧十二，新十二。**消渴饮水**。《千金方》作粉法：取大栝楼根去皮寸切，水浸五日，逐日易水，取出捣研，滤过澄粉，晒干。每服方寸匕，水化下，日三服。亦可入粥及乳酪中食之。《肘后方》用栝楼根薄切炙，取五两，水五升，煮四升，随意饮之。《外台秘要》用生栝楼根三十斤，以水一石，煮取一斗半，去滓，以牛脂五合，煎至水尽。用暖酒先食服如鸡子大，日三服，最妙。《圣惠方》用栝楼根、黄连三两，为末蜜丸梧子大。每服三十丸，日二。又玉壶丸：用栝楼根、人参等分，为末，蜜丸梧子大。每服三十丸，麦门冬汤下。**伤寒烦渴**。引饮，栝楼根三两，水五升，煮一升，分二服。先以淡竹沥一斗，水二升，煮好银二两半，冷饮汁，然后服此。《外台秘要》。**百合病渴**。栝楼根、牡蛎熬等分，为散。饮服方寸匕。《永类方》。**黑疸危疾**。瓜蒌根一斤，捣汁六合，顿服。随有黄水从小便出。如不出，再服。杨起《简便方》。**小儿发黄**。皮肉面目皆黄。用生栝楼根捣取汁二合，蜜二大匙和匀。暖服，日一服。《广利方》。**小儿热病**。壮热头痛，用栝楼根末，乳汁调服半钱。《圣惠方》。**虚热咳嗽**。天花粉一两，人参三钱，为末。每服一钱，米汤下。《集简方》。**偏疝痛极**。劫之立住。用绵袋包暖阴囊。取天花粉五钱，以醇酒一碗浸之，自卯至午，微煎滚，露一夜。次早低凳坐定，两手按膝，饮下即愈，未效再一服。《本草蒙筌》。**小儿囊肿**。天花粉一两，炙甘草一钱半，水煎，入酒服。《全幼心鉴》。**耳卒烘烘**。栝楼根削尖，以腊猪脂煎三沸，取塞耳，三日即愈。《肘后方》。**耳聋未久**。栝楼根三十斤细切，以水煮汁，如常酿酒，久服甚良。《肘后方》。**产后吹乳**。肿硬疼痛，轻则为妬乳，重则为乳痈。用栝楼根末一两，乳香一钱，为末。温酒每服二钱。李仲南《永类方》。**乳汁不下**。栝楼根烧存性，研末，饮服方寸匕。或以五钱，酒水煎服。《杨氏产乳》。**痈肿初起**。孟诜《食疗》用栝楼根苦酒熬燥。捣筛，以苦酒和，涂纸上，贴之。杨文蔚方：用栝楼根、赤小豆等分，为末，醋调涂之。**天泡湿疮**。天花粉、滑石等分，为末，水调搽之。《普济方》。**杨梅天泡**。天花粉、川芎䓖各二两，槐花一两，为末，米糊丸梧子大。每空心淡姜汤下七八十丸。《简便方》。**折伤肿痛**。栝楼根捣涂，重布裹之。热除，痛即止。葛洪《肘后方》。**箭镞不出**。栝楼根捣傅之，日三易，自出。崔元亮《海上方》。**针刺入肉**。方同上。**痘后目障**。天花粉、蛇蜕洗焙，等分，为末。羊子肝批开，入药在内，米泔水煮熟，切食。次女病此，服之旬余而愈。周密《齐东野语》。

【按语】《纲目》以栝楼为本药正名，瓜蒌为果实之别名，天花粉为根名。《中药学》分别以瓜蒌和天花粉为名收作两种药。瓜蒌作为化痰止咳平喘药中之清化热痰药，天花粉作为清热药中之清热泻火药。并将瓜蒌皮与瓜蒌子作为附药，收在瓜蒌条之下。瓜蒌为葫芦科植物栝楼或双边栝楼的干燥成熟果实，瓜蒌皮为其的干燥成熟果皮，瓜蒌子为其的干燥成熟种子，天花粉为其的干燥根。

葛《本经》

葛根

【气味】甘、辛，平，无毒。[《别录》曰]生根汁：大寒。[好古曰]气平味甘，升也，阳也，阳明经行经的药也。

【主治】消渴，身大热，呕吐，诸痹，起阴气，解诸毒。《本经》。疗伤寒中风头痛，解肌发表出汗，开腠理，疗金疮，止胁风痛。《别录》。治天行上气呕逆，开胃下食，解酒毒。甄权。治胸膈烦热发狂，止血痢，通小肠，排脓破血。傅蛇虫啮，罯毒箭伤。大明。杀野葛、巴豆、百药毒。之才。生者：堕胎。蒸食：消酒毒，可断谷不饥。作粉尤妙。藏器。作粉：止渴，利大小便，解酒，去烦热，压丹石，傅小儿热疮。捣汁饮，治小儿热痞。《开宝》。猘狗伤，捣汁饮，并末傅之。苏恭。散郁火。时珍。

【发明】［弘景曰］生葛捣汁饮，解温病发热。五月五日中时，取根为屑，疗金疮断血为要药，亦疗疟及疮，至良。［颂曰］张仲景治伤寒有葛根汤，以其主大热，解肌、发腠理故也。［元素曰］升阳生津，脾虚作渴者，非此不除。勿多用，恐伤胃气。张仲景治太阳阳明合病，桂枝汤内加麻黄、葛根，又有葛根黄芩黄连解肌汤，是用此以断太阳入阳明之路，非即太阳药也。头颅痛如破，乃阳明中风，可用葛根葱白汤，为阳明仙药。若太阳初病，未入阳明而头痛者，不可便服升麻、葛根发之，是反引邪气入阳明，为引贼破家也。［震亨曰］凡癍痘已见红点，不可用葛根升麻汤，恐表虚反增斑烂也。［杲曰］干葛其气轻浮，鼓舞胃气上行，生津液，又解肌热，治脾胃虚弱泄泻圣药也。［徐用诚曰］葛根气味俱薄，轻而上行，浮而微降，阳中阴也。其用有四：止渴一也，解酒二也，发散表邪三也，发疮疹难出四也。［时珍曰］本草《十剂》云：轻可去实，麻黄、葛根之属。盖麻黄乃太阳经药，兼入肺经，肺主皮毛；葛根乃阳明经药，兼入脾经，脾主肌肉。所以二味药皆轻扬发散，而所入迥然不同也。

【附方】旧十五，新八。**数种伤寒。**庸人不能分别，今取一药兼治。天行时气，初觉头痛，内热脉洪者。葛根四两，水二升，入豉一升，煮取半升服。捣生根汁尤佳。《伤寒类要》。**时气头痛。**壮热，生葛根洗净，捣汁一大盏，豉一合，煎六分，去滓分服，汗出即瘥。未汗再服。若心热，加栀子仁十枚。《圣惠方》。**伤寒头痛。**二三日发热者，葛根五两，香豉一升，以童子小便八升，煎取二升，分三服。食葱粥取汗。《梅师方》。**妊娠热病。**葛根汁二升，分三服。《伤寒类要》。**预防热病。**急黄、贼风，葛粉二升，生地黄一升，香豉半升，为散。每食后米饮服方寸匕，日三服。有病五服。庞安常《伤寒论》。**辟瘴不染。**生葛捣汁一小盏服，去热毒气也。《圣惠方》。**烦躁热渴。**葛粉四两，先以水浸粟米半升，一夜漉出，拌匀，煮熟，以糜饮和食。《食医心镜》。**小儿热渴。**久不止，葛根半两，水煎服。《圣惠方》。**干呕不息。**葛根捣汁服一升，瘥。《肘后方》。**小儿呕吐。**壮热食痫。葛粉二钱，水二合，调匀。倾入锡锣中，重汤煮熟，以糜饮和食。昝殷《食医心镜》。**心热吐血。**不止，生葛捣汁半升，顿服，立瘥。《广利方》。**衄血不止。**生葛捣汁服，三服即止。《圣惠方》。**热毒下血。**因食热物发者，生葛根二斤，捣汁一升，入藕汁一升，和服。《梅师方》。**伤筋出血。**葛根捣汁饮。干者煎服。仍熬屑傅之。《外台秘要》。**臂腰**[①]**疼痛。**生葛根嚼之咽汁，取效乃止。《肘后方》。**金创中风。**痉强欲死，生葛根四大两，以水三升，煮取一升，去滓分服。口噤者灌之。若干者，捣末调三指撮。仍以此及竹沥多服，取效。《贞元广利方》。**服药过剂。**苦烦，生葛汁饮之。干者煎汁服。《肘后方》。**酒醉不醒。**生葛汁，饮二升便愈。《千金方》。**诸药中毒。**发狂烦闷，吐下欲死。葛根煮汁服。《肘后方》。**解中鸩毒。**气欲绝者，葛粉三合，水三盏，调服。口噤者灌之。《圣惠方》。**虎伤人疮。**生葛煮浓汁洗之。仍捣末，水服方寸匕，日夜五六服。《梅师方》。

---

① 臂腰：病证名。为腰部急性扭伤疼痛的古病名。

葛谷

【气味】甘，平，无毒。

【主治】下痢十岁已上。《本经》。解酒毒。时珍。

葛花

【气味】同谷。

【主治】消酒。《别录》。[弘景曰]同小豆花干末酒服，饮酒不醉也。肠风下血。时珍。

叶

【主治】金疮止血，挼傅之。《别录》。

蔓

【主治】卒喉痹。烧研，水服方寸匕。苏恭。消痈肿。时珍。

【附方】新三。妇人吹乳。葛蔓烧灰，酒服二钱，三服效。《卫生易简方》。疖子初起。葛蔓烧灰，水调傅之，即消。《千金方》。小儿口噤。病在咽中，如麻豆许，令儿吐沫，不能乳食。葛蔓烧灰一字，和乳汁点之，即瘥。《圣惠方》。

【按语】《纲目》以葛为本药正名。《中药学》以葛根为名，用作清热药中之清热泻火药，并收入葛花作为附药。葛根为豆科植物野葛的干燥根，葛花为其未开放花蕾。

天门冬《本经》

根

【气味】苦，平，无毒。[《别录》曰]甘，大寒。[好古曰]气寒，味微苦而辛。气薄味厚，阳中之阴。入手太阴、足少阴经气分之药。[之才曰]垣衣、地黄、贝母为之使。畏曾青。[损之曰]服天门冬，禁食鲤鱼。误食中毒者，浮萍汁解之。捣汁，制雄黄、硇砂。

【主治】诸暴风湿偏痹，强骨髓，杀三虫，去伏尸①。久服轻身益气，延年不饥。《本经》。保定肺气，去寒热，养肌肤，利小便，冷而能补。《别录》。肺气咳逆，喘息促急，肺痿生痈吐脓，除热，通肾气，止消渴，去热中风，治湿疥，宜久服。煮食之，令人肌体滑泽白净，除身上一切恶气不洁之疾。甄权。镇心，润五脏，补五劳七伤，吐血，治嗽消痰，去风热烦闷。大明。主心病，嗌干心痛，渴而欲饮，痿蹶嗜卧，足下热而痛。好古。润燥滋阴，清金降火。时珍。阳事不起，宜常服之。思邈。

【发明】[权曰]天门冬冷而能补，患人五虚而热者，宜加用之。和地黄为使，服之耐老头不白。[宗奭曰]治肺热之功为多。其味苦，专泄而不专收，寒多人禁服之。[元素曰]苦以泄滞血，甘以助元气，及治血妄行，此天门冬之功也。保定肺气，治血热侵肺，上气喘促，宜加人参、黄芪为主，用之神效。[嘉谟曰]天、麦门冬并入手太阴，驱烦解渴，止咳消痰。而麦门冬兼行手少阴，清心降火，使肺不犯邪，故止咳立效。天门冬复走足少阴，滋肾助元，全其母气，故清痰殊功。盖肾主津液，燥则凝而为痰，得润剂则化，所谓治痰之本也。[好古曰]入手太阴、足少阴经。营卫枯涸，宜以湿剂润之。天门冬、

① 伏尸：病证名。指多年不愈，反复发作，未发平和，发则心痛喘急之病证。

人参、五味、枸杞子同为生脉之剂，此上焦独取寸口之意。[赵继宗曰]五药虽为生脉之剂，然生地黄、贝母为天门冬之使，地黄、车前为麦门冬之使，茯苓为人参之使。若有君无使，是独行无功也。故张三丰与胡濙尚书长生不老方，用天门冬三斤，地黄一斤，乃有君而有使也。[禹锡曰]《抱朴子》言：入山便可以天门冬蒸煮啖之，取足以断谷。若有力可饵之。或作散，酒服。或捣汁作液，膏服。至百日丁壮兼倍，快于术及黄精也。二百日强筋髓，驻颜色。与炼成松脂同蜜丸服，尤善。杜紫微服之，御八十妾，一百四十岁，日行三百里。[慎微曰]《列仙传》云：赤须子食天门冬，齿落更生，细发复出。太原甘始服天门冬，在人间三百余年。《圣化经》云：以天门冬、茯苓等分，为末，日服方寸匕。则不畏寒，大寒时单衣汗出也。[时珍曰]天门冬清金降火，益水之上源，故能下通肾气，入滋补方合群药用之有效。若脾胃虚寒人，单饵既久，必病肠滑，反成痼疾。此物性寒而润，能利大肠故也。

【附方】旧三，新十四。**服食法**。孙真人《枕中记》云：八九月采天门冬根，暴干为末。每服方寸匕，日三服。无问山中人间，久服补中益气，治虚劳绝伤，年老衰损，偏枯不随，风湿不仁，冷痹，恶疮痈疽。癞疾鼻柱败烂者，服之皮脱虫出。酿酒服，去癥病积聚，风痰颠狂，三虫伏尸，除湿痹，轻身益气，令人不饥。百日，还年耐老。酿酒初熟微酸，久停则香美，诸酒不及也。忌鲤鱼。《臞仙神隐》云：用干天门冬十斤，杏仁一斤，捣末，蜜渍。每服方寸匕。名仙人粮。**辟谷不饥**。天门冬二斤，熟地黄一斤，为末，炼蜜丸弹子大。每温酒化三丸，日三服。居山远行，辟谷良。服至十日，身轻目明。二十日，百病愈，颜色如花。三十日，发白更黑，齿落重生。五十日，行及奔马。百日，延年。又法：天门冬捣汁，微火煎取五斗，入白蜜一斗，胡麻炒末二升，合煎至可丸，即止火。下大豆黄末，和作饼，径三寸，厚半寸。一服一饼，一日三服，百日已上有益。又法：天门冬末一升，松脂末一升，蜡蜜一升和煎，丸如梧子大。每日早午晚各服三十丸。**天门冬酒**。补五脏、调六腑，令人无病。天门冬三十斤，去心捣碎，以水二石，煮汁一石，糯米一斗，细曲十斤，如常炊酿，酒熟，日饮三杯。**天门冬膏**。去积聚风痰，补肺，疗咳嗽失血，润五脏，杀三虫伏尸，除瘟疫。轻身益气，令人不饥。以天门冬流水泡过，去皮心，捣烂取汁，砂锅文武炭火煮，勿令大沸。以十斤为率，熬至三斤，却入蜜四两，熬至滴水不散。瓶盛，埋土中一七，去火毒。每日早晚白汤调服一匙。若动大便，以酒服之。《医方摘要》。**肺痿咳嗽**。吐涎沫，心中温温，咽燥而不渴。生天门冬捣汁一斗，酒一斗，饴一升，紫菀四合，铜器煎至可丸。每服杏仁大一丸，日三服。《肘后方》。**阴虚火动**。有痰，不堪用燥剂者，天门冬一斤，水浸洗，去心，取肉十二两，石臼捣烂，五味子水洗，去核，取肉四两，晒干，不见火，共捣丸梧子大。每服二十丸，茶下。日三服。《简便方》。**滋阴养血**。温补下元。三才丸：用天门冬去心，生地黄各二两，二味用柳甑箄，以酒洒之，九蒸九晒，待干秤之。人参一两，共为末，蒸枣肉捣和丸梧子大。每服三十丸，食前温酒下，日三服。洁古《活法机要》。**虚劳体痛**。天门冬末，酒服方寸匕，日三。忌鲤鱼。《千金方》。**肺劳风热**。止渴去热。天门冬去皮心，煮食。或暴干为末，蜜丸服，尤佳。亦可洗面。孟诜《食疗》。**妇人骨蒸**。烦热寝汗，口干引饮，气喘。天门冬十两，麦门冬八两，并去心为末，以生地黄三斤，取汁熬膏，和丸梧子大。每服五十丸，以逍遥散去甘草，煎汤下。《活法机要》。**风颠发作则吐**。耳如蝉鸣，引胁牵痛。天门冬去心皮，暴捣为末。酒服方寸匕，日三服，久服食。《外台秘要》。**小肠偏坠**。天门冬三钱，乌药五钱，以水煎服。吴球《活人心统》。**面黑令白**。天门冬暴干，同蜜捣作丸，日用洗面。《圣济总录》。**口疮连年**。不愈者，天门冬、麦门冬并去心，玄参等分，为末，炼蜜丸弹子大。每噙一丸。乃僧居寮所传方也。齐德之《外科精义》。**诸般痈肿**。新掘天门冬三五两，洗净，沙盆擂细，以好酒滤汁，顿服。未效再服，必愈。此祖传经验方也。虞抟《医学正传》。

【按语】《纲目》以天门冬为本药正名。《中药学》以天冬为名，作为补虚药中之补阴药。药物来源为百合科植物天冬的干燥块根。

百部《别录》

根

【气味】甘，微温，无毒。［权曰］甘，无毒。［大明曰］苦，无毒。［恭曰］微寒，有小毒。［时珍曰］苦、微甘，无毒。

【主治】咳嗽上气，火炙酒渍饮之。《别录》。治肺热，润肺。甄权。治传尸骨蒸劳，治疳，杀蛔虫、寸白、蛲虫，及一切树木蛀虫，烬之即死。杀虱及蝇蠓。大明。［弘景曰］作汤洗牛犬，去虱。火炙酒浸空腹饮，治疥癣，去虫蚕蛟毒。藏器。

【发明】［时珍曰］百部亦天门冬之类，故皆治肺病杀虫。但百部气温而不寒，寒嗽宜之；天门冬性寒而不热，热嗽宜之。此为异耳。

【附方】旧五，新五。**暴咳嗽**。《张文仲方》：用百部根渍酒。每温服一升，日三服。《葛洪方》：用百部、生姜各捣汁等分，煎服二合。《续十全方》用百部藤根捣自然汁，和蜜等分，沸汤煎膏噙咽。《普济方》治卒咳不止，用百部根悬火上炙干，每含咽汁，勿令人知。**小儿寒嗽**。百部丸：用百部炒，麻黄去节，各七钱半，为末。杏仁去皮尖炒，仍以水略煮三五沸，研泥。入熟蜜和丸皂子大。每服二三丸，温水下。钱乙《小儿方》。**三十年嗽**。百部根二十斤，捣取汁，煎如饴。服方寸匕，日三服。深师加蜜二斤。《外台》加饴一斤。《千金方》。**遍身黄肿**。掘新鲜百条根，洗捣，罨脐上。以糯米饭半升，拌水酒半合，揉软盖在药上，以帛包住。待一二日后，口内作酒气，则水从小便中出，肿自消也。百条根一名野天门冬，一名百奶，状如葱头，其苗叶柔细，一根下有百余个数。《杨氏经验方》。**误吞铜钱**。百部根四两，酒一升，渍一宿，温服一升，日再服。《外台秘要》。**百虫入耳**。百部炒研，生油调一字于耳门上。《圣济录》。**熏衣去虱**。百部、秦艽为末，入竹笼烧烟熏之，自落。亦可煮汤洗衣。《经验方》。

【按语】《纲目》以百部为本药正名。《中药学》药名同此，作为化痰止咳平喘药中之止咳平喘药。本品为百部科植物直立百部、蔓生百部或对叶百部的干燥块根。

何首乌《开宝》

根

【气味】苦、涩，微温，无毒。[时珍曰]茯苓为之使。忌诸血、无鳞鱼、萝卜、蒜、葱、铁器，同于地黄。能伏朱砂。

【主治】瘰疬，消痈肿，疗头面风疮，治五痔，止心痛，益血气，黑髭发，悦颜色。久服长筋骨，益精髓，延年不老。亦治妇人产后及带下诸疾。《开宝》。久服令人有子，治腹脏一切宿疾，冷气肠风。大明。泻肝风。好古。

【发明】[时珍曰]何首乌，足厥阴、少阴药也。白者入气分，赤者入血分。肾主闭藏，肝主疏泄。此物气温，味苦涩。苦补肾，温补肝，能收敛精气。所以能养血益肝，固精益肾，健筋骨，乌髭发，为滋补良药。不寒不燥，功在地黄、天门冬诸药之上。气血太和，则风虚痈肿瘰疬诸疾可知矣。此药流传虽久，服者尚寡。嘉靖初，邵应节真人以七宝美髯丹方上进。世宗肃皇帝服饵有效，连生皇嗣。于是何首乌之方天下大行矣。宋怀州知州李治与一武臣同官。怪其年七十余而轻健，面如渥丹，能饮食。叩其术，则服何首乌丸也。乃传其方。后治得病，盛暑中半体无汗已二年，窃自忧之。造丸服至年余，汗遂浃体。其活血治风之功，大有补益。其方用赤白何首乌各半斤，米泔浸三夜，竹刀刮去皮，切焙，石臼为末，炼蜜丸梧子大。每空心温酒下五十丸。亦可末服。

【附方】旧四，新十二。七宝美髯丹。乌须发，壮筋骨，固精气，续嗣延年。用赤白何首乌各一斤，米泔水浸三四日，瓷片刮去皮，用淘净黑豆二升，以砂锅木甑，铺豆及首乌，重重铺尽蒸之。豆熟，取出去豆，暴干，换豆再蒸，如此九次，暴干为末。赤白茯苓各一斤，去皮研末，以水淘去筋膜及浮者，取沉者捻块，以人乳十碗浸匀，晒干研末。牛膝八两去苗，酒浸一日，同何首乌第七次蒸之，至第九次止，晒干。当归八两，酒浸晒。枸杞子八两，酒浸晒。菟丝子八两，酒浸生芽，研烂晒。补骨脂四两，以黑脂麻炒香。并忌铁器，石臼为末，炼蜜和丸弹子大，一百五十丸。每日三丸。侵晨酒下，午时姜汤下，卧时盐汤下。其余并丸梧子大，每日空心酒服一百丸，久服极验。忌见前。《积善堂方》。服食滋补。《和剂局方》何首乌丸：专壮筋骨，长精髓，补血气。久服黑须发，坚阳道，令人多子，轻身延年。月计不足，岁计有余。用何首乌三斤，铜刀切片，干者以米泔水浸软切之。牛膝去苗一斤，切。以黑豆一斗，淘净。用木甑铺豆一层，铺药一层，重重铺尽，瓦锅蒸至豆熟。取出去豆暴干，换豆又蒸，如此三次。为末，蒸枣肉和丸梧子大。每服三五十丸，空心温酒下。忌见前。郑岩山中丞方：只作赤白何首乌各半斤，去粗皮阴干，石臼杵末。每旦无灰酒服二钱。《积善堂方》用赤白何首乌各半，极大者，八月采，以竹刀削去皮，切片，用米泔水浸一宿，晒干。以壮妇男儿乳汁拌晒三度，候干，木臼舂为末。以密云枣肉和杵，为丸如梧子大。每服二十丸，每十日加十丸，至百丸止，空心温酒、盐汤任下。一方不用人乳。《笔峰杂兴方》用何首乌雌雄各半斤，分作四分。一分用当归汁浸，一分生地黄汁浸，一分旱莲汁浸，一分人乳浸。三日取出，各暴干，瓦焙，石臼为末，蒸枣肉和丸梧子大。每服四十丸，空心百沸汤下。禁忌见前。**骨软风疾**。腰膝疼，行步不得，遍身瘙痒。用何首乌大而有花纹者，同牛膝各一斤，以好酒一升，浸七宿，暴干，木臼杵末，枣肉和丸梧子大。每一服三五十丸，空心酒下。《经验方》。**宽筋治损**。何首乌十斤，生黑豆半斤，同煎熟，皂荚一斤烧存性，牵牛十两炒取头末，薄荷十两，木香、牛膝各五两，川乌头炮二两，为末，酒糊丸梧子大。每服三十丸，茶汤下。《永类方》。**皮里作痛**。不问何处。用何首乌末，姜汁调成膏涂之，以帛裹住，火炙鞋底熨之。《经验方》。**自汗不止**。何首乌末，津调，封脐中。《集简方》。**肠风脏毒**。下血不止。何首乌二两，为末。食前米饮服二钱。《圣惠方》。**小儿龟背**。龟尿调红内消，点背上骨节，久久自安。**破伤血出**。何首乌末，傅之，即止，神效。笔峰《杂兴方》。**瘰疬结核**。或破或不破，下至胸前者皆治之。用九真藤，一名赤葛，即何首乌。其叶如杏，其根如鸡卵，亦类疬子。取根洗净，日日生嚼，并取叶捣涂之，数服即止。其药久服，延年黑发，用之神效。《斗门方》。**痈疽毒疮**。红内消不限多少，瓶中文武火熬煎，临熟入好无灰酒相等，再煎数沸，时时饮之。其滓焙研为末，酒煮面糊丸梧子大。空心温酒下三十丸，疾退宜常服之。即赤何首乌也，建昌产者良。陈自明《外科精要》。**大风疠疾**。何首乌大而有花文者一斤，米泔浸一七，九蒸九晒，胡麻四两，九蒸九晒，为末。每酒服二钱，日二。《圣惠》。**疥癣满身**。不可治者，何首乌、艾叶等分，水煎浓汤洗浴。甚能解痛，生肌肉。王衮《博济方》。

茎、叶

【主治】风疮疥癣作痒，煎汤洗浴，甚效。时珍。

【按语】《纲目》以何首乌为本药正名。《中药学》分别以何首乌和首乌藤为名收作两种药。何首乌作为补虚药中之补血药；首乌藤作为安神药中之养心安神药。何首乌为蓼科植物何首乌的干燥块根，首乌藤为其干燥藤茎。

萆薢《别录》

根

【气味】苦，平，无毒。[《别录》曰]甘。[之才曰]薏苡为之使。畏葵根、大黄、柴胡、前胡。

【主治】腰脊痛强，骨节风寒湿周痹，恶疮不瘳，热气。《本经》。伤中恚怒，阴痿失溺，老人五缓[①]，关节老血。《别录》。冷风㿏痹，腰脚瘫缓不遂，手足惊掣，男子臂腰痛，久冷，肾间有膀胱宿水。甄权。头旋痫疾，补水脏，坚筋骨，益精明目，中风失音。大明。补肝虚。好古。治白浊茎中痛，痔瘘坏疮。时珍。

【发明】[时珍曰]萆薢，足阳明、厥阴经药也。厥阴主筋属风，阳明主肉属湿。萆薢之功，长于去风湿。所以能治缓弱㿏痹、遗浊恶疮诸病之属风湿者。萆薢、菝葜、土茯苓三物，形虽不同，而主治之功不相远，岂亦一类数种乎？雷敩《炮炙论序》云：囊皱漩多，夜煎竹木。竹木，萆薢也。漩多白浊，皆是湿气下流。萆薢

① 五缓：症状名。"五"是虚数，泛指各种原因引起的肢节弛纵软弱，凭物方能为用的表现。

能除阳明之湿而固下焦，故能去浊分清。杨倓《家藏方》治真元不足，下焦虚寒，小便频数，白浊如膏，有萆薢分清饮，正此意也。又杨子建《万全护命方》云：凡人小便频数，不计度数，便时茎内痛不可忍者，此疾必先大腑秘热不通，水液只就小肠，大腑愈加干竭，甚则浑身热，心躁思凉水，如此即重证也。此疾本因贪酒色，积有热毒腐物瘀血之类，随虚水入于小肠，故便时作痛也。不饮酒者，必平生过食辛热荤腻之物，又因色伤而然。此乃小便频数而痛，与淋证涩而痛者不同也。宜用萆薢一两，水浸少时，以盐半两同炒，去盐为末。每服二钱，水一盏，煎八分，和滓服之，使水道转入大肠。仍以葱汤频洗谷道，令气得通，则小便数及痛自减也。

【附方】旧二，新三。腰脚痹软。行履不隐者，萆薢二十四分，杜仲八分，捣筛。每旦温酒服三钱匕，禁牛肉。唐德宗《贞元广利方》。小便频数。川萆薢一斤，为末，酒糊丸梧子大。每盐酒下七十丸。《集玄方》。白浊频数。漩面如油，澄下如膏，乃真元不足，下焦虚寒。萆薢分清饮：用萆薢、石菖蒲、益智仁、乌药等分。每服四钱，水一盏，入盐一捻，煎七分，食前温服，日一服，效乃止。肠风痔漏。如圣散：用萆薢、贯众去土，等分为末。每服二钱，温酒空心服之。孙尚药《传家秘宝方》。头痛发汗。萆薢、旋覆花、虎头骨酥炙，等分为散。欲发时，以温酒服二钱，暖卧取汗，立瘥。《圣济录》。

【按语】《纲目》以萆薢为本药正名。《中药学》药名同此，作为利水渗湿药中之利尿通淋药。本品为薯蓣科植物绵萆薢、福州薯蓣、粉背薯蓣的干燥根茎。

土茯苓《纲目》

根

【气味】甘、淡，平，无毒。[时珍曰]忌茶茗。

【主治】食之当谷不饥，调中止泄，健行不睡。藏器。健脾胃，强筋骨，去风湿，利关节，止泄泻，治拘挛骨痛，恶疮痈肿。解汞粉、银朱毒。时珍。

【发明】[机曰]近有好淫之人，多病杨梅毒疮，药用轻粉，愈而复发，久则肢体拘挛，变为痈漏，延绵岁月，竟致废笃。惟剉土萆薢三两，或加皂荚、牵牛各一钱，水六碗，煎三碗，分三服，不数剂，多瘥。盖此疾始由毒气干于阳明而发，加以轻粉燥烈，久而水衰，肝挟相火来凌脾土。土属湿，主肌肉，湿热郁蓄于肌腠，故发为痈肿，甚则拘挛，《内经》所谓湿气害人皮肉筋骨是也。土萆薢甘淡而平，能去脾湿，湿去则营卫从而筋脉柔，肌肉实而拘挛痈漏愈矣。初病服之不效者，火盛而湿未郁也。此药长于去湿，不能去热，病久则热衰气耗而湿郁为多故也。[时珍曰]杨梅疮古方不载，亦无病者。近时起于岭表，传及四方。盖岭表风土卑炎，岚瘴熏蒸，饮啖辛热，男女淫猥。湿热之邪积畜既深，发为毒疮，遂致互相传染，自南而北，遍及海宇，然皆淫邪之人病之。其类有数种，治之则一也。其证多属厥阴、阳明二经而兼乎他经。邪之所在，则先发出。如兼少阴、太阴则发于咽喉，兼太阳、少阳则发于头耳之类。盖相火寄于厥阴，肌肉属于阳明故也。医用轻粉、银朱劫剂，五七日即愈。盖水银性走而不守，加以盐、矾升为轻粉、银朱，其性燥烈，善逐痰涎。涎乃脾之液，此物入胃，气归阳明，故涎被劫，随火上升，从喉颊齿缝而出，故疮即干瘘而愈。若服之过剂，及用不得法，则毒气窜入经络筋骨之间，莫之能出。痰涎既去，血液耗涸，筋失所养，营卫不从，变为筋骨挛痛，发为痈毒疳漏。久则生虫为癣，手足皴裂，遂成废痼。惟土茯苓气平味甘而淡，为阳明本药。能健脾胃，去风湿。脾胃健则营卫从，风湿去则筋骨利，故诸证多愈，此亦得古人未言之妙也。今医家有搜风解毒汤治杨梅疮，不犯轻粉。病深者月余，浅者半月即愈。服轻粉药筋骨挛痛、瘫痪不能动履者，服之亦效。其方用土茯苓一两，薏苡仁、金银花、防风、木瓜、木通、白鲜皮各五分，皂荚子四分，气虚加人参七分，血虚加当归七分，水二大碗煎饮，一日三服。惟忌饮茶及牛、羊、鸡、鹅、鱼肉、烧酒、法面、房劳。盖秘方也。

【附方】新六。杨梅毒疮。邓笔峰《杂兴方》用冷饭团四两，皂角子七个，水煎代茶饮。浅者二七，深者四七，见效。一方：冷饭团一两，五加皮、皂角子、苦参各三钱，金银花一钱，用好酒煎。日一服。小儿杨梅。疮起于口内，延及遍身。以土萆薢末，乳汁调服。月余自愈。《外科发挥》。骨挛痈漏。薛己《外科发挥》云：服轻粉致伤脾胃气血，筋骨疼痛，久而溃烂成痈，连年累月，至于终身成废疾者。土萆薢一两，有热加芩、连，气虚加四君子汤，血虚加四物汤，水煎代茶。月余即安。《朱氏集验方》用过山龙四两即硬饭，加四物汤一两，皂角子七个，川椒四十九粒，灯心七根，水煎日饮。瘰疬溃烂。冷饭团切片或为末，水煎服或入粥内食之。须多食为妙。江西所出色白者良。忌铁器、发物。陆氏《积德堂方》。

【按语】《纲目》以土茯苓为本药正名。《中药学》亦以土茯苓为名，作为清热药中之清热解毒药。本品为百合科植物光叶菝葜的干燥根茎。

白敛《本经》

根

【气味】苦，平，无毒。[《别录》曰]甘，微寒。[权曰]有毒。[之才曰]代赭为之使。反乌头。

【主治】痈肿疽疮，散结气，止痛除热，目中赤，小儿惊痫，温疟，女子阴中肿痛，带下赤白。《本经》。杀火毒。《别录》。治发背瘰疬，面上疱疮，肠风痔漏，血痢，刀箭疮，扑损，生肌止痛。大明。解狼毒毒。时珍。

【发明】[弘景曰]生取根捣，傅痈肿，有效。[颂曰]今医治风及金疮、面药方多用之。往往与白及相须而用。

【附方】旧三，新十。发背初起。水调白蔹末，涂之。《肘后方》。疔疮初起。方同上。《圣惠方》。一切痈肿。权曰：白蔹、赤小豆、莔草为末，鸡子白调涂之。《陶隐居》方用白蔹二分，藜芦一分，为末。酒和贴之，日三上。面鼻酒齄。白蔹、白石脂、杏仁各半两，为末，鸡子清调涂，旦洗。《御药院方》。面生粉刺。白蔹二分，杏仁半分，鸡屎白一分，为末，蜜和杂水拭面。《肘后方》。冻耳成疮。白蔹、黄柏等分，为末，生油调搽。《谈野翁方》。汤火灼烂。白蔹末傅之。《外台》。诸物哽咽。白蔹、白芷等分，为末。水服二钱。《圣惠方》。铁刺诸哽。及竹木哽在咽中，白蔹、半夏泡，等分为末。酒服半钱，日二服。《圣惠方》。**刺在肉中**。方同上。**胎孕不下**。白蔹、生半夏等分为末，滴水丸梧子大。每榆皮汤下五十丸。《保命集》。**风痹筋急**。肿痛，屈转易常处。白蔹二分，熟附子一分，为末。每酒服半刀圭，日二服。以身中热行为候，十日便觉。忌猪肉、冷水。《千金》。**诸疮不敛**。白蔹、赤敛、黄柏各三钱炒研，轻粉一钱，用葱白、浆水洗净，傅之。《瑞竹堂方》。

【按语】《纲目》以白敛为本药正名。《中药学》以白蔹为名，作为清热药中之清热解毒药。本品为葡萄科植物白蔹的干燥块根。

山豆根《开宝》

【气味】甘，寒，无毒。[时珍曰]按沈括《笔谈》云：山豆根味极苦，本草言味甘，大误矣。

【主治】解诸药毒，止痛，消疮肿毒，发热咳嗽，治人及马急黄，杀小虫。《开宝》。含之咽汁，解咽喉肿毒，极妙。苏颂。研末汤服五分，治腹胀喘满。酒服三钱，治女人血气腹胀，又下寸白诸虫。丸服，止下痢。磨汁服，止卒患热厥，心腹痛，五种痔痛。研汁涂诸热肿秃疮，蛇狗蜘蛛伤。时珍。

【附方】旧十，新三。**解中蛊毒**。密取山豆根和水研服少许，未定再服。已禁声者亦愈。**五般急黄**。山豆根末，水服二钱。若带蛊气，以酒下。**霍乱吐利**。山豆根末，橘皮汤下三钱。**赤白下痢**。山豆根末，蜜丸梧子大。每服二十丸，空腹白汤下，三服自止。已上并《备急方》。**水蛊腹大**。有声而皮色黑者，山豆根末，酒服二钱。《圣惠方》。**卒患腹痛**。山豆根，水研半盏服，入口即定。**头风热痛**。山豆根末，油调，涂两太阳。**头上白屑**。山豆根末，浸油，日涂之。**牙龈肿痛**。山豆根一片，含于痛所。已上并《备急方》。**喉中发痈**。山豆根磨醋噙之，追涎即愈。势重不能言者，频以鸡翎扫入喉中，引涎出，就能言语。《永类方》。**麸豆诸疮**。烦热甚者，水研山豆根汁，服少许。《经验方》。**疥癣虫疮**。山豆根末，腊猪脂调涂。《备急方》。**喉风急证**。牙关紧闭，水谷不下。山豆根、白药等分，水煎噙之，咽下，二三口即愈。杨清叟《外科》。

【按语】《纲目》以山豆根为本药正名。《中药学》药名同此，作为清热药中之清热解毒药。本品为豆科植物越南槐的干燥根及根茎。

黄药子《开宝》

根

【气味】苦，平，无毒。[大明曰]凉。治马心肺热疾。

【主治】诸恶肿疮瘘，喉痹，蛇犬咬毒。研水服之，亦含亦涂。《开宝》。凉血降火，消瘿解毒。时珍。

【发明】[颂曰]孙思邈《千金月令》方：疗忽生瘿疾一二年者，以万州黄药子半斤，须紧重者为上。如轻虚，即是他州者，力慢，须用加倍。取无灰酒一斗，投药入中，固济瓶口。以糠火烧一复时，待酒冷乃开。时时饮一杯，不令绝酒气。经三五日后，常把镜自照，觉消即停饮，不尔便令人项细也。刘禹锡《传信方》亦著其效，云得之邕州从事张岧。岧目击有效，复试其验如神。其方并同，惟小有异处，是烧酒候香出外，瓶头有津出即止，不待一宿，火不得太猛耳。

【附方】旧三，新三。项下瘿气。黄药子一斤洗剉，酒一斗浸之。每日早晚常服一盏。忌一切毒物，及戒怒。仍以线逐日度之，乃知其效也。《斗门方》。吐血不止。药子一两，水煎服。《圣惠方》。咯血吐血。《百一选方》用蒲黄、黄药子等分，为末，掌中舐之。王衮《博济方》用黄药子、汉防己各一两，为末。每服一钱，小麦汤食后调服，一日二服。鼻衄不止。黄药子为末。每服二钱，煎淡胶汤下。良久，以新水调面一匙头服之。《兵部手集》方只以新汲水磨汁一碗，顿服。《简要济众方》。产后血运。恶物冲心，四肢冰冷，唇青腹胀，昏迷。红药子一两，头红花一钱，水二盏，妇人油钗二只，同煎一盏服。大小便俱利，血自下也。《禹讲师经验方》。天泡水疮。黄药子末，搽之。《集简方》。

【按语】《纲目》以黄药子为本药正名。《中药学》药名同此，作为化痰止咳平喘药中之清化热痰药。本品为薯蓣科植物黄独的干燥块茎。

威灵仙《开宝》

根

【气味】苦，温，无毒。［元素曰］味甘纯阳，入太阳经。［杲曰］可升可降，阴中阳也。［时珍曰］味微辛、咸、不苦。忌茗、面汤。

【主治】诸风，宣通五脏，去腹内冷滞，心膈痰水，久积癥瘕，痃癖气块，膀胱宿脓恶水，腰膝冷疼，疗折伤。久服无有温疾疟。《开宝》。推新旧积滞，消胸中痰唾，散皮肤大肠风邪。李杲。

【发明】［颂曰］唐贞元中，嵩阳子周君巢作《威灵仙传》云：威灵仙去众风，通十二经脉，朝服暮效。疏宣五脏冷脓宿水变病，微利，不泻人。服此四肢轻健，手足微暖，并得清凉。先时，商州有人病手足不遂，不履地者数十年。良医殚技莫能疗。所亲置之道旁以求救者。遇一新罗僧见之，告曰：此疾一药可活，但不知此土有否？因为之入山求索，果得，乃威灵仙也。使服之，数日能步履。其后山人邓思齐知之，遂传其事。此药治丈夫妇人中风不语，手足不遂，口眼㖞斜，言语謇滞，筋骨节风，绕脐风，胎风，头风，暗风，心风，风狂，大风，皮肤风痒，白癜风，热毒风疮，头旋目眩，手足顽痹，腰膝疼痛，久立不得，曾经损坠，臂腰痛，肾脏风壅，伤寒瘴气，憎寒壮热，头痛流涕，黄疸黑疸，头面浮肿，腹内宿滞，心头痰水，膀胱宿脓，口中涎水，冷热气壅，肚腹胀满，好吃茶滓，心痛，注气，膈气，冷气攻冲，脾肺诸气，痰热咳嗽，气急，坐卧不安，气冲眼赤，攻耳成脓，阴汗盗汗，大小肠秘，服此立通，气痢痔疾，瘰疬疥癣，妇人月水不来，动经多日，气血冲心，产后秘塞，孩子无辜，并皆治之。其法：采得根，阴干月余，捣末。温酒调一钱匕，空腹服之。如人本性杀药，可加及六钱。利过两行则减之，病除乃停服。其性甚善，不触诸药，但恶茶及面汤，以甘草、栀子代饮可也。又以一味洗，焙为末，以好酒和令微湿，入在竹筒内紧塞，九蒸九暴。如干，添酒洒之。以白蜜和丸梧子大。每服二十至三十丸，温酒下。崔元亮《海上集验方》

著其详如此。[恭曰]腰肾脚膝积聚,肠内诸冷病,积年不瘥者,服之无不立效。[宗奭曰]其性快,多服疏人五脏真气。[震亨曰]威灵仙属木,治痛风之要药也,在上下者皆宜,服之尤效。其性好走,亦可横行,故崔元亮言其去众风,通十二经脉,朝服暮效。凡采得闻流水声者,知其性好走也,须不闻水声者乃佳。[时珍曰]威灵仙气温,味微辛咸。辛泄气,咸泄水。故风湿痰饮之病,气壮者服之有捷效。其性大抵疏利,久服恐损真气,气弱者亦不可服之。

【附方】旧四,新一十六。**脚气入腹**。胀闷喘急。用威灵仙末,每服二钱,酒下。痛减一分,则药亦减一分。《简便方》。**腰脚诸痛**。《千金方》用威灵仙末空心温酒服一钱。逐日以微利为度。《经验方》用威灵仙一斤,洗干,好酒浸七日,为末,面糊丸梧子大。以浸药酒,每服二十丸。**肾脏风壅**。腰膝沉重。威灵仙末,蜜丸梧子大。温酒服八十丸。平明微利恶物如青浓桃胶,即是风毒积滞。如未利,再服一百丸。取下后,食粥补之。一月仍常服温补药。孙兆方名放杖丸。《集验方》。**筋骨毒痛**。因患杨梅疮,服轻粉毒药,年久不愈者。威灵仙三斤,水酒十瓶,封煮一炷香,出火毒。逐日饮之,以愈为度。《集简方》。**破伤风病**。威灵仙半两,独头蒜一个,香油一钱,同捣烂,热酒冲服。汗出即愈。《卫生易简方》。**手足麻痹**。时发疼痛,或打扑伤损,痛不可忍,或瘫痪等证。威灵仙炒五两,生川乌头、五灵脂各四两,为末,醋糊丸梧子大。每服七丸,用盐汤下。忌茶。《普济方》。**男妇气痛**。不拘久近,威灵仙五两,生韭根二钱半,乌药五分,好酒一盏,鸡子一个,灰火煨一宿,五更视鸡子壳软为度。去渣温服,以干物压之,侧睡向块边。渣再煎,次日服。觉块刺痛,是其验也。《摘玄方》。**噎塞膈气**。威灵仙一把,醋、蜜各半碗,煎五分,服之。吐出宿痰,愈。《唐瑶经验方》。**停痰宿饮**。喘咳呕逆,全不入食。威灵仙焙,半夏姜汁浸焙,为末,用皂角水熬膏,丸绿豆大。每服七丸至十丸,姜汤下,一日三服,一月为验。忌茶、面。**腹中痞积**。威灵仙、楮桃儿各一两,为末。每温酒服三钱。名化铁丸。《普济》。**大肠冷积**。威灵仙末,蜜丸梧子大。一更时生姜汤下十丸至二十丸。《经验良方》。**肠风泻血**。久者,威灵仙、鸡冠花各二两,米醋二升,煮干,炒为末,以鸡子白和作小饼,炙干再研。每服二钱,陈米饮下,日二服。《圣济》。**痔疮肿痛**。威灵仙三两,水一斗,煎汤,先熏后洗,冷再温之。《外科精义》。**诸骨哽咽**。威灵仙一两二钱,砂仁一两,沙糖一盏,水二钟,煎一钟。温服。《乾坤生意》用威灵仙米醋浸二日,晒,研末,醋糊丸梧子大。每服二三丸,半茶半汤下。如欲吐,以铜青末半匙,入油一二点,茶服,探吐。《圣济录》治鸡鹅骨哽,赤茎威灵仙五钱,井华水煎服,即软如绵吞下也,甚效。**飞丝缠阴**。肿痛欲断,以威灵仙捣汁,浸洗。一人病此得效。李楼《怪证方》。**痘疮黑陷**。铁脚威灵仙炒研一钱,脑子一分,温水调服,取下疮痂为效。意同百祥丸。《儒门事亲》。

【按语】《纲目》以威灵仙为本药正名。《中药学》药名同此,作为祛风湿药中之祛风寒湿药。本品为毛茛科植物威灵仙、棉团铁线莲或东北铁线莲的干燥根及根茎。

茜草《本经》

根

【气味】苦,寒,无毒。[权曰]甘。[大明曰]酸。入药炒用。[震亨曰]热。[元素曰]微酸、咸,温。阴中之阴。[《别录》曰]苗根:咸,平,无毒。[之才曰]畏鼠姑。汁,制雄黄。

【主治】寒湿风痹,黄疸,补中。《本经》。止血,内崩下血,膀胱不足,踒跌,蛊毒。久服益精气,轻身。可以染绛。又苗根:主痹及热中,伤跌折。《别录》。治六极伤心肺,吐血泻血。甄权。止鼻洪尿血,产后血运,月经不止,带下,扑损淤血,泄精,痔瘘疮疖,排脓。酒煎服。大明。通经脉,治骨节风痛,活血行血。时珍。

【发明】[藏器曰]茜草主蛊毒,煮汁服。《周礼》:庶氏掌除蛊毒,以嘉草攻之。嘉草者,蘘荷与茜也,主蛊为最。[震亨曰]俗人治痛风,用草药取速效。如石丝为君,过山龙等佐之。皆性热而燥,不能养阴,却能燥湿病之浅者。湿痰得燥而开,淤血得热而行,故亦暂效。若病深而血少者,则愈劫愈虚而病愈深矣。[时珍曰]茜根赤色而气温,味微酸而带咸。色赤入营,气温行滞,味酸入肝而咸走血,手足厥阴血分之药也,专于行血活血。俗方用治女子经水不通,以一两煎酒服之,一日即通,甚效。《名医别录》言其久服益精气轻身,《日华子》言其泄精,殊不相合,恐未可凭。

【附方】旧三,新八。**吐血不定**。茜根一两捣末。每服二钱,水煎冷服。亦可水和二钱服。周应《简要济众方》。**吐血躁渴**。及解毒。用茜根、雄黑豆去皮、甘草炙,等分为末,井水丸弹子大。每温水化服一丸。《圣济录》。**鼻血不止**。茜根、艾叶各一两,乌梅肉二钱半,为末,炼蜜丸梧子大。每乌梅汤下五十丸。《本事方》。**五旬行经**。妇人五十后,经水不止者,作败血论。用茜根一名过山姜一两,阿胶、侧柏叶、炙黄芩各五钱,生地黄一两,小儿胎发一枚烧灰,分作六帖。每帖水一盏半,煎七分,入发灰服之。《唐瑶经验方》。**女子经闭**。方见前"发明"。**心痹心烦**。内热,茜根煮汁服。《伤寒类要》。**解中蛊毒**。吐下血如猪肝,茜草根、蘘荷叶各三分,水四升,煮二升,服即愈。自当呼蛊主姓名也。陈延之《小品方》。**黑髭乌发**。茜草一斤,生地黄三斤,取汁。以水五大碗,煎茜绞汁,将滓再煎三度。以汁同地黄汁,微火煎如膏,以瓶盛之。每日空心温酒服半匙,一月髭发如漆也。忌萝卜、五辛。《圣济录》。**蝼蛄漏疮**。茜根烧灰、千年石灰等分为末。油调傅之。《儒门事亲》方。**脱肛不收**。茜根、石榴皮各一握,酒一盏,煎七分,温服。《圣惠方》。**预解疮疹**。时行疮疹正发,服此则可无患。茜根煎汁,入少酒饮之。《奇效良方》。

【附录】血藤《图经》

【颂曰】生信州。叶如薄荷叶,根如大拇指,其色黄。彼人五月采用,攻血治气块。[时珍曰]按虞抟云,血藤即过山龙,理亦相近,未知的否。姑附之。

【按语】《纲目》以茜草为本药正名。《中药学》亦以茜草为名,作为止血药中之化瘀止血药。本品为茜草科植物茜草的干燥根及根茎。

防己《本经》

【气味】辛，平，无毒。[《别录》曰]苦，温。[普曰]神农：辛。黄帝、岐伯、桐君：苦，无毒。李当之：大寒。[权曰]苦，有小毒。[元素曰]大苦、辛，寒。阴也，泄也。[之才曰]殷孽为之使。杀雄黄毒。恶细辛。畏萆薢、女菀、卤鹹。伏硝石。

【主治】风寒温疟，热气诸痫，除邪，利大小便。《本经》。疗水肿风肿，去膀胱热，伤寒热邪气，中风手脚挛急，通腠理，利九窍，止泄，散痈肿恶结，诸瘑疥癣虫疮。《别录》。治湿风，口面㖞斜，手足拘痛，散留痰，肺气喘嗽。甄权。治中下湿热肿，泄脚气，行十二经。元素。木防己：主治男子肢节中风，毒风不语，散结气拥肿，温疟，风水肿，去膀胱热。甄权。

【发明】[弘景曰]防己是疗风水要药。[藏器曰]治风用木防己，治水用汉防己。[元素曰]去下焦湿肿及痛，并泄膀胱火邪，必用汉防己、草龙胆为君，黄柏、知母、甘草佐之。防己乃太阳本经药也。[杲曰]本草《十剂》云：通可去滞，通草、防己之属是也。夫防己大苦寒，能泻血中湿热，通其滞塞，亦能泻大便，补阴泻阳，助秋冬、泻春夏之药也。比之于人，则险而健者也。幸灾乐祸，能首为乱阶。然善用之，亦可敌凶突险。此瞑眩之药也，故圣人存而不废。大抵闻其臭则可恶，下咽则令人身心烦乱，饮食减少。至于十二经有湿热壅塞不通，及下注脚气，除膀胱积热而庇其基本，非此药不可，真行经之仙药，无可代之者。若夫饮食劳倦，阴虚生内热，元气谷食已亏，以防己泄大便，则重亡其血，此不可用一也。如人大渴引饮，是热在上焦肺经气分，宜渗泄，而防己乃下焦血分药，此不可用二也。外伤风寒，邪传肺经，气分湿热，而小便黄赤，乃至不通，此上焦气病，禁用血药，此不可用三也。大抵上焦湿热者皆不可用。下焦湿热流入十二经，致二阴不通者，然后审而用之。

【附方】旧三，新九。**皮水胕肿**。按之没指，不恶风，水气在皮肤中，四肢聂聂动者，防己茯苓汤主之。防己、黄芪、桂枝各三两，茯苓六两，甘草二两，每服一两，水一升，煎半升服，日二服。张仲景方。**风水恶风**。汗出身重，脉浮，防己黄芪汤主之。防己一两，黄芪二两二钱半，白术七钱半，炙甘草半两，剉散。每服五钱，生姜四片，枣一枚，水一盏半，煎八分，温服。良久再服。腹痛加芍药。仲景方。**风湿相搏**。关节沉痛，微肿恶风。方同上。**小便淋涩**。三物木防己汤：用木防己、防风、葵子各二两，㕮咀，水五升，煮二升半，分三服。《千金方》。**膈间支饮**。其人喘满，心下痞坚，面黧黑，其脉沉紧，得之数十日，医吐下之不愈，木防己汤主之。虚者即愈，实者三日复发，复与之不愈，去石膏，加茯苓、芒硝主之。用木防己三两，人参四两，桂枝二两，石膏鸡子大十二枚，水六升，煮一升，分服。张仲景方。**伤寒喘急**。防己、人参等分，为末。桑白汤服二钱，不拘老小。**肺痿喘嗽**。汉防己末二钱，浆水一盏，煎七分，细呷。《儒门事亲》。**肺痿咯血**。多痰者，汉防己、葶苈等分，为末。糯米饮每服一钱。《古今录验》。**鼻衄不止**。生防己末，新汲水服二钱，仍以少许嗃之。《圣惠》。**霍乱吐利**。防己、白芷等分，为末。新汲水服二钱。《圣惠》。**目睛暴痛**。防己酒浸三次，为末。每一服二钱，温酒下。《摘玄方》。**解雄黄毒**。防已煎汁服之。《肘后方》。

【按语】《纲目》以防己为本药正名。《中药学》亦以防己为名,作为祛风湿药中之祛风寒湿药。本品为防己科植物粉防己的干燥根。

通草《本经》

【气味】辛,平,无毒。[《别录》曰]甘。[权曰]微寒。[普曰]神农、黄帝:辛。雷公:苦。[杲曰]味甘而淡,气平味薄。降也,阳中阴也。

【主治】除脾胃寒热,通利九窍、血脉、关节,令人不忘。去恶虫。《本经》。疗脾疸,常欲眠,心烦,哕出音声,治耳聋,散痈肿诸结不消,及金疮恶疮,鼠瘘踒折。齆鼻瘜肉,堕胎,去三虫。《别录》。治五淋,利小便,开关格,治人多睡,主水肿浮大。甄权。利诸经脉寒热不通之气。诜。理风热,小便数急疼,小腹虚满,宜煎汤并葱饮之有效。士良。安心除烦,止渴退热,明耳目,治鼻塞,通小肠,下水,破积聚血块,排脓,治疮疖,止痛,催生下胞,女人血闭,月候不匀,天行时疾,头痛目眩,羸劣乳结,及下乳。大明。利大小便,令人心宽,下气。藏器。主诸瘘疮,喉痹咽痛,浓煎含咽。珣。通经利窍,导小肠火。杲。

【发明】[杲曰]本草《十剂》,通可去滞,通草、防己之属是也。夫防己大苦寒,能泻血中湿热之滞,又通大便。通草甘淡,能助西方秋气下降,利小便,专泻气滞也。肺受热邪,津液气化之原绝,则寒水断流。膀胱受湿热,癃闭约缩,小便不通,宜此治之。其症胸中烦热,口燥舌干,咽干,大渴引饮,小便淋沥,或闭塞不通,胫酸脚热,并宜通草主之。凡气味与之同者,茯苓、泽泻、灯草、猪苓、琥珀、瞿麦、车前子之类,皆可以渗湿利小便,泄其滞气也。又曰:木通下行,泄小肠火,利小便,与琥珀同功,无他药可比。[时珍曰]木通,手厥阴心包络、手足太阳小肠膀胱之药也。故上能通心清肺,治头痛,利九窍;下能泄湿热,利小便,通大肠,治遍身拘痛。《本经》及《别录》皆不言及利小便治淋之功,甄权、《日华子》辈始发扬之。盖其能泄丙丁之火,则肺不受邪,能通水道。水源既清,则津液自化,而诸经之湿与热,皆由小便泄去。故古方导赤散用之,亦泻南补北、扶西抑东之意。杨仁斋《直指方》言:人遍身胸腹隐热,疼痛拘急,足冷,皆是伏热伤血。血属于心,宜木通以通心窍,则经络流行也。

【附方】旧二,新一。心热尿赤。面赤唇干,咬牙口渴。导赤散:用木通、生地黄、炙甘草等分,入水竹叶七片,水煎服。《钱氏方》。妇人血气。木通浓煎三五盏,饮之即通。《孟诜本草》。金疮踒折。通草煮汁,酿酒,日饮。鼠瘘不消。方同上。

根

【主治】项下瘿瘤。甄权。

子

【气味】甘,寒,无毒。[诜曰]平。南人多食之,北人不知其功。

【主治】厚肠胃,令人能食,下三焦恶气,续五脏断绝气,使语声足气,通十二经脉。和核食之。孟诜。除三焦客热,胃口热闭,反胃不下食。士良。止渴,利小便。时珍。

【按语】《纲目》以通草为本药正名,

别名木通。李时珍云:“有细细孔,两头皆通。故名通草,即今所谓木通也。今之通草,乃古之通脱木也。”《中药学》以木通为名,作为利水渗湿药中之利尿通淋药。药物来源为木通科植物木通、三叶木通或白木通的干燥藤茎。

通脱木《法象》

【气味】甘、淡,寒,无毒。[杲曰]甘,平。降也,阳中阴也。

【主治】利阴窍,治五淋,除水肿癃闭,泻肺。李杲。解诸毒虫痛。苏颂。明目退热,下乳催生。汪机。

【发明】[杲曰]通草泻肺利小便,甘平以缓阴血也。与灯草同功。宜生用之。[时珍曰]通草色白而气寒,味淡而体轻,故入太阴肺经,引热下降而利小便;入阳明胃经,通气上达而下乳汁。其气寒,降也;其味淡,升也。

【附方】新一。洗头风痛。新通草瓦上烧存性,研末二钱,热酒下。牙关紧者,斡口灌之。王璆《百一选方》。

【按语】《纲目》以通脱木为本药正名,别名通草。《中药学》以通草为名,作为利水渗湿药中之利尿通淋药。药物来源为五加科植物通脱木的干燥茎髓。

钓藤《别录》

【气味】甘,微寒,无毒。[保昇曰]苦。[权曰]甘,平。[时珍曰]初微甘,后微苦,平。

【主治】小儿寒热,十二惊痫。《别录》。小儿惊啼,瘛疭热拥,客忤胎风。权。大人头旋目眩,平肝风,除心热,小儿内钓腹痛,发斑疹。时珍。

【发明】[时珍曰]钓藤,手足厥阴药也。足厥阴主风,手厥阴主火。惊痫眩运,皆肝风相火之病。钓藤通心包,平肝木,风静火息则诸证自除。或云:入数寸于小麦中蒸熟,喂马易肥。

【附方】新三。小儿惊热。钓藤一两,硝石半两,甘草炙一分,为散。每服半钱,温水服,日三服。名延龄散。《圣济录》。卒得痫疾。钓藤、甘草炙各二钱。水五合,煎二合。每服枣许,日五、夜三度。《圣惠方》。斑疹不快。钓藤钩子、紫草茸等分,为末。每服一字或半钱,温酒服。《钱氏方》。

【按语】《纲目》以钓藤为本药正名。《中药学》以钩藤为名,作为平肝息风药中之息风止痉药。药物来源为茜草科植物钩藤、大叶钩藤、毛钩藤、华钩藤或无柄果钩藤的干燥带钩茎枝。

络石《本经》

茎、叶

【气味】苦,温,无毒。[别录曰]微寒。[普曰]神农:苦,小温。雷公:苦,平,无毒。扁鹊、桐君:甘,无毒。[当之曰]大寒。药中君也。采无时。[时珍曰]味甘、微酸,不苦。[之才曰]杜仲、牡丹为之使。恶铁落。畏贝母、菖蒲。杀殷孽毒。

【主治】风热死肌痈伤,口干舌焦,痈肿不消,喉舌肿闭,水浆不下。《本经》。大惊入腹,除邪气,养肾,主腰髋痛,坚筋骨,利关节。久服轻身明目,润泽好颜色,不老延年,通神。《别录》。主一切风,变白宜老。藏器。蝮蛇疮毒,心闷,服汁并洗之。刀斧伤疮,傅之立瘥。恭。

【发明】[时珍曰]络石性质耐久,气味平和。神农列之上品,李当之称为药中之君。其功主筋骨关节风热痈肿,变白耐老。而医家鲜知用者,岂以其近贱而忽之耶?服之当浸酒耳。《仁存堂方》云:小便白浊,缘心肾不济,或由酒色,遂至已甚,谓之上淫。盖有虚热而肾不足,故土邪干水。史载之言夏则土燥水浊,冬则土坚水清,即此理也。医者往往峻补,其疾反甚。惟服博金散,则水火既济,源洁而流清矣。用络石、人参、茯苓各二两,龙骨煅一两,为末。每服二钱,空心米饮下,日二服。

【附方】旧二,新二。小便白浊。方见上。喉痹肿塞。喘息不通,须臾欲绝,神验。方用络石草一两,水一升,煎一大盏,细细呷之。少顷即通。《外台秘要》。痈疽焮痛。止痛灵宝散:用鬼系腰,生竹篱阴湿石岸间,络石而生者好,络木者无用,其藤柔细,两叶相对,形生三角,用茎叶一两,洗晒,勿见火,皂荚刺一两,新瓦炒黄,甘草节半两,大瓜蒌一个,取仁炒香,乳香、没药各三钱。每服二钱,水一盏,酒半盏,慢火煎至一盏,温服。《外科精要》。

【按语】《纲目》以络石为本药正名。《中药学》以络石藤为名,作为祛风湿药中之祛风湿热药。本品为夹竹桃科植物络石的干燥带叶藤茎。

忍冬《别录》

【气味】甘,温,无毒。[权曰]辛。[藏器曰]小寒。云温者非也。

【主治】寒热身肿。久服轻身,长年益寿。《别录》。治腹胀满,能止气下澼。甄权。热毒血痢水痢,浓煎服。藏器。治飞尸遁尸,风尸沉尸,尸注鬼击,一切风湿气,及诸肿毒痈疽,疥癣,杨梅诸恶疮,散热解毒。时珍。

【发明】[弘景曰]忍冬,煮汁酿酒饮,补虚疗风。此既长年益寿,可常采服,而仙经少用。凡易得之草,人多不肯为之,更求难得者,贵远贱近,庸人之情也。[时珍曰]忍冬茎叶及花,功用皆同。昔人称其治风除胀,解痢逐尸为要药,而后世不复知用。后世称其消肿散毒治疮为要药,而昔人并未言及。乃知古今之理,万变不同,未可一辙论也。按陈自明《外科精要》云:忍冬酒治痈疽发背,初发便当服此,其效甚奇,胜于红内消。洪内翰迈、沈内翰括诸方,所载甚详。如疡医丹阳僧、江西僧鉴清、金陵王琪、王尉子骏、海州刘秀才纯臣等,所载疗痈疽发背经效奇方,皆是此物。故张相公云,谁知至贱之中,乃有殊常之效。正此类也。

【附方】旧一,新十七。忍冬酒。治痈疽发背,不问发在何处,发眉发颐,或头或项,或背或腰,或胁或乳,或手足,皆有奇效。乡落之间,僻陋之所,贫乏之中,药材难得,但虔心服之,俟其疽破,仍以神异膏贴之,其效甚妙。用忍冬藤生取一把,以叶入砂盆研烂,入生饼子酒少许,稀稠得所,涂于四围,中留一口泄气。其藤只用五两,木槌槌损,不可犯铁,大甘草节生用一两,同入沙瓶内,以水二碗,文武火慢煎至一碗,入无灰好酒一大碗,再煎十数沸,去滓分为三服,一日一夜吃尽。病势重者,一日二剂。服至大小肠通利则药力到。沈内翰云:如无生者,只用干者,然力终不及生者效速。陈自明《外科精要》。**忍冬圆**。治消渴愈后，预防发痈疽，先宜服此。用忍冬草根茎花叶皆可，不拘多少，入瓶内，以无灰好酒浸，以糠火煨一宿，取出晒干，入甘草少许，碾为细末。以浸药酒打面糊丸梧子大。每服五十丸至百丸，汤酒任下。此药不特治痈疽，大能止渴。《外科精要》。**五痔诸瘘**。方同上。**一切肿毒**。不问已溃未溃，或初起发热，用金银花俗名甜藤，采花连茎叶自然汁半碗，煎八分，服之，以渣傅上。败毒托里，散气和血，其功独胜。万表《积善堂方》。**丁疮便毒**[1]。方同上。**喉痹乳蛾**。方同上。**敷肿拔毒**。金银藤大者烧存性、叶焙干为末各三钱，大黄焙为末四钱。凡肿毒初发，以水酒调搽四围，留心泄气。杨诚《经验方》。**痈疽托里**。治痈疽发背，肠痈奶痈，无名肿毒，焮痛实热，状类伤寒，不问老幼虚实服之，未成者内消，已成者即溃。忍冬叶、黄芪各五两，当归一两，甘草八钱。为细末，每服二钱，酒一盏半，煎一盏，随病上下服，日再服，以渣傅之。《和剂局方》。**恶疮不愈**。左缠藤一把捣烂，入雄黄五分，水二升，瓦礶煎之。以纸封七重，穿一孔，待气出，以疮对孔熏之三时久，大出黄水后，用生肌药取效。《选奇方》。**轻粉毒痈**。方同上。**疮久成漏**。忍冬草浸酒，日日常饮之。戴原礼《要诀》。**热毒血痢**。忍冬藤浓煎饮。《圣惠方》。**五种尸注**。飞尸者，游走皮肤，洞穿脏腑，每发刺痛，变动不常也。遁尸者，附骨入肉，攻凿血脉，每发不可见死尸，闻哀哭便作也。风尸者，淫跃四末，不知痛之所在，每发恍惚，得风雪便作也。沉尸者，缠结脏腑，冲引心胁，每发绞切，遇寒冷便作也。尸注者，举身沉重，精神错杂，常觉昏废，每节气至则大作也。并是身中尸鬼，引接外邪。宜用忍冬茎叶剉数斛，煮取浓汁煎稠。每服鸡子大许，温酒化下，一日二三服。《肘后方》。**鬼击身青**。作痛，用金银花一两，水煎饮之。李楼《怪病奇方》。**脚气作痛**。筋骨引痛，鹭鸶藤即金银花，为末。每服二钱，热酒调下。《卫生易简方》。**中野菌毒**。急采鸳鸯藤啖之，即今忍冬草也。洪迈《夷坚志》。**口舌生疮**。赤梗蜜桶藤、高脚地铜盘、马蹄香等分，以酒捣汁，鸡毛刷上，取涎出即愈。《普济方》。**忍冬膏**。治诸般肿痛，金刃伤疮，恶疮。用金银藤四两，吸铁石三钱，香油一斤，熬枯去滓，入黄丹八两，待熬至滴水不散，如常摊用。《乾坤秘韫》。

【按语】《纲目》以忍冬为本药正名，别名金银藤等，药用藤茎及花。《中药学》以金银花为名，作为清热药中清热解毒药。并收入忍冬藤，作为附药。金银花为忍冬科植物忍冬的干燥花蕾或带初开的花，忍冬藤为其干燥茎枝。

清风藤《图经》

【气味】缺。

【主治】风疾。苏颂。治风湿流注，历节鹤膝，麻痹瘙痒，损伤疮肿，入酒药中用。时珍。

【附方】新二。**风湿痹痛**。青藤根三两，防己一两，㕮咀，入酒一瓶，煮饮。《普济方》。**一切诸风**。青藤膏：用青藤，出太平荻港上者，二三月采之。不拘多少，入

[1] 便毒：指长在阴部（尤为肛门周围）的肿毒疮疽。

釜内，微火熬七日夜成膏，收入瓷器内。用时先备梳三五把，量人虚实，以酒服一茶匙毕，将患人身上拍一掌，其后遍身发痒，不可当，急以梳梳之。要痒止，即饮冷水一口便解，风病皆愈也。避风数日良。《集简方》。

【按语】《纲目》以清风藤为本药正名，别名青藤。《中药学》以青风藤为名，作为祛风湿药中之祛风寒湿药。本品为防己科植物青藤及毛青藤的干燥根茎。

泽泻《本经》

根

【气味】甘，寒，无毒。［《别录》曰］咸。［权曰］苦。［元素曰］甘，平，沉而降，阴也。［杲曰］甘、咸，寒，降，阴也。［好古曰］阴中微阳。入足太阳、少阴经。［扁鹊曰］多服，病人眼。［之才曰］畏海蛤、文蛤。

【主治】风寒湿痹，乳难，养五脏，益气力，肥健，消水。久服耳目聪明，不饥延年，轻身面生光，能行水上。《本经》。补虚损五劳，除五脏痞满，起阴气，止泄精，消渴，淋沥，逐膀胱三焦停水。《别录》。主肾虚精自出，治五淋，宣通水道。甄权。主头旋耳虚鸣，筋骨挛缩，通小肠，止尿血，主难产，补女人血海，令人有子。大明。入肾经，去旧水，养新水，利小便，消肿胀，渗泄止渴。元素。去脬中留垢，心下水痞。李杲。渗湿热，行痰饮，止呕吐泻痢，疝痛脚气。时珍。

【发明】［颂曰］《素问》治酒风身热汗出用泽泻、术，《深师方》治支饮亦用泽泻、术，但煮法小别尔。张仲景治杂病，心下有支饮苦冒，有泽泻汤，治伤寒有大小泽泻汤、五苓散辈，皆用泽泻，行利停水，为最要药。［元素曰］泽泻乃除湿之圣药，入肾经，治小便淋沥，去阴间汗。无此疾服之，令人目盲。［宗奭曰］泽泻之功长于行水。张仲景治水蓄渴烦，小便不利，或吐或泻，五苓散主之，方用泽泻，故知其长于行水。《本草》引扁鹊云多服病人眼。诚为行去其水也。凡服泽泻散人，未有不小便多者。小便既多，肾气焉得复实？今人止泄精，多不敢用之。仲景八味丸用之者，亦不过引接桂、附等，归就肾经，别无他意。［好古曰］《本经》云久服明目，扁鹊云多服昏目，何也？易老云：去脬中留垢，以其味咸能泻伏水故也。泻伏水，去留垢，故明目；小便利，肾气虚，故昏目。［王履曰］寇宗奭之说，王好古韪之。窃谓八味丸以地黄为君，余药佐之，非止补血，兼补气也，所谓阳旺则能生阴血也。地黄、山茱萸、茯苓、牡丹皮皆肾经之药，附子、官桂乃右肾命门之药，皆不待泽泻之接引而后至也。则八味丸之用此，盖取其泻肾邪，养五脏，益气力，起阴气，补虚损五劳之功而已。虽能泻肾，从于诸补药群众之中，则亦不能泻矣。［时珍曰］泽泻气平，味甘而淡。淡能渗泄，气味俱薄，所以利水而泄下。脾胃有湿热，则头重而目昏耳鸣。泽泻渗去其湿，则热亦随去，而土气得令，清气上行，天气明爽，故泽泻有养五脏、益气力、治头旋、聪明耳目之功。若久服，则降令太过，清气不升，真阴潜耗，安得不目昏耶？仲景地黄丸用茯苓、泽泻者，乃取其泻膀胱之邪气，非引接也。古人用补药必兼泻邪，邪去则补药得力，一辟一阖，此乃玄妙。后世不知此理，专一于补，所以久服必致偏胜之害也。

【附方】旧一，新五。**酒风汗出**。方见“麋衔”下。**水湿肿胀**。白术、泽泻各一两，为末，或为丸。每服三钱，茯苓汤下。《保命集》。**冒暑霍乱**。小便不利，头运引饮。三白散：用泽泻、白术、白茯苓各三钱，水一盏，姜五片，灯心十茎，煎八分，温服。《局方》。**支饮苦冒**。仲景泽泻汤：用泽泻五两，术二两，水二升，煮一升，分二服。《深师方》：先以水二升，煮二物，取一升，又以水一升煮泽泻取五合，合此二汁分再服。病甚欲眩者，服之必瘥。**肾脏风疮**。泽泻，皂荚水煮烂，焙研，炼蜜丸如梧子大。空心温酒下十五丸至二十丸。《经验方》。**疟后怪症**。口鼻中气出，盘旋不散，凝如黑盖色，过十日渐至肩，与肉相连，坚胜金石，无由饮食。煎泽泻汤，日饮三盏，连服五日愈。夏子益《奇疾方》。

【按语】《纲目》以泽泻为本药正名。《中药学》药名同此，作为利水渗湿药中之利水消肿药。本品为泽泻科植物东方泽泻或泽泻的干燥块茎。

羊蹄《本经》

根

【气味】苦，寒，无毒。[恭曰]辛、苦，有小毒。[时珍曰]能制三黄、砒石、丹砂、水银。

【主治】头秃疥瘙，除热，女子阴蚀。《本经》。浸淫疽痔，杀虫。《别录》。疗蛊毒。恭。治癣，杀一切虫。醋磨，贴肿毒。大明。捣汁二三匙，入水半盏煎之，空腹温服，治产后风秘殊验。宗奭。

【发明】[震亨曰]羊蹄根属水，走血分。[颂曰]新采者，磨醋涂癣速效。亦煎作丸服。采根不限多少，捣绞汁一大升，白蜜半升，同熬如稠饧，更用防风末六两，搜和令可丸，丸如梧子大。用栝楼、甘草煎酒下三二十丸，日二三服。

【附方】旧六，新七。**大便卒结**。羊蹄根一两，水一大盏，煎六分，温服。《圣惠方》。**肠风下血**。败毒菜根洗切，用连皮老姜各半盏，同炒赤，以无灰酒淬之，碗盖少顷，去滓，任意饮。《永类方》。**喉痹不语**。羊蹄独根者，勿见风日及妇人鸡犬，以三年醋研如泥，生布拭喉外令赤，涂之。《千金方》。**面上紫块**。如钱大，或满面俱有，野大黄四两取汁，穿山甲十片烧存性，川椒末五钱，生姜四两取汁和研，生绢包擦。如干，入醋润湿。数次如初，累效。陆氏《积德堂方》。**疬疡风驳**。羊蹄草根，于生铁上磨好醋，旋旋刮涂。入硫黄少许，更妙。日日用之。《圣惠》。**汗斑癜风**。羊蹄根二两，独科扫帚头一两，枯矾五钱，轻粉一钱，生姜半两，同杵如泥。以汤澡浴，用手抓患处起粗皮。以布包药，着力擦之。暖卧取汗，即愈也。乃盐山刘氏方，比用硫黄者更妙。《蔺氏经验方》。**头风白屑**。羊蹄草根杵，同羊胆汁涂之，永除。《圣惠方》。**头上白秃**。独根羊蹄，勿见妇女、鸡犬、风日，以陈醋研如泥，生布擦赤傅之，日一次。《肘后方》。**癣久不瘥**。《简要济众方》用羊蹄根杵，绞汁，入轻粉少许，和如膏，涂之。三五次即愈。《永类方》治癣经年者，败毒菜根独生者，即羊蹄根，捣三钱，入川百药煎二钱，白梅肉擂匀，以井华水一盏，滤汁澄清。天明空心服之。不宜食热物。其滓抓破擦之。三次即愈。《千金方》治细癣，用羊蹄根五升，桑柴灰汁煮三五沸，取汁洗之。仍以羊蹄汁和矾末涂之。**漏瘤湿**

癣。浸淫日广，痒不可忍，愈后复发，出黄水。羊蹄根捣，和大醋，洗净，涂上一时，以冷水洗之，日一次。《千金翼》。疥疮有虫。羊蹄根捣，和猪脂，入盐少许，日涂之。《外台秘要》。

叶

【气味】甘，滑，寒，无毒。

【主治】小儿疳虫，杀胡夷鱼、鲑鱼、檀胡鱼毒。作菜多食，滑大腑。大明。[时珍曰]胡夷、鲑鱼皆河豚名。檀胡未详。作菜，止痒。不宜多食，令人下气。诜。连根烂蒸一碗食，治肠痔泻血甚效。时珍。

【附方】旧一。悬痈舌肿。咽生息肉。羊蹄草煮汁，热含，冷即吐之。《圣惠》。

实

【气味】苦，涩，平，无毒。

【主治】赤白杂痢。恭。妇人血气。时珍。

【按语】《纲目》以羊蹄为本药正名。《中药学》亦以羊蹄为名，作为止血药中之凉血止血药。本品为蓼科植物羊蹄的干燥根，金荞麦的药物来源为蓼科植物金荞麦的干燥根茎。

菖蒲《本经》

根

【气味】辛，温，无毒。[权曰]苦、辛，平。[之才曰]秦皮、秦艽为之使。恶地胆、麻黄。[大明曰]忌饴糖、羊肉。勿犯铁器，令人吐逆。

【主治】风寒湿痹，咳逆上气，开心孔，补五脏，通九窍，明耳目，出音声。主耳聋痈疮，温肠胃，止小便利。久服轻身，不忘不迷惑，延年。益心智，高志，不老。《本经》。四肢湿痹，不得屈伸，小儿温疟，身积热不解，可作浴汤。《别录》。治耳鸣，头风泪下，鬼气，杀诸虫，恶疮疥瘙。甄权。除风下气，丈夫水脏、女人血海冷败，多忘，除烦闷，止心腹痛。霍乱转筋，及耳痛者，作末炒，乘热裹罯甚验。大明。心积伏梁。好古。治中恶卒死，客忤癫痫，下血崩中，安胎漏，散痈肿。捣汁服，解巴豆、大戟毒。时珍。

【发明】[颂曰]古方有单服菖蒲法。蜀人治心腹冷气搊痛者，取一二寸捶碎，同吴茱萸煎汤饮之。亦将随行，卒患心痛，嚼一二寸，热汤或酒送下，亦效。[时珍曰]国初周颠仙对太祖高皇帝常嚼菖蒲饮水。问其故，云服之无腹痛之疾。高皇御制碑中载之。菖蒲气温味辛，乃手少阴、足厥阴之药。心气不足者用之，虚则补其母也。肝苦急以辛补之是矣。《道藏经》有《菖蒲传》一卷，其语粗陋。今略节其要云：菖蒲者，水草之精英，神仙之灵药也。其法采紧小似鱼鳞者一斤，以水及米泔浸各一宿，刮去皮切，暴干捣筛，以糯米粥和匀，更入熟蜜搜和，丸如梧子大，稀葛袋盛，置当风处令干。每旦酒、饮任下三十丸，临卧更服三十丸。服至一月，消食。二月，痰除。服至五年，骨髓充，颜色泽，白发黑，落齿更生。其药以五德配五行：叶青，花赤，节白，心黄，根黑。能治一切诸风，手足顽痹，瘫缓不遂，五劳七伤，填血补脑，坚骨髓，长精神，润五脏，裨六腑，开胃口，和血脉，益口齿，明耳目，泽皮肤，去寒热，除三尸九虫，天行时疾，瘴疫瘦病，泻痢痔漏，妇人带下，产后血运。并以酒服。河内叶敬母中风，服之一年而百病愈。寇天师服之得道，至今庙前犹生菖蒲。郑鱼、曾原等皆以服此得道也。又按葛洪《抱朴子》云：韩众服菖蒲十三年，身上生毛，冬袒不寒，日记万言。商丘子不娶，惟食菖蒲根，不饥不老，不知所终。《神仙传》云：咸阳王典食菖蒲得长生。安期生采一寸九节菖蒲服，仙去。又按臞仙《神隐书》云：石菖蒲置一盆于几上，夜间观书则收烟无害目之患。或置星露之下，至旦取叶尖露水洗目，大能明视，久则白昼见星。端午日以酒服，尤妙。苏东坡云：凡草生石上，必须微土以附其根。惟石菖蒲濯去泥土，渍以清水，置盆中，可数十年不枯。节叶坚瘦，根须连络，苍然于几案间，久更可喜。其延年轻身之功，既非昌阳可比。至于忍寒淡泊，不待泥土而生，又岂昌阳所能仿佛哉！［杨士瀛曰］下痢禁口，虽是脾虚，亦热气闭隔心胸所致。俗用木香失之温，用山药失之闭。惟参苓白术散加石菖蒲，粳米饮调下。或用参、苓、石莲肉，少入菖蒲服。胸次一开，自然思食。

【附方】旧九，新一十八。**服食法**。甲子日，取菖蒲一寸九节者，阴干百日，为末。每酒服方寸匕，日三服。久服耳目聪明，益智不忘。《千金方》。**健忘益智**。七月七日取菖蒲为末，酒服方寸匕，饮酒不醉，好事者服而验之。久服聪明。忌铁器。《千金方》。**三十六风**。有不治者，服之悉效。菖蒲薄切日干三斤，盛以绢袋，玄水一斛，即清酒也，悬浸之，密封一百日，视之如菜绿色，以一斗熟黍米纳中，封十四日，取出日饮。《夏禹神仙经》。**癫痫风疾**。九节菖蒲不闻鸡犬声者，去毛，木臼捣末。以黑豮猪心一个批开，砂礶煮汤，调服三钱，日一服。《医学正传》。**尸厥魇死**。尸厥之病，卒死脉犹动，听其耳目中如微语声，股间暖者是也。魇死之病，卧忽不寤。勿以火照，但痛啮其踵及足拇趾甲际，唾其面即苏。仍以菖蒲末吹鼻中，桂末纳舌下，并以菖蒲根汁灌之。《肘后方》。**卒中客忤**。菖蒲生根捣汁灌之，立差。《肘后方》。**除一切恶**。端午日切菖蒲渍酒饮之。或加雄黄少许。《洞天保生录》。**喉痹肿痛**。菖蒲根嚼汁，烧铁秤锤淬酒一杯，饮之。《圣济总录》。**霍乱胀痛**。生菖蒲剉四两，水和捣汁，分温四服。《圣惠方》。**诸积鼓胀**。食积气积血积之类。石菖蒲八两剉，班蝥四两去翅足，同炒黄，去斑蝥不用。以布袋盛，拽去蝥末，为末，醋糊丸梧子大。每服三五十丸，温白汤下。治肿胀尤妙。或入香附末二钱。《奇效方》。**肺损吐血**。九节菖蒲末、白面等分。每服三钱，新汲水下，一日一服。《圣济录》。**解一切毒**。石菖蒲、白矾等分为末，新汲水下。《事林广记》。**赤白带下**。石菖蒲、破故纸等分，炒为末。每服二钱，更以菖蒲浸酒调服，日一。《妇人良方》。**胎动半产**。卒动不安，或腰痛胎转抢心，下血不止，或日月未足而欲产。并以菖蒲根捣汁一二升服之。《千金方》。**产后崩中**。下血不止，菖蒲一两半，酒二盏，煎取一盏，去滓分三服，食前温服。《千金方》。**耳卒聋闭**。菖蒲根一寸，巴豆一粒去心，同捣作七丸。绵裹一丸，塞耳，日一换。一方不用巴豆，用蓖麻仁。《肘后方》。**病后耳聋**。生菖蒲汁滴之。《圣惠方》。**蚤虱入耳**。菖蒲末炒热，袋盛，枕之即愈。《圣济录》。**诸般赤眼**。攀睛云翳。菖蒲擂自然汁，文武火熬作膏，日点之效。

《圣济录》。眼睑挑针。独生菖蒲根同盐研，傅。《寿域神方》。飞丝入目。石菖蒲捶碎。左目塞右鼻，右目塞左鼻。百发百中。《危氏得效方》。头疮不瘥。菖蒲末，油调傅之，日三、夜二次。《法天生意》。痈疽发背。生菖蒲捣贴之。疮干者，为末，水调涂之。孙用和《秘宝方》。露岐[①]便毒。生菖蒲根捣傅之。《证治要诀》。热毒湿疮。宗奭曰：有人遍身生疮，痛而不痒，手足尤甚，粘着衣被，晓夕不得睡。有人教以菖蒲三斗，日干为末，布席上卧之，仍以衣被覆之。既不粘衣，又复得睡，不五七日，其疮如失。后以治人，应手神验。《本草衍义》。风癣有虫。菖蒲末五斤，酒三升渍，釜中蒸之，使味出。先绝酒一日，每服一升或半升。《千金方》。阴汗湿痒。石菖蒲、蛇床子等分，为末。日搽二三次。《济急仙方》。

【按语】《纲目》以菖蒲为本药正名。《中药学》以石菖蒲为名，作为开窍药。本品为天南星科植物石菖蒲的干燥根茎。

香蒲　蒲黄《本经》

蒲蒻，一名蒲笋食物。蒲儿根。《野菜谱》。

【气味】甘，平，无毒。[时珍曰]寒。

【主治】五脏心下邪气，口中烂臭，坚齿明目聪耳。久服轻身耐老。《本经》。去热燥，利小便。宁原。生啖止消渴。汪颖。补中益气，和血脉。《正要》。捣汁服，治妊妇劳热烦躁，胎动下血。时珍。出《产乳》。

【附方】旧二。妒乳乳痈。蒲黄草根捣封之，并煎汁饮及食之。昝殷《产宝》。热毒下痢。蒲根二两，粟米二合，水煎服，日二次。《圣济总录》。

蒲黄《本经》

【气味】甘，平，无毒。

【主治】心腹膀胱寒热，利小便，止血，消瘀血。久服轻身益气力，延年神仙。《本经》。治痢血，鼻衄吐血，尿血泻血，利水道，通经脉，止女子崩中。甄权。妇人带下，月候不匀，血气心腹痛，妊妇下血坠胎，血运血癥，儿枕气痛，颠扑血闷，排脓，疮疖，游风肿毒，下乳汁，止泄精。大明。凉血活血，止心腹诸痛。时珍。

【发明】[弘景曰]蒲黄即蒲厘，花上黄粉也。甚疗血。仙经亦用之。[宗奭曰]汴人初得，罗去滓，以水调为膏，擘为块。人多食之，以解心脏虚热，小儿尤嗜之。过月则燥，色味皆淡，须蜜水和。不可多食，令人自利，极能虚人。[时珍曰]蒲黄，手、足厥阴血分药也，故能治血治痛。生则能行，熟则能止。与五灵脂同用，能治一切心腹诸痛，详见禽部"寒号虫"下。按许叔微《本事方》云：有士人妻舌忽胀满口，不能出声。一老叟教以蒲黄频掺，比晓乃愈。又《芝隐方》云：宋度宗欲赏花，一夜忽舌肿满口。蔡御医用蒲黄、干姜末等分，干搽而愈。据此二说，则蒲黄之凉血活血可证矣。盖舌乃心之外候，而手厥阴相火乃心之臣使，得干姜是阴阳相济也。

【附方】旧十四，新十一。舌胀满口。方见上。重舌生疮。蒲黄末傅之。不过

---

① 露岐：病证名。指由火热之邪或灸治不当所致，以遍身深红色核块，肿痛反复为主要表现的病证。

三上瘥。《千金方》。**肺热衄血**。蒲黄、青黛各一钱，新汲水服之。或去青黛，入油发灰等分，生地黄汁调下。《简便单方》。**吐血唾血**。蒲黄末二两，每日温酒或冷水服三钱，妙。《简要济众方》。**老幼吐血**。蒲黄末，每服半钱，生地黄汁调下，量人加减。或入发灰等分。《圣济总录》。**小便出血**。方同上。**小便转胞**。以布包蒲黄裹腰肾，令头致地，数次取通。《肘后方》。**金疮出血**。闷绝，蒲黄半两，热酒灌下。《危氏方》。**瘀血内漏**。蒲黄末二两，每服方寸匕，水调下，服尽止。《肘后方》。**肠痔出血**。蒲黄末方寸匕，水服之，日三服。《肘后方》。**小儿奶痔**。蒲黄空心温酒服方寸匕，日三。《塞上方》。**脱肛不收**。蒲黄和猪脂傅，日三五度。《子母秘录》。**胎动欲产**。日月未足者，蒲黄二钱，井花水服。集一方。**产妇催生**。蒲黄、地龙洗焙、陈橘皮等分，为末，另收。临时各抄一钱，新汲水调服，立产。此常亲用，甚妙。《唐慎微方》。**胞衣不下**。蒲黄二钱，井水服之。《集验方》。**产后下血**。羸瘦迨死，蒲黄二两，水二升，煎八合，顿服。《产宝方》。**产后血瘀**。蒲黄三两，水三升，煎一升，顿服。《梅师方》。**儿枕血瘕**。蒲黄三钱，米饮服。《产宝》。**产后烦闷**。蒲黄方寸匕，东流水服，极良。《产宝》。**坠伤扑损**。瘀血在内，烦闷者，蒲黄末，空心温酒服三钱。《塞上方》。**关节疼痛**。蒲黄八两，熟附子一两，为末。每服一钱，凉水下，日一。《肘后方》。**阴下湿痒**。蒲黄末，傅三四度，瘥。《千金方》。**聤耳出脓**。蒲黄末掺之。《圣惠》。**口耳大衄**。蒲黄、阿胶炙各半两。每用二钱，水一盏，生地黄汁一合，煎至六分，温服。急以帛系两乳，止乃已。《圣惠方》。**耳中出血**。蒲黄炒黑研末，掺入。《简便方》。

【按语】《纲目》以香蒲、蒲黄并列为本药正名。李时珍注曰："花上黄粉名蒲黄。"《中药学》取蒲黄为名，作为止血药中之化瘀止血药。本品为香蒲科植物水烛香蒲、东方香蒲或同属植物的干燥花粉。

水萍《本经》

【气味】辛，寒，无毒。[《别录》曰]酸。

【主治】暴热身痒，下水气，胜酒，长须发，止消渴。久服轻身。《本经》。下气。以沐浴，生毛发。《别录》。治热毒、风热、热狂，熁肿毒、汤火伤、风疹。大明。捣汁服，主水肿，利小便。为末酒服方寸匕，治人中毒。为膏傅面䵟。藏器。主风湿麻痹，脚气，打扑伤损，目赤翳膜，口舌生疮，吐血衄血，癜风丹毒。时珍。

【发明】[震亨曰]浮萍发汗，胜于麻黄。[颂曰]俗医用治时行热病，亦堪发汗，甚有功。其方用浮萍一两，四月十五日采之，麻黄去根节，桂心，附子炮裂去脐皮，各半两，四物捣细筛。每服一钱，以水一中盏，生姜半分，煎至六分，和滓热服，汗出乃瘥。又治恶疾疠疮遍身者，浓煮汁浴半日，多效。此方甚奇古也。[时珍曰]浮萍其性轻浮，入肺经，达皮肤，所以能发扬邪汗也。世传宋时东京开河，掘得石碑，梵书大篆一诗，无能晓者。真人林灵素逐字辨译，乃是治中风方，名去风丹也。诗云："天生灵草无根干，不在山间不在岸。始因飞絮逐东风，泛梗青青飘水面。神仙一味去沉疴，采时须在七月半。选甚瘫风与大风，些小微风都不算。豆淋酒化服三丸,铁幞头上也出汗。”其法:以紫色浮萍晒干为细末,炼蜜和丸弹子大。每服一粒,以豆淋酒化下。治左瘫右痪,三十六种风,偏正头风,口眼㖞斜,大风癞风,一切无名风及脚气,并打扑伤折,及胎孕有伤。服过百粒,即为全人。此方后人易名紫萍一粒丹。

【附方】旧七,新十八。**夹惊伤寒**。紫背浮萍一钱,犀角屑半钱,钓藤钩三七个,为末。每服半钱,蜜水调下,连进三服,出汗为度。《圣济录》。**消渴饮水**。日至一石者,浮萍捣汁服之。又方:用干浮萍、栝蒌根等分,为末,人乳汁和丸梧子大。空腹饮服二十丸。三年者,数日愈。《千金方》。**小便不利**。膀胱水气流滞,浮萍日干为末。饮服方寸匕,日二服。《千金翼》。**水气洪肿**。小便不利,浮萍日干为末。每服方寸匕,白汤下,日二服。《圣惠方》。**霍乱心烦**。芦根炙一两半,水萍焙、人参、枇杷叶炙各一两。每服五钱,入薤白四寸,水煎温服。《圣惠方》。**吐血不止**。紫背浮萍焙半两,黄芪炙二钱半,为末。每服一钱,姜蜜水调下。《圣济总录》。**鼻衄不止**。浮萍末,吹之。《圣惠方》。**中水毒病**。手足指冷至膝肘,即是。以浮萍日干为末。饮服方寸匕良。姚僧坦《集验方》。**大肠脱肛**。水圣散:用紫浮萍为末,干贴之。《危氏得效方》。**身上虚痒**。浮萍末一钱,以黄芩一钱,同四物汤煎汤调下。《丹溪纂要》。**风热瘾疹**。浮萍蒸过焙干,牛蒡子酒煮晒干炒,各一两,为末。每薄荷汤服一二钱,日二次。《古今录验》。**风热丹毒**。浮萍捣汁,遍涂之。《子母秘录》。**汗斑癜风**。端午日收紫背浮萍晒干。每以四两煎水浴,并以萍擦之。或入汉防已二钱亦可。《袖珍方》。**少年面疱**。《外台》用浮萍日挼盦之,并饮汁少许。《普济方》用紫背萍四两,防已一两,煎浓汁洗之。仍以萍于斑皯上热擦,日三五次。物虽微末,其功甚大,不可小看。《普济方》。**粉滓面皯**。沟渠小萍为末。日傅之。《圣惠方》。**大风疠疾**。浮萍草三月采,淘三五次,窨三五日,焙为末,不得见日。每服三钱,食前温酒下。常持观音圣号。忌猪、鱼、鸡、蒜。又方:七月七日取紫背浮萍日干为末,半升,入好消风散五两。每服五钱,水煎频饮,仍以煎汤洗浴之。《十便良方》。**癍疮入目**。浮萍阴干为末,以生羊子肝半个,同水半盏煮熟,捣烂绞汁,调末服。甚者不过一服,已伤者十服见效。《危氏得效方》。**弩肉攀睛**。青萍少许,研烂,入片脑少许,贴眼上,效。《危氏得效方》。**毒肿初起**。水中萍子草捣傅之。《肘后方》。**发背初起**。肿焮赤热。浮萍捣,和鸡子清贴之。《圣惠方》。**杨梅疮癣**。水萍煎汁,浸洗半日。数日一作。《集简方》。**烧烟去蚊**。五月取浮萍阴干用之。《孙真人方》。

【按语】《纲目》以水萍为本药正名。《中药学》以浮萍为名,见解表药中之发散风热药。本品为浮萍科植物紫萍的干燥全草。

海藻《本经》

【气味】苦、咸,寒,无毒。[权曰]咸,有小毒。[之才曰]反甘草。[时珍曰]按东垣李氏治瘰疬马刀散肿溃坚汤,海藻、甘草两用之。盖以坚积之病,非平和之药所能取捷,必令反夺以成其功也。

【主治】瘿瘤结气,散颈下硬核痛,痈肿,癥瘕坚气,腹中上下雷鸣,下十二水肿。《本经》。疗皮间积聚，暴㿗，瘤气，结热，利小便。《别录》。辟百邪鬼魅，治气急心下满，疝气下坠，疼痛卵肿，去腹中幽幽作声。甄权。治奔豚气脚气，水气浮肿，宿食不消，五膈痰壅。李珣。

【发明】［元素曰］海藻气味俱厚，纯阴，沉也。治瘿瘤马刀诸疮，坚而不溃者。《经》云：咸能软坚。营气不从，外为浮肿。随各引经药治之，肿无不消。［成无己曰］咸味涌泄。故海藻之咸，以泄水气也。［诜曰］海藻起男子阴，消男子㿗疾，宜常食之。南方人多食，北方人效之，倍生诸疾，更不宜矣。［时珍曰］海藻咸能润下，寒能泄热引水，故能消瘿瘤、结核、阴㿗之坚聚，而除浮肿、脚气、留饮、痰气之湿热，使邪气自小便出也。

【附方】旧二，新二。海藻酒。治瘿气。用海藻一斤，绢袋盛之，以清酒二升浸之，春夏二日，秋冬三日。每服两合，日三。酒尽再作。其滓曝干为末。每服方寸匕，日三服。不过两剂即瘥。《范汪方》。瘿气初起。海藻一两，黄连二两，为末。时时舐咽。先断一切厚味。丹溪方。项下瘰疬。如梅李状。宜连服前方海藻酒消之。《肘后方》。蛇盘瘰疬。头项交接者，海藻菜以荞面炒过，白僵蚕炒，等分为末，以白梅泡汤和丸梧子大。每服六十丸，米饮下，必泄出毒气。《危氏得效方》。

【按语】《纲目》以海藻为本药正名。《中药学》药名同此，作为化痰止咳平喘药中之清化热痰药。药物来源为马尾藻科植物海蒿子或羊栖菜的干燥藻体。

昆布《别录》

【气味】咸，寒，滑，无毒。［普曰］酸、咸，寒，无毒。［权曰］温，有小毒。

【主治】十二种水肿，瘿瘤聚结气，瘘疮。《别录》。破积聚。思邈。治阴㿗肿，含之咽汁。藏器。利水道，去面肿，治恶疮鼠瘘。甄权。

【发明】［杲曰］咸能软坚，故瘿坚如石者非此不除，此海藻同功。［诜曰］昆布下气，久服瘦人，无此疾者不可食。海岛之人爱食之，为无好菜，只食此物，服久相习，病亦不生，遂传说其功于北人。北人食之皆生病，是水土不宜耳。凡是海中菜，皆损人，不可多食。

【附方】旧四。昆布臛。治膀胱结气，急宜下气。用高丽昆布一斤，白米泔浸一宿，洗去咸味。以水一斛，煮熟劈细。入葱白一握，寸断之。更煮极烂，乃下盐、酢、糁、姜、橘、椒末调和食之。仍宜食粱米、粳米饭。极能下气。无所忌。海藻亦可依此法作之。《广济方》。瘿气结核。𤻄𤻄肿硬，以昆布一两，洗去咸，晒干为散。每以一钱绵裹，好醋中浸过，含之咽汁，味尽再易之。《圣惠方》。项下五瘿。方同上。项下卒肿。其囊渐大，欲成瘿者，昆布、海藻等分，为末，蜜丸杏核大。时时含之，咽汁。《外台》。

【按语】《纲目》以昆布为本药正名。《中药学》药名同此，作为化痰止咳平喘药中之清化热痰药。药物来源为海带科植物海带或翅藻科植物昆布的干燥叶状体。

石斛《本经》

【气味】甘，平，无毒。［普曰］神农：甘，平。扁鹊：酸。李当之：寒。［时珍曰］甘、淡、微咸。［之才曰］陆英为之使。恶凝水石、巴豆。畏雷丸、僵蚕。

【主治】伤中，除痹下气，补五脏虚劳羸瘦，强阴益精。久服厚肠胃。《本经》。补内绝不足，平胃气，长肌肉，逐皮肤邪热痱气，脚膝疼冷痹弱，定志除惊。轻身延年。《别录》。益气除热，治男子腰脚软弱，健阳，逐皮肌风痹，骨中久冷，补肾益力。权。壮筋骨，暖水脏，益智清气。《日华》。治发热自汗，痈疽排脓内塞。时珍。

【发明】[敩曰]石斛锁涎，涩丈夫元气。酒浸酥蒸，服满一镒，永不骨痛也。[宗奭曰]石斛治胃中虚热有功。[时珍曰]石斛气平，味甘、淡、微咸，阴中之阳，降也。乃足太阴脾、足少阴右肾之药。深师云：囊湿精少，小便余沥者，宜加之。一法：每以二钱入生姜一片，水煎代茶饮，甚清肺补脾也。

【附方】新二。睫毛倒入。川石斛、川芎䓖等分，为末。口内含水，随左右𪐴鼻，日二次。《袖珍方》。飞虫入耳。石斛数条，去根如筒子，一边纴入耳中，四畔以蜡封闭，用火烧石斛，尽则止。熏右耳，则虫从左出。未出更作。《圣济》。

【按语】《纲目》以石斛为本药正名。《中药学》药名同此，作为补虚药中之补阴药。同时，收入铁皮石斛作为附药。石斛为兰科植物金钗石斛、霍山石斛、鼓槌石斛或流苏石斛的栽培品及其同属植物近似种的新鲜或干燥茎，铁皮石斛为兰科植物铁皮石斛的干燥茎。

骨碎补《开宝》

根

【气味】苦，温，无毒。[大明曰]平。

【主治】破血止血，补伤折。《开宝》。主骨中毒气，风血疼痛，五劳六极，足手不收，上热下冷。权。恶疾，蚀烂肉，杀虫。大明。研末，猪肾夹煨，空心食，治耳鸣，及肾虚久泄，牙疼。时珍。

【发明】[颂曰]骨碎补入妇人血气药。蜀人治闪折筋骨伤损，取根捣筛，煮黄米粥和裹伤处，有效。[时珍曰]骨碎补足少阴药也。故能入骨，治牙，及久泄痢。昔有魏刺史子久泄，诸医不效，垂殆。予用此药末入猪肾中煨熟与食，顿住。盖肾主大小便，久泄属肾虚，不可专从脾胃也。《雷公炮炙论》用此方治耳鸣，耳亦肾之窍也。案戴原礼《证治要诀》云：痢后下虚，不善调养，或远行，或房劳，或外感，致两足痿软，或痛或痹，遂成痢风。宜用独活寄生汤吞虎骨四斤丸，仍以骨碎补三分之一，同研取汁，酒解服之。外用杜牛膝、杉木节、萆薢、白芷、南星煎汤，频频熏洗。此亦从肾虚骨痿而治也。

【附方】旧二，新三。虚气攻牙。齿痛血出，或痒痛，骨碎补二两，铜刀细剉，瓦锅慢火炒黑，为末。如常揩齿，良久吐之，咽下亦可。刘松石云：此法出《灵苑方》，不独治牙痛，极能坚骨固牙，益精髓，去骨中毒气疼痛。牙动将落者，数擦立住，再不复动，经用有神。风虫牙痛。骨碎补、乳香等分，为末糊丸，塞孔中。名金针丸。《圣济总录》。耳鸣耳闭。骨碎补削作细条，火炮，乘热塞之。苏氏《图经》。病后发落。胡孙姜、野蔷薇嫩枝煎汁，刷之。肠风失血。胡孙姜烧存性五钱，酒或米饮服。《仁存方》。

【按语】《纲目》以骨碎补为本药正名。《中药学》药名同此，作为活血化瘀药中活血疗伤药。本品为水龙骨科植物槲蕨的干燥根茎。

石韦《本经》

【气味】苦,平,无毒。[《别录》曰]甘。[权曰]微寒。[之才曰]滑石、杏仁、射干为之使。得菖蒲良。制丹砂、矾石。

【主治】劳热邪气,五癃闭不通,利小便水道。《本经》。止烦下气,通膀胱满,补五劳,安五脏,去恶风,益精气。别录。治淋沥遗溺。《日华》。炒末,冷酒调服,治发背。颂。主崩漏金疮,清肺气。时珍。

【附方】新五。小便淋痛。石韦、滑石等分,为末。每饮服刀圭,最快。《圣惠》。小便转脬。石韦去毛、车前子各二钱半,水二盏,煎一盏,食前服。《指迷方》。崩中漏下。石韦为末。每服三钱,温酒服,甚效。便前有血。石皮为末。茄子枝煎汤下二钱。《普济方》。气热咳嗽。石韦、槟榔等分,为末。姜汤服二钱。《圣济录》。

【按语】《纲目》以石韦为本药正名。《中药学》药名同此,作为利水渗湿药中之利尿通淋药。本品为水龙骨科植物庐山石韦、石韦,或有柄石韦的干燥叶。

地锦《嘉祐》

【气味】辛,平,无毒。[《别录》曰]地朕:苦,平,无毒。

【主治】地朕:主心气,女子阴疝血结。《别录》。地锦:通流血脉,亦可治气。《嘉祐》。主痈肿恶疮,金刃扑损出血,血痢下血崩中,能散血止血,利小便。时珍。

【附方】旧一,新十一。脏毒[①]赤白。地锦草洗,暴干为末。米饮服一钱,立止。《经验方》。血痢不止。地锦草晒研。每服二钱,空心米饮下。《乾坤生意》。大肠泻血。血见愁少许,姜汁和捣,米饮服之。戴原礼《证治要诀》。妇人血崩。草血竭嫩者蒸熟,以油、盐、姜淹食之,饮酒一二杯送下。或阴干为末,姜酒调服一二钱,一服即止。生于砖缝井砌间,少在地上也。危亦林《得效方》。小便血淋。血风草,井水擂服,三度即愈。刘长春《经验方》。金疮出血不止。血见愁草研烂涂之。《危氏得效方》。恶疮见血。方同上。疮疡刺骨。草血竭捣罯之,自出。《本草权度》。痈肿背疮。血见愁一两,酸浆草半两焙,当归二钱半焙,乳香、没药各一钱二分半,为末。每服七钱,热酒调下。如有生者,擂酒热服,以渣傅之亦效。血见愁惟雄疮用之,雌疮不作。杨清叟《外科方》。风疮疥癞。血见愁草同满江红草捣末,傅之。《乾坤秘韫》。趾间鸡眼。割破出血,以血见愁草捣傅之,妙。《乾坤秘韫》。脾劳黄疸。如圣丸:用草血竭、羊羶草、桔梗、苍术各一两,甘草五钱,为末。先以陈醋二碗入锅,下皂矾四两,煎熬良久,下药末,再入白面不拘多少,和成一块,丸如小豆大。每服三五十丸,空腹醋汤下,一日二服。数日面色复旧也。《乾坤秘韫》。

【按语】《纲目》以地锦为本药正名。《中药学》以地锦草为名,作为清热药中之清热解毒药。药物来源为大戟科植物地锦或斑地锦的干燥全草。

---

① 脏毒:病证名。指热毒较重,痢下脓血,以血为主之痢疾。亦指以血色黯浊的便血病证。

马勃《别录》

【气味】辛,平,无毒。

【主治】恶疮马疥。《别录》。傅诸疮甚良。弘景。去膜,以蜜拌揉,少以水调呷,治喉痹咽疼。宗奭。清肺散血,解热毒。时珍。

【发明】[时珍曰]马勃轻虚,上焦肺经药也。故能清肺热咳嗽、喉痹、衄血、失音诸病。李东垣治大头病,咽喉不利,普济消毒饮亦用之。

【附方】新九。咽喉肿痛。咽物不得,马勃一分,蛇退皮一条烧末。绵裹一钱,含咽立瘥。《圣惠方》。走马喉痹。马屁勃即灰菰、焰硝各一两,为末。每吹一字,吐涎血即愈。《经验良方》。声失不出。马屁勃、马牙硝等分,研末,沙糖和丸芡子大,噙之。《摘玄方》。久嗽不止。马勃为末,蜜丸梧子大。每服二十丸,白汤下,即愈。《普济方》。鱼骨鲠咽。马勃末,蜜丸弹子大。噙咽。《圣济录》。积热吐血。马屁勃为末,砂糖丸如弹子大。每服半丸,冷水化下。《袖珍方》。妊娠吐衄。不止,马勃末,浓米饮服半钱。《圣惠方》。斑疮入眼。马屁勃、蛇皮各五钱,皂角子十四个,为末,入罐内,盐泥固济,烧存性,研。每温酒服一钱。阎孝忠《集效方》。臁疮不敛。葱盐汤洗净拭干,以马屁勃末傅之,即愈。仇远《稗史》。

【按语】《纲目》以马勃为本药正名。《中药学》药名同此,作为清热药中之清热解毒药。药物来源为灰包科真菌脱皮马勃、大马勃,或紫色马勃的干燥子实体。

本草纲目

谷部

胡麻《别录》

胡麻

【气味】甘，平，无毒。［士良曰］初食利大小肠，久食即否，去陈留新。［《镜源》曰］巨胜可煮丹砂。

【主治】伤中虚羸，补五内，益气力，长肌肉，填髓脑。久服，轻身不老。《本经》。坚筋骨，明耳目，耐饥渴，延年。疗金疮止痛，及伤寒温疟大吐后，虚热羸困。《别录》。补中益气，润养五脏，补肺气，止心惊，利大小肠，耐寒暑，逐风湿气、游风、头风，治劳气，产后羸困，催生落胞。细研涂发令长。白蜜蒸饵，治百病。《日华》。炒食，不生风。病风人久食，则步履端正，语言不謇。李鹏飞。生嚼涂小儿头疮，煎汤浴恶疮、妇人阴疮，大效。苏恭。

白油麻《嘉祐》

【气味】甘，大寒，无毒。［宗奭曰］白脂麻，世用不可一日阙者，亦不至于大寒也。［原曰］生者性寒而治疾，炒者性热而发病，蒸者性温而补人。［诜曰］久食抽人肌肉。其汁停久者，饮之发霍乱。

【主治】治虚劳，滑肠胃，行风气，通血脉，去头上浮风，润肌肉。食后生啖一合，终身勿辍。又与乳母服之，孩子永不生病。客热，可作饮汁服之。生嚼，傅小儿头上诸疮，良。孟诜。仙方蒸以辟谷。苏恭。

【发明】［甄权曰］巨胜乃仙经所重。以白蜜等分合服，名静神丸。治肺气，润五脏，其功甚多。亦能休粮，填人精髓，有益于男。患人虚而吸吸者，加而用之。［时珍曰］胡麻取油以白者为胜，服食以黑者为良，胡地者尤妙。取其黑色入通于肾，而能润燥也。赤者状如老茄子，壳厚油少，但可食尔，不堪服食。唯钱乙治小儿痘疮变黑归肾百祥丸，用赤脂麻煎汤送下，盖亦取其解毒耳。《五符经》有巨胜丸，云即胡麻，本生大宛，五谷之长也。服之不息，可以知万物，通神明，与世常存。《参同契》亦云：巨胜可延年，还丹入口中。古以胡麻为仙药而近世罕用，或者未必有此神验，但久服有益而已耶。刘、阮入天台，遇仙女，食胡麻饭。亦以胡麻同米作饭，为仙家食品焉尔。又按苏东坡《与程正辅书》云：凡痔疾，宜断酒肉与盐酪、酱菜、厚味及粳米饭，唯宜食淡面一味。及以九蒸胡麻即黑脂麻，同去皮茯苓，入少白蜜为麨食之。日久气力不衰而百病自去，而痔渐退。此乃长生要诀，但易知而难行尔。据此说，则胡麻为脂麻尤可凭矣。其用茯苓，本陶氏注胡麻之说也。近人以脂麻擂烂去滓，入绿豆粉作腐食。其性平润，最益老人。

【附方】旧十五，新十六。服食胡麻。《抱朴子》云：用上党胡麻三斗，淘净甑蒸，令气遍。日干，以水淘去沫再蒸，如此九度。以汤脱去皮，簸净，炒香为末，白蜜或枣膏丸弹子大。每温酒化下一丸，日三服。忌毒鱼、狗肉、生菜。服至百日，能除一切痼疾。一年身面光泽不饥，二年白发返黑，三年齿落更生，四年水火不能害，五年行及奔马，久服长生。若欲下之，饮葵菜汁。孙真人云：用胡麻三升，去黄褐者，蒸三十遍，微炒香为末。入白蜜三升，杵三百下，丸梧桐子大。每旦服五十丸。人过四十以上，久服明目洞视，肠柔如筋也。《仙方传》云：鲁女生服胡麻、饵术，绝谷八十余年，甚少壮，日行三百里，走及獐鹿。**服食巨胜**。治五脏虚损,益气力,坚筋骨。用巨胜九蒸九暴,收贮。每服二合,汤浸布裹。挼去皮再研,水滤汁煎饮,和粳米煮粥食之。[时珍曰]古有服食胡麻、巨胜二法。方不出于一人,故有二法,其实一物也。**白发返黑**。乌麻九蒸九晒,研末,枣膏丸,服之。《千金方》。**腰脚疼痛**。新胡麻一升,熬香杵末。日服一小升,服至一斗永瘥。温酒、蜜汤、姜汁皆可下。《千金》。**手脚酸痛**。微肿,用脂麻熬研五升,酒一升,浸一宿。随意饮。《外台》。**入水肢肿**。作痛,生胡麻捣涂之。《千金》。**偶感风寒**。脂麻炒焦,乘热擂酒饮之。暖卧取微汗出良。**中暑毒死**。救生散:用新胡麻一升,微炒令黑,摊冷为末,新汲水调服三钱。或丸弹子大,水下。《经验后方》。**呕啘不止**。白油麻一大合,清油半斤,煎取三合,去麻温服。《近效方》。**牙齿痛肿**。胡麻五升,水一斗,煮汁五升。含漱吐之,不过二剂,神良。《肘后》。**热淋茎痛**。乌麻子、蔓菁子各五合,炒黄,绯袋盛,以井花水三升浸之。每食前服一钱。《圣惠方》。**小儿下痢**。赤白,用油麻一合捣,和蜜汤服之。《外台》。**解下胎毒**。小儿初生,嚼生脂麻,绵包,与儿咂之,其毒自下。**小儿急疳**。油麻嚼傅之。《外台》。**小儿软疖**。油麻炒焦,乘热嚼烂傅之。《谭氏小儿方》。**头面诸疮**。脂麻生嚼傅之。《普济》。**小儿瘰疬**。脂麻、连翘等分,为末,频频食之。《简便方》。**疔肿恶疮**。胡麻烧灰、针砂等分,为末。醋和傅之,日三。《普济方》。**痔疮风肿**。作痛,胡麻子煎汤洗之,即消。**坐板疮疥**[①]。生脂麻嚼傅之。《笔峰杂兴》。**阴痒生疮**。胡麻嚼烂傅之,良。《肘后》。**乳疮肿痛**。用脂麻炒焦,研末,以灯窝油调涂即安。**妇人乳少**。脂麻炒研,入盐少许,食之。唐氏。**汤火伤灼**。胡麻生研如泥,涂之。《外台》。**蜘蛛咬疮**。油麻研烂傅之。《经验后方》。**诸虫咬伤**。同上。**蚰蜒入耳**。胡麻炒研,作袋枕之。梅师。**谷贼尸咽**。喉中痛痒,此因误吞谷芒,抢刺痒痛也。谷贼属咽,尸咽属喉,不可不分。用脂麻炒研,白汤调下。《三因方》。**痈疮不合**。乌麻炒黑,捣付之。《千金》。**小便尿血**。胡麻三升杵末,以东流水二升浸一宿,平旦绞汁,顿热服。《千金方》。

胡麻油

即香油。

【气味】甘,微寒,无毒。

【主治】利大肠,产妇胞衣不落。生油摩肿,生秃发。《别录》。去头面游风。孙思邈。主天行热秘,肠内结热。服一合,取利为度。藏器。主喑哑,杀五黄,下三焦热毒气,通大小肠,治蛔心痛。傅一切恶疮疥癣,杀一切虫。取一合,和鸡子两颗,芒硝一两,搅服。少时即泻下热毒,甚良。孟诜。陈油:煎膏,生肌长肉止痛,消痈肿,补皮裂。《日华》。治痈疽热病。苏颂。解热毒、食毒、虫毒,杀诸虫蝼蚁。时珍。

【发明】[藏器曰]大寒,乃常食所用,而发冷疾,滑精髓,发脏腑渴,困脾脏,令人体重损声。[士良曰]有牙齿疾及脾胃疾人,切不可吃。治饮食物须逐日熬熟用之。若经宿即动气也。[刘完素曰]油生于麻,麻温而油寒,同质而异性也。[震

① 坐板疮疥:病证名。指生于臀腿部与板凳椅子接触部位的疮疡或疥疮病证。

亨曰]香油乃炒熟脂麻所出,食之美,且不致疾。若煎炼过,与火无异矣。[时珍曰]张华《博物志》言:积油满百石,则自能生火。陈霆《墨谈》言:衣绢有油,蒸热则出火星。是油与火同性矣。用以煎炼食物,尤能动火生痰。陈氏谓之大寒,珍意不然。但生用之,有润燥解毒、止痛消肿之功,似乎寒耳。且香油能杀虫,而病发癥者嗜油。炼油能自焚,而气尽则反冷。此又物之玄理也。

【附方】旧十,新二十六。**发癥饮油**。《外台》云:病发癥者,欲得饮油。用油一升,入香泽煎之。盛置病人头边,令气入口鼻,勿与饮之。疲极眠睡,虫当从口出。急以石灰粉手捉取抽尽,即是发也。初出如不流水中浓菜形。又云:治胸喉间觉有癥虫上下,尝闻葱、豉食香,此乃发癥虫也。二日不食,开口而卧。以油煎葱、豉令香,置口边。虫当出,以物引去之,必愈。**发瘕腰痛**。《南史》云:宋明帝宫人腰痛牵心,发则气绝。徐文伯诊曰:发瘕也。以油灌之。吐物如发,引之长三尺,头已成蛇,能动摇,悬之滴尽,惟一发尔。**吐解蛊毒**。以清油多饮取吐。《岭南方》。**解河豚毒**。一时仓卒无药,急以清麻油多灌,取吐出毒物即愈。《卫生易简方》。**解砒石毒**。麻油一碗,灌之。《卫生方》。**大风热疾**。《近效方》云:婆罗门僧疗大风疾,并热风手足不遂,压丹石热毒,用硝石一两,生乌麻油二大升,同纳铛中,以土墼盖口,纸泥固济,细火煎之。初煎气腥,药熟则香气发。更以生脂麻油二大升和合,微煎之。以意斟量得所,即内不津器中。凡大风人,用纸屋子坐病人,外面烧火发汗,日服一大合,壮者日二服。三七日,头面疱疮皆灭也。《图经》。**伤寒发黄**。生乌麻油一盏,水半盏,鸡子白一枚,和搅服尽。《外台》。**小儿发热**。不拘风寒、饮食、时行、痘疹,并宜用之。以葱涎入香油内,手指蘸油摩擦小儿五心、头面、项背诸处,最能解毒凉肌。《直指》。**预解痘毒**。《外台》云:时行暄暖,恐发痘疮。用生麻油一小盏,水一盏,旋旋倾下油内,柳枝搅稠如蜜。每服二三蚬壳,大人二合,卧时服之。三五服,大便快利,疮自不生矣。此扁鹊油剂法也。《直指》用麻油、童便各半盏,如上法服。**小儿初生**。大小便不通,用真香油一两,皮硝少许,同煎滚。冷定,徐徐灌入口中,咽下即通。《蔺氏经验方》。**卒热心痛**。生麻油一合,服之良。《肘后方》。**鼻衄不止**。纸条蘸真麻油入鼻取嚏即愈。有人一夕衄血盈盆,用此而效。《普济方》。**胎死腹中**。清油和蜜等分,入汤顿服。《普济方》。**漏胎难产**。因血干涩也,用清油半两,好蜜一两,同煎数十沸。温服,胎滑即下。他药无益,以此助血为效。《胎产须知》。**产肠不收**。用油五斤,炼熟盆盛。令妇坐盆中,饭久。先用皂角炙,去皮研末。吹少许入鼻作嚏,立上。《斗门方》。**痈疽发背**。初作即服此,使毒气不内攻。以麻油一斤,银器煎二十沸,和醇醋二碗。分五次,一日服尽。《直指》。**肿毒初起**。麻油煎葱黑色,趁热通手旋涂,自消。《百一选方》。**喉痹肿痛**。生油一合灌之,立愈。《总录》。**丹石毒发**。发热者,不得食热物,不用火为使,但着厚衣暖卧,取油一匙,含咽。戒怒二七日也。《枕中记》云:服丹石人,先宜以麻油一升,薤白三升切,纳油中,微火煎黑,去滓。合酒每服三合,百日气血充盛也。**身面疮疥**。方同下。**梅花秃癣**。用清油一碗,以小竹子烧火入内煎沸,沥猪胆汁一个和匀，剃头擦之，二三日即愈。勿令日晒。《普济方》。赤秃发落。香油、水等分，以银钗搅和。日日擦之，发生乃止。《普济方》。发落不生。生胡麻油涂之。《普济方》。令发长黑。生麻油、桑叶煎过，去滓。沐发，令长数尺。《普济》。滴耳治聋。生油日滴三五次。候耳中塞出，即愈。《总录》。蚰蜒入耳。刘禹锡《传信方》用油麻油作煎饼，枕卧，须臾自出。李元淳尚书在河阳日，蚰蜒入耳，无计可为。脑闷有声，至以头击门柱。奏状危困，因发御医疗之，不验。忽有人献此方，乃愈。《图经》。蜘蛛咬毒。香油和盐，掺之。《普济方》。冬月唇裂。香油频频抹之。《相感志》。身面白癜。以酒服生胡麻油一合，一日三服，至五斗瘥。慎生冷、猪、鸡、鱼、蒜等百日。《千金》。小儿丹毒。生麻油涂之。《千金》。打扑伤肿。熟麻油和酒饮之，以火烧热地卧之，觉即疼肿俱消。松阳民相殴，用此法，经官验之，了无痕迹。赵葵《行营杂录》。虎爪伤人。先吃清油一碗，仍以油淋洗疮口。赵原阳《济急方》。毒蜂螫伤。清油搽之妙。同上。毒蛇螫伤。急饮好清油一二盏解毒，然后用药也。《济急良方》。

【按语】《纲目》以胡麻为本药正名，别名巨胜、脂麻等。《中药学》以黑芝麻为名，见补虚药中之补阴药。药物来源为脂麻科植物脂麻的干燥成熟种子。

大麻《本经》

麻勃

【气味】辛，温，无毒。［甄权曰］苦，微热，无毒。畏牡蛎。入行血药，以䗪虫为之使。

【主治】一百二十种恶风，黑色遍身苦痒，逐诸风恶血，治女人经候不通。《药性》。治健忘及金疮内漏。时珍。

【发明】［弘景曰］麻勃方药少用。术家合人参服之，逆知未来事。［时珍曰］按《范汪方》有治健忘方：七月七日收麻勃一升，人参二两，为末，蒸令气遍。每临卧服一刀圭，能尽知四方之事。此乃治健忘，服之能记四方事也。陶云逆知未来事，过言矣。又《外台》言生疔肿人忌见麻勃，见之即死者，用胡麻、针砂、烛烬为末，醋和傅之。不知麻勃与疔何故相忌。亦如人有见漆即生疮者，此理皆不可晓。

【附方】旧一，新二。瘰疬初起。七月七日麻花，五月五日艾叶，等分，作炷，灸之百壮。《外台秘要》。金疮内漏。麻勃一两，蒲黄二两，为末。酒服一钱匕，日三夜一。同上。风病麻木。麻花四两，草乌一两，炒存性为末，炼蜜调成膏。每服三分，白汤调下。

麻仁

【气味】甘，平，无毒。［诜曰］微寒。［普曰］先藏地中者，食之杀人。［士良曰］多食损血脉，滑精气，痿阳气。妇人多食即发带疾。畏牡蛎、白微，恶茯苓。

【主治】补中益气。久服肥健，不老神仙。《本经》。治中风汗出，逐水气，利小便，破积血，复血脉，乳妇产后余疾。沐发，长润。《别录》。下气，去风痹皮顽，令人心欢。炒香，浸小便，绞汁服之。妇人倒产，吞二七枚即正。藏器。润五脏，利大肠风热结燥及热淋。士良。补虚劳，逐一切风气，长肌肉，益毛发，通乳汁，止消渴，催生难产。《日华》。取汁煮粥，去五脏风，润肺，治关节不通，发落。孟诜。利女人经脉，调大肠下痢。涂诸疮癞，杀虫。取汁煮粥食，止呕逆。时珍。

【发明】［弘景曰］麻子中仁，合丸药并酿酒，大善。但性滑利。［刘完素曰］麻，木谷也而治风，同气相求也。［好古曰］麻仁，手阳明、足太阴药也。阳明病汗多、胃热、便难，三者皆燥也。故用之以通润也。［成无己曰］脾欲缓，急食甘以缓之。麻仁之甘，以缓脾润燥。

【附方】旧二十，新十八。**服食法**。麻子仁一升，白羊脂七两，蜜蜡五两，白蜜一合，和杵蒸食之，不饥耐老。《食疗》。**耐老益气**。久服不饥，麻子仁二升，大豆一升，熬香为末，蜜丸。日二服。《药性论》。**大麻仁酒**。治骨髓风毒疼痛，不可运动。用大麻仁水浸，取沉者一大升曝干，于银器中旋旋慢炒香熟，入木臼中捣至万杵，待细如白粉即止，平分为十帖。每用一帖，取家酿无灰酒一大碗，同麻粉，用柳槌蘸入砂盆中擂之，滤去壳，煎至减半。空腹温服一帖。轻者四五帖见效，甚者不出十帖，必失所苦，效不可言。《箧中方》。**麻子仁粥**。治风水腹大，腰脐重痛，不可转动。用冬麻子半斤研碎，水滤取汁，入粳米二合，煮稀粥，下葱、椒、姜、豉。空心食。《食医心镜》。**老人风痹**。麻子煮粥，如上法食之。**五淋涩痛**。麻子煮粥，如上法食之。同上。**大便不通**。麻子煮粥，如上法服之。《肘后方》。**麻子仁丸**。治脾约，大便秘而小便数。麻子仁二升，芍药半斤，厚朴一尺，大黄、枳实各一斤，杏仁一升，熬研，炼蜜丸梧桐子大。每以浆水下十丸，日三服。不知再加。张仲景方。**产后秘塞**。许学士云：产后汗多则大便秘，难于用药，惟麻子粥最稳。不惟产后可服，凡老人诸虚风秘皆得力也。用大麻子仁、紫苏子各二合，洗净研细，再以水研，滤取汁一盏，分二次煮粥啜之。《本事方》。**产后瘀血不尽**。麻子仁五升，酒一升，渍一夜，明旦去滓，温服一升。不瘥，再服一升。不吐不下，不得与男子通一月，将养如初。《千金方》。**胎损腹痛**。冬麻子一升，杵碎熬香，水二升煮汁，分服。《心镜》。**妊娠心痛**。烦闷，麻子仁一合研，水二盏，煎六分，去滓服。《圣惠》。**月经不通**。或两三月，或半年、一年者，用麻子仁二升，桃仁二两，研匀，热酒一升，浸一夜。日服一升。《普济》。**呕逆不止**。麻仁三两杵熬，水研取汁，着少盐，吃，立效。李谏议常用，极妙。《外台》。**虚劳内热**。下焦虚热，骨节烦疼，肌肉急，小便不利，大便数少，少气，吸吸口燥，热淋。用大麻仁五合研，水二升，煮减半，分服。四五剂瘥。《外台》。**补下治渴**。麻子仁一升，水三升，煮四五沸去滓。冷服半升，日二。《药性论》。**消渴饮水**。日至数斗，小便赤涩，用秋麻子仁一升，水三升，煮三四沸。饮汁，不过五升瘥。《肘后方》。**乳石发渴**。大麻仁三合，水三升，煮二升，时时呷之。《外台》。**饮酒咽烂**。口舌生疮，大麻仁一升，黄芩二两，为末，蜜丸，含之。《千金方》。**脚气肿渴**。大麻仁熬香，水研取一升。再入水三升，煮一升，入赤小豆，一升，煮熟，食豆饮汁。《外台秘要》。**脚气腹痹**。大麻仁一升研碎，酒三升，渍三宿。温服大良。《外台》。**血痢不止**。《必效方》用麻子仁汁煮绿豆，空心食，极效。《外台》。**小儿痢下赤白**。体弱大困者，麻子仁三合，炒香研细末。每服一钱，浆水服，立效。《子母秘录》。**截肠怪病**。大肠头出寸余，痛苦，干则自落又出，名为截肠病，若肠尽即不治。但初觉截时，用器盛脂麻油坐浸之，饮大麻子汁数升，即愈也。夏子益《奇疾方》。**金疮瘀血**。在腹中，用大麻仁三升，葱白十四枚，捣熟，水九升，煮一升半，顿服。血出不尽，更服。《千金》。**腹中虫病**。大麻子仁三升，东行茱萸根八升，渍水。平旦服二升，至夜虫下。《食疗》。**小儿疳疮**。嚼麻子傅之，日六七度。《秘录》。**小儿头疮**。麻子五升研细，水绞汁，和蜜傅之。《千金》。**白秃无发**。麻子三升炒焦研末，猪脂和涂，发生为度。《普济方》。**发落不生**。蕡麻子汁煮粥，频食之。《圣济总录》。**聤耳出脓**。麻子一合，花胭脂一分，研匀，作梃子，绵裹塞之。《圣惠方》。**大风癞疾**。大麻仁三升淘晒，以酒一斗浸一夜，研取白汁，滤入瓶中，重汤煮数沸收之。每饮一小盏，兼服茄根散、乳香丸，取效。《圣惠方》。**卒被毒箭**。麻仁数升，杵汁饮。《肘后》。**解射罔毒**。大麻子汁饮之良。《千金》。**辟禳温疫**。麻子仁、赤小豆各二七枚，除夜着井中。饮水良。《龙鱼河图》。**赤游丹毒**。麻仁捣末，水和傅之。《千金方》。**湿癣肥疮**。大麻湆傅之，五日瘥。《千金方》。**瘭疽出汁**。生手足肩背，累累如赤豆状。剥净，以大麻子炒，研末摩之。《千金方》。

【按语】《纲目》以大麻为本药正名。《中药学》以火麻仁为名，作为泻下药中之润下药。药物来源为桑科植物大麻的干燥成熟种子。

小麦《别录》

小麦

【气味】甘，微寒，无毒。入少阴、太阳之经。[甄权曰]平，有小毒。[恭曰]小麦作汤，不许皮坼。坼则性温，不能消热止烦也。[藏器曰]小麦秋种夏熟，受四时气足，兼有寒热温凉。故麦凉、曲温、麸冷、面热，宜其然也。河、渭之西，白麦面亦凉，以其春种，阙二气也。[时珍曰]新麦性热，陈麦平和。

【主治】除客热，止烦渴咽燥，利小便，养肝气，止漏血唾血。令女人易孕。《别录》。养心气，心病宜食之。思邈。煎汤饮，治暴淋。宗奭。熬末服，杀肠中蛔虫。《药性》。陈者煎汤饮，止虚汗。烧存性，油调，涂诸疮、汤火伤灼。时珍。

【发明】[时珍曰]按《素问》云：麦属火，心之谷也。郑玄云：麦有孚甲，属木。许慎云：麦属金，金王而生，火王而死。三说各异。而《别录》云，麦养肝气，与郑说合。孙思邈云，麦养心气，与《素问》合。夷考其功，除烦、止渴、收汗、利溲、止血，皆心之病也，当以《素问》为准。盖许以时，郑以形，而《素问》以功性，故立论不同尔。[震亨曰]饥年用小麦代谷，须晒燥，以少水润，舂去皮，煮为饭食，可免面热之患。

【附方】旧三，新四。**消渴心烦**。用小麦作饭及粥食。《心镜》。**老人五淋**。身热腹满。小麦一升，通草二两，水三升，煮一升，饮之即愈。《奉亲书》。**项下瘿气**。用小麦一升，醋一升渍之，晒干为末。以海藻洗，研末三两，和匀。每以酒服方寸匕，日三。《小品》。**眉炼头疮**。用小麦烧存性，为末。油调傅。《儒门事亲》。**白癜风癣**。用小麦摊石上，烧铁物压出油。搽之甚效。《医学正传》。**汤火伤灼**。未成疮者，用小麦炒黑，研入腻粉，油调涂之。勿犯冷水，必致烂。《袖珍方》。**金疮肠出**。

用小麦五升,水九升,煮取四升,绵滤取汁,待极冷。令病人卧席上,含汁噀之,肠渐入,噀其背。并勿令病人知及多人见,傍人语即肠不入也。乃抬席四角轻摇,使肠自入。十日中,但略食羹物。慎勿惊动,即杀人。《刘涓子鬼遗方》。

浮麦。即水淘浮起者,焙用。

【气味】甘、咸,寒,无毒。

【主治】益气除热,止自汗盗汗,骨蒸虚热,妇人劳热。时珍。

麦麸

【主治】时疾热疮,汤火疮烂,扑损伤折瘀血,醋炒罯贴之。《日华》。和面作饼,止泄痢,调中去热,健人。以醋拌蒸热,袋盛,包熨人马冷失腰脚伤折处,止痛散血。藏器。醋蒸,熨手足风湿痹痛,寒湿脚气,互易至汗出,并良。末服,止虚汗。时珍。

【发明】[时珍曰]麸乃麦皮也,与浮麦同性,而止汗之功次于浮麦,盖浮麦无肉也。凡人身体疼痛及疮疡肿烂沾渍,或小儿暑月出痘疮,溃烂不能着席睡卧者,并用夹褥盛麸缝合藉卧,性凉而软,诚妙法也。

【附方】新七。虚汗盗汗。《卫生宝鉴》用浮小麦文武火炒,为末。每服二钱半,米饮下,日三服。或煎汤代茶饮。一方:以猪嘴唇煮熟切片,蘸食亦良。产后虚汗。小麦麸、牡蛎等分,为末。以猪肉汁调服二钱,日二服。《胡氏妇人方》。走气作痛。用酽醋拌麸皮炒热,袋盛熨之。《生生编》。灭诸瘢痕。春夏用大麦麸,秋冬用小麦麸,筛粉和酥傅之。《总录》。小儿眉疮。小麦麸炒黑,研末,酒调傅之。小便尿血。面麸炒香,以肥猪肉蘸食之。《集玄方》。

面

【气味】甘,温,有微毒。不能消热止烦。《别录》。[大明曰]性壅热,小动风气,发丹石毒。[思邈曰]多食,长宿澼,加客气。畏汉椒、萝卜。

【主治】补虚。久食实人肤体,厚肠胃,强气力。藏器。养气,补不足,助五脏。《日华》。水调服,治人中暑,马病肺热。宗奭。傅痈肿损伤,散血止痛。生食,利大肠。水调服,止鼻衄吐血。时珍。

【发明】[诜曰]面有热毒者,多是陈黦之色,又为磨中石末在内故也。但杵食之即良。[藏器曰]面性热,惟第二磨者凉,为其近麸也。河、渭以西白麦面性凉,以其春种,阙二气也。[颖曰]东南卑湿,春多雨水,麦已受湿气,又不曾出汗,故食之作渴,动风气,助湿发热。西北高燥,春雨又少,麦不受湿,复入地窖出汗,北人禀厚少湿,故常食而不病也。[时珍曰]北面性温,食之不渴。南面性热,食之烦渴。西边面性凉,皆地气使然也。吞汉椒,食萝卜,皆能解其毒,见“萝卜”条。医方中往往用飞罗面,取其无石末而性平易尔。陈麦面水煮食之无毒。以糟发胀者,能发病发疮,惟作蒸饼和药,取其易消也。按李鹏飞《延寿书》云:北多霜雪,故面无毒;南方雪少,故面有毒。顾元庆《檐曝偶谈》云:江南麦花夜发,故发病;江北麦花昼发,故宜人。又曰:鱼稻宜江淮,羊面宜京洛,亦五方有宜不宜也。面性虽热,而寒食日以纸袋盛悬风处,数十年亦不坏,则热性皆去而无毒矣。入药尤良。

【附方】旧七,新二十一。热渴心闷。

温水一盏，调面一两，饮之。《圣济总录》。**中暍卒死**。井水和面一大抄，服之。《千金》。**夜出盗汗**。麦面作弹丸，空心、卧时煮食之。次早服妙香散一帖，取效。**内损吐血**。飞罗面略炒，以京墨汁或藕节汁调服二钱。《医学集成》。**大衄**[①]**血出**。口耳皆出者。用白面入盐少许，冷水调服三钱。《普济方》。**中蛊吐血**。小麦面二合，水调服。半日当下出。《广记》。**呕哕不止**。醋和面作弹丸二三十枚，以沸汤煮熟，漉出，投浆水中，待温，吞三两枚。哕定即不用再吞，未定至晚再吞。《兵部手集》。**寒痢白色**。炒面每以方寸匕入粥中食之。能疗日泻百行，师不救者。《外台》。**泄痢不固**。白面一斤，炒焦黄。每日空心温水服一二匙。《正要》。**诸疟久疟**。用三姓人家寒食面各一合，五月五日午时采青蒿擂自然汁，和丸绿豆大。临发日早无根水送下[②]一丸。一方：加炒黄丹少许。《德生堂方》。**头皮虚肿**。薄如蒸饼，状如裹水，以口嚼面，傅之良。《梅师方》。**咽喉肿痛**。卒不下食，白面和醋，涂喉外肿处。《普济方》。**妇人吹奶**。水调面煮糊欲熟，即投无灰酒一盏，搅匀热饮。令人徐徐按之，药行即瘳。《圣惠方》。**乳痈不消**。白面半斤炒黄，醋煮为糊，涂之即消。《圣惠方》。**破伤风病**。白面、烧盐各一撮，新水调涂之。《普济方》。**金疮血出**。不止，用生面干傅，五七日即愈。《蔺氏经验方》。**远行脚趼**。成泡者，水调生面涂之，一夜即平。《海上》。**折伤瘀损**。白面、栀子仁同捣，以水调，傅之即散。**火燎成疮**。炒面，入栀子仁末，和油傅之。《千金》。**疮中恶肉**。寒食面二两，巴豆五分，水和作饼，烧末掺之。《仙传外科》。**白秃头疮**。白面、豆豉和研，酢和傅之。《普济方》。**小儿口疮**。寒食面五钱，硝石七钱，水调半钱涂足心，男左女右。《普济方》。**妇人断产**。白面一升，酒一升，煮沸去渣，分三服。经水至时前日夜、次日早及天明服之。**阴冷闷痛**。渐入腹肿满，醋和面熨之。《千金方》。**一切漏疮**。盐、面和团，烧研傅之。《千金方》。**瘭疽出汁**。生手足肩背，累累如赤豆，剥净，以酒和面傅之。《千金方》。**一切疔肿**。面和腊猪脂封之良。《梅师方》。**伤米食积**。白面一两，白酒曲二丸，炒为末。每服二匙，白汤调下。如伤肉食，山楂汤下。《简便方》。

麦粉

【气味】甘，凉，无毒。

【主治】补中，益气脉，和五脏，调经络。又炒一合，汤服，断下痢。孟诜。醋熬成膏，消一切痈肿、汤火伤。时珍。

【发明】［时珍曰］麦粉乃是麸面、面洗筋澄出浆粉也。今人浆衣多用之，古方鲜用。按万表《积善堂方》云：乌龙膏治一切痈肿发背，无名肿毒，初发焮热未破者，取效如神。用来年小粉，愈久者愈佳，以锅炒之。初炒如饧，久炒则干，成黄黑色，冷定研末。陈米醋调成糊，熬如黑漆，瓷罐收之。用时摊纸上，剪孔贴之，即如冰冷，疼痛即止。少顷觉痒，干亦不能动。久则肿毒自消，药力亦尽而脱落，甚妙。此方苏州杜水庵所传，屡用有验。药易而功大，济生者宜收藏之。

---

① 大衄：病证名。指有二窍以上，乃至七窍同时出血的衄血病证。

② 送下：原脱。今据《普济方》卷二百《诸疟门·久疟》引德生堂“祛疟神应丸”补。

面筋

【气味】甘，凉，无毒。

【主治】解热和中，劳热人宜煮食之。时珍。宽中益气。宁原。

【发明】[时珍曰]面筋，以麸与面水中揉洗而成者。古人罕知，今为素食要物，煮食甚良。今人多以油炒，则性热矣。[宗奭曰]生嚼白面成筋，可粘禽、虫。

麦麨。即糗也。以麦蒸，磨成屑。

【气味】甘，微寒，无毒。

【主治】消渴，止烦。《蜀本》。

麦苗《拾遗》

【气味】辛，寒，无毒。

【主治】消酒毒暴热，酒疸目黄，并捣烂绞汁日饮之。又解蛊毒，煮汁滤服。藏器。除烦闷，解时疾狂热，退胸膈热，利小肠。作齑食，甚益颜色。《日华》。

麦奴。[藏器曰]麦穗将熟时，上有黑霉者也。

【主治】热烦，天行热毒。解丹石毒。藏器。治阳毒温毒，热极发狂大渴及温疟。时珍。

【发明】[时珍曰]朱肱《南阳活人书》治阳毒温毒、热极发狂、发斑、大渴倍常者，用黑奴丸，水化服一丸，汗出或微利即愈。其方用小麦奴、梁上尘、釜底煤、灶突墨，同黄芩、麻黄、硝、黄等分为末，蜜丸弹子大。盖取火化者从治之义也。麦乃心之谷，属火，而奴则麦实将成，为湿热所蒸，上黑霉者，与釜煤、灶墨同一理也。其方出陈延之《小品方》，名麦奴丸。初虞世《古今录验》名高堂丸、水解丸，诚救急良药也。

【按语】《纲目》以小麦为本药正名，其水淘浮起者为浮麦。《中药学》以浮小麦为名，作为收涩药中之固表止汗药。并收入小麦作为附药。浮小麦为禾本科植物小麦的干燥轻浮瘪瘦的颖果，小麦为干燥成熟果实。

荞麦《嘉祐》

【气味】甘，平，寒，无毒。[思邈曰]酸，微寒。食之难消。久食动风，令人头眩。作面和猪、羊肉热食，不过八九顿，即患热风，须眉脱落，还生亦希。泾、邠以北，多此疾。又不可合黄鱼食。

【主治】实肠胃，益气力，续精神，能炼五脏滓秽。孟诜。作饭食，压丹石毒，甚良。萧炳。以醋调粉，涂小儿丹毒赤肿热疮。吴瑞。降气宽肠，磨积滞，消热肿风痛，除白浊白带，脾积泄泻。以沙糖水调炒面二钱服，治痢疾。炒焦，热水冲服，治绞肠沙痛。时珍。

【发明】[颖曰]本草言荞麦能炼五脏滓秽。俗言一年沉积在肠胃者，食之亦消去也。[时珍曰]荞麦最降气宽肠，故能炼肠胃滓滞，而治浊带泄痢、腹痛上气之疾，气盛有湿热者宜之。若脾胃虚寒人食之，则大脱元气而落须眉，非所宜矣。孟诜云“益气力”者，殆未然也。按杨起《简便方》云：肚腹微微作痛，出即泻，泻亦不多，日夜数行者，用荞麦面一味作饭，连食三四次即愈。予壮年患此两月，瘦怯尤甚。用消食化气药俱不效，一僧授此而愈，转用皆效，此可征其炼积滞之功矣。《普济》治小儿天吊及历节风方中亦用之。

【附方】新十六。咳嗽上气。荞麦

粉四两，茶末二钱，生蜜二两，水一碗，顺手搅千下。饮之，良久下气不止，即愈。《儒门事亲》。**十水肿喘**。生大戟一钱，荞麦面二钱，水和作饼，炙熟为末。空心茶服，以大小便利为度。《圣惠》。**男子白浊**。魏元君济生丹：用莜麦炒焦为末，鸡子白和，丸梧子大。每服五十丸，盐汤下，日三服。**赤白带下**。方同上。**禁口痢疾**。荞麦面每服二钱，砂糖水调下。《坦仙方》。**痈疽发背**。一切肿毒。莜麦面、硫黄各二两，为末，井花水和作饼，晒收。每用一饼，磨水傅之。痛则令不痛，不痛则令痛，即愈。《直指》。**疮头黑凹**。荞麦面煮食之，即发起。《直指》。**痘疮溃烂**。用荞麦粉频频傅之。《痘疹方》。**汤火伤灼**。用荞麦面炒黄研末，水和傅之，如神。《奇效方》。**蛇盘瘰疬**。围接项上，用荞麦炒去壳、海藻、白疆蚕炒去丝，等分为末。白梅浸汤，取肉减半，和丸绿豆大。每服六七十丸，食后、临卧米饮下，日五服。其毒当从大便泄去。若与淡菜连服尤好。淡菜生于海藻上，亦治此也。忌豆腐、鸡、羊、酒、面。危氏方。**积聚败血**。通仙散：治男子败积，女人败血，不动真气。用莜麦面三钱，大黄二钱半，为末。卧时酒调服之。《多能鄙事》。**头风畏冷**。李楼云：一人头风，首裹重绵，三十年不愈。予以荞麦粉二升，水调作二饼，更互合头上，微汗即愈。《怪证奇方》。**头风风眼**。荞麦作钱大饼，贴眼四角，以米大艾炷灸之，即效如神。**染发令黑**。荞麦、针砂各二钱，醋和，先以浆水洗净涂之，荷叶包至一更，洗去。再以无食子、诃子皮，大麦面二钱，醋和涂之，荷叶包至天明，洗去即黑。《普济》。**绞肠沙痛**。荞麦面一撮炒黄，水烹服。《简便方》。**小肠疝气**。荞麦仁炒去尖，胡卢巴酒浸晒干，各四两，小茴香炒一两，为末，酒糊丸梧子大。每空心盐酒下五十丸。两月大便出白脓，去根。孙天仁《集效方》。

【按语】荞麦是《纲目》中此药的正名，别名为莜麦等。《中药学》未收此药。李时珍云："荞麦最降气宽肠，故能炼肠胃滓滞。"荞麦有降血脂、抗血栓等作用，被认为是重要的养生杂粮。

稻《别录》

稻米

【气味】苦，温，无毒。［思邈曰］味甘。［宗奭曰］性温。［颂曰］糯米性寒，作酒则热，糟乃温平，亦如大豆与豉、酱之性不同也。［诜曰］凉。发风动气，使人多睡，不可多食。［藏器曰］久食令人身软，缓人筋也。小猫、犬食之，亦脚屈不能行。马食之，足重。妊妇杂肉食之，令子不利。［萧炳曰］拥诸经络气，使四肢不收，发风昏昏。［士良曰］久食发心悸，及痈疽疮疖中痛。合酒食之，醉难醒。［时珍曰］糯性粘滞难化，小儿、病人最宜忌之。

【主治】作饭温中，令人多热，大便坚。《别录》。能行荣卫中血积，解芫青、斑蝥毒。士良。益气止泄。思邈。补中益气。止霍乱后吐逆不止，以一合研水服之。大明。以骆驼脂作煎饼食，主痔疾。萧炳。作糜一斗食，主消渴。藏器。暖脾胃，止虚寒泄痢，缩小便，收自汗，发痘疮。时珍。

【发明】［思邈曰］糯米味甘，脾之谷也，脾病宜食之。［杨士瀛曰］痘疹用糯米，取其解毒，能酿而发之也。［时珍曰］糯米性温，酿酒则热，熬饧尤甚，故脾肺虚寒者宜之。若素有痰热风病，及脾病不能转输，食之最能发病成积。孟诜、苏颂或言其性凉、性寒者，谬说也。《别录》已谓其温中坚大便，令人多热，是岂寒凉者乎？今人冷泄者，炒食即止。老人小便数者，作粢糕或丸子，夜食亦止。其温肺暖脾可验矣。痘证用之，亦取此义。［思邈曰］糯米味甘，脾之谷也，脾病宜食之。［杨士瀛曰］痘疹用糯米，取其解毒，能酿而发之也。［时珍曰］糯米性温，酿酒则热，熬饧尤甚，故脾肺虚寒者宜之。若素有痰热风病，及脾病不能转输，食之最能发病成积。孟诜、苏颂或言其性凉、性寒者，谬说也。别录已谓其温中坚大便，令人多热，是岂寒凉者乎？今人冷泄者，炒食即止。老人小便数者，作粢糕或丸子，夜食亦止。其温肺暖脾可验矣。痘证用之，亦取此义。

【附方】旧五，新十六。**霍乱烦渴**。不止，糯米三合，水五升，蜜一合，研汁分服，或煮汁服。《杨氏产乳》。**消渴饮水**。方同上。**三消渴病**。梅花汤：用糯谷炒出白花、桑根白皮等分。每用一两，水二碗，煎汁饮之。《三因方》。**下痢禁口**。糯谷一升炒出白花去壳，用姜汁拌湿再炒，为末。每服一匙，汤下，三服即止。《经验良方》。**久泄食减**。糯米一升，水浸一宿沥干，慢炒熟，磨筛，入怀庆山药一两。每日清晨用半盏，入砂糖二匙，胡椒末少许，以极滚汤调食。其味极佳，大有滋补。久服令人精暖有子，秘方也。松篁《经验方》。**鼻衄不止**，服药不应。独圣散：用糯米微炒黄，为末。每服二钱，新汲水调下。仍吹少许入鼻中。《简要济众方》。**劳心吐血**。糯米半两，莲子心七枚，为末，酒服。孙仲盈云：曾用多效。或以墨汁作丸服之。《澹寮方》。**自汗不止**。糯米、小麦麸同炒，为末，每服三钱，米饮下。或煮猪肉点食。**小便白浊**。白糯丸：治人夜小便脚停白浊，老人、虚人多此证，令人卒死，大能耗人精液，主头昏重。用糯米五升炒赤黑，白芷一两，为末，糯粉糊丸梧子大。每服五十丸，木馒头煎汤下。无此，用《局方》补肾汤下。若后生禀赋怯弱，房室太过，小便太多，水管蹇涩，小便如膏脂，入石菖蒲、牡蛎粉甚效。《经验良方》。**女人白淫**。糙糯米、花椒等分，炒为末，醋糊丸梧子大，每服三四十丸，食前醋汤下。杨起《简便方》。**胎动不安**。下黄水，用糯米一合，黄芪、芎䓖各五钱，水一升，煎八合，分服。《产宝》。**小儿头疮**。糯米饭烧灰，入轻粉，清油调傅。《普济方》。**缠蛇丹毒**。糯米粉和盐，嚼涂之。《济急方》。**打扑伤损**。诸疮。寒食日浸糯米，逐日易水，至小满取出，日干为末，用水调涂之。《便民图纂》。**金疮痈肿**。及竹木签刺等毒。用糯米三升，于端午前四十九日，以冷水浸之。一日两换水，轻淘转，勿令搅碎。至端午日取出阴干，绢袋盛，挂通风处。每用旋取炒黑为末，冷水调如膏药，随疮大小裹定疮口，外以布包定勿动，直候疮瘥。若金疮犯生水作脓肿甚者，急裹一二食久，即不作脓肿也。若痈疽初发，才觉焮肿，急贴之，一夜便消。《灵苑方》。**喉痹痄腮**[①]。用前膏贴项下及肿处，一夜便消。干即换之，当令湿为妙。**竹木签**

① 痄腮：病证名。指具有传染性，以发热伴两颌下腮部肿胀疼痛为主要表现的病证。

刺。用前膏贴之，一夜刺出在药内也。颠犬咬伤。糯米一合，斑蝥七枚同炒，蝥黄去之；再入七枚，再炒黄去之；又入七枚，待米出烟，去蝥为末。油调傅之，小便利下佳。《医方大成》。荒年代粮。稻米一斗淘汰，百蒸百曝，捣末，日食一飧，以水调之。服至三十日止，可一年不食。《肘后》。虚劳不足。糯米入猪肚内蒸干，捣作丸子，日日服之。腰痛虚寒。糯米二升，炒熟袋盛，拴靠痛处。内以八角茴香研酒服。谈野翁《试验方》。

米泔

【气味】甘，凉，无毒。

【主治】益气，止烦渴霍乱，解毒。食鸭肉不消者，顿饮一盏，即消。时珍。

【附方】旧一。烦渴不止。糯米泔任意饮之，即定。研汁亦可。《外台》。

糯稻花

【主治】阴干，入揩牙、乌须方用。时珍。

稻穰。即稻秆。

【气味】辛、甘，热，无毒。

【主治】黄病如金色，煮汁浸之。仍以谷芒炒黄为末，酒服。藏器。烧灰，治坠扑伤损。苏颂。烧灰浸水饮，止消渴。淋汁，浸肠痔。挼穰藉靴鞋，暖足，去寒湿气。时珍。

【发明】［颂曰］稻秆灰方出刘禹锡《传信方》。云湖南李从事坠马扑伤损，用稻秆烧灰，以新熟酒连糟入盐和，淋取汁，淋痛处，立瘥也。［时珍曰］稻穰煮治作纸，嫩心取以为鞋，皆大为民利。其纸不可贴疮，能烂肉。按《江湖纪闻》云：有人壁虱入耳，头痛不可忍，百药不效。用稻秆灰煎汁灌入，即死而出也。

【附方】旧一，新八。消渴饮水。取稻穰中心烧灰。每以汤浸一合，澄清饮之。危氏。喉痹肿痛。稻草烧取墨烟，醋调吹鼻中，或灌入喉中，滚出痰，立愈。《普济》。热病余毒。攻手足疼痛欲脱，用稻穰灰煮汁渍之。《肘后方》。下血成痔。稻藁烧灰淋汁，热渍三五度，瘥。崔氏《纂要》。汤火伤疮。用稻草灰冷水淘七遍，带湿摊上，干即易。若疮湿者，焙干油傅，二三次可愈。《卫生易简方》。恶虫入耳。香油合稻秆灰汁，滴入之。《圣济总录》。噎食不下。赤稻细梢，烧灰，滚汤一碗，隔绢淋汁三次，取汁，入丁香一枚，白豆蔻半枚，米一盏，煮粥食，神效。《摘玄妙方》。小便白浊。糯稻草煎浓汁，露一夜，服之。同上。解砒石毒。稻草烧灰，淋汁，调青黛三钱服。《医方摘要》。

【按语】《纲目》以稻为本药正名，别名糯。《中药学》分别收入稻芽和糯稻根两个药。稻芽作为消食药，糯稻根作为收涩药中之固表止汗药。稻芽为禾本科植物糯稻的成熟果实经发芽干燥的炮制加工品，糯稻根为糯稻的干燥根及根茎。

粳《别录》

粳米

【气味】甘、苦，平，无毒。［思邈曰］生者寒，燔者热。［时珍曰］北粳凉，南粳温。赤粳热，白粳凉，晚白粳寒。新粳热，陈粳凉。凡人嗜生米，久成米瘕，治之以鸡屎白。［颖曰］新米乍食，动风气。陈者下气，病人尤宜。［诜曰］常食干粳饭，令人热中，唇口干。不可同马肉食，发痼疾。不可和苍耳食，令人卒心痛，急烧仓米灰和蜜浆服之，不尔即死。

【主治】益气，止烦，止渴，止泄。《别录》。温中，和胃气，长肌肉。《蜀本》。补中，壮筋骨，益肠胃。《日华》。煮汁，主心痛，止渴，断热毒下痢。孟诜。合芡实作粥食，益精强志，聪耳明目。好古。通血脉，和五脏，好颜色。时珍。出《养生集要》。常食干粳饭，令人不噎。孙思邈。

【发明】[诜曰]粳米赤者粒大而香，水渍之有味益人。大抵新熟者动气，经年者亦发病。惟江南人多收火稻贮仓，烧去毛，至春舂米食之，即不发病，宜人，温中益气，补下元也。[宗奭曰]粳以白晚米为第一，早熟米不及也。平和五脏，补益血气，其功莫逮。然稍生则复不益脾，过熟乃佳。[颖曰]粳有早、中、晚三收，以晚白米为第一。各处所产种类甚多，气味不能无少异，而亦不大相远也。天生五谷，所以养人，得之则生，不得则死。惟此谷得天地中和之气，同造化生育之功，故非他物可比。入药之功在所略尔。[好古曰]本草言粳米益脾胃，而张仲景白虎汤用之入肺。以味甘为阳明之经，色白为西方之象，而气寒入手太阴也。少阴证桃花汤用之以补正气。竹叶石膏汤用之以益不足。[时珍曰]粳稻六七月收者为早粳，止可充食。八九月收者为迟粳，十月收者为晚粳。北方气寒，粳性多凉，八九月收者即可入药。南方气热，粳性多温，惟十月晚稻气凉乃可入药。迟粳、晚粳得金气多，故色白者入肺而解热也。早粳得土气多，故赤者益脾而白者益胃。若滇、岭之粳则性热，惟彼土宜之耳。

【附方】旧二，新十。**霍乱吐泻**。烦渴欲绝，用粳米二合研粉，入水二盏研汁，和淡竹沥一合，顿服。《普济》。**赤痢热躁**。粳米半升，水研取汁，入油瓷瓶中，蜡纸封口，沉井底一夜，平旦服之。吴内翰家乳母病此，服之有效。《普济方》。**自汗不止**。粳米粉绢包，频频扑之。**五种尸病**。粳米二升，水六升，煮一沸服，日三。《肘后》。**卒心气痛**。粳米二升，水六升，煮六七沸服。《肘后方》。**米瘕嗜米**。有人好食米，久则成瘕，不得米则吐出清水，得米即止，米不消化，久亦毙人。用白米五合，鸡屎一升，同炒焦为末。水一升，顿服。少时吐出瘕如研米汁，或白沫淡水，乃愈也。《千金方》。**小儿初生三日**。应开肠胃、助谷神者。碎米浓作汁饮，如乳酪，频以豆许与儿饮之。二七日可与哺，慎不得与杂药也。《肘后方》。**初生无皮**。色赤，但有红筋，乃受胎未足也。用早白米粉扑之，肌肤自生。《圣济方》。**小儿甜疮**。生于面耳，令母频嚼白米，卧时涂之。不过三五次，即愈。**荒年辟谷**。粳米一升，酒三升渍之，暴干又渍，酒尽。取出稍食之，可辟三十日。足一斗三升，辟谷一年。《肘后方》。**胎动腹痛**。急下黄汁，用粳米五升，黄芪六两，水七升，煎二升，分四服。《圣惠》。**赤根丁肿**。白粉熬黑，和蜜傅之。《千金方》。

淅二泔

【气味】甘，寒，无毒。

【主治】清热，止烦渴，利小便。凉血。时珍。

【发明】[戴原礼曰]风热赤眼，以淅二泔睡时冷调洗肝散、菊花散之类，服之。

【附方】新四。**吐血不止**。陈红米泔水，温服一钟，日三次。《普济方》。**鼻出**

衄血。频饮淅二泔，仍以真麻油或萝卜汁滴入之。《证治要诀》。鼻上酒齇。以淅二泔食后冷饮。外以硫黄入大菜头内，煨碾涂之。《证治要诀》。服药过剂。闷乱者，粳米渖饮之。《外台》。

【按语】 粳是《纲目》中此药的正名。李时珍云："粳乃谷稻之总名也……粘者为糯，不粘者为粳。"张仲景白虎汤用此入药。粳米是煮后不黏的米，也是中国人最常食用的大米。

玉蜀黍《纲目》

米

【气味】 甘，平，无毒。

【主治】 调中开胃。时珍。

根叶

【气味】（缺）

【主治】 小便淋沥沙石，痛不可忍，煎汤频饮。时珍。

【按语】《纲目》以玉蜀黍为本药正名。李时珍云："玉蜀黍种出西土，种者亦罕。"其时玉米传入中国不久，故有此言。《中药学》用玉米须，作为利水渗湿药中之利水消肿药。本品为禾本科植物玉蜀黍的花柱和柱头。

粟《别录》

粟米即小米

【气味】 咸，微寒，无毒。［时珍曰］咸、淡。［宗奭曰］生者难化。熟者滞气，隔食，生虫。［藏器曰］胃冷者不宜多食。粟浸水至败者，损人。［瑞曰］与杏人同食，令人吐泻。雁食粟，足重不能飞。

【主治】 养肾气，去脾胃中热，益气。陈者：苦，寒，治胃热消渴，利小便。《别录》。止痢，压丹石热。孟诜。水煮服，治热腹痛及鼻衄。为粉，和水滤汁，解诸毒，治霍乱及转筋入腹，又治卒得鬼打。藏器。解小麦毒，发热。士良。治反胃热痢。煮粥食，益丹田，补虚损，开肠胃。时珍。《生生编》。

【发明】［弘景曰］陈粟乃三五年者，尤解烦闷，服食家亦将食之。［宗奭曰］粟米利小便，故能益脾胃。［震亨曰］粟属水与土。陈者最硬难化，得浆水乃化也。［时珍曰］粟之味咸淡，气寒下渗，肾之谷也，肾病宜食之。虚热消渴泄痢，皆肾病也。渗利小便，所以泄泄肾邪也。降胃火，故脾胃之病宜食之。

【附方】 旧五，新四。胃热消渴。以陈粟米炊饭，食之良。《食医心镜》。反胃吐食。脾胃气弱，食不消化，汤饮不下。用粟米半升杵粉，水丸梧子大。七枚煮熟，入少盐，空心和汁吞下。或云：纳醋中吞之，得下便已。《心镜》。鼻衄不止。粟米粉，水煮服之。《普济》。婴孩初生。七日，助谷神以导达肠胃。研粟米煮粥如饴，每日哺少许。姚和众方。孩子赤丹。嚼粟米傅之。《兵部手集》。小儿重舌。嚼粟米哺之。《秘录》。杂物眯目。不出，用生粟米七粒，嚼烂取汁，洗之即出。《总录》。汤火灼伤。粟米炒焦投水，澄取汁，煎稠如糖。频傅之，能止痛，灭瘢痕。一方：半生半炒，研末，酒调傅之。崔行功《纂要》。熊虎爪伤。嚼粟涂之。葛氏方。

粟泔汁

【主治】霍乱卒热，心烦渴，饮数升立瘥。臭泔：止消渴尤良。苏恭。酸泔及淀：洗皮肤瘙疥，杀虫。饮之，主五痔。和臭樗皮煎服，治小儿疳痢。藏器。

【附方】新一。眼热赤肿。粟米泔淀极酸者、生地黄等分，研匀摊绢上，方圆二寸，贴目上熨之。干即易。《总录》。疳疮月蚀。寒食泔淀，傅之良。《千金》。

【按语】《纲目》以粟为本药正名。《中药学》以谷芽为名，作为消食药稻芽的附药。谷芽为禾本科植物粟成熟果实经发芽干燥的炮制加工品。

薏苡《本经》

薏苡仁

【气味】甘，微寒，无毒。[诜曰]平。

【主治】筋急拘挛，不可屈伸，久风湿痹，下气。久服轻身益气。《本经》。除筋骨中邪气不仁，利肠胃，消水肿，令人能食。《别录》。炊饭作面食，主不饥，温气。煮饮，止消渴，杀蛔虫。藏器。治肺痿肺气，积脓血，咳嗽涕唾，上气。煎服，破毒肿。甄权。去干湿脚气，大验。孟诜。健脾益胃，补肺清热，去风胜湿。炊饭食，治冷气。煎饮，利小便热淋。时珍。

【发明】[宗奭曰]薏苡仁，《本经》云微寒，主筋急拘挛。拘挛有两等。《素问》注中，大筋受热，则缩而短，故挛急不伸，此是因热而拘挛也，故可用薏苡。若《素问》言因寒则筋急者，不可更用此也。盖受寒使人筋急，受热使人筋挛，若但受热不曾受寒，亦使人筋缓，受湿则又引长无力也。此药力势和缓，凡用须加倍即见效。[震亨曰]寒则筋急，热则筋缩。急因于坚强，缩因于短促。若受湿则弛，弛则引长。然寒与湿未尝不挟热。三者皆因于湿，然外湿非内湿启之不能成病。故湿之为病，因酒而鱼肉继之。甘滑、陈久、烧炙、辛香，皆致湿之因也。[时珍曰]薏苡仁属土，阳明药也，故能健脾益胃。虚则补其母，故肺痿、肺痈用之。筋骨之病，以治阳明为本，故拘挛筋急风痹者用之。土能胜水除湿，故泄痢水肿用之。按古方小续命汤注云：中风，筋急拘挛，语迟脉弦者，加薏苡仁。亦扶脾抑肝之义。又《后汉书》云：马援在交趾尝饵薏苡实，云能轻身资欲以胜瘴气也。又张师正《倦游录》云：辛稼轩忽患疝疾，重坠大如杯。一道人教以薏珠用东壁黄土炒过，水煮为膏服，数服即消。程沙随病此，稼轩授之亦效。本草薏苡乃上品养心药，故此有功。颂曰：薏苡仁，心肺之药多用之。故范汪治肺痈，张仲景治风湿、胸痹，并有方法。《济生方》治肺损咯血，以熟猪肺切，蘸薏苡仁末，空心食之。薏苡补肺，猪肺引经也。赵君猷言屡用有效。

【附方】旧五，新九。薏苡仁饭。治冷气，用薏苡仁舂熟，炊为饭食，气味欲如麦饭乃佳。或煮粥亦好。《广济方》。薏苡仁粥。治久风湿痹，补正气，利肠胃，消水肿，除胸中邪气，治筋脉拘挛。薏苡仁为末，同粳米煮粥，日日食之，良。风湿身疼。日晡剧者，张仲景麻黄杏仁薏苡仁汤主之。麻黄三两，杏仁二十枚，甘草、薏苡仁各一两，以水四升，煮取二升，分再服。《金匮要略》。水肿喘急。用郁李仁二两研，以水滤汁，煮薏苡仁饭，日二食之。《独行方》。沙石热淋。痛不可忍，用玉秫，即薏苡仁也，子、叶、根皆可用，水煎热饮，夏月冷饮，以通为度。《杨氏经验方》。消渴饮水。薏苡仁煮粥饮，并煮粥食之。周痹缓急。偏者，薏苡仁十五两，大附子十枚炮，为末。每服方寸匕，日三。张仲景方。肺痿咳唾脓血。薏苡仁十两杵破，水三升，煎一升，酒少许，服之。梅师。肺痈咳唾。心胸甲错者，以淳苦酒煮薏苡仁令浓，微温顿服。肺有血，当吐出愈。《范汪方》。肺痈咯血。薏苡仁三合捣烂，水二大盏，煮取一盏，入酒少许，分二服。《济生》。喉卒痈肿。吞薏苡仁二枚，良。《外台》。痈疽不溃。薏苡仁一枚，吞之。《姚僧坦方》。孕中有痈①。薏苡仁煮汁，频频饮之。《妇人良方补遗》。牙齿䘌痛。薏苡仁、桔梗生研末，点服。不拘大人、小儿。《永类方》。

根

【气味】甘，微寒，无毒。

【主治】下三虫。《本经》。煮汁糜食甚香，去蛔虫，大效。弘景。煮服，堕胎。藏器。治卒心腹烦满及胸胁痛者，剉煮浓汁，服三升乃定。苏颂。出《肘后方》。捣汁和酒服，治黄疸有效。时珍。

【附方】旧二，新二。黄疸如金。薏苡根煎汤频服。蛔虫心痛。薏苡根一斤切，水七升，煮三升，服之，虫死尽出也。梅师。经水不通。薏苡根一两，水煎服之。不过数服，效。《海上方》。牙齿风痛。薏苡根四两，水煮含漱，冷即易之。《延年秘录》。

【按语】《纲目》以薏苡为本药正名。《中药学》以薏苡仁为名，作为利水渗湿药中之利尿通淋药。药物来源为禾本科植物薏米的干燥成熟种仁。

罂子粟《开宝》

米

【气味】甘，平，无毒。[宗奭曰]性寒。多食利二便，动膀胱气。

【主治】丹石发动，不下饮食，和竹沥煮作粥食，极美。《开宝》。[寇曰]服石人研此水煮，加蜜作汤饮，甚宜。行风气，逐邪热，治反胃胸中痰滞。颂。治泻痢，润燥。时珍。

【附方】旧一，新一。反胃吐食。罂粟粥：用白罂粟米三合，人参末三大钱，生山芋五寸细切。研三物，以水二升三合，煮取六合，入生姜汁及盐花少许，和匀分服。不计早晚，亦不妨别服汤丸。《图经》。泄痢赤白。罂粟子炒，罂粟壳炙，等分为末，炼蜜丸梧子大。每服三十丸，米饮下。有人经验。《百一选方》。

壳

【气味】酸、涩，微寒，无毒。[时珍曰]得醋、乌梅、橘皮良。

【主治】止泻痢，固脱肛，治遗精久咳，敛肺涩肠，止心腹筋骨诸痛。时珍。

【发明】[杲曰]收敛固气。能入肾，故治骨病尤宜。[震亨曰]今人虚劳咳嗽，多用粟壳止劫；及湿热泄痢者，用之止涩。其治病之功虽急，杀人如剑，宜深戒之。又曰：治嗽多用粟壳，不必疑，但要先去病根，此乃收后药也。治痢亦同。凡痢须先

---

① 孕中有痈：指妊娠期肠痈。

散邪行滞，岂可遽投粟壳、龙骨之药，以闭塞肠胃？邪气得补而愈甚，所以变症作而淹延不已也。[时珍曰]酸主收涩，故初病不可用之。泄泻下痢既久，则气散不固而肠滑肛脱。咳嗽诸痛既久，则气散不收而肺胀痛剧。故俱宜此涩之固之，收之敛之。按杨氏《直指方》云：粟壳治痢，人皆薄之固矣。然下痢日久，腹中无积痛，当止涩者，岂容不涩？不有此剂，何以对治乎？但要有辅佐耳。又王硕《易简方》云：粟壳治痢如神。但性紧涩，多令呕逆，故人畏而不敢服。若用醋制，加以乌梅，则用得法矣。或同四君子药，尤不致闭胃妨食而获奇功也。

【附方】新八。热痢便血。粟壳醋炙一两，陈皮半两，为末，每服三钱，乌梅汤下。《普济方》。久痢不止。罂粟壳醋炙为末，蜜丸弹子大。每服一丸，水一盏，姜三片，煎八分，温服。又方：粟壳十两去膜，分作三分，一分醋炒，一分蜜炒，一分生用。并为末，蜜丸芡子大。每服三十丸，米汤下。《集要》百中散：用粟壳蜜炙，厚朴姜制，各四两，为细末。每服一钱，米饮下。忌生冷。小儿下痢。神仙救苦散：治小儿赤白痢下，日夜百行不止。用罂粟壳半两，醋炒为末，再以铜器炒过，槟榔半两炒赤，研末，各收。每用等分，赤痢蜜汤服，白痢沙糖汤下。忌口味。《全幼心鉴》。水泄不止。罂粟壳一枚去蒂膜，乌梅肉、大枣肉各十枚，水一盏，煎七分，温服。《经验》。久嗽不止。谷气素壮人用之即效。粟壳去筋，蜜炙为末。每服五分，蜜汤下。危氏方。久咳虚嗽。贾同知百劳散：治咳嗽多年，自汗。用罂粟壳二两半，去蒂膜，醋炒取一两，乌梅半两，焙为末。每服二钱，卧时白汤下。《宣明方》。

【按语】《纲目》以罂子粟为本药正名。《中药学》以罂粟壳为名，作为收涩药中敛肺涩肠药。罂粟壳为罂粟科植物罂粟的干燥成熟果壳。

大豆《本经》

黑大豆

【气味】甘，平，无毒。久服令人身重。[岐伯曰]生温，熟寒。[藏器曰]大豆生平，炒食极热，煮食甚寒，作豉极冷，造酱及生黄卷则平。牛食之温，马食之冷。一体之中，用之数变。[之才曰]恶五参、龙胆。得前胡、乌喙、杏仁、牡蛎、诸胆汁良。[诜曰]大豆黄屑忌猪肉。小儿以炒豆、猪肉同食，必壅气致死，十有八九。十岁已上不畏也。[时珍曰]服萆麻子者忌炒豆，犯之胀满致死。服厚朴者亦忌之，动气也。

【主治】生研，涂痈肿。煮汁饮，杀鬼毒，止痛。《本经》。逐水胀，除胃中热痹，伤中淋露，下瘀血，散五脏结积内寒。杀乌头毒。炒为屑，主胃中热，除痹去肿，止腹胀消谷。《别录》。煮食，治温毒水肿。《蜀本》。调中下气，通关脉，制金石药毒，牛马温毒。《日华》。煮汁，解礜石、砒石、甘遂、天雄、附子、射罔、巴豆、芫青、斑蝥、百药之毒及蛊毒。入药治下痢脐痛。冲酒，治风痉及阴毒腹痛。牛胆贮之，止消渴。时珍。炒黑，热投酒中饮之，治风痹瘫缓口噤，产后头风。食罢生吞半两，去心胸烦热，热风恍惚，明目镇心，温补。久服好颜色，变白不老。煮食性寒，下热气肿，压丹石烦热，消肿。藏器。主中风脚弱，产后诸疾。同甘草煮汤饮，去一切热毒气，治风毒脚气。煮食，治心痛，筋挛膝痛，胀满。同桑柴灰汁煮食，下水鼓腹胀。和饭捣，涂一切毒肿。疗男女人阴肿，以绵裹纳之。孟诜。治肾病，利水下气，制诸风热，活血，解诸毒。时珍。

【发明】［颂曰］仙方修治末服之，可以辟谷度饥。然多食令人体重，久则如故也。［甄权曰］每食后磨拭吞三十粒，令人长生。初服时似身重，一年以后，便觉身轻，又益阳道也。［颖曰］陶华以黑豆入盐煮，常时食之，云能补肾。盖豆乃肾之谷，其形类肾，而又黑色通肾，引之以盐，所以妙也。［时珍曰］按《养老书》云：李守愚每晨水吞黑豆二七枚，谓之五脏谷，到老不衰。夫豆有五色，各治五脏。惟黑豆属水性寒，为肾之谷，入肾功多，故能治水消胀下气，制风热而活血解毒，所谓同气相求也。又按古方称大豆解百药毒，予每试之大不然。又加甘草，其验乃奇。如此之事，不可不知。

【附方】旧三十二，新三十四。服食大豆。令人长肌肤，益颜色，填骨髓，加气力，补虚能食，不过两剂。大豆五升，如作酱法，取黄捣末，以猪肪炼膏和丸梧子大。每服五十丸至百丸，温酒下。神验秘方也。肥人不可服之。《延年秘录》。救荒济饥。《博物志》云：左慈荒年法用大豆粗细调匀者，生熟挼令光，暖彻豆内。先日不食，以冷水顿服讫。一切鱼肉菜果，不得复经口。渴即饮冷水。初小困，十数日后，体力壮健，不复思食也。黄山谷救荒法：黑豆、贯众各一升，煮熟去众，晒干。每日空心啖五七粒。食百木枝叶皆有味，可饱也。王氏《农书》云：辟谷之方，见于石刻。水旱虫荒，国有代有，甚则怀金立鹄，易子炊骸。为民父母者，不可不知此法也。昔晋惠帝永宁二年，黄门侍郎刘景先表奏：臣遇太白山隐氏，传济饥辟谷仙方。臣家大小七十余口，更不食别物。若不如斯，臣一家甘受刑戮。其方用大豆五斗淘净，蒸三遍去皮。用大麻子三斗浸一宿，亦蒸三遍，令口开取仁。各捣为末，和捣作团如拳大。入甑内蒸，从戌至子时止，寅时出甑，午时晒干为末。干服之，以饱为度。不得食一切物。第一顿得七日不饥，第二顿得四十九日不饥，第三顿三百日不饥，第四顿得二千四百日不饥，更不必服，永不饥也。不问老少，但依法服食，令人强壮，容貌红白，永不憔悴。口渴，即研大麻子汤饮之，转更滋润脏腑。若要重吃物，用葵子三合研末，煎汤冷服，取下药如金色，任吃诸物，并无所损。前知随州朱颂教民用之有验，序其首尾，勒石于汉阳大别山太平兴国寺。又方：用黑豆五斗淘净，蒸三蒸，晒干，去皮为末。秋麻子三升，浸去皮，晒研。糯米三斗作粥，和捣为剂如拳大，入甑中蒸一宿，取晒为末。用红小枣五斗煮，去皮核，和为剂如拳大，再蒸一夜。服之，至饱为度。如渴，饮麻子水，便滋润脏腑也。脂麻亦可。但不得食一切之物。炒豆紫汤。［颂曰］古方有紫汤，破血去风，除气防热，产后两日，尤宜服之。用乌豆五升，清酒一斗，炒豆令烟绝，投酒中，待酒紫赤色，去豆。量性服之，可日夜三盏，神验。中风口噤，加鸡屎白二升和炒，投之。豆淋酒法。［宗奭曰］治产后百病，或血热，觉有余血、水气，或中风困笃，或背强口噤，或但烦热瘛疭口渴，或身头皆肿，或身痒呕逆直视，或手足顽痹，头旋眼眩，此皆虚热中风也。用大豆三升熬熟，至微烟出，入瓶中，以酒五升沃之，经一日以上。服酒一升，温覆令少汗出,身润即愈。口噤者加独活半斤,微微捶破,同沃之。产后宜常服,以防风气,又消结血。**中风口㖞**。即上方,日服一升。《千金》。**头风头痛**。即上方,密封七日,温服。《千金》。**破伤中风**。口噤,《千金方》用大豆一升,熬去腥气,勿使太熟,杵末,蒸令气遍,取下甑,以酒一升淋之。温服一升,取汗。傅膏疮上,即愈。《经验方》用黑豆四十枚,朱砂二十文,同研末。以酒半盏,调一字服之。**颈项强硬**。不得顾视,大豆一升,蒸变色,囊裹枕之。《千金》。**暴得风疾**。四肢挛缩不能行,取大豆三升,淘净湿蒸,以醋二升,倾入瓶中,铺于地上,设席豆上,令病人卧之。仍重盖五六层衣,豆冷渐渐却衣。仍令一人于被内引挽挛急处。更蒸豆再作,并饮荆沥汤。如此三日三夜即休。崔氏《纂要》。**风入脏中**。治新久肿,风入脏中。以大豆一斗,水五斗,煮取一斗二升,去滓。入美酒斗半,煎取九升。旦服三升取汗,神验。《千金翼》。**风毒攻心**。烦躁恍惚,大豆半升淘净,以水二升,煮取七合,食后服之。《心镜》。**卒风不语**。大豆煮汁,煎稠如饴,含之,并饮汁。《肘后方》。**喉痹不语**。同上法。《千金》。**卒然失音**。诜曰:用生大豆一升,青竹筭子四十九枚,长四寸,阔一分,水煮熟,日夜二服,瘥。**热毒攻眼**。赤痛睑浮,用黑豆一升,分作十袋,沸汤中蒸过,更互熨之,三遍则愈。《普济方》。**卒然中恶**。大豆二七枚,鸡子黄一个,酒半升,和匀顿服。《千金》。**阴毒伤寒**。危笃者,用黑豆炒干投酒,热饮或灌之。吐则复饮,汗出为度。《居家必用》。**肠痛如打**。大豆半升熬焦,入酒一升煮沸,饮取醉。《肘后》。**腰胁卒痛**。大豆炒二升,酒三升,煮二升,顿服。《肘后》。**卒然腰痛**。大豆六升,水拌湿,炒热,布裹熨之,冷即易。乃张文仲所处方也。《延年秘录》。**脚气冲心**。烦闷不识人,以大豆一升,水三升,浓煮汁,服半升。未定再服。《广利方》。**身面浮肿**。《千金》用乌豆一升,水五升,煮汁三升,入酒五升,更煮三升,分温三服。不瘥再合。王璆《百一选方》用乌豆煮至皮干,为末。每服二钱,米饮下。建炎初,吴内翰女孙忽发肿凸,吴检《外台》得此方,服之立效。**新久水肿**。大豆一斗,清水一斗,煮取八升,去豆,入薄酒八升,再煎取八升服之。再三服,水当从小便中出。《范汪方》。**腹中痞硬**。夏秋之交,露坐夜久,腹中痞,如群石在腹。用大豆半升,生姜八分,水三升,煎一升已来,顿服瘥。《经验方》。**霍乱胀痛**。大豆生研,水服方寸匕。《普济》。**水痢不止**。大豆一升炒,白术半两,为末。每服三钱,米饮下。《指南方》。**赤痢脐痛**。黑豆、茱萸子二件,搓摩,吞咽之,良。《经验》。**赤白下痢**。方见"猪胆"。**男子便血**。黑豆一升,炒焦研末,热酒淋之,去豆饮酒,神效。《活人心统》。**一切下血**。雄黑豆紧小者,以皂角汤微浸,炒熟去皮为末,炼猪脂和丸梧子大。每服三十丸,陈米饮下。华佗《中藏经》。**小儿沙淋**。黑豆一百二十个,生甘草一寸,新水煮熟,入滑石末,乘热饮之,良。《全幼心鉴》。**肾虚消渴**。难治者,黑大豆炒、天花粉等分,为末。糊丸梧子大。每黑豆汤下七十丸,日二。名救活丸。《普济方》。**消渴饮水**。乌豆置牛胆中,阴干百日,吞尽即瘥。《肘后方》。**昼夜不眠**。以新布火炙熨目,并蒸大豆,更番囊盛枕之,冷即易,终夜常枕之,即愈。《肘后方》。**疫疠发肿**。大黑豆二合炒熟,炙甘草一钱,水一盏煎汁,时时饮之。《夷坚志》云：靖康二年春，京师大疫。有异人书此方于壁间，用之立验也。**乳石发热**。乌豆二升，水九升，铜器煮五升汁，熬稠一升，饮之。《外台秘要》。**解礜砒毒**。大豆煮汁饮之，良。《肘后》。**酒食诸毒**。大豆一升，煮汁服，得吐即愈。《广记》。**解诸鱼毒**。大豆煮汁饮之。《卫生方》。**解巴豆毒**。下利不止，大豆煮汁一升，饮之。《肘后方》。**恶刺疮痛**。大豆煮汁渍之，取瘥。《千金》。**汤火灼疮**。大豆煮汁涂之，易愈，无斑。《子母秘录》。**打头青肿**。豆黄末水和傅之。《千金方》。**折伤堕坠**。瘀血在腹，气短，大豆五升，水一斗，煮汁二升，顿服。剧者不过三作。《千金方》。**豌疮烦躁**。大豆煮汁饮之，佳。《子母秘录》。**痘疮湿烂**。黑大豆研末，傅之。**小儿头疮**。黑豆炒存性，研，水调傅之。《普济方》。**身面疣目**。七月七日，以大豆拭疣上三过。使本人种豆于南向屋东头第二溜中。豆生叶，以热汤沃杀，即愈。《外台秘要》。**染发令乌**。醋煮黑大豆，去豆煎稠，染之。《千金》。**牙齿不生**。不拘大人小儿，年多者。用黑豆三十粒，牛粪火内烧令烟尽，研入麝香少许。先以针挑破血出，以少许揩之。不得见风，忌酸咸物。《经验方》。**牙齿疼痛**。黑豆煮酒，频频漱之，良。周密《浩然斋抄》。**月经不断**。用前紫汤服之，佳。**妊娠腰痛**。大豆一升，酒三升，煮七合，空心饮之。《心镜》。**子死腹中**。月数未足，母欲闷绝者，用大豆三升，以醋煮浓汁。顿服立出。《产乳》。**胞衣不下**。大豆半升，醇酒三升，煮一升半，分三服。《产书》。**辟禳时气**。以新布盛大豆一斗，纳井中一宿取出。每服七粒，佳。《类要》。**菜中蛇蛊**。蛇毒入菜果中，食令人得病，名蛇蛊。大豆为末，酒渍绞汁，服半升。**身如虫行**。大豆水渍绞浆，旦旦洗之，或加少面沐发亦良。《千金方》。**小儿丹毒**。浓煮大豆汁，涂之甚良。《千金》。**风疽疮疥**。凡脚腨及曲脉中痒，搔则黄汁出者，是也。以青竹筒三尺，着大豆一升在内，以马屎、糠火烧熏，以器承两头取汁，搽之。先以泔清和盐洗之。不过三度，极效。《千金》。**肝虚目暗**。迎风下泪，用腊月牯牛胆，盛黑豆悬风处。取出，每夜吞三七粒，久久自明。《龙木论》。**小儿胎热**。黑豆二钱，甘草一钱，入灯心七寸，淡竹叶一片，水煎。《全幼心鉴》。**天蛇头指**。痛臭甚者，黑豆生研末，入茧内，笼之。《济急方》。

【按语】大豆是《纲目》中此药的正名。李时珍云："大豆有黑、白、黄、褐、青、斑数色。黑者名乌豆，可入药及充食，作豉。黄者可作腐，榨油，造酱。"大豆为《神农本草经》药物，药用以黑大豆为主，古代有豆淋酒、紫豆汤等很常用的处方。大豆在中国人的生活中也占有极其重的位置，是植物蛋白的主要来源，古今均为重要的养生食材。《中药学》中以黑豆为名，作为绿豆的附药。本品为豆科草本植物大豆的干燥成熟种子。

大豆黄卷《本经》

【气味】甘，平，无毒。[普曰]得前胡、杏子、牡蛎、乌喙、天雄、鼠屎，共蜜和良。恶海藻、龙胆。

【主治】湿痹，筋挛膝痛。《本经》。五脏不足，胃气结积，益气止痛，去黑皯，润肌肤皮毛。《别录》。破妇人恶血。孟诜。[颂曰]古方蓐妇药中多用之。宜肾。思邈。除胃中积热，消水病胀满。时珍。

【附方】新四。大豆蘖散。治周痹邪在血脉之中，本痹不痛，上下周身故名。此药注五脏留滞，胃中结聚。益气出毒，润皮毛，补肾气。用大豆蘖一斤炒香，为末。每服半钱，温酒调下，日三服。《宣明方》。头风湿痹。筋挛膝痛，胃中积热，大便秘涩。黄卷散：用大豆黄卷炒一升，酥半两，为末。食前温水服一匙，日二服。《普济方》。水病肿满。喘急，大小便涩。大豆黄卷醋炒、大黄炒等分，为细末。葱、橘皮汤服二钱，平明以利为度。《圣济总录》。小儿撮口。初生豆芽研烂，绞汁和乳，灌少许良。《普济方》。

【按语】《纲目》以大豆黄卷为本药正名。陶弘景云："黑大豆为蘖芽，生五寸长，便干之，名为黄卷。"《中药学》药名同此，作为解表药中之发散风热药淡豆豉的附药。大豆黄卷为豆科植物大豆的成熟种子经发芽干燥的炮制加工品。

赤小豆《本经》

【气味】甘、酸，平，无毒。[思邈曰]甘、咸，冷。合鱼鲊食成消渴，作酱同饭食成口疮。[藏器曰]驴食足轻，人食身重。

【主治】下水肿，排痈肿脓血。《本经》。疗寒热，热中，消渴，止泄痢，利小便，下腹胀满，吐逆卒澼。《别录》。治热毒，散恶血，除烦满，通气，健脾胃，令人美食。捣末，同鸡子白涂一切热毒痈肿。煮汁，洗小儿黄烂疮，不过三度。权。缩气行风，坚筋骨，抽肌肉。久食瘦人。士良。散气，去关节烦热，令人心孔开。暴痢后，气满不能食者，煮食一顿即愈。和鲤鱼煮食，甚治脚气。诜。解小麦热毒。煮汁，解酒病。解油衣粘缀。《日华》。辟瘟疫，治产难，下胞衣，通乳汁。和鲤鱼、蠡鱼、鲫鱼、黄雌鸡煮食，并能利水消肿。时珍。

【发明】[弘景曰]小豆逐津液，利小便。久服令人肌肤枯燥。[颂曰]水气、脚气最为急用。有人患脚气，以袋盛此豆，朝夕践踏展转之，久久遂愈。[好古曰]治水者惟知治水，而不知补胃则失之壅滞。赤小豆消水通气而健脾胃，乃其药也。[藏器曰]赤小豆和桑根白皮煮食，去湿气痹肿。和通草煮食则下气无限，名脱气丸。[时珍曰]赤小豆小而色赤，心之谷也。其性下行，通乎小肠，能入阴分，治有形之病。故行津液，利小便，消胀除肿，止吐，而治下痢肠澼，解酒病，除寒热痈肿，排脓散血而通乳汁，下胞衣产难，皆病之有形者。久服则降令太过，津血渗泄，所以令人肌瘦身重也。其吹鼻瓜蒂散及辟瘟疫用之，亦取其通气除湿散热耳。或言共工氏有不才子，以冬至死为疫鬼而畏赤豆，故于是日作小豆粥厌之，亦傅会之妄说也。又案陈自明《妇人良方》云：予妇食素，产后七日，乳脉不行，服药无效。偶得赤小豆一升，煮粥食之，当夜遂行。因阅本草载此，谩记之。又《朱氏集验方》云：宋仁宗在东宫时，患痄腮，命道士赞宁治之。取小豆七七粒为末，傅之而愈。中贵人任承亮后患恶疮近死，尚书郎傅永授以药立愈。叩其方，赤小豆也。予苦胁疽，既至五脏，医以药治之甚验。承亮曰：得非赤小豆耶？医谢曰：某用此活三十口，愿勿复言。有僧发背如烂瓜，邻家乳婢用此治之如神。此药治一切痈疽疮疥及赤肿，不拘善恶，但水调涂之，无不愈者。但其性粘，干则难揭，入苎根末即不粘，此法尤佳。

【附方】旧十八，新十九。水气肿

胀。颂曰：用赤小豆五合，大蒜一颗，生姜五钱，商陆根一条，并碎破，同水煮烂，去药，空心食豆，旋旋啜汁令尽，肿立消也。韦宙《独行方》治水肿从脚起，入腹则杀人。赤小豆一斗，煮极烂，取汁五升，温渍足膝。若已入腹，但食小豆，勿杂食，亦愈。梅师治水肿。以东行花桑枝烧灰一升，淋汁，煮赤小豆一升以代饭，良。**水蛊腹大**。动摇有声，皮肤黑者，用赤小豆三升，白茅根一握，水煮食豆，以消为度。《肘后》。**辟禳瘟疫**。《五行书》云：正月朔旦及十五日，以赤小豆二七枚，麻子七枚，投井中，辟瘟疫甚效。又正月七日，新布囊盛赤小豆置井中，三日取出，男吞七枚，女吞二七枚，竟年无病也。**辟厌疾病**。正月元旦，面东，以畲水吞赤小豆三七枚，一年无诸疾。又七月立秋日，面西，以井华水吞赤小豆七枚，一秋不犯痢疾。**伤寒狐惑**。张仲景曰：狐惑病，脉数，无热微烦，默默但欲卧，汗出。初得三四日，目赤如鸠，七八日，目四眦黄黑。若能食者，脓已成也。赤豆当归散主之。赤小豆三升，水浸令芽出，当归三两，为末。浆水服方寸匕，日三服。《金匮要略》。**下部卒痛**。如鸟啄之状，用小豆、大豆各一升，蒸熟，作二囊，更互坐之，即止。《肘后方》。**水谷痢疾**。小豆一合，熔蜡三两，顿服取效。《必效方》。**热毒下血**。或因食热物发动，赤小豆末，水服方寸匕。《梅师方》。**肠痔有血**。小豆二升，苦酒五升，煮熟日干，再浸至酒尽乃止，为末。酒服一钱，日三服。《肘后方》。**舌上出血**。如簪孔，小豆一升，杵碎，水三升和，绞汁服。《肘后方》。**热淋血淋**。不拘男女，用赤小豆三合，慢火炒，为末，煨葱一茎，擂酒热调二钱服。《修真秘旨》。**重舌鹅口**。赤小豆末，醋和涂之。《普济方》。**小儿不语**。四五岁不语者，赤小豆末，酒和，傅舌下。《千金》。**牙齿疼痛**。红豆末擦牙吐涎，及吹鼻中。一方入铜青少许。一方入花碱[①]少许。《家宝方》。**中酒呕逆**。赤小豆煮汁，徐徐饮之。《食鉴本草》。**频致堕胎**。赤小豆末，酒服方寸匕，日二服。《千金》。**妊娠行经**。方同上。**妇人难产**。《产宝》用赤小豆生吞七枚，佳。《集验》治难产日久气乏，用赤小豆一升，以水九升，煮取汁，入炙过黄明胶一两，同煎少时。一服五合，不过三四服即产。**胞衣不下**。用赤小豆，男七枚，女二七枚，东流水吞服之。《救急方》。**产后目闭**。心闷，赤小豆生研，东流水服方匕。不瘥更服。《肘后方》。**产后闷满**。不能食，用小豆二七枚，烧研，冷水顿服，佳。《千金方》。**乳汁不通**。赤小豆煮汁饮之。《产书》。**妇人吹奶**。赤小豆酒研，温服，以滓傅之。熊氏。**妇人乳肿**。小豆、莽草等分，为末，苦酒和傅佳。梅师。**痈疽初作**。赤小豆末，水和涂之，毒即消散，频用有效。《小品方》。**石痈诸痈**。赤小豆五合，纳苦酒中五宿，炒研，以苦酒和涂即消。加栝楼根等分。《范汪方》。**痘后痈毒**。赤小豆末，鸡子白调涂傅之。**腮颊热肿**。赤小豆末，和蜜涂之，一夜即消。或加芙蓉叶末尤妙。**丹毒如火**。赤小豆末，和鸡子白，时时涂之不已，逐手即消。《小品方》。**风瘙瘾疹**。赤小豆、荆芥穗等分，为末，鸡子清调涂之。**金疮烦满**。赤小豆一升，苦酒浸一日，熬燥再浸，满三日，令黑色，为末。每服方寸

---

① 碱：原作"鹹"。据《卫生易简方》卷7"牙齿"改。此条含三方，李时珍省略两个出处。

匕，日三服。《千金》。六畜肉毒。小豆一升，烧研。水服三方寸匕，神良。《千金方》。

【按语】 **赤小豆是《纲目》中此药的正名，别名为赤豆、红豆等。然而，赤小豆具有利水消肿、利湿退黄、解毒排脓的功效，安全平和，古今均为老弱产妇利水消肿及夏季去湿的常用药。赤小豆乃食药两用，李时珍云：赤豆“可煮可炒，可作粥、饭、馄饨馅，并良也。”也是一种重要的养生杂粮。《中药学》中作为绿豆的附药收入，赤小豆为豆科植物赤小豆或赤豆的干燥成熟种子。**

绿豆《开宝》

【气味】甘，寒，无毒。［藏器曰］用之宜连皮，去皮则令人少壅气，盖皮寒而肉平也。反榧子壳，害人。合鲤鱼鲊食，久则令人肝黄成渴病。

【主治】煮食，消肿下气，压热解毒。生研绞汁服，治丹毒烦热，风疹，药石发动，热气奔豚。《开宝》。治寒热热中，止泄痢卒澼，利小便胀满。思邈。厚肠胃。作枕，明目，治头风头痛。除吐逆。《日华》。补益元气，和调五脏，安精神，行十二经脉，去浮风，润皮肤，宜常食之。煮汁，止消渴。孟诜。解一切药草、牛马、金石诸毒。宁原。治痘毒，利肿胀。时珍。

【发明】［时珍曰］绿豆肉平皮寒，解金石、砒霜、草木一切诸毒，宜连皮生研水服。按《夷坚志》云：有人服附子酒多，头肿如斗，唇裂血流。急求绿豆、黑豆各数合嚼食，并煎汤饮之，乃解也。

【附方】新十。扁鹊三豆饮。治天行痘疮，预服此饮，疏解热毒，纵出亦少。用绿豆、赤小豆、黑大豆各一升，甘草节二两，以水八升，煮极熟。任意食豆饮汁，七日乃止。一方：加黄大豆、白大豆，名五豆饮。痘后痈毒。初起，以三豆膏治之神效。绿豆、赤小豆、黑大豆等分，为末。醋调时时扫涂，即消。《医学正传》。防痘入眼。用绿豆七粒，令儿自投井中，频视七遍，乃还。小儿丹肿。绿豆五钱，大黄二钱，为末，用生薄荷汁入蜜调涂。《全幼心鉴》。赤痢不止。以大麻子，水研滤汁，煮绿豆食之，极效。粥食亦可。《必效方》。老人淋痛。青豆二升，橘皮二两，煮豆粥，下麻子汁一升，空心渐食之，并饮其汁，甚验。《养老书》。消渴饮水。绿豆煮汁，并作粥食。《普济方》。心气疼痛。绿豆廿一粒，胡椒十四粒，同研，白汤调服即止。多食易饥。绿豆、黄麦、糯米各一升，炒熟磨粉。每以白汤服一杯，三五日见效。十种水气。用绿豆二合半，大附子一只，去皮脐，切作两片，水三碗，煮熟，空心卧时食豆。次日将附子两片作四片，再以绿豆二合半，如前煮食。第三日别以绿豆、附子如前煮食。第四日如第二日法煮食。水从小便下，肿自消。未消再服。忌生冷、毒物、盐、酒六十日，无不效者。《朱氏集验方》。

绿豆粉

【气味】甘，凉、平，无毒。［原曰］其胶粘者，脾胃虚人不可多食。［瑞曰］勿近杏仁，则烂不能作索。

【主治】解诸热，益气，解酒食诸毒，治发背痈疽疮肿及汤火伤灼。吴瑞。痘疮湿烂不结痂疕者，干扑之良。宁原。新水调服，治霍乱转筋，解诸药毒死，心头尚温者。时珍。解菰菌、砒毒。汪颖。

【发明】[时珍曰]绿豆色绿,小豆之属木者也,通于厥阴、阳明。其性稍平,消肿治豆之功虽同赤豆,而压热解毒之力过之。且益气厚肠胃,通经脉,无久服枯人之忌。但以作凉粉,造豆酒,或偏于冷,或偏于热,能致人病,皆人所为,非豆之咎也。豆粉须以绿色粘腻者为真。外科治痈疽有内托护心散,极言其神效,丹溪朱氏有论发挥。[震亨曰]《外科精要》谓内托散,一日至三日进十数服,可免毒气内攻脏腑。切详绿豆解丹毒,治石毒,味甘,入阳明,性寒能补为君。以乳香去恶肿,入少阴,性温善窜为佐。甘草性缓,解五金、八石、百药毒为佳。想此方专为服丹石发疽者设也。若夫年老者、病深者、证备者,体虚者,绿豆虽补,将有不胜其任之患。五香连翘汤亦非必用之剂。必当助气壮胃,使根本坚固,而行经活血为佐,参以经络时令,使毒气外发,此则内托之本意,治施之早,可以内消也。

【附方】新十二。护心散。又名内托散、乳香万全散。凡有疽疾,一日至三日之内,宜连进十余服,方免变证,使毒气出外。服之稍迟,毒气内攻,渐生呕吐,或鼻生疮菌,不食即危矣。四五日后,亦宜间服之。用真绿豆粉一两,乳香半两,灯心同研和匀,以生甘草浓煎汤调下一钱,时时呷之。若毒气冲心,有呕逆之证,大宜服此。盖绿豆压热下气,消肿解毒。乳香消诸痈肿毒。服至一两,则香彻疮孔中,真圣药也。李嗣立《外科方》。疮气呕吐。绿豆粉三钱,干胭脂半钱,研匀。新汲水调下,一服立止。《普济》。霍乱吐利。绿豆粉、白糖各二两,新汲水调服,即愈。《生生编》。解烧酒毒。绿豆粉荡皮,多食之即解。解鸩酒毒。绿豆粉三合,水调服。解砒石毒。绿豆粉、寒水石等分,以蓝根汁调服三五钱。《卫生易简》。解诸药毒。已死,但心头温者,用绿豆粉调水服。《卫生易简方》。打扑损伤。用绿豆粉新铫炒紫,新汲井水调傅,以杉木皮缚定,其效如神。此汀人陈氏梦传之方。《澹寮方》。杖疮疼痛。绿豆粉炒研,以鸡子白和涂之,妙。《生生编》。外肾生疮。绿豆粉、蚯蚓粪等分,研涂之。暑月痱疮。绿豆粉二两,滑石一两,和匀扑之。一加蛤粉二两。《简易方》。一切肿毒。初起,用绿豆粉炒黄黑色,猪牙皂荚一两,为末,用米醋调敷之。皮破者油调之。邵真人《经验方》。

豆皮

【气味】甘,寒,无毒。

【主治】解热毒,退目翳。时珍。

【附方】新一。通神散。治癍痘目生翳。绿豆皮、白菊花、谷精草等分,为末。每用一钱,以干柿饼一枚,粟米泔一盏,同煮干。食柿,日三服。浅者五七日见效,远者半月见效。《直指方》。

豆荚

【主治】赤痢经年不愈,蒸熟,随意食之良。时珍。出《普济》。

豆花

【主治】解酒毒。时珍。

豆芽

【气味】甘,平,无毒。

【主治】解酒毒热毒,利三焦。时珍。

【发明】[时珍曰]诸豆生芽皆腥韧不堪,惟此豆之芽白美独异。今人视为寻常,而古人未知者也。但受湿热郁浥之气,故颇发疮动气,与绿豆之性稍有不同。

【按语】《纲目》以绿豆为本药正名。《中药学》亦以绿豆为名,作为清热药中之清热解毒药,并将绿豆衣作附药收入。绿豆为豆科植物绿豆的干燥成熟种子,绿豆衣为绿豆的种皮。

藊豆《别录》

白扁豆

【气味】甘,微温,无毒。[诜曰]微寒,患冷人勿食。[弘景曰]患寒热者不可食。

【主治】和中下气。《别录》。补五脏,主呕逆。久服头不白。孟诜。疗霍乱吐利不止,研末和醋服之。苏恭。行风气,治女子带下,解酒毒、河豚鱼毒。苏颂。解一切草木毒,生嚼及煮汁饮,取效。甄权。止泄痢,消暑,暖脾胃,除湿热,止消渴。时珍。

【发明】[时珍曰]硬壳白扁豆,其子充实,白而微黄,其气腥香,其性温平,得乎中和,脾之谷也。入太阴气分,通利三焦,能化清降浊,故专治中宫之病,消暑除湿而解毒也。其软壳及黑鹊色者,其性微凉,但可供食,亦调脾胃。

【附方】新九。霍乱吐利。扁豆、香薷各一升,水六升,煮二升,分服。《千金》。霍乱转筋。白扁豆为末,醋和服。《普济方》。消渴饮水。金豆丸:用白扁豆浸去皮,为末,以天花粉汁同蜜和,丸梧子大,金箔为衣,每服二三十丸,天花粉汁下,日二服。忌炙煿酒色。次服滋肾药。《仁存堂方》。赤白带下。白扁豆炒,为末,用米饮每服二钱。毒药堕胎。女人服草药堕胎腹痛者。生白扁豆去皮,为末,米饮服方寸匕。浓煎汁饮亦可。凡服药胎气已伤未堕者,或口噤手强,自汗头低,似乎中风,九死一生。医多不识,作风治,必死无疑。中砒霜毒。白扁豆生研,水绞汁饮。并《永类方》。六畜肉毒。白扁豆烧存性研,温水服之,良。《事林广记》。诸鸟肉毒。生扁豆末,冷水服之。同上。恶疮痂痒。作痛,以扁豆捣封,痂落即愈。《肘后》。

花

【主治】女子赤白带下,干末米饮服之。苏颂。焙研服,治崩带。作馄饨食,治泄痢。擂水饮,解中一切药毒垂死。功同扁豆。时珍。

【附方】新二。血崩不止。白扁豆花焙干,为末。每服二钱,空心炒米煮饮,入盐少许,调下即效。《奇效良方》。一切泄痢。白扁豆花正开者,择净勿洗,以滚汤瀹过,和小猪脊肥肉一条,葱一根,胡椒七粒,酱汁拌匀,就以瀹豆花汁和面,包作小馄饨,炙熟食之。《必用食治方》。

叶

【主治】霍乱吐下不止。《别录》。吐利后转筋,生捣一把,入少酢绞汁服,立瘥。苏恭。醋炙研服,治瘕疾。孟诜。杵傅蛇咬。大明。

【按语】《纲目》以藊豆为本药正名。《中药学》以白扁豆为名,作为补虚药中之补气药。并收入扁豆花、扁豆衣作为附药。扁豆为豆科植物扁豆的干燥成熟种子,扁豆花扁豆的花,扁豆衣为扁豆的种皮。

刀豆《纲目》

【气味】甘，平，无毒。

【主治】温中下气，利肠胃，止呃逆，益肾补元。时珍。

【发明】［时珍曰］刀豆本草失载，惟近时小书载其暖而补元阳也。又有人病后呃逆不止，声闻邻家。或令取刀豆子烧存性，白汤调服二钱即止。此亦取其下气归元，而逆自止也。

【按语】《纲目》以刀豆为本药正名。《中药学》药名同此，作为理气药。本品为豆科植物刀豆的干燥成熟种子。

大豆豉《别录》

淡豉

【气味】苦，寒，无毒。［思邈曰］苦、甘，寒，涩。得醯良。［杲曰］阴中之阴也。

【主治】伤寒头痛寒热，瘴气恶毒，烦躁满闷，虚劳喘吸，两脚疼冷。杀六畜胎子诸毒。《别录》。治时疾热病，发汗。熬末，能止盗汗，除烦。生捣为丸服，治寒热风，胸中生疮。煮服，治血痢腹痛。研涂阴茎生疮。《药性》。治疟疾骨蒸，中毒药蛊气，犬咬。大明。下气调中，治伤寒温毒，发癍呕逆。时珍。《千金》治温毒黑膏用之。

蒲州豉

【气味】咸，寒，无毒。

【主治】解烦热热毒，寒热虚劳，调中发汗，通关节，杀腥气，伤寒鼻塞。陕州豉汁：亦除烦热。藏器。

【发明】［弘景曰］豉，食中常用，春夏之气不和，蒸炒以酒渍服之至佳。依康伯法，先以醋、酒溲蒸曝燥，麻油和，再蒸曝之，凡三过，末椒、姜治和进食，大胜今时油豉也。患脚人，常将渍酒饮之，以滓傅脚，皆瘥。［颂曰］古今方书用豉治病最多，江南人善作豉，凡得时气，即先用葱豉汤服之取汗，往往便瘥也。［时珍曰］陶说康伯豉法，见《博物志》，云原出外国，中国谓之康伯，乃传此法之姓名耳。其豉调中下气最妙。黑豆性平，作豉则温。既经蒸罯，故能升能散。得葱则发汗，得盐则能吐，得酒则治风，得薤则治痢，得蒜则止血，炒熟则又能止汗，亦麻黄根节之义也。

【附方】旧三十一，新一十八。伤寒发汗。颂曰：葛洪《肘后方》云，伤寒有数种，庸人卒不能分别者，今取一药兼疗之，凡初觉头痛身热，脉洪，一二日，便以葱豉汤治之。用葱白一虎口，豉一升，绵裹，水三升，煮一升，顿服。不汗更作，加葛根三两；再不汗，加麻黄三两。《肘后》又法：用葱汤煮米粥，入盐豉食之，取汗。又法：用豉一升，小男溺三升，煎一升，分服取汗。伤寒不解。伤寒汗出不解，已三四日，胸中闷恶者。用豉一升，盐一合，水四升，煮一升半，分服取吐，此秘法也。《梅師方》。辟除温疫。豉和白术浸酒，常服之。梅师。伤寒懊侬。吐下后心中懊侬，大下后身热不去，心中痛者，并用栀子豉汤吐之。肥栀子十四枚，水二盏，煮一盏，入豉半两，同煮至七分，去滓服。得吐，止后服。《伤寒论》。伤寒余毒。伤寒后毒气攻手足及身体虚肿。用豉五合微炒，以酒一升半，同煎五七沸，任性饮之。《简要济众》。伤寒目翳。烧豉二七枚，研末吹之。《肘后》。伤寒暴痢。《药性论》曰：

以豉一升，薤白一握，水三升，煮薤熟，纳豉更煮，色黑去豉，分为二服。**血痢不止**。用豉、大蒜等分，杵丸梧子大。每服三十丸，盐汤下。王氏《博济》。**血痢如刺**。《药性论》曰：以豉一升，水渍相淹，煎两沸，绞汁顿服。不瘥再作。**赤白重下**。葛氏用豆豉熬小焦，捣服一合，日三。或炒焦，以水浸汁服，亦验。《外台》用豉心炒为末一升，分四服，酒下，入口即断也。**脏毒下血**。乌犀散：用淡豉十文，大蒜二枚煨，同捣丸梧子大。煎香菜汤服二十丸，日二服，安乃止。永绝根本，无所忌。庐州彭大祥云：此药甚妙，但大蒜九蒸乃佳，仍以冷齑水送下。昔朱元成言其侄及陆子楫提刑皆服此，数十年之疾，更不复作也。《究原方》。**小便血条**。淡豆豉一撮，煎汤空腹饮。或入酒服。《危氏得效方》。**疟疾寒热**。煮豉汤饮数升，得大吐即愈。《肘后方》。**小儿寒热**。恶气中人，以湿豉研丸鸡子大，以摩腮上及手足心六七遍，又摩心、脐上，旋旋咒之了，破豉丸看有细毛，弃道中，即便瘥也。《食医心镜》。**盗汗不止**。诜曰：以豉一升微炒香，清酒三升渍三日，取汁冷暖任服。不瘥更作，三两剂即止。**齁喘痰积**。凡天雨便发，坐卧不得，饮食不进，乃肺窍久积冷痰，遇阴气触动则发也。用此一服即愈，服至七八次，即出恶痰数升，药性亦随而出，即断根矣。用江西淡豆豉一两，蒸捣如泥，入砒霜末一钱，枯白矾三钱，丸绿豆大。每用冷茶、冷水送下七丸，甚者九丸，小儿五丸，即高枕仰卧。忌食热物等。《皆效方》。**风毒膝挛**。骨节痛，用豉心五升，九蒸九暴，以酒一斗浸经宿，空心随性温饮。《食医心镜》。**手足不随**。豉三升，水九升，煮三升，分三服。又法：豉一升微熬，囊贮渍三升酒中三宿。温服，常令微醉为佳。《肘后方》。**头风疼痛**。豉汤洗头，避风取瘥。《孙真人方》。**卒不得语**。煮豉汁，加入美酒服之。《肘后》。**喉痹不语**。煮豉汁一升服，覆取汗。仍着桂末于舌下，咽之。《千金》。**咽生瘜肉**。盐豉和捣涂之。先刺破出血乃用，神效。《圣济总录》。**口舌生疮**。胸膈疼痛者，用焦豉末，含一宿即瘥。《圣惠方》。**舌上血出**。如针孔者，豉三升，水三升，煮沸。服一升，日三服。《葛氏方》。**堕胎血下**。烦满，用豉一升，水三升，煮三沸，调鹿角末服方寸匕。《子母秘录方》。**妊娠动胎**。豉汁服，妙。华佗方也。同上。**妇人难产**。乃儿枕破与败血裹其子也。以胜金散逐其败血即顺矣。用盐豉一两，以旧青布裹了，烧赤、乳细，入麝香一钱，为末，取秤锤烧红淬酒，调服一大盏。《郭稽中方》。**小儿胎毒**。淡豉煎浓汁，与三五口，其毒自下。又能助脾气，消乳食。《圣惠》。**小儿哯乳**。用咸豉七个去皮，腻粉一钱，同研，丸黍米大。每服三五丸，藿香汤下。《全幼心鉴》。**小儿丹毒**。作疮出水，豉炒烟尽为末，油调傅之。《姚和众方》。**小儿头疮**。以黄泥裹豉煨熟取研，以莼菜油调傅之。《胜金》。**发背痈肿**。已溃未溃，用香豉三升，入少水捣成泥，照肿处大小作饼，厚三分。疮有孔，勿覆孔上。铺豉饼，以艾列于上灸之。但使温温，勿令破肉。如热痛，即急易之，患当减快，一日二次灸之。如先有孔，以汁出为妙。《千金方》。**一切恶疮**。熬豉为末傅之，不过三四次。出《杨氏产乳》。**阴茎生疮**。痛烂者，以豉一分，蚯蚓湿泥二分，水研和涂上，干即易之。禁热食、酒、蒜、芥菜。《药性论》。**蠼螋尿疮**。杵豉傅之。良。《千金》。**虫刺螫人**。豉心嚼敷，少顷见豉中有毛即瘥。不见再傅，昼夜勿绝，见毛为度。《外台》。**蹉跌破伤**。筋骨用豉三升，水三升，渍浓汁饮之，止心闷。《千金》。**殴伤瘀聚**。腹中闷满，豉一升，水三升，煮三沸，分服。不瘥再作。《千金》。**解蜀椒毒**。豉汁饮之。《千金方》。**中牛马毒**。豉汁和人乳频服之，效。《卫生易简》。**小虾蟆毒**。小虾蟆有毒，食之令小便秘涩，脐下闷痛，有至死者。以生豉一合，投新汲水半碗，浸浓汁，顿饮之，即愈。《茆亭客话》。**中酒成病**。豉、葱白各半升，水二升，煮一升，顿服。《千金方》。**服药过剂**。闷乱者，豉汁饮之。《千金》。**杂物眯目**。不出，用豉三七枚，浸水洗目，视之即出。《总录》方。**刺在肉中**。嚼豉涂之。《千金方》。**小儿病淋**。方见"蒸饼"发明下。**肿从脚起**。豉汁饮之，以滓傅之。《肘后方》。

【按语】《纲目》以大豆豉为本药正名，包括淡豉、咸豉（蒲州豉）。《中药学》以淡豆豉为名，作为解表药中之发散风热药。本品为豆科植物大豆成熟种子（黑豆）的发酵加工品。

麴《嘉祐》

小麦曲

【气味】甘，温，无毒。［震亨曰］麸皮曲：凉，入大肠经。

【主治】消谷止痢。《别录》。平胃气，消食痔，治小儿食痢。苏恭。调中下气，开胃，疗脏腑中风寒。藏器。主霍乱、心膈气、痰逆，除烦，破癥结。孟诜。补虚，去冷气，除肠胃中塞，不下食，令人有颜色。吴瑞。落胎，并下鬼胎。《日华》。止河鱼之腹疾[①]。梁·简文帝《劝医文》。

大麦曲

【气味】同前。

【主治】消食和中，下生胎，破血。取五升，以水一斗煮三沸，分五服，其子如糜，令母肥盛。时珍。

面曲、米曲

【气味】同前。

【主治】消食积、酒积、糯米积，研末酒服立愈。余功同小麦曲。时珍。出《千金》。

【附方】旧五，新四。**米谷食积**。炒曲末，白汤调服二钱，日三服。**三焦滞气**。陈曲炒、莱菔子炒等分。每用三钱，水煎，入麝香少许服。《普济》。**小腹坚大**。如盘，胸满，食不能消化，用曲末，汤服方寸匕，日三。《千金》。**水痢百起**。六月六日曲炒黄、马蔺子等分，为末，米饮服方寸匕。无马蔺子，用牛骨灰代之。《普济方》。**赤白痢下**。水谷不消，以曲熬粟米粥服方寸匕，日四五服。《肘后方》。**酒毒便血**。曲一块，湿纸包煨，为末。空心米饮服二钱，神效。**伤寒食复**。曲一饼，煮汁饮之，良。《类要方》。**胎动不安**。或上抢心，下血者，生曲饼研末，水和绞汁，服三升。《肘后》。**狐刺尿疮**。曲末和独头蒜，杵如麦粒，纳疮孔中，虫出愈。《古今录验》。

【按语】麴是《纲目》中此药的正名。严格地说，曲也不能是一味药，而是一类加工制作而成的食材。《中药学》未收此

---

① 河鱼之腹疾：病证名。指长期在水中浸泡所致的脾湿病证。也称河鱼之疾。

药。李时珍云："曲有麦、面、米造者不一，皆酒醋所须，俱能消导，功不甚远。"曲本身具有消导作用，且作为发酵剂可以用于其他食物药的加工制作。

神麹《药性论》

【气味】甘、辛，温，无毒。［元素曰］阳中之阳也，入足阳明经。凡用须火炒黄，以助土气。陈久者良。

【主治】化水谷宿食，癥结积滞，健脾暖胃。《药性》。养胃气，治赤白痢。元素。消食下气，除痰逆、霍乱、泄痢、胀满诸疾，其功与曲同。闪挫腰痛者，煅过淬酒温服有效。妇人产后欲回乳者，炒研，酒服二钱，日二即止，甚验。时珍。

【发明】［时珍曰］按倪维德《启微集》云：神曲治目病，生用能发其生气，熟用能敛其暴气也。

【附方】旧一，新六。胃虚不克。神曲半斤，麦芽五升，杏仁一升，各炒，为末，炼蜜丸弹子大。每食后嚼化一丸。《普济方》。壮脾进食。疗痞满暑泄，曲术丸。用神曲炒，苍术泔制炒，等分为末，糊丸梧子大。每米饮服五十丸。冷者加干姜或吴茱萸。《肘后百一选方》。健胃思食。消食丸：治脾胃俱虚，不能消化水谷，胸膈痞闷，腹胁膨胀，连年累月，食减嗜卧，口无味。神曲六两，麦蘖炒三两，干姜炮四两，乌梅肉焙四两，为末，蜜丸梧子大。每米饮服五十丸，日三服。《和剂局方》。虚寒反胃。方同上。暴泄不止。神曲炒二两，茱萸汤泡炒半两，为末，醋糊丸梧子大，每服五十丸，米饮下。《百一选方》。产后运绝。神曲炒，为末，水服方寸匕。《千金方》。食积心痛。陈神曲一块烧红，淬酒二大碗，服之。《摘玄方》。

【按语】《纲目》以神麹为本药正名。《中药学》以"六神曲"为名，作为消食药。并收入建神曲作为附药。六神为辣蓼、青蒿、杏仁等药物加入面粉或麸皮混和后经发酵制成的曲剂。建神曲，又名泉州神曲、范志曲，简称建曲。为面粉、麸皮、紫苏、荆芥、防风、厚朴、白术、木香、枳实、青皮等四十多种药物，经混合发酵而成。

蘖米《别录》

粟蘖。一名粟芽。

【气味】苦，温，无毒。［宗奭曰］今谷神散中用之，性温于麦蘖。

【主治】寒中，下气，除热。《别录》。除烦，消宿食，开胃。《日华》。为末和脂傅面，令皮肤悦泽。陶弘景。

稻蘖。一名谷芽。

【气味】甘，温，无毒。

【主治】快脾开胃，下气和中，消食化积。时珍。

【附方】新一。启脾进食。谷神丸：用谷蘖四两为末，入姜汁、盐少许，和作饼，焙干，入炙甘草、砂仁、白术麸炒各一两，为末，白汤点服之，或丸服。《澹寮方》。

穬麦蘖。一名麦芽。

【气味】咸，温，无毒。

【主治】消食和中。《别录》。破冷气，去心腹胀满。《药性》。开胃，止霍乱，除烦闷，消痰饮，破癥结，能催生落胎。《日华》。补脾胃虚，宽肠下气，腹鸣者用之。元素。消化一切米、面、诸果食积。时珍。

【发明】[好古曰]麦芽、神曲二药，胃气虚人宜服之，以代戊己腐熟水谷。豆蔻、缩砂、乌梅、木瓜、芍药、五味子为之使。[时珍曰]麦蘖、谷芽、粟蘖，皆能消导米、面、诸果食积。观造饧者用之，可以类推矣。但有积者能消化，无积而久服，则消人元气也，不可不知。若久服者，须同白术诸药兼消，则无害也矣。

【附方】旧三，新五。快膈进食。麦蘖四两，神曲二两，白术、橘皮各一两，为末，蒸饼丸梧子大。每人参汤下三五十丸，效。谷劳嗜卧。饱食便卧，得谷劳病，令人四肢烦重，嘿嘿欲卧，食毕辄甚。用大麦蘖一升，椒一两，并炒，干姜三两，捣末。每服方寸匕，白汤下，日三。《肘后》。腹中虚冷。食辄不消，羸瘦弱乏，因生百疾。大麦蘖五升，小麦面半斤，豉五合，杏仁二升，皆熬黄香，捣筛，糊丸弹子大。每服一丸，白汤下。《肘后方》。产后腹胀。不通，转气急，坐卧不安，以麦蘖一合，为末。和酒服，良久通转，神验。此乃供奉辅太初传与崔郎中方也。李绛《兵部手集》方。产后青肿。乃血水积也。干漆、大麦蘖等分，为末。新瓦中铺漆一层，蘖一层，重重令满，盐泥固济，煅赤研末。热酒调服二钱。产后诸疾并宜。《妇人经验方》。产后秘塞。五七日不通。不宜妄服药丸。宜用大麦芽炒黄为末，每服三钱，沸汤调下，与粥间服。《妇人良方》。妊娠去胎。《外台》治妊娠欲去胎，麦蘖一升，蜜一升，服之即下。《小品》用大麦芽一升，水三升，煮二升，分三服，神效。产后回乳。产妇无子食乳，乳不消，令人发热恶寒。用大麦蘖二两，炒为末。每服五钱，白汤下，甚良。《丹溪纂要》方。

【按语】《纲目》以蘖米为本药正名。李时珍云："麦蘖、谷芽、粟蘖，皆能消导米、面、诸果食积。"《中药学》收入之麦芽、稻芽、谷芽均属蘖米范畴，亦均作为消食药。

饴糖《别录》

【气味】甘，大温，无毒。入太阴经。[宗奭曰]多食动脾风。[震亨曰]饴糖属土而成于火，大发湿中之热。寇氏谓其动脾风，言末而遗本矣。[时珍曰]凡中满吐逆、秘结牙䘌、赤目疳病者，切宜忌之，生痰动火最甚。甘属土，肾病毋多食甘，甘伤肾，骨痛而齿落，皆指此类也。

【主治】补虚乏，止渴去血。《别录》。补虚冷，益气力，止肠鸣咽痛，治唾血，消痰润肺止嗽。思邈。健脾胃，补中，治吐血。打损瘀血者，熬焦酒服，能下恶血。又伤寒大毒嗽，于蔓菁、薤汁中煮一沸，顿服之，良。孟诜。脾弱不思食人少用，能和胃气。亦用和药。寇宗奭。解附子、草乌头毒。时珍。

【发明】[弘景曰]古方建中汤多用之。糖与酒皆用米蘖，而糖居上品，酒居中品。是糖以和润为优，酒以醺乱为劣也。[成无己曰]脾欲缓，急食甘以缓之。胶饴之甘以缓中也。[好古曰]饴乃脾经气分药也，甘能补脾之不足。[时珍曰]《集异记》云：邢曹进，河朔健将也。为飞矢中目，拔矢而镞留于中，钳之不动，痛困俟死。忽梦胡僧令以米汁注之必愈。广询于人，无悟者。一日一僧丐食，肖所梦者，叩之。僧云：但以寒食饧点之。如法用之，清凉，顿减酸楚。至夜疮痒，用力一钳而出。旬日而瘥。

【附方】旧二，新九。老人烦渴。寒食大麦一升，水七升，煎五升，入赤饧二合，渴即饮之。《奉亲书》。**蛟龙癥病**。凡人正二月食芹菜，误食蛟龙精者，为蛟龙病，发则似痫，面色青黄。每服寒食饧五合，日三服。吐出蛟龙，有两头可验。吐蛔者勿用。《金匮要略》。**鱼脐疔疮**。寒食饧涂之，良。干者烧灰。《千金方》。**瘭疽毒疮**。腊月饴糖，昼夜浸之，数日则愈。《千金方》。**误吞稻芒**。白饧频食。《简便方》。**鱼骨鲠咽**。不能出，用饴糖丸鸡子黄大吞之。不下再吞。《肘后方》。**误吞钱钗**。及竹木。取饴糖一斤，渐渐食尽，便出。《外台》。**箭镞不出**。《医说》良。**服药过剂**。闷乱者，饴糖食之。《千金》。**草乌头毒**。及天雄、附子毒。并食饴糖即解。《总录》。**手足瘑疮**。炒腊月糖，薄之。《千金方》。**火烧成疮**。白糖烧灰，粉之即燥，易瘥。《小品方》。

【按语】《纲目》以饴糖为本药正名。《中药学》药名同此，见补虚药中之补气药。本品是以米、麦、粟或蜀黍等粮食经发酵糖化制成。

醋《别录》

米醋

【气味】酸、苦，温，无毒。［诜曰］大麦醋微寒，余醋并同。［弘景曰］多食损人肌脏。［藏器曰］多食损筋骨，亦损胃。不益男子，损人颜色。醋发诸药，不可同食。［时珍曰］酸属木，脾病毋多食酸。酸伤脾，肉腸而唇揭。服茯苓、丹参人，不可食醋。《镜源》曰：米醋煮制四黄、丹砂、胆矾、常山诸药也。

【主治】消痈肿，散水气，杀邪毒。《别录》。理诸药，消毒。扁鹊。治产后血运，除癥块坚积，消食，杀恶毒，破结气、心中酸水痰饮。藏器。下气除烦，治妇人心痛血气，并产后及伤损金疮出血昏运，杀一切鱼、肉、菜毒。《日华》。醋磨青木香，止卒心痛、血气痛。浸黄柏含之，治口疮。调大黄末，涂肿毒。煎生大黄服，治痃癖甚良。孟诜。散瘀血，治黄疸、黄汗。［好古曰］张仲景治黄汗，有黄芪芍药桂枝苦酒汤；治黄疸，有麻黄醇酒汤，用苦酒、清酒。方见《金匮要略》。

【发明】［宗奭曰］米醋比诸醋最酽，入药多用之，谷气全也，故胜糟醋。产妇房中，常以火炭沃醋气为佳，酸益血也。以磨雄黄，涂蜂虿毒，亦取其收而不散之义。今人食酸则齿软，谓其水生木，水气弱，木气强故如是。造靴皮者，须得醋而纹皱，故知其性收敛，不负酸收之意。［时珍曰］按孙光宪《北梦琐言》云：一婢抱儿落炭火上烧灼，以醋泥傅之，旋愈无痕。又一少年，眼中常见一镜。赵卿谓之曰：来晨以鱼鲙奉候。及期延至，从容久之。少年饥甚，见台上一瓯芥醋，旋旋啜之，遂觉胸中豁然，眼花不见。卿云：君吃鱼鲙太多，鱼畏芥醋，故权诳而愈其疾也。观此二事，可证《别录》治痈肿、杀邪毒之验也。大抵醋治诸疮肿积块，心腹疼痛，痰水血病，杀鱼、肉、菜及诸虫毒气，无非取其酸收之义，而又有散瘀解毒之功。李鹏飞云：醋能少饮，辟寒胜酒。黄戬自幼不食醋，年逾八十，犹能传神也。

【附方】旧二十，新十三。**身体卒肿**。醋和蚯蚓屎傅之。《千金》。**白虎风**[1]**毒**。

① 白虎风：病证名。指以四肢骨节疼痛，肉色不变，至夜加甚，痛彻骨髓为特点的痛风病证。

以三年酽醋五升，煎五沸，切葱白三升，煎一沸漉出，以布染乘热裹之，痛止乃已。《外台秘要》。**霍乱吐利**。盐、醋煎服甚良。《如宜方》。**霍乱烦胀**。未得吐下，以好苦酒三升饮之。《千金方》。**足上转筋**。以故绵浸醋中，甑蒸热裹之，冷即易，勿停，取瘥止。《外台》。**出汗不滴**。瘦却腰脚，并耳聋者。米醋浸荆三稜，夏四日，冬六日，为末。醋汤调下二钱，即瘥。《经验后方》。**腋下胡臭**。三年酽酢和石灰傅之。《外台》。**疬疡风**[①]**病**。酢和硫黄末傅之。《外台秘要》。**痈疽不溃**。苦酒和雀屎如小豆大，傅疮头上即穿也。《肘后方》。**舌肿不消**。以酢和釜底墨，厚傅舌之上下，脱则更傅，须臾即消。《千金方》。**木舌肿强**。糖醋时时含漱。《普济方》。**牙齿疼痛**。大醋一升，煮枸杞白皮一升，取半升，含嗽即瘥。《肘后方》。**鼻中出血**。酢和胡粉半枣许服。又法：用醋和土，涂阴囊，干即易之。《千金方》。**塞耳治聋**。以醇酢微火炙附子，削尖塞之。《千金方》。**面䵟雀卵**。苦酒渍术，常常拭之。《肘后方》。**中砒石毒**。饮酽醋，得吐即愈。不可饮水。《广记》。**服硫发痈**。酢和豉研膏傅之，燥则易。《千金方》。**食鸡子毒**。饮醋少许即消。《广记》。**浑身虱出**。方见石部"食盐"。**毒杀伤螫**。清醋急饮一二碗，令毒气不散，然后用药。《济急方》。**蝎刺螫人**。酢磨附子汁傅之。《食医心镜》。**蜈蚣咬毒**。醋磨生铁傅之。《箧中方》。**蜘蛛咬毒**。同上方。**蠼螋尿疮**。以醋和胡粉傅之。《千金方》。**诸虫入耳**。凡百节、蚰蜒、蚁入耳，以苦酒注入，起行即出。钱相公《箧中方》。**汤火伤灼**。即以酸醋淋洗，并以醋泥涂之甚妙，亦无瘢痕也。**狼烟入口**。以醋少许饮之。秘方。**足上冻疮**。以醋洗足，研藕傅之。**胎死不下**，月未足者。大豆煮醋服三升，立便分解。未下再服。《子母秘录》。**胞衣不下**。腹满则杀人，以水入醋少许，噀面，神效。《圣惠方》。**鬼击卒死**。吹醋少许入鼻中。《千金》。**乳痈坚硬**。以罐盛醋，烧热石投之二次，温渍之。冷则更烧石投之，不过三次即愈。《千金》。**疔肿初起**。用面围住，以针乱刺疮上。铜器煎醋沸，倾入围中，令容一盏。冷即易，三度根即出也。

【按语】醋是《纲目》中此药的正名，别名苦酒等。药物来源为用高粱、米、大麦、小麦、粟、玉米及糟、糠等为原料酿制而成酸性液体。《中药学》未收此药。醋是古今一味重要的食物调味剂及药物辅料。李时珍认为：米、糯米、粟米、小麦、大麦、饧等醋能入药，而"其余糟、糠等醋，皆不入药"。现代用食用冰醋酸加水和着色料配成者，更不得入药。

酒《别录》

【气味】苦、甘、辛，大热，有毒。[诜曰]久饮伤神损寿，软筋骨，动气痢。醉卧当风，则成癜风。醉浴冷水成痛痹。服丹砂人饮之，头痛吐热。[士良曰]凡服丹砂、北庭、石亭脂、钟乳、礜石、生姜，并不可长用酒下，能引石药气入四肢，滞血化为痈疽。[藏器曰]凡酒忌诸甜物。酒浆照人无影，不可饮。祭酒自耗，不可饮。

① 疬疡风：简称疬疡。病证名。指颈部、胸前及腋下等处皮肤出现白色斑点，无痛痒。李时珍认为："疬疡是汗斑"。

酒合乳饮，令人气结。同牛肉食，令人生虫。酒后卧黍穰，食猪肉，患大风。[时珍曰]酒后食芥及辣物，缓人筋骨。酒后饮茶，伤肾脏，腰脚重坠，膀胱冷痛，兼患痰饮水肿、消渴挛痛之疾。一切毒药，因酒得者难治。又酒得咸而解者，水制火也，酒性上而咸润下也。又畏枳椇、葛花、赤豆花、绿豆粉者，寒胜热也。

【主治】行药势，杀百邪恶毒气。《别录》。通血脉，厚肠胃，润皮肤，散湿气，消忧发怒，宣言畅意。藏器。养脾气，扶肝，除风下气。孟诜。解马肉、桐油毒，丹石发动诸病，热饮之甚良。时珍。

糟底酒。三年腊糟下取之。开胃下食，暖水脏，温肠胃，消宿食，御风寒，杀一切蔬菜毒。《日华》。止呕哕，摩风瘙、腰膝疼痛。孙思邈。

老酒。腊月酿造者，可经数十年不坏。和血养气，暖胃辟寒，发痰动火。时珍。

春酒。清明酿造者，亦可经久。常服令人肥白。孟诜。蠼螋尿疮，饮之至醉，须臾虫出如米也。李绛《兵部手集》。

社坛余胙酒。《拾遗》。治小儿语迟，纳口中佳。又以喷屋四角，辟蚊子。藏器。饮之治聋。[时珍曰]按《海录碎事》云：俗传社酒治聋，故李涛有“社翁今日没心情，为寄治聋酒一瓶”之句。

糟笋节中酒。[气味]咸，平，无毒。[主治]饮之主哕气呕逆，或加小儿乳及牛乳同服。又摩疬疡风。藏器。

东阳酒。[气味]甘、辛，无毒。[主治]用制诸药良。

【发明】[弘景曰]大寒凝海，惟酒不冰，明其性热，独冠群物。药家多用以行其势，人饮多则体弊神昏，是其有毒故也。《博物志》云：王肃、张衡、马均三人，冒雾晨行。一人饮酒，一人饱食，一人空腹。空腹者死，饱食者病，饮酒者健。此酒势辟恶，胜于作食之效也。[好古曰]酒能行诸经不止，与附子相同。味之辛者能散，苦者能下，甘者能居中而缓。用为导引，可以通行一身之表，至极高分。味淡者则利小便而速下也。古人惟以麦造曲酿黍，已为辛热有毒。今之酝者加以乌头、巴豆、砒霜、姜、桂、石灰、灶灰之类大毒大热之药，以增其气味。岂不伤冲和，损精神，涸荣卫，竭天癸，而夭夫人寿耶？[震亨曰]本草止言酒热而有毒，不言其湿中发热，近于相火，醉后振寒战栗可见矣。又性喜升，气必随之，痰郁于上，溺涩于下，恣饮寒凉，其热内郁，肺气大伤。其始也病浅，或呕吐，或自汗，或疮疥，或鼻皶，或泄利，或心脾痛，尚可散而去之。其久也病深，或消渴，或内疽，或肺痿，或鼓胀，或失明，或哮喘，或劳瘵，或癫痫，或痔漏，为难名之病，非具眼未易处也。夫醇酒性大热，饮者适口，不自觉也。理宜冷饮，有三益焉。过于肺，入于胃，然后微温，肺得温中之意，可以补气。次得寒中之温，可以养胃。冷酒行迟，传化以渐，人不得恣饮也。今则不然，图取快喉舌焉尔。[颖曰]人知戒早饮，而不知夜饮更甚。既醉既饱，睡而就枕，热拥伤心伤目。夜气收敛，酒以发之，乱其清明，劳其脾胃，停湿生疮，动火助欲，因而致病者多矣。朱子云：以醉为节可也。[机曰]按扁鹊云：过饮腐肠烂胃，溃髓蒸筋，伤神损寿。昔有客访周顗，出美酒二石。顗饮一石二斗，客饮八斗。次明，顗无所苦，客已胁穿而死矣。岂非犯扁鹊之戒乎。[时珍曰]酒，天之美禄也。面曲之酒，少饮则和血行气，壮神御寒，消愁遣兴。痛饮则伤神耗血，损胃亡精，生痰动火。邵尧夫诗云："美酒饮教微醉后。"此得饮酒之妙，所谓醉中趣、壶中天者也。若夫沉湎无度，醉以为常者，轻则致疾败行，甚则丧邦亡家而陨躯命，其害可胜言哉？此大禹所以疏仪狄，周公所以著《酒诰》，为世范戒也。

【附方】旧十一，新六。**惊怖卒死**。温酒灌之即醒。**鬼击诸病**。卒然着人，如刀刺状，胸胁腹内切痛，不可抑按，或吐血、鼻血、下血，一名鬼排。以醇酒吹两鼻内，良。《肘后》。**马气入疮**。或马汗、马毛入疮，皆致肿痛烦热，入腹则杀人。多饮醇酒，至醉即愈，妙。《肘后方》。**虎伤人疮**。但饮酒，常令大醉，当吐毛出。梅师。**蛇咬成疮**。暖酒淋洗疮上，日三次。《广利方》。**蜘蛛疮毒**。同上方。**毒蜂螫人**。方同上。**咽伤声破**。酒一合，酥一匕，干姜末二匕，和服，日三次[①]。《十便良方》。**卅年耳聋**。酒三升，渍牡荆子一升，七日去滓，任性饮之。《千金方》。**天行余毒**。手足肿痛欲断，作坑深三尺，烧热灌酒，着屐居坑上，以衣壅之，勿令泄气。《类要方》。**下部痔䘌**。掘地作小坑，烧赤，以酒沃之，纳吴茱萸在内坐之。不过三度，良。《外台》。**产后血闷**。清酒一升，和生地黄汁煎服。梅师。**身面疣目**。盗酸酒酹，洗而咒之曰：疣疣，不知羞。酸酒酹，洗你头。急急如律令。咒七遍，自愈。《外台》。**断酒不饮**。酒七升，朱砂半两，瓶浸紧封，安猪圈内，任猪摇动，七日取出，顿饮。又方：正月一日酒五升，淋碓头杵下，取饮之。《千金方》。**丈夫脚冷**。不随，不能行者，用淳酒三斗，水三斗，入瓮中，灰火温之，渍脚至膝。常着灰火，勿令冷，三日止。《千金方》。**海水伤裂**。凡人为海水咸物所伤，及风吹裂，痛不可忍。用蜜半斤，水酒三十斤，防风、当归、羌活、荆芥各二两为末，煎汤浴之。一夕即愈。《使琉球录》。

【附诸酒方】[时珍曰]本草及诸书并有治病酿酒诸方。今辑其简要者，以备参考。药品多者，不能尽录。

愈疟酒。治诸疟疾，频频温饮之。四月八日，水一石，曲一斤为末，俱酘水中。待酢煎之，一石取七斗。待冷，入曲四斤。一宿，上生白沫起。炊秫一石冷酘，三日酒成。贾思勰《齐民要术》。

屠苏酒。陈延之《小品方》云：此华佗方也。元旦饮之，辟疫疠一切不正之气。造法：用赤术、桂心各七钱五分，防风一两，菝葜五钱，蜀椒、桔梗、大黄五钱七分，乌头二钱五分，赤小豆十四枚，以三角绛囊盛之，除夜悬井底，元旦取出置酒中，煎数沸。举家东向，从少至长，次第饮之。药滓还投井中，岁饮此水，一世无病。[时珍曰]苏魁，鬼名。此药屠割鬼爽，故名。或云，草庵名也。

逡巡酒。补虚益气，去一切风痹湿气。久服益寿耐老，好颜色。造法：三月三日收桃花三两三钱，五月五日收马蔺花五两五钱，六月六日收脂麻花六两六钱，九月九日收黄甘菊花九两九钱，阴干。十二月八日取腊水三斗。待春分，取桃仁四十九枚好者，去皮尖，白面十斤正，同前花和作曲，纸包四十九日。用时白水一瓶，曲一丸，面一块，封良久成矣。如淡再加一丸。

---

① 日三次：原作"日二次一"。今据《普济方》卷六十四"语声不出"引《十便良方》改。

五加皮酒。去一切风湿痿痹，壮筋骨，填精髓。用五加皮洗刮去骨煎汁，和曲、米酿成，饮之。或切碎袋盛，浸酒煮饮。或加当归、牛膝、地榆诸药。

白杨皮酒。治风毒脚气，腹中痰癖如石。以白杨皮切片，浸酒起饮。

女贞皮酒。治风虚，补腰膝。女贞皮切片，浸酒煮饮之。

仙灵脾酒。治偏风不遂，强筋坚骨。仙灵脾一斤，袋盛，浸无灰酒二斗，密封三日，饮之。《圣惠方》。

薏苡仁酒。去风湿，强筋骨，健脾胃。用绝好薏苡仁粉，同曲、米酿酒，或袋盛煮酒饮之。

天门冬酒。润五脏，和血脉。久服除五劳七伤，癫痫恶疾。常令酒气相接，勿令大醉，忌生冷。十日当出风疹毒气，三十日乃已，五十日不知风吹也。冬月用天门冬去心煮汁，同曲、米酿成。初熟微酸，久乃味佳。《千金》。

百灵藤酒。治诸风。百灵藤十斤，水一石，煎汁三斗，入糯米三斗，神曲九斤，如常酿成。三五日，更炊糯饭投之，即熟。澄清日饮，以汗出为效。《圣惠方》。

白石英酒。治风湿周痹，肢节湿痛，及肾虚耳聋。用白石英、磁石煅醋淬七次各五两，绢袋盛，浸酒中五六日，温饮。酒少更添之。《圣济总录》。

地黄酒。补虚弱，壮筋骨，通血脉，治腹痛，变白发。用生肥地黄绞汁，同曲、米封密器中。五七日启之，中有绿汁，真精英也，宜先饮之，乃滤汁藏贮。加牛膝汁效更速，亦有加群药者。

牛膝酒。壮筋骨，治痿痹，补虚损，除久疟。用牛膝煎汁，和曲、米酿酒。或切碎袋盛浸酒煮饮。

当归酒。和血脉，坚筋骨，止诸痛，调经水。当归煎汁，或酿或浸，并如上法。

菖蒲酒。治三十六风，一十二痹，通血脉，治骨痿，久服耳目聪明。石菖蒲煎汁，或酿或浸，并如上法。

枸杞酒。补虚弱，益精气，去冷风，壮阳道，止目泪，健腰脚。用甘州枸杞子煮烂捣汁，和曲、米酿酒。或以子同生地黄袋盛，浸酒煮饮。

人参酒。补中益气，通治诸虚。用人参末同曲、米酿酒。或袋盛浸酒煮饮。

薯蓣酒。治诸风眩运，益精髓，壮脾胃。用薯蓣粉同曲、米酿酒。或同山茱萸、五味子、人参诸药浸酒煮饮。

茯苓酒。治头 风虚眩，暖腰膝，主五劳七伤。用茯苓粉同曲、米酿酒饮之。

菊花酒。治头风，明耳目，去痿痹，消百病。用甘菊花煎汁，同曲、米酿酒。或加地黄、当归、枸杞诸药亦佳。

黄精酒。壮筋骨，益精髓，变白发，治百病。用黄精、苍术各四斤，枸杞根、柏叶各五斤，天门冬三斤，煮汁一石，同曲十斤，糯米一石，如常酿酒饮。

桑椹酒。补五脏，明耳目。治水肿，不下则满，下之则虚，入腹则十无一活。用桑椹捣汁煎过，同曲、米如常酿酒饮。

术酒。治一切风湿筋骨诸病，驻颜色，耐寒暑。用术三十斤，去皮捣，以东流水三石，渍三十日，取汁，露一夜，浸曲、米酿成饮。

蜜酒。孙真人曰：治风疹风癣。用沙蜜一斤，糯饭一升，面曲五两，熟水五升，同入瓶内，封七日成酒。寻常以蜜入酒代之亦良。

蓼酒。久服聪明耳目，脾胃健壮。以蓼煎汁，和曲、米酿酒饮。

姜酒。诜曰：治偏风，中恶疰忤，心腹冷痛，以姜浸酒，暖服一碗即止。一法：用姜汁和曲造酒，如常服之，佳。

葱豉酒。诜曰：解烦热，补虚劳，治伤寒头痛寒热及冷痢肠痛，解肌发汗。并以葱根、豆豉浸酒煮饮。

茴香酒。治卒肾气痛，偏坠牵引，及心腹痛。茴香浸酒，煮饮之。舶茴尤妙。

缩砂酒。消食和中，下气，止心腹痛。砂仁炒研，袋盛浸酒，煮饮。

莎根酒。治心中客热，膀胱、胁下气郁，常忧不乐。以莎根一斤切，熬香，袋盛浸酒。日夜服之，常令酒气相续。

茵蔯酒。治风疾，筋骨挛急。用茵蔯蒿炙黄一斤，秫米一石，曲三斤，如常酿酒饮。

青蒿酒。治虚劳久疟。青蒿捣汁，煎过，如常酿酒饮。

百部酒。治一切久近咳嗽。百部根切炒，袋盛浸酒，频频饮之。

海藻酒。治瘿气。海藻一斤，洗净浸酒，日夜细饮。

黄药酒。治诸瘿气。万州黄药切片，袋盛浸酒，煮饮。

仙茅酒。治精气虚寒，阳痿膝弱，腰痛痹缓，诸虚之病。用仙茅九蒸九晒，浸酒饮。

通草酒。续五脏气，通十二经脉，利三焦。通草子煎汁，同曲、米酿酒饮。

南藤酒。治风虚，逐冷气，除痹痛，强腰脚。石南藤煎汁，同曲、米酿酒饮。

松液酒。治一切风痹脚气。于大松下掘坑，置瓮承取其津液一斤，酿糯米五斗，取酒饮之。

松节酒。治冷风虚弱，筋骨挛痛，脚气缓痹。松节煮汁，同曲、米酿酒饮。松叶煎汁亦可。

柏叶酒。治风痹，历节作痛。东向侧柏叶煮汁，同曲、米酿酒饮。

椒柏酒。元旦饮之，辟一切疫疠不正之气。除夕以椒三七粒，东向侧柏叶七枝，浸酒一瓶饮之。

竹叶酒。治诸风热病，清心畅意。淡竹叶煎汁，如常酿酒饮。

槐枝酒。治大麻痿痹。槐枝煮汁，如常酿酒饮。

枳茹酒。治中风身直，口僻眼急。用枳壳刮茹，浸酒饮之。

牛蒡酒。治诸风毒，利腰脚。用牛蒡根切片，浸酒饮之。

巨胜酒。治风虚痹弱，腰膝疼痛。用巨胜子二升炒香，薏苡仁二升，生地黄半斤，袋盛浸酒饮之。

麻仁酒。治骨髓风毒，痛不能动者。取大麻子中仁炒香，袋盛浸酒饮之。

桃皮酒。治水肿，利小便。桃皮煎汁，同秫米酿酒饮。

红曲酒。治腹中及产后瘀血。红曲浸酒煮饮。

神曲酒。治闪肭腰痛。神曲烧赤，淬酒饮之。

柘根酒。治耳聋。方具“柘根”下。

磁石酒。治肾虚耳聋。用磁石、木通、菖蒲等分，袋盛酒浸日饮。

蚕沙酒。治风缓顽痹，诸节不随，腹内宿痛。用原蚕沙炒黄，袋盛浸酒饮。

花蛇酒。治诸风顽痹瘫缓，挛急疼痛，恶疮疥癞。用白花蛇肉一条，袋盛，同曲置于缸底，糯饭盖之，三七日取酒饮。又有群药煮酒方甚多。

乌蛇酒。治疗、酿法同上。

蚺蛇酒。治诸风痛痹，杀虫辟瘴，治癞风、疥癣、恶疮。用蚺蛇肉一斤，羌活一两，袋盛，同曲置于缸底，糯饭盖之，酿成酒饮。亦可浸酒。详见本条。[颖曰]广西蛇酒，坛上安蛇数寸，其曲则采山中草药，不能无毒也。

蝮蛇酒。治恶疮诸瘘，恶风顽痹，癫疾。取活蝮蛇一条，同醇酒一斗，封埋马溺处，周年取出，蛇已消化。每服数杯，当身体习习而愈也。

紫酒。治卒风，口偏不语，及角弓反张，烦乱欲死，及鼓胀不消。以鸡屎白一升炒焦，投酒中，待紫色去滓频饮。

豆淋酒。破血去风，治男子中风口㖞，阴毒腹痛，及小便尿血，妇人产后一切中风诸病。用黑豆炒焦，以酒淋之，温饮。

霹雳酒。治疝气偏坠，妇人崩中下血，胎产不下。以铁器烧赤，浸酒饮之。

龟肉酒。治十年咳嗽。酿法详见“龟”条。

虎骨酒。治臂胫疼痛，历节风，肾虚，膀胱寒痛。虎胫骨一具，炙黄捶碎，同曲、米如常酿酒饮。亦可浸酒。详见“虎”条。

麋骨酒。治阴虚肾弱，久服令人肥白。麋骨煮汁，同曲、米如常酿酒饮之。

鹿头酒。治虚劳不足，消渴，夜梦鬼物，补益精气。鹿头煮烂捣泥，连汁和曲、米酿酒饮。少入葱、椒。

鹿茸酒。治阳虚痿弱，小便频数，劳损诸虚。用鹿茸、山药浸酒服。详见“鹿茸”下。

戊戌酒。诜曰：大补元阳。[颖曰]其性大热，阴虚无冷病人，不宜饮之。用黄狗肉一只煮糜，连汁和曲、米酿酒饮之。

羊羔酒。大补元气，健脾胃，益腰肾。宣和化成殿真方：用米一石，如常浸浆，嫩肥羊肉七斤，曲十四两，杏仁一斤，同煮烂，连汁拌末，入木香一两同酿，勿犯水，十日熟，极甘滑。一法：羊肉五斤蒸烂，酒浸一宿，入消梨七个，同捣取汁，和曲、米酿酒饮之。

腽肭脐酒。助阳气，益精髓，破癥结冷气，大补益人。腽肭脐酒浸擂烂，同曲、米如常酿酒饮之。

【按语】酒是《纲目》中此药的正名。药物来源为用高粱、米、大麦、甘薯、玉米等原料酿制而成的含酒精饮料。《中药学》未收此药。酒是与人们生活相关最为密切的饮料之一，也是最常见的药物辅料。李时珍云：“酒，天之美禄也。面曲之酒，少饮则和血行气，壮神御寒，消愁遣兴。痛饮则伤神耗血，损胃亡精，生痰动火。”《纲目》本药条包括不同原料或不同时节酿制的酒，并附出多种养生食疗药酒，如屠苏酒、五加皮酒等，历来备受关注。但本药条所云之“酒”，不包括用蒸馏法所制的高浓度烧酒与葡萄酒。

本草纲目

菜部

韭《别录》

【气味】辛、微酸，温，涩，无毒。[时珍曰]生：辛，涩。熟：甘、酸。[大明曰]热。[宗奭曰]春食则香，夏食则臭，多食则能昏神暗目，酒后尤忌。[诜曰]热病后十日食之，即发困。五月多食，乏气力。冬月多食，动宿饮，吐水。不可与蜜及牛肉同食。

【主治】归心，安五脏，除胃中热，利病人，可久食。《别录》。[时珍曰]案《千金方》作"可久食，不利病人"。叶：煮鲫鱼鲊食，断卒下痢。根：入生发膏用。弘景。根、叶：煮食，温中下气，补虚益阳，调和脏腑，令人能食，止泄血脓，腹中冷痛。生捣汁服，主胸痹骨痛不可触者，又解药毒，疗狂狗咬人欲发者，亦涂诸蛇虺、蝎虿、恶虫毒。藏器。煮食，充肺气，除心腹痼冷痃癖。捣汁服，治肥白人中风失音。《日华》。煮食，归肾壮阳，止泄精，暖腰膝。宁原。煠熟，以盐、醋空心吃十顿，治胸膈噎气。捣汁服，治胸痹刺痛如锥，即吐出胸中恶血，甚验。又灌初生小儿，吐去恶水恶血，永无诸病。诜。主吐血，唾血，衄血，尿血，妇人经脉逆行，打扑伤损及膈噎病。捣汁澄清，和童尿饮之，能消散胃脘瘀血，甚效。震亨。饮生汁，主上气喘息欲绝，解肉脯毒。煮汁饮，止消渴盗汗。熏产妇血运，洗肠痔脱肛。时珍。

【发明】[弘景曰]此菜殊辛臭，虽煮食之，便出犹熏灼，不如葱、薤，熟即无气，最是养生所忌。[颂曰]菜中此物最温而益人，宜常食之。昔人正月节食五辛以辟疠气，谓韭、薤、葱、蒜、姜也。[宗奭曰]韭黄未出粪土，最不益人，食之滞气，盖含抑郁未申之气故也。孔子曰"不时不食"，正谓此辈。花食之亦动风。[思邈曰]韭味酸，肝病宜食之，大益人心。[时珍曰]韭，叶热根温，功用相同。生则辛而散血，熟则甘而补中。入足厥阴经，乃肝之菜也。《素问》言"心病宜食韭"，《食鉴本草》言"归肾"，文虽异而理则相贯。盖心乃肝之子，肾乃肝之母，母能令子实，虚则补其母也。道家目为五荤之一，谓其能昏人神而动虚阳也。有一贫叟病噎膈，食入即吐，胸中刺痛。或令取韭汁入盐、梅、卤汁少许，细呷，得入渐加，忽吐稠涎数升而愈。此亦仲景治胸痹用薤白，皆取其辛温能散胃脘痰饮恶血之义也。[震亨曰]心痛有食热物及怒郁，或气血留于胃口作痛者，宜用韭汁、桔梗加入药中，开提气血。有肾气上攻以致心痛者，宜用韭汁和五苓散为丸，空心茴香汤下。盖韭性急，能散胃口血滞也。又反胃宜用韭汁二杯，入姜汁、牛乳各一杯，细细温服。盖韭汁消血，姜汁下气消痰和胃，牛乳能解热润燥补虚也。一人腊月饮刮剁酒三杯，自后食必屈曲下膈，硬涩微痛，右脉甚涩，关脉沉。此污血在胃脘之口，气因郁而成痰，隘塞食道也。遂以韭汁半盏，细细冷呷，尽半斤而愈。

【附方】旧十一，新廿一。胸痹急痛。诜曰：胸痹痛如锥刺，不得俯仰，白汗出，或痛彻背上，不治或至死。可取生韭或根五斤，洗，捣汁服之。《食疗本草》。阴阳易病。男子阴肿，小腹绞痛，头重眼花，宜豭鼠屎汤主之。用豭鼠屎十四枚，韭根一大把，水二盏，煮七分，去滓再煎二沸，温服，得汗愈。未汗再服。《南阳活人书》。伤寒劳复。方同上。卒然中恶。捣韭汁，灌鼻中便苏。《食医心镜》。卧忽不寤。勿以火照之，但痛啮拇指甲际而唾其面则活。取韭捣汁吹入鼻中,冬月则用韭根。《肘后方》。**风忤邪恶**。韭根一把,乌梅十四个,吴茱萸炒半升,水一斗煮之。仍以病人栉内入,煮三沸。栉浮者生,沉者死。煮至三升,分三服。《金匮要略》。**喘息欲绝**。韭汁饮一升,效。**夜出盗汗**。韭根四十九根,水二升,煮一升,顿服。《千金方》。**消渴引饮**。韭苗日用三五两,或炒或作羹,勿入盐,入酱无妨。吃至十斤即住,极效。过清明勿吃。有人病此,引饮无度,得此方而愈。秦运副方。**喉肿难食**。韭一把,捣熬傅之,冷即易。《千金方》。**水谷痢疾**。韭叶作羹、粥、煠、炒,任食之,良。《食医心镜》。**脱肛不收**。生韭一斤切,以酥拌炒熟,绵裹作二包,更互熨之,以入为度。《圣惠》。**痔疮作痛**。用盆盛沸汤,以器盖之,留一孔。用洗净韭菜一把,泡汤中。乘热坐孔上,先熏后洗,数次自然脱体也。《袖珍方》。**小儿胎毒**。初生时,以韭汁少许灌之,即吐出恶水恶血,永无诸疾。《四声本草》。**小儿腹胀**。韭根捣汁,和猪肪煎服一合。间日一服,取愈。《秘录》。**小儿患黄**。韭根捣汁,日滴鼻中取黄水,取效。同上。**痘疮不发**。韭根煎汤服之。《海上方》。**产后呕水**。产后因怒哭伤肝,呕青绿水。用韭叶一斤取汁,入姜汁少许,和饮遂愈。《摘玄方》。**产后血运**。韭菜切,安瓶中,沃以热醋,令气入鼻中,即省。《丹溪心法》。**赤白带下**。韭根捣汁,和童尿露一夜,空心温服取效。《海上仙方》。**鼻衄不止**。韭根、葱根同捣枣大,塞入鼻中,频易,两三度即止。《千金方》。**五般疮癣**。韭根炒存性,捣末,以猪脂和涂之。数度愈。《经验方》。**金疮出血**。韭汁和风化石灰日干。每用为末傅之,效。《濒湖集简方》。**刺伤中水**。肿痛,煮韭热搨之。《千金》。**漆疮作痒**。韭叶杵傅。《斗门方》。**猘狗咬伤**。七日一发。三七日不发,乃脱也。急于无风处,以冷水洗净,即服韭汁一碗。隔七日又一碗,四十九日共服七碗。须百日忌食酸、咸,一年忌食鱼腥,终身忌食狗肉,方得保全。否则十有九死。徐本斋云:此法出《肘后方》。有风犬一日咬三人,止一人用此得活,亲见有效。《简便》。**百虫入耳**。韭汁灌之即出。《千金方》。**聤耳出汁**。韭汁日滴三次。《圣惠方》。**牙齿虫𧐢**。韭菜连根洗捣,同人家地板上泥和傅痛处腮上,以纸盖住。一时取下,有细虫在泥上,可除根。又方:韭根十个,川椒二十粒,香油少许,以水桶上泥同捣,傅病牙颊上。良久有虫出,数次即愈也。**解肉脯毒**。凡肉密器盖过夜者为郁肉,屋漏沾着者为漏脯,皆有毒。捣韭汁饮之。张文仲《备急方》。**食物中毒**。生韭汁服数升良。《千金》。

韭子

【气味】辛、甘,温,无毒。[时珍曰]阳也。伏石钟乳、乳香。

【主治】梦中泄精,溺白。《别录》。暖腰膝,治鬼交,甚效。《日华》。补肝及命门,治小便频数、遗尿,女人白淫、白带。时珍。

【发明】[颂曰]韭子得龙骨、桑螵蛸,主漏精补中。葛洪、孙思邈诸方多用之。[弘景曰]韭子入棘刺诸丸,主漏精。[时珍曰]棘刺丸方见《外台秘要》,治诸劳泄,小便数,药多不录。案《梅师方》治遗精,用韭子五合,白龙骨一两,为末,空心酒服方寸匕。《千金方》治梦遗,小便数,用韭子二两,桑螵蛸一两,微炒研末,每旦酒服二钱。《三因方》治下元虚冷，小便不禁，或成白浊，有家韭子丸。盖韭乃肝之菜，入足厥阴经。肾主闭藏，肝主疏泄。《素问》曰：足厥阴病则遗尿。思想无穷，入房太甚，发为筋痿，及为白淫。男随溲而下，女子绵绵而下。韭子之治遗精漏泄、小便频数、女人带下者，能入厥阴，补下焦肝及命门之不足。命门者，藏精之府，故同治云。

【附方】旧三，新四。**梦遗溺白。**藏器曰：韭子每日空心生吞一二十粒，盐汤下。《圣惠》治虚劳伤肾，梦中泄精，用韭子二两，微炒为末。食前温酒服二钱匕。**虚劳溺精。**用新韭子二升，十月霜后采之，好酒八合渍一宿。以晴明日，童子向南捣一万杵。平旦温酒服方寸匕，日再服之。《外台秘要》。**梦泄遗尿。**韭子一升，稻米二斗，水一斗七升，煮粥取汁六升，分三服。《千金方》。**玉茎强中。**玉茎强硬不痿，精流不住，时时如针刺，捏之则脆碎，病名强中，乃肾满漏疾也。用韭子、破故纸各一两，为末。每服三钱，水一盏，煎服。日三即住。《经验方》。**腰脚无力。**韭子一升拣净，蒸两炊久，暴干，簸去黑皮，炒黄捣粉。安息香二大两，水煮一二百沸，慢火炒赤色。和捣为丸梧子大。如干入少蜜。每日空腹酒下三十丸。以饭三五匙压之，大佳。崔元亮《海上方》。**女人带下。**及男子肾虚冷，梦遗。用韭子七升，醋煮千沸，焙，研末，炼蜜丸梧子大。每服三十丸，空心温酒下。《千金方》。**烟熏虫牙。**用瓦片煅红，安韭子数粒，清油数点，待烟起，以筒吸引至痛处。良久，以温水漱，吐有小虫出为效。未尽再熏。《救急易方》。

【按语】《纲目》以韭为本药正名。《中药学》以韭菜子为名，作为补虚药中之补阳药。本品为百合科植物韭菜的干燥成熟种子。

葱《别录》

葱茎白

【气味】辛，平。叶：温。根须：平。并无毒。［弘景曰］葱有寒热，白冷青热，伤寒汤中不得用青也。［宗奭曰］葱主发散，多食昏人神。［诜曰］葱宜冬月食。不可过多，损须发，发人虚气上冲，五脏闭绝，为其开骨节出汗之故也。［思邈曰］正月食生葱，令人面上起游风。生葱同蜜食，作下利。烧葱同蜜食，壅气杀人。［张仲景曰］生葱合枣食，令人病。合犬、雉肉食，多令人病血。［时珍曰］服地黄、常山人，忌食葱。

【主治】作汤，治伤寒寒热，中风面目浮肿，能出汗。《本经》。伤寒骨肉碎痛，喉痹不通，安胎，归目益目睛，除肝中邪气，安中，利五脏，杀百药毒。根：治伤寒头痛。《别录》。主天行时疾，头痛热狂，霍乱转筋，及奔豚气，脚气，心腹痛，目眩，止心迷闷。大明。通关节，止衄血，利大小便。孟诜。治阳明下痢、下血。李杲。达表和里，止血。宁原。除风湿，身痛麻痹，虫积心痛，止大人阳脱，阴毒腹痛，小儿盘肠内钓，妇人妊娠溺血，通乳汁，散乳痈，利耳鸣，涂猘犬伤，制蚯蚓毒。时珍。杀一切鱼、肉毒。士良。

【发明】［元素曰］葱茎白味辛而甘平，气厚味薄，升也，阳也。入手太阴、足阳明经，专主发散，以通上下阳气。故《活人书》治伤寒头痛如破，用连须葱白汤主之。张仲景治少阴病，下利清谷，里寒外热，厥逆脉微者，白通汤主之，内用葱白。若面色赤者，四逆汤加葱白。腹中痛者，去葱白。成无己解之云：肾恶燥，急食辛以润之。葱白辛温以通阳气也。［时珍曰］葱乃释家五荤之一。生辛散，熟甘温，外实中空，肺之菜也，肺病宜食之。肺主气，外应皮毛，其合阳明。故所治之症多属太阴、阳明，皆取其发散通气之功，通气故能解毒及理血病。气者血之帅也，气通则血活矣。金疮磕损，折伤血出，疼痛不止者，王璆《百一选方》，用葱白、沙糖等分研封之。云痛立止，更无痕瘢也。葱叶亦可用。又葱管吹盐入玉茎内，治小便不通及转脬危急者，极有捷效。余常用，治数人得验。

【附方】旧十二，新卅二。**感冒风寒**。初起即用葱白一握，淡豆豉半合，泡汤服之，取汗。《濒湖集简方》。**伤寒头痛**。如破者，连须葱白半斤，生姜二两，水煮温服。《活人书》。**时疾头痛**。发热者，以连根葱白二十根，和米煮粥，入醋少许，热食取汗即解。《济生秘览》。**数种伤寒**。初起一二日，不能分别者，用上法取汗。**伤寒劳复**。因交接者，腹痛卵肿。用葱白捣烂，苦酒一盏，和服之。《千金方》。**风湿身痛**。生葱擂烂，入香油数点，水煎，调川芎䓖、郁金末一钱服，取吐。《丹溪心法》。**妊娠伤寒**。赤斑变为黑斑，尿血者，以葱白一把，水三升，煮熟服汁，食葱令尽，取汗。《伤寒类要》。**六月孕动**。困笃难救者，葱白一大握，水三升，煎一升，去滓顿服。《杨氏产乳》。**胎动下血**。腰痛抢心，用葱白煮浓汁饮之。未死即安，已死即出。未效再服。一方：加川芎。一方：用银器同米煮粥及羹食。《梅师方》。**卒中恶死**。或先病，或平居寝卧，奄忽而死，皆是中恶。急取葱心黄刺入鼻孔中，男左女右，入七八寸，鼻、目血出即苏。又法：用葱刺入耳中五寸，以鼻中血出即活也。如无血出，即不可治矣。相传此扁鹊秘方也。《崔氏纂要》。**小儿卒死**。无故者，取葱白纳入下部及两鼻孔中，气通或嚏即活。陈氏《经验方》。**小儿盘肠**。内钓腹痛，用葱汤洗儿腹，仍以炒葱捣贴脐上。良久，尿出痛止。汤氏《婴孩宝鉴》。**阴毒腹痛**。厥逆唇青，卵缩，六脉欲绝者。用葱一束，去根及青，留白二寸，烘热安脐上，以熨斗火熨之，葱坏则易，良久热气透入，手足温有汗即瘥，乃服四逆汤。若熨而手足不温，不可治。朱肱《南阳活人书》。**脱阳危症**。凡人大吐大泄之后，四肢厥冷，不省人事，或与女子交后，小腹肾痛，外肾搐缩，冷汗出厥逆，须臾不救。先以葱白炒热熨脐，后以葱白三七茎擂烂，用酒煮灌之，阳气即回。此华陀救卒病方也。**卒心急痛**。牙关紧闭欲绝，以老葱白五茎去皮须，捣膏，以匙送入咽中，灌以麻油四两，但得下咽即苏。少顷，虫积皆化黄水而下，永不再发。累得救人。《瑞竹堂方》。**霍乱烦躁**。坐卧不安，葱白二十茎，大枣二十枚，水三升，煎二升，分服。《梅师方》。**蛔虫心痛**。用葱茎白二寸，铅粉二钱，捣丸服之，即止。葱能通气，粉能杀虫也。《杨氏经验方》。**腹皮麻痹**。不仁者，多煮葱白食之即自愈。《危氏方》。**小便闭胀**。不治杀人。葱白三斤，剉炒帕盛二个，更互熨小腹，气透即通也。许学士《本事方》。**大小便闭**。捣葱白和酢，封小腹上。仍灸七壮。《外台秘要》。**大肠虚闭**。匀气散：用连须葱一根，姜一块，盐一捻，淡豉三七粒，捣作饼，烘掩脐中，扎定。良久气通即通,不通再作。杨氏《直指方》。**小儿虚闭**。葱白三根煎汤,调生蜜、阿胶末服。仍以葱头染蜜,插入肛门。少顷即通。《全幼心鉴》。**急淋阴肿**。泥葱半斤,煨热杵烂,贴脐上。《外台》。**小便淋涩**。或有血者。以赤根楼葱近根截一寸许,安脐中,以艾灸七壮。《经验方》。**小儿不尿**。乃胎热也,用大葱白切四片,用乳汁半盏,同煎片时,分作四服即通。不饮乳者,服之即饮乳。若脐四旁有青黑色及口撮者,不可救也。《全幼心鉴》。**肿毒尿闭**。因肿毒未溃,小便不通。用葱切,入麻油煎至黑色,去葱取油,时涂肿处,即通。《普济》。**水癖病肿**。葱根白皮煮汁,服一盏,当下水出。病已困者,取根捣烂,坐之取气,水自下。《圣济录》。**阴囊肿痛**。葱白、乳香捣涂,实时痛止肿消。又方:用煨葱入盐,杵如泥,涂之。**小便溺血**。葱白一握,郁金一两,水一升,煎二合,温服。一日三次。《普济方》。**肠痔有血**。葱白三斤,煮汤熏洗,立效。《外台》。**赤白下痢**。葱白一握细切,和米煮粥,日日食之。《食医心镜》。**便毒初起**。葱白炒热,布包,熨数次,乃用傅药,即消。《永类方》用葱根和蜜捣傅,以纸密护之。外服通气药,即愈。**痈疽肿硬**。乌金散:治痈疖肿硬无头,不变色者。米粉四两,葱白一两,同炒黑,研末,醋调贴一伏时,又换,以消为度。《外科精义》。**一切肿毒**。葱汁渍之,日四五度。**乳痈初起**。葱汁一升,顿服即散。并《千金》。**疔疮恶肿**。刺破,以老葱、生蜜杵贴。两时疔出,以醋汤洗之,神效。《圣济录》。**小儿秃疮**。冷泔洗净,以羊角葱捣泥,入蜜和涂之,神效。杨氏。**刺疮金疮**。百治不效,葱煎浓汁渍之,甚良。**金疮瘀血**。在腹者,大葱白二十枚,麻子三升,杵碎,水九升,煮一升半,顿服。当吐出脓血而愈。未尽再服。并《千金方》。**血壅怪病**。人遍身忽然肉出如锥,既痒且痛,不能饮食,名血壅。不速治,必溃脓血。以赤皮葱烧灰淋洗,饮豉汤数盏自安。夏子益《怪病奇方》。**解金银毒**。葱白煮汁饮之。《外台秘要》。**脑破骨折**。蜜和葱白捣匀,厚封立效。《肘后方》。**自缢垂死**。葱心刺耳、鼻中,有血出,即苏。

叶

【主治】煨研,傅金疮水入皲肿。盐研,傅蛇、虫伤及中射工、溪毒。《日华》。主水病足肿。苏颂。利五脏,益目精,发黄疸。思邈。

【发明】[颂曰]煨葱治打扑损,见刘禹锡《传信方》,云得于崔给事。取葱新折者,煻火煨热剥皮,其间有涕,便将罨损处。仍多煨,续续易热者。崔云:顷在泽、潞,与李抱真作判官。李相方以毬杖按毬子,其军将以杖相格,因伤李相拇指并爪甲劈裂。遽索金创药裹之,强索酒饮,而面色愈青,忍痛不止。有军吏言此方,遂用之。三易面色却赤,斯须云已不痛。凡十数度,用热葱并涕缠裹其指,遂毕席笑语。[时珍曰]按《张氏经验方》云:金创折伤血出,用葱白连叶煨热,或锅烙炒热,捣烂傅之,冷即再易。石城尉戴尧臣,试马损大指,血出淋漓。余用此方,再易而痛止。翌日洗面,不见痕迹。宋推官、鲍县尹皆得此方,每有杀伤气未绝者,亟令用此,活人甚众。又凡人头目重闷疼痛,时珍每用葱叶插入鼻内二三寸,并耳内,气通即便清爽也。

【附方】旧三,新二。**水病足肿**。葱茎叶煮汤渍之，日三五次，妙。韦宙《独行方》。小便不通。葱白连叶捣烂，入蜜，合外肾上即通。《永类钤方》。疮伤风水。肿痛，取葱青叶和干姜、黄柏等分，煮汤浸洗立愈。《食疗》。蜘蛛咬疮。遍身生疮，青葱叶一茎去尖，入蚯蚓一条在内，待化成水，取点咬处即愈。李绛《兵部手集》。代指毒痛。取萎黄葱叶煮汁，热渍之。《千金方》。

汁

【气味】辛，温，滑，无毒。

【主治】溺血。饮之，解藜芦及桂毒。《别录》。散瘀血，止衄止痛，治头痛耳聋，消痔漏，解众药毒。时珍。能消桂为水，化五石，仙方所用。弘景。

【发明】[时珍曰]葱汁即葱涕，功同葱白。古方多用葱涎丸药，亦取其通散上焦风气也。《胜金方》取汁入酒少许滴鼻中，治衄血不止，云即觉血从脑散下也。又唐瑶《经验方》，以葱汁和蜜少许服之，亦佳。云邻媪用此甚效，老仆试之亦验。二物同食害人，何以能治此疾？恐人脾胃不同，非甚急不可轻试也。[慎微曰]《三洞要录》云：葱者，菜之伯也，能消金、锡、玉、石。神仙消金玉浆法：于冬至日，以壶卢盛葱汁及根，埋庭中。次年夏至发出，尽化为水。以法渍金、玉、银、青石各三分，自消矣。暴干如饴，食之可休粮，亦曰金浆也。

【附方】旧四，新一。衄血不止。方见上。金疮出血不止。取葱炙热，挼汁涂之即止。《梅师方》。火焰丹毒。从头起者，生葱汁涂之。痔瘘作痛。葱涎、白蜜和涂之，先以木鳖子煎汤熏洗，其冷如冰即效。一人苦此，早间用之，午刻即安也。唐仲举方。解钩吻毒。面青口噤欲死，以葱涕啖之，即解。《千金》。

须

【主治】通气。孟诜。疗饱食房劳，血渗入大肠，便血，肠澼成痔。日干，研末，每服二钱，温酒下。时珍。

【附方】旧一。喉中肿塞。气不通者，葱须阴干为末，每用二钱，入蒲州胆矾末一钱，和匀。每用一字吹之。《杜壬方》。

花

【主治】心脾痛如锥刀刺，腹胀。用一升，同吴茱萸一升，水八合，煎七合，去滓，分三服，立效。颂。出《崔元亮方》。

实

【气味】辛，大温，无毒。

【主治】明目，补中气不足。《本经》。温中益精。《日华》。宜肺，归头。思邈。

【附方】旧一。眼暗补中。葱子半升为末，每取一匙，煎汤一升半，去滓，入米煮粥食之。亦可为末，蜜丸梧子大，食后米汤服一二十丸，日三服。《食医心镜》。

【按语】《纲目》以葱为本药正名。《中药学》以葱白为名，作为解表药中发散风寒药。药物来源为百合科植物葱的近根部鳞茎。

薤《别录》

薤白

【气味】辛、苦，温，滑，无毒。[好古曰]入手阳明经。[颂曰]薤宜去青留白，白冷而青热也。[诜曰]发热病，不宜多食。三四月勿食生者。[大明曰]生食引涕唾。不可与牛肉同食,令人作癥瘕。

【主治】金疮疮败。轻身,不饥耐老。《本经》。归骨,除寒热,去水气,温中,散结气。作羹食,利病人。诸疮中风寒水气肿痛,捣涂之。《别录》。煮食,耐寒,调中补不足,止久痢冷泻,肥健人。《日华》。治泄痢下重,能泄下焦阳明气滞。李杲。[好古曰]下重者,气滞也。四逆散加此以泄气滞。治少阴病厥逆泄痢,及胸痹刺痛,下气散血,安胎。时珍。心病宜食之。利产妇。思邈。治女人带下赤白,作羹食之。骨哽在咽不去者,食之即下。孟诜。补虚解毒。苏颂。白者补益,赤者疗金疮及风,生肌肉。苏恭。与蜜同捣,涂汤火伤,甚速。宗奭。温补,助阳道。时珍。

【发明】[弘景曰]薤性温补,仙方及服食家皆须之,偏入诸膏用。不可生啖,荤辛为忌。[诜曰]薤,白色者最好,虽有辛,不荤五脏。学道人长服之,可通神安魂魄,益气续筋力。[颂曰]白薤之白,性冷而补。又曰:莜子煮与蓐妇饮,易产。亦主脚气。[时珍曰]薤味辛气温。诸家言其温补,而苏颂《图经》独谓其冷补。按杜甫《薤诗》云:束比青刍色,圆齐玉箸头。衰年关膈冷,味暖并无忧。亦言其温补,与经文相合。则冷补之说,盖不然也。又按王祯云:薤生则气辛,熟则甘美。种之不蠹,食之有益。故学道人资之,老人宜之。然道家以薤为五荤之一,而诸氏言其不荤何耶?薛用弱《齐谐志》云:安陆郭坦兄得天行病后,遂能大餐,每日食至一斛。五年,家贫行乞。一日大饥,至一园,食薤一畦,大蒜一畦。便闷极卧地,吐一物如笼,渐渐缩小。有人撮饭于上,即消成水,而病寻瘳也。按此亦薤散结、蒜消癥之验也。[宗奭曰]薤叶光滑,露亦难竚。《千金》治肺气喘急方中用之,亦取其滑泄之义。

【附方】旧十五,新八。胸痹刺痛。张仲景栝楼薤白汤,治胸痹痛彻心背,喘息咳唾短气,喉中燥痒,寸脉沉迟,关脉弦数,不治杀人。用栝楼实一枚,薤白半升,白酒七升,煮二升,分二服。《千金》治胸痹半夏薤白汤,用薤白四两,半夏一合,枳实半两,生姜一两,栝楼实半枚,㕮咀,以白截浆三升,煮一升,温服,日三。《肘后》治胸痛,瘥而复发。薤根五升,捣汁饮之,立瘥。截(音在),酢浆也。卒中恶死。卒死,或先病,或平居寝卧奄忽而死,皆是中恶。以薤汁灌入鼻中便省。《肘后》。霍乱干呕。不止者,以薤一虎口,以水三升,煮取一半,顿服。不过三作即已。韦宙《独行方》。奔豚气痛。薤白捣汁饮之。《肘后方》。赤痢不止。薤同黄柏煮汁服之。陈藏器。赤白痢下。薤白一握,同米煮粥,日食之。《食医心镜》。小儿疳痢。薤白生捣如泥,以粳米粉和蜜作饼,炙熟与食。不过三两服。《杨氏产乳》。产后诸痢。多煮薤白食,仍以羊肾脂同炒食之。《范汪方》。妊娠胎动。腹内冷痛,薤白一升,当归四两,水五升,煮二升,分三服。《古今录验》。郁肉脯毒。杵薤汁,服二三升良。《葛洪方》。疮犯恶露。甚者杀人,薤白捣烂,以帛裹煨熟,去帛傅之,冷即易换。亦可捣作饼,以艾灸之,热气入疮,水出即瘥也。《梅师方》。手指赤色。随月生死,以生薤一把,苦酒煮熟,捣烂涂之,愈乃止。《肘后方》。疥疮痛痒。煮薤叶,捣烂涂之。同上。灸疮肿痛。薤白一升,猪脂一斤,切,以苦酒浸一宿,微火煎三上三下,去滓涂之。《梅师方》。手足瘑疮。生薤一把，以热醋投入，以封疮上，取效。《千金》。**毒蛇螫伤**。薤白捣傅。《徐王方》。**虎犬咬伤**。薤白捣汁饮之，并涂之。日三服，瘥乃止。《葛洪方》。**诸鱼骨哽**。薤白嚼柔，以绳系中，吞到哽处，引之即出。同上。**误吞钗环**。取薤白曝萎，煮熟勿切，食一大束，钗即随出。《葛洪方》。**目中风翳**。作痛，取薤白截断，安膜上令遍。痛作复为之。《范汪方》。**咽喉肿痛**。薤根醋捣傅肿处。冷即易之。《圣惠》。

【按语】《纲目》以薤为本药正名。《中药学》以薤白为名，作为理气药。药物来源为百合科植物小根蒜或薤的干燥鳞茎。

葫《别录》

【气味】辛，温，有毒。久食损人目。［弘景曰］性最熏臭，不可食。俗人作齑以啖鲙肉，损性伐命，莫此之甚。惟可生食，不中煮也。［恭曰］此物煮羹臛为馔中之俊，而陶云不中煮，当是未经试耳。［藏器曰］初食不利目，多食却明。久食令人血清，使毛发白。［时珍曰］久食伤肝损眼。故嵇康《养生论》云：荤辛害目，此为甚耳。今北人嗜蒜宿炕，故盲瞽最多。陈氏乃云多食明目，与《别录》相左，何耶？［震亨曰］大蒜属火，性热喜散，快膈，善化肉，暑月人多食之。伤气之祸，积久自见，养生者忌之。化肉之功，不足论也。［颖曰］多食伤肺、伤脾、伤肝胆，生痰助火昏神。［思邈曰］四月、八月食葫，伤神，令人喘悸，口味多爽。多食生葫行房，伤肝气，令人面无色。生葫合青鱼鲊食，令人腹内生疮，肠中肿，又成疝瘕，发黄疾。合蜜食，杀人。凡服一切补药，不可食之。

【主治】归五脏，散痈肿䘌疮，除风邪，杀毒气。《别录》。下气，消谷，化肉。苏恭。去水恶瘴气，除风湿，破冷气，烂痃癖，伏邪恶，宣通温补，疗疮癣，杀鬼去痛。藏器。健脾胃，治肾气，止霍乱转筋腹痛，除邪祟，解温疫，疗劳疟冷风，傅风损冷痛，恶疮、蛇虫、蛊毒、溪毒、沙虱，并捣贴之。熟醋浸，经年者良。《日华》。温水捣烂服，治中暑不醒。捣贴足心，止鼻衄不止。和豆豉丸服，治暴下血，通水道。宗奭。捣汁饮，治吐血心痛。煮汁饮，治角弓反张。同鲫鱼丸，治膈气。同蛤粉丸，治水肿。同黄丹丸，治痢疟、孕痢。同乳香丸，治腹痛。捣膏敷脐，能达下焦消水，利大小便。贴足心，能引热下行，治泄泻暴痢及干湿霍乱，止衄血。纳肛中，能通幽门，治关格不通。时珍。

【发明】［宗奭曰］葫气极荤，置臭肉中反能掩臭。凡中暑毒人，烂嚼三两瓣，温水送之，下咽即知，但禁饮冷水。又鼻衄不止者，捣贴足心，衄止即拭去。［时珍曰］葫蒜入太阴、阳明，其气熏烈，能通五脏，达诸窍，去寒湿，辟邪恶，消痈肿，化癥积肉食，此其功也。故王祯称之云：味久不变，可以资生，可以致远，化臭腐为神奇，调鼎俎，代醯酱。携之旅涂，则炎风瘴雨不能加，食餲[1]腊毒不能害。夏月食之解暑气。北方食肉面尤不可无。乃食经之上品，日用之多助者也。盖不知其辛能散气，热能助火，伤肺损目，昏神伐性之害，荏苒受之而不悟也。尝有一妇，

① 餲：ài（音爱），食物经久而变味。

衄血一昼夜不止,诸治不效。时珍令以蒜傅足心,实时血止,真奇方也。又叶石林《避暑录》云:一仆暑月驰马,忽仆地欲绝。同舍王相教用大蒜及道上热土各一握研烂,以新汲水一盏和取汁,抉齿灌之,少顷即苏。相传徐州市门忽有版书此方,咸以为神仙救人云。[藏器曰]昔有患痃癖者,梦人教每日食大蒜三颗。初服遂至瞑眩吐逆,下部如火。后有人教取数片,合皮截却两头吞之,名曰内灸,果获大效也。[颂曰]经言葫散痈肿。按李绛《兵部手集》方云:毒疮肿毒,号叫,卧眠不得,人不能别者。取独头蒜两颗捣烂,麻油和,厚傅疮上,干即易之。屡用救人,无不神效。卢坦侍郎肩上疮作,连心痛闷,用此便瘥。又李仆射患脑痈[①]久不瘥,卢与此方亦瘥。又葛洪《肘后方》云:凡背肿,取独颗蒜横截一分,安肿头上,炷艾如梧子大,灸蒜百壮,不觉渐消,多灸为善。勿令大热,若觉痛即擎起蒜。蒜焦更换新者,勿令损皮肉。洪尝苦小腹下患一大肿,灸之亦瘥。数用灸人,无不应效。又江宁府紫极宫刻石记其事云:但是发背及痈疽、恶疮、肿核初起有异,皆可灸之,不计壮数。惟要痛者灸至不痛,不痛者灸至痛极而止。疣赘之类灸之,亦便成痂自脱,其效如神。乃知方书无空言者。但人不能以意详审,则不得尽应耳。[时珍曰]按李迅《论蒜钱灸法》云:痈疽之法,著灸胜于用药。缘热毒中鬲,上下不通。必得毒气发泄,然后解散。凡初发一日之内,便用大独头蒜切如小钱厚,贴顶上灸之。三壮一易,大概以百壮为率。一使疮不开大,二使内肉不坏,三疮口易合,一举而三得之。但头及项以上,切不可用此,恐引气上,更生大祸也。又史源记蒜灸之功云:母氏背胛作痒,有赤晕半寸,白粒如黍。灸二七壮,其赤随消。信宿有赤流下长二寸,举家归咎于灸。外医用膏护之,日增一晕,二十二日,横斜约六七寸,痛楚不胜。或言一尼病此,得灸而愈。予奔问之。尼云:剧时昏不知人,但闻范奉议坐守灸八百余壮方苏,约艾一筛。予亟归,以炷如银杏大,灸十数,殊不觉。乃灸四旁赤处,皆痛。每一壮烬则赤随缩入,三十余壮,赤晕收退。盖灸迟则初发处肉已坏,故不痛,直待灸到好肉方痛也。至夜则火焮满背,疮高阜而热,夜得安寝矣。至晓如覆一瓯,高三四寸,上有百数小窍,色正黑,调理而安。盖高阜者,毒外出也。小窍多,毒不聚也。色正黑,皮肉坏也。非艾火出其毒于坏肉之里,则内逼五脏而危矣。庸医敷贴凉冷消散之说,何可信哉!

【附方】旧十六,新三十一。背疮灸法。凡觉背上肿硬疼痛,用湿纸贴寻疮头。用大蒜十颗,淡豉半合,乳香一钱,细研。随疮头大小,用竹片作圈围定,填药于内二分厚,着艾灸之。痛灸至痒,痒灸至痛,以百壮为率。与蒜钱灸法同功。《外科精要》。疔肿恶毒。用门臼灰一撮罗细,以独蒜或新蒜薹染灰擦疮口,候疮自然出少汗,再擦少顷,即消散也。虽发背痈肿,亦可擦之。五色丹毒。无常色,及发足踝者,捣蒜厚傅,干即易之。《肘后方》。关格胀满。大小便不通,独头蒜烧熟去皮,绵裹纳下部,气立通也。《外台秘要》。干湿霍乱。转筋,用大蒜捣涂足心,

---

① 脑痈:病证名。指生长于颈后发际正中的疮疽病证。亦称对口。

立愈。《永类钤方》。**水气肿满**。大蒜、田螺、车前子等分，熬膏摊贴脐中，水从便漩而下，数日即愈。象山民人患水肿，一卜者传此，用之有效。仇远《稗史》。**山岚瘴气**。生、熟大蒜各七片，共食之。少顷腹鸣，或吐血，或大便泄，即愈。《摄生妙用方》。**疟疾寒热**。《肘后》用独头蒜炭上烧之，酒服方寸匕。《简便》用桃仁半片，放内关穴上，将独蒜捣烂罨之，缚住，男左女右，即止。邻妪用此治人屡效。《普济方》：端午日取独头蒜煨熟，入矾红等分，捣丸芡子大，每白汤嚼下一丸。**寒疟冷痢**。端午日以独头蒜十个，黄丹二钱，捣丸梧子大。每服九丸，长流水下，甚妙。《普济方》。**泄泻暴痢**。大蒜捣贴两足心。亦可贴脐中。《千金方》。**下痢禁口**。及小儿泄痢，方并同上。**肠毒下血**。蒜连丸：用独蒜煨捣，和黄连末为丸，日日米汤服之。《济生方》。**暴下血病**。用葫五七枚，去皮研膏，入豆豉捣丸梧子大。每米饮下五六十丸，无不愈者。寇宗奭《本草衍义》。**鼻血不止**。服药不应，用蒜一枚，去皮研如泥，作钱大饼子，厚一豆许。左鼻血出贴左足心，右鼻血出贴右足心，两鼻俱出俱贴之。立瘥。《简要济众方》。**血逆心痛**。生蒜捣汁，服二升即愈。《肘后》。**鬼疰腹痛**。不可忍者，独头蒜一枚，香墨如枣大，捣和酱汁一合，顿服。《永类钤方》。**心腹冷痛**。法醋浸至二三年蒜，食至数颗，其效如神。李时珍《濒湖集简方》。**夜啼腹痛**。面青，冷证也。用大蒜一枚煨研日干，乳香五分，捣丸芥子大。每服七丸，乳汁下。《危氏得效方》。**寒湿气痛**。端午日收独蒜，同辰粉捣涂之。唐瑶《经验方》。**鬼毒风气**。独头蒜一枚，和雄黄、杏仁研为丸，空腹饮下三丸。静坐少时，当下毛出即安。孟诜《食疗本草》。**狗咽**[①]**气塞**。喘息不通，须臾欲绝。用独头蒜二枚削去两头，塞鼻中。左患塞右，右患塞左。候口中脓血出，立效。《圣惠》。**喉痹肿痛**。大蒜塞耳鼻中，日二易之。《肘后方》。**鱼骨哽咽**。独头蒜塞鼻中，自出。《十便良方》。**牙齿疼痛**。独头蒜煨热切熨痛处，转易之。亦主虫痛。《外台秘要》。**眉毛动摇**。目不能交睫，唤之不应，但能饮食。用蒜三两杵汁，调酒饮，即愈。夏子益《奇疾方》。**脑泻鼻渊**。大蒜切片贴足心，取效止。《摘玄方》。**头风苦痛**。《易简方》用大蒜研汁嗃鼻中。《圣济录》用大蒜七个去皮，先烧红地，以蒜逐个于地上磨成膏子。却以僵蚕一两，去头足，安蒜上，碗覆一夜，勿令透气。只取蚕研末，嗃入鼻内，口中含水，甚效。**小儿惊风**。《总录》：方同上。**小儿脐风**。独头蒜切片，安脐上，以艾灸之。口中有蒜气，即止。黎居士《简易方》。**小儿气淋**。宋宁宗为郡王时病淋，日夜凡三百起。国医罔措。或举孙琳治之。琳用大蒜、淡豆豉、蒸饼三物捣丸，令以温水下三十丸。曰：今日进三服，病当减三之一，明日亦然，三日病除。已而果然，赐以千缗。或问其说。琳曰：小儿何缘有淋？只是水道不利，三物皆能通利故也。爱竹翁《谈薮》。**产后中风**。角弓反张，不语，用大蒜三十瓣，以水三升，煮一升，灌之即苏。张杰《子母秘录》。**金疮中风**。角弓

① 狗咽：病证名。指喉中忽觉结塞不通，如喉痹之状的病证。常由风热毒气，蕴积咽喉所致。民间亦有误吞狗毛之说。

反张，取蒜一升去心，无灰酒四升煮极烂，并滓服之。须臾得汗即瘥。《外台秘要》。**妇人阴肿**。作痒，蒜汤洗之，效乃止。《永类钤方》。**阴汗作痒**。大蒜、淡豉捣丸梧子大，朱砂为衣，每空腹灯心汤下三十丸。**小便淋沥**。或有或无。用大蒜一个，纸包煨熟，露一夜，空心新水送下。《朱氏集验方》。**小儿白秃**。团团然，切蒜日日揩之。《秘录》。**闭口椒毒**。气闭欲绝者，煮蒜食之。张仲景方。**射工溪毒**。独头蒜切三分厚，贴上灸之，令蒜气射入即瘥。《梅师方》。**蜈蝎螫伤**。独头蒜摩之，即止。梅师。**蛇虺螫伤**。孟诜曰：实时嚼蒜封之，六七易。仍以蒜一升去皮，以乳二升煮熟，空心顿服。明日又进。外以去皮蒜一升捣细，小便一升煮三四沸，浸损处。梅师用独头蒜、酸草捣绞傅咬处。**脚肚转筋**。大蒜擦足心令热，即安。仍以冷水食一瓣。《摄生方》。**食蟹中毒**。干蒜煮汁饮之。《集验方》。**蛇瘕面光**。发热，如火炙人，饮蒜汁一碗，吐出如蛇状，即安。《危氏方》。

【按语】《纲目》以葫为本药正名，以大蒜为别名。《中药学》以大蒜为名，作为攻毒杀虫止痒药。药物来源为百合科植物大蒜的鳞茎。

白芥《开宝》

茎叶

【气味】辛，温，无毒。[时珍曰]《肘后方》言热病人不可食胡芥，为其性暖也。

【主治】冷气。藏器。安五脏，功与芥同。《日华》。

子

【气味】辛，温，无毒。

【主治】发汗，主胸膈痰冷，上气，面目黄赤。又醋研，傅射工毒。《别录》。御恶气、遁尸[①]、飞尸[②]，及暴风毒肿流四肢疼痛。弘景。烧烟及服，辟邪魅。《日华》。[藏器曰]入镇宅方用。咳嗽，胸胁支满，上气多唾者，每用温酒吞下七粒。思邈。利气豁痰，除寒暖中，散肿止痛，治喘嗽反胃，痹木脚气，筋骨腰节诸痛。时珍。

【发明】[震亨曰]痰在胁下及皮里膜外，非白芥子莫能达。古方控涎丹用白芥子，正此义也。[时珍曰]白芥子辛能入肺，温能发散，故有利气豁痰、温中开胃、散痛消肿辟恶之功。按韩悉《医通》云：凡老人苦于痰气喘嗽，胸满懒食，不可妄投燥利之药，反耗真气。悉因人求治其亲，静中处三子养亲汤治之，随试随效。盖白芥子白色主痰，下气宽中；紫苏子紫色主气，定喘止嗽；萝卜子白种者主食，开痞降气。各微炒研破，看所主为君。每剂不过三四钱，用生绢袋盛入，煮汤饮之。勿煎太过，则味苦辣。若大便素实者，入蜜一匙。冬月加姜一片尤良。南陵末斋子有辞赞之。

【附方】旧一，新八。**反胃上气**。白芥子末，酒服一二钱。《普济方》。**热痰烦运**。白芥子、黑芥子、大戟、甘遂、芒硝、朱砂等分，为末，糊丸梧子大。每服二十丸，姜汤下。名白芥丸。《普济方》。**冷痰痞**

① 遁尸：病证名。指一种反复发作，以心痛喘急为主症的病证，古人认为与中恶邪或尸气有关。
② 飞尸：病证名。指一种发作突然，表现变动不常为特点的病证，古人认为与中恶邪或尸气有关。

满。黑芥子、白芥子、大戟、甘遂、胡椒、桂心等分为末,糊丸梧子大。每服十丸,姜汤下。名黑芥丸。《普济方》。腹冷气起。白芥子一升,微炒研末,汤浸蒸饼丸小豆大。每姜汤吞十丸,甚妙。《续传信方》。脚气作痛。方见"白芷"。小儿乳癖。白芥子研末,水调摊膏贴之,以平为期。《本草权度》。防痘入目。白芥子末,水调涂足心,引毒归下,令疮疹不入目。《全幼心鉴》。肿毒初起。白芥子末,醋调涂之。《濒湖集简方》。胸胁痰饮。白芥子五钱,白术一两,为末,枣肉和捣,丸梧子大,每白汤服五十丸。《摘玄方》。

【按语】《纲目》以白芥为本药正名。《中药学》以芥子为名,作为化痰药中温化寒痰药。药物来源为十字花科植物白芥或芥的干燥成熟种子。

莱菔《唐本草》

【气味】根:辛、甘。**叶**:辛、苦。温,无毒。[诜曰]性冷。[思邈曰]平。不可与地黄同食,令人发白,为其涩营卫也。[时珍曰]多食莱菔动气,惟生姜能制其毒。又伏硇砂。

【主治】散服及炮煮服食,大下气,消谷和中,去痰癖,肥健人。生捣汁服,止消渴,试大有验。《唐本》。利关节,理颜色,练五脏恶气,制面毒,行风气,去邪热气。萧炳。利五脏,轻身,令人白净肌细。孟诜。消痰止咳,治肺痿吐血,温中补不足。同羊肉、银鱼煮食,治劳瘦咳嗽。《日华》。同猪肉食,益人。生捣服,治禁口痢。汪颖。捣汁服,治吐血衄血。吴瑞。宽胸膈,利大小便。生食,止渴宽中;煮食,化痰消导。宁原。杀鱼腥气,治豆腐积。汪机。主吞酸,化积滞,解酒毒,散瘀血,甚效。末服,治五淋。丸服,治白浊。煎汤,洗脚气。饮汁,治下痢及失音,并烟熏欲死。生捣,涂打扑汤火伤。时珍。

【发明】[颂曰]莱菔功同芜菁,然力猛更出其右。断下方亦用其根,烧熟入药。尤能制面毒。昔有婆罗门僧东来,见食麦面者,惊云:此大热,何以食之?又见食中有芦菔,乃云:赖有此以解其性。自此相传,食面必啖芦菔。[炳曰]捣烂制面,作馎饦食之最佳,饱食亦不发热。酥煎食之,下气。凡人饮食过度,生嚼咽之便消。[慎微曰]按杨亿《谈苑》云:江东居民言,种芋三十亩,计省米三十斛;种萝卜三十亩,计益米三十斛。则知萝卜果能消食也。[宗奭曰]服地黄、何首乌人食莱菔,则令人髭发白。世皆以为此物味辛、下气速也。然生姜、芥子更辛,何止能散而已。盖莱菔辛而又甘,故能散缓而又下气速也。所以散气用生姜,下气用莱菔。[震亨曰]莱菔属土,有金与水。寇氏言其下气速,人往往煮食过多,停滞成溢饮,岂非甘多而辛少乎?[时珍曰]莱菔根、叶同功,生食升气,熟食降气。苏、寇二氏止言其下气速,孙真人言久食涩营卫,亦不知其生则噫气,熟则泄气,升降之不同也。大抵入太阴、阳明、少阳气分,故所主皆肺、脾、肠、胃、三焦之病。李九华云:莱菔多食渗人血。则其白人髭发盖亦由此,非独因其下气、涩营卫也。按《洞微志》云:齐州有人病狂,云梦中见红裳女子引入宫殿中,小姑令歌,每日遂歌云:五灵楼阁晓玲珑,天府由来是此中。惆怅闷怀言不尽,一丸萝卜火吾宫。有一道士云:此犯大麦毒也。少女心神,小姑脾神。医经言萝卜制面毒,故曰火吾宫。火者,毁也。遂以药并萝卜治之果愈。又按张杲《医说》云：饶民李七病鼻衄甚危，医以萝卜自然汁和无灰酒饮之即止。盖血随气运，气滞故血妄行，萝卜下气而酒导之故也。又云：有人好食豆腐中毒，医治不效。忽见卖豆腐人言其妻误以萝卜汤入锅中，遂致不成。其人心悟，乃以萝卜汤饮之而瘳。物理之妙如此。又《延寿书》载李师逃难入石窟中，贼以烟熏之垂死，摸得萝卜菜一束，嚼汁咽下即苏。此法备急，不可不知。

【附方】旧二，新二十一。**食物作酸。**萝卜生嚼数片，或生菜嚼之亦佳，绝妙。干者、熟者、盐淹者，及人胃冷者，皆不效。《濒湖集简方》。**反胃噎疾。**萝卜蜜煎浸，细细嚼咽良。《普济方》。**消渴饮水。**独胜散：用出了子萝卜三枚，净洗切片，日干为末。每服二钱，煎猪肉汤澄清调下，日三服，渐增至三钱。生者捣汁亦可，或以汁煮粥食之。《图经本草》。**肺痿咳血。**萝卜和羊肉或鲫鱼煮熟频食。《普济方》。**鼻衄不止。**萝卜捣汁半盏，入酒少许热服，并以汁注鼻中皆良。或以酒煎沸，入萝卜再煎，饮之。《卫生易简方》。**下痢禁口。**萝卜捣汁一小盏，蜜一盏，水一盏，同煎。早一服，午一服。日晡米饮吞阿胶丸百粒。如无萝卜，以子擂汁亦可。一方加枯矾七分，同煎。一方只用萝卜菜煎汤，日日饮之。《普济方》用萝卜片，不拘新旧，染蜜噙之，咽汁。味淡再换。觉思食，以肉煮粥与食，不可过多。**痢后肠痛。**方同上。**大肠便血。**大萝卜皮烧存性，荷叶烧存性，蒲黄生用，等分为末。每服一钱，米饮下。《普济》。**肠风下血。**蜜炙萝卜，任意食之。昔一妇人服此有效。《百一选方》。**酒疾下血。**连旬不止，用大萝卜二十枚，留青叶寸余，以井水入罐中，煮十分烂，入淡醋，空心任食。《寿亲养老方》。**大肠脱肛。**生莱菔捣，实脐中，束之。觉有疮即除。《摘玄方》。**小便白浊。**生萝卜剜空留盖，入吴茱萸填满，盖定签住，糯米饭上蒸熟，取去茱萸，以萝卜焙，研末，糊丸梧子大。每服五十丸，盐汤下，日三服。《普济》。**沙石诸淋。**疼不可忍，用萝卜切片，蜜浸少时，炙干数次，不可过焦。细嚼，盐汤下，日三服。名瞑眩膏。《普济》。**遍身浮肿。**出了子萝卜、浮麦等分，浸汤饮之。《圣济总录》。**脚气走痛。**萝卜煎汤洗之，仍以萝卜晒干为末，铺袜内。《圣济总录》。**偏正头痛。**生萝卜汁一蚬壳，仰卧，随左右注鼻中，神效。王荆公病头痛，有道人传此方，移时遂愈也。以此治人，不可胜数。《如宜方》。**失音不语。**萝卜生捣汁，入姜汁同服。《普济方》。**喉痹肿痛。**萝卜汁和皂荚浆服，取吐。同上。**满口烂疮。**萝卜自然汁，频漱去涎，妙。《濒湖集简方》。**烟熏欲死。**方见发明下。**汤火伤灼。**生萝卜捣涂之。子亦可。《圣济总录》。**花火伤肌。**方同上。**打扑血聚。**皮不破者，用萝卜或叶捣封之。《邵氏方》。

子

【气味】辛、甘，平，无毒。

【主治】研汁服，吐风痰。同醋研，消肿毒。《日华》。下气定喘治痰，消食除胀，利大小便，止气痛，下痢后重，发疮疹。时珍。

【发明】［震亨曰］莱菔子治痰，有推墙倒壁之功。［时珍曰］莱菔子之功，长于利气。生能升，熟能降。升则吐风痰，散风寒，发疮疹。降则定痰喘咳嗽，调下痢后重，止内痛，皆是利气之效。予曾用之，果有殊绩。

【附方】旧二，新十四。上气痰嗽。喘促唾脓血，以莱菔子一合，研细煎汤，食上服之。《食医心镜》。肺痰咳嗽。莱菔子半升淘净焙干，炒黄为末，以糖和丸芡子大。绵裹含之咽汁，甚妙。《胜金方》。齁喘痰促。遇厚味即发者，萝卜子淘净，蒸熟晒研，姜汁浸蒸饼丸绿豆大。每服三十丸，以口津咽下，日三服。名清金丸。《医学集成》。痰气喘息。萝卜子炒，皂荚烧存性，等分为末，姜汁和，炼蜜丸梧子大。每服五七十丸，白汤下。《简便单方》。久嗽痰喘。萝卜子炒，杏仁去皮尖炒，等分，蒸饼丸麻子大。每服三五丸，时时津咽。《医学集成》。高年气喘。萝卜子炒，研末，蜜丸梧子大。每服五十丸，白汤下。《济生秘览》。宣吐风痰。《胜金方》用萝卜子末，温水调服三钱。良久吐出涎沫。如是摊缓风者，以此吐后用紧疏药，疏后服和气散取瘥。丹溪吐法：用萝卜子半升擂细，浆水一碗滤取汁，入香油及蜜些须，温服，后以桐油浸过晒干鹅翎探吐。中风口噤。萝卜子、牙皂荚各二钱，以水煎服，取吐。《丹溪方》。小儿风寒。萝卜子生研末一钱，温葱酒服之，取微汗，大效。《卫生易简方》。风秘气秘。萝卜子炒一合擂水，和皂荚末二钱服，立通。《寿域神方》。气胀气蛊。莱菔子研，以水滤汁，浸缩砂一两一夜，炒干又浸又炒，凡七次，为末。每米饮服一钱，如神。《朱氏集验方》。小儿盘肠气痛。用萝卜子炒黄研末，乳香汤服半钱。杨仁斋《直指方》。年久头风。莱菔子、生姜等分，捣取汁，入麝香少许，搐入鼻中，立止。《普济方》。牙齿疼痛。萝卜子十四粒生研，以人乳和之。左疼点右鼻，右疼点左鼻。疮疹不出。萝卜子生研末，米饮服二钱，良。《卫生易简方》。

【按语】《纲目》以莱菔为本药正名。《中药学》以莱菔子为名，作为消食药。药物来源为十字花科植物萝卜的干燥成熟种子。

生姜《别录》

【气味】辛，微温，无毒。[藏器曰]生姜温，要热则去皮，要冷则留皮。[元素曰]辛而甘温，气味俱厚，浮而升，阳也。[之才曰]秦椒为之使。杀半夏、莨菪毒。恶黄芩、黄连、天鼠粪。[弘景曰]久服少志少智，伤心气。今人啖辛辣物，惟此最常。故《论语》云，每食不撤姜。言可常食，但不可多尔。有病者是所宜矣。[恭曰]《本经》言姜久服通神明，主痰气，即可常啖。陶氏谬为此说，检无所据。[思邈曰]八九月多食姜，至春多患眼，损寿减筋力。孕妇食之，令儿盈指。[杲曰]古人言：秋不食姜，令人泻气。盖夏月火旺，宜汗散之，故食姜不禁。辛走气泻肺，故秋月则禁之。《晦庵语录》亦有"秋姜夭人天年"之语。[时珍曰]食姜久，积热患目，珍屡试有准。凡病痔人多食兼酒，立发甚速。痈疮人多食，则生恶肉。此皆昔人所未言者也。《相感志》云：糟姜瓶内入蝉蜕，虽老姜无筋。亦物性有所伏耶。

【主治】久服去臭气，通神明。《本经》。归五脏，除风邪寒热，伤寒头痛鼻塞，咳逆上气，止呕吐，去痰下气。《别录》。去水气满，疗咳嗽时疾。和半夏，主心下急痛。和杏仁作煎，下急痛气实，心胸拥隔冷热气，神效。捣汁和蜜服，治中热呕逆，不能下食。甄权。散烦闷，开胃气。汁作煎服，下一切结实，冲胸膈恶气，神验。孟诜。破血调中，去冷气。汁，解药毒。藏器。除壮热，治痰喘胀满，冷痢腹痛，转筋心满，去胸中臭气、狐臭，杀腹内长虫。张鼎。益脾胃，散风寒。元素。解菌蕈诸物毒。吴瑞。生用发散，熟用和中。解食野禽中毒成喉痹。浸汁点赤眼。捣汁和黄明胶熬，贴风湿痛甚妙。时珍。

干生姜

【主治】治嗽温中，治胀满，霍乱不止，腹痛，冷痢，血闭。病人虚而冷，宜加之。甄权。姜屑和酒服，治偏风。孟诜。肺经气分之药，能益肺。好古。

【发明】[成无己曰]姜、枣味辛、甘，专行脾之津液而和营卫。药中用之，不独专于发散也。[杲曰]生姜之用有四：制半夏、厚朴之毒，一也；发散风寒，二也；与枣同用，辛温益脾胃元气，温中去湿，三也；与芍药同用，温经散寒，四也。孙真人云，姜为呕家圣药。盖辛以散之，呕乃气逆不散，此药行阳而散气也。或问：生姜辛温入肺，何以云入胃口？曰：俗以心下为胃口者，非矣。咽门之下，受有形之物，系胃之系，便是胃口，与肺系同行，故能入肺而开胃口也。曰：人云夜间勿食生姜，令人闭气，何也？曰：生姜辛温主开发。夜则气本收敛，反开发之，则违天道矣。若有病人，则不然也。生姜屑比之干姜则不热，比之生姜则不湿。以干生姜代干姜者，以其不僭故也。俗言"上床萝卜下床姜"，姜能开胃，萝卜消食也。[时珍曰]姜辛而不荤，去邪辟恶，生啖熟食，醋、酱、糟、盐、蜜煎调和，无不宜之。可蔬可和，可果可药，其利博矣。凡早行山行，宜含一块，不犯雾露清湿之气，及山岚不正之邪。案方广《心法附余》云：凡中风、中暑、中气、中毒、中恶、干霍乱，一切卒暴之病，用姜汁与童尿服，立可解散。盖姜能开痰下气，童尿降火也。[颂曰]崔元亮《集验方》载：敕赐姜茶治痢方，以生姜切细，和好茶一两碗，任意呷之，便瘥。若是热痢，留姜皮；冷痢，去皮。大妙。[杨士瀛曰]姜能助阳，茶能助阴，二物皆消散恶气，调和阴阳，且解湿热及酒食暑气之毒，不问赤、白通宜用之。苏东坡治文潞公有效。

【附方】旧二十，新三十。痰澼卒风。生姜二两，附子一两，水五升，煮取二升，分再服。忌猪肉、冷水。《千金》。胃虚风热。不能食，用姜汁半杯，生地黄汁少许，蜜一匙，水三合，和服之。《食疗本草》。疟疾寒热。脾胃聚痰，发为寒热。生姜四两，捣自然汁一酒杯，露一夜。于发日五更面北立，饮即止。未止再服。《易简》。寒热痰嗽。初起者，烧姜一块，含咽之。《本草衍义》。咳嗽不止。生姜五两，饧半升，火煎熟，食尽愈。段侍御用之有效。初虞世《必效方》。久患咳噫。生姜汁半合，蜜一匙煎，温呷服，三服愈。《外台秘要》。小儿咳嗽。生姜四两，煎汤浴之。《千金方》。暴逆气上。嚼姜两三片，屡效。寇氏《衍义》。干呕厥逆。频嚼生姜，呕家圣药也。呕吐不止。生姜一两，醋浆七合，银器煎取四合，连滓呷之。又杀腹内长虫。《食医心镜》。心痞呕哕。心下痞坚，生姜八两，水三升，煮一升。半夏五合洗，水五升，煮一升，取汁同煮一升半，分再服。《千金》。反胃羸弱。《兵部手集》用母姜二斤，捣汁作粥食。《传信适用方》用生姜切片，麻油煎过为末，软柿蘸末嚼咽。**霍乱欲死**。生姜五两，牛儿屎一升，水四升，煎二升，分再服，即止。《梅师方》。**霍乱转筋**。入腹欲死，生姜三两捣，酒一升，煮三两沸服。仍以姜捣贴痛处。《外台秘要》。**霍乱腹胀**。不得吐下，用生姜一斤，水七升，煮二升，分三服。《肘后方》。**腹中胀满**。绵裹煨姜，内下部。冷即易之。梅师。**胸胁满痛**。凡心胸胁下有邪气结实，硬痛胀满者，生姜一斤，捣渣留汁，慢炒待润，以绢包于患处，款款熨之。冷再以汁炒，再熨，良久豁然宽快也。陶华《伤寒槌法》。**大便不通**。生姜削，长二寸，涂盐内下部立通。《外台》。**冷痢不止**。生姜煨研为末，共干姜末等分，以醋和面作馄饨，先以水煮，又以清饮煮过，停冷，吞二七枚，以粥送下，日一度。《食疗》。**消渴饮水**。干生姜末一两，以鲫鱼胆汁和丸梧子大。每服七丸，米饮下。《圣惠》。**湿热发黄**。生姜时时周身擦之，其黄自退也。一方加茵蔯蒿，尤妙。《伤寒槌法》。**暴赤眼肿**。宗奭曰：用古铜钱刮姜取汁，于钱唇点之，泪出。今日点，明日愈，勿疑。一治暴风客热，目赤睛痛肿者。腊月取生姜捣绞汁，阴干取粉，入铜青末等分。每以少许沸汤泡，澄清温洗，泪出妙。**舌上生胎**。诸病舌胎，以布染井水抹后，用姜片时时擦之，自去。陶华方。**满口烂疮**。生姜自然汁，频频漱吐。亦可为末搽之，甚效。**牙齿疼痛**。老生姜瓦焙，入枯矾末同擦之。有人日夜呻吟，用之即愈。《普济方》。**喉痹毒气**。生姜二斤捣汁，蜜五合，煎匀。每服一合，日五服。**食鸠中毒、食竹鸡毒、食鹧鸪毒**。方并见禽部本条。**中莴苣毒、中诸药毒、猘犬伤人**。并饮生姜汁即解。《小品》。**虎伤人疮**。内服生姜汁，外以汁洗之，用白矾末傅上。《秘览》。**蝮蛇螫人**。姜末傅之，干即易。《千金》。**蜘蛛咬人**。炮姜切片贴之，良。《千金》。**刀斧金疮**。生姜嚼傅，勿动。次日即生肉，甚妙。《扶寿方》。**闪拗手足**。生姜、葱白捣烂，和面炒热，盦之。**跌扑伤损**。姜汁和酒调生面贴之。**百虫入耳**。姜汁少许滴之。**腋下狐臭**。姜汁频涂，绝根。**赤白癜风**。生姜频擦之，良。并《易简》。**两耳冻疮**。生姜自然汁熬膏涂。《暇日记》。**发背初起**。生姜一块，炭火炙一层，刮一层，为末，以猪胆汁调涂。《海上方》。**疔疮肿毒**。方见"白芷"下。**诸疮痔漏**。久不结痂，用生姜连皮切大片，涂白矾末，炙焦研细，贴之勿动，良。《普济》。**产后血滞**。冲心不下，生姜五两，水八升，煮服。**产后肉线**。一妇产后用力，垂出肉线长三四尺，触之痛引心腹欲绝。一道人令买老姜连皮三斤捣烂，入麻油二斤拌匀炒干。先以熟绢五尺，折作方结。令人轻轻盛起肉线，使之屈曲作三团，纳入产户。乃以绢袋盛姜，就近熏之，冷则更换，熏一日夜缩入大半，二日尽入也。云此乃魏夫人秘传怪病方也。但不可使线断，断则不可治之矣。**脉溢怪症**。有人毛窍节次血出不止，皮胀如鼓，须臾目、鼻、口被气胀合，此名脉溢。生姜自然汁和水各半盏服，即安。并夏子益《奇疾方》。

姜皮

【气味】辛，凉，无毒。

【主治】消浮肿，腹胀痞满，和脾胃，去翳。时珍。

【附方】旧一。**拔白换黑**。刮老生姜皮一大升，于久用油腻锅内，不须洗刷，固济勿令通气。令精细人守之，文武火煎之,不得火急,自旦至夕即成矣,研为末。拔白后,先以小物点麻子大入孔中。或先点须下,然后拔之,以指捻入。三日后当生黑者,神效。李卿用之有验。苏颂《图经本草》。

叶

【气味】辛,温,无毒。

【主治】食鲙成癥,捣汁饮,即消。张机。

【附方】新一。打伤瘀血。姜叶一升,当归三两,为末。温酒服方寸匕,日三。范汪《东阳方》。

【按语】《纲目》以生姜为本药正名。《中药学》药名同此,作为解表药中之发散风寒药。并收入生姜皮和生姜汁作为附药。生姜为姜科植物姜的新鲜根茎,生姜皮为生姜根茎切下的外表皮,生姜汁是将生姜新鲜根茎捣汁入药。

干姜《本经》

【气味】辛,温,无毒。[褚曰]苦、辛。[好古曰]大热。[保昇曰]久服令人目暗。余同生姜。[时珍曰]《太清外术》言:孕妇不可食干姜,令胎内消。盖其性热而辛散故也。

【主治】胸满,咳逆上气,温中止血,出汗,逐风湿痹,肠澼下痢。生者尤良。《本经》。寒冷腹痛,中恶霍乱胀满,风邪诸毒,皮肤间结气,止唾血。《别录》。治腰肾中疼冷、冷气,破血去风,通四肢关节,开五脏六腑,宣诸络脉,去风毒冷痹,夜多小便。甄权。消痰下气,治转筋吐泻,腹脏冷,反胃干呕,瘀血扑损,止鼻洪,解冷热毒,开胃,消宿食。大明。主心下寒痞,目睛久赤。好古。

【发明】[元素曰]干姜气薄味厚,半沉半浮,可升可降,阳中之阴也。又曰:大辛大热,阳中之阳。其用有四:通心助阳,一也;去脏腑沉寒痼冷,二也;发诸经之寒气,三也;治感寒腹痛,四也。肾中无阳,脉气欲绝,黑附子为引,水煎服之,名姜附汤。亦治中焦寒邪,寒淫所胜,以辛散之也。又能补下焦,故四逆汤用之。干姜本辛,炮之稍苦,故止而不移,所以能治里寒,非若附子行而不止也。理中汤用之者,以其回阳也。[李杲曰]干姜生辛炮苦,阳也。生则逐寒邪而发表,炮则除胃冷而守中。多用则耗散元气,辛以散之,是壮火食气故也,须以生甘草缓之。辛热以散里寒,同五味子用以温肺,同人参用以温胃也。[好古曰]干姜,心、脾二经气分药也,故补心气不足。或言:干姜辛热而言补脾,今理中汤用之,言泄不言补,何也?盖辛热燥湿,泄脾中寒湿邪气,非泄正气也。又云:服干姜以治中者,必僭上,不可不知。[震亨曰]干姜入肺中利肺气,入肾中燥下湿,入肝经引血药生血,同补阴药亦能引血药入气分生血,故血虚发热、产后大热者用之。止唾血、痢血,须炒黑用之。有血脱色白而夭不泽脉濡者,此大寒也。宜干姜之辛温以益血,甘热以温经。[时珍曰]干姜能引血药入血分,气药入气分,又能去恶养新,有阳生阴长之意,故血虚者用之。而人吐血、衄血、下血,有阴无阳者,亦宜用之。乃热因热用,从治之法也。

【附方】旧十六,新十二。脾胃虚冷。不下食,积久羸弱成瘵者,用温州白干姜,浆水煮透,取出焙干捣末,陈廪米煮粥饮丸梧子大。每服三五十丸,白汤下。其效如神。苏颂《图经》。**脾胃虚弱**。饮食减少,易伤难化,无力肌瘦。用干姜频研四两,以白饧切块,水浴过,入铁铫溶化,和丸梧子大。每空心米饮下三十丸。《十便方》。**头运吐逆**。胃冷生痰也,用川干姜炮二钱半,甘草炒一钱二分,水一钟半,煎减半服。累用有效。《传信适用方》。**心脾冷痛**。暖胃消痰,二姜丸:用干姜、高良姜等分,炮,研末,糊丸梧子大。每食后橘皮汤下三十丸。《和剂局方》。**心气卒痛**。干姜末,米饮服一钱。《外台秘要》。**阴阳易病**。伤寒后,妇人得病虽瘥,未满百日,不可与男合。为病拘急,手足拳,腹痛欲死,丈夫名阴易,妇人名阳易,速宜汗之即愈。满四日,不可治也。用干姜四两,为末。每用半两,白汤调服。覆衣被出汗后,手足伸即愈。《伤寒类要》方。**中寒水泻**。干姜炮研末,粥饮服二钱,即效。《千金方》。**寒痢青色**。干姜切大豆大。每米饮服六七枚,日三夜一。累用得效。《肘后方》。**血痢不止**。干姜烧黑存性,放冷为末。每服一钱。米饮下,神妙。姚氏《集验》。**脾寒疟疾**。《外台》用干姜、高良姜等分,为末。每服一钱,水一盏,煎至七分服。又,干姜炒黑为末,临发时以温酒服三钱匕。**冷气咳嗽**。结胀者干姜末,热酒调服半钱。或饧糖丸噙。《姚僧坦方》。**咳嗽上气**。用合州干姜炮,皂荚炮,去皮子及蛀者,桂心紫色者去皮,并捣筛等分,炼白蜜和捣三千杵,丸梧子大。每饮服三丸,嗽发即服,日三五服。禁食葱、面、油、腥,其效如神。禹锡在淮南与李亚同幕府,李每治人而不出方,或诮其吝。李曰:凡人患嗽,多进冷药。若见此方用药热燥,必不肯服,故但出药即多效也。试之信然。刘禹锡《传信方》。**虚劳不眠**。干姜为末,汤服三钱,取微汗出。《千金方》。**吐血不止**。干姜为末,童子小便调服一钱,良。**鼻衄不止**。干姜削尖煨,塞鼻中即止。**齆鼻**[①]**不通**。干姜末,蜜调塞鼻中。《广利方》。**冷泪目昏**。干姜粉一字,泡汤点洗之。《圣济录》。**赤眼涩痛**。白姜末,水调贴足心,甚妙。《普济方》。**目忽不见**。令人嚼母姜,以舌日舐六七次,以明为度。《圣济录》。**目中卒痛**。干姜削圆滑,内眦中,有汁出拭之。味尽更易。《千金》。**牙痛不止**。川姜炮、川椒等分,为末,掺之。《御药院方》。**斑痘厥逆**。斑痘服凉药多,手足厥冷,脉微。用干姜炮二钱半,粉甘草炙一钱半,水二钟,煎一钟服。庞安常《伤寒论》。**痈疽初起**。干姜一两,炒紫研末,醋调傅四围,留头,自愈。此乃东昌申一斋奇方也。《诸症辨疑》。**瘰疬不敛**。干姜为末,姜汁打糊和作剂,以黄丹为衣。每日随疮大小,入药在内,追脓尽,生肉口合为度。如不合,以葱白汁调大黄末搽之,即愈。《救急方》。**虎狼伤人**。干姜末傅之。《肘后》。**猘犬伤人**。干姜末,水服二匕,生姜汁服亦良,并以姜炙热熨之。**蛇蝎螫人**。干姜、雄黄等分为末,袋盛佩之。遇螫即以傅之,便定。《广济方》。

【按语】《纲目》以干姜为本药正名,提到“止唾血、痢血,须炒黑用之。”《中药学》以干姜和炮姜为名,分别收入两个药。干姜作为温里药,炮姜作为止血药之温经止血药。干姜是姜科植物姜的干燥根茎,炮姜是干姜的炮制加工品。

---

① 齆鼻:病证名。指以鼻塞不利,不闻香臭为主要表现的病证。

胡荽《嘉祐》

根叶

【气味】辛,温,微毒。[诜曰]平、微寒,无毒。可和生菜食。此是荤菜,损人精神。华佗云:胡臭、口臭、䘌齿及脚气、金疮人,皆不可食,病更加甚。[藏器曰]久食令人多忘。根,发痼疾。不可同斜蒿食,令人汗臭难差。[时珍曰]凡服一切补药及药中有白术、牡丹者,不可食此。伏石钟乳。

【主治】消谷,治五脏,补不足,利大小肠,通小腹气,拔四肢热,止头痛,疗沙疹、豌豆疮不出,作酒喷之,立出。通心窍。《嘉祐》。补筋脉,令人能食。治肠风,用热饼裹食,甚良。孟诜。合诸菜食,气香,令人口爽,辟飞尸、鬼疰、蛊毒。吴瑞。辟鱼、肉毒。宁原。

【发明】[时珍曰]胡荽辛温香窜,内通心脾,外达四肢,能辟一切不正之气。故痘疮出不爽快者,能发之。诸疮皆属心火,营血内摄于脾,心脾之气,得芳香则运行,得臭恶则壅滞故尔。按杨士瀛《直指方》云:痘疹不快,宜用胡荽酒喷之,以辟恶气。床帐上下左右皆宜挂之,以御汗气、胡臭、天癸、淫佚之气。一应秽恶,所不可无。若儿虚弱,及天时阴寒,用此最妙。如儿壮实,及春夏晴暖、阳气发越之时,加以酒曲助虐,以火益火,胃中热炽,毒血聚畜则变成黑陷矣,不可不慎。

【附方】旧五,新四。疹痘不快。用胡荽二两切,以酒二大盏煎沸沃之,以物盖定,勿令泄气。候冷去滓,微微含喷,从项背至足令遍。勿噀头面。《经验后方》。热气结滞。经年数发者,胡荽半斤,五月五日采,阴干,水七升,煮取一升半,去滓分服。未瘥更服。春夏叶、秋冬根茎并可用。《必效方》。孩子赤丹。胡荽汁涂之。《谭氏方》。面上黑子。蒝荽煎汤,日日洗之。《小说》。产后无乳。干胡荽煎汤饮之,效。《经验方》。小便不通。胡荽二两,葵根一握,水二升,煎一升,入滑石末一两,分三四服。《圣济总录》。肛门脱出。胡荽切一升,烧烟熏之,即入。《子母秘录》。解中蛊毒。胡荽根捣汁半升,和酒服,立下,神验。《必效方》。蛇虺螫伤。胡荽苗、合口椒等分,捣涂之。《千金方》。

子

【气味】辛、酸,平,无毒。炒用。

【主治】消谷能食。思邈。蛊毒五痔及食肉中毒,吐下血,煮汁冷服。又以油煎,涂小儿秃疮。藏器。发痘疹,杀鱼腥。时珍。

【附方】旧三,新四。食诸肉毒。吐下血不止,痿黄者,胡荽子一升煮令发裂,取汁冷服半升,日、夜各一服,即止。《食疗本草》。肠风下血。胡荽子和生菜以热饼裹食之。《普济方》。痢及泻血。胡荽子一合,炒捣末。每服二钱,赤痢砂糖水下,白痢姜汤下,泻血白汤下,日二。《普济方》。五痔作痛。胡荽子炒,为末。每服二钱,空心温酒下。数服见效。《海上仙方》。痔漏脱肛。胡荽子一升,粟糠一升,乳香少许,以小口瓶烧烟熏之。《儒门事亲》。肠头挺出。秋冬捣胡荽子,醋煮熨之,甚效。孟诜《食疗本草》。牙齿疼痛。胡菜子,即胡荽子五升,以水五升,煮取一升,含漱。《外台秘要》。

【按语】《纲目》以胡荽为本药正名。《中药学》药名同此,见解表药中之发散风寒药。本品为伞形科植物芫荽的全草。

蘹香《唐本草》

子

【气味】辛，平，无毒。［思邈曰］苦、辛，微寒，涩。［权曰］苦、辛。得酒良。炒黄用。［好古曰］阳也，浮也。入手、足少阴、太阳经。

【主治】诸瘘、霍乱及蛇伤。《唐本》。膀胱胃间冷气及育肠气，调中，止痛、呕吐。马志。治干湿脚气，肾劳㿉疝阴疼，开胃下气。大明。补命门不足。李杲。暖丹田。吴绶。

【发明】［诜曰］茴香国人重之，云有助阳道，未得其方法也。［好古曰］茴香本治膀胱药，以其先丙，故曰小肠也，能润丙燥。以其先戊，故从丙至壬，又手、足少阴二药，以开上下经之通道，所以壬与丙交也。［时珍曰］小茴香性平，理气开胃，夏月祛蝇辟臭，食料宜之。大茴香性热，多食伤目发疮，食料不宜过用。古方有去铃丸：用茴香二两，连皮生姜四两，同入坩器内淹一伏时，慢火炒之，入盐一两，为末，糊丸梧子大。每服三五十丸，空心盐酒下。此方本治脾胃虚弱病。茴香得盐则引入肾经，发出邪气。肾不受邪，病自不生也。亦治小肠疝气有效。

【附方】旧四，新十六。**开胃进食。**茴香二两，生姜四两，同捣匀，入净器内，湿纸盖一宿。次以银、石器中，文武火炒黄焦为末，酒糊丸梧子大。每服十丸至二十五丸，温酒下。《经验后方》。**瘴疟发热。**连背项者，茴香子捣汁服之。《孙真人方》。**大小便闭。**鼓胀气促，八角茴香七个，大麻仁半两，为末。生葱白三七根，同研煎汤。调五苓散末服之，日一服。《普济》。**小便频数。**茴香不以多少，淘净，入盐少许，炒研为末，炙糯米糕蘸食之。**伤寒脱阳。**小便不通，用茴香末，以生姜自然汁调傅腹上。外用茴香末入益元散服之。《摘玄方》。**肾消饮水。**小便如膏油，用茴香炒，苦楝子炒，等分为末。每食前酒服二钱。《保命集》。**肾邪冷气。**力弱者，用大茴香六两，分作三分；用生附子一个去皮，分作三分。第一度：用附子一分，茴香一分，同炒黄，出火毒一夜，去附子，研茴香为末，空心盐酒下一钱。第二度：用二味各一分，同炒存性，出火毒，以附子去一半，留一半，同茴香为末，如前服。第三度：各一分，同炒存性，出火毒，全研为末，如前服之。《朱氏集验方》。**肾虚腰痛。**茴香炒研，以猪腰子批开，掺末入内，湿纸裹煨熟。空心食之，盐酒送下。戴原礼《要诀》。**腰痛如刺。**《简便方》用八角茴香炒研，每服二钱，食前盐汤下。外以糯米一二升，炒热袋盛，拴于痛处。《活人心统》思仙散：用八角茴香、杜仲各炒研三钱，木香一钱，水一钟，酒半钟，煎服。**腰重刺胀。**八角茴香炒为末，食前酒服二钱。《直指方》。**疝气入肾。**茴香炒作二包，更换熨之。《简便方》。**小肠气坠。**《直指》用八角茴香、小茴香各三钱，乳香少许，水服取汗。孙氏《集效方》治小肠疝气，痛不可忍。用大茴香、荔枝核炒黑各等分，研末。每服一钱，温酒调下。《濒湖集简方》用大茴香一两，花椒五钱，炒研。每酒服一钱。**膀胱疝痛。**《本事方》用舶茴香、杏仁各一两，葱白焙干五钱，为末。每酒服二钱，嚼胡桃送下。《集要》治疝气膀胱小肠痛，用茴香盐炒，晚蚕砂盐炒，等分为末，炼蜜丸弹子大。每服一丸，温酒嚼下。**疝气偏坠。**大茴香末一两，小茴香末一两，用牙猪尿胞一个，连尿入二末于内系定，罐内以酒煮烂，连胞捣丸如梧子大。每服五十丸，白汤下。仙方也。邓才《笔峰杂兴》。胁下刺痛。小茴香一两炒，枳壳五钱麸炒，为末。每服二钱，盐酒调服，神效。《袖珍方》。辟除口臭。茴香煮羹及生食，并得。昝殷《食医心镜》。蛇咬久溃。小茴香捣末，傅之。《千金》。

茎叶

【气味】与子同。

【主治】煮食，治卒恶心，腹中不安。甄权。治小肠气，卒肾气冲胁，如刀刺痛，喘息不得。生捣汁一合，投热酒一合，和服。孟诜。

【发明】[颂曰]《范汪方》疗恶毒痈肿，或连阴卵髀间疼痛挛急，牵入小腹不可忍，一宿即杀人者。用茴香苗叶捣汁一升服之，日三四服。其滓以贴肿上，冬月用根。此是外国神方，永嘉以来用之，起死回生，神验。

【按语】《纲目》以蘹香为本药正名，以茴香为别名，也提到大茴香。《中药学》以小茴香为名，作为温里药，并收入八角茴香作为附药。小茴香为伞形科植物茴香的干燥成熟果实；八角茴香为木兰科植物八角茴香的干燥成熟果实，又称大茴香，简称八角。

马齿苋《蜀本草》

菜

【气味】酸，寒，无毒。[恭曰]辛，温。[宗奭曰]人多食之，然性寒滑。

【主治】诸肿瘘疣目，捣揩之。破痃癖，止消渴。藏器。能肥肠，令人不思食。治女人赤白下。苏颂。饮汁，治反胃，诸淋，金疮流血，破血癖癥瘕，小儿尤良。用汁治紧唇面疱，解马汗、射工毒，涂之瘥。苏恭。治尸脚[①]阴肿。保昇。作膏，涂湿癣、白秃、杖疮。又主三十六种风。煮粥，止痢及疳痢，治腹痛。孟诜。服之长年不白。治痈疮，杀诸虫。生捣汁服，当利下恶物，去白虫。和梳垢，封丁肿。又烧灰和陈醋滓，先灸后封之即根出。《开宝》。散血消肿，利肠滑胎，解毒通淋，治产后虚汗。时珍。

【发明】[时珍曰]马齿苋所主诸病，皆只取其散血消肿之功也。[颂曰]多年恶疮，百方不瘥，或痛焮不已者。并捣烂马齿傅上，不过三两遍。此方出于武元衡相国。武在西川，自苦胫疮焮痒不可堪，百医无效。及到京，有厅吏上此方，用之便瘥也。李绛记其事于《兵部手集》。

【附方】旧十五，新二十三。三十六风。结疮，马齿苋一石，水二石，煮取汁，入蜜蜡三两，重煎成膏，涂之。《食疗》。诸气不调。马齿苋煮粥，食之。《食医心镜》。禳解疫气。六月六日，采马齿苋晒干。元旦煮熟，同盐、醋食之，可解疫疠气。唐瑶《经验方》。筋骨疼痛。不拘风湿气、杨梅疮及女人月家病，先用此药止疼，然后调理。干马齿苋一斤，湿马齿苋二斤，五加皮半斤，苍术四两，舂碎，以水煎汤洗澡。急用葱、姜擂烂，冲热汤三碗，服之。暖处取汗，立时痛止也。《海上名方》。脚气浮肿。心腹胀满，小便涩少，马

① 尸脚：病证名。指人脚后跟无分冬夏常拆裂难合之病证。

齿草和少粳米,酱汁煮食之。《食医心镜》。**男女疟疾**。马齿苋捣,扎手寸口,男左女右。**产后虚汗**。马齿苋研汁三合服。如无,以干者煮汁。《妇人良方》。**产后血痢**。小便不通,脐腹痛,生马齿苋菜杵汁三合,煎沸,入蜜一合,和服。《产宝》。**小儿血痢**。方同上。《心镜》。**肛门肿痛**。马齿苋叶、三叶酸草等分,煎汤熏洗,一日二次,有效。《濒湖方》。**痔疮初起**。马齿苋不拘鲜干,煮熟急食之。以汤熏洗。一月内外,其孔闭即愈矣。《杨氏经验方》。**赤白带下**。不问老、稚、孕妇悉可服。取马齿苋捣绞汁三大合,和鸡子白二枚,先温令热,乃下苋汁,微温顿饮之。不过再作即愈。崔元亮《海上方》。**小便热淋**。马齿苋汁服之。《圣惠方》。**阴肿痛极**。马齿苋捣傅之,良。《永类钤方》。**中蛊欲死**。马齿苋捣汁一升饮,并傅之。日四五次。《寿域》。**腹中白虫**。马齿苋水煮一碗,和盐、醋空腹食之。少顷白虫尽出也。孟诜《食疗》。**紧唇面疱**。马齿苋煎汤日洗之。《圣惠方》。**目中息肉**。淫肤,赤白膜,马齿苋一大握洗净,和芒硝末少许,绵裹安上。频易之。《龙木论》。**风齿肿痛**。马齿苋一把,嚼汁渍之。即日肿消。《本事方》。**漏耳诸疮**。治耳内外恶疮,及头疮、肥疮、㾉疮。黄马散:用黄柏半两,干马齿苋一两,为末,傅之。《圣惠》。**项上疬疮**。《外台》用马齿苋阴干烧研,腊猪脂和,以暖泔洗拭,傅之。《简便》治瘰疬未破,马齿苋同靛花捣掺,日三次。**腋下胡臭**。马齿苋杵,以蜜和作团,纸裹泥固半寸厚,日干,烧过研末。每以少许和蜜作饼,先以生布揩之,以药夹胁下,令极痛,久忍,然后以手巾勒两臂。日用一次,以瘥为度。《千金方》。**小儿火丹**。热如火,绕脐即损人。马苋捣涂。《广利方》。**小儿脐疮**。久不瘥者,马齿菜烧研傅之。《千金》。**豌豆癍疮**。马齿草烧研傅之,须臾根逐药出。不出更傅。《肘后》。**丁疮肿毒**。马齿菜二分,石灰三分,为末,鸡子白和傅之。**反花恶疮**。马齿苋一斤烧研,猪脂和傅。**蛀脚臁疮**。干马齿苋研末,蜜调傅上。一宿其虫自出,神效。《海上方》。**足趾甲疽**。肿烂者,屋上马齿苋、昆仑青木香、印成盐,等分和匀,烧存性,入光明朱砂少许,傅之。《外台秘要》。**疮久不瘥**。积年者,马齿苋捣烂封之。取汁煎稠傅亦可。《千金》。**马咬人疮**。毒入心者,马齿苋煮食之。《圣惠》。**射工溪毒**。马齿苋捣汁一升服,以滓傅之,日四五次,良。崔元亮《海上方》。**毛虫螫人**。赤痛不止,马齿苋捣熟封之,妙。《灵苑方》。**蜂虿螫人**。方同上。《张文仲方》。**蜈蚣咬伤**。马苋汁涂之。《肘后》。**小儿白秃**。马齿苋煎膏涂之。或烧灰,猪脂和涂。《圣惠方》。**身面瘢痕**。马齿苋汤日洗二次。《圣惠方》。**杂物眯目**。不出,用东墙上马齿苋烧灰研细,点少许于眦头,即出也。《圣惠方》。

子

【主治】明目,仙经用之。《开宝》。延年益寿。孟诜。青盲白翳,除邪气,利大小肠,去寒热。以一升捣末,每以一匙,用葱、豉煮粥食。或着米糁、五味作羹食。《心镜》。

【附方】新一。**目中出泪**。或出脓,用马齿苋子、人苋子各半两为末,绵裹铜器中蒸熟,熨大眦头脓水出处。每熨以五十度为率,久久自绝。《圣惠》。

【按语】《纲目》以马齿苋为本药正

名。《中药学》药名同此，作为清热药中之清热解毒药。药物来源为马齿苋科植物马齿苋的干燥地上部分。

蒲公英《唐本草》

苗

【气味】甘，平，无毒。

【主治】妇人乳痈肿，水煮汁饮及封之，立消。恭。解食毒，散滞气，化热毒，消恶肿、结核、丁肿。震亨。掺牙，乌须发，壮筋骨。时珍。白汁：涂恶刺、狐尿刺疮，即愈。颂。

【发明】[杲曰]蒲公英苦寒，足少阴肾经君药也，本经必用之。[震亨曰]此草属土，开黄花，味甘。解食毒，散滞气，可入阳明、太阴经。化热毒，消肿核，有奇功。同忍冬藤煎汤，入少酒佐服，治乳痈，服罢欲睡，是其功也。睡觉微汗，病即安矣。[颂曰]治恶刺方，出孙思邈《千金方》。其序云：邈以贞观五年七月十五日夜，以左手中指背触着庭木，至晓遂患痛不可忍。经十日，痛日深，疮日高大，色如熟小豆色。常闻长者论有此方，遂用治之。手下则愈，痛亦除，疮亦即瘥，未十日而平复如故。杨炎《南行方》亦著其效云。[时珍曰]萨谦斋《瑞竹堂方》，有擦牙乌须发还少丹，甚言此草之功，盖取其能通肾也。故东垣李氏言其为少阴本经必用之药，而著本草者不知此义。

【附方】新五。还少丹。昔日越王曾遇异人得此方，极能固齿牙，壮筋骨，生肾水。凡年未及八十者，服之须发返黑，齿落更生。年少服之，至老不衰。得遇此者，宿有仙缘，当珍重之，不可轻泄。用蒲公英一斤，一名耩耨草，又名蒲公罂，生平泽中，三四月甚有之，秋后亦有放花者，连根带叶取一斤洗净，勿令见天日，晾干，入斗子。解盐一两，香附子五钱，二味为细末，入蒲公草内淹一宿，分为二十团，用皮纸三四层裹扎定，用六一泥即蚯蚓粪如法固济，入灶内焙干，乃以武火煅通红为度，冷定取出，去泥为末。早晚擦牙漱之，吐、咽任便，久久方效。《瑞竹堂方》。乳痈红肿。蒲公英一两，忍冬藤二两，捣烂，水二钟，煎一钟，食前服。睡觉病即去矣。《积德堂方》。疳疮疔毒。蒲公英捣烂覆之，即黄花地丁也。别更捣汁，和酒煎服，取汗。《唐氏方》。多年恶疮。蒲公英捣烂贴。《救急方》。蛇螫肿痛。方同上。

【按语】《纲目》以蒲公英为本药正名。《中药学》药名同此，作为清热药中之清热解毒药。本品为菊科植物蒲公英、碱地蒲公英，或同属数种植物的干燥全草。

蕺《别录》

叶

【气味】辛，微温，有小毒。[《别录》曰]多食，令人气喘。[弘景曰]俗传食蕺不利人脚，恐由闭气故也。今小儿食之，便觉脚痛。[诜曰]小儿食之，三岁不行。久食发虚弱，损阳气，消精髓。[思邈曰]素有脚气人食之，一世不愈。

【主治】蠼螋尿疮。《别录》。淡竹筒内煨熟，捣傅恶疮、白秃。大明。散热毒痈肿，疮痔脱肛，断痁疾，解硇毒。时珍。

【附方】旧一，新六。背疮热肿。蕺菜捣汁涂之，留孔以泄热毒，冷即易之。

《经验方》。痔疮肿痛。鱼腥草一握，煎汤熏洗，仍以草挹痔即愈。一方：洗后以枯矾入片脑少许，傅之。《救急方》。疔毒作痛。鱼腥草捣烂傅之。痛一二时，不可去草，痛后一二日即愈。徽人所传方也。陆氏《积德堂方》。小儿脱肛。鱼腥草擂如泥，先以朴硝水洗过，用芭蕉叶托住药坐之，自入也。《永类方》。虫牙作痛。鱼腥草、花椒、菜子油等分，捣匀，入泥少许，和作小丸如豆大。随牙左右塞耳内，两边轮换，不可一齐用，恐闭耳气。塞一日夜，取看有细虫为效。《简便方》。断截疟疾。紫蕺一握，捣烂绢包，周身摩擦，得睡有汗即愈。临发前一时作之。《救急易方》。恶蛇虫伤。鱼腥草、皱面草、槐树叶、草决明，一处杵烂，傅之甚效。同上。

【按语】《纲目》以蕺为本药正名，别名鱼腥草。《中药学》以鱼腥草为名，作为清热药中之清热解毒药。本品为三白草科植物蕺菜的新鲜全草，或干燥地上部分。

薯蓣《本经》

根

【气味】甘，温、平，无毒。［普曰］神农：甘，小温。桐君、雷公：甘，凉，无毒。［之才曰］紫芝为之使。恶甘遂。

【主治】伤中，补虚羸，除寒热邪气，补中，益气力，长肌肉，强阴。久服，耳目聪明，轻身不饥，延年。《本经》。主头面游风，头风眼眩，下气，止腰痛，治虚劳羸瘦，充五脏，除烦热。《别录》。补五劳七伤，去冷风，镇心神，安魂魄，补心气不足，开达心孔，多记事。甄权。强筋骨，主泄精健忘。大明。益肾气，健脾胃，止泄痢，化痰涎，润皮毛。时珍。生捣贴肿硬毒，能消散。震亨。

【发明】［权曰］凡患人体虚羸者，宜加而用之。［诜曰］利丈夫，助阴力。熟煮和蜜，或为汤煎，或为粉，并佳。干之入药更妙。惟和面作馎饦则动气，为不能制面毒也。［李杲曰］山药入手太阴。张仲景八味丸用干山药，以其凉而能补也。亦治皮肤干燥，以此润之。［时珍曰］按吴绶云：山药入手、足太阴二经，补其不足，清其虚热。又按王履《溯洄集》云：山药虽入手太阴，然肺为肾之上源，源既有滋，流岂无益？此八味丸所以用其强阴也。又按曹毗《杜兰香传》云：食薯蓣可以辟雾露。

【附方】旧一，新十。补益虚损。益颜色，补下焦虚冷，小便频数，瘦损无力。用薯蓣于沙盆中研细，入铫中，以酥一大匙熬令香，旋添酒一盏搅令匀，空心饮之。每旦一服。《圣惠方》。心腹虚胀。手足厥逆，或饮苦寒之剂多，未食先呕，不思饮食。山药半生半炒，为末。米饮服二钱，一日二服，大有功效。忌铁器、生冷。《普济方》。小便数多。山药以矾水煮过、白茯苓等分，为末。每水饮服二钱。《儒门事亲》。下痢禁口。山药半生半炒，为末。每服二钱，米饮下。《卫生易简方》。痰气喘急。生山药捣烂半碗，入甘蔗汁半碗，和匀。顿热饮之，立止。《简便单方》。脾胃虚弱。不思饮食，山芋、白术各一两，人参七钱半，为末，水糊丸小豆大，每米饮下四五十丸。《普济方》。湿热虚泄。山药、苍术等分，饭丸，米饮服。大人小儿皆宜。《濒湖经验方》。肿毒初起。带泥山药、蓖麻子、糯米等分，水浸研，傅之即散也。《普济方》。胯眼臖疡[①]。山药、沙糖同捣，涂上即消。先以面涂四围，乃上此。《简便单方》。项后结核。或赤肿硬痛。以生山药一挺去皮，蓖麻子二个同研，贴之如神。《救急易方》。手足冻疮。山药一截磨泥，傅之。《儒门事亲》。

【按语】《纲目》以薯蓣为本药正名，别名山药。《中药学》以山药为名，作为补虚药中之补气药。本品为薯蓣科植物薯蓣的干燥根茎。

百合《本经》

根

【气味】甘，平，无毒。［权曰］有小毒。

【主治】邪气腹胀心痛，利大小便，补中益气。《本经》。除浮肿胪胀，痞满寒热，通身疼痛，及乳难喉痹，止涕泪。《别录》。百邪鬼魅，涕泣不止，除心下急满痛，治脚气热咳。甄权。安心，定胆，益志，养五脏，治颠邪狂叫惊悸，产后血狂运，杀蛊毒气，胁痈、乳痈、发背诸疮肿。大明。心急黄，宜蜜蒸食之。孟诜。治百合病。宗奭。温肺止嗽。元素。

【发明】［颂曰］张仲景治百合病，有百合知母汤、百合滑石代赭汤、百合鸡子汤、百合地黄汤，凡四方。病名百合而用百合治之，不识其义。［颖曰］百合新者，可蒸可煮，和肉更佳。干者作粉食，最益人。［时珍曰］案王维诗云："冥搜到百合，真使当重肉。果堪止泪无，欲纵望江目。"盖取本草百合止涕泪之说。

【附方】旧三，新十三。百合病。百合知母汤：治伤寒后百合病，行住坐卧不定，如有鬼神状，已发汗者。用百合七枚，以泉水浸一宿，明旦更以泉水二升，煮取一升，却以知母三两，同泉水二升煮一升，同百合汁再煮取一升半，分服。百合鸡子汤：治百合病已经吐后者。用百合七枚，泉水浸一宿，明旦更以泉水二升，煮取一升，入鸡子黄一个，分再服。百合代赭汤：治百合病已经下后者。用百合七枚，泉水浸一宿，明旦更以泉水二升，煮取一升，却以代赭石一两，滑石三两，水二升，煮取一升，同百合汁再煮取一升半，分再服。百合地黄汤：治百合病未经汗吐下者。用百合七枚，泉水浸一宿，明旦更以泉水二升，煮取一升，入生地黄汁一升，同煎取一升半，分再服。并仲景《金匮要略方》。百合变渴。病已经月，变成消渴者。百合一升，水一斗，渍一宿，取汁温浴病人。浴毕食白汤饼。陈延之《小品方》。百合变热者。用百合一两，滑石三两，为末，饮服方寸匕。微利乃良。《小品方》。百合腹满。作痛者，用百合炒为末，每饮服方寸匕，日二。《小品》。阴毒伤寒。百合煮浓汁，服一升良。《孙真人食忌》。肺脏壅热。烦闷咳嗽者，新百合四两，蜜和蒸软，时时含一片，吞津。《圣惠方》。肺病吐血。新百合捣汁，和水饮之。亦可煮食。《卫生易简》。耳聋耳痛。干百合为末，温水服二钱，日二服。《胜金方》。拔白换黑。七月七日，取百合熟捣，用新瓷瓶盛之，密封挂门上，阴干百日。每拔去白者掺之，即生黑者也。《便民图纂》。游风隐疹。以

① 胯眼臖疡：胯眼，又称大胯眼，就是指股骨大转子，即两边大胯外侧能摸到硬的骨性结构。臖，xìng（音兴），意肿。胯眼臖疡，病证名。指胯部外侧硬骨处肿痛疮疡。

楮叶掺动，用盐泥二两，百合半两，黄丹二钱，醋一分，唾四分，捣和贴之。《摘玄方》。疮肿不穿。野百合同盐捣泥，傅之良。《应验方》。天泡湿疮。生百合捣涂，一二日即安。《濒湖集简方》。鱼骨哽咽。百合五两研末，蜜水调围颈项包住，不过三五次即下。《圣济录》。

花

【主治】小儿天泡湿疮，暴干研末，菜子油涂，良。时珍。

子

【主治】酒炒微赤，研末汤服，治肠风下血。思邈。

【按语】《纲目》以百合为本药正名。《中药学》药名同此，作为补虚药中之补阴药。本品为百合科植物卷丹、百合或细叶百合的干燥肉质鳞叶。

壶卢《日华》

壶瓠

【气味】甘，平，滑，无毒。[恭曰]甘冷。多食令人吐利。[扁鹊曰]患脚气虚胀冷气者，食之永不除也。

【主治】消渴恶疮，鼻口中肉烂痛。思邈。利水道。弘景。消热，服丹石人宜之。孟诜。除烦，治心热，利小肠，润心肺，治石淋。大明。

【发明】[时珍曰]按《名医录》云：浙人食匏瓜多吐泻，谓之发暴。盖此物以暑月壅成故也。惟与香薷同食则可免。

【附方】新一。腹胀黄肿。用亚腰壶卢连子烧存性，每服一个，食前温酒下。不饮酒者，白汤下。十余日见效。《简便方》。

叶

【气味】甘，平，无毒。

【主治】为茹耐饥。思邈。

蔓须花

【主治】解毒。时珍。

【附方】新一。预解胎毒。七八月，或三伏日，或中秋日，剪壶卢须如环子脚者，阴干，于除夜煎汤浴小儿，则可免出痘。唐瑶《经验方》。

子

【主治】齿龈或肿或露，齿摇疼痛，用八两，同牛膝四两，每服五钱，煎水含漱，日三四次。《御药院方》。

【按语】《纲目》以壶卢为本药正名。《中药学》以葫芦为名，作利水渗湿药中之利水消肿药。药物来源为葫芦科植物瓢瓜的干燥果皮。

冬瓜《本经》

白冬瓜

【气味】甘，微寒，无毒。[弘景曰]冷利。

【主治】小腹水胀，利小便，止渴。《别录》。捣汁服，止消渴烦闷，解毒。弘景。益气耐老，除心胸满，去头面热。孟诜。消热毒痈肿。切片摩痱子，甚良。大明。利大小肠，压丹石毒。苏颂。

【发明】[诜曰]热者食之佳，冷者食之瘦人。煮食，练五脏，为其下气故也。欲得体瘦轻健者，则可长食之；若要肥，则勿食也。[宗奭曰]凡患发背及一切痈疽者，削一大块置疮上，热则易之，分散热毒气甚良。[震亨曰]冬瓜性走而急。寇氏谓其分散热毒气，盖亦取其走而性急也。久病者、阴虚者忌之。孙真人言：九月勿食，令人反胃。须被霜食之乃佳。[诜曰]取瓜一颗和桐叶与猪食之，一冬更不要与诸物食，自然不饥，长三四倍也。

【附方】旧八，新六。**积热消渴。**白瓜去皮，每食后吃三二两，五七度良。孟诜《食疗》。**消渴不止。**冬瓜一枚削皮，埋湿地中，一月取出，破开取清水日饮之。或烧熟绞汁饮之。《圣济总录》。**消渴骨蒸。**大冬瓜一枚去瓤，入黄连末填满，安瓮内，待瓜消尽，同研，丸梧子大。每服三四十丸，煎冬瓜汤下。《经验》。**产后痢渴。**久病津液枯竭，四肢浮肿，口舌干燥。用冬瓜一枚，黄土泥厚五寸，煨熟绞汁饮。亦治伤寒痢渴。《古今录验》。**小儿渴利。**冬瓜汁饮之。《千金》。**小儿魃病。**寒热如疳，用冬瓜、萹蓄各四两，水二升，煎汤浴之。《千金方》。**婴孩寒热。**冬瓜炮熟，绞汁饮。《子母秘录》。**水病危急。**冬瓜不拘多少，任意吃之，神效无比。《兵部手集》。**十种水气。**浮肿喘满，用大冬瓜一枚，切盖去瓤，以赤小豆填满，盖合签定，以纸筋泥固济，日干，用糯糠两大箩，入瓜在内，煨至火尽，取出切片，同豆焙干为末，水糊丸梧子大。每服七十丸，煎冬瓜子汤下，日三服，小便利为度。《杨氏家藏方》。**发背欲死。**冬瓜截去头，合疮上。瓜烂，截去更合之。瓜未尽，疮已小敛矣。乃用膏贴之。《肘后方》。**痔疮肿痛。**冬瓜煎汤洗之。《袖珍方》。**马汗入疮。**干冬瓜烧研，洗净傅之。**食鱼中毒。**冬瓜汁饮之，良。《小品方》。**面黑令白。**冬瓜一个，竹刀去皮切片，酒一升半，水一升，煮烂滤去滓，熬成膏，瓶收，每夜涂之。《圣济总录》。

瓜练瓤也。

【气味】甘，平，无毒。

【主治】绞汁服，止烦躁热渴，利小肠，治五淋，压丹石毒。甄权。洗面澡身，去䵟䵳，令人悦泽白皙。时珍。

【附方】新二。**消渴烦乱。**冬瓜瓤干者一两，水煎饮。《圣惠方》。**水肿烦渴。**小便少者，冬瓜白瓤水煮汁，淡饮之。《圣济总录》。

白瓜子

【气味】甘，平，无毒。[《别录》曰]寒。久服寒中。

【主治】令人悦泽，好颜色，益气不饥。久服轻身耐老。《本经》。除烦满不乐。可作面脂。《别录》。去皮肤风及黑䵟，润肌肤。大明。治肠痈。时珍。

【发明】[颂曰]冬瓜仁，亦堪单作服饵。又研末作汤饮，及作面脂药，并令人好颜色光泽。宗懔《荆楚岁时记》云：七月采瓜犀以为面脂。即瓜瓣也。亦堪作澡豆。[《宗奭》曰]服食方亦稀用之。

【附方】旧二，新五。**服食法。**取冬瓜仁七升，以绢袋盛，投三沸汤中，须臾取曝干，如此三度，又与清苦酒渍之二宿，曝干为末，日服方寸匕。令人肥悦明目，延年不老。又法：取子三五升，去皮为丸，空心日服三十丸。令人白净如玉。孟诜《食疗》。**补肝明目。**治男子五劳七伤，明目。用冬瓜仁，方同上。《外台秘要》。**悦泽面容。**白瓜仁五两，桃花四两，白杨皮二两，为末。食后饮服方寸匕，日三服。欲白加瓜仁，欲红加桃花。三十日面白，五十日手足俱白。一方有橘皮，无杨皮。《肘后方》。多年损伤。不瘥者，瓜子末，温酒服之。《孙真人方》。消渴不止。小便多，用干冬瓜子、麦门冬、黄连各二两，水煎饮之。冬瓜苗叶俱治消渴，不拘新干。《摘玄方》。男子白浊。陈冬瓜仁炒为末，每空心米饮服五钱。《救急易方》。女子白带。方同上。

瓜皮

【主治】可作丸服，亦入面脂。苏颂。主驴马汗入疮肿痛，阴干为末涂之。又主折伤损痛。时珍。

【附方】新二。跌扑伤损。用干冬瓜皮一两，真牛皮胶一两剉，入锅内炒存性，研末。每服五钱，好酒热服。仍饮酒一瓯，厚盖取微汗。其痛即止，一宿如初，极效。《摘玄方》。损伤腰痛。冬瓜皮烧研，酒服一钱。《生生编》。

叶

【主治】治肿毒，杀蜂，疗蜂叮。大明。主消渴，疟疾寒热。又焙研，傅多年恶疮。时珍。

【附方】新一。积热泻痢。冬瓜叶嫩心，拖面煎饼食之。《海上名方》。

【按语】**《纲目》以冬瓜为本药正名。瓜瓤又名瓜练，瓜子又名瓜犀。《中药学》以冬瓜皮为名，作为利水渗湿药中利水消肿药。并收入冬瓜子作为附药。冬瓜皮为葫芦科植物冬瓜的干燥外层果皮，冬瓜子为冬瓜的干燥成熟种子。**

南瓜《纲目》

【气味】甘，温，无毒。[时珍曰]多食发脚气、黄疸。不可同羊肉食，令人气壅。

【主治】补中益气。时珍。

【按语】**《纲目》以南瓜为本药正名。《中药学》以南瓜子为名，作为驱虫药。本品为葫芦植物南瓜的种子。**

丝瓜《纲目》

瓜

【气味】甘，平，无毒。入药用老者。

【主治】痘疮不快，枯者烧存性，入朱砂研末，蜜水调服，甚妙。震亨。煮食，除热利肠。老者烧存性服，去风化痰，凉血解毒，杀虫，通经络，行血脉，下乳汁。治大小便下血，痔漏，崩中，黄积，疝痛卵肿，血气作痛，痈疽疮肿，齿䘌，痘疹胎毒。时珍。暖胃补阳，固气和胎。《生生编》。

【发明】[颖曰]丝瓜，本草诸书无考，惟痘疮及脚痈方中烧灰用之，亦取其性冷解毒耳。[时珍曰]丝瓜老者，筋络贯串，房隔联属。故能通人脉络脏腑而去风解毒，消肿化痰，祛痛杀虫，及治诸血病也。

【附方】新二十八。痘疮不快。初出或未出，多者令少，少者令稀。老丝瓜近蒂三寸连皮烧存性，研末，砂糖水服。《直指》。痈疽不敛。疮口太深，用丝瓜捣汁，频抹之。《直指方》。风热腮肿。丝瓜烧存性，研末，水调搽之。严月轩方。肺热面疮。苦丝瓜、牙皂荚并烧灰，等分，油调搽。《摘玄方》。玉茎疮溃。丝瓜连子捣汁，和五倍子末频搽之。丹溪方。坐板疮疥。丝瓜皮焙干为末，烧酒调搽之。《摄生众妙方》。天泡湿疮。丝瓜汁调辰粉，频搽之。**手足冻疮**。老丝瓜烧存性，和腊猪脂涂之。《海上方》。**肛门酒痔**。丝瓜烧存性，研末，酒服二钱。严月轩方。**痔漏脱肛**。丝瓜烧灰、多年石灰、雄黄各五钱为末，以猪胆、鸡子清及香油和调，贴之，收上乃止。孙氏《集效方》。**肠风下血**。霜后干丝瓜烧存性，为末，空心酒服二钱。一名蛮瓜，一名天罗，一名天丝瓜是矣。许叔微《本事方》。**下血危笃**。不可救者，丝瓜，即天罗一个烧存性，槐花减半，为末，每空心米饮服二钱。《普济方》。**酒痢便血**。腹痛，或如鱼脑五色者，干丝瓜一枚，连皮烧研，空心酒服二钱。一方煨食之。俗名鱼鰦是也。《经验良方》。**血崩不止**。老丝瓜烧灰、棕榈烧灰等分，盐酒或盐汤服。《奇效良方》。**经脉不通**。干丝瓜一个为末，用白鸽血调成饼，日干研末，每服二钱，空心酒下。先服四物汤三服。《海上名方》。**乳汁不通**。丝瓜连子烧存性研，酒服一二钱，被覆取汗即通。《简便单方》。**干血气痛**。妇人血气不行，上冲心膈，变为干血气者。用丝瓜一枚烧存性，空心温酒服。《寿域神方》。**小肠气痛**。绕脐冲心，连蒂老丝瓜烧存性，研末。每服三钱，热酒调下。甚者不过二三服即消。**卵肿偏坠**。丝瓜架上初结者，留下，待瓜结尽叶落取下，烧存性为末，炼蜜调成膏，每晚好酒服一匙。如在左左睡，在右右睡。刘松石《保寿堂方》。**腰痛不止**。天罗布瓜子仁炒焦，擂酒服，以渣傅之。熊氏《补遗》。**喉闭肿痛**。天罗瓜研汁灌之。《普济》。**卒然中风**。防风、荆芥一两，升麻半两，姜三片，水一盏，煎半盏，以丝瓜子研，取浆半盏，和匀灌之。如手足麻痒，以羌活煎汤洗之。唐瑶《经验方》。**化痰止嗽**。天罗即丝瓜烧存性为末，枣肉和，丸弹子大。每服一丸，温酒化下。《摄生妙用方》。**风虫牙痛**。经霜干丝瓜烧存性，为末，擦之。《直指方》。**风气牙痛**。百药不效者用此，大能去风，惟蛀牙不效。天罗即生丝瓜一个，擦盐火烧存性，研末频擦，涎尽即愈。腮肿，以水调贴之。马敏叔云：此乃严月轩家传屡效之方，一试即便可睡也。**食积黄疸**。丝瓜连子烧存性，为末，每服二钱。因面得病面汤下，因酒得病温酒下，连进数服愈。《卫生易简方》。**小儿浮肿**。天罗、灯草、葱白等分，煎浓汁服，并洗之。《普济方》。**水蛊腹胀**。老丝瓜去皮一枚剪碎，巴豆十四粒同炒，豆黄去豆，以瓜同陈仓米再炒熟，去瓜，研米为末，糊丸梧子大。每服百丸，白汤下。盖米收胃气，巴豆逐水，丝瓜象人脉络，借其气以引之也。此乃元时杭州名医宋会之之方。鲜于枢《钩玄》。

叶

【主治】癣疮，频挼掺之。疗痈疽丁肿，卵㿗。时珍。

【附方】新六。**虫癣**。清晨采露水丝瓜叶七片，逐片擦七下，如神。忌鸡、鱼、发物。《摄生众妙方》。**阴子偏坠**。丝瓜叶烧存性三钱，鸡子壳烧灰二钱，温酒调服。余居士《选奇方》。**头疮生蛆**。头皮内时有蛆出，以刀切破，挤丝瓜叶汁搽之。蛆出尽，绝根。小山《怪证方》。**汤火伤灼**。丝瓜叶焙研，入辰粉一钱，蜜调搽之。生者捣傅。一日即好也。《海上名方》。**鱼脐丁疮**。丝瓜叶即虞刺叶也、连须葱白、韭菜等分，同入石钵内，研烂取汁，以热酒和服。以渣贴腋下，病在左手贴左腋，右手贴右腋，病在左脚贴左胯，右脚贴右胯，在中贴心、脐。用帛缚住，候肉下红线处皆白则散矣。如有潮热，亦用此法。却令人抱住，恐其颤倒则难救矣。《危氏得效方》。刀疮神药。古石灰、新石灰、丝瓜根叶初种放两叶者、韭菜根各等分，捣一千下作饼，阴干为末，擦之。止血定痛生肌，如神效。侍御苏海峰所传。董炳《集验方》。

藤根

【气味】同叶。

【主治】齿䘌脑漏，杀虫解毒。时珍。

【附方】新七。预解痘毒。五六月取丝瓜蔓上卷须阴干，至正月初一日子时，用二两半煎汤，父母只令一人知，温浴小儿身面上下，以去胎毒，永不出痘，纵出亦少也。《体仁汇编》。诸疮久溃。丝瓜老根熬水扫之，大凉即愈。《应验方》。喉风肿痛。丝瓜根，以瓦瓶盛水浸，饮之。《海上名方》。脑崩流汁。鼻中时时流臭黄水，脑痛，名控脑砂，有虫食脑中也。用丝瓜藤近根三五尺，烧存性。每服一钱，温酒下，以愈为度。《医学正传》。牙宣露痛。《海上妙方》用丝瓜藤阴干，临时火煅存性，研搽即止，最妙。《德生堂方》用丝瓜藤一握，川椒一撮，灯心一小把，水煎浓汁，漱吐，其痛立住如神也。咽喉骨鲠。七月七日，取丝瓜根阴干，烧存性。每服二钱，以原鲠物煮汤服之。《笔峰杂兴》。腰痛不止。丝瓜根烧存性，为末。每温酒服二钱，神效甚捷。邓笔峰《杂兴》。

【按语】《纲目》以丝瓜为本药正名。《中药学》以丝瓜络为名，作为祛风湿药中之祛风湿热药。本品为葫芦科植物丝瓜的干燥成熟果实的维管束。

芝《本经》

青芝，一名龙芝。《别录》。

【气味】酸，平，无毒。[时珍曰]五色之芝，配以五行之味，盖亦据理而已，未必其味便随五色也。即如五畜以羊属火，五果以杏配心，皆云味苦之义。[之才曰]青、赤、黄、白、黑、紫六芝，并以薯蓣为之使，得发良，得麻子仁、白瓜子、牡桂共益人，恶常山，畏扁青、茵蔯蒿。

【主治】明目，补肝气，安精魂，仁恕。久食轻身不老，延年神仙。《本经》。不忘强志。《唐本》。

赤芝，一名丹芝。《本经》。

【气味】苦，平，无毒。

【主治】胸中结，益心气，补中，增智慧，不忘。久食轻身不老，延年神仙。《本经》。

黄芝，一名金芝。《本经》。

【气味】甘，平，无毒。

【主治】心腹五邪，益脾气，安神，忠信和乐。久食轻身不老，延年神仙。《本经》。

白芝，一名玉芝、《本经》。素芝。

【气味】辛，平，无毒。

【主治】咳逆上气，益肺气，通利口鼻，强志意，勇悍，安魄。久食轻身不老，延年神仙。《本经》。

黑芝，一名玄芝。《本经》。

【气味】咸，平，无毒。

【主治】癃，利水道，益肾气，通九窍，聪察。久食轻身不老，延年神仙。《本经》。

紫芝，一名木芝。《本经》。

【气味】甘，温，无毒。[甄权曰]平。

【主治】耳聋，利关节，保神，益精气，坚筋骨，好颜色。久服轻身不老延年。《本经》。疗虚劳，治痔。时珍。

【附方】 新一。紫芝丸。治虚劳短气，胸胁苦伤，手足逆冷，或时烦躁口干，目视䀮䀮，腹内时痛，不思饮食，此药安神保精也。紫芝一两半，山芋焙，天雄炮去皮、柏子仁炒、巴戟天去心、白茯苓去皮、枳实去穰麸炒，各三钱伍分，生地黄焙、麦门冬去心焙、五味子炒、半夏制炒、附子炒去皮、牡丹皮、人参各七钱五分，远志去心、蓼实各二钱五分，瓜子仁炒、泽泻各五钱，为末，炼蜜丸梧子大。每服十五丸，渐至三十丸，温酒下，日三服。《圣济总录》。

【按语】《纲目》以芝为本药正名，包括六色芝。李时珍云："时珍尝疑：芝乃腐朽余气所生，正如人生瘤赘，而古今皆以为瑞草，又云服食可仙，诚为迂谬。"可见，李时珍不认为芝是什么疗效神奇的灵药。《中药学》以灵芝为名，作为安神药中之养心安神药。现代用灵芝为多孔菌科真菌赤芝或紫芝的干燥子实体。

本草纲目

果部

杏《别录》

实

【气味】 酸，热，有小毒。生食多，伤筋骨。《别录》。[颂曰]杏之类梅者味酢，类桃者味甘。[宗奭曰]凡杏性皆热。小儿多食，致疮痈膈热。[扁鹊曰]多食动宿疾，令人目盲、须眉落。[源曰]多食生痰热，昏精神。产妇尤忌之。

【主治】 曝脯食，止渴，去冷、热毒。心之果，心病宜食之。思邈。

核仁

【气味】 甘、苦，温、冷利，有小毒。两仁者杀人，可以毒狗。[震亨曰]杏仁性热，因寒者可用。[思邈曰]杏仁作汤如白沫不解者，食之令气壅身热。汤经宿者动冷气。[时珍曰]凡杏、桃诸花皆五出。若六出必双仁，为其反常，故有毒也。[徐之才曰]得火良。恶黄芩、黄芪、葛根，畏蘘草。

【主治】 咳逆上气雷鸣，喉痹，下气，产乳，金疮，寒心贲豚。《本经》。惊痫，心下烦热，风气往来，时行头痛，解肌，消心下急满痛，杀狗毒。《别录》。解锡毒。之才。治腹痹不通，发汗，主温病脚气，咳嗽上气喘促。入天门冬煎，润心肺。和酪作汤，润声气。甄权。除肺热，治上焦风燥，利胸膈气逆，润大肠气秘。元素。杀虫，治诸疮疥，消肿，去头面诸风气，皶疱。时珍。

【发明】[元素曰]杏仁气薄味厚，浊而沉坠，降也，阴也。入手太阴经。其用有三：润肺也，消食积也，散滞气也。[杲曰]杏仁散结润燥，除肺中风热咳嗽。杏仁下喘，治气也；桃仁疗狂，治血也。俱治大便秘，当分气、血。昼则便难，行阳气也；夜则便难，行阴血也。故虚人便闭，不可过泄。脉浮者属气，用杏仁、陈皮；脉沉者属血，用桃仁、陈皮。手阳明与手太阴为表里，贲门主往来，魄门主收闭，为气之通道，故并用陈皮佐之。[好古曰]张仲景麻黄汤，及王朝奉治伤寒气上喘逆，并用杏仁者，为其利气、泻肺、解肌也。[时珍曰]杏仁能散能降，故解肌散风、降气润燥、消积治伤损药中用之。治疮杀虫，用其毒也。按《医余》云：凡索面、豆粉近杏仁则烂。顷一兵官食粉成积，医师以积气丸、杏仁相半研为丸，熟水下，数服愈。又《野人闲话》云：翰林学士辛士逊在青城山道院中，梦皇姑谓曰：可服杏仁，令汝聪明，老而健壮，心力不倦。求其方，则用杏仁一味，每盥漱毕，以七枚纳口中，良久脱去皮，细嚼和津液顿咽。日日食之，一年必换血，令人轻健。此申天师方也。又杨士瀛《直指方》云：凡人以水浸杏仁五枚，五更端坐，逐粒细嚼至尽，和津吞下。久则能润五脏，去尘滓，驱风明目。治肝肾风虚，瞳人带青，眼翳风痒之病。珍按：杏仁性热降气，亦非久服之药。此特其咀嚼吞纳津液，以消积秽则可耳。古有服杏丹法，云是左慈之方。唐慎微收入本草，云久服寿至千万。其说妄诞可鄙，今删其纰谬之辞，存之于下，使读者毋信其诳也。

【附方】 旧三十五，新十八。杏金丹。《左慈秘诀》云：亦名草金丹。方出浑皇子，服之长年不死。夏姬服之，寿年七百，乃仙去也。世人不信，皆由不肯精心修治故也。其法：须人罕到处。寅月镢斸杏树地下，通阳气。二月除树下草。三月离树五步作畦垄以通水。亢旱则引泉灌溉。

有霜雪则烧火树下，以救花苞。至五月杏熟自落，收仁六斗，以汤浸去皮及双仁者，用南流水三石和研，取汁两石八斗，去滓。以新铁釜用酥三斤，以糠火及炭然釜，少少磨酥至尽，乃内汁入釜。釜上安盆，盆上钻孔，用弦悬车辖至釜底，以纸塞孔，勿令泄气。初着糠火，一日三动车辖，以衮其汁。五日有露液生，十日白霜起，又二日白霜尽，即金花出，丹乃成也。开盆炙干，以翎扫下，枣肉和，丸梧子大。每服三丸，空心暖酒下。至七日宿疾皆除，喑盲，挛跛，疝痔，瘿痫，疮肿，万病皆愈。久服通灵不死云云。衍文不录。[颂曰]古方用杏仁修治如法，自朝蒸至午，便以慢火微炒，至七日乃收之。每旦空腹啖之，久久不止，驻颜延年，云是夏姬之法。然杏仁能使人血溢，少误必出血不已，或至委顿，故近人少有服者。或云服至二三年，往往或泻，或脐中出物，皆不可治也。**杏酥法**。[颂曰]去风虚，除百病。捣烂杏仁一石，以好酒二石，研滤取汁一石五斗，入白蜜一斗五升搅匀，封于新瓮中，勿泄气。三十日看酒上酥出，即掠取纳瓷器中贮之。取其酒滓团如梨大，置空屋中，作格安之。候成饴脯状，旦服一枚，以前酒下。[藏器曰]杏酪服之，润五脏，去痰嗽。生、熟吃俱可，若半生半熟服之杀人。**又法**。[宗奭曰]治肺燥喘热，大肠秘，润五脏。用杏仁去皮研细，每一升，入水一升半，捣稠汁。入生蜜四两，甘草一寸，银石器中慢火熬成稀膏，入酥二两同收。每夜沸汤点服一匙。《衍义》。**万病丸**。治男妇五劳七伤，一切诸疾。杏仁一斗二升，童子小便煮七次，以蜜四两拌匀，再以童便五升于碗内重蒸，取出日晒夜露数日。任意嚼食，即愈。**补肺丸**。治咳嗽。用杏仁二大升，山中者不用，去双仁者，以童子小便二斗浸之，春夏七日，秋冬二七日，连皮尖于砂盆中研滤取汁，煮令鱼眼沸，候软如面糊即成。以粗布摊曝之，可丸即丸服之。食前后总须服三五十丸，茶、酒任下。忌白水粥。刘禹锡《传信方》。**咳嗽寒热**。旦夕加重，少喜多嗔，面色不润，忽进忽退，积渐少食，脉弦紧者。杏仁半斤去皮尖，童子小便浸七日，漉出，温水淘洗，砂盆内研如泥，以小便三升煎如膏。每服一钱，熟水下。妇人室女服之，尤妙。《千金方》。**久患肺气**。喘急，至效，甚者不过二剂，永瘥。杏仁去皮尖二两，童子小便浸，一日一换，夏月三四换，满半月取出，焙干研细。每服一枣大，薄荷一叶，蜜一鸡子大，水一钟，煎七分，食后温服。忌腥物。《胜金方》。**咳逆上气**。不拘大人小儿，以杏仁三升去皮尖，炒黄研膏，入蜜一升，杵熟。每食前含之，咽汁。《千金》。**上气喘急**。杏仁、桃仁各半两，去皮尖炒研，用水调生面和丸梧子大。每服十丸，姜、蜜汤下，微利为度。《圣济总录》。**喘促浮肿**。小便淋沥，用杏仁一两，去皮尖熬研，和米煮粥，空心吃二合，妙。《心镜》。**头面风肿**。杏仁捣膏，鸡子黄和杵，涂帛上，厚裹之。干则又涂，不过七八次愈也。《千金方》。**风虚头痛欲破者**。杏仁去皮尖，晒干研末，水九升研滤汁，煎如麻腐状，取和羹粥食。七日后大汗出，诸风渐减。此法神妙，可深秘之。慎风冷、猪、鸡、鱼、蒜、醋。《千金方》。**头面诸风**。眼瞤鼻塞，眼出冷泪，用杏仁三升研细，水煮四五沸，洗头。待冷汗尽，三度愈。《千金》。**偏风不遂**。失音不语，生吞杏仁七枚，不去皮尖，逐日加至七七枚，周而复始。食后仍饮竹沥，以瘥为度。《外台秘要》。**破伤风肿**。杏仁杵膏厚涂上,然烛遥炙之。《千金方》。**金疮中风**。角弓反张,用杏仁杵碎,蒸令气溜,绞脂服一小升,兼摩疮上良。《必效方》。**温病食劳**。杏仁五两,酢二升,煎取一升,服之取汗,瘥。《类要》。**心腹结气**。杏仁、桂枝、橘皮、诃黎勒皮等分,为丸。每服三十丸,白汤下。无忌。孟诜《食疗》。**喉痹痰嗽**。杏仁去皮熬黄三分,和桂末一分,研泥,裹含之,咽汁。《陈藏器本草》。**喉热生疮**。方同上。**卒失音声**。方同上。文潞公《药准》。**肺病咯血**。杏仁四十个,以黄蜡炒黄,研,入青黛一钱,作饼。用柿饼一个,破开包药,湿纸裹煨熟食之,取效。丹溪方。**卒不小便**。杏仁二七枚,去皮尖,炒黄研末,米饮服之。《古今录验方》。**血崩不止**。诸药不效,服此立止。用甜杏仁上黄皮,烧存性,为末。每服三钱,空心热酒服。《保寿堂方》。**五痔下血**。杏仁去皮尖及双仁者,水三升,研滤汁,煎减半,同米煮粥食之。《食医心镜》。**谷道䘌痛**。肿痒,杏仁杵膏,频频傅之。《肘后方》。**阴疮烂痛**。杏仁烧黑研成膏,时时傅之。《钤方》。**产门虫疽**。痛痒不可忍,用杏仁去皮烧存性,杵烂绵裹,纳入阴中,取效。孟诜《食疗本草》。**身面疣目**。杏仁烧黑研膏,擦破,日日涂之。《千金方》。**面上皯疱**。杏仁去皮,捣和鸡子白。夜涂之,旦以暖酒洗去。孟诜《食疗》。**两颊赤痒**。其状如痱,名头面风。以杏仁频频揩之。内服消风散。《证治要诀》。**耳卒聋闭**。杏仁七枚,去皮拍碎,分作三分,以绵裹之,着盐如小豆许,以器盛于饭上蒸熟。令病人侧卧,以一裹捻油滴耳中。良久又以一裹滴之,取效。《外台》。**耳出脓汁**。杏仁炒黑,捣膏绵裹纳入,日三四易之妙。《梅师方》。**鼻中生疮**。杏仁研末,乳汁和傅。《千金方》。**疳疮蚀鼻**。杏仁烧,压取油傅之。《千金方》。**牙齿虫䘌**。杏仁烧存性,研膏发裹,纳虫孔中。杀虫去风,其痛便止。重者不过再上。《食疗》。**牙龈痒痛**。杏仁一百枚,去皮,以盐方寸匕,水一升,煮令沫出,含漱吐之。三度愈。千金方。**风虫牙痛**。杏仁针刺于灯上烧烟,乘热搭病牙上。又复烧搭七次。绝不疼,病牙逐时断落也。《普济方》。**目中赤脉**。痒痛,时见黑花,用初生杏子仁一升,古五铢钱七文,入瓶内密封,埋门限下,一百日化为水,每夕点之。《圣济总录》。**胎赤眼疾**。杏仁压油半鸡子壳,食盐一钱,入石器中,以柳枝一握紧束,研至色黑,以熟艾一团安碗内烧烘之,令气透火尽即成。每点少许入两眦,甚效。《圣济总录》。**目中翳遮**。但瞳子不破者,用杏仁三升去皮,面裹作三包,塘火煨熟,去面研烂,压去油。每用一钱,入铜绿一钱,研匀点之。同上。**目生弩肉**。或痒或痛,渐覆瞳人。用杏仁去皮二钱半,腻粉半钱,研匀,绵裹筯头点之。同上。**伤目生弩**。《广利方》用生杏仁七枚,去皮细嚼,吐于掌中,乘热以绵裹筯头点弩肉上,不过四五度愈。《总录》用杏仁研膏,人乳化开,日点三次。**小儿血眼**。儿初生艰难,血瘀眦睚,遂溅渗其睛,不见瞳人。轻则外胞赤肿,上下弦烂。用杏仁二枚去皮尖嚼,乳汁三五匙,入腻粉少许,蒸熟,绢包频点。重者加黄连、朴硝最良。《全幼心鉴》。**小儿脐烂成风**。杏仁去皮研傅。《子母秘录》。**小儿咽肿**。杏仁炒黑,研烂含咽。《普济方》。**针入肉内**。不出者,双杏仁捣烂,以车脂调贴,其针自出。《瑞竹堂方》。**箭镝在咽**。或刀刃在咽膈诸隐处,杵杏仁傅之。

《肘后方》。狐尿疮痛。杏仁研烂，煮一两沸，及热浸之。冷即易。《必效方》。狗咬伤疮。烂嚼杏仁涂之。寇氏。食狗不消。心下坚胀，口干发热妄语，杏仁一升去皮尖，水三升煎沸，去渣取汁分三服，下肉为度。《梅师方》。解狼毒毒。杏仁捣烂，水和服之。《千金方》。一切食停。气满膨胀，用红杏仁三百粒，巴豆二十粒同炒，色变去豆不用，研杏为末，橘皮汤调下。《杨氏家藏方》。白癜风斑。杏仁连皮尖，每早嚼二七粒，揩令赤色。夜卧再用。《圣济总录》。诸疮肿痛。杏仁去皮，研滤取膏，入轻粉，麻油调搽，神效。不拘大人、小儿。鲍氏。小儿头疮。杏仁烧研傅之。《事林广记》。蛆虫入耳。杏仁捣泥，取油滴入，非出则死。《扶寿精方》。

花

【气味】苦，温，无毒。

【主治】补不足，女子伤中，寒热痹厥逆。《别录》。

【附方】新二。妇人无子。二月丁亥日，取杏花、桃花阴干为末。戊子日和井华水服方寸匕，日三服。《卫生易简方》。粉滓面䵟。杏花、桃花各一升，东流水浸七日，洗面二七遍，极妙。《圣济总录》。

【按语】《纲目》以杏为本药正名。李时珍云："杏仁性热降气，亦非久服之药。此特其咀嚼吞纳津液，以消积秽则可耳。古有服杏丹法，云是左慈之方。唐慎微收入本草，云久服寿至千万。其说妄诞可鄙，今删其纰谬之辞，存之于下，使读者毋信其诳也。"可见《纲目》中有些内容是李时珍为警示而收入。《中药学》取苦杏仁为名，作为化痰止咳平喘药中之止咳平喘药。并收入甜杏仁作为附药。苦杏仁为蔷薇科植物山杏、西伯利亚杏、东北杏或杏的干燥成熟种子，甜杏仁为蔷薇科植物杏及其栽培变种的干燥成熟味甜的种子。

梅《本经》

实

【气味】酸，平，无毒。［大明曰］多食损齿伤筋，蚀脾胃，令人发膈上痰热。服黄精人忌食之。食梅齿𪘨者，嚼胡桃肉解之。《物类相感志》云：梅子同韶粉食，则不酸、不软牙。

【发明】［宗奭曰］食梅则津液泄者，水生木也。津液泄则伤肾，肾属水，外为齿故也。［时珍曰］梅花开于冬而实熟于夏，得木之全气，故其味最酸，所谓曲直作酸也。肝为乙木，胆为甲木。人之舌下有四窍，两窍通胆液，故食梅则津生者，类相感应也。故《素问》云：味过于酸，肝气以津。又云：酸走筋，筋病无多食酸。不然，物之味酸者多矣，何独梅能生津耶？

乌梅

【气味】酸，温、平，涩，无毒。［杲曰］寒。忌猪肉。

【主治】下气，除热烦满，安心，止肢体痛，偏枯不仁，死肌，去青黑痣，蚀恶肉。《本经》。去痹，利筋脉，止下痢，好唾口干。《别录》。水渍汁饮，治伤寒烦热。弘景。止渴调中，去痰治疟瘴，止吐逆霍乱，除冷热痢。藏器。治虚劳骨蒸，消酒毒，令人得睡。和建茶、干姜为丸服，止休息痢，大验。大明。敛肺涩肠，止久嗽泻痢，反胃噎膈，蛔厥吐利，消肿，涌痰，杀虫，解鱼毒、马汗毒、硫黄毒。时珍。

白梅

【气味】酸、咸，平，无毒。

【主治】和药点志，蚀恶肉。弘景。刺在肉中者，嚼傅之即出。孟诜。治刀箭伤，止血，研烂傅之。大明。乳痈肿毒，杵烂贴之，佳。汪颖。除痰。苏颂。治中风惊痫，喉痹痰厥僵仆，牙关紧闭者，取梅肉揩擦牙龈，涎出即开。又治泻痢烦渴，霍乱吐下，下血血崩，功同乌梅。时珍。

【发明】[弘景曰]生梅、乌梅、白梅，功应相似。[好古曰]乌梅，脾、肺二经血分药也。能收肺气，治燥嗽。肺欲收，急食酸以收之。[时珍曰]乌梅、白梅所主诸病，皆取其酸收之义。惟张仲景治蛔厥乌梅丸及虫䘌方中用者，取虫得酸即止之义，稍有不同耳。《医说》载：曾鲁公痢血百余日，国医不能疗。陈应之用盐水梅肉一枚研烂，合腊茶，入醋服之，一啜而安。大丞梁庄肃公亦痢血，应之用乌梅、胡黄连、灶下土等分为末，茶调服，亦效。盖血得酸则敛，得寒则止，得苦则涩故也。其蚀恶疮弩肉，虽是酸收，却有物理之妙。说出本经。其法载于《刘涓子鬼遗方》，用乌梅肉烧存性研，傅恶肉上，一夜立尽。《圣惠》用乌梅和蜜作饼贴者，其力缓。按杨起《简便方》云：起臂生一疽，脓溃百日方愈，中有恶肉突起，如蚕豆大，月余不消，医治不效。因阅本草得此方，试之，一日夜去其大半，再上一日而平。乃知世有奇方如此，遂留心搜刻诸方，始基于此方地。

【附方】旧十三，新二十。**诸疮弩肉**。方见上。**痈疽疮肿**。已溃未溃皆可用。盐白梅烧存性为末，入轻粉少许，香油调，涂四围。王氏《简易方》。**喉痹乳蛾**。冰梅丸：用青梅二十枚，盐十二两，淹五日，取梅汁，入明矾三两，桔梗、白芷、防风各二两，猪牙皂角三十条，俱为细末，拌汁和梅入瓶收之。每用一枚，噙咽津液。凡中风痰厥，牙关不开，用此擦之尤佳。《总录》用白梅包生矾末作丸含咽，或纳吞之。**消渴烦闷**。乌梅肉二两，微炒为末。每服二钱，水二盏，煎一盏，去滓，入豉二百粒，煎至半盏，温服。《简要济众方》。**泄痢口渴**。乌梅煎汤，日饮代茶。《扶寿精方》。**产后痢渴**。乌梅肉二十个，麦门冬十二分，以水一升，煮七合，细呷之。《必效方》。**赤痢腹痛**。《直指》用陈白梅同真茶、蜜水各半，煎饮之。《圣惠》用乌梅肉炒、黄连各四两，为末，炼蜜丸梧子大。每米饮服二十丸，日三服。**便痢脓血**。乌梅一两去核，烧过为末。每服二钱，米饮下，立止。《圣济总录》。**久痢不止**。肠垢已出，《肘后》用乌梅肉二十个，水一盏，煎六分，食前分二服。《袖珍》用乌梅肉、白梅肉各七个捣烂，入乳香末少许，杵丸梧桐子大。每服二三十丸，茶汤下，日三。**大便下血**。及酒痢、久痢不止。用乌梅三两，烧存性为末，醋煮米糊和丸梧子大。每空心米饮服二十丸，日三。《济生方》。**小便尿血**。乌梅烧存性，研末，醋糊丸梧子大。每服四十丸，酒下。**血崩不止**。乌梅肉七枚，烧存性研末。米饮服之，日二。**大便不通**。气奔欲死者，乌梅十颗，汤浸去核，丸枣大。纳入下部，少时即通。《食疗本草》。**霍乱吐利**。盐梅煎汤，细细饮之。《如宜方》。**蛔虫上行**。出于口鼻，乌梅煎汤频饮，并含之，即安。《食鉴本草》。**水气满急**。乌梅、大枣各三枚，水四升，煮二升。纳蜜和匀，含咽之。《圣济总录》。**梅核膈**

气。取半青半黄梅子，每个用盐一两淹一日夜，晒干又浸又晒，至水尽乃止。用青钱三个，夹二梅，麻线缚定，通装磁罐内封埋地下，百日取出。每用一枚，含之咽汁，入喉即消。收一年者治一人，二年者治二人，其妙绝伦。《龚氏经验方》。**心腹胀痛**。短气欲绝者，乌梅二七枚，水五升，煮一沸，纳大钱二七枚，煮二升半，顿服之。《肘后》。**劳疟劣弱**。乌梅十四枚，豆豉二合，桃、柳枝各一虎口，甘草三寸，生姜一块，以童子小便二升，煎一半，温服即止。《图经本草》。**久咳不已**。乌梅肉微炒，罂粟壳去筋膜蜜炒，等分为末。每服二钱，睡时蜜汤调下。**痰厥头痛如破者**。乌梅肉三十个，盐三撮，酒三升，煮一升，顿服取吐即愈。《肘后方》。**伤寒头痛**。壮热，胸中烦痛，四五日不解，乌梅十四枚，盐五合，水一升，煎半升，温服取吐。吐后避风，良。《梅师方》。**折伤金疮**。干梅烧存性傅之，一宿瘥。《千金方》。**马汗入疮**。作痛，用乌梅连核捣烂，以头醋和傅。仍先刺疮，出去紫血，乃傅之系定。《经验方》。**猘犬伤毒**。乌梅末，酒服二钱。《千金》。**指头肿毒**。痛甚者，乌梅肉和鱼鲊捣，封之妙。《李楼奇方》。**伤寒䘌疮**。生下部者，乌梅肉三两炒，为末，炼蜜丸梧子大。以石榴根皮煎汤，食前下三十丸。《圣惠方》。**小儿头疮**。乌梅烧灰，生油调涂。《圣济录》。**香口去臭**。曝干梅脯，常时含之。**硫黄毒发**。令人背膊疼闷，目暗漠漠。乌梅肉焙一两，沙糖半两，浆水一大盏，煎七分，呷之。《总录》。

核仁

【气味】酸，平，无毒。

【主治】明目，益气，不饥。吴普。除烦热。孟诜。治代指忽然肿痛，捣烂，和醋浸之。时珍。《肘后方》。

花

【气味】微酸，涩，无毒。

【发明】[时珍曰]白梅花古方未见用者。近时有梅花汤：用半开花，溶蜡封花口，投蜜罐中，过时以一两朵同蜜一匙点沸汤服。又有蜜渍梅花法：用白梅肉少许，浸雪水，润花，露一宿，蜜浸荐酒。又梅花粥法：用落英入熟米粥再煮食之。故杨诚斋有"蜜点梅花带露餐"及"脱蕊收将熬粥吃"之句，皆取其助雅致、清神思而已。

叶

【气味】酸，平，无毒。

【主治】休息痢及霍乱，煮浓汁饮之。大明。[藏器曰]嵩阳子言：清水揉梅叶，洗蕉葛衣，经夏不脆。有验。[时珍曰]夏衣生霉点，梅叶煎汤洗之即去，甚妙。

【附方】旧一，新二。**中水毒病**。初起头痛恶寒，心烦拘急，旦醒暮剧。梅叶捣汁三升饮之，良。《肘后》。**下部虫䘌**。梅叶、桃叶一斛，杵烂蒸极热，内小器中，隔布坐蒸之，虫尽死也。《外台秘要》。**月水不止**。梅叶焙，棕榈皮灰，各等分为末。每服二钱，酒调下。《圣济总录》。

根

【主治】风痹。《别录》。出土者杀人。初生小儿，取根同桃、李根煮汤浴之，无疮热之患。《崔氏纂要》。煎汤饮，治霍乱，止休息痢。大明。

【按语】《纲目》以梅为本药正名。《中药学》分别以乌梅和梅花为名，收入两药。乌梅作为收涩药中之敛肺涩肠药，梅花为理气药。乌梅为蔷薇科植物梅的干燥近成熟果实，梅花为梅的干燥花。

桃《本经》

实

【气味】辛、酸、甘，热，微毒。多食令人有热。[诜曰]能发丹石毒，生者尤损人。[思邈曰]《黄帝书》云：食桃饱，入水浴，令人成淋及寒热病。[时珍曰]生桃多食令人膨胀及生痈疖，有损无益。五果列桃为下以此。[瑞曰]桃与鳖同食，患心痛。服术人忌食之。

【主治】作脯食，益颜色。大明。肺之果，肺病宜食之。思邈。

核仁

【气味】苦、甘，平，无毒。[思邈曰]苦、甘、辛，平。[诜曰]温。[弘景曰]桃仁作酪，性冷。香附为之使。

【主治】瘀血血闭，癥瘕邪气，杀小虫。《本经》。止咳逆上气，消心下坚硬，除卒暴击血，通月水，止心腹痛。《别录》。治血结、血秘、血燥，通润大便，破畜血。元素。杀三虫，又每夜嚼一枚，和蜜涂手、面，良。孟诜。主血滞风痹，骨蒸，肝疟寒热，鬼注疼痛，产后血病。时珍。

【发明】[杲曰]桃仁苦重于甘，气薄味厚，沉而降，阴中之阳，手、足厥阴经血分药也。苦以泄滞血，甘以生新血，故破凝血者用之。其功有四；治热入血室，一也；泄腹中滞血，二也；除皮肤血热燥痒，三也；行皮肤凝聚之血，四也。[成无己曰]肝者血之源，血聚则肝气燥，肝苦急，急食甘以缓之。桃仁之甘以缓肝散血，故张仲景抵当汤用之，以治伤寒八九日，内有畜血，发热如狂，小腹满痛，小便自利者。又有当汗失汗，热毒深入，吐血及血结胸，烦躁谵语者，亦以此汤主之。与虻虫、水蛭、大黄同用。

【附方】旧十九，新十二。延年去风。令人光润。用桃仁五合去皮，用粳米饭浆同研，绞汁令尽，温温洗面，极妙。《千金翼》。偏风不遂。及癖疾。用桃仁二千七百枚，去皮、尖、双仁，以好酒一斗三升，浸二十一日，取出晒干杵细，作丸如梧子大。每服二十丸，以原酒吞之。《外台秘要》。风劳毒肿。挛痛，或牵引小腹及腰痛，桃仁一升去皮尖，熬令黑烟出，热研如脂膏，以酒三升搅和服，暖卧取汗。不过三度瘥。《食医心镜》。疟疾寒热。桃仁一百枚，去皮尖，乳钵内研成膏，不得犯生水，入黄丹三钱，丸梧子大。每服三丸，当发日面北温酒吞下。五月五日午时合之，忌鸡、犬、妇人见。《唐慎微本草》。骨蒸作热。桃仁一百二十枚，留尖，去皮及双仁，杵为丸，平旦井花水顿服之。令尽量饮酒至醉，仍须任意吃水。隔日一剂。百日不得食肉。《外台秘要》。上气喘急。方见"杏仁"。上气咳嗽。胸满气喘，桃仁三两，去皮、尖，以水一大升研汁，和粳米二合煮粥食之。《心镜》。卒得咳嗽。桃仁三升，去皮，杵，着器中密封，蒸熟日干，绢袋盛，浸二斗酒中，七日可饮，日饮四五合。尸疰鬼疰。乃五尸之一，又挟鬼邪为祟。其病变动，有三十六种至九十九种。大略使人寒热淋沥，沉沉默默，不知所苦而无处不恶。累年积月，以至于死。死后复传傍人。急以桃仁五十枚研泥，水煮取四升，服之取吐。吐不尽，三四日再吐。《肘后方》。**传尸鬼气**。咳嗽痃癖注气，血气不通，日渐消瘦。桃仁一两，去皮、尖，杵碎，水一升半煮汁，入米作粥，空心食之。**鬼疰心痛**。桃仁一合烂研，煎汤服之。《急救方》。**卒然心痛**。桃仁七枚，去皮、尖，研烂，水一合服之。《肘后方》。**人好魇寐**。桃仁熬，去皮、尖三七枚，以小便服之。《千金方》。**下部虫䘌**。病人齿无色，舌上白，喜睡，愦愦不知痛痒处，或下痢，乃下部生虫食肛也。桃仁十五枚，苦酒二升，盐一合，煮六合，服之。《肘后方》。**崩中漏下**。不止者，桃核烧存性，研细，酒服方寸匕，日三。《千金》。**妇人难产**。数日不出，桃仁一个劈开，一片书"可"字，一片书"出"字，吞之即生。《删繁方》。**产后百病**。千金桃仁煎：治妇人产后百病诸气。取桃仁一千二百枚，去皮、尖、双仁，熬捣极细，以清酒一斗半研如麦粥，纳小瓶中，面封，入汤中煮一伏时。每服一匙，温酒和服，日再。《图经本草》。**产后身热**。如火，皮如粟粒者，桃仁研泥，同腊猪脂傅之，日日易之。《千金方》。**产后血闭**。桃仁二十枚去皮尖，藕一块，水煎服之，良。唐瑶《经验方》。**产后阴肿**。桃仁烧研，傅之。**妇人阴痒**。桃仁杵烂，绵裹塞之。《肘后方》。**男子阴肿**。作痒，用桃仁炒香，为末，酒服方寸匕。日二。仍捣傅之。《外台》。**小儿卵癞**。方同上。**小儿烂疮**。初起肿浆似火疮，桃仁研烂，傅之。《秘录》。**小儿聤耳**。桃仁炒研，绵裹，日日塞之。《千金方》。**风虫牙痛**。针刺桃仁，灯上烧烟出，吹灭，安痛齿上咬之。不过五六次愈。《卫生家宝方》。**唇干裂痛**。桃仁捣，和猪脂傅。《海上》。**大便不快**。里急后重，用桃仁三两去皮，吴茱萸二两，食盐一两，同炒熟，去盐、茱，每嚼桃仁五七粒。《总录》。**急劳咳嗽**。烦热，用桃仁三两去皮尖，猪肝一枚，童子小便五升，同煮干，于木柏内捣烂，入蒸饼和丸梧子大。每温水下三十丸。《圣惠方》。**冷劳减食**。渐至黑瘦，用桃仁五百颗，吴茱萸三两，同入铁铛中，微火炒一炊久，将桃仁去皮，微黄色即渐加火，待微烟出，即乘热收入新瓶内，厚纸封住，勿令泄气。每日空心取桃仁二十粒去皮嚼之，以温酒下。至重者，服五百粒愈。《圣惠方》。**预辟瘴疠**。桃仁一斤，吴茱萸、青盐各四两，同炒热，以新瓶密封一七，取出拣去茱、盐，将桃仁去皮、尖，每嚼一二十枚。山居尤宜之。余居士《选奇方》。

桃毛

【气味】辛，平，微毒。

【主治】破血闭，下血瘕，寒热积聚，无子，带下诸疾。《别录》。疗崩中，破癖气。大明。治恶鬼邪气。孟诜。

桃枭

【气味】苦，微温，有小毒。

【主治】杀百鬼精物。《本经》。杀精魅五毒不祥，疗中恶腹痛。《别录》。[颂曰]胡洽治中恶毒气蛊疰有桃枭汤。治肺气腰痛，破血，疗心痛，酒磨暖服之。大明。主吐血诸药不效，烧存性，研末，米汤调服，有验。汪颖。治小儿虚汗，妇人妊娠下血，破伏梁结气，止邪疟。烧烟熏痔疮。烧黑油调，傅小儿头上肥疮软疖。时珍。

【附方】旧三，新五。**伏梁结气**。在心下不散，桃奴二两为末，空心温酒，每服二钱。《圣惠》。**鬼疟寒热**。树上自干桃子二七枚，为末，滴水丸梧子大，朱砂为衣。每服一丸，侵晨面东井华水下，良。

《圣济总录》。五种疟疾。家宝通神丸：用神桃即桃奴十四枚，巴豆七粒，黑豆一两，研匀，以冷水和丸梧子大，朱砂为衣。发日五更念药王菩萨七遍，井华水下一丸，立瘥。不过二次，妙不可言。王隐君《养生主论》。妊娠下血。不止，用桃枭烧存性，研，水服取瘥。《葛洪方》。盗汗不止。树上干桃子一个，霜梅二个，葱根七个，灯心二茎，陈皮一钱，稻根、大麦芽各一撮，水二钟，煎服。《经验方》。白秃头疮。干桃一两，黑豆一合，为末，腊猪脂调搽。《圣惠》。小儿头疮。树上干桃烧研，入腻粉，麻油调搽。《圣惠》。食桃成病。桃枭烧灰二钱，水服取吐即愈。陆光禄说，有人食桃不消化作病时，于林间得槁桃烧服，登时吐出即愈，此以类相攻也。张文仲《备急方》。

花

【气味】苦，平，无毒。

【主治】杀疰恶鬼，令人好颜色。《本经》。悦泽人面，除水气，破石淋，利大小便，下三虫。《别录》。消肿满，下恶气。苏恭。治心腹痛及秃疮。孟诜。利宿水、痰饮、积滞，治风狂。研末，傅头上肥疮，手足㾦疮。时珍。

【发明】[弘景曰]《肘后方》言服三树桃花尽，则面色红润悦泽如桃花也。[颂曰]《太清草木方》言：酒渍桃花饮之，除百疾，益颜色。[时珍曰]按欧阳询《初学记》，载北齐崔氏以桃花、白雪与儿靧面，云令面妍华光悦，盖得本草令人好颜色、悦泽人面之义。而陶、苏二氏乃引服桃花法，则因本草之言而谬用者也。桃花性走泄下降，利大肠甚快，用以治气实人病水饮肿满积滞、大小便闭塞者，则有功无害。若久服即耗人阴血，损元气，岂能悦泽颜色耶？按张从正《儒门事亲》载：一妇滑泻数年，百治不效。或言：此伤饮有积也。桃花落时，以棘针刺取数十萼，勿犯人手。以面和作饼，煨熟食之，米饮送下。不一二时，泻下如倾。六七日，行至数百行，昏困，惟饮凉水而平。观此，则桃花之峻利可征矣。又苏鹗《杜阳编》载：范纯佑女丧夫发狂，闭之室中，夜断窗棂，登桃树上食桃花几尽。及旦，家人接下，自是遂愈也。珍按：此亦惊怒伤肝，痰夹败血，遂致发狂。偶得桃花利痰饮、散滞血之功，与张仲景治积热发狂用承气汤，畜血发狂用桃仁承气汤之意相同。而陈藏器乃言桃花食之患淋，何耶？

【附方】旧三，新十三。大便艰难。桃花为末，水服方寸匕，即通。《千金》。产后秘塞。大小便不通，用桃花、葵子、滑石、槟榔等分，为末。每空心葱白汤服二钱，即利。《集验方》。心腹积痛。三月三日采桃花晒干杵末，以水服二钱匕，良。孟诜《食疗本草》。疟疾不已。桃花为末，酒服方寸匕，良。《梅师方》。痰饮宿水。桃花散：收桃花阴干为末，温酒服一合，取利。觉虚，食少粥。不似转下药也。崔行功《纂要方》。脚气肿痛。桃花一升，阴干为末。每温酒细呷之，一宿即消。《外台秘要》。腰脊作痛。三月三日取桃花一斗一升，井华水三斗，曲六升，米六斗，炊熟，如常酿酒。每服一升，日三服。神良。《千金》。脓瘘不止。桃花为末，猪脂和傅之，日二。《千金》。头上秃疮。三月三日收未开桃花，阴干，与桑椹赤者等分作末，以猪脂和。先取灰汁洗去痂，即涂之。《食疗》。头上肥疮。一百五日寒食节，收桃花为末。食后以水半盏调服方寸匕，日三，甚良。崔元亮《海上方》。黄水面疮。方同上。足上㾮疮。桃花、食盐等分杵匀，醋和傅之。《肘后方》。雀卵面疱。桃花、冬瓜仁研末等分，蜜调傅之。《圣惠》。干粪塞肠。胀痛不通，用毛桃花湿者一两，和面三两，作馄饨煮熟，空心食之。日午腹鸣如雷，当下恶物也。《圣惠方》。面上粉刺。𤸇子如米粉，用桃花、丹砂各三两为末。每服一钱，空心井水下。日三服。十日知，二十日小便当出黑汁，面色莹白也。《圣惠方》。令面光华。三月三日收桃花，七月七日收鸡血，和涂面上。三二日后脱下，则光华颜色也。《圣济总录》。

叶

【气味】苦，平，无毒。

【主治】除尸虫，出疮中小虫。《别录》。治恶气，小儿寒热客忤。大明。疗伤寒、时气、风痹无汗，治头风，通大小便，止霍乱腹痛。时珍。

【发明】［颂曰］桃叶蒸汗法。张文仲《备急方》治天行病，有支太医桃叶汤熏法。用水二石煮桃叶，取七斗，安床箦下，厚被盖卧床上，乘热熏之。少时当雨汗，汗遍去汤，速粉之，并灸大椎穴则愈。又陈廪丘《小品方》有阮河南桃叶蒸法。云连发汗，汗不出者死，可蒸之，如中风法。烧地令热，去火，以少水洒之，布干桃叶于上厚二三寸，安席叶上卧之，温覆得大汗，被中傅粉极燥，便瘥也。凡柏叶、麦麸、蚕沙皆可如此法用。张苗言：曾有人疲极汗出，卧簟受冷，但苦寒倦，四日凡八发汗，汗不出，用此法而瘥也。［时珍曰］按许叔微《本事方》云：伤寒病，医者须顾表里，循次第。昔范云为梁武帝属官，得时疫热疾，召徐文伯诊之。是时武帝有九锡之命，期在旦夕。云恐不预，求速愈。文伯曰：此甚易，只恐二年后不复起尔。云曰：朝闻道，夕死可矣，况二年乎？文伯乃以火煅地，布桃、柏叶于上，令云卧之。少顷汗出粉之，翌日遂愈。后二年云果卒。取汗先期，尚能促寿。况不顾表里时日，便欲速愈者乎？夫桃叶发汗妙法也，犹有此戒，可不慎与？

【附方】旧十，新一。风袭项强。不得顾视，穿地作坑，煅赤，以水洒之令小冷，铺生桃叶于内。卧席上，以项着药上，蒸至汗出，良久即瘥。《千金方》。小儿伤寒。时气，用桃叶三两，水五升，煮十沸取汁，日五六遍淋之。后烧雄鼠粪二枚服之，妙。《伤寒类要》。二便不通。桃叶杵汁半升服。冬用桃树皮。《孙真人方》。霍乱腹痛。桃叶三升切，水五升，煮一升，分二服。《外台》。除三尸虫。桃叶杵汁，服一升。《外台秘要》。肠痔出血。桃叶一斛，杵，蒸之，纳小口器中坐，有虫自出。《肘后方》。女人阴疮。如虫咬痒痛者，生捣桃叶，绵裹纳之，日三四易。《食疗本草》。足上㾮疮。桃叶捣，和苦酒傅之。《肘后方》。鼻内生疮。桃叶嫩心杵烂塞之。无叶用枝。《简便方》。身面癣疮。日午捣桃叶，取汁搽之。《千金》。诸虫入耳。桃叶挼熟塞之。或捣汁滴之。或作枕，枕一夕自出。《梅师》。

茎及白皮

【气味】苦，平，无毒。

【主治】除邪鬼中恶腹痛，去胃中热。《别录》。治疰忤心腹痛，解蛊毒，辟疫疠，疗黄疸身目如金，杀诸疮虫。时珍。

【附方】旧十四，新五。天行疫疠。

常以东行桃枝煎熬汤浴之,佳。《类要》。**黄疸如金**。晴明时清晨,勿令鸡、犬、妇人见,取东引桃根细如箸、若钗股者一握,切细,以水一大升,煎一小升,空腹顿服。后三五日,其黄离离如薄云散开,百日方平复也。黄散后,可时时饮清酒一杯,则眼中易散,否则散迟。忌食热面、猪、鱼等物。此是徐之才家秘方也。初虞世《必效方》。**肺热喘急**。《集验》治肺热闷喘急,客热往来欲死,不堪服药者。用桃皮、芫花各一升,以水四升,煮取一升,以故布纳汁中,取薄胸口,温四肢,盈数刻即止。《图经》。**喉痹塞痛**。桃皮煮汁三升服。《千金翼》。**心虚健忘**。令耳目聪明,用戊子日取东引桃枝二寸枕之。又方:五月五日日未出时,取东引桃枝刻作三寸木人,着衣领带中佩之。《千金翼》。**卒得心痛**。东引桃枝一把切,以酒一升,煎半升,顿服,大效。《肘后方》。**鬼疰心痛**。东引桃枝一握,去粗皮切,水二升,煎半升。频服。崔氏。**解中蛊毒**。用东引桃白皮烘干、大戟、斑蝥去足翅熬,三物等分,为末。以冷水服半方寸匕即出。不出更服。或因酒得以酒服,因食得以食服。初虞世云:此乃李饶州法也。亦可以米泔丸服。苏颂《图经》。**卒得恶疮**。人不识者,取桃皮作屑纳之。《孙真人方》。**卒患瘰疬**。不痛者,取桃树白皮贴疮上,灸二七壮,良。《孙真人方》。**热病口疮**。成䘌,桃枝煎浓汁含之。下部有疮,纳入之。《类要》。**下部䘌疮**。桃白皮煮取浓汁如稀饧,入熊胆少许,以绵蘸药纳入下部疮上。《梅师》。**五痔作痛**。桃根水煎汁,浸洗之,当有虫出。**小儿湿癣**。桃树青皮为末,和醋频傅之。《子母秘录》。**狂狗咬伤**。桃白皮一握,水三升,煎一升服。《梅师方》。**水肿尿短**。桃皮三斤去内外皮,秫米一斗,女曲一升,以水二斗煮桃皮,取汁一斗,以一半渍曲,一半渍秫饭,如常酿成酒。每服一合,日三次,以体中有热为候。小便多是病去。忌生冷、一切毒物。《圣济总录》。**妇人经闭**。数年不通,面色萎黄,唇口青白,腹内成块,肚上筋起,腿胫或肿,桃根煎煮之。用桃树根、牛蒡根、马鞭草根、牛膝、蓬藁各一斤剉,以水三斗,煎一斗去滓,更以慢火煎如饧状收之。每以热酒调服一匙。《圣惠》。**牙疼颊肿**。桃白皮、柳白皮、槐白皮等分,煎酒热漱,冷则吐之。《圣惠方》。**小儿白秃**。桃皮五两煎汁,入白面,沐之。并服。同上。

桃胶

【气味】苦,平,无毒。

【主治】炼服,保中不饥,忍风寒。《别录》。下石淋,破血,治中恶疰忤。苏恭。主恶鬼邪气。孟诜。和血益气,治下痢,止痛。时珍。

【发明】[颂曰]本草言桃胶炼服保中不饥。按仙方服胶法:取胶二十斤,绢袋盛,于栎木灰汁一石中,煮三五沸,取挂高处,候干再煮,如此三度。曝干研筛,蜜和丸梧子大,每空腹酒服二十丸。久服身轻不老。[时珍曰]按《抱朴子》云:桃胶以桑灰汁渍过服之,除百病,数月断谷,久则晦夜有光如月。又《列仙传》云:高丘公服桃胶得仙。古方以桃胶为仙药,而后人不复用之,岂其功亦未必如是之殊耶?

【附方】旧二,新三。**虚热作渴**。桃胶如弹丸大,含之佳。《外台》。**石淋作痛**。桃木胶如枣大,夏以冷水三合,冬以汤三合,和服,日三服。当下石,石尽即止。《古今录验》。**血淋作痛**。桃胶炒、木通、石膏各一钱，水一盏，煎七分，食后服。《杨氏家藏方》。产后下痢赤白。里急后重，疞痛，用桃胶焙干、沉香、蒲黄炒各等分，为末。每服二钱，食前米饮下。《妇人良方》。痘黡发搐。黑陷者，用桃胶煎汤饮之。或水熬成膏，酒化服之，大效。《总微论》。

【按语】《纲目》以桃为本药正名。《中药学》以桃仁为名，作为活血化瘀药中之活血调经药。本品为蔷薇科植物桃或山桃的干燥成熟种子。

天师栗《纲目》

【气味】甘，温，无毒。

【主治】久食，已风挛。时珍。出《益州记》。

【按语】《纲目》以天师栗为本药正名。天师栗为《纲目》首次著录，李时珍也未见过。他说："天师栗，惟西蜀青城山中有之，他处无有也……今武当山所卖娑罗子，恐即此物也。"《中药学》以娑罗子为名，作为理气药。本品为七叶树科植物七叶树、浙江七叶树或天师栗的干燥成熟种子。

枣《本经》

生枣

【气味】甘、辛，热，无毒。多食令人寒热。凡羸瘦者不可食。［思邈曰］多食令人热渴膨胀，动脏腑，损脾元，助湿热。

大枣

【气味】甘，平，无毒。［思邈曰］甘、辛，热，滑，无毒。［杲曰］温。［大明曰］有齿病、疳病、虫䘌人不宜啖枣，小儿尤不宜食。又忌与葱同食，令人五脏不和；与鱼同食，令人腰腹痛。［时珍曰］今人蒸枣多用糖、蜜拌过，久食最损脾、助湿热也。啖枣多，令人齿黄生䘌，故嵇康《养生论》云：齿处晋而黄，虱处头而黑。

【主治】心腹邪气，安中，养脾气，平胃气，通九窍，助十二经，补少气、少津液、身中不足，大惊，四肢重，和百药。久服轻身延年。《本经》。［宗奭曰］煮取肉，和脾胃药甚佳。补中益气，坚志强力，除烦闷，疗心下悬，除肠澼。久服不饥神仙。《别录》。润心肺，止嗽，补五脏，治虚损，除肠胃癖气。和光粉烧，治疳痢。大明。小儿患秋痢，与蛀枣食之良。孟诜。杀乌头、附子、天雄毒。之才。和阴阳，调荣卫，生津液。李杲。

【发明】［弘景曰］道家方药，以枣为佳饵。其皮利，肉补虚，所以合汤皆擘之也。［杲曰］大枣气味俱厚，阳也。温以补不足，甘以缓阴血。［成无己曰］邪在荣卫者，辛甘以解之。故用姜、枣以和营卫，生发脾胃升腾之气。张仲景治奔豚，用大枣滋脾土以平肾气也。治水饮胁痛有十枣汤，益土而胜水也。［震亨曰］枣属土而有火，味甘性缓。甘先入脾，补脾者未尝用甘。故今人食甘多者，脾必受病也。［时珍曰］《素问》言枣为脾之果，脾病宜食之。谓治病和药，枣为脾经血分药也。若无故频食，则生虫损齿，贻害多矣。按王好古云：中满者勿食甘，甘令人满。故张仲景建中汤心下痞者，减饧、枣，与甘草同例，此得用枣之方矣。又按许叔微《本事方》云：一妇病脏躁悲泣不止，祈祷备至。予忆古方治此证用大枣汤，遂治与服，尽剂而愈。古人识病治方，妙绝如此。

又陈自明《妇人良方》云：程虎卿内人妊娠四五个月，遇昼则惨戚悲伤，泪下数欠，如有所凭，医巫兼治皆无益。管伯同说：先人曾语此，治须大枣汤乃愈。虎卿借方治药，一投而愈。方见下条。又《摘玄方》治此证，用红枣烧存性，酒服三钱，亦大枣汤变法也。

【附方】旧七，新十二。**调和胃气**。以干枣去核，缓火逼燥为末。量多少入少生姜末，白汤点服。调和胃气甚良。《衍义》。**反胃吐食**。大枣一枚去核，用斑蝥一枚，去头、翅，入在内，煨熟去蝥，空心食之，白汤下，良。**小肠气痛**。大枣一枚去核，用斑蝥一枚去头、翅，入枣内，纸包煨熟，去蝥食枣，以桂心、毕澄茄汤下。《直指》。**伤寒热病后**。口干咽痛，喜唾，大枣二十枚，乌梅十枚，捣入蜜丸。含一杏仁，咽汁甚效。《千金方》。**妇人脏躁**。悲伤欲哭，象若神灵，数欠者，大枣汤主之。大枣十枚，小麦一升，甘草二两，每服一两，水煎服之。亦补脾气。**妊娠腹痛**。大红枣十四枚，烧焦为末，以小便服之。《梅师》。**大便燥塞**。大枣一枚去核，入轻粉半钱缚定，煨熟食之，仍以枣汤送下。《直指》。**咒枣治疟**。执枣一枚，咒曰：吾有枣一枚，一心归大道。优他或优降，或劈火烧之。念七遍，吹枣上，与病人食之，即愈。《岣嵝神书》。**烦闷不眠**。大枣十四枚，葱白七茎，水三升，煮一升，顿服。《千金》。**上气咳嗽**。治伤中筋脉急，上气咳嗽者，用枣二十枚去核，以酥四两，微火煎，入枣肉中，泣尽酥，取收之。常含一枚，微微咽之取瘥。《圣惠方》。**肺疽吐血**。因啖辛辣热物致伤者，用红枣连核烧存性，百药煎煅过，等分为末。每服二钱，米饮下。《三因》。**耳聋鼻塞**。不闻音声、香臭者，取大枣十五枚去皮核，蓖麻子三百枚去皮，和捣。绵裹塞耳、鼻，日一度。三十余日，闻声及香臭也。先治耳，后治鼻，不可并塞。孟诜《食疗》。**久服香身**。用大枣肉和桂心、白瓜仁、松树皮为丸，久服之。《食疗本草》。**走马牙疳**。新枣肉一枚，同黄柏烧焦，为末，油和傅之。若加砒少许更妙。王氏《博济》。**诸疮久坏**。不愈者，枣膏三升，煎水频洗，取愈。《千金》。**痔疮疼痛**。大肥枣一枚剥去皮，取水银掌中，以唾研令极熟，傅枣瓤上，纳入下部良。《外台》。**下部虫痒**。蒸大枣取膏，以水银和捻，长三寸，以绵裹，夜纳下部中，明日虫皆出也。《肘后》。**卒急心疼**。《海上方》诀云：一个乌梅二个枣，七個杏仁一处捣。男酒女醋送下之，不害心疼直到老。**食椒闭气**。京枣食之即解也。《百一选方》。

【按语】《纲目》以枣为本药正名。《中药学》以大枣为名，作为补虚药中之补气药。本品为鼠李科植物枣的干燥成熟果实。

木瓜《别录》

实

【气味】酸，温，无毒。[思邈曰]酸、咸，温，涩。[诜曰]不可多食，损齿及骨。

【主治】湿痹脚气，霍乱大吐下，转筋不止。《别录》。治脚气冲心，取嫩者一颗，去子煎服，佳。强筋骨，下冷气，止呕逆，心膈痰唾，消食，止水利后渴不止，作饮服之。藏器。止吐泻奔豚及水肿，冷热痢，心腹痛。大明。调营卫，助谷气。雷敩。去湿和胃，滋脾益肺，治腹胀善噫，心下烦痞。好古。

【发明】[杲曰]木瓜入手、足太阴血分，气脱能收，气滞能和。[弘景曰]木瓜最疗转筋。如转筋时，但呼其名及书上作木瓜字皆愈，此理亦不可解。俗人拄木瓜杖，云利筋脉也。[宗奭曰]木瓜得木之正，酸能入肝，故益筋与血。病腰肾脚膝无力皆不可缺也。人以铅霜或胡粉涂之，则失酢味，且无渣，盖受金之制也。[时珍曰]木瓜所主霍乱吐利转筋脚气，皆脾胃病，非肝病也。肝虽主筋，而转筋则由湿热、寒湿之邪袭伤脾胃所致，故筋转必起于足腓。腓及宗筋皆属阳明。木瓜治转筋，非益筋也，理脾而伐肝也。土病则金衰而木盛，故用酸温以收脾肺之耗散，而藉其走筋以平肝邪，乃土中泻木以助金也。木平则土得令而金受荫矣。《素问》云：酸走筋，筋病无多食酸。孟诜云：多食木瓜，损齿及骨。皆伐肝之明验，而木瓜入手、足太阴，为脾、肺药，非肝药，益可征矣。又《针经》云：多食酸，令人癃。酸入于胃，其气涩以收，两焦之气不能出入，流入胃中，下注膀胱，胞薄以软，得酸则缩卷，约而不通，故水道不利而癃涩也。罗天益《宝鉴》云：太保刘仲晦日食蜜煎木瓜三五枚，同伴数人皆病淋疾，以问天益。天益曰：此食酸所致也，但夺食则已。阴之所生，本在五味。阴之所营，伤在五味。五味太过，皆能伤人，不独酸也。又陆佃《埤雅》云：俗言梨百损一益，楙百益一损。故《诗》云"投我以木瓜"，取其有益也。

【附方】旧二，新十。**项强筋急**。不可转侧，肝、肾二脏受风也。用宣州木瓜二个取盖去瓤，没药二两，乳香二钱半，二味入木瓜内缚定，饭上蒸三四次，烂研成膏。每用三钱，入生地黄汁半盏，无灰酒二盏，暖化温服。许叔微云：有人患此，自午后发，黄昏时定。予谓此必先从足起。少阴之筋自足至项。筋者肝之合。今日中至黄昏，阳中之阴，肺也。自离至兑，阴旺阳弱之时。故《灵宝毕法》云：离至乾，肾气绝而肝气弱。肝、肾二脏受邪，故发于此时。予授此及都梁丸服之而愈。《本事方》。**脚气肿急**。用木瓜切片，囊盛踏之。广德顾安中患脚气，筋急腿肿，因附舟以足阁一袋上，渐觉不痛。乃问舟子：袋中何物？曰：宣州木瓜也。及归，制木瓜袋用之，顿愈。《名医录》。**脚筋挛痛**。用木瓜数枚，以酒、水各半，煮烂捣膏，乘热贴于痛处，以帛裹之。冷即换，日三五度。《食疗本草》。**脐下绞痛**。木瓜三片，桑叶七片，大枣三枚，水三升，煮半升，顿服即愈。《食疗》。**小儿洞痢**。木瓜捣汁服之。《千金方》。**霍乱转筋**。木瓜一两，酒一升，煎服。不饮酒者，煎汤服。仍煎汤浸青布裹其足。《圣惠》。**霍乱腹痛**。木瓜五钱，桑叶三片，枣肉一枚，水煎服。《圣惠方》。**四蒸木瓜圆**。治肝、肾、脾三经气虚，为风寒暑湿相搏，流注经络，凡遇六化更变，七情不和，必至发动，或肿满，或顽痹，憎寒壮热，呕吐自汗，霍乱吐利。用宣州大木瓜四个，切盖剜空听用。一个入黄芪、续断末各半两于内，一个入苍术、橘皮各半两于内，一个入乌药、黄松节末各半两于内，黄松节即茯神中心木也，一个入威灵仙、苦葶苈末各半两于内。以原盖簪定，用酒浸透，入甑内蒸熟晒，三浸、三蒸、三晒，捣末，以榆皮末、水和糊，丸如梧子大。每服五十丸，温酒、盐汤任下。《御药院方》。**肾脏虚冷**。气攻腹胁，胀满疼痛，用大木瓜三十枚，去皮、核，剜空，以甘菊花末、青盐末各一斤填满，置笼内蒸熟，捣成膏，入新艾茸二斤搜和，丸如梧子大。每米饮下三十丸，日二。《圣济总录》。

发槁不泽。木瓜浸油梳头。《圣惠方》。反花痔疮。木瓜为末，以鳝鱼身上涎调，贴之，以纸护住。《医林集要》。辟除壁虱。以木瓜切片，铺于席下。《臞仙神隐》。

木瓜核

【主治】霍乱烦躁气急，每嚼七粒，温水咽之。时珍。出《圣惠》。

枝、叶、皮、根

【气味】并酸、涩，温，无毒。

【主治】煮汁饮，并止霍乱吐下转筋，疗脚气。《别录》。枝作杖，利筋脉。根、叶煮汤淋足胫，可以已蹶。木材作桶濯足，甚益人。苏颂。枝、叶煮汁饮，治热痢。时珍。出《千金》。

【按语】《纲目》以木瓜为本药正名。《中药学》药名同此，作为祛风湿药中之祛风寒湿药。本品为蔷薇科植物贴梗海棠的干燥近成熟果实。

山樝《唐本草》

实

【气味】酸，冷，无毒。［时珍曰］酸、甘，微温。生食多令人嘈烦易饥，损齿，齿龋人尤不宜也。

【主治】煮汁服，止水痢。沐头洗身，治疮痒。《唐本》。煮汁洗漆疮，多瘥。弘景。治腰痛有效。苏颂。消食积，补脾，治小肠疝气，发小儿疮疹。吴瑞。健胃，行结气。治妇人产后儿枕痛，恶露不尽，煎汁入沙糖服之，立效。震亨。化饮食，消肉积癥瘕，痰饮痞满吞酸，滞血痛胀。时珍。化血块、气块，活血。宁原。

【发明】［震亨曰］山楂大能克化饮食。若胃中无食积，脾虚不能运化，不思食者，多服之，则反克伐脾胃生发之气也。［时珍曰］凡脾弱食物不克化，胸腹酸刺胀闷者，于每食后嚼二三枚，绝佳。但不可多用，恐反克伐也。按《物类相感志》言：煮老鸡、硬肉，入山楂数颗即易烂。则其消肉积之功，益可推矣。珍邻家一小儿，因食积黄肿，腹胀如鼓。偶往羊杭树下，取食之至饱。归而大吐痰水，其病遂愈。羊杭乃山楂同类，医家不用而有此效，则其功应相同矣。

【附方】新六。偏坠疝气。山棠梂肉、茴香炒各一两，为末，糊丸梧子大。每服一百丸，空心白汤下。《卫生易简方》。老人腰痛。及腿痛。用棠梂子、鹿茸炙等分，为末，蜜丸梧子大。每服百丸，日二服。肠风下血。用寒药、热药及脾弱药具不效者，独用山里果，俗名酸枣，又名鼻涕团，干者为末，艾汤调下，应手即愈。《百一选方》。痘疹不快。干山楂为末，汤点服之，立出红活。又法：猴楂五个，酒煎入水，温服即出。《危氏得效方》。痘疮干黑。危困者，用棠梂子为末，紫草煎酒，调服一钱。《全幼心鉴》。食肉不消。山楂肉四两，水煮食之，并饮其汁。《简便方》。

【按语】《纲目》以山樝为本药正名。《中药学》以山楂为名，作为消食药。药物来源为蔷薇科植物山里红或山楂的干燥成熟果实。

柹《别录》

烘柹

【气味】甘，寒，涩，无毒。［弘景曰］

生柿性冷，鹿心柿尤不可食，令人腹痛。［宗奭曰］凡柿皆凉，不至大寒。食之引痰，为其味甘也。日干者食多动风。凡柿同蟹食，令人腹痛作泻，二物俱寒也。［时珍曰］按王璆《百一选方》云：一人食蟹，多食红柿，至夜大吐，继之以血，昏不省人。一道者云：惟木香可解。乃磨汁灌之，即渐苏醒而愈也。

【主治】通耳鼻气，治肠澼不足。解酒毒，压胃间热，止口干。《别录》。续经脉气。诜。

【发明】［藏器曰］饮酒食红柿，令人易醉或心痛欲死。《别录》言"解酒毒"，失之矣。

白柿、柿霜

【气味】甘，平，涩，无毒。［弘景曰］日干者性冷，生柿弥冷。火熏者性热。

【主治】补虚劳不足，消腹中宿血，涩中厚肠，健脾胃气。诜。开胃涩肠，消痰止渴，治吐血，润心肺，疗肺痿心热咳嗽，润声喉，杀虫。大明。温补。多食去面䵟。藏器。治反胃咯血，血淋肠澼，痔漏下血。时珍。霜：清上焦心肺热，生津止渴，化痰宁嗽，治咽喉口舌疮痛。时珍。

【发明】［震亨曰］干柿属金而有土，属阴而有收意。故止血治咳，亦可为助也。［时珍曰］柿乃脾、肺血分之果也。其味甘而气平，性涩而能收，故有健脾涩肠、治嗽止血之功。盖大肠者，肺之合而胃之子也。真正柿霜乃其精液，入肺病上焦药尤佳。按方勺《泊宅编》云：外兄刘掾云，病脏毒下血，凡半月，自分必死。得一方，只以干柿烧灰，饮服二钱，遂愈。又王璆《百一方》云：曾通判子病下血十年，亦用此方一服而愈。为散、为丸皆可，与本草治肠澼、消宿血、解热毒之义相合。则柿为太阴血分之药，益可征矣。又《经验方》云：有人三世死于反胃病，至孙得一方，用干柿饼同干饭日日食之，绝不用水饮。如法食之，其病遂愈。此又一征也。

【附方】旧四，新十。**肠风脏毒**。方说见上。**小便血淋**。叶氏用干柿三枚烧存性，研末，陈米饮服。《经验方》用白柿、乌豆、盐花煎汤，入墨汁服之。**热淋涩痛**。干柿、灯心等分，水煎日饮。《朱氏方》。**小儿秋痢**。以粳米煮粥，熟时入干柿末，再煮三两沸，食之。奶母亦食之。《食疗》。**反胃吐食**。干柿三枚，连蒂捣烂，酒服甚效。切勿以他药杂之。**腹薄食减**。凡男女脾虚腹薄，食不消化，面上黑点者。用干柿三斤，酥一斤，蜜半斤，以酥、蜜煎匀，下柿煮十余沸，用不津器贮之。每日空腹食三五枚，甚良。孟诜《食疗》。**痰嗽带血**。青州大柿饼，饭上蒸熟批开。每用一枚，掺真青黛一钱，卧时食之，薄荷汤下。《丹溪纂要》。**产后咳逆**。气乱心烦，用干柿切碎，水煮汁呷。《产宝》。**妇人蒜发**[①]。干柿五枚，以茅香煮熟，枸杞子酒浸焙研，各等分，捣丸梧子大。每服五十丸，茅香汤下，日三。《普济》。**面生䵟黯**。干柿日日食之。《普济方》。**鼻窒不通**。干柿同粳米煮粥，日食。《圣济》。**耳聋鼻塞**。干柿三枚细切，以粳米三合，豆豉少许煮粥，日日空心食之。《圣惠》。**痘疮入目**。白柿日日食之，良。**臁胫烂疮**。用柿霜、柿蒂等分烧研，傅之甚效。《笔峰杂兴》。解

---

① 蒜发：症状名。指头发斑白。

桐油毒。干柿饼食之。《普济》。

乌柿

【气味】甘，温，无毒。

【主治】杀虫，疗金疮、火疮，生肉止痛。《别录》。治狗啮疮，断下痢。弘景。服药口苦及呕逆者，食少许即止。藏器。

醂柿

【主治】涩下焦，健脾胃，消宿血。诜。

柿糕

【主治】作饼及糕与小儿食，治秋痢。诜。黄柿和米粉作糗蒸，与小儿食，止下痢、下血有效。藏器。

柿蒂

【气味】涩，平，无毒。

【主治】咳逆哕气，煮汁服。诜。

【发明】［震亨曰］人之阴气，依胃为养。土伤则木挟相火，直冲清道而上作咳逆。古人以为胃寒，既用丁香、柿蒂，不知其孰为补虚，孰为降火？不能清气利痰，惟有助火而已。［时珍曰］咳逆者，气自脐下冲脉直上至咽膈，作呃忒蹇逆之声也。朱肱《南阳书》以哕为咳逆，王履《溯洄集》以咳嗽为咳逆，皆误矣。哕者，干呕有声也。咳逆，有伤寒吐下后，及久病、产后，老人、虚人，阴气大亏，阳气暴逆，自下焦逆至上焦而不能出者。有伤寒失下，及平人痰气抑遏而然者。当视其虚实阴阳，或温，或补，或泄热，或降气，或吐，或下，可也。古方单用柿蒂煮汁饮之，取其苦温能降逆气也。《济生》柿蒂散，加以丁香、生姜之辛热，以开痰散郁，盖从治之法，而昔人亦常用之收效矣。至易水张氏又益以人参，治病后虚人咳逆，亦有功绩。丹溪朱氏但执以寒治热之理，而不及从治之法，矫枉之过矣。若陈氏《三因》又加以良姜之类，是真以为胃寒而助其邪火者也。

【附方】新一。咳逆不止。《济生》柿蒂散：治咳逆胸满。用柿蒂、丁香各二钱，生姜五片，水煎服。或为末，白汤点服。洁古加人参一钱，治虚人咳逆。《三因》加良姜、甘草等分。《卫生宝鉴》加青皮、陈皮。王氏《易简》加半夏、生姜。

【按语】《纲目》以柿为本药正名。《中药学》以柿蒂为名，作为理气药。本品为柿树科植物柿的干燥宿萼。

安石榴《别录》

甘石榴

【气味】甘、酸，温，涩，无毒。多食损人肺。《别录》。［诜曰］多食损齿令黑。凡服食药物人忌食之。［震亨曰］榴者留也。其汁酸性滞，恋膈成痰。

【主治】咽喉燥渴。《别录》。能理乳石毒。孟诜。制三尸虫。时珍。

酸石榴

【气味】酸，温，涩，无毒。

【主治】赤白痢腹痛，连子捣汁，顿服一枚。孟诜。止泻痢崩中带下。时珍。

【发明】［时珍曰］榴受少阳之气，而荣于四月，盛于五月，实于盛夏，熟于深秋。丹花赤实，其味甘酸，其气温涩，具木火之象。故多食损肺、齿而生痰涎。酸者则兼收敛之气，故入断下、崩中之药。或云白榴皮治白痢，红榴皮治红痢，亦通。

【附方】新五。肠滑久痢。黑神散：用酸石榴一个煅烟尽，出火毒一夜，研末，仍以酸榴一块煎汤服，神效无比。久泻不止。方同上。并《普济方》。痢血五色。或脓或水，冷热不调。酸石榴五枚，连子捣汁二升。每服五合，神妙。《圣济》。小便不禁。酸石榴烧存性，无则用枝烧灰代之，每服二钱，用柏白皮切焙四钱，煎汤一盏，入榴灰再煎至八分，空心温服，晚再服。《圣惠》。捻须令黑。酸石榴结成时，就东南枝上拣大者一个，顶上开一孔，内水银半两于中，原皮封之，麻扎定，牛屎封护，待经霜摘下，倾出壳内水，以鱼鳔笼指蘸水捻须，久久自黑也。《普济》。

酸榴皮

【气味】同实。

【主治】止下痢漏精。《别录》。治筋骨风，腰脚不遂，行步挛急疼痛，涩肠。取汁点目，止泪下。权。煎服，下蛔虫。藏器。止泻痢，下血脱肛，崩中带下。时珍。

【附方】旧六，新四。赤白痢下。腹痛，食不消化者，《食疗本草》用醋榴皮炙黄为末，枣肉或粟米饭和丸梧子大。每空腹米饮服三十丸，日三服，以知为度。如寒滑，加附子、赤石脂各一倍。《肘后方》用皮烧存性，为末。每米饮服方寸匕，日三服，效乃止。粪前有血。令人面黄，用酢石榴皮炙，研末。每服二钱，用茄子枝煎汤服。《孙真人方》。肠滑久痢。神妙无比方也。用石榴一个劈破，炭火簇烧存性，出火毒，为末。每服一钱，别以酸石榴一瓣，水一盏，煎汤调服。《经验方》。久痢久泻。陈石榴皮酢者，焙研细末。每服二钱，米饮下。患二三年或二三月，百方不效者，服之便止，不可轻忽之也。《普济方》。小儿风痫。大生石榴一枚，割去顶，剜空，入全蝎五枚，黄泥固济，煅存性为末。每服半钱，乳汁调下。或防风汤下亦可。《圣济录》。卒病耳聋。八九月间，取石榴一个，上作孔如球子大，内米醋令满，以原皮盖之，水和面裹煨熟，取起去盖，入少黑李子、仙沼子末，取水滴耳中勿动。脑中若痛，勿惊。如此三夜。再作必通。案《唐慎微本草》收采此方，云出孙真人，而黑李子不知为何物也。其仙沼子即预知子。食榴损齿。石榴黑皮炙黄研末，枣肉和丸梧子大。每日空腹三丸，白汤下，日二服。《普济》。丁肿恶毒。以针刺四畔，用榴皮着疮上，以面围四畔灸之，以痛为度。仍内榴末傅上急裹，经宿连根自出也。《肘后百一方》。脚肚生疮。初起如粟，搔之渐开，黄水浸淫，痒痛溃烂，遂致绕胫而成痼疾。用酸榴皮煎汤冷定，日日扫之，取愈乃止。《医学正宗》。

酸榴东行根

【气味】同皮。

【主治】蛔虫、寸白。《别录》。青者入染须用。权。治口齿病。颂。止涩，泻痢、带下，功与皮同。时珍。

【附方】旧三，新二。金蚕蛊毒。吮白矾味甘，嚼黑豆不腥者，即是中蛊也。石榴根皮煎浓汁服，即吐出活蛊，无不愈者。《丹溪摘玄》方。寸白、蛔虫。酢石榴东引根一握洗剉，用水三升，煎取半碗，五更温服尽，至明取下虫一大团，永绝根本，食粥补之。崔元亮《海上方》用榴皮煎水，煮米作粥食之，亦良。女子经闭。不通，用酢榴根东生者一握炙干，水二大盏，浓煎一盏，空心服之。未通再服。《斗门》。赤白下痢。方同上。

榴花

【主治】阴干为末，和铁丹服，一年变白发如漆。藏器。铁丹，飞铁为丹也，亦铁粉之属。千叶者，治心热吐血。又研末吹鼻，止衄血立效。亦傅金疮出血。苏颂。

【附方】旧一，新二。金疮出血。榴花半斤，石灰一升，捣和阴干。每用少许傅之，立止。《崔元亮方》。鼻出衄血。酢榴花二钱半，黄蜀葵花一钱，为末。每服一钱，水一盏，煎服，效乃止。《圣济录》。九窍出血。石榴花揉塞之取效。叶亦可。

【按语】《纲目》以安石榴为本药正名。《中药学》以石榴皮为名，作为收涩药中之敛肺涩肠药。药物来源为石榴科植物石榴的干燥果皮。

橘《本经》

橘实

【气味】甘、酸，温，无毒。［弘景曰］食之多痰，恐非益也。［原曰］多食恋膈生痰，滞肺气。［瑞曰］同螃蟹食，令人患软痈。

【主治】甘者润肺，酸者聚痰。藏器。止消渴，开胃，除胸中膈气。大明。

【发明】［时珍曰］橘皮下气消痰，其肉生痰聚饮，表里之异如此，凡物皆然。今人以蜜煎橘充果食甚佳，亦可酱菹也。

黄橘皮(即陈皮)

【气味】苦、辛，温，无毒。

【主治】胸中瘕热逆气，利水谷。久服去臭，下气通神。《本经》。下气，止呕咳，治气冲胸中，吐逆霍乱，疗脾不能消谷，止泄，除膀胱留热停水，五淋，利小便，去寸白虫。《别录》。清痰涎，治上气咳嗽，开胃，主气痢，破癥瘕痃癖。甄权。疗呕哕，反胃，嘈杂，时吐清水，痰痞痎疟，大肠秘塞，妇人乳痈。入食料，解鱼腥毒。时珍。

【发明】［杲曰］橘皮气薄味厚，阳中之阴也。可升可降，为脾、肺二经气分药。留白则补脾胃，去白则理肺气。同白术则补脾胃，同甘草则补肺。独用则泻肺损脾。其体轻浮，一能导胸中寒邪，二破滞气，三益脾胃。加青皮减半用之去滞气，推陈致新。但多用久服，能损元气也。［原曰］橘皮能散，能泻，能温，能补，能和，化痰治嗽，顺气理中，调脾快膈，通五淋，疗酒病，其功当在诸药之上。［时珍曰］橘皮，苦能泄能燥，辛能散，温能和。其治百病，总是取其理气燥湿之功。同补药则补，同泻药则泻，同升药则升，同降药则降。脾乃元气之母，肺乃摄气之籥，故橘皮为二经气分之药，但随所配而补泻升降也。洁古张氏云陈皮、枳壳利其气而痰自下，盖此义也。同杏仁治大肠气秘，同桃仁治大肠血秘，皆取其通滞也。详见“杏仁”下。按方勺《泊宅编》云：橘皮宽膈降气，消痰饮，极有殊功。他药贵新，惟此贵陈。外舅莫强中令丰城时得疾，凡食已辄胸满不下，百方不效。偶家人合橘红汤，因取尝之，似相宜，连日饮之。一日忽觉胸中有物坠下，大惊目瞪，自汗如雨。须臾腹痛，下数块如铁弹子，臭不可闻。自此胸次廓然，其疾顿愈，盖脾之冷积也。其方：用橘皮去穰一斤，甘草、盐花各四两，水五碗，慢火煮干，焙研为末，白汤点服。名二贤散，治一切痰气特验。世医徒知半夏、南星之属，何足以语此哉？珍按：二贤散，丹溪变之为润下丸，用治痰气有效。惟气实人服之相宜，气不足者不宜用之也。

【附方】旧七，新廿一。**润下丸**。治湿痰因火泛上，停滞胸膈，咳唾稠粘。陈橘皮半斤，入砂锅内，下盐五钱，化水淹过煮干，粉甘草二两，去皮蜜炙，各取净末，蒸饼和丸梧桐子大。每服百丸，白汤下。《丹溪方》。**宽中丸**。治脾气不和，冷气客于中，壅遏不通，是为胀满。用橘皮四两，白术二两，为末，酒糊丸梧子大。每食前木香汤下三十丸，日三服。《是斋指迷方》。**橘皮汤**。治男女伤寒并一切杂病呕哕，手足逆冷者。用橘皮四两，生姜一两，水二升，煎一升，徐徐呷之即止。仲景方。**嘈杂吐水**。真橘皮去白为末，五更安五分于掌心舐之，即睡，三日必效。皮不真则不验。《怪证奇方》。**霍乱吐泻**。不拘男女，但有一点胃气存者，服之再生。广陈皮去白五钱，真藿香五钱，水二盏，煎一盏，时时温服。出《百一选方》。《圣惠》用陈橘皮末二钱，汤点服。不省者灌之。仍烧砖沃醋，布裹砖，安心下熨之，便活。**反胃吐食**。真橘皮，以日照西壁土炒香为末。每服二钱，生姜三片，枣肉一枚，水二钟，煎一钟，温服。《直指方》。**卒然食噎**。橘皮一两，汤浸去穰，焙为末。以水一大盏，煎半盏，热服。《食医心镜》。**诸气呃噫**。橘皮二两去穰，水一升，煎五合，顿服。或加枳壳尤良。《孙尚药方》。**痰膈气胀**。陈皮三钱，水煎热服。杨氏《简便方》。**卒然失声**。橘皮半两，水煎徐呷。《肘后方》。**经年气嗽**。橘皮、神曲、生姜焙干等分，为末，蒸饼和丸梧子大。每服三五十丸，食后、夜卧各一服。有人患此服之，兼旧患膀胱气皆愈也。寇氏《衍义》。**化食消痰**。胸中热气，用橘皮半两微熬，为末。水煎代茶，细呷。《心镜》。**下焦冷气**。干陈橘皮一斤，为末，蜜丸梧子大，每食前温酒下三十丸。《食疗本草》。**脚气冲心**。或心下结硬，腹中虚冷。陈皮一斤，和杏仁五两去皮尖熬，少加蜜捣和丸如梧桐子大，每日食前米饮下三十丸。《食疗》。**老人气秘**。方同上。《济生》。**大肠秘塞**。陈皮连白，酒煮焙，研末，每温酒服二钱。一方米饮下。《普济》。**途中心痛**。橘皮去白，煎汤饮之，甚良。《谈野翁方》。**食鱼蟹毒**。方同上。《肘后》。**风痰麻木**。凡手及十指麻木，大风麻木，皆是湿痰死血。用橘红一斤，逆流水五碗，煮烂去渣，再煮至一碗，顿服取吐，乃吐痰圣药也。不吐，加瓜蒂末。《摘玄方》。**脾寒诸疟**。不拘老少孕妇，只两服便止。真橘皮去白切，生姜自然汁浸过一指，银器内重汤煮干，焙，研末。每服三钱，用来年青州枣十个，水一盏，煎半盏，发前服，以枣下之。《适用方》。**小儿疳瘦**。久服消食和气，长肌肉。用陈橘皮一两，黄连以米泔水浸一日，一两半，研末，入麝三分，用猪胆盛药，以浆水煮熟取出，用粟米饭和丸绿豆大。每服一二十丸，米饮下。钱氏《小儿方》。**产后尿闭**。不通者，陈皮一两去白，为末，每空心温酒服二钱，一服即通。此张不愚方也。《妇人良方》。**产后吹奶**。陈皮一两，甘草一钱，水煎服，即散。**妇人乳痈**。未成者即散，已成者即溃，痛不可忍者即不疼，神验不可云喻也。用真陈橘皮汤浸去白，晒，面炒微黄，为末。每服二钱，麝香调酒下。初发者一服见效。名橘香散。张氏方。**聤耳出汁**。陈皮烧研一钱，麝香少许，为末日掺。名立效散。**鱼骨鲠咽**。

橘皮常含，咽汁即下。《圣惠方》。嵌甲作痛。不能行履者，浓煎陈皮汤浸良久，甲肉自离，轻手剪去，以虎骨末傅之即安。《医林集要》。

青橘皮

【气味】苦、辛，温，无毒。

【主治】气滞[1]，下食，破积结及膈气。颂。破坚癖，散滞气，去下焦诸湿，治左胁肝经积气。元素。治胸膈气逆，胁痛，小腹疝痛，消乳肿，疏肝胆，泻肺气。时珍。

【发明】[元素曰]青橘皮气味俱厚，沉而降，阴也。入厥阴、少阳经，治肝胆之病。[杲曰]青皮乃足厥阴引经之药，能引食入太阴之仓。破滞削坚，皆治在下之病。有滞气则破滞气，无滞气则损真气。[好古曰]陈皮治高，青皮治低，与枳壳治胸膈，枳实治心下同意。[震亨曰]青皮乃肝胆二经气分药，故人多怒有滞气，胁下有郁积，或小腹疝疼，用之以疏通二经，行其气也。若二经实者，当先补而后用之。又云：疏肝气加青皮，炒黑则入血分也。[时珍曰]青橘皮古无用者，至宋时医家始用之。其色青气烈，味苦而辛，治之以醋，所谓肝欲散，急食辛以散之，以酸泄之，以苦降之也。陈皮浮而升，入脾、肺气分。青皮沉而降，入肝、胆气分。一体二用，物理自然也。小儿消积多用青皮，最能发汗，有汗者不可用。此说出杨仁斋《直指方》，人罕知之。[嘉谟曰]久疟热甚，必结癖块，宜多服清脾汤。内有青皮疏利肝邪，则癖自不结也。

【附方】旧二，新七。快膈汤。治冷膈气及酒食后饱满。用青橘皮一斤作四分，四两用盐汤浸，四两用白沸汤浸，四两用醋浸，四两用酒浸，各三日取出，去白切丝，以盐一两炒微焦，研末。每用二钱，以茶末五分，水煎温服。亦可点服。理脾快气。青橘皮一斤日干焙研末，甘草末一两，檀香末半两，和匀收之。每用一二钱，入盐少许，白汤点服。法制青皮。常服安神调气，消食解酒益胃，不拘老人小儿。宋仁宗每食后咀数片，乃邢和璞真人所献，名万年草。刘跂改名延年草，仁宗以赐吕丞相。用青皮一斤浸去苦味，去穰，炼净白盐花五两，炙甘草六两，舶茴香四两，甜水一斗煮之。不住搅，勿令着底。候水尽，慢火焙干，勿令焦。去甘草、茴香，只取青皮密收用。王氏《易简方》。疟疾寒热。青皮一两烧存性，研末。发前温酒服一钱，临时再服。《圣惠方》。伤寒呃逆。声闻四邻，四花青皮全者，研末。每服二钱，白汤下。《医林集要》。产后气逆。青橘皮为末，葱白、童子小便煎二钱服。《经验后方》。妇人乳嵓。因久积忧郁，乳房内有核如指头，不痛不痒，五七年成痈，名乳嵓，不可治也。用青皮四钱，水一盏半，煎一盏，徐徐服之，日一服。或用酒服。丹溪方。聤耳出汁。青皮烧，研末，绵包塞之。唇燥生疮。青皮烧研，猪脂调涂。

橘穰上筋膜

【主治】口渴、吐酒，炒熟煎汤饮，甚效。大明。

橘核

【气味】苦，平，无毒。

---

① 滞：tì（音剃）。义：滞留。

【主治】肾疰腰痛，膀胱气痛，肾冷。炒研，每温酒服一钱，或酒煎服之。大明。治酒齇风鼻赤，炒研，每服一钱，胡桃肉一个，擂酒服，以知为度。宗奭。小肠疝气及阴核肿痛，炒研五钱，老酒煎服，或酒糊丸服，甚效。时珍。

【发明】[时珍曰]橘核入足厥阴，与青皮同功，故治腰痛㿗疝在下之病，不独取象于核也。《和剂局方》治诸疝痛及内㿗，卵肿偏坠，或硬如石，或肿至溃，有橘核丸，用之有效。品味颇多，详见本方。

【附方】新一。腰痛。橘核、杜仲各二两炒，研末。每服二钱，盐酒下。《简便方》。

叶

【气味】苦，平，无毒。

【主治】导胸膈逆气，入厥阴，行肝气，消肿散毒，乳痈胁痛，用之行经。震亨。

【附方】新一。肺痈。绿橘叶洗，捣绞汁一盏，服之。吐出脓血即愈。《经验良方》。

【按语】《纲目》以橘为本药正名。《中药学》分别以陈皮、青皮为名，收入两个药，均作为理气药。并以橘红、橘核、橘络、橘叶、化橘红为名，均作为陈皮的附药收入。陈皮为芸香科植物橘及其栽培变种的干燥果皮，橘红为其干燥外层果皮，橘核为其干燥成熟种子，橘络为其中果皮与内果皮之间的纤维束群，橘叶为其干燥叶。而化橘红则是芸香科植物化洲柚或柚的未成熟或接近成熟果实的干燥外层果皮。青皮为芸香科植物橘及其栽培变种的干燥幼果或未成熟果实的果皮。

枸橼《图经》

皮瓤

【气味】辛、酸，无毒。[弘景曰]性温。[恭曰]性冷。陶说误矣。[藏器曰]性温不冷。

【主治】下气，除心头痰水。藏器。煮酒饮，治痰气咳嗽。煎汤，治心下气痛。时珍。

根、叶

【主治】同皮。《橘录》。

【按语】《纲目》以枸橼为本药正名，别名佛手柑、香橼。《中药学》分别以佛手、香橼为名，收入两个药，均作为理气药。佛手为芸香科植物佛手的干燥果实，香橼为同科植物枸橼或香圆的干燥成熟果实。

枇杷《别录》

实

【气味】甘、酸，平，无毒。[志曰]寒。[诜曰]温。多食发痰热，伤脾。同炙肉及热面食，令人患热黄疾。

【主治】止渴下气，利肺气，止吐逆，主上焦热，润五脏。大明。

叶

【气味】苦，平，无毒。[权曰]甘、微辛，[弘景曰]煮汁饮之，则小冷。

【主治】卒啘不止，下气，煮汁服。《别录》。[弘景曰]若不暇煮，但嚼汁咽，亦瘥。治呕哕不止，妇人产后口干。大明。

煮汁饮，主渴疾，治肺气热嗽及肺风疮，胸面上疮。诜。和胃降气，清热，解暑毒，疗脚气。时珍。

【发明】［时珍曰］枇杷叶气薄味厚，阳中之阴。治肺胃之病，大都取其下气之功耳。气下则火降痰顺，而逆者不逆，呕者不呕，渴者不渴，咳者不咳矣。［宗奭曰］治肺热嗽甚有功。一妇人患肺热久嗽，身如火炙，肌瘦将成劳。以枇杷叶、木通、款冬花、紫菀、杏仁、桑白皮各等分，大黄减半，如常治讫，为末，蜜丸樱桃大。食后、夜卧各含化一丸，未终剂而愈矣。

【附方】新七。温病发哕。因饮水多者，枇杷叶去毛炙香、茅根各半斤，水四升，煎二升，稍热饮之。庞安常方。反胃呕哕。枇杷叶去毛炙、丁香各一两，人参二两，为末。每服三钱，水一盏，姜三片，煎服。《圣惠》。衄血不止。枇杷叶去毛，焙，研末。茶服一二钱，日三。同上。酒齄赤鼻。枇杷叶、栀子仁等分，为末。每服二钱，温酒调下，日三服。《本事》。面上风疮。方同上。痔疮肿痛。枇杷叶蜜炙，乌梅肉焙，为末。先以乌梅汤洗，贴之。《集要》。痘疮溃烂。枇杷叶煎汤洗之。《摘玄》。

花

【主治】头风，鼻流清涕。辛夷等分，研末，酒服二钱，日二服。时珍。

木白皮

【主治】生嚼咽汁，止吐逆不下食，煮汁冷服尤佳。思邈。

【按语】《纲目》以枇杷为本药正名。《中药学》以枇杷叶为名，作为化痰止咳平喘药中之止咳平喘药。本品为蔷薇科植物枇杷的干燥叶。

银杏《日用》

核仁

【气味】甘、苦，平，涩，无毒。［时珍曰］熟食，小苦微甘，性温，有小毒。多食令人胪胀。［瑞曰］多食壅气动风。小儿食多昏霍，发惊引疳。同鳗鲡鱼食，患软风。

【主治】生食引疳解酒，熟食益人。李鹏飞。熟食温肺益气，定喘嗽，缩小便，止白浊。生食降痰，消毒杀虫。嚼浆涂鼻面手足，去齄疱鼾黯皴皱，及疥癣疳䘌阴虱。时珍。

【发明】［时珍曰］银杏宋初始著名，而修本草者不收。近时方药亦时用之。其气薄味厚，性涩而收，色白属金。故能入肺经，益肺气，定喘嗽，缩小便。生捣能浣油腻，则其去痰浊之功可类推矣。其花夜开，人不得见，盖阴毒之物，故又能杀虫消毒。然食多则收令太过，令人气壅胪胀昏顿。故《物类相感志》言银杏能醉人，而《三元延寿书》言白果食满千个者死。又云：昔有饥者，同以白果代饭食饱，次日皆死也。

【附方】新十七。寒嗽痰喘。白果七个煨熟，以熟艾作七丸，每果入艾一丸，纸包再煨香，去艾吃。《秘韫方》。哮喘痰嗽。鸭掌散：用银杏五个，麻黄二钱半，甘草炙二钱，水一钟半，煎八分，卧时服。又金陵一铺治哮喘，白果定喘汤，服之无不效者，其人以此起家。其方：用白果二十一个炒黄，麻黄三钱，苏子二钱，款冬花、法制半夏、桑白皮蜜炙各二钱，杏仁去皮尖、黄芩微炒各一钱半，甘草一钱，水三钟，煎二钟，随时分作二服。不用姜。并《摄生方》。**咳嗽失声**。白果仁四两，白茯苓、桑白皮二两，乌豆半升，沙蜜半斤，煮熟日干为末，以乳汁半碗拌湿，九蒸九晒，丸如绿豆大。每服三五十丸，白汤下，神效。《余居士方》。**小便频数**。白果十四枚，七生七煨，食之，取效止。**小便白浊**。生白果仁十枚，擂水饮，日一服。取效止。**赤白带下，下元虚惫**。白果、莲肉、江米各五钱，胡椒一钱半，为末。用乌骨鸡一只，去肠盛药，瓦器煮烂，空心食之。《集简方》。**肠风下血**。银杏煨熟，出火气，食之，米饮下。**肠风脏毒**。银杏四十九枚，去壳生研，入百药煎末和，丸弹子大。每服二三丸，空心细嚼，米饮送下。戴原礼《证治要诀》。**牙齿虫䘉**。生银杏每食后嚼一二个，良。《永类钤方》。**手足皴裂**。生白果嚼烂，夜夜涂之。**鼻面酒皶**。银杏、酒酻糟同嚼烂，夜涂旦洗。《医林集要》。**头面癣疮**。生白果仁切断，频擦取效。邵氏《经验方》。**下部疳疮**。生白果杵，涂之。赵原阳。**阴虱作痒**。阴毛际肉中生虫如虱，或红或白，痒不可忍者。白果仁嚼细，频擦之，取效。《刘长春方》。**狗咬成疮**。白果仁嚼细涂之。**乳痈溃烂**。银杏半斤，以四两研酒服之，以四两研傅之。《救急易方》。**水疔暗疔**。水疔色黄，麻木不痛；暗疔疮凸色红，使人昏狂。并先刺四畔，后用银杏去壳浸油中年久者，捣盦之。《普济方》。

【按语】《纲目》以银杏为本药正名，别名白果。《中药学》以白果为名，作为化痰止咳平喘药中之止咳平喘药。并收入银杏叶作为附药。白果为银杏科植物银杏的干燥成熟种子，银杏叶为银杏的干燥叶。

胡桃《开宝》

核仁

【气味】甘，平、温，无毒。［颂曰］性热，不可多食。［思邈曰］甘冷滑。多食动痰饮，令人恶心、吐水、吐食物。［志曰］多食动风，脱人眉。同酒食，多令人咯血。［颖曰］多食生痰，动肾火。

【发明】［震亨曰］胡桃属土而有火，性热。本草云甘平，是无热矣。然又云动风脱人眉，非热何以伤肺耶?［时珍曰］胡桃仁味甘气热，皮涩肉润。孙真人言其冷滑，误矣。近世医方用治痰气喘嗽醋心及疠风诸病，而酒家往往醉后嗜之。则食多吐水吐食脱眉，及酒同食咯血之说，亦未必尽然也。但胡桃性热，能入肾肺，惟虚寒者宜之。而痰火积热者，不宜多食耳。

【主治】食之令人肥健，润肌，黑须发。多食利小便，去五痔。捣和胡粉，拔白须发，内孔中，则生黑毛。烧存性，和松脂研，傅瘰疬疮。《开宝》。食之令人能食，通润血脉，骨肉细腻。诜。方见下。治损伤、石淋。同破故纸蜜丸服，补下焦。颂。补气养血，润燥化痰，益命门，利三焦，温肺润肠，治虚寒喘嗽，腰脚重痛，心腹疝痛，血痢肠风，散肿毒，发痘疮，制铜毒。时珍。

油胡桃

【气味】辛，热，有毒。

【主治】杀虫攻毒，治痈肿、疠风、疥癣、杨梅、白秃诸疮，润须发。时珍。

【发明】［韩悉曰］破故纸属火，能使心包与命门之火相通。胡桃属木，主润血养血，血属阴，阴恶燥，故油以润之。佐破故纸，有木火相生之妙。故古有云：黄柏无知母，破故纸无胡桃，犹水母之无虾也。［时珍曰］三焦者，元气之别使。命门者，三焦之本原。盖一原一委也。命门指所居之府而名，为藏精系胞之物。三焦指分治之部而名，为出纳腐熟之司。盖一以体名，一以用名。其体非脂非肉，白膜裹之，在七节之旁，两肾之间。二系著脊，下通二肾，上通心肺，贯属于脑，为生命之原，相火之主，精气之府。人物皆有之，生人生物，皆由此出。《灵枢·本脏论》已著其厚薄缓结之状。而扁鹊《难经》不知原委体用之分，以右肾为命门，谓三焦有名无状。而高阳生伪撰《脉诀》，承其谬说，以误后人。至朱肱《南阳活人书》、陈言《三因方论》、戴起宗《脉诀刊误》，始著说辟之，而知之者尚鲜。胡桃仁颇类其状，而外皮水汁皆青黑。故能入北方，通命门，利三焦，益气养血，与破故纸同为补下焦肾命之药。夫命门气与肾通，藏精血而恶燥。若肾、命不燥，精气内充，则饮食自健，肌肤光泽，肠腑润而血脉通。此胡桃佐补药，有令人肥健能食，润肌黑发，固精，治燥，调血之功也。命门既通则三焦利，故上通于肺而虚寒喘嗽者宜之，下通于肾而腰脚虚痛者宜之，内而心腹诸痛可止，外而疮肿之毒可散矣。洪氏《夷坚志》止言胡桃治痰嗽能敛肺，盖不知其为命门三焦之药也。油胡桃有毒，伤人咽肺，而疮科取之，用其毒也。胡桃制铜，此又物理之不可晓者。洪迈云：迈有痰疾，因晚对，上遣使谕令以胡桃肉三颗，生姜三片，卧时嚼服，即饮汤两三呷，又再嚼桃、姜如前数，即静卧，必愈。迈还玉堂，如旨服之，及旦而痰消嗽止。又溧阳洪辑幼子，病痰喘，凡五昼夜不乳食。医以危告。其妻夜梦观音授方，令服人参胡桃汤。辑急取新罗人参寸许，胡桃肉一枚，煎汤一蚬壳许，灌之，喘即定。明日以汤剥去胡桃皮用之，喘复作。仍连皮用，信宿而瘳。此方不载书册，盖人参定喘，胡桃连皮能敛肺故也。

【附方】旧五，新二十八。服胡桃法。诜曰：凡服胡桃不得并食，须渐渐食之。初日服一颗，每五日加一颗，至二十颗止，周而复始。常服令人能食，骨肉细腻光润，须发黑泽，血脉通润，养一切老痔。青娥丸。方见草部“补骨脂”。胡桃丸。益血补髓，强筋壮骨，延年明目，悦心润肌，能除百病。用胡桃仁四两捣膏，入破故纸、杜仲、萆薢末各四两，杵匀，丸梧子大。每空心温酒、盐汤任下五十丸。《御药院方》。消肾溢精。胡桃丸：治消肾病，因房欲无节，及服丹石，或失志伤肾，遂致水弱火强，口舌干，精自溢出，或小便赤黄，大便燥实，或小便大利而不甚渴。用胡桃肉、白茯苓各四两，附子一枚去皮切片，姜汁、蛤粉同焙为末，蜜丸梧子大。每服三十丸，米饮下。《普济方》。小便频数。胡桃煨熟，卧时嚼之，温酒下。石淋痛楚。便中有石子者，胡桃肉一升，细米煮浆粥一升，相和顿服即瘥。崔元亮《海上方》。风寒无汗。发热头痛，核桃肉、葱白、细茶、生姜等分，捣烂，水一钟，煎七分，热服。覆衣取汗。《谈野翁方》。痰喘咳嗽。方见“发明”。老人喘嗽。气促，睡卧不得，服此立定。胡桃肉去皮、杏仁去皮尖、生姜各一两，研膏，入炼蜜少许和丸弹子大。每卧时嚼一丸，姜汤下。《普济方》。产后气喘。胡桃肉、人参各二钱，水一盏，煎七分，顿服。久嗽不止。核桃仁五十个煮熟去皮，人参五两，杏仁三百五十个麸炒汤浸去皮，研匀，入炼蜜丸梧子大。每空心细嚼一丸，人参汤下。临卧再服。萧大尹方。**食物醋心**。胡桃烂嚼，以生姜汤下，立止。《传信适用方》。**食酸齿齼**。细嚼胡桃即解。《日华子本草》。**误吞铜钱**。多食胡桃，自化出也。胡桃与铜钱共食即成粉，可证矣。《李楼方》。**揩齿乌须**。胡桃仁烧过、贝母各等分，为散，日用之。《圣惠》。**眼目暗昏**。四月内取风落小胡桃，每日午时食饱，以无根水吞下，偃卧，觉鼻孔中有泥腥气为度。《卫生易简方》。**赤痢不止**。胡桃仁、枳壳各七个，皂角不蛀者一挺，新瓦上烧存性，研为细末，分作八服。每临卧时一服，二更一服，五更一服，荆芥茶下。《总录》。**血崩不止**。胡桃肉十五枚，灯上烧存性，研作一服，空心温酒调下，神效。**急心气痛**。核桃一个，枣子一枚，去核夹桃，纸裹煨熟，以生姜汤一钟，细嚼送下。永久不发，名盏落汤。《赵氏经验》。**小肠气痛**。胡桃一枚，烧炭研末，热酒服之。《奇效良方》。**便毒初起**。子和《儒门事亲》用胡桃七个，烧研酒服，不过三服，见效。《杨氏经验》用胡桃三枚，夹铜钱一个，食之即愈。**鱼口毒疮**。端午日午时，取树上青胡桃筐内阴干，临时全烧为末，黄酒服。少行一二次，有脓自大便出，无脓即消，二三服平。《杨氏经验》。**一切痈肿**。背痈、附骨疽，未成脓者，胡桃十个煨熟去壳，槐花一两研末，杵匀，热酒调服。《古今录验》。**疔疮恶肿**。胡桃一个平破，取仁嚼烂，安壳内，合在疮上，频换甚效。《普济》。**痘疮倒陷**。胡桃肉一枚烧存性，干胭脂半钱，研匀，胡荽煎酒调服。《儒门事亲》。**小儿头疮**。久不愈，胡桃和皮，灯上烧存性，碗盖出火毒，入轻粉少许，生油调涂一二次愈。《保幼大全》。**酒齄鼻赤**。方见"橘核"。**聤耳出汁**。胡桃仁烧研，狗胆汁和作挺子，绵裹塞之。《普济方》。**伤耳成疮**。出汁者，用胡桃杵取油内入。同上。**火烧成疮**。胡桃仁烧黑研傅。**压扑伤损**。胡桃仁捣，和温酒顿服便瘥。《图经本草》。**疥疮瘙痒**。油核桃一个，雄黄一钱，艾叶杵熟一钱，捣匀绵包，夜卧裹阴囊，历效。勿洗。《集简方》。

胡桃青皮

【气味】苦，涩，无毒。

【主治】染髭及帛皆黑。［志曰］仙方取青皮压油，和詹糖香涂毛发，色如漆也。

【附方】新四。**乌髭发**。胡桃皮、科蚪等分，捣泥涂之，一染即黑。《总录》用青胡桃三枚和皮捣细，人乳汁三盏，于银石器内调匀，搽须发三五次，每日用胡桃油润之，良。**疬疡风**。青胡桃皮捣泥，入酱清少许、硇砂少许令匀。先以泔洗，后傅之。《外台》。**白癜风**。青胡桃皮一个，硫黄一皂子大，研匀。日日掺之，取效。**嵌甲**。胡桃皮烧灰贴。

皮

【主治】止水痢。春月斫皮汁，沐头至黑。煎水可染褐。《开宝》。

【附方】新一。**染须发**。胡桃根皮一秤，莲子草十斤，切，以瓮盛之，入水五斗，浸一月去滓，熬至五升，入芸薹子油一斗，慢火煎取五升收之。凡用，先以炭灰汁洗，用油涂之，外以牛蒡叶包住，绢裹一夜洗去，用七日即黑也。《总录》。

【按语】《纲目》以胡桃为本药正名，

别名核桃。《中药学》以核桃仁为名，作为补虚药中之补阳药。本品为胡桃科植物胡桃的干燥成熟种子。

荔枝《开宝》

实

【气味】甘，平，无毒。[珣曰]甘、酸，热。多食令人发虚热。[李鹏飞曰]生荔枝多食发热烦渴，口干衄血。[颂曰]多食不伤人。如少过度，饮蜜浆一杯便解也。[时珍曰]荔枝气味纯阳，其性畏热。鲜者食多即龈肿口痛，或衄血也。病齿䘌及火病人尤忌之。《开宝本草》言其性平，苏氏谓多食无伤，皆谬说也。按《物类相感志》云：食荔枝多则醉，以壳浸水饮之即解。此即食物不消，还以本物消之之意。

【主治】止渴，益人颜色。《开宝》。食之止烦渴，头重心躁，背膊劳闷。李珣。通神，益智，健气。孟诜。治瘰疬瘤赘，赤肿疔肿，发小儿痘疮。时珍。

【发明】[震亨曰]荔枝属阳，主散无形质之滞气，故瘤赘赤肿者用之。苟不明此，虽用之无应。

【附方】新六。痘疮不发。荔枝肉浸酒饮，并食之。忌生冷。闻人规《痘疹论》。疔疮恶肿。《普济方》用荔枝五个或三个，不用双数，以狗粪中米淘净为末，与糯米粥同研成膏，摊纸上贴之。留一孔出毒气。《济生秘览》用荔枝肉、白梅各三个，捣作饼子。贴于疮上，根即出也。风牙疼痛。《普济》用荔枝连壳烧存性，研末，擦牙即止。乃治诸药不效仙方也。孙氏《集效方》用大荔枝一个，剔开填盐满壳。煅研搽之，即愈。咳逆不止。荔枝七个，连皮核烧存性，为末。白汤调下，立止。杨拱《医方摘要》。

核

【气味】甘，温，涩，无毒。

【主治】心痛、小肠气痛，以一枚煨存性，研末，新酒调服。宗奭。治㿗疝气痛，妇人血气刺痛。时珍。

【发明】[时珍曰]荔枝核入厥阴，行散滞气，其实双结而核肖睾丸，故其治㿗疝卵肿，有述类象形之义。

【附方】新六。脾痛不止。荔枝核为末，醋服二钱。数服即愈。《卫生易简方》。妇人血气。刺痛，用荔枝核烧存性半两，香附子炒一两，为末。每服二钱，盐汤、米饮任下。名蠲痛散。《妇人良方》。疝气㿗肿。孙氏用荔枝核炒黑色、大茴香炒等分，为末。每服一钱，温酒下。《皆效方》玉环来笑丹：用荔枝核四十九个，陈皮连白九钱，硫黄四钱，为末，盐水打面糊丸绿豆大。遇痛时，空心酒服九丸，良久再服。不过三服，甚效如神。亦治诸气痛。阴肾肿痛。荔枝核烧研，酒服二钱。肾肿如斗。荔枝核、青橘皮、茴香等分，各炒研。酒服二钱，日三。

壳

【主治】痘疮出发不爽快，煎汤饮之。又解荔枝热，浸水饮。时珍。

【附方】新一。赤白痢。荔枝壳、橡斗壳炒、石榴皮炒、甘草炙，各等分。每以半两，水一盏半，煎七分，温服，日二服。《普济方》。

【按语】《纲目》以荔枝为本药正名。《中药学》以荔枝核为名，作为理气药。

本品为无患子科植物荔枝的干燥成熟种子。

龙眼《别录》

实

【气味】甘，平，无毒。[恭曰]甘，酸，温。[李鹏飞曰]生者沸汤瀹过食，不动脾。

【主治】五脏邪气，安志厌食。除蛊毒，去三虫。久服强魂聪明，轻身不老，通神明。《别录》。开胃益脾，补虚长智。时珍。

【发明】[时珍曰]食品以荔枝为贵，而资益则龙眼为良。盖荔枝性热，而龙眼性和平也。严用和《济生方》治思虑劳伤心脾有归脾汤，取甘味归脾、能益人智之义。

【附方】新一。归脾汤。治思虑过度，劳伤心脾，健忘怔忡，虚烦不眠，自汗惊悸。用龙眼肉、酸枣仁炒、黄芪炙、白术焙、茯神各一两，木香半两，炙甘草二钱半，㕮咀。每服五钱，姜三片，枣一枚，水二钟，煎一钟。温服。《济生方》。

【按语】《纲目》以龙眼为本药正名。《中药学》以龙眼肉为名，作为补虚药中之补血药。药物来源为无患子科植物龙眼的假种皮。

橄榄《开宝》

实

【气味】酸、甘，温，无毒。[宗奭曰]味涩，良久乃甘。[震亨曰]味涩而甘，醉饱宜之。然性热，多食能致上壅。[时珍曰]橄榄盐过则不苦涩，同栗子食甚香。按《延寿书》云：凡食橄榄必去两头，其性热也。过白露摘食，庶不病痁。

【主治】生食、煮饮，并消酒毒，解鯸鲐鱼毒。《开宝》。嚼汁咽之，治鱼鲠。宗奭。生啖、煮汁，能解诸毒。苏颂。开胃下气，止泻。大明。生津液，止烦渴，治咽喉痛。咀嚼咽汁，能解一切鱼、鳖毒。时珍。

【发明】[志曰]鯸鲐鱼即河豚也。人误食其肝及子，必迷闷至死，惟橄榄及木煮汁能解之。其木作舟楫，拨着鱼皆浮出，故知物有相畏如此者。[时珍曰]按《名医录》云：吴江一富人，食鳜鱼被鲠，横在胸中，不上不下，痛声动邻里，半月余几死。忽遇渔人张九，令取橄榄与食。时无此果，以核研末，急流水调服，骨遂下而愈。张九云：我父老相传，橄榄木作取鱼棹篦，鱼触着即浮出，所以知鱼畏橄榄也。今人煮河豚、团鱼，皆用橄榄，乃知橄榄能治一切鱼、鳖之毒也。

【附方】新四。初生胎毒。小儿落地时，用橄榄一个烧研，朱砂末五分和匀，嚼生脂麻一口，吐唾和药，绢包如枣核大，安儿口中，待咂一个时顷，方可与乳。此药取下肠胃秽毒，令儿少疾及出痘稀少也。孙氏《集效方》。唇裂生疮。橄榄炒研，猪脂和涂之。牙齿风疳。脓血有虫，用橄榄烧研，入麝香少许，贴之。《圣惠方》。下部疳疮。橄榄烧存性，研末，油调敷之。或加孩儿茶等分。《乾坤生意》。

榄仁

【气味】甘，平，无毒。

【主治】唇吻燥痛，研烂傅之。《开宝》。

核

【气味】甘、涩，温，无毒。

【主治】磨汁服，治诸鱼骨鲠，及食鲙成积，又治小儿痘疮倒黡。烧研服之，治下血。时珍。

【附方】新三。肠风下血。橄榄核灯上烧存性，研末。每服二钱，陈米饮调下。《仁斋直指方》。阴肾㿗肿。橄榄核、荔枝核、山楂核等分，烧存性，研末。每服二钱，空心茴香汤调下。耳足冻疮。橄榄核烧研，油调涂之。《乾坤生意》。

【按语】《纲目》以橄榄为本药正名，别名青果。《中药学》以青果为名，作为清热药中之清热解毒药。本品为橄榄科植物橄榄的干燥成熟果实。

榧实《别录》

榧实

【气味】甘，平，涩，无毒。［瑞曰］性热，同鹅肉食，生断节风，又上壅人，忌火气。［时珍曰］按《物类相感志》云：榧煮素羹，味更甜美。猪脂炒榧，黑皮自脱。榧子同甘蔗食，其渣自软。又云：榧子皮反绿豆，能杀人也。

【主治】常食，治五痔，去三虫蛊毒，鬼疰恶毒。《别录》。食之疗寸白虫。弘景。消谷，助筋骨，行营卫，明目轻身，令人能食。多食一二升，亦不发病。孟诜。多食滑肠，五痔人宜之。宗奭。治咳嗽白浊，助阳道。《生生编》。

柀子《本经》

【气味】甘，温，有毒。

【主治】腹中邪气，去三虫，蛇螫蛊毒，鬼疰伏尸。《本经》。

【发明】［震亨曰］榧子肺家果也。火炒食之，香酥甘美。但多食则引火入肺，大肠受伤尔。［原曰］榧子杀腹间大小虫，小儿黄瘦有虫积者宜食之。苏东坡诗云“驱除三彭虫，已我心腹疾”，是矣。［时珍曰］榧实、柀子，治疗相同，当为一物无疑。但《本经》柀子有毒，似有不同，亦因其能杀虫蛊尔。汪颖以粗榧为柀子，终是一类，不甚相远也。

【附方】旧一，新五。寸白虫。诜曰：日食榧子七颗，满七日，虫皆化为水也。《外台秘要》用榧子一百枚，去皮火燃，啖之，经宿虫消下也。胃弱者啖五十枚。好食茶叶。面黄者，每日食榧子七枚，以愈为度。杨起《简便方》。令发不落。榧子三个，胡桃二个，侧柏叶一两，捣浸雪水梳头，发永不落且润也。《圣惠方》。卒吐血出。先食蒸饼两三个，以榧子为末，白汤服三钱，日三服。《圣济总录》。尸咽痛痒。语言不出，榧实半两，芜荑一两，杏仁、桂各半两，为末，蜜丸弹子大，含咽。《圣济总录》。

【按语】《纲目》以榧实为本药正名。《中药学》以榧子为名，作为驱虫药。本品为红豆杉科植物榧的干燥成熟种子。

槟榔《别录》

槟榔子

【气味】苦、辛，温，涩，无毒。［甄权曰］味甘，大寒。［大明曰］味涩。［弘景曰］交州者味甘，广州者味涩。［珣曰］白者味甘，赤者味苦。［元素曰］味辛而苦，纯阳也。无毒。[诜曰]多食亦发热。

【主治】消谷逐水，除痰澼，杀三虫、伏尸、寸白。《别录》。治腹胀，生捣末服，利水谷道。傅疮，生肌肉止痛。烧灰傅口吻白疮。苏恭。宣利五脏六腑壅滞，破胸中气，下水肿，治心痛积聚。甄权。除一切风，下一切气，通关节，利九窍，补五劳七伤，健脾调中，除烦，破癥结。大明。主贲豚膀胱诸气，五膈气，风冷气，脚气，宿食不消。李珣。治冲脉为病，气逆里急。好古。治泻痢后重，心腹诸痛，大小便气秘，痰气喘急，疗诸疟，御瘴疠。时珍。

【发明】[元素曰]槟榔味厚气轻，沉而降，阴中阳也。苦以破滞，辛以散邪，泄胸中至高之气，使之下行，性如铁石之沉重，能坠诸药至于下极，故治诸气、后重如神也。[时珍曰]按罗大经《鹤林玉露》云：岭南人以槟榔代茶御瘴，其功有四。一曰醒能使之醉，盖食之久则熏然颊赤，若饮酒然，苏东坡所谓"红潮登颊醉槟榔"也。二曰醉能使之醒，盖酒后嚼之则宽气下痰，余酲顿解，朱晦庵所谓"槟榔收得为祛痰"也。三曰饥能使之饱。四曰饱能使之饥。盖空腹食之则充然气盛如饱，饱后食之则饮食快然易消。又且赋性疏通而不泄气，禀味严正而更有余甘，有是德故有是功也。又按吴兴章杰瘴说云：岭表之俗，多食槟榔，日至十数。夫瘴疠之作，率因饮食过度，气痞积结，而槟榔最能下气消食去痰，故人狃于近利而闇于远患也。夫峤南地热，四时出汗，人多黄瘠，食之则脏器疏泄，一旦病瘴，不敢发散攻下，岂尽气候所致，槟榔盖亦为患，殆未思尔。又东阳卢和云：闽、广人常服槟榔，云能祛瘴。有瘴服之可也，无瘴而服之，宁不损正气而有开门延寇之祸乎？南人喜食此果，故备考诸说以见其功过焉。又朱晦庵《槟榔诗》云："忆昔南游日，初尝面发红。药囊知有用，茗碗讵能同？蠲疾收殊效，修真录异功。三彭如不避，糜烂七非中。"亦与其治疾杀虫之功，而不满其代茶之俗也。

【附方】旧十三，新十四。**痰涎为害。**槟榔为末，白汤每服一钱。《御药院方》。**呕吐痰水。**白槟榔一颗，烘热，橘皮二钱半炙，为末。水一盏，煎半盏，温服。《千金》。**醋心吐水。**槟榔四两，橘皮一两，为末。每服方寸匕，空心生蜜汤调下。《梅师方》。**伤寒痞满。**阴病下早成痞，按之虚软而不痛。槟榔、枳实等分，为末。每服二钱，黄连煎汤下。《宣明方》。**伤寒结胸。**已经汗、下后者，槟榔二两，酒二盏，煎一盏，分二服。庞安时《伤寒论》。**蛔厥腹痛。**方同上。**心脾作痛。**鸡心槟榔、高良姜各一钱半，陈米百粒，同以水煎服之。《直指》。**膀胱诸气。**槟榔二枚，一生一熟，为末。酒煎服之，良。此太医秦鸣鹤方也。《海药本草》。**本脏气痛。**鸡心槟榔，以小便磨半个服。或用热酒调末一钱服之。《斗门方》。**腰重作痛。**槟榔为末，酒服一钱。《斗门方》。**脚气壅痛。**以沙牛尿一盏，磨槟榔一枚，空心暖服。梅师《脚气论》。**脚气冲心。**闷乱不识人，用白槟榔十二分，为末，分二服，空心暖小便五合调下，日二服。或入姜汁、温酒同服。《广利》。**脚气胀满。**非冷非热，或老人、弱人病此，用槟榔仁为末，以槟榔壳煎汁，或茶饮、苏汤，或豉汁调服二钱，甚利。《外台秘要》。**干霍乱病。**心腹胀痛，不吐不利，烦闷欲死。用槟榔末五钱，童子小便半盏，水一盏，煎服。《圣济总录》。**大肠湿秘。**肠胃有湿，大便秘塞。大槟榔一枚，麦门冬煎汤，磨汁温服。或以蜜汤调末二钱服亦可。《普济》。**大小便闭**。槟榔为末，蜜汤调服二钱。或以童子小便、葱白同煎，服之亦良。《普济方》。**小便淋痛**。面煨槟榔、赤芍药各半两，为末。每服一钱，入灯心水煎，空心服，日二服。《十便良方》。**血淋作痛**。槟榔一枚，以麦门冬煎汤，细磨浓汁一盏，顿热，空心服，日二服。**虫痔里急**。槟榔为末，每日空心以白汤调服二钱。**寸白虫病**。槟榔二七枚，为末。先以水二升半，煮槟榔皮，取一升，空心调末方寸匕服之，经日虫尽出。未尽再服，以尽为度。《千金方》。**诸虫在脏**。久不瘥者，槟榔半两炮，为末，每服二钱，以葱、蜜煎汤调服一钱。《圣惠方》。**金疮恶心**。白槟榔四两，橘皮一两，为末。每空心生蜜汤服二钱。《圣惠方》。**丹从脐起**。槟榔末，醋调傅之。《本事方》。**小儿头疮**。水磨槟榔，晒取粉，和生油涂之。《圣惠方》。**口吻生疮**。槟榔烧研，入轻粉末，傅之良。**聤耳出脓**。槟榔末吹之。《鲍氏方》。

【按语】《纲目》以槟榔为本药正名。《中药学》药名同此，作为驱虫药。本品为棕榈科植物槟榔的干燥成熟种子。

大腹子《开宝》

大腹皮

【气味】辛，微温，无毒。

【主治】冷热气攻心腹，大肠蛊毒，痰膈醋心，并以姜、盐同煎，入疏气药用之良。《开宝》。下一切气，止霍乱，通大小肠，健脾开胃调中。大明。降逆气，消肌肤中水气浮肿，脚气壅逆，瘴疟痞满，胎气恶阻胀闷。时珍。

【附方】新二。**漏疮恶秽**。大腹皮煎汤洗之。《直指》。**乌癞风疮**。大腹子生者或干者，连全皮勿伤动，以酒一升浸之，慢火熬干为末，腊猪脂和傅。《圣济总录》。

【按语】《纲目》以大腹子为本药正名，子药名有大腹皮。《中药学》以大腹皮为名，作为理气药。本品为橄榄科植物橄榄的干燥果皮。

枳椇《唐本草》

实

【气味】甘，平，无毒。［诜曰］多食发蛔虫。

【主治】头风，小腹拘急。《唐本》。止渴除烦，去膈上热，润五脏，利大小便，功用同蜂蜜。枝、叶煎膏亦同。藏器。止呕逆，解酒毒，辟虫毒。时珍。

【发明】［震亨曰］一男子年三十余，因饮酒发热，又兼房劳虚乏。乃服补气血之药，加葛根以解酒毒。微汗出，人反懈怠，热如故。此乃气血虚，不禁葛根之散也。必须鸡距子解其毒，遂煎药中加而服之，乃愈。［时珍曰］枳椇，本草止言木能败酒，而丹溪朱氏治酒病往往用其实，其功当亦同也。按《苏东坡集》云：眉山揭颖臣病消渴，日饮水数斗，饭亦倍常，小便频数。服消渴药逾年，疾日甚。自度必死。予令延蜀医张肱诊之。笑曰：君几误死。乃取麝香当门子以酒濡湿，作十许丸，用棘枸子煎汤吞之，遂愈。问其故，肱曰：消渴消中皆脾弱肾败，土不制水而成疾。今颖臣脾脉极热而肾气不衰，当由果实、酒物过度，积热在脾，所以食多而饮水。水饮既多,溺不得不多,非消非渴也。麝香能制酒果花木。棘枸亦胜酒,屋外有此木,屋内酿酒多不佳。故以此二物为药,以去其酒果之毒也。棘枸实如鸡距,故俗谓之鸡距,亦曰癞汉指头。食之如牛乳,本草名枳椇,小儿喜食之。吁!古人重格物,若肱盖得此理矣。医云乎哉。

木汁

【气味】同枳椇。

【附方】新一。腋下狐气。用桔枸树凿孔,取汁一二碗,用青木香、东桃、西柳、七姓妇人乳一处煎一二沸。就热于五月五日鸡叫时洗了,将水放在十字路口,速回勿顾,即愈。只是他人先遇者,必带去也。桔枸树即梨枣树也。胡濙《卫生易简方》。

木皮

【气味】甘,温,无毒。

【主治】五痔,和五脏。《唐本》。

【按语】《纲目》以枳椇为本药正名,别名拐枣。《中药学》以枳椇子为名,作为利水渗湿药中之利水消肿药。药物来源为鼠李科植物枳椇的干燥成熟种子。

秦椒《本经》

椒红

【气味】辛,温,有毒。[《别录》曰]生温、熟寒,有毒。[权曰]苦、辛。[之才曰]恶栝楼、防葵,畏雌黄。

【主治】除风邪气,温中,去寒痹,坚齿发,明目。久服轻身,好颜色,耐老,增年,通神。《本经》。疗喉痹,吐逆,疝瘕,去老血,产后余疾腹痛,出汗,利五脏。《别录》。上气咳嗽,久风湿痹。孟诜。治恶风遍身,四肢瘰痹,口齿浮肿摇动,女人月闭不通,产后恶血痢,多年痢,疗腹中冷痛,生毛发,灭瘢。甄权。能下肿湿气。震亨。

【附方】旧六。膏瘅尿多。其人饮少。用秦椒二分出汗,瓜蒂二分,为末。水服方寸匕,日三服。《伤寒类要》。手足心肿。乃风也,椒、盐末等分,醋和傅之良。《肘后方》。损疮中风。以面作馄饨,包秦椒,于灰中烧之令热,断使开口,封于疮上,冷即易之。孟诜《食疗》。久患口疮。大椒去闭口者,水洗面拌,煮作粥,空腹吞之,以饭压下。重者可再服,以瘥为度。《食疗本草》。牙齿风痛。秦椒煎醋含漱。孟诜《食疗》。百虫入耳。椒末一钱,醋半盏浸良久,少少滴入,自出。《续十全方》。

【按语】《纲目》以秦椒为本药正名,别名花椒。《中药学》以花椒为名,作为温里药。并收入椒目作为附药。花椒为芸香科植物花椒、青椒的干燥成熟果皮,椒目为其种子。据《中华本草》考证,《本经》所记载的秦椒、蜀椒均为花椒所属。

蜀椒《本经》

椒红

【气味】辛,温,有毒。[《别录》曰]大热。多食,令人乏气喘促。口闭者杀人。[诜曰]五月食椒,损气伤心,令人多忘。[李鹏飞曰]久食令人失明,伤血脉。[之才曰]杏仁为之使,得盐味佳,畏款冬花、防风、附子、雄黄。可收水银。中其毒者，凉水、麻仁浆解之。

【主治】邪气咳逆，温中，逐骨节皮肤死肌，寒湿痹痛，下气。久服头不白，轻身增年。《本经》。除六腑寒冷，伤寒温疟，大风汗不出，心腹留饮宿食，肠澼下痢，泄精，女子字乳余疾，散风邪瘕结，水肿黄疸，鬼疰蛊毒，杀虫鱼毒。久服开腠理，通血脉，坚齿发，明目，调关节，耐寒暑。可作膏药。《别录》。治头风下泪，腰脚不遂，虚损留结，破血，下诸石水，治咳嗽，腹内冷痛，除齿痛。甄权。破癥结，开胸，治天行时气，产后宿血，壮阳，疗阴汗，暖腰膝，缩小便，止呕逆。大明。通神去老，益血，利五脏，下乳汁，灭瘢，生毛发。孟诜。散寒除湿，解郁结，消宿食，通三焦，温脾胃，补右肾命门，杀蛔虫，止泄泻。时珍。

【发明】［颂曰］服食方，单服椒红补下，宜用蜀椒乃佳。段成式言：椒气下达，饵之益下，不上冲也。［时珍曰］椒纯阳之物，乃手足太阴、右肾命门气分之药。其味辛而麻，其气温以热。禀南方之阳，受西方之阴。故能入肺散寒，治咳嗽；入脾除湿，治风寒湿痹，水肿泻痢；入右肾补火，治阳衰溲数，足弱久痢诸证。一妇年七十余，病泻五年，百药不效。予以感应丸五十丸投之，大便二日不行。再以平胃散加椒红、茴香，枣肉为丸与服，遂瘳。每因怒食举发，服之即止。此除湿消食，温脾补肾之验也。按《岁时记》言：岁旦饮椒柏酒以辟疫疠。椒乃玉衡星精，服之令人体健耐老。柏乃百木之精，为仙药，能伏邪鬼故也。吴猛真人《服椒诀》云：椒禀五行之气而生，叶青、皮红、花黄、膜白、子黑。其气馨香，其性下行，能使火热下达，不致上熏，芳草之中，功皆不及。其方见下。时珍窃谓椒红丸虽云补肾，不分水火，未免误人。大抵此方惟脾胃及命门虚寒有湿郁者相宜，若肺胃素热者，大宜远之。故丹溪朱氏云：椒属火，有下达之能。服之既久，则火自水中生。故世人服椒者，无不被其毒也。又《上清诀》云：凡人吃饭伤饱，觉气上冲，心胸痞闷者，以水吞生椒一二十颗即散。取其能通三焦，引正气，下恶气，消宿食也。又戴原礼云：凡人呕吐，服药不纳者，必有蛔在膈间。蛔闻药则动，动则药出而蛔不出。但于呕吐药中，加炒川椒十粒良，盖蛔见椒则头伏也。观此，则张仲景治蛔厥乌梅丸中用蜀椒，亦此义也。许叔微云：大凡肾气上逆，须以川椒引之归经则安。

【附方】旧十二，新二十三。椒红丸。治元脏伤惫，目暗耳聋。服此百日，觉身轻少睡，足有力，是其效也。服及三年，心智爽悟，目明倍常，面色红悦，髭发光黑。用蜀椒去目及合口者，炒出汗，曝干，捣取红一斤。以生地黄捣自然汁，入铜器中煎至一升，候稀稠得所，和椒末丸梧子大。每空心暖酒下三十丸。合药时勿令妇人、鸡、犬见。诗云："其椒应五行，其仁通六义。欲知先有功，夜见无梦寐。四时去烦劳，五脏调元气。明目腰不痛，身轻心健记。别更有异能，三年精自秘。回老返婴童，康强不思睡。九虫顿消忘，三尸自逃避。若能久饵之，神仙应可冀。"补益心肾。仙方椒苓丸：补益心肾，明目驻颜，顺气祛风延年。真川椒一斤炒去汗，白茯苓十两去皮，为末，炼蜜丸梧子大。每服五十丸，空心盐汤下。忌铁器。邵真人《经验方》。虚冷短气。川椒三两，去目并合口者，以生绢袋盛，浸无灰酒五升中三日，随性饮之。腹内虚冷。用生椒择去不拆者，用四十粒，以浆水浸一宿，令合口，空心新汲水吞下。久服暖脏腑，驻颜黑发明目，令人思饮食。《斗门方》。**心腹冷痛**。以布裹椒安痛处，用熨斗熨令椒出汗，即止。《孙真人方》。**冷虫心痛**。川椒四两，炒出汗，酒二碗淋之，服酒。《寿域神方》。**阴冷入腹**。有人阴冷，渐渐冷气入阴囊，肿满，日夜疼闷欲死。以布裹椒包囊下，热气大通，日再易之，以消为度。《千金》。**呃噫不止**。川椒四两炒研，面糊丸梧子大。每服十丸，醋汤下，神效。邵以正《经验方》。**传尸劳疰**。最杀劳虫。用真川椒红色者，去子及合口，以黄草纸二重隔之，炒出汗，取放地上，以砂盆盖定，以火灰密遮四旁，约一时许，为细末，去壳，以老酒浸白糕和丸梧子大。每服四十丸，食前盐汤下。服至一斤，其疾自愈。此药兼治诸痹，用肉桂煎汤下；腰痛，用茴香汤下；肾冷，用盐汤下。昔有一人病此，遇异人授是方，服至二斤，吐出一虫如蛇而安，遂名神授丸。陈言《三因方》。**历节风痛**。白虎历节风痛甚，肉理枯虚，生虫游走痒痛，兼治痹疾，半身不遂。即上治劳疰神授丸方。**寒湿脚气**。川椒二三升，疏布囊盛之，日以踏脚。贵人所用。《大全良方》。**诸疮中风**。生蜀椒一升，以少面和搜裹椒，勿令漏气，分作两裹，于塘灰火中烧熟，刺头作孔，当疮上罨之，使椒气射入疮中，冷即易之。须臾疮中出水，及遍体出冷汗即瘥也。韦宙《独行方》。**疮肿作痛**。生椒末、釜下土、荞麦粉等分研，醋和傅之。《外台秘要》。**囊疮痛痒**。红椒七粒，葱头七个，煮水洗之。一人途中苦此，湘山寺僧授此方，数日愈，名驱风散。《经验方》。**手足皴裂**。椒四合，以水煮之，去渣渍之，半食顷，出令燥，须臾再浸，候干，涂猪羊脑髓，极妙。《胜金方》。**漆疮作痒**。《谭氏方》用汉椒煎汤洗之。《相感志》云：凡至漆所，嚼川椒涂鼻土，不生漆疮。**夏月湿泻**。川椒炒取红，肉豆蔻煨各一两，为末，粳米饭丸梧子大。每量人米饮服百丸。**飧泻不化**。及久痢。小椒一两炒，苍术二两土炒，碾末，醋糊丸梧子大。每米饮服五十丸。《普济》。**久冷下痢**。或不痢，腰腹苦冷。用蜀椒三升，酢渍一宿，曲三升，同椒一升，拌作粥食，不过三升瘥。《千金方》。**老小泄泻**。小儿水泻及人年五十以上患泻，用椒二两，醋二升，煮醋尽，慢火焙干碾末，瓷器贮之。每服二钱匕，酒或米饮下。谭氏。**水泻奶疳**。椒一分，去目碾末，酥调，少少涂脑上，日三度。姚和众《延龄方》。**食茶面黄**。川椒红炒碾末，糊丸梧子大。每服十丸，茶汤下。《简便方》。**伤寒齿衄**。伤寒呕血，继而齿缝出血不止，用开口川椒四十九粒，入醋一盏，同煎熟，入白矾少许，服之。《直指方》。**风虫牙痛**。《总录》用川椒红末，水和白面丸皂子大，烧热咬之，数度愈。一方：花椒四钱，牙皂七七个，醋一碗煎，漱之。**头上白秃**。花椒末，猪脂调傅，三五度便愈。《普济方》。**妇人秃鬓**。汉椒四两，酒浸，密室内日日搽之，自然长也。《圣惠方》。**蝎螫作痛**。川椒嚼细涂之，微麻即止。《杏林摘要》。**百虫入耳**。川椒碾细，浸醋灌之，自出。《危氏方》。**毒蛇咬螫**。以闭口椒及叶捣，封之良。《肘后方》。**蛇入人口**。因热取凉，卧地下，有蛇入口，不得出者。用刀破蛇尾，纳生椒二三粒，裹定，须臾即自退出也。《圣惠方》。**小儿暴惊**。啼哭绝死，蜀椒、左顾牡蛎各六铢，以酢浆水一升，煮五合。每灌一合。《千金方》。**舌謇语吃**。川椒以生面包丸。每服十粒，醋汤送下。《救急方》。痔漏脱肛。每日空心嚼川椒一钱,凉水送下,三五次即收。同上。肾风囊痒。川椒、杏仁研膏,涂掌心,合阴囊而卧,甚效。《直指方》。

椒目

【气味】苦,寒,无毒。[权曰]苦、辛,有小毒。

【主治】水腹胀满,利小便。苏恭。治十二种水气,及肾虚耳卒鸣聋,膀胱急。甄权。止气喘。震亨。

【发明】[权曰]椒气下达,故椒目能治肾虚耳鸣。用巴豆、菖蒲同碾细,以松脂、黄蜡溶和为挺,纳耳中抽之。治肾气虚,耳中如风水鸣,或如打钟磬之声,卒暴聋者。一日一易,神验。[宗奭曰]椒目治盗汗有功。将目微炒碾细,用半钱,以生猪上唇煎汤一合,睡时调服,无不效。盖椒目能行水,又治水蛊也。[震亨曰]诸喘不止,用椒目炒碾二钱,白汤调服二三服以上劫之,后乃随痰、火用药。[时珍曰]椒目下达,能行渗道,不行谷道,所以能下水燥湿、定喘消蛊也。

【附方】新五。水气肿满。椒目炒,捣如膏,每酒服方寸匕。《千金方》。留饮腹痛。椒目二两,巴豆一两去皮心,熬捣,以枣膏和丸麻子大。每服二丸,吞下,其痛即止。又方:椒目十四枚,巴豆一枚,豉十六枚,合捣为二丸。服之,取吐利。《肘后方》。痔漏肿痛。椒目一撮,碾细。空心水服三钱,如神。《海上方》。崩中带下。椒目炒,碾细,每温酒服一钩。《金匮钩玄》。眼生黑花。年久不可治者,椒目炒一两,苍术炒一两,为末,醋糊丸梧子大。每服二十丸,醋汤下。《本事方》。

【按语】《纲目》以蜀椒为本药正名,别名川椒、汉椒等。去果皮之光黑种子名椒目。《中药学》以花椒为名,作温里药。余见上文“秦椒”条。

胡椒《唐本草》

实

【气味】辛,大温,无毒。[时珍曰]辛热纯阳,走气助火,昏目发疮。[珣曰]多食损肺,令人吐血。

【主治】下气温中去痰,除脏腑中风冷。《唐本》。去胃口虚冷气,宿食不消,霍乱气逆,心腹卒痛,冷气上冲。李珣。调五脏,壮肾气,治冷痢,杀一切鱼、肉、鳖、蕈毒。大明。去胃寒吐水,大肠寒滑。宗奭。暖肠胃,除寒湿,反胃虚胀,冷积阴毒,牙齿浮热作痛。时珍。

【发明】[宗奭曰]胡椒去胃中寒痰,食已则吐水甚验。大肠寒滑亦可用,须以他药佐之,过剂则走气也。[震亨曰]胡椒属火而性燥,食之快膈,喜之者众,积久则脾胃肺气大伤。凡病气疾人,益大其祸也。牙齿痛必用胡椒、荜茇者,散其中浮热也。[时珍曰]胡椒大辛热,纯阳之物,肠胃寒湿者宜之。热病人食之,动火伤气,阴受其害。时珍自少嗜之,岁岁病目而不疑及也。后渐知其弊,遂痛绝之,目病亦止。才食一二粒,即便昏涩。此乃昔人所未试者。盖辛走气,热助火,此物气味俱厚故也。病咽喉口齿者,亦宜忌之。近医每以绿豆同用,治病有效。盖豆寒椒热,阴阳配合得宜,且以豆制椒毒也。按张从正《儒门事亲》云:噎膈之病,或因酒得,或因气得,或因胃火。医氏不察,火里烧姜,汤中煮桂。丁香未已,豆蔻继之。

荜茇未已，胡椒继之。虽曰和胃，胃本不寒。虽曰补胃，胃本不虚。况三阳既结，食必上潮，止宜汤丸小小润之可也。时珍窃谓此说虽是，然亦有食入反出、无火之证，又有痰气郁结、得辛热暂开之证，不可执一也。

【附方】旧二，新二十一。**心腹冷痛**。胡椒三七枚，清酒吞之。或云一岁一粒。孟诜《食疗》。**心下大痛**。《寿域方》用椒四十九粒，乳香一钱，研匀。男用生姜、女用当归酒下。又方：用椒五分，没药三钱，研细。分二服，温酒下。又方：胡椒、绿豆各四十九粒研烂，酒下神效。**霍乱吐利**。孙真人用胡椒三十粒，以饮吞之。《直指方》用胡椒四十九粒，绿豆一百四十九粒，研匀。木瓜汤服一钱。**反胃吐食**。戴原礼方用胡椒醋浸，日干，如此七次，为末，酒糊丸梧子大。每服三四十丸，醋汤下。《圣惠方》用胡椒七钱半，煨姜一两，水煎，分二服。《是斋百一方》用胡椒、半夏汤泡等分，为末，姜汁糊丸梧子大。每姜汤下三十丸。**夏月冷泻及霍乱**。用胡椒碾末，饭丸梧子大。每米饮下四十丸。《卫生易简方》。**赤白下痢**。胡椒、绿豆各一岁一粒，为末，糊丸梧子大。红用生姜、白用米汤下。《集简方》。**大小便闭**。关格不通，胀闷二三日则杀人。胡椒二十一粒，打碎，水一盏，煎六分，去滓，入芒硝半两，煎化服。《总录》。**小儿虚胀**。塌气丸：用胡椒一两，蝎尾半两，为末，面糊丸粟米大。每服五七丸，陈米饮下。一加莱菔子半两。《钱乙方》。**虚寒积癖**。在背膜之外，流于两胁，气逆喘急，久则营卫凝滞，溃为痈疽，多致不救。用胡椒二百五十粒，蝎尾四个，生木香二钱半，为末，粟米饭丸绿豆大。每服二十丸，橘皮汤下。名磨积丸。《济生》。**房劳阴毒**。胡椒七粒，葱心二寸半，麝香一分，捣烂，以黄蜡溶和，做成条子，插入阴内，少顷汗出即愈。孙氏《集效方》。**惊风内钓**。胡椒、木鳖子仁等分，为末，醋调黑豆末和杵丸绿豆大。每服三四十丸，荆芥汤下。《圣惠》。**发散寒邪**。胡椒、丁香各七粒，碾碎，以葱白捣膏和，涂两手心，合掌握定，夹于大腿内侧，温覆取汗则愈。《伤寒蕴要》。**伤寒咳逆**。日夜不止，寒气攻胃也。胡椒三十粒打碎，麝香半钱，酒一钟，煎半钟，热服。《圣惠方》。**风虫牙痛**。《卫生易简方》用胡椒、荜茇等分，为末，蜡丸麻子大。每用一丸，塞蛀孔中。《韩氏医通》治风、虫、客寒三般牙痛，呻吟不止。用胡椒九粒，绿豆十一粒，布裹捶碎，以丝绵包作一粒，患处咬定，涎出吐去，立愈。《普济方》用胡椒一钱半，以羊脂拌打四十丸，擦之追涎。**阿伽陁丸**。治妇人血崩。用胡椒、紫檀香、郁金、茜根、小柏皮等分，为末，水丸梧子大。每服二十丸，阿胶汤下。［时珍曰］按《酉阳杂俎》：胡椒出摩伽陁国。此方之名，因此而讹者也。**沙石淋痛**。胡椒、朴硝等分，为末。每服用二钱，白汤下，日二。名二拗散。《普济方》。**蜈蚣咬伤**。胡椒嚼封之，即不痛。《多能鄙事》。

【按语】《纲目》以胡椒为本药正名。《中药学》药名同此，作为温里药。本品为胡椒科植物胡椒的干燥近成熟或成熟果实。

毕澄茄《开宝》

实

【气味】辛，温，无毒。［珣曰］辛、苦，微温。

【主治】下气消食，去皮肤风，心腹间气胀，令人能食，疗鬼气。能染发及香身。藏器。治一切冷气痃澼，并霍乱吐泻，肚腹痛，肾气膀胱冷。大明。暖脾胃，止呕吐哕逆。时珍。

【附方】旧一，新五。脾胃虚弱。胸膈不快，不进饮食。用毕澄茄为末，姜汁打神曲糊丸梧子大。每姜汤下七十丸，日二服。《济生方》。噎食不纳。毕澄茄、白豆蔻等分，为末。干舐之。《寿域神方》。反胃吐食。吐出黑汁，治不愈者，用毕澄茄为末，米糊丸梧子大。每姜汤下三四十丸，日一服。愈后服平胃散三百帖。《永类钤方》。伤寒咳逆。呃噫，日夜不定者，用毕澄茄、高良姜各等分，为末。每服二钱，水六分，煎十沸，入酢少许，服之。苏颂《图经》。痘疮入目。羞明生翳，毕澄茄末，吹少许入鼻中，三五次效。《飞鸿集》。鼻塞不通。肺气上攻而致者，毕澄茄丸。用毕澄茄半两，薄荷叶三钱，荆芥穗一钱半，为末，蜜丸芡子大。时时含咽。《御药院方》。

【按语】《纲目》以毕澄茄为本药正名。《中药学》以荜澄茄为名，见温里药。本品为樟科植物山鸡椒的干燥成熟果实。

吴茱萸《本经》

【气味】辛，温，有小毒。[权曰]辛、苦，大热，有毒。[好古曰]辛、苦，热。气味俱厚，阳中阴也。半浮半沉，入足太阴经血分，少阴、厥阴经气分。[思邈曰]陈久者良，闭口者有毒。多食伤神，令人起伏气，咽喉不通。[时珍曰]辛热，走气动火，昏目发疮。[之才曰]蓼实为之使。恶丹参、硝石、白垩。畏紫石英。

【主治】温中下气，止痛，除湿血痹，逐风邪，开腠理，咳逆寒热。《本经》。利五脏，去痰冷逆气，饮食不消，心腹诸冷绞痛，中恶心腹痛。《别录》。霍乱转筋，胃冷吐泻腹痛，产后心痛，治遍身㿏痹刺痛，腰脚软弱，利大肠壅气，肠风痔疾，杀三虫。甄权。杀恶虫毒，牙齿虫䘌，鬼魅疰气。藏器。下产后余血，治肾气、脚气水肿，通关节，起阳健脾。大明。主痢，止泻，厚肠胃，肥健人。孟诜。治痞满塞胸，咽膈不通，润肝燥脾。好古。开郁化滞，治吞酸，厥阴痰涎头痛，阴毒腹痛，疝气血痢，喉舌口疮。时珍。

【发明】[颂曰]段成式言：椒气好下，茱萸气好上。言其冲膈，不可为服食之药，故多食冲眼又脱发也。[宗奭曰]此物下气最速，肠虚人服之愈甚。[元素曰]气味俱厚，浮而降，阳中阴也。其用有三：去胸中逆气满塞，止心腹感寒疞痛，消宿酒，为白豆蔻之使也。[杲曰]浊阴不降，厥气上逆，咽膈不通，食则令人口开目瞪。阴寒隔塞，气不得上下，此病不已，令人寒中，腹满膨胀下利。宜以吴茱萸之苦热，泄其逆气，用之如神，诸药不可代也。不宜多用，恐损元气。[好古曰]冲脉为病，逆气里急，宜此主之。震、坤合见，其色绿。故仲景吴茱萸汤、当归四逆汤方，治厥阴病及温脾胃，皆用此也。[时珍曰]茱萸辛热，能散能温；苦热，能燥能坚。故其所治之症，皆取其散寒温中、燥湿解郁之功而已。案《朱氏集验方》云：中丞常子正苦痰饮，每食饱或阴晴节变率同，十日一发，头疼背寒，呕吐酸汁，即数日伏枕不食，服药罔效。宣和初为顺昌司禄，于太守蔡达道席上，得吴仙丹方服之，遂不再作。每遇饮食过多腹满，服五七十丸便已。少顷小便作茱萸气,酒饮皆随小水而去。前后痰药甚众,无及此者。用吴茱萸汤泡七次、茯苓等分,为末,炼蜜丸梧子大。每熟水下五十丸。梅杨卿方:只用茱萸酒浸三宿,以茯苓末拌之,日干。每吞百粒,温酒下。又咽喉口舌生疮者,以茱萸末醋调贴两足心,移夜便愈。其性虽热,而能引热下行,盖亦从治之义。而谓茱萸之性上行不下者,似不然也。有人治小儿痘疮口噤者,啮茱萸一二粒,抹之即开,亦取其辛散耳。

【附方】旧二十五,新二十一。**风瘙痒痹**。茱萸一升,酒五升,煮取一升半,温洗之,立止。孟诜《食疗》。**贼风口偏**。不能语者,茱萸一升,姜豉三升,清酒五升,和煎五沸,待冷服半升,一日三服,得少汗即瘥。同上。**冬月感寒**。吴茱萸五钱,煎汤服之,取汗。**头风作痛**。茱萸煎浓汤,以绵染,频拭发根,良。《千金翼方》。**呕涎头痛**。吴茱萸汤:用茱萸一升,枣二十枚,生姜一大两,人参一两,以水五升,煎取三升。每服七合,日三服。仲景方。**呕而胸满**。方同上。**脚气冲心**。吴茱萸、生姜擂汁饮,甚良。孟诜方。**肾气上哕**。肾气自腹中起,上筑于咽喉,逆气连属而不能出,或至数十声,上下不得喘息。此由寒伤胃脘,肾虚气逆,上乘于胃,与气相并。《难经》谓之哕。《素问》云:病深者,其声哕。宜服此方。如不止,灸期门、关元、肾俞穴。用吴茱萸醋炒热、橘皮、附子去皮各一两,为末,面糊丸梧子大。每姜汤下七十丸。孙氏《仁存方》。**阴毒伤寒**。四肢逆冷,用茱萸一升,酒拌湿,绢袋二个,包蒸极热,更互熨足心。候气透,痛亦即止,累有效。《圣惠方》。**中恶心痛**。吴茱萸五合,酒三升,煮沸,分三服。《杨氏产乳》。**心腹冷痛**。方同上。《千金》。**冷气腹痛**。吴茱萸二钱擂烂,以酒一钟调之。用香油一杯,入锅煎热,倾茱酒入锅,煎一滚,取服,立止。《唐瑶经验方》。**脾元气痛**。发歇不可忍,用茱萸一两,桃仁一两,和炒茱萸焦,去茱,取桃仁去皮尖研细,葱白三茎,煨熟,酒浸温服。《经验方》。**寒疝往来**。吴茱萸一两,生姜半两,清酒一升,煎温分服。《肘后方》。**小肠疝气**。夺命丹:治远年近日,小肠疝气,偏坠搐疼,脐下撮痛,以致闷乱,及外肾肿硬,日渐滋长,及阴间湿痒成疮。用吴茱萸去梗一斤,分作四分,四两酒浸,四两醋浸,四两汤浸,四两童子小便浸一宿,同焙干,泽泻二两,为末,酒糊丸梧子大。每服五十丸,空心盐汤或酒吞下。《如宜方》名星斗丸。《和剂局方》。**小儿肾缩**。乃初生受寒所致。用吴茱萸、硫黄各半两,同大蒜研,涂其腹。仍以蛇床子烟熏之。《圣惠方》。**妇人阴寒**。十年无子者,用吴茱萸、川椒各一升,为末,炼蜜丸弹子大。绵裹内阴中,日再易之。但子宫开即有子也。《经心录》。**子肠脱出**。茱萸三升,酒五升,煎二升,分三服。《兵部手集》。**醋心上攻**。如浓醋,用茱萸一合,水三盏,煎七分,顿服。近有人心如蜇破,服此二十年不发也。累用有效。同上。**食已吞酸**。胃气虚冷者,吴茱萸汤泡七次焙、干姜炮等分,为末,汤服一钱。《圣惠方》。**转筋入腹**。茱萸炒二两,酒二盏,煎一盏,分二服。得下即安。《圣济录》。**霍乱干呕**。不止,吴茱萸泡炒、干姜炮等分,水煎服之。同上。**多年脾泄**。老人多此,谓之水土同化。吴茱萸三钱泡过,入水煎汁,入盐少许,通口服。盖茱萸能暖膀胱,水道既清,大肠自固。他药虽热,不能分解清浊也。孙氏《仁存方》。**脏寒泄泻**。倦怠减食，吴茱萸汤泡过炒，猪肠半条，去脂洗净，装满扎定，文火煮熟，捣丸梧子大。每服五十丸，米饮下，日二服。《普济》。**滑痢不止**。方同上。**下痢水泄**。吴茱萸泡炒、黄连炒，各二钱，水煎服。未止再服。《圣惠方》。**赤白下痢**。《和剂局方》戊己丸：治脾胃受湿，下痢腹痛，米谷不化。用吴茱萸、黄连、白芍药各一两，同炒为末，蒸饼丸梧子大。每服二三十丸，米饮下。《百一选方》变通丸：治赤白痢日夜无度，及肠风下血。用川黄连二两，吴茱萸二两汤泡七次，同炒香，拣出各自为末，粟米饭丸梧子大，另收。每服三十丸。赤痢，甘草汤下黄连丸；白痢，干姜汤下茱萸丸；赤白痢，各用十五丸，米汤下。此乃浙西何山纯老以传苏韬光者，救人甚效。邓笔峰《杂兴方》二色丸：治痢及水泄肠风。用吴茱萸二两，黄连二两，同炒香，各自为末。以百草霜末二两，同黄连作丸；以白芍药末二两，同茱萸作丸。各用饭丸梧子大，各收。每服五十丸。赤痢，乌梅汤下连、霜；白痢，米饮下茱、芍丸；赤白痢，各半服之。**赤痢脐痛**。茱萸合黑豆汤吞之。《千金方》。**肠痔常血**。下部痒痛如虫咬者，掘地作坑烧赤，以酒沃之，捣茱萸二升入坑，乘热坐有孔板熏之，冷乃下。不过三四度愈。《肘后方》。**腹中癥块**。茱萸三升捣，和酒煮熟，布裹熨癥上。冷更炒热，更番熨之。癥移走，逐熨之，消乃止。姚僧坦《集验方》。**产后盗汗**。啬啬恶寒。茱萸一鸡子大，酒三升，渍半日，煮服。《千金翼》。**口疮口疳**。茱萸末，醋调涂足心，一夕愈。《集简方》。**咽喉作痛**。方同上。**牙齿疼痛**。茱萸煎酒，含漱之。《孟诜本草》。**小儿头疮**。吴茱萸炒焦为末，入汞粉少许，猪脂、醋调涂之。《圣惠方》。**小儿瘭疮**。一名火灼疮，一名火烂疮。茱萸煎酒，拭之良。《兵部手集》。**老小风疹**。方同上。《千金》。**痈疽发背**。及发乳诸毒。用吴茱萸一升，捣为末，用苦酒调涂帛上，贴之。《外台秘要》。**阴下湿痒**。吴茱萸煎汤，频洗取效。同上。**骨在肉中**。不出者，咀茱萸封之，骨当腐出。孟诜《食疗》。**鱼骨入腹**。刺痛不得出者，吴茱萸水煮一盏，温服，其骨必软出。未出再服。同上。**蛇咬毒疮**。用吴茱萸一两为末，冷水和，作三服，立安。《胜金方》。**肩疽白秃**。并用吴茱萸盐淹过，炒研，醋和涂之。《活幼口议》。**寒热怪病**。寒热不止，数日四肢坚如石，击之似钟磬声，日渐瘦恶。用茱萸、木香等分，煎汤饮之，愈。《夏子益方》。

叶

【气味】辛、苦，热，无毒。

【主治】霍乱下气，止心腹痛冷气，内外肾钓痛，盐碾罨之，神验，干即易。转筋者同艾捣，以醋和罨之。大明。治大寒犯脑，头痛，以酒拌叶，袋盛蒸熟，更互枕熨之，痛止为度。时珍。

根及白皮

【气味】同叶。

【主治】杀三虫。《本经》。蛲虫。治喉痹咳逆，止泄注，食不消，女子经产余血，疗白癣。《别录》。杀牙齿虫，止痛。藏器。治中恶腹中刺痛，下痢不禁，疗漆疮。甄权。

【附方】旧二，新二。**寸白虫**。茱萸东北阴细根，大如指者勿用，洗去土，四寸切，以水、酒各一升渍一宿，平旦分再服，当取虫下。《千金方》。肝劳生虫。眼中赤脉，吴茱萸根为末一两半，粳米半合，鸡子白三个，化蜡一两半和丸小豆大。每米汤下三十丸，当取虫下。脾劳发热。有虫在脾中为病，令人好呕者，取东行茱萸根大者一尺，大麻子八升，橘皮二两，三物㕮咀，以酒一斗，浸一宿，微火薄暖之，绞去滓。平旦空腹服一升，取虫下，或死或半烂，或下黄汁。凡作药时，切忌言语。《删繁方》。肾热肢肿拘急。茱萸根一合半，桑白皮三合，酒二升，煮一升，日二服。《普济方》。

【按语】《纲目》以吴茱萸为本药正名。《中药学》药名同此，作为温里药。药物来源为芸香科植物吴茱萸、石虎或疏毛吴茱萸的干燥近成熟果实。

茗《唐本草》

叶

【气味】苦、甘，微寒，无毒。[藏器曰]苦寒，久食令人瘦，去人脂，使人不睡。饮之宜热，冷则聚痰。[胡洽曰]与榧同食，令人身重。[李鹏飞曰]大渴及酒后饮茶，水入肾经，令人腰、脚、膀胱冷痛，兼患水肿、挛痹诸疾。大抵饮茶宜热宜少，不饮尤佳，空腹最忌之。[时珍曰]服威灵仙、土茯苓者，忌饮茶。

【主治】瘘疮，利小便，去痰热，止渴，令人少睡，有力悦志。《神农食经》。下气消食。作饮，加茱萸、葱、姜良。苏恭。破热气，除瘴气，利大小肠。藏器。清头目，治中风昏愦，多睡不醒。好古。治伤暑。合醋，治泄痢，甚效。陈承。炒煎饮，治热毒赤白痢。同芎䓖、葱白煎饮，止头痛。吴瑞。浓煎，吐风热痰涎。时珍。

【发明】[好古曰]茗茶气寒味苦，入手、足厥阴经。治阴证汤药内入此，去格拒之寒，及治伏阳，大意相似。《经》云“苦以泄之”，其体下行，何以能清头目？[机曰]头目不清，热熏上也。以苦泄其热，则上清矣。且茶体轻浮，采摘之时，芽蘖初萌，正得春升之气，味虽苦而气则薄，乃阴中之阳，可升可降。利头目盖本诸此。[汪颖曰]一人好烧鹅炙煿，日常不缺。人咸防其生痈疽，后卒不病。访知其人每夜必啜凉茶一碗，乃知茶能解炙煿之毒也。[杨士瀛曰]姜、茶治痢。姜助阳，茶助阴，并能消暑、解酒食毒。且一寒一热，调平阴阳，不问赤、白、冷、热，用之皆良。生姜细切，与真茶等分，新水浓煎服之。苏东坡以此治文潞公有效。[时珍曰]茶苦而寒，阴中之阴，沉也降也，最能降火。火为百病，火降则上清矣。然火有五，火有虚实。若少壮胃健之人，心肺脾胃之火多盛，故与茶相宜。温饮则火因寒气而下降，热饮则茶借火气而升散，又兼解酒食之毒，使人神思闿爽，不昏不睡，此茶之功也。若虚寒及血弱之人，饮之既久，则脾胃恶寒，元气暗损，土不制水，精血潜虚。成痰饮，成痞胀，成痿痹，成黄瘦，成呕逆，成洞泻，成腹痛，成疝瘕，种种内伤，此茶之害也。民生日用，蹈其弊者，往往皆是，而妇妪受害更多，习俗移人，自不觉尔。况真茶既少，杂茶更多，其为患也，又可胜言哉？人有嗜茶成癖者，时时咀啜不止。久而伤营伤精，血不华色，黄瘁痿弱，抱病不悔，尤可叹惋。晋干宝《搜神记》载：武官因时病后，啜茗一斛二升乃止。才减升合，便为不足。有客令更进五升，忽吐一物，状如牛脾而有口。浇之以茗，尽一斛二升。再浇五升，即溢出矣。人遂谓之斛茗瘕。嗜茶者观此，可以戒矣。陶隐居《杂录》言丹丘子、黄山君服茶轻身换骨，《壶公食忌》言苦茶久食羽化者，皆方士谬言误世者也。按唐补阙毋煚《茶序》云：释滞消拥，一日之利暂佳；瘠气侵精，终身之累斯大。获益则功归茶力，贻患则不谓茶灾。岂非福近易知，祸远难见乎？又宋学士苏轼《茶说》云：除烦去腻，世故不可无茶，然暗中损人不少。空心饮茶入盐，直入肾经，且冷脾胃，乃引贼入室也。惟饮食后浓茶漱口，既去烦腻，而脾胃不知，且苦能坚齿消蠹，深得饮茶之妙。古人呼茗为酪奴，亦贱之也。时珍早年气盛，每饮新茗必至数碗，轻汗发而肌骨清，颇觉痛快。中年胃气稍损，饮之即觉为害，不痞闷呕恶，即腹冷洞泄。故备述诸说，以警同好焉。又浓茶能令人吐，乃酸苦涌泄为阴之义，非其性能升也。

【附方】旧六，新十三。**气虚头痛**。用上春茶末调成膏，置瓦盏内覆转，以巴豆四十粒，作二次烧烟熏之，晒干乳细。每服一字，别入好茶末，食后煎服立效。《医方大成》。**热毒下痢**。孟诜曰：赤白下痢。以好茶一斤炙，捣末，浓煎一二盏服。久患痢者，亦宜服之。《直指》用蜡茶，赤痢以蜜水煎服，白痢以连皮自然姜汁同水煎服。二三服即愈。《经验良方》用蜡茶二钱，汤点七分，入麻油一蚬壳和服。须臾腹痛大下即止。一少年用之有效。一方：蜡茶末，以白梅肉和丸。赤痢甘草汤下，白痢乌梅汤下，各百丸。一方：建茶合醋煎，热服即止。**大便下血**。荣卫气虚，或受风邪，或食生冷，或啖炙煿，或饮食过度，积热肠间，使脾胃受伤，糟粕不聚，大便下利清血，脐腹作痛，里急后重，及酒毒一切下血，并皆治之。用细茶半斤碾末，川百药煎五个烧存性。每服二钱，米饮下，日二服。《普济方》。**产后秘塞**。以葱涎调蜡茶末，丸百丸，茶服自通。不可用大黄利药，利者百无一生。郭稽中《妇人方》。**久年心痛**。十年、五年者，煎湖茶，以头醋和匀，服之良。《兵部手集》。**腰痛难转**。煎茶五合，投醋二合，顿服。孟诜《食疗》。**嗜茶成癖**。一人病此，一方士令以新鞋盛茶令满，任意食尽，再盛一鞋，如此三度，自不吃也。男用女鞋，女用男鞋，用之果愈也。《集简方》。**解诸中毒**。芽茶、白矾等分，碾末，冷水调下。《简便方》。**痘疮作痒**。房中宜烧茶烟恒熏之。**阴囊生疮**。用蜡面茶为末，先以甘草汤洗，后贴之妙。《经验方》。**脚丫湿烂**。茶叶嚼烂，傅之有效。《摄生方》。**蠼螋尿疮**。初如糁粟，渐大如豆，更大如火烙浆疱，疼痛至甚者，速以草茶并蜡茶俱可，以生油调傅。药至，痛乃止。《胜金方》。**风痰颠疾**。茶芽、栀子各一两，煎浓汁一碗服。良久探吐。《摘玄方》。**霍乱烦闷**。茶末一钱煎水，调干姜末一钱，服之即安。《圣济总录》。**月水不通**。茶清一瓶，入沙糖少许，露一夜服。虽三个月胎亦通，不可轻视。鲍氏。**痰喘咳嗽**。不能睡卧，好末茶一两，白僵蚕一两，为末，放碗内盖定，倾沸汤一小盏。临卧，再添汤点服。《瑞竹堂方》。

茶子

【气味】苦，寒，有毒。

【主治】喘急咳嗽，去痰垢。捣仁洗衣，除油腻。时珍。

【附方】新三。**上气喘急**。时有咳嗽，茶子、百合等分，为末，蜜丸梧子大。

每服七丸，新汲水下。《圣惠方》。**喘嗽齁𪖼**。不拘大人、小儿，用糯米泔少许磨茶子，滴入鼻中，令吸入口服之。口咬竹筒，少顷涎出如线。不过二三次绝根，屡验。《经验良方》。**头脑鸣响**。状如虫蛀，名天白蚁[1]。以茶子为末，吹入鼻中，取效。杨拱《医方摘要》。

【按语】茗是《纲目》中此药的正名，别名为茶、苦茶等。《中药学》未收此药。李时珍云："夫茶，一木尔，下为民生日用之资，上为朝廷赋税之助，其利博哉。"本品为山茶科植物茶的叶(或各种加工制成品)。茶叶具有止渴利尿、祛痰明目、清热解毒、除烦去腻、醒神益思、消脂减肥等功效。是著名的世界三大饮料之一，是中国成年人最常喝的饮料。

甜瓜《嘉祐》

瓜瓤

【气味】甘，寒，滑，有小毒。[大明曰]无毒。[思邈曰]多食发黄疸，令人虚羸多忘。解药力。病后食多，或反胃。脚气人食之，患永不除也。[诜曰]多食令人阴下湿痒生疮，动宿冷癥癖病，破腹，发虚热，令人惙惙气弱，脚手无力。少食则可。《龙鱼河图》云：凡瓜有两鼻、两蒂者，杀人。五月瓜沉水者，食之得冷病，终身不瘥。九月被霜者，食之冬病寒热。与油饼同食，发病。多食瓜作胀者，食盐花即化。[弘景曰]食瓜多即入水自渍，便消。[时珍曰]张华《博物志》言：人以冷水渍至膝，可顿啖瓜至数十枚。渍至项，其啖转多，水皆作瓜气也。则水浸消瓜，亦物性也。瓜最忌麝与酒，凡食瓜过多，但饮酒及水服麝香，尤胜于食盐、渍水也。

【主治】止渴，除烦热，利小便，通三焦间壅塞气，治口鼻疮。《嘉祐》。暑月食之，永不中暑。宗奭。

【发明】[宗奭曰]甜瓜虽解暑气而性冷，消损阳气，多食未有不下利者。贫下多食，深秋作痢，最为难治。惟以皮蜜浸收之良，皮亦可作羹食。[弘景曰]凡瓜皆冷利，早青者尤甚。熟瓜除瓤食之，不害人。[时珍曰]瓜性最寒，曝而食之尤冷。故《稽圣赋》云：瓜寒于曝，油冷于煎。此物性之异也。王冀《洛都赋》云：瓜则消暑荡悁，解渴疗饥。又《奇效良方》云：昔有男子病脓血恶痢，痛不可忍。以水浸甜瓜食数枚，即愈。此亦消暑之验也。

瓜子仁

【气味】甘，寒，无毒。

【主治】腹内结聚，破溃脓血，最为肠胃脾内壅要药。《别录》。止月经太过，研末去油，水调服。藏器。《炮炙论序》曰：血泛经过，饮调瓜子。炒食，补中宜人。孟诜。清肺润肠，和中止渴。时珍。

【附方】旧一，新二。**口臭**。用甜瓜子杵末，蜜和为丸。每旦漱口后含一丸。亦可贴齿。《千金》。**腰腿疼痛**。甜瓜子三两，酒浸十日，为末。每服三钱，空心酒下，日三。《寿域神方》。**肠痈已成**。小腹肿痛，小便似淋，或大便难涩下脓，用甜瓜子一合，当归炒一两，蛇退皮一条，㕮咀。每服四钱，水一盏半，煎一盏，食前服，利

---

① 天白蚁：病证名。指以头中鸣响如虫蛀为主要表现的病证。

下恶物为妙。《圣惠》。

瓜蒂《本经》

【气味】苦,寒,有毒。[大明曰]无毒。

【主治】大水,身面四肢浮肿,下水杀蛊毒,咳逆上气,及食诸果,病在胸腹中,皆吐下之。《本经》。去鼻中瘜肉,疗黄疸。《别录》。治脑塞,热齆[①],眼昏,吐痰。大明。吐风热痰涎,治风眩头痛,癫痫喉痹,头目有湿气。时珍。得麝香、细辛,治鼻不闻香臭。好古。

【发明】[张机曰]病如桂枝证,头不痛,项不强,寸脉微浮,胸中痞硬,气上冲咽喉,不得息者,此为胸中有寒也,当吐之;太阳中暍,身热疼重而脉微弱,此夏月伤冷水,水行皮中也,宜吐之;少阳病,头痛发寒热,脉紧不大,是膈上有痰也,宜吐之;病胸上诸实,郁郁而痛,不能食,欲人按之,而反有浊唾,下利日十余行,寸口脉微弦者,当吐之;懊憹烦躁不得眠,未经汗下者,谓之实烦,当吐之;宿食在上管者,当吐之,并宜以瓜蒂散主之。惟诸亡血虚家,不可与瓜蒂散也。[成无己曰]高者越之,在上者涌之。故越以瓜蒂、香豉之苦,涌以赤小豆之酸,酸苦涌泄为阴也。[杲曰]《难经》云:上部有脉,下部无脉,其人当吐不吐者,死。此饮食内伤填塞胸中,食伤太阴,风木生发之气伏于下,宜瓜蒂散吐之,《素问》所谓木郁则达之也。吐去上焦有形之物,则木得舒畅,天地交而万物通矣。若尺脉绝者,不宜用此,恐损真元,令人胃气不复也。[宗奭曰]此物吐涎,甚不损人,全胜石绿、硇砂辈也。[震亨曰]瓜蒂性急,能损胃气,胃弱者宜以他药代之。病后、产后,尤宜深戒。[时珍曰]瓜蒂乃阳明经除湿热之药,故能引去胸脘痰涎,头目湿气,皮肤水气,黄疸湿热诸证。凡胃弱人及病后、产后用吐药,皆宜加慎,何独瓜蒂为然哉?

【附方】旧七,新十四。**瓜蒂散**。治证见上。其方用瓜蒂二钱半,熬黄,赤小豆二钱半,为末。每用一钱,以香豉一合,热汤七合,煮糜去滓,和服。少少加之,快吐乃止。仲景《伤寒论》。**太阳中暍**。身热头痛而脉微弱,此夏月伤冷水,水行皮中所致。瓜蒂二七个,水一升,煮五合,顿服取吐。《金匮要略》。**风涎暴作**。气塞倒仆,用瓜蒂为末,每用一二钱,腻粉一钱匕,以水半合调灌,良久涎自出。不出,含沙糖一块,下咽即涎出也。寇氏《衍义》。**诸风诸痫**。诸风膈痰,诸痫涎涌。用瓜蒂炒黄为末,量人以酸齑水一盏,调下取吐。风痫,加蝎梢半钱。湿气肿满,加赤小豆末一钱。有虫,加狗油五七点,雄黄一钱;甚则加芫花半钱,立吐虫出。东垣《活法机要》。**风痫喉风**。咳嗽及遍身风疹,急中涎潮等证,不拘大人、小儿,此药不大吐逆,只出涎水。瓜蒂为末,壮年服一字,老少半字,早辰井华水下。一食顷,含沙糖一块。良久涎如水出,年深者出墨涎,有块布水上也。涎尽食粥一两日。如吐多,人困甚,即以麝香泡汤一盏饮之,即止。《经验后方》。**急黄喘息**。心上坚硬,欲得水吃者,瓜蒂二小合,赤小豆一合,研末。暖浆水五合,服方寸匕。一炊久当吐,不吐再服。吹鼻取水亦可。《伤寒类要》。**遍身如金**。瓜蒂四十九枚,丁香

---

① 热齆:病证病。指邪热所致之以鼻塞不利,不闻香臭为主要表现的病证,或伴有发音不清。

四十九枚，甘锅内烧存性，为末。每用一字，吹鼻取出黄水。亦可揩牙追涎。《经验方》。**热病发黄**。瓜丁为末，以大豆许吹鼻中。轻则半日，重则一日，流取黄水乃愈。《千金翼》。**黄疸癥黄**。并取瓜蒂、丁香、赤小豆各七枚，为末。吹豆许入鼻，少时黄水流出。隔日一用，瘥乃止。孟诜《食疗》。**身面浮肿**。方同上。**十种蛊气**。苦丁香为末，枣肉和丸梧子大。每服三十丸，枣汤下，甚效。《瑞竹堂方》。**湿家头痛**。瓜蒂末一字，嗜入鼻中，口含冷水，取出黄水，愈。《活人书》。**疟疾寒热**。瓜蒂二枚，水半盏，浸一宿，顿服，取吐愈。《千金》。**发狂欲走**。瓜蒂末，井水服一钱，取吐即愈。《圣惠方》。**大便不通**。瓜蒂七枚，研末，绵裹，塞入下部即通。《必效方》。**鼻中瘜肉**。《圣惠》用陈瓜蒂末吹之，日三次，瘥乃已。又方：瓜蒂末、白矾末各半钱，绵裹塞之，或以猪脂和挺子塞之。日一换。又方：青甜瓜蒂二枚，雄黄、麝香半分，为末。先抓破，后贴之，日三次。《汤液》用瓜蒂十四个，丁香一个，黍米四十九粒，研末。口中含水，嗜鼻，取下乃止。**风热牙痛**。瓜蒂七枚炒研，麝香少许和之，绵裹咬定，流涎。《圣济总录》。**鸡屎白秃**。甜瓜蔓连蒂不拘多少，以水浸一夜，砂锅熬取苦汁，去滓再熬如饧，盛收。每剃去痂疕洗净，以膏一盏，加半夏末二钱，姜汁一匙，狗胆汁一枚，和匀涂之，不过三上。忌食动风之物。《儒门事亲》。**齁喘痰气**。苦丁香三个，为末。水调服，吐痰即止。《朱氏集验方》。

【按语】《纲目》以甜瓜为本药正名。《中药学》以瓜蒂为名，作为涌吐药。本品为葫芦科植物甜瓜的干燥果蒂。

莲藕《本经》

莲实

【气味】甘，平，涩，无毒。[《别录》曰]寒。[大明曰]莲子、石莲性俱温。[时珍曰]嫩菂性平，石莲性温。得茯苓、山药、白术、枸杞子良。[诜曰]生食过多，微动冷气胀人。蒸食甚良。大便燥涩者，不可食。

【主治】补中养神，益气力，除百疾。久服轻身耐老，不饥延年。《本经》。主五脏不足，伤中，益十二经脉血气。孟诜。止渴去热，安心止痢，治腰痛及泄精。多食令人欢喜。大明。交心肾，厚肠胃，固精气，强筋骨，补虚损，利耳目，除寒湿，止脾泄久痢，赤白浊，女人带下崩中，诸血病。时珍。捣碎和米作粥饭食，轻身益气，令人强健。苏颂。出《诗疏》。安靖上下君相火邪。嘉谟。

【发明】[时珍曰]莲产于淤泥而不为泥染；居于水中而不为水没。根茎花实，凡品难同；清净济用，群美兼得。自蒻密而节节生茎，生叶，生花，生藕；由菡萏而生蕊，生莲，生菂，生薏。其莲菂则始而黄，黄而青，青而绿，绿而黑，中含白肉，内隐青心。石莲坚刚，可历永久，薏藏生意，藕伏萌芽，展转生生，造化不息。故释氏用为引譬，妙理具存；医家取为服食，百病可却。盖莲之味甘气温而性啬，禀清芳之气，得稼穑之味，乃脾之果也。脾者黄宫，所以交媾水、火，会合木、金者也。土为元气之母，母气既和，津液相成，神乃自生，久视耐老，此其权舆也。昔人治心肾不交，劳伤白浊，有清心莲子饮；补心肾，益精血，有瑞莲丸，皆得此理。[藏器曰]经秋正黑，名石莲子。入水必沉，惟煎盐卤能浮之。此物居山海间，经百年不坏，人得食之，令发黑不老。[诜曰]诸鸟、猿猴取得不食，藏之石室内，人得三百年者，食之永不老也，又雁食之，粪于田野山岩之中，不逢阴雨，经久不坏。人得之，每旦空腹食十枚，身轻，能登高涉远也。

【附方】旧四，新十。服食不饥。[诜曰]石莲肉蒸熟去心，为末，炼蜜丸梧子大。日服三十丸。此仙家方也。清心宁神。[宗奭曰]用莲蓬中干石莲子肉，于砂盆中擦去赤皮，留心，同为末，入龙脑点汤服之。补中强志。益耳目聪明，用莲实半两去皮心，研末，水煮熟，以粳米三合作粥，入末搅匀食。《圣惠方》。补虚益损。水芝丹：用莲实半升，酒浸二宿，以牙猪肚一个洗净，入莲在内，缝定煮熟，取出晒干为末，酒煮米糊丸梧子大。每服五十丸，食前温酒送下。《医学发明》。小便频数。下焦真气虚弱者，用上方，醋糊丸服。白浊遗精。石莲肉、龙骨、益智仁等分，为末。每服二钱，空心米饮下。《普济》用莲肉、白茯苓等分，为末。白汤调服。心虚赤浊。莲子六一汤：用石莲肉六两，炙甘草一两，为末。每服一钱，灯心汤下。《直指方》。久痢禁口。石莲肉炒，为末。每服二钱，陈仓米汤调下，便觉思食，甚妙。加入香连丸，尤妙。《丹溪心法》。脾泄肠滑。方同上。哕逆不止。石莲肉六枚，炒赤黄色，研末。冷熟水半盏和服便止。苏颂《图经》。产后咳逆。呕吐，心忡目运，用石莲子两半，白茯苓一两，丁香五钱，为末。每米饮服二钱。《良方补遗》。眼赤作痛。莲实去皮研末一盏，粳米半升，以水煮粥，常食。《普济方》。小儿热渴。莲实二十枚炒，浮萍二钱半，生姜少许，水煎，分三服。《圣济总录》。反胃吐食。石莲肉为末。入少肉豆蔻末，米汤调服之。《直指方》。

藕

【气味】甘，平，无毒。[大明曰]温。[时珍曰]《相感志》云：藕以盐水供食，则不损口；同油煤面米果食，则无渣。煮忌铁器。

【主治】热渴，散留血，生肌。久服令人心欢。《别录》。止怒，止泄，消食，解酒毒及病后干渴。藏器。捣汁服，止闷除烦，开胃，治霍乱，破产后血闷。捣膏署金疮并伤折，止暴痛。蒸煮食之，大能开胃。大明。生食治霍乱后虚渴。蒸食甚补五脏，实下焦。同蜜食，令人腹脏肥，不生诸虫，亦可休粮。孟诜。汁：解射罔毒、蟹毒。徐之才。捣浸澄粉服食，轻身益年。臞仙。

【发明】[弘景曰]根入神仙家。宋时太官作血䘓(音勘)，庖人削藕皮误落血中，遂散涣不凝。故医家用以破血多效也。䘓者，血羹也。[诜曰]产后忌生冷物，独藕不同生冷者，为能破血也。[时珍曰]白花藕大而孔扁者，生食味甘，煮食不美；红花及野藕，生食味涩，煮蒸则佳。夫藕生于卑污，而洁白自若。质柔而穿坚，居下而有节。孔窍玲珑，丝纶内隐。生于嫩蒻，而发为茎、叶、花、实，又复生芽，以续生生之脉。四时可食，令人心欢，可谓灵根矣。故其所主者，皆心脾血分之疾，与莲之功稍不同云。

【附方】旧四，新六。时气烦渴。生藕汁一盏，生蜜一合，和匀，细服。《圣惠》。伤寒口干。生藕汁、生地黄汁、童子小便各半盏，煎温，服之。庞安时《伤寒论》。

霍乱烦渴。生藕汁一钟，姜汁半钟，和匀饮。《圣济总录》。霍乱吐利。生藕捣汁服。《圣惠》。上焦痰热。藕汁、梨汁各半盏，和服。《简便》。产后闷乱。血气上冲，口干腹痛，《梅师方》用生藕汁三升，饮之。庞安时用藕汁、生地黄汁、童子小便等分，煎服。小便热淋。生藕汁、生地黄汁、葡萄汁各等分，每服一盏，入蜜温服。坠马血瘀。积在胸腹，唾血无数者。干藕根为末，酒服方寸匕，日二次。《千金方》。食蟹中毒。生藕汁饮之。《圣惠》。冻脚裂坼。蒸熟藕，捣烂涂之。尘芒入目。大藕洗捣，绵裹，滴汁入目中，即出也。《普济方》。

藕蔤

【气味】甘，平，无毒。

【主治】生食，主霍乱后虚渴烦闷不能食，解酒食毒。苏颂。功与藕同。时珍。解烦毒，下瘀血。汪颖。

藕节

【气味】涩，平，无毒。［大明曰］冷。伏硫黄。

【主治】捣汁饮，主吐血不止及口鼻出血。甄权。消瘀血，解热毒。产后血闷，和地黄研汁，入热酒、小便饮。大明。能止咳血唾血，血淋溺血，下血血痢，血崩。时珍。

【发明】［时珍曰］一男子病血淋，痛胀祈死。予以藕汁调发灰，每服二钱，服三日而血止痛除。按赵溍《养疴漫笔》云：宋孝宗患痢，众医不效。高宗偶见一小药肆，召而问之。其人问得病之由，乃食湖蟹所致。遂诊脉，曰：此冷痢也。乃用新采藕节捣烂，热酒调下，数服即愈。高宗大喜，就以捣药金杵臼赐之，人遂称为金杵臼严防御家，可谓不世之遇也。大抵藕能消瘀血，解热开胃，而又解蟹毒故也。

【附方】新五。鼻衄不止。藕节捣汁饮，并滴鼻中。卒暴吐血。双荷散：用藕节、荷蒂各七个，以蜜少许擂烂，用水二钟，煎八分，去滓，温服。或为末丸服亦可。《圣惠》。大便下血。藕节晒干研末，人参、白蜜煎汤，调服二钱，日二服。《全幼心鉴》。遗精白浊。心虚不宁。金锁玉关丸：用藕节、莲花须、莲子肉、芡实肉、山药、白茯苓、白茯神各二两，为末。用金樱子二斤槌碎，以水一斗，熬八分，去滓，再熬成膏，入少面和药，丸梧子大。每服七十丸，米饮下。鼻渊脑泻。藕节、芎䓖焙研，为末。每服二钱，米饮下。《普济》。

莲薏

【气味】苦，寒，无毒。［藏器曰］食莲子不去心，令人作吐。

【主治】血渴，产后渴，生研末，米饮服二钱，立愈。士良。止霍乱。大明。清心去热。时珍。出《统旨》。

【附方】新二。劳心吐血。莲子心七个，糯米二十一粒，为末，酒服。此临安张上舍方也。《是斋百一方》。小便遗精。莲子心一撮，为末，入辰砂一分。每服一钱，白汤下，日二。《医林集要》。

莲蕊须

【气味】甘、涩，温，无毒。［大明曰］忌地黄、葱、蒜。

【主治】清心通肾，固精气，乌须发，悦颜色，益血，止血崩、吐血。时珍。

【发明】［时珍曰］莲须本草不收，而

《三因》诸方，固真丸、巨胜子丸各补益方中，往往用之。其功大抵与莲子同也。

【附方】新一。久近痔漏。三十年者，三服除根。用莲花蕊、黑牵牛头末各一两半，当归五钱，为末。每空心酒服二钱。忌热物。五日见效。孙氏《集效方》。

莲花

【气味】苦、甘，温，无毒。忌地黄、葱、蒜。

【主治】镇心益色。驻颜轻身。大明。［弘景曰］花入神仙家用，入香尤妙。

【附方】旧二，新二。服食驻颜。七月七日采莲花七分，八月八日采根八分，九月九日采实九分，阴干捣筛。每服方寸匕，温酒调服。《太清草木方》。天泡湿疮。荷花贴之。《简便方》。难产催生。莲花一瓣，书人字，吞之，即易产。《肘后方》。坠损呕血。坠跌积血心胃，呕血不止。用干荷花为末，每酒服方寸匕，其效如神。杨拱《医方摘要》。

莲房

【气味】苦、涩，温，无毒。

【主治】破血。孟诜。治血胀腹痛，及产后胎衣不下，酒煮服之。水煮服之，解野菌毒。藏器。止血崩、下血、溺血。时珍。

【发明】［时珍曰］莲房入厥阴血分，消瘀散血，与荷叶同功，亦急则治标之意也。

【附方】新六。经血不止。瑞莲散：用陈莲蓬壳烧存性，研末。每服二钱，热酒下。《妇人经验方》。血崩不止。不拘冷热，用莲蓬壳、荆芥穗各烧存性，等分为末。每服二钱，米饮下。《圣惠方》。产后血崩。莲蓬壳五个，香附二两，各烧存性，为末。每服二钱，米饮下，日二。《妇人良方》。漏胎下血。莲房烧研，面糊丸梧子大。每服百丸，汤、酒任下，日二。《朱氏集验方》。小便血淋。莲房烧存性，为末，入麝香少许。每服二钱半，米饮调下，日二。《经验方》。天泡湿疮。莲蓬壳烧存性，研末，井泥调涂，神效。《海上方》。

荷叶

【气味】苦，平，无毒。［时珍曰］畏桐油。伏白银，伏硫黄。

【主治】止渴，落胞破血，治产后口干，心肺躁烦。大明。治血胀腹痛，产后胎衣不下，酒煮服之。荷鼻：安胎，去恶血，留好血，止血痢，杀菌蕈毒，并煮水服。藏器。生发元气，裨助脾胃，涩精滑，散瘀血，消水肿痈肿，发痘疮，治吐血、咯血、衄血、下血、溺血、血淋、崩中、产后恶血、损伤败血。时珍。

【发明】［杲曰］洁古张先生口授枳术丸方，用荷叶烧饭为丸。当时未悟其理，老年味之始得。夫震者，动也。人感之生足少阳甲胆，是属风木，为生化万物之根蒂。人之饮食入胃，营气上行，即少阳甲胆之气，与手少阳三焦元气，同为生发之气。《素问》云：履端于始，序则不愆。荷叶生于水土之下，污秽之中，挺然独立。其色青，其形仰，其中空，象震卦之体。食药感此气之化，胃气何由不升乎？用此为引，可谓远识合道矣。更以烧饭和药，与白术协力滋养，补令胃厚，不致内伤，其利广矣、大矣。世之用巴豆、牵牛者，岂足语此。［时珍曰］“烧饭”见谷部“饭”下。按东垣《试效方》云：雷头风证，头面疙瘩肿痛，憎寒发热，状如伤寒，病在三阳，不可过用寒药重剂，诛伐无过。一人病此，诸药不效，余处清震汤治之而愈。用荷叶一枚，升麻五钱，苍术五钱，水煎温服。盖震为雷，而荷叶之形象震体，其色又青，乃涉类象形之义也。又案闻人规《痘疹八十一论》云：痘疮已出，复为风寒外袭，则窍闭血凝，其点不长，或变黑色，此为倒黡，必身痛，四肢微厥。但温肌散邪，则热气复行而斑自出也。宜紫背荷叶散治之。盖荷叶能升发阳气，散瘀血，留好血，僵蚕能解结滞之气故也。此药易得而活人甚多，胜于人牙、龙脑也。又戴原礼《证治要诀》云：荷叶服之，令人瘦劣，故单服可以消阳水浮肿之气。

【附方】旧四，新二十二。**阳水浮肿。**败荷叶烧存性，研末。每服二钱，米饮调下，日三服。《证治要诀》。**脚膝浮肿。**荷叶心、藁本等分，煎汤，淋洗之。《永类方》。**痘疮倒黡。**紫背荷叶散，又名南金散，治风寒外袭、倒黡势危者，万无一失。用霜后荷叶贴水紫背者炙干，白僵蚕直者炒去丝，等分为末。每服半钱，用胡荽汤或温酒调下。闻人规《痘疹论》。**诸般痈肿。**拔毒止痛，荷叶中心蒂如钱者，不拘多少，煎汤淋洗，拭干，以飞过寒水石，同腊猪脂涂之。又治痈肿，柞木饮方中亦用之。《本事方》。**打扑损伤。**恶血攻心，闷乱疼痛者。以干荷叶五片烧存性，为末。每服三钱匕，童子热尿一盏，食前调下，日三服，利下恶物为度。《圣惠方》。**产后心痛。**恶血不尽也。荷叶炒香为末，每服方寸匕，沸汤或童子小便调下。或烧灰，或煎汁，皆可。《救急方》。**胎衣不下。**方同上。**伤寒产后。**血运欲死，用荷叶、红花、姜黄等分，炒，研末。童子小便调服二钱。庞安常《伤寒论》。**孕妇伤寒。**大热烦渴，恐伤胎气。用嫩卷荷叶焙半两，蚌粉二钱半，为末。每服三钱，新汲水入蜜调服，并涂腹上。名罩胎散。《郑氏方》。**妊娠胎动。**已见黄水者，干荷蒂一枚炙，研为末。糯米淘汁一钟，调服即安。唐氏《经验方》。**吐血不止。**嫩荷叶七个，擂水服之，甚佳。又方：干荷叶、生蒲黄等分，为末。每服三钱，桑白皮煎汤调下。《肘后方》用经霜败荷烧存性，研末。新水服二钱。**吐血咯血。**荷叶焙干，为末。米汤调服二钱，一日二服，以知为度。《圣济总录》用败荷叶、蒲黄各一两，为末。每服二钱，麦门冬汤下。**吐血衄血。**阳乘于阴，血热妄行，宜服四生丸。陈日华云屡用得效。用生荷叶、生艾叶、生柏叶、生地黄等分，捣烂，丸鸡子大。每服一丸，水三盏，煎一盏，去滓服。《济生方》。**崩中下血。**荷叶烧研半两，蒲黄、黄芩各一两，为末。每空心酒服三钱。**血痢不止。**荷叶蒂，水煮汁服之。《普济方》。**下痢赤白。**荷叶烧研。每服二钱，红痢蜜、白痢沙糖汤下。**脱肛不收。**贴水荷叶焙研，酒服二钱，仍以荷叶盛末坐之。《经验良方》。**牙齿疼痛。**青荷叶剪取钱蒂七个，以浓米醋一盏，煎半盏，去滓，熬成膏，时时抹之，妙。唐氏《经验方》。**赤遊火丹。**新生荷叶捣烂，入盐涂之。《摘玄方》。**漆疮作痒。**干荷叶煎汤，洗之良。《集验方》。**遍身风疠。**荷叶三十枚，石灰一斗，淋汁合煮。渍之半日乃出。数日一作，良。《圣惠方》。**偏头风痛。**升麻、苍术各一两，荷叶一个，水二钟，煎一钟，食后温服。或烧荷叶一个，为末，以前汁调服。《简便方》。**刀斧伤疮。**荷叶烧研，搽之。《集简方》。**阴肿痛痒。**荷叶、浮萍、蛇床等分煎水，日洗之。《医垒元戎》。

【按语】《纲目》以莲藕为本药正名。李时珍云:"其根藕,其實蓮,其莖葉荷。"《中药学》分别以莲子为名,作为收涩药中固精缩尿止带药;以藕节为名,作为止血药中收敛止血药。并收入莲须、莲房、莲子心、荷叶、荷梗、石莲子等作为莲子的附药。其中,莲子为睡莲科植物莲的干燥成熟种子,莲须为莲的干燥雄蕊,莲房为莲的干燥花托,莲子心为莲的成熟果实中的干燥幼叶及胚根,荷叶为莲的干燥叶,荷梗为莲的干燥叶柄及花柄,石莲子为莲老熟的果实。而藕节则是莲的干燥根茎节部。

芡实《本经》

【气味】甘,平,涩,无毒。[弘景曰]小儿多食,令不长。[诜曰]生食多动风冷气。[宗奭曰]食多不益脾胃,兼难消化。

【主治】湿痹,腰脊膝痛,补中,除暴疾,益精气,强志,令耳目聪明。久服轻身不饥,耐老神仙。《本经》。开胃助气。《日华》。止渴益肾,治小便不禁,遗精白浊,带下。时珍。

【发明】[弘景曰]仙方取此合莲实饵之,甚益人。[恭曰]作粉食,益人胜于菱也。[颂曰]取其实及中子,捣烂暴干,再捣筛末,熬金樱子煎和丸服之,云补下益人,谓之水陆丹。[时珍曰]案《孙升谈圃》云:芡本不益人,而俗谓之水硫黄,何也?盖人之食芡,必咀嚼之,终日嗫嗫。而芡味甘平,腴而不肥,食之者能使华液流通,转相灌溉,其功胜于乳石也。《淮南子》云:狸头愈瘺,鸡头已瘘。注者云,即芡实也。

【附方】旧一,新三。鸡头粥。益精气,强志意,利耳目。鸡头实三合,煮熟去壳,粳米一合煮粥,日日空心食。《经验后方》。玉锁丹。治精气虚滑。用芡实、莲蕊。方见"藕节"下。四精丸。治思虑、色欲过度,损伤心气,小便数,遗精。用秋石、白茯苓、芡实、莲肉各二两,为末,蒸枣和丸梧子大。每服三十丸,空心盐汤送下。《永类方》。分清丸。治浊病。用芡实粉、白茯苓粉,黄蜡化,蜜和丸梧桐子大。每服百丸,盐汤下。《摘玄方》。

鸡头菜,即葰菜。芡茎也。

【气味】咸、甘,平,无毒。

【主治】止烦渴,除虚热,生熟皆宜。时珍。

根

【气味】同茎。

【主治】小腹结气痛,煮食之。士良。

【附方】新一。偏坠气块。鸡头根切片煮熟,盐、醋食之。《法天生意》。

【按语】《纲目》以芡实为本药正名,别名鸡头实等。《中药学》亦以芡实为名,作为收涩药中之固精缩尿止带药。药物来源为睡莲科植物芡的干燥成熟种仁。

本草纲目

木部

柏《本经》

柏实

【气味】甘，平，无毒。[甄权曰]甘、辛。畏菊花、羊蹄草。[徐之才曰]见叶下。

【主治】惊悸益气，除风湿，安五脏。久服令人润泽美色，耳目聪明，不饥不老，轻身延年。《本经》。疗恍惚，虚损吸吸，历节腰中重痛，益血止汗。《别录》。治头风，腰肾中冷，膀胱冷脓宿水，兴阳道，益寿，去百邪鬼魅，小儿惊痫。甄权。润肝。好古。养心气，润肾燥，安魂定魄，益智宁神。烧沥，泽头发，治疥癣。时珍。

【发明】[王好古曰]柏子仁，肝经气分药也。又润肾，古方十精丸用之。[时珍曰]柏子仁性平而不寒不燥，味甘而补，辛而能润，其气清香，能透心肾，益脾胃，盖仙家上品药也，宜乎滋养之剂用之。《列仙传》云：赤松子食柏实，齿落更生，行及奔马。谅非虚语也。

【附方】旧二，新四。服柏实法。八月连房取实暴收，去壳研末。每服二钱，温酒下，一日三服。渴即饮水，令人悦泽。一方：加松子仁等分，以松脂和丸。一方：加菊花等分，蜜丸服。《奇效方》用柏子仁二斤，为末，酒浸为膏，枣肉三斤，白蜜、白术末、地黄末各一斤，捣匀，丸弹子大。每嚼一丸，一日三服。百日，百病愈。久服延年壮神。老人虚秘。柏子仁、松子仁、大麻仁等分，同研，溶蜜蜡丸梧子大。以少黄丹汤食前调服二三十丸，日二服。寇宗奭。肠风下血。柏子十四个，捶碎，囊贮浸好酒三盏，煎八分服，立止。《普济方》。小儿躽啼。惊痫腹满，大便青白色。用柏子仁末，温水调服一钱。《圣惠方》。黄水湿疮。真柏油二两，香油二两，熬稠搽之如神。陆氏《积德堂方》。

柏叶

【气味】苦，微温，无毒。[权曰]苦、辛、性涩。与酒相宜。[颂曰]性寒。[之才曰]瓜子、牡蛎、桂为之使。畏菊花、羊蹄、诸石及面曲。伏砒、硝。[弘景曰]柏之叶、实，服饵所重。此云恶曲，而人以酿酒无妨，恐酒、米相和，异单用也。

【主治】吐血，衄血，痢血，崩中赤白，轻身益气，令人耐寒暑，去湿痹，生肌。《别录》。治冷风历节疼痛，止尿血。甄权。炙罯冻疮。烧取汁涂头，黑润鬓发。大明。傅汤火伤，止痛灭瘢。服之疗蛊痢。作汤常服，杀五脏虫，益人。苏颂。

【发明】[震亨曰]柏属阴与金，善守。故采其叶，随月建方，取其多得月令之气。此补阴之要药，其性多燥，久得之大益脾土，以滋其肺。[时珍曰]柏性后凋而耐久，禀坚凝之质，乃多寿之木，所以可入服食。道家以之点汤常饮，元旦以之浸酒辟邪，皆有取于此。麝食之而体香，毛女食之而体轻，亦其证验矣。毛女者，秦王宫人。关东贼至，惊走入山，饥无所食。有一老公教吃松柏叶，初时苦涩，久乃相宜，遂不复饥，冬不寒，夏不热。至汉成帝时，猎者于终南山见一人，无衣服，身生黑毛，跳坑越涧如飞，乃密围获之，去秦时二百余载矣。事出葛洪《抱朴子》书中。

【附方】旧十，新九。服松柏法。孙真人《枕中记》云：尝以三月、四月采新生松叶，长三四寸许，并花蕊阴干；又于深山岩谷中，采当年新生柏叶，长二三寸者，阴干，为末，白蜜丸如小豆大。常以日未出时，烧香东向，手持八十一丸，以酒下。服一年，延十年命；服二年，延二十年命。欲得长肌肉，加大麻、巨胜。欲心力壮健者，加茯苓、人参。此药除百病，益元气，滋五脏六腑，清明耳目，强壮不衰老，延年益寿，神验。用七月七日露水丸之，更佳。服时仍祝曰：神仙真药，体合自然。服药入腹，天地同年。祝毕服药，断诸杂肉、五辛。**神仙服饵**。五月五日，采五方侧柏叶三斤，远志去心二斤，白茯苓去皮一斤，为末，炼蜜和丸梧子大。每以仙灵脾酒下三十丸，日再服。并无所忌。勿示非人。**中风不省**。涎潮口噤，语言不出，手足亸曳。得病之日，便进此药，可使风退气和，不成废人。柏叶一握去枝，葱白一握连根，研如泥，无灰酒一升，煎一二十沸，温服。如不饮酒，分作四五服，方进他药。《杨氏家藏方》。**时气瘴疫**。社中西南柏树东南枝，取暴干研末。每服一钱，新水调下，日三四服。《圣惠方》。**霍乱转筋**。柏叶捣烂，裹脚上，及煎汁淋之。《圣惠方》。**吐血不止**。张仲景柏叶汤用青柏叶一把，干姜二片，阿胶一挺炙，三味，以水二升，煮一升，去滓，别绞马通汁一升合煎，取一升，绵滤，一服尽之。《圣惠方》用柏叶，米饮服二钱。或蜜丸、或水煎服并良。**忧恚呕血**，烦满少气，胸中疼痛。柏叶为散，米饮调服二方寸匕。《圣惠方》。**衄血不止**。柏叶、榴花，研末吹之。《普济方》。**小便尿血**。柏叶、黄连焙研，酒服三钱。《济急方》。**大肠下血**。随四时方向，采侧柏叶烧研。每米饮服二钱。王涣之舒州病此，陈宜父大夫传方，二服愈。《百一选方》。**酒毒下血**。或下痢。嫩柏叶九蒸九晒二两，陈槐花炒焦一两，为末，蜜丸梧子大。每空心温酒下四十丸。《普济方》。**蛊痢下血**。男子、妇人、小儿大腹，下黑血茶脚色，或脓血如淀色。柏叶焙干为末，与黄连同煎为汁，服之。《本草图经》。**小儿洞痢**。柏叶煮汁，代茶饮之。《经验后方》。**月水不断**。侧柏叶炙、芍药等分。每用三钱，水、酒各半，煎服。室女用侧柏叶、木贼炒微焦，等分为末。每服二钱，米饮下。《圣济总录》。**汤火烧灼**。柏叶生捣涂之，系定二三日，止痛灭瘢。《本草图经》。**鼠瘘核痛**。未成脓。以柏叶捣涂，熬盐熨之，气下即消。姚僧坦《集验方》。**大风疠疾**。眉发不生，侧柏叶九蒸九晒为末，炼蜜丸梧子大。每服五丸至十丸，日三、夜一服。百日即生。《圣惠方》。**头发不生**。侧柏叶阴干作末，和麻油涂之。《梅师方》。**头发黄赤**。生柏叶末一升，猪膏一斤，和丸弹子大，每以布裹一丸，纳泔汁中化开，沐之。一月，色黑而润矣。《圣惠方》。

枝节

【主治】煮汁酿酒，去风痹、历节风。烧取脂油，疗㾦疥及虫癞良。苏恭。

【附方】旧二，新一。**霍乱转筋**。以暖物裹脚，后以柏木片煮汤淋之。《经验后方》。**齿䘌肿痛**。柏枝烧热，拄孔中。须臾虫缘枝出。《圣惠》。**恶疮有虫**。久不愈者，以柏枝节烧沥取油傅之。三五次，无不愈。亦治牛马疥。陈承《本草别说》。

【按语】《纲目》以柏为本药正名，别名侧柏，子药柏实即指柏子仁。《中药学》以侧柏叶及柏子仁为名，分别收入两个药。侧柏叶作为止血药中之凉血止血药，柏子仁作为安神药中之养心安神药。侧柏叶为柏科植物侧柏的干燥枝稍及叶，柏子仁为侧柏的干燥成熟果仁。

松《别录》

松脂

【气味】苦、甘，温，无毒。[权曰]甘，平。[震亨曰]松脂属阳金。伏汞。

【主治】痈疽恶疮，头疡白秃，疥瘙风气，安五脏，除热。久服轻身，不老延年。《本经》。除胃中伏热，咽干消渴，风痹死肌，炼之令白。其赤者主恶痹。《别录》。煎膏，生肌止痛，排脓抽风。贴诸疮脓血瘘烂。塞牙孔，杀虫。甄权。除邪下气，润心肺，治耳聋。古方多用辟谷。大明。强筋骨，利耳目，治崩带。时珍。

【发明】[弘景曰]松、柏皆有脂润，凌冬不凋，理为佳物，服食多用，但人多轻忽之尔。[颂曰]道人服饵，或合茯苓、松柏实、菊花作丸，亦可单服。[时珍曰]松叶、松实，服饵所须；松节、松心，耐久不朽。松脂则又树之津液精华也。在土不朽，流脂日久，变为琥珀，宜其可以辟谷延龄。葛洪《抱朴子》云：上党赵瞿病癞历年，垂死，其家弃之，送置山穴中。瞿怨泣经月，有仙人见而哀之，以一囊药与之。瞿服百余日，其疮都愈，颜色丰悦，肌肤玉泽。仙人再过之，瞿谢活命之恩，乞求其方。仙人曰：此是松脂，山中便多。此物汝炼服之，可以长生不死。瞿乃归家长服，身体转轻，气力百倍，登危涉险，终日不困。年百余岁，齿不坠，发不白。夜卧忽见屋间有光，大如镜，久而一室尽明如昼。又见面上有采女二人，戏于口鼻之间。后入抱犊山成地仙。于时人闻瞿服此脂，皆竞服之，车运驴负，积之盈室。不过一月，未觉大益，皆辄止焉。志之不坚如此。张杲《医说》有服松丹之法。

【附方】旧七，新十七。服食辟谷。《千金方》用松脂十斤，以桑薪灰汁一石，煮五七沸，漉出，冷水中凝，复煮之，凡十遍乃白，细研为散。每服一二钱，粥饮调下，日三服。服至十两以上，不饥，饥再服之。一年以后，夜视目明。久服，延年益寿。又法：百炼松脂治下筛，蜜和纳筒中，勿见风日。每服一团，一日三服。服至百日，耐寒暑；二百日，五脏补益；五年，即见西王母。伏虎禅师服法：用松脂十斤，炼之五度，令苦味尽。每一斤入茯苓四两。每旦水服一刀圭，能令不食，而复延龄，身轻清爽。强筋补益。四圣不老丹：用明松脂一斤，以无灰酒沙锅内桑柴火煮数沸，竹枝搅稠乃住火，倾入水内结块，复以酒煮九遍，其脂如玉，不苦不涩乃止，为细末。用十二两，入白茯苓末半斤，黄菊花末半斤，柏子仁去油取霜半斤，炼蜜丸如梧子大。每空心好酒送下七十二丸。须择吉日修合，勿令妇人、鸡、犬见之。松梅丸：用松脂以长流水、桑柴煮拔三次，再以桑灰滴汁煮七次，扯拔，更以好酒煮二次，仍以长流水煮二次，色白不苦为度。每一斤，入九蒸地黄末十两，乌梅末六两，炼蜜丸梧子大。每服七十丸，空心盐米汤下。健阳补中，强筋润肌，大能益人。白飞霞《方外奇方》。揩齿固牙。松脂出镇定者佳，稀布盛，入沸汤煮，取浮水面者投冷水中，不出者不用，研末，入白茯苓末和匀。日用揩齿漱口，亦可咽之。固牙驻颜。苏东坡《仇池笔记》。历节诸风。百节酸痛不可忍。松脂三十斤，炼五十遍。以炼酥三升，和脂三升，搅令极稠。每旦空心酒服方寸匕，日三服。数食面粥为佳，慎血腥、生冷、酢物、果子，一百日瘥。《外台秘要》。**肝虚目泪**。炼成松脂一斤，酿米二斗，水七斗，曲二斗，造酒，频饮之。**妇人白带**。松香五两，酒二升煮干，木臼杵细，酒糊丸如梧子大。每服百丸，温酒下。《摘玄方》。**小儿秃疮**。《简便方》用松香五钱，猪油一两熬，搽，一日数次，数日即愈。《卫生宝鉴》用沥青二两，黄蜡一两半，铜绿一钱半，麻油一两半，文武熬收。每摊贴之，神效。**小儿紧唇**。松脂炙化，贴之。《圣惠方》。**风虫牙痛**。刮松上脂，滚水泡化，一漱即止，已试验。《集简方》。**龋齿有孔**。松脂纴塞，须臾虫从脂出也。《梅师方》。**久聋不听**。炼松脂三两，巴豆一两，和捣成丸。薄绵裹塞，一日二度。《梅师方》。**一切瘘疮**。炼成松脂末，填令满，日三四度。《圣惠方》。**一切肿毒**。松香八两，铜青二钱，蓖麻仁五钱，同捣作膏，摊贴甚妙。《李楼奇方》。**软疖频发**。翠玉膏：用通明沥青八两，铜绿二两，麻油三钱，雄猪胆汁三个。先溶沥青，乃下油、胆，倾入水中扯拔，器盛。每用绯帛摊贴，不须再换。**小金丝膏**。治一切疮疖肿毒。沥青、白胶香各二两，乳香二钱，没药一两，黄蜡三钱，又以香油三钱，同熬至滴下不散，倾入水中，扯千遍收贮。每捻作饼，贴之。**疥癣湿疮**。松胶香研细，少入轻粉。先以油涂疮，糁末在上。一日便干，顽者三二度愈。《刘涓子鬼遗方》。**阴囊湿痒**。欲溃者，用板儿松香为末，纸卷作筒。每根入花椒三粒，浸灯盏内三宿，取出点烧，淋下油搽之。先以米泔洗过。《简便方》。**金疮出血**。沥青末，少加生铜屑末，糁之，立愈。唐瑶《经验方》。**猪啮成疮**。松脂炼作饼，贴之。《千金》。**刺入肉中**。百理不瘥。松脂流出如乳头香者傅上，以帛裹。三五日当有根出，不痛不痒，不觉自安。《兵部手集》。

松节

【气味】苦，温，无毒。

【主治】百邪久风，风虚脚痹疼痛。《别录》。酿酒，主脚弱，骨节风。弘景。炒焦，治筋骨间病，能燥血中之湿。震亨。治风蛀牙痛，煎水含漱，或烧灰日揩，有效。时珍。

【发明】［时珍曰］松节，松之骨也。质坚气劲，久亦不朽，故筋骨间风湿诸病宜之。

【附方】旧三，新四。**历节风痛**。四肢如解脱。松节酒：用二十斤，酒五斗，浸三七日。每服一合，日五六服。《外台》。**转筋挛急**。松节一两，剉如米大，乳香一钱，银石器慢火炒焦，存一二分性，出火毒，研末。每服一二钱，热木瓜酒调下。一应筋病皆治之。孙用和《秘宝方》。**风热牙病**。《圣惠方》用油松节如枣大一块，碎切，胡椒七颗，入烧酒，须二三盏，乘热入飞过白矾少许。噙嗽三五口，立瘥。又：用松节二两，槐白皮、地骨皮各一两，浆水煎汤。热漱冷吐，瘥乃止。**反胃吐食**。松节煎酒，细饮之。《百一方》。**阴毒腹痛**。油松木七块，炒焦，冲酒二钟，热服。《集简方》。**颠扑伤损**。松节煎酒服。《谈野翁方》。

松叶

【气味】苦，温，无毒。

【主治】风湿疮，生毛发，安五脏，守中，不饥延年。《别录》。细切，以水及面饮服之，或捣屑丸服，可断谷及治恶疾。

弘景。灸罯冻疮风疮，佳。大明。去风痛脚痹，杀米虫。时珍。

【附方】旧六，新三。服食松叶。松叶细切更研，每日食前以酒调下二钱，亦可煮汁作粥食。初服稍难，久则自便矣。令人不老，身生绿毛，轻身益气。久服不已，绝谷，不饥不渴。《圣惠方》。天行温疫。松叶细切，酒服方寸匕，日三服。能辟五年瘟。《伤寒类要》。中风口喎。青松叶一斤，捣汁，清酒一斗，浸二宿，近火一宿。初服半升，渐至一升，头面汗出即止。《千金方》。二年中风。松叶一斤，细切，以酒一斗，煮取三升。顿服，汗出立瘥。《千金方》。历节风痛。松叶捣汁一升，以酒三升，浸七日。服一合，日三服。《千金方》。脚气风痹。松叶酒：治十二风痹不能行，服更生散四剂，及众疗不得力，服此一剂，便能行远，不过两剂。松叶六十斤，细剉，以水四石，煮取四斗九升，以米五斗，酿如常法。别煮松叶汁，以渍米并饙饭，泥酿封头，七日发，澄饮之，取醉。得此酒力者甚众。《千金方》。风牙肿痛。松叶一握，盐一合，酒二升煎，漱。《圣惠方》。大风恶疮。猪鬃松叶二斤，麻黄去节五两，剉，以生绢袋盛，清酒二斗浸之，春夏五日，秋冬七日。每温服一小盏，常令醺醺，以效为度。《圣惠方》。阴囊湿痒。松毛煎汤，频洗。《简便方》。

松花

【气味】甘，温，无毒。[震亨曰]多食，发上焦热病。

【主治】润心肺，益气，除风止血。亦可酿酒。时珍。

【发明】[恭曰]松花即松黄，拂取正似蒲黄，酒服令轻身，疗病胜似皮、叶及脂也。[颂曰]花上黄粉，山人及时拂取，作汤点之甚佳。但不堪停久，故鲜用寄远。[时珍曰]今人收黄和白沙糖印为饼膏，充果饼食之，且难久收。恐轻身疗病之功，未必胜脂、叶也。

【附方】旧一，新一。头旋脑肿。三月收松花并薹五六寸如鼠尾者，蒸切一升，以生绢囊贮，浸三升酒中五日。空心暖饮五合。《普济方》。产后壮热。头痛颊赤，口干唇焦，烦渴昏闷，用松花、蒲黄、川芎、当归、石膏等分，为末。每服二钱，水二合，红花二捻，同煎七分，细呷。《本草衍义》。

木皮

【主治】痈疽疮口不合，生肌止血，治白秃、杖疮、汤火疮。时珍。

【附方】新四。肠风下血。松木皮，去粗皮，取里白者，切晒焙研为末。每服一钱，腊茶汤下。《杨氏家藏方》。三十年痢。赤松上苍皮一斗，为末。面粥和服一升，日三。不过一斗，救人。《圣惠方》。金疮杖疮。赤龙鳞即古松皮，煅存性，研末。搽之，最止痛。《永类钤方》。小儿头疮。浸湿，名胎风疮。古松上自脱薄皮，入豆豉少许，瓦上炒存性，研末，入轻粉，香油调，涂之。《经验良方》。

【按语】《纲目》以松为本药正名，下收子药松脂、松节、松花等，而将中国松子收在“海松子”条下。《中药学》以松子仁和松节油为名，分别收入两个药。并将松花粉收作松节油的附药。松子仁作为泻下药中之润下药，松节油为祛风湿药中之祛风寒湿药。松子仁为松科植物红松等的种仁，松节油为松科植物油松或马尾松的干燥瘤状节及分枝节，松花粉为马尾松等的干燥花粉。

桂《别录》 牡桂《本经》

桂

【气味】甘，辛，大热，有小毒。[权曰]桂心：苦、辛，无毒。[元素曰]肉桂：气热，味大辛，纯阳也。[杲曰]桂：辛，热，有毒。阳中之阳，浮也。气之薄者，桂枝也；气之厚者，桂肉也。气薄则发泄，桂枝上行而发表；气厚则发热，桂肉下行而补肾。此天地亲上亲下之道也。[好古曰]桂枝入足太阳经，桂心入手少阴经血分，桂肉入足少阴、太阴经血分。细薄者为枝为嫩，厚脂者为肉为老。去其皮与里，当其中者为桂心。《别录》言有小毒，又云久服神仙不老。虽有小毒，亦从类化。与黄芩、黄连为使，小毒何施？与乌头、附子为使，全取其热性而已。与巴豆、硇砂、干漆、穿山甲、水蛭等同用，则小毒化为大毒。与人参、麦门冬、甘草同用，则调中益气，便可久服也。[之才曰]桂得人参、甘草、麦门冬、大黄、黄芩，调中益气。得柴胡、紫石英、干地黄，疗吐逆。忌生葱、石脂。

【主治】利肝肺气，心腹寒热，冷疾，霍乱转筋，头痛腰痛，出汗，止烦止唾，咳嗽，鼻齆，堕胎，温中，坚筋骨，通血脉，理疏不足，宣导百药，无所畏。久服神仙不老。《别录》。补下焦不足，治沉寒痼冷之病，渗泄止渴，去营卫中风寒，表虚自汗。春夏为禁药，秋冬下部腹痛，非此不能止。元素。补命门不足，益火消阴。好古。治寒痹，风喑，阴盛失血，泻痢，惊痫。时珍。

桂心《药性论》

【气味】苦、辛，无毒。详前“桂”下。

【主治】九种心痛，腹内冷气痛不可忍，咳逆，结气壅痹，脚痹不仁，止下痢，杀三虫，治鼻中息肉，破血，通利月闭，胞衣不下。甄权。治一切风气，补五劳七伤，通九窍，利关节，益精明目，暖腰膝，治风痹骨节挛缩，续筋骨，生肌肉，消瘀血，破痃癖癥瘕，杀草木毒。大明。治风僻，失音喉痹，阳虚失血，内托痈疽痘疮，能引血化汗化脓，解蛇蝮毒。时珍。

牡桂。《本经》。[时珍曰]此即木桂也。薄而味淡，去粗皮用。其最薄者为桂枝，枝之嫩小者为柳桂。

【气味】辛，温，无毒。[权曰]甘、辛。[元素曰]桂枝味辛、甘，气微热，气味俱薄，体轻而上行，浮而升，阳也。余见前单“桂”下。

【主治】上气咳逆结气，喉痹吐吸，利关节，补中益气。久服通神，轻身不老。《本经》。心痛胁痛胁风，温筋通脉，止烦出汗。《别录》。去冷风疼痛。甄权。去伤风头痛，开腠理，解表发汗，去皮肤风湿。元素。泄奔豚，散下焦畜血，利肺气。成无己。横行手臂，治痛风。震亨。

【发明】[宗奭曰]桂甘、辛，大热。《素问》云：辛甘发散为阳。故汉张仲景桂枝汤治伤寒表虚，皆须此药，正合辛甘发散之意。本草三种之桂，不用牡桂、菌桂者，此二种性止于温，不可以治风寒之病也。然《本经》止言桂，仲景又言桂枝者，取枝上皮也。[好古曰]或问：本草言桂能止烦出汗，而张仲景治伤寒有当发汗凡数处，皆用桂枝汤。又云：无汗不得服桂枝，汗家不得重发汗。若用桂枝，是重发其汗。汗多者，用桂枝甘草汤，此又用桂枝闭汗也。一药二用，与本草之义相通否乎？曰：本草言桂辛甘大热，能宣导百药，通血脉，止烦出汗，是调其血而汗自出也。仲景云：太阳中风，阴弱者，汗自出。卫实营虚，故发热汗出。又云：太阳病，发热汗出者，此为营弱卫强。阴虚阳必凑之，故皆用桂枝发其汗。此乃调其营气，则卫气自和，风邪无所容，遂自汗而解。非桂枝能开腠理，发出其汗也。汗多用桂枝者，以之调和营卫，则邪从汗出而汗自止，非桂枝能闭汗孔也。昧者不知出汗、闭汗之意，遇伤寒无汗者亦用桂枝，误之甚矣。桂枝汤下发汗字，当认作出字，汗自然发出。非若麻黄能开腠理，发出其汗也。其治虚汗，亦当逆察其意可也。[成无已曰]桂枝本为解肌。若太阳中风，腠理緻密，营卫邪实，津液禁固，其脉浮紧，发热汗不出者，不可与此，必也。皮肤疏泄自汗，脉浮缓，风邪干于卫气者，乃可投之。发散以辛甘为主，桂枝辛热，故以为君。而以芍药为臣、甘草为佐者，风淫所胜，平以辛苦，以甘缓之，以酸收之也。以姜、枣为使者，辛甘能发散，而又用其行脾胃之津液而和营卫，不专于发散也。故麻黄汤不用姜、枣，专于发汗，不待行其津液也。[承曰]凡桂之厚实气味重者，宜入治水脏及下焦药；轻薄气味淡者，宜入治头目发散药。故《本经》以菌桂养精神，牡桂利关节。仲景发汗用桂枝，乃枝条，非身干也，取其轻薄能发散。又有一种柳桂，乃桂之嫩小枝条，尤宜入上焦药用。[时珍曰]麻黄遍彻皮毛，故专于发汗而寒邪散，肺主皮毛，辛走肺也。桂枝透达营卫，故能解肌而风邪去，脾主营，肺主卫，甘走脾，辛走肺也。肉桂下行，益火之原，此东垣所谓肾苦燥，急食辛以润之，开腠理，致津液，通其气者也。《圣惠方》言桂心入心，引血化汗化脓。盖手少阴君火、厥阴相火，与命门同气者也。《别录》云桂通血脉是矣。曾世荣言：小儿惊风及泄泻，并宜用五苓散以泻丙火，渗土湿。内有桂，能抑肝风而扶脾土。又《医余录》云：有人患赤眼肿痛，脾虚不能饮食，肝脉盛，脾脉弱。用凉药治肝则脾愈虚，用暖药治脾则肝愈盛。但于温平药中倍加肉桂，杀肝而益脾，故一治两得之。传云"木得桂而枯"是也。此皆与《别录》桂利肝肺气，牡桂治胁痛胁风之义相符。人所不知者，今为拈出。又桂性辛散，能通子宫而破血，故《别录》言其堕胎，庞安时乃云炒过则不损胎也。又丁香、官桂治痘疮灰塌，能温托化脓，详见"丁香"下。

【附方】旧二十，新十二。阴痹熨法。寒痹者，留而不去，时痛而皮不仁。刺布衣者，以火焠之；刺大人者，以药熨之。熨法：用醇酒二十斤，蜀椒一斤，干姜一斤，桂心一斤。凡四物㕮咀，渍酒中。用绵絮一斤，细白布四丈，并纳酒中，置马矢煴中，封涂勿使泄气。五日五夜，出布、絮暴干，复渍以尽其汁。每渍必晬其日，乃出干之。并用滓与絮，复布为复巾，长六七尺，为六七巾。每用一巾，生桑炭火炙巾，以熨寒痹所刺之处，令热入至病所。寒则复炙巾以熨之，三十遍而止。汗出以巾拭身，亦三十遍而止。起步内中，无见风。每刺必熨，如此病已矣。《灵枢经》。足躄筋急。桂末，白酒和涂之，一日一上。皇甫谧《甲乙经》。中风口㖞。面目相引，偏僻颊急，舌不可转，桂心酒煮取汁，故布蘸搨病上，正即止。左㖞搨右，右㖞搨左。常用大效。《千金方》。中风逆冷。吐清水，宛转啼呼，桂一两，水一升半，煎半升，冷服。《肘后方》。中风失音。桂着舌下，咽汁。又方：桂末三钱，水二盏，煎一盏服，取汗。《千金方》。喉痹不语。方同上。

偏正头风。天阴风雨即发，桂心末一两，酒调，涂于额上及顶上。《圣惠方》。**暑月解毒**。桂苓丸：用肉桂去粗皮不见火，茯苓去皮等分，为细末，炼蜜丸龙眼大。每新汲水化服一丸。《和剂方》。**桂浆渴水**。夏月饮之，解烦渴，益气消痰。桂末一大两，白蜜一升，以水二斗，先煎取一斗，待冷，入新瓷瓶中，乃下二物，搅二三百转。先以油纸一重复上，加七重封之。每日去纸一重，七日开之，气香味美，格韵绝高，今人多作之。《图经本草》。**九种心痛**。《圣惠方》用桂心二钱半，为末。酒一盏半，煎半盏饮，立效。《外台秘要》桂末，酒服方寸匕，须臾六七次。**心腹胀痛**。气短欲绝，桂二两，水一升二合，煮八合，顿服之。《肘后方》。**中恶心痛**。方同上。《千金》。**寒疝心痛**。四肢逆冷，全不饮食，桂心研末一钱，热酒调下，取效。《圣惠方》。**产后心痛**。恶血冲心，气闷欲绝，桂心为末，狗胆汁丸芡子大。每热酒服一丸。《圣惠》。**产后瘕痛**。桂末，酒服方寸匕，取效。《肘后》。**死胎不下**。桂末二钱，待痛紧时，童子小便温热调下。名观音救生散，亦治产难横生。加麝香少许，酒下，比之水银等药，不损人。何氏方。**血崩不止**。桂心不以多少，坩锅内煅存性，为末。每米饮空腹服一二钱。名神应散。《妇人良方》。**反腰血痛**。桂末和苦酒涂之。干再上。《肘后方》。**吐血下血**。《肘后》用桂心为末，水服方寸匕。王璆曰：此阴乘阳之症也，不可服凉药。南阳赵宣德暴吐血，服二次而止。其甥亦以二服而安。**小儿久痢赤白**。用桂去皮，以姜汁炙紫，黄连以茱萸炒过，等分，为末。紫苏、木瓜煎汤服之。名金锁散。《全幼心鉴》。**小儿遗尿**。桂末、雄鸡肝等分，捣丸小豆大。温水调下，日二服。《外台》。**婴儿脐肿**。多因伤湿，桂心炙热熨之，日四五次。《姚和众方》。**外肾偏肿**。桂末水调方寸匕，涂之。《梅师方》。**食果腹胀**。不拘老小，用桂末，饭和丸绿豆大。吞五六丸，白汤下。未消再服。《经验方》。**打扑伤损**。瘀血溷闷，身体疼痛，辣桂为末，酒服二钱。《直指方》。**乳痈肿痛**。桂心、甘草各二分，乌头一分，炮为末，和苦酒涂之，纸覆住。脓化为水，神效。《肘后方》。**重舌鹅口**。桂末和姜汁涂之。《汤氏宝书》。**诸蛇伤毒**。桂心、栝楼等分，为末，竹筒密塞。遇毒蛇伤即傅之。塞不密，即不中用也。**闭口椒毒**。气欲绝，或出白沫，身体冷，急煎桂汁服之，多饮新汲水一二升。《梅师方》。**中钩吻毒、解芫青毒**。并煮桂汁服。

【按语】《纲目》以桂、牡桂并列为本药正名。《中药学》分别以肉桂和桂枝为名，收作两种药。肉桂作为温里药，桂枝作为解表药中发散风寒药。肉桂为樟科植物肉桂的干燥树皮，桂枝为肉桂树的干燥嫩枝。

辛夷《本经》

苞

【气味】辛，温，无毒。[时珍曰]气味俱薄，浮而散，阳也，入手太阴、足阳明经。[之才曰]芎䓖为之使。恶五石脂，畏菖蒲、蒲黄、黄连、石膏、黄环。

【主治】五脏身体寒热，风头脑痛，面䵟。久服下气，轻身明目，增年耐老。《本经》。温中解肌，利九窍，通鼻塞涕出，治面肿引齿痛，眩冒身兀兀如在车船之上者，生须发，去白虫。《别录》。通关脉，治头痛憎寒，体噤[①]瘙痒。入面脂，生光泽。大明。鼻渊鼻鼽，鼻窒鼻疮，及痘后鼻疮，并用研末，入麝香少许，葱白蘸入数次，甚良。时珍。

【发明】[时珍曰]鼻气通于天。天者，头也，肺也。肺开窍于鼻，而阳明胃脉环鼻而上行。脑为元神之府，而鼻为命门之窍，人之中气不足，清阳不升，则头为之倾，九窍为之不利。辛夷之辛温走气而入肺，其体轻浮，能助胃中清阳上行通于天，所以能温中，治头面目鼻九窍之病。轩、岐之后，能达此理者，东垣李杲一人而已。

【按语】《纲目》以辛夷为本药正名。《中药学》药名同此，作为解表药中之发散风寒药。药物来源为木兰科植物望春花、玉兰或武当玉兰的干燥花蕾。

沈香《别录》

【气味】辛，微温，无毒。[珣曰]苦，温。[大明曰]辛，热。[元素曰]阳也。有升有降。[时珍曰]咀嚼香甜者性平，辛辣者性热。

【主治】风水毒肿，去恶气。《别录》。主心腹痛，霍乱中恶，邪鬼疰气，清人神，并宜酒煮服之。诸疮肿，宜入膏中。李珣。调中，补五脏，益精壮阳，暖腰膝，止转筋吐泻冷气，破癥癖，冷风麻痹，骨节不任，风湿，皮肤瘙痒，气痢。大明。补右肾命门。元素。补脾胃，及痰涎、血出于脾。李杲。益气和神。刘完素。治上热下寒，气逆喘急，大肠虚闭，小便气淋，男子精冷。时珍。

【附方】新七。诸虚寒热。冷痰虚热。冷香汤：用沉香、附子炮等分，水一盏，煎七分，露一夜，空心温服。王好古《医垒元戎》。胃冷久呃。沉香、紫苏、白豆蔻仁各一钱，为末。每柿蒂汤服五七分。吴球《活人心统》。心神不足。火不降，水不升，健忘惊悸。朱雀丸：用沉香五钱，茯神二两，为末，炼蜜和丸小豆大。每食后人参汤服三十丸，日二服。王璆《百一选方》。肾虚目黑。暖水脏，用沉香一两，蜀椒去目炒出汗四两，为末，酒糊丸梧子大。每服三十丸，空心盐汤下。《普济方》。胞转不通。非小肠、膀胱、厥阴受病，乃强忍房事，或过忍小便所致，当治其气则愈，非利药可通也。沉香、木香各二钱，为末。白汤空腹服之，以通为度。《医垒元戎》。大肠虚闭。因汗多，津液耗涸者，沉香一两，肉苁蓉酒浸焙二两，各研末，以麻仁研汁作糊，丸梧子大。每服一百丸，蜜汤下。严子礼《济生方》。痘疮黑陷。沉香、檀香、乳香等分，爇于盆内。抱儿于上熏之，即起。鲜于枢《钩玄》。

【按语】《纲目》以沈香为本药正名。《中药学》以沉香为名，作为理气药。本品为瑞香科植物白木香含有树脂的木材。

丁香《开宝》

鸡舌香《别录》

【气味】辛，微温，无毒。[时珍曰]辛，温。

【主治】风水毒肿，霍乱心痛，去恶

① 体噤：症状名。指皮肤起栗粒状疙瘩。

热。《别录》。吹鼻，杀脑疳。入诸香中，令人身香。甄权。同姜汁涂拔去白须孔中，即生异常黑者。藏器。

丁香《开宝》

【气味】辛，温，无毒。[时珍曰]辛，热，[好古曰]纯阳。入手太阴、足少阴、阳明经。[敩曰]方中多用雌者，力大。膏煎中若用雄，须去丁，盖乳子发人背痈也。不可见火。畏郁金。

【主治】温脾胃，止霍乱拥胀，风毒诸肿，齿疳䘌。能发诸香。《开宝》。风疳䘌骨槽劳臭，杀虫辟恶去邪，治奶头花[①]，止五色毒痢，疗五痔。李珣。治口气，冷气，冷劳，反胃，鬼疰，蛊毒，杀酒毒，消痃癖，疗肾气，奔豚气，阴痛，腹痛，壮阳，暖腰膝。大明。疗呕逆，甚验。保昇。去胃寒，理元气。气血盛者勿服。元素。治虚哕，小儿吐泻，痘疮胃虚，灰白不发。时珍。

【发明】[好古曰]丁香与五味子、广茂同用，治奔豚之气。亦能泄肺，能补胃，大能疗肾。[宗奭曰]《日华子》言丁香治口气，此正是御史所含之香也。治脾胃冷气不和，甚良。母丁香气味尤佳。[震亨曰]口居上，地气出焉。脾有郁火，溢入肺中，失其清和之意，而浊气上行，发为口气。若以丁香治之，是扬汤止沸尔。惟香薷治之甚捷。[时珍曰]宋末太医陈文中，治小儿痘疮不光泽，不起发，或胀，或泻，或渴，或气促，表里俱虚之证，并用木香散、异攻散，倍加丁香、官桂。甚者丁香三五十枚，官桂一二钱。亦有服之而愈者。此丹溪朱氏所谓立方之时，必运气在寒水司天之际，又值严冬郁遏阳气，故用大辛热之剂发之者也。若不分气血虚实寒热经络，一概骤用，其杀人也必矣。葛洪《抱朴子》云：凡百病在目者，以鸡舌香、黄连，乳汁煎，注之，皆愈。此得辛散苦降养阴之妙。陈承言不可点眼者，盖不知此理也。

【附方】旧八，新十八。暴心气痛。鸡舌香末，酒服一钱。《肘后方》。干霍乱痛。不吐不下，丁香十四枚，研末，以沸汤一升和之，顿服。不瘥更作。孙思邈《千金方》。小儿吐泻。丁香、橘红等分，炼蜜丸黄豆大。米汤化下。《刘氏小儿方》。小儿呕吐。不止，丁香、生半夏各一钱，姜汁浸一夜，晒干为末，姜汁打面糊丸黍米大。量大小，用姜汤下。《全幼心鉴》。婴儿吐乳。小儿百日晬内吐乳，或粪青色。用年少妇人乳汁一盏，入丁香十枚，陈皮去白一钱，石器煎一二十沸，细细与服。《陈文中小儿方》。小儿冷疳。面黄腹大，食即吐者，母丁香七枚，为末，乳汁和蒸三次，姜汤服之。《卫生易简方》。胃冷呕逆。气厥不通，母丁香三个，陈橘皮一块，去白，焙，水煎，热服。《十便良方》。反胃吐食。《袖珍方》用母丁香一两为末，以盐梅入捣和，丸芡子大。每噙一丸。《圣惠方》用母丁香、神曲炒等分，为末。米饮服一钱。朝食暮吐。丁香十五个研末，甘蔗汁、姜汁和丸莲子大。噙咽之。《摘玄方》。反胃关格。气噎不通，丁香、木香各一两。每服四钱，水一盏半，煎一盏。先以黄泥做成碗，滤药汁于内，食前服。此方乃掾史吴安之传于都事盖耘夫有效，试之果然。土碗取其助脾也。《德生堂经验方》。伤寒呃逆。及哕逆不定。丁香一

① 奶头花：病证名。即较为严重的乳头皴裂。

两，干柿蒂焙一两，为末。每服一钱，煎人参汤下。《简要济众方》。**毒肿入腹**。鸡舌香、青木香、熏陆香、麝香各一两，水四升，煮二升，分二服。《肘后方》。**食蟹致伤**。丁香末，姜汤服五分。《证治要诀》。**妇人崩中**。昼夜不止，丁香二两，酒二升，煎一升，分服。《梅师方》。**妇人产难**。母丁香三十六粒，滴乳香三钱六分，为末，同活兔胆和杵千下，丸作三十六丸。每服一丸，好酒化下，立验。名如意丹。《颐真堂经验方》。**妇人阴冷**。母丁香末，纱囊盛如指大，纳入阴中，病即已。《本草衍义》。**鼻中息肉**。丁香绵裹纳之。《圣惠方》。**风牙宣露**。发歇口气，鸡舌香、射干各一两，麝香一分，为末，日揩。《圣济总录》。**龋齿黑臭**。鸡舌香煮汁，含之。《外台秘要》。**唇舌生疮**。鸡舌香末，绵裹含之。《外台》。**乳头裂破**。丁香末，傅之。《梅师方》。**妬乳乳痈**。丁香末，水服方寸匕。《梅师方》。**痈疽恶肉**。丁香末傅之，外以膏药护之。《怪证奇方》。**桑蝎螫人**。丁香末，蜜调涂。《圣惠方》。**香衣辟汗**。丁香一两为末，川椒六十粒和之。绢袋盛佩，绝无汗气。《多能鄙事》。

【按语】《纲目》以丁香为本药正名，书中提到，有丁香和鸡舌香两种。《中药学》以丁香为名，作为温里药。并收入母丁香作为附药。丁香为桃金娘科植物丁香的干燥花蕾；母丁香为丁香的干燥近成熟果实，又称鸡舌香。

檀香《别录》

白旃檀

【气味】辛，温，无毒。［大明曰］热。［元素曰］阳中微阴。入手太阴、足少阴，通行阳明经。

【主治】消风热肿毒。弘景。治中恶鬼气，杀虫。藏器。煎服，止心腹痛，霍乱，肾气痛。水磨，涂外肾并腰肾痛处。大明。散冷气，引胃气上升，进饮食。元素。噎膈吐食。又面生黑子，每夜以浆水洗拭令赤，磨汁涂之，甚良。时珍。

【发明】［杲曰］白檀调气，引芳香之物上至极高之分。最宜橙、橘之属，佐以姜、枣，辅以葛根、缩砂、益智、豆蔻，通行阳明之经，在胸膈之上，处咽嗌之间，为理气要药。［时珍曰］《楞严经》云：白旃檀涂身，能除一切热恼。今西南诸番酋皆用诸香涂身，取此义也。杜宝《大业录》云：隋有寿禅师妙医术，作五香饮济人。沉香饮、檀香饮、丁香饮、泽兰饮、甘松饮，皆以香为主，更加别药，有味而止渴，兼补益人也。道书檀香谓之浴香，不可烧供上真。

紫檀

【气味】咸，微寒，无毒。

【主治】摩涂恶毒风毒。《别录》。刮末傅金疮，止血止痛。疗淋。弘景。醋磨，傅一切卒肿。大明。

【发明】［时珍曰］白檀辛温，气分之药也。故能理卫气而调脾肺，利胸膈。紫檀咸寒，血分之药也。故能和营气而消肿毒，治金疮。

【按语】《纲目》以檀香为本药正名。《中药学》药名同此，作为理气药。本品为檀香科植物檀香树干的干燥心材。

降真香《证类》

【气味】辛，温，无毒。

【主治】烧之，辟天行时气，宅舍怪异。小儿带之，辟邪恶气。李珣。疗折伤金疮，止血定痛，消肿生肌。时珍。

【发明】［时珍曰］降香，唐、宋本草失收。唐慎微始增入之，而不著其功用。今折伤金疮家多用其节，云可代没药、血竭。按《名医录》云：周密被海寇刃伤，血出不止，筋如断，骨如折，用花蕊石散不效。军士李高用紫金散掩之，血止痛定。明日结痂如铁，遂愈，且无瘢痕。叩其方，则用紫藤香瓷瓦刮下研末尔。云即降之最佳者，曾救万人。罗天益《卫生宝鉴》亦取此方，云甚效也。

【附方】新二。金疮出血。降真香、五倍子、铜花等分，为末，傅之。《医林集要》。痈疽恶毒。番降末、枫、乳香，等分，为丸，熏之，去恶气甚妙。《集简方》。

【按语】《纲目》以降真香为本药正名。《中药学》以降香为名，作为止血药中之化瘀止血药。本品为豆科植物降香檀树干和根的干燥心材。

乌药《开宝》

根

【气味】辛，温，无毒。［好古曰］气厚于味，阳也。入足阳明、少阴经。

【主治】中恶心腹痛，蛊毒，疰忤鬼气，宿食不消，天行疫瘴，膀胱肾间冷气攻冲背膂，妇人血气，小儿腹中诸虫。藏器。除一切冷，霍乱，反胃吐食，泻痢，痈疖疥疠，并解冷热，其功不可悉载。猫、犬百病，并可磨服。大明。理元气。好古。中气，脚气，疝气，气厥头痛，肿胀喘急，止小便频数及白浊。时珍。

【发明】［宗奭曰］乌药性和，来气少，走泄多，但不甚刚猛。同沉香同磨作汤点服，治胸腹冷气甚稳当。［时珍曰］乌药辛温香窜，能散诸气。故《惠民和剂局方》治中风中气诸证，用乌药顺气散者，先疏其气，气顺则风散也。严用和《济生方》治七情郁结，上气喘急，用四磨汤者，降中兼升，泻中带补也。其方以人参、乌药、沉香、槟榔各磨浓汁七分，合煎，细细咽之。《朱氏集验方》治虚寒小便频数，缩泉丸，用同益智子等分为丸服者，取其通阳明、少阴经也。方见草部"益智子"下。

【附方】新十一。乌沉汤。治一切气，一切冷，补五脏，调中壮阳，暖腰膝，去邪气，冷风麻痹，膀胱、肾间冷气，攻冲背膂，俯仰不利，风水毒肿，吐泻转筋，癥癖刺痛，中恶心腹痛，鬼气疰忤，天行瘴疫，妇人血气痛。用天台乌药一百两，沉香五十两，人参三两，甘草爁四两，为末。每服半钱，姜盐汤空心点服。《和剂局方》。一切气痛。不拘男女，冷气、血气、肥气、息贲气、伏梁气、奔豚气，抢心切痛，冷汗，喘息欲绝。天台乌药小者酒浸一夜炒、茴香炒、青橘皮去白炒、良姜炒等分，为末。温酒、童便调下。《卫生家宝方》。男妇诸病。香乌散：用香附、乌药等分，为末。每服一二钱。饮食不进，姜、枣汤下；疟疾，干姜、白盐汤下；腹中有虫，槟榔汤下；头风虚肿，茶汤下；妇人冷气，米饮下；产后血攻心脾痛，童便下；妇人血海痛、男子疝气，茴香汤下。《乾坤秘韫》。小肠疝气。乌药一两，升麻八钱，水二钟，煎一钟，露一宿，空心热服。孙天仁《集效方》。脚气掣痛。乡村无药，初发时即取土乌药，不犯铁器，布揩去土，瓷瓦刮屑，好酒浸一宿。次早空心温服，溏泄即愈。入麝少许尤佳。痛入腹者，以乌药同鸡子瓦罐中水煮一日，取鸡子切片蘸食，以汤送下，甚效。《永类钤方》。血痢泻血。乌药烧存性研，陈米饭丸梧子大。每米饮下三十丸。《普济方》。小儿慢惊。昏沉或搐，乌药磨水，灌之。《济急方》。气厥头痛。不拘多少，及产后头痛。天台乌药、川芎䓖等分，为末。每服二钱，腊茶清调下。产后，铁锤烧红淬酒调下。《济生方》。咽喉闭痛。生乌药即矮樟根，以酸醋二盏，煎一盏，先噙后咽，吐出痰涎为愈。《经验方》。孕中有痛。洪州乌药软白香辣者五钱，水一盏，牛皮胶一片，同煎至七分，温服。乃龚彦德方也。《妇人良方》。心腹气痛。乌药水磨浓汁一盏，入橘皮一片，苏一叶，煎服。《集简方》。

【按语】《纲目》以乌药为本药正名。《中药学》药名同此，作为理气药。本品为樟科植物乌药的干燥块根。

熏陆香　乳香《别录》

【气味】微温，无毒。［大明曰］乳香，辛，热，微毒。［元素曰］苦、辛，纯阳。［震亨曰］善窜，入手少阴经。

【主治】**熏陆**：主风水毒肿，去恶气伏尸，瘾疹痒毒。乳香同功。《别录》。**乳香**：治耳聋，中风口噤不语，妇人血气，止大肠泄澼，疗诸疮，令内消，能发酒，理风冷。藏器。下气益精，补腰膝，治肾气，止霍乱，冲恶中邪气，心腹痛疰气。煎膏止痛长肉。大明。治不眠。之才。补肾，定诸经之痛。元素。仙方用以辟谷。李珣。消痈疽诸毒，托里护心，活血定痛伸筋，治妇人产难，折伤。时珍。

【发明】［时珍曰］乳香香窜，能入心经，活血定痛，故为痈疽疮疡、心腹痛要药。《素问》云：诸痛痒疮疡，皆属心火，是矣。产科诸方多用之，亦取其活血之功尔。陈自明《妇人良方》云：知蕲州施少卿，得神寝丸方于蕲州徐太丞，云妇人临产月服之，令胎滑易生，极有效验。用通明乳香半两，枳壳一两，为末，炼蜜丸梧子大，每空心酒服三十丸。李嗣立治痈疽初起内托护心散，云：香彻疮孔中，能使毒气外出，不致内攻也。方见谷部“绿豆”下。按葛洪《抱朴子》云：浮炎洲在南海中，出熏陆香，乃树有伤穿，木胶流堕。夷人采之，恒患狤猸兽啖之。此兽斫刺不死，以杖打之皮不伤，而骨碎乃死。观此，则乳香之治折伤，虽能活血止痛，亦其性然也。杨清叟云：凡人筋不伸者，敷药宜加乳香，其性能伸筋。

【附方】旧五，新二十六。口目㖞斜。乳香烧烟熏之，以顺其血脉。《证治要诀》。祛风益颜。真乳香二斤，白蜜三斤，瓷器合煎如饧。每旦服二匙。《奇效良方》。急慢惊风。乳香半两，甘遂半两，同研末。每服半钱，用乳香汤下，小便亦可。王氏《博济方》。小儿内钓。腹痛，用乳香、没药、木香等分，水煎服之。《阮氏小儿方》。小儿夜啼。乳香一钱，灯花七枚，为末。每服半字，乳汁下。《圣惠方》。心气疼痛。不可忍，用乳香三两，真茶四两，为末，以腊月鹿血和，丸弹子大。每温醋化一丸，服之。《瑞竹堂经验方》。冷心气痛。乳香一粒，胡椒四十九粒，研，入姜汁、热酒调服。《潘氏经验方》。阴证呃逆。乳香同硫黄烧烟，嗅之。《伤寒蕴要》。辟禳瘟疫。每腊月二十四日五更，取第一汲井水浸乳香。至元旦五更温热，从小至大，每人以乳一块,饮水三呷,则一年无时灾。孔平仲云:此乃宣圣之方,孔氏七十余代用之也。梦寐遗精。乳香一块,拇指大,卧时细嚼,含至三更咽下,三五服即效。《医林集要》。淋癃溺血。取乳香中夹石者,研细,米饮服一钱。《危氏得效方》。难产催生。《简要济众方》用黄明乳香五钱。为末,母猪血和丸梧子大。每酒服五丸。《经验方》用乳香,以五月五日午时,令一人在壁内奉乳钵,一童子在壁外以笔管自壁缝中逐粒递过,放钵内研细,水丸芡子大。每服一丸,无灰酒下。《圣惠方》用明乳香一豆大,为末,新汲水一盏,入醋少许。令产妇两手捉石燕,念"虑药"三遍乃饮之。略行数步即下。《海上方》用乳香、朱砂等分,为末。麝香酒服一钱,良久自下。咽喉骨哽。乳香一钱,水研服之。《卫生易简方》。香口辟臭。滴乳噙之。《摘玄方》。风虫牙痛。不可忍者,《梅师方》用熏陆香嚼,咽其汁,立瘥。《朱氏集验方》用乳香豆许安孔中,烧烟筯烙化立止。又方:乳香、川椒末各一钱,为末,化蜡和作丸,塞孔中。《直指方》用乳香、巴豆等分,研,和蜡丸,塞之。《圣惠方》用乳香、枯矾等分,蜡丸,塞之。大风疠疾。摩勒香一斤,即乳头内光明者,细研,入牛乳五升,甘草末四两,瓷盒盛之,安桌子上,置中庭,安剑一口。夜于北极下祝祷,去盒子盖,露一夜。次日入甑中蒸,炊三斗米熟即止。夜间依前祝露又蒸,如此三次乃止。每服一茶匙,空心及晚食前温酒调服。服后当有恶物出,至三日三夜乃愈也。《圣惠方》。漏疮脓血。白乳香二钱,牡蛎粉一钱,为末,雪糕丸麻子大。每姜汤服三十丸。《直指方》。斑痘不快。乳香研细,猪心血和丸芡子大。每温水化服一丸。闻人规《痘疹论》。痈疽寒颤。乳香半两,熟水研服。颤发于脾,乳香能入脾故也。《仁斋直指方》。甲疽努肉。脓血疼痛不愈,用乳香为末、胆矾烧研,等分,傅之,内消即愈。《灵苑方》。玉茎作肿。乳香、葱白等分,捣傅。《山居四要》。野火丹毒。自两足起,乳香末,羊脂调涂。《幼幼新书》。疬疡风驳。熏陆香、白蔹同研,日日揩之。并作末,水服。《千金方》。杖疮溃烂。乳香煎油,搽疮口。《永类钤方》。

【按语】《纲目》以熏陆香、乳香并列为本药正名。李时珍云:"李珣言熏陆是树皮,乳是树脂。"又云:"叶廷珪《香录》云:乳香一名薰陆香。"可见,二者并无明显区别,或可作为别名。《中药学》以乳香为名,作为活血化瘀药中之活血止痛药。本品为橄榄科植物乳香树及同属植物树皮渗出的树脂。

没药《开宝》

【气味】苦,平,无毒。

【主治】破血止痛,疗金疮杖疮,诸恶疮,痔漏卒下血,目中翳晕痛肤赤。《开宝》。破癥瘕宿血,损伤瘀血,消肿痛。大明。心胆虚,肝血不足。好古。堕胎,及产后心腹血气痛,并入丸散服。李珣。散血消肿,定痛生肌。时珍。

【发明】[权曰]凡金刃所伤,打损踠跌坠马,筋骨疼痛,心腹血瘀者,并宜研烂热酒调服。推陈致新,能生好血。[宗奭曰]没药大概通滞血。血滞则气壅瘀,气壅瘀则经络满急,经络满急故痛且肿。凡打扑踠跌,皆伤经络,气血不行,瘀壅作肿痛也。[时珍曰]乳香活血,没药散血,皆能止痛消肿生肌。故二药每每相兼而用。

【附方】旧二，新七。**历节诸风。**骨节疼痛，昼夜不止。没药末半两，虎胫骨酥炙为末三两。每服二钱，温酒调下。《图经本草》。**筋骨损伤。**米粉四两炒黄，入没药、乳香末各半两，酒调成膏，摊贴之。《御药院方》。**金刃所伤。**未透膜者，乳香、没药各一钱，以童子小便半盏，酒半盏，温化服之。为末亦可。《奇效良方》。**小儿盘肠气痛。**没药、乳香等分，为末。以木香磨水煎沸，调一钱服，立效。汤氏《婴孩宝书》。**妇人腹痛。**内伤疠刺，没药末一钱，酒服便止。《图经本草》。**妇人血运。**方同上。**血气心痛。**没药末二钱，水一盏，酒一盏，煎服。《医林集要》。**产后恶血。**没药、血竭末各一钱，童子小便、温酒各半盏，煎沸服，良久再服。恶血自下，更不生痛。《妇人良方》。**女人异疾。**女人月事退出，皆作禽兽之形，欲来伤人。先将绵塞阴户，乃顿服没药末一两，白汤调下，即愈。《危氏方》。

【按语】《纲目》以没药为本药正名。《中药学》药名同此，作为活血化瘀药中之活血止痛药。本品为橄榄科植物地丁树或哈地丁树的干燥树脂。

骐驎竭《唐本草》

【气味】甘、咸、平，无毒。[大明曰]得密陀僧良。

【主治】心腹卒痛，金疮血出，破积血，止痛生肉，去五脏邪气。《唐本》。伤折打损，一切疼痛，血气搅刺，内伤血聚，补虚，并宜酒服。李珣。补心包络、肝血不足。好古。益阳精，消阴滞气。《太清服炼灵砂法》。傅一切恶疮疥癣久不合。性急，不可多使，却引脓。大明。散滞血诸痛，妇人血气，小儿瘈疭。时珍。

【发明】[时珍曰]骐驎竭，木之脂液，如人之膏血，其味甘咸而走血，盖手、足厥阴药也。肝与心包皆主血。故尔河间刘氏云"血结除血痛，为和血之圣药"是矣。乳香、没药虽主血病，而兼入气分，此则专于血分者也。

【附方】旧一，新十一。**白虎风痛。**走注，两膝热肿，用骐驎竭、硫黄末各一两，每温酒服一钱。《圣惠方》。**新久脚气。**血竭、乳香等分同研，以木瓜一个，剜孔入药在内，以面厚裹，砂锅煮烂，连面捣，丸梧子大。每温酒服三十丸。忌生冷。《奇效方》。**慢惊瘈疭。**定魄安魂，益气，用血竭半两，乳香二钱半，同捣成剂，火炙溶丸梧子大。每服一丸，薄荷煎汤化下。夏月用人参汤。《御药院方》。**鼻出衄血。**血竭、蒲黄等分为末，吹之。《医林集要》。**血痔肠风。**血竭末，傅之。《直指方》。**金疮出血。**骐驎竭末，傅之立止。《广利方》。**产后血冲。**心胸满喘，命在须臾。用血竭、没药各一钱，研细，童便和酒调服。《医林集要》。**产后血运。**不知人及狂语，用骐驎竭一两，研末。每服二钱，温酒调下。《太平圣惠方》。**收敛疮口。**血竭末一字，麝香少许，大枣烧灰半钱，同研。津调涂之。《究原方》。**臁疮不合。**血竭末傅之，以干为度。《济急仙方》。**嵌甲疼痛。**血竭末傅之。《医林集要》。**腹中血块。**血竭、没药各一两，滑石牡丹皮同煮过一两，为末，醋糊丸梧子大，服之。《摘玄方》。

【按语】《纲目》以骐驎竭为本药正名，别名血竭。《中药学》以血竭为名，作为活血化瘀药中之活血疗伤药。本品为棕榈科植物麒麟竭果实渗出的树脂经加工制成。

安息香《唐本草》

【气味】辛，苦，平，无毒。

【主治】心腹恶气，鬼疰。《唐本》。邪气魍魉，鬼胎血邪，辟蛊毒，霍乱风痛，男子遗精，暖肾气，妇人血噤，并产后血运。大明。妇人夜梦鬼交，同臭黄合为丸[①]，烧熏丹穴，永断。李珣。烧之，去鬼来神。萧炳。治中恶魇寐，劳瘵传尸。时珍。

【附方】新四。卒然心痛。或经年频发，安息香研末，沸汤服半钱。《危氏得效方》。小儿肚痛。曲脚而啼，安息香丸。用安息香酒蒸成膏，沉香、木香、丁香、藿香、八角茴香各三钱，香附子、缩砂仁、炙甘草各五钱，为末。以膏和炼蜜丸芡子大。每服一丸，紫苏汤化下。《全幼心鉴》。小儿惊邪。安息香一豆许，烧之自除。《奇效良方》。历节风痛。用精猪肉四两切片，裹安息香二两，以瓶盛灰，大火上着一铜版片隔之，安香于上烧之，以瓶口对痛处熏之，勿令透气。《圣惠方》。

【按语】《纲目》以安息香为本药正名。《中药学》亦以安息香为名，作为开窍药苏合香的附药。安息香为安息香科植物白花树的干燥树脂。

苏合香《别录》

【气味】甘，温，无毒。

【主治】辟恶，杀鬼精物，温疟，蛊毒，痫痓，去三虫，除邪，令人无梦魇。久服通神明，轻身长年。《别录》。

【发明】[时珍曰]苏合香气窜，能通诸窍脏腑，故其功能辟一切不正之气。按沈括《笔谈》云：太尉王文正公气羸多病。宋真宗面赐药酒一瓶，令空腹饮之，可以和气血，辟外邪。公饮之，大觉安健。次日称谢。上曰：此苏合香酒也。每酒一斗，入苏合香丸一两同煮。极能调和五脏，却腹中诸疾。每冒寒夙兴，则宜饮一杯。自此臣庶之家皆仿为之，此方盛行于时。其方本出唐玄宗《开元广济方》，谓之白术丸。后人亦编入《千金》《外台》，治疾有殊效。

【附方】新二。苏合香丸。治传尸骨蒸，殗殜肺痿，疰忤鬼气，卒心痛，霍乱吐利，时气鬼魅瘴疟，赤白暴痢，瘀血月闭，痃癖丁肿，小儿惊痫客忤，大人中风、中气、狐狸[②]等病。用苏合油一两，安息香末二两，以无灰酒熬成膏，入苏合油内。白术、香附子、青木香、白檀香、沉香、丁香、麝香、毕拨、诃梨勒煨去核、朱砂、乌犀角镑各二两，龙脑、熏陆香各一两，为末，以香膏加炼蜜和成剂，蜡纸包收。每服旋丸梧子大，早朝取井华水，温冷任意，化服四丸。老人、小儿一丸。《惠民和剂局方》。水气浮肿。苏合香、白粉、水银等分，捣均，蜜丸小豆大。每服二丸，白水下。当下水出。《肘后方》。

【按语】《纲目》以苏合香为本药正名。《中药学》药名同此，作为开窍药。

---

① 同臭黄合为丸：“合为丸”三字原脱。据《证类本草》卷十三“安息香”引“海药”补此三字。臭黄，据同书卷九“雄黄”引“颂曰：有形色似真而气臭者名臭黄”，乃雄黄之一种。

② 狐狸：作为病名，即狐魅。指一种神志不宁，言语行为异常的精神病证。古人认为可能与受狐妖蛊惑有关。

本品为金缕梅科植物苏合香树干渗出的香树脂经加工精制而成。

龙脑香《唐本草》

【气味】辛、苦，微寒，无毒。[珣曰]苦、辛，温，无毒。[元素曰]热。阳中之阳。

【主治】妇人难产，研末少许，新汲水服，立下。《别录》。心腹邪气，风湿积聚，耳聋，明目，去目赤肤翳。《唐本》。内外障眼，镇心秘精，治三虫五痔。李珣。散心盛有热。好古。入骨，治骨痛。李杲。治大肠脱。元素。疗喉痹脑痛，鼻瘜齿痛，伤寒舌出，小儿痘陷，通诸窍，散郁火。时珍。

【发明】[宗奭曰]此物大通利关隔热塞，大人、小儿风涎闭塞，及暴得惊热，甚为济用。然非常服之药，独行则势弱，佐使则有功。于茶亦相宜，多则掩茶气味。其清香为百药之先，万物中香无出其右者。[震亨曰]龙脑属火。世知其寒而通利，然未达其热而轻浮飞越，喜其香而贵细，动辄与麝同为桂、附之助。然人之阳易动，阴易亏，不可不思。[杲曰]龙脑入骨，风病在骨髓者宜用之。若风在血脉肌肉，辄用脑、麝，反引风入骨髓，如油入面，莫之能出也。[王纶曰]龙脑大辛善走，故能散热，通利结气。目痛、喉痹、下疳诸方多用之者，取其辛散也。人欲死者吞之，为气散尽也。世人误以为寒，不知其辛散之性似乎凉尔。诸香皆属阳，岂有香之至者而性反寒乎？[时珍曰]古方眼科、小儿科皆言龙脑辛凉，能入心经，故治目病、惊风方多用之。痘疮心热、血瘀倒靥者，用引猪血直入心窍，使毒气宣散于外，则血活痘发。其说皆似是而实未当也。目病、惊病、痘病，皆火病也。火郁则发之，从治之法，辛主发散故尔。其气先入肺，传于心脾，能走能散，使壅塞通利，则经络条达而惊热自平，疮毒能出。用猪心血能引龙脑入心经，非龙脑能入心也。沈存中《良方》云：痘疮稠密，盛则变黑者。用生豮猪血一橡斗，龙脑半分，温酒和服。潘氏云：一女病发热腰痛，手足厥逆，日加昏闷，形证极恶，疑是痘候。时暑月，急取屠家败血，倍用龙脑和服。得睡，须臾一身疮出而安。若非此方则横夭矣。又宋文天祥、贾似道皆服脑子求死不得，惟廖莹中以热酒服数握，九窍流血而死。此非脑子有毒，乃热酒引其辛香，散溢经络，气血沸乱而然尔。

【附方】旧二，新十二。目生肤翳。龙脑末一两，日点三五度。《圣济总录》。目赤目膜。龙脑、雄雀屎各八分，为末，以人乳汁一合调成膏。日日点之，无有不验。《圣惠方》。头目风热。上攻，用龙脑末半两，南蓬砂末一两，频嗃两鼻。《御药院方》。头脑疼痛。片脑一钱，纸卷作捻，烧烟熏鼻，吐出痰涎即愈。《寿域方》。风热喉痹。灯心一钱，黄柏五分，并烧存性，白矾七分煅过，冰片脑三分，为末。每以一二分吹患处。此陆一峰家传绝妙方也。《濒湖集简方》。鼻中息肉。垂下者，用片脑点之，自入。《集简方》。伤寒舌出。过寸者，梅花片脑半分，为末。掺之，随手即愈。洪迈《夷坚志》。中风牙噤。无门下药者，开关散揩之。五月五日午时，用龙脑、天南星等分为末。每以一字揩齿二三十遍，其口自开。牙齿疼痛。梅花脑、朱砂末各少许，揩之立止。《集简方》。痘疮狂躁。心烦气喘，妄语或见鬼神,疮色赤未透者。《经验后方》用龙脑一钱细研,旋以猪心血丸芡子大。每服一丸,紫草汤下。少时心神便定,得睡疮发。《总微论》用豮猪第二番血清半杯,酒半杯,和匀,入龙脑一分,温服。良久利下瘀血一二行,疮即红活。此治痘疮黑黡候恶,医所不治者,百发百中。**内外痔疮**。片脑一二分,葱汁化,搽之。《简便方》。**酒齄鼻赤**。脑子、真酥,频搽。《普济方》。**梦漏口疮**。经络中火邪,梦漏恍惚,口疮咽燥。龙脑三钱,黄柏三两,为末,蜜丸梧子大。每麦门冬汤下十丸。《摘玄方》。

【按语】《纲目》以龙脑香为本药正名,别名片脑。《中药学》以冰片为名,作为开窍药。现代作为冰片使用的有多种。冰片指龙脑香科植物龙脑香树脂的加工品;或龙脑香树的树干、树枝切碎,经蒸馏冷却而得的结晶,习称"龙脑冰片",亦称"梅片"。由菊科植物艾纳香的新鲜叶经提取加工制成的结晶,称"艾片";由樟科植物樟的新鲜枝、叶经提取加工制成,称"天然冰片"。现多用松节油、樟脑等,经化学方法合成,称"合成龙脑"。

樟《拾遗》

樟材

[气味]辛,温,无毒。

[主治]恶气中恶心腹痛,鬼疰,霍乱腹胀,宿食不消,常吐酸臭水,酒煮服,无药处用之。煎汤,浴脚气疥癣风痒。作履,除脚气。藏器。

[发明][时珍曰]霍乱及干霍乱须吐者,以樟木屑煎浓汁吐之,甚良。又中恶、鬼气卒死者,以樟木烧烟熏之,待苏乃用药。此物辛烈香窜,能去湿气、辟邪恶故也。

[附方]新一。**手足痛风**:冷痛如虎咬者。用樟木屑一斗,急流水一石,煎极滚泡之,乘热安足于桶上熏之。以草荐围住,勿令汤气入目。其功甚捷,此家传经验方也。虞抟《医学正传》。

【按语】《纲目》以樟为此药正名。《中药学》以樟脑为名,作为攻毒杀虫止痒药。本品为樟科植物樟的干枝、叶及根部经加工提取制得的结晶。

卢会《开宝》

【气味】苦,寒,无毒。

【主治】热风烦闷,胸膈间热气,明目镇心,小儿癫痫惊风,疗五疳,杀三虫及痔病疮瘘,解巴豆毒。《开宝》。主小儿诸疳热。李珣。单用杀疳蛔。吹鼻杀脑疳,除鼻痒。甄权。研末,傅䘌齿甚妙。治湿癣出黄汁。苏颂。

【发明】[时珍曰]芦荟乃厥阴经药也。其功专于杀虫清热。已上诸病,皆热与虫所生故也。[颂曰]唐刘禹锡《传信方》云:予少年曾患癣,初在颈项间,后延上左耳,遂成湿疮浸淫。用斑蝥、狗胆、桃根诸药,徒令蜇蠚,其疮转盛。偶于楚州,卖药人教用芦荟一两,炙甘草半两,研末,先以温浆水洗癣,拭净傅之,立干便瘥。真神奇也。

【附方】新一。**小儿脾疳**。芦荟、使君子等分,为末。每米饮服一二钱。《卫生易简方》。

【按语】《纲目》以卢会为本药正名。《中药学》以芦荟为名,作为泻下药中之

攻下药。本品为百合科植物库拉索芦荟、好望角芦荟或其他同属近缘植物叶的汁液浓缩干燥物。

檗木《本经》

【气味】苦，寒，无毒。[元素曰]性寒味苦，气味俱厚，沉而降，阴也。又云：苦厚微辛，阴中之阳。入足少阴经，为足太阳引经药。[好古曰]黄芩、栀子入肺，黄连入心，黄柏入肾，燥湿所归，各从其类也。故《活人书》四味解毒汤，乃上下内外通治之药。[之才曰]恶干漆，伏硫黄。

【主治】五脏肠胃中结热，黄疸肠痔，止泄痢，女子漏下赤白，阴伤蚀疮。《本经》。疗惊气在皮间，肌肤热赤起，目热赤痛，口疮。久服通神。《别录》。热疮疱起，虫疮，血痢，止消渴，杀蛀虫。藏器。男子阴痿，及傅茎上疮，治下血如鸡鸭肝片。甄权。安心除劳，治骨蒸，洗肝明目，多泪，口干心热，杀疳虫，治蛔心痛，鼻衄，肠风下血，后分急热肿痛。大明。泻膀胱相火，补肾水不足，坚肾壮骨髓，疗下焦虚，诸痿瘫痪，利下窍，除热。元素。泻伏火，救肾水，治冲脉气逆，不渴而小便不通，诸疮痛不可忍。李杲。得知母，滋阴降火。得苍术，除湿清热，为治痿要药。得细辛，泻膀胱火，治口舌生疮。震亨。傅小儿头疮。时珍。

【发明】[元素曰]黄柏之用有六：泻膀胱龙火，一也；利小便结，二也；除下焦湿肿，三也；治痢疾先见血，四也；脐中痛，五也；补肾不足，壮骨髓，六也。凡肾水膀胱不足，诸痿厥腰无力，于黄芪汤中加用，使两足膝中气力涌出，痿软即便去也，乃瘫痪必用之药。蜜炒研末，治口疮如神。故《雷公炮炙论》云：口疮舌坼，立愈黄、酥。谓以酥炙根黄，含之也。[杲曰]黄柏、苍术，乃治痿要药。凡去下焦湿热作肿及痛，并膀胱有火邪，并小便不利及黄涩者，并用酒洗黄柏、知母为君，茯苓、泽泻为佐。凡小便不通而口渴者，邪热在气分，肺中伏热不能生水，是绝小便之源也。法当用气味俱薄、淡渗之药，猪苓、泽泻之类，泻肺火而清肺金，滋水之化源。若邪热在下焦血分，不渴而小便不通者，乃《素问》所谓无阴则阳无以生，无阳则阴无以化。膀胱者，州都之官，津液藏焉，气化则能出矣。法当用气味俱厚、阴中之阴药治之，黄柏、知母是也。长安王善夫病小便不通，渐成中满，腹坚如石，脚腿裂破出水，双睛凸出，饮食不下，痛苦不可名状。治满、利小便、渗泄之药服遍矣。予诊之曰：此乃奉养太过，膏粱积热，损伤肾水，致膀胱久而干涸，小便不化，火又逆上，而为呕哕，《难经》所谓关则不得小便，格则吐逆者。洁古老人言：热在下焦，但治下焦，其病必愈。遂处以北方寒水所化大苦寒之药，黄柏、知母各一两，酒洗焙碾，入桂一钱为引，熟水丸如芡子大。每服二百丸，沸汤下。少时如刀刺前阴火烧之状，溺如瀑泉涌出，床下成流，顾盼之间，肿胀消散。《内经》云：热者寒之。肾恶燥，急食辛以润之。以黄柏之苦寒泻热、补水润燥为君，知母之苦寒泻肾火为佐，肉桂辛热为使，寒因热引也。[震亨曰]黄柏走至阴，有泻火补阴之功，非阴中之火，不可用也。火有二：君火者，人火也，心火也，可以湿伏，可以水灭，可以直折，黄连之属可以制之；相火者，天火也，龙雷之火也，阴火也，不可以水湿折之，当从其性而伏之，惟黄柏之属可以降之。[时珍曰］古书言知母佐黄柏，滋阴降火，有金水相生之义。黄柏无知母，犹水母之无虾也。盖黄柏能制膀胱、命门阴中之火，知母能清肺金，滋肾水之化源。故洁古、东垣、丹溪皆以为滋阴降火要药，上古所未言也。盖气为阳，血为阴。邪火煎熬，则阴血渐涸，故阴虚火动之病须之。然必少壮气盛能食者，用之相宜。若中气不足而邪火炽甚者，久服则有寒中之变。近时虚损，及纵欲求嗣之人，用补阴药，往往以此二味为君，日日服饵。降令太过，脾胃受伤，真阳暗损，精气不暖，致生他病。盖不知此物苦寒而滑渗，且苦味久服，有反从火化之害。故叶氏《医学统旨》有四物加知母、黄柏，久服伤胃，不能生阴之戒。

【附方】旧十二，新三十一。**阴火为病**。大补丸：用黄柏去皮，盐、酒炒褐，为末，水丸梧子大。血虚，四物汤下；气虚，四君子汤下。丹溪方。**男女诸虚**。孙氏《集效方》坎离丸：治男子、妇人诸虚百损，小便淋漓，遗精白浊等证。黄柏去皮切二斤，熟糯米一升，童子小便浸之，九浸九晒，蒸过晒研，为末，酒煮面糊丸梧子大。每服一百丸，温酒送下。**上盛下虚**。水火偏盛，消中等证。黄柏一斤，分作四分，用醇酒、蜜汤、盐水、童尿浸洗，晒炒为末，以知母一斤，去毛切捣，熬膏和丸梧子大。每服七十丸，白汤下。《活人心统》。**四治坎离诸丸**。方见草部“苍术”下。**脏毒痔漏**。下血不止，孙探玄《集效方》柏皮丸：用川黄柏皮刮净一斤，分作四分，三分用酒、醋、童尿各浸七日，洗晒焙，一分生炒黑色为末，炼蜜丸梧子大。每空心温酒下五十丸。久服除根。杨诚《经验方》百补丸：专治诸虚赤白浊。用川柏皮刮净一斤，分作四分，用酒、蜜、人乳、糯米泔各浸透，炙干切研，廪米饭丸。如上法服。又陆一峰柏皮丸：黄柏一斤，分作四分，三分用醇酒、盐汤、童尿各浸二日，焙研，一分用酥炙研末，以猪脏一条去膜，入药在内扎，煮熟捣丸。如上法服之。**下血数升**。黄柏一两去皮，鸡子白涂炙为末，水丸绿豆大。每服七丸，温水下。名金虎丸。《普济方》。**小儿下血**。或血痢。黄柏半两，赤芍药四钱，为末，饭丸麻子大。每服一二十丸，食前米饮下。阎孝忠《集效方》。**妊娠下痢**。白色，昼夜三五十行，根黄厚者蜜炒令焦为末，大蒜煨熟，去皮捣烂，和丸梧子大。每空心米饮下三五十丸，日三服。神妙不可述。《妇人良方》。**小儿热泻**。黄柏削皮焙为末，用米汤和丸粟米大。每服一二十丸，米汤下。《十全博救方》。**赤白浊淫**。及梦泄精滑。真珠粉丸：黄柏炒、真蛤粉各一斤，为末，滴水丸桐子大。每服一百丸，空心温酒下。黄柏苦而降火，蛤粉咸而补肾也。又方：加知母炒、牡蛎粉煅、山药炒，等分为末，糊丸梧子大。每服八十丸，盐汤下。《洁古家珍》。**积热梦遗**。心忪恍惚，膈中有热，宜清心丸主之。黄柏末一两，片脑一钱，炼蜜丸梧子大。每服十五丸，麦门冬汤下。此大智禅师方也。许学士《本事方》。**消渴尿多**。能食，黄柏一斤，水一升，煮三五沸，渴即饮之，恣饮数日即止。韦宙《独行方》。**呕血热极**。黄柏蜜涂，炙干为末。麦门冬汤调服二钱，立瘥。《经验方》。**时行赤目**。黄柏去粗皮，为末，湿纸包裹，黄泥固，煨干。每用一弹子大，纱帕包之，浸水一盏，饭上蒸熟，乘热熏洗，极效。此方有金木水火土，故名五行汤。一丸可用三二次。《龙木论》。**婴儿赤目**。在蓐内者，人乳浸黄柏汁点之。《小品方》。

眼目昏暗。每旦含黄柏一片，吐津洗之。终身行之，永无目疾。《普济方》。**卒喉痹痛**。黄柏片含之。又以一斤，酒一斗，煮二沸，恣饮便愈。《肘后方》。**咽喉卒肿**。食饮不通，苦酒和黄柏末傅之，冷即易。《肘后方》。**小儿重舌**。黄柏浸苦竹沥点之。《千金方》。**口舌生疮**。《外台》用黄柏含之良。《深师》用蜜渍取汁，含之吐涎。寇氏《衍义》治心脾有热，舌颊生疮。蜜炙黄柏、青黛各一分，为末，入生龙脑一字。掺之吐涎。赴筵散：用黄柏、细辛等分为末，掺。或用黄柏、干姜等分，亦良。**口疳臭烂**。绿云散：用黄柏五钱，铜绿二钱，为末。掺之，漱去涎。《三因方》。**鼻疳有虫**。黄柏二两，冷水浸一宿，绞汁温服。《圣惠方》。**鼻中生疮**。黄柏、槟榔末，猪脂和傅。《普济方》。**唇疮痛痒**。黄柏末，以蔷薇根汁调涂，立效。《圣济录》。**鬈毛毒疮**。生头中，初生如蒲桃，痛甚。黄柏一两，乳香二钱半，为末，槐花煎水调作饼，贴于疮口。《普济方》。**小儿囟肿**。生下即肿者，黄柏末水调，贴足心。《普济方》。**伤寒遗毒**。手足肿痛欲断，黄柏五斤，水三升煮，渍之。《肘后方》。**痈疽乳发**。初起者，黄柏末和鸡子白涂之，干即易。《梅师方》。**痈疽肿毒**。黄柏皮炒、川乌头炮等分，为末。唾调涂之，留头，频以米泔水润湿。《集简方》。**小儿脐疮**。不合者，黄柏末涂之。《子母秘录》。**小儿脓疮**。遍身不干，用黄柏末，入枯矾少许，掺之即愈。杨起《简便方》。**男子阴疮**。有二种：一者阴蚀作臼脓出，一者只生热疮。热疮用黄柏、黄芩等分，煎汤洗之。仍以黄柏、黄连作末，傅之。又法：黄柏煎汤洗之，涂以白蜜。《肘后方》。**臁疮热疮**。黄柏末一两，轻粉三钱，猪胆汁调搽之。或只用蜜炙黄柏一味。**火毒生疮**。凡人冬月向火，火气入内，两股生疮，其汁淋漓。用黄柏末掺之，立愈。一妇病此，人无识者，但用此而愈。张杲《医说》。**冻疮裂痛**。乳汁调黄柏末，涂之。《儒门事亲》。**自死肉毒**。自死六畜有毒。以黄柏末，水服方寸匕。《肘后方》。**敛疮生肌**。黄柏末，面糊调涂，效。《宣明方》。

【按语】《纲目》以檗木为本药正名，别名黄檗，而将“黄柏”作为俗名。《中药学》以黄柏为名，作为清热药中之清热燥湿药。药物来源为芸香科植物黄皮树的干燥树皮。

厚朴《本经》

皮

【气味】苦，温，无毒。[《别录》曰]大温。[吴普曰]神农、岐伯、雷公：苦，无毒。李当之：小温。[权曰]苦、辛，大热。[元素曰]气温，味苦、辛。气味俱厚，体重浊而微降，阴中阳也。[杲曰]可升可降。[之才曰]干姜为之使。恶泽泻、硝石、寒水石。忌豆，食之动气。

【主治】中风伤寒，头痛寒热，惊悸，气血痹，死肌，去三虫。《本经》。温中益气，消痰下气，疗霍乱及腹痛胀满，胃中冷逆，胸中呕不止，泄痢淋露，除惊，去留热心烦满，厚肠胃。《别录》。健脾，治反胃，霍乱转筋，冷热气，泻膀胱及五脏一切气，妇人产前产后腹脏不安，杀肠中虫，明耳目，调关节。大明。治积年冷气，腹内雷鸣虚吼，宿食不消，去结水，破宿血，化水谷，止吐酸水，大温胃气，治冷痛，主病人虚而尿白。甄权。主肺气胀，满膨而喘咳。好古。

【发明】[宗奭曰]厚朴平胃散中用，最调中，至今此药盛行，既能温脾胃，又能走冷气，为世所须也。[元素曰]厚朴之用有三：平胃，一也；去腹胀，二也；孕妇忌之，三也。虽除腹胀，若虚弱人，宜斟酌用之，误服脱人元气。惟寒胀大热药中兼用，乃结者散之之神药也。[震亨曰]厚朴属土，有火。其气温，能泻胃中之实也，平胃散用之。佐以苍术，正为泻胃中之湿，平胃土之太过，以致于中和而已，非谓温补脾胃也。习以成俗，皆谓之补，哀哉！其治腹胀者，因其味辛以提其滞气，滞行则宜去之。若气实人误服参、芪药多补气，胀闷或作喘，宜此泻之。[好古曰]本草言厚朴治中风伤寒头痛，温中益气，消痰下气，厚肠胃，去腹满，果泄气乎？果益气乎？盖与枳实、大黄同用，则能泄实满，所谓消痰下气是也。若与橘皮、苍术同用，则能除湿满，所谓温中益气是也。与解利药同用，则治伤寒头痛；与泻痢药同用，则厚肠胃。大抵其性味苦温，用苦则泄，用温则补也。故成无己云：厚朴之苦，以泄腹满。[杲曰]苦能下气，故泄实满；温能益气，故散湿满。

【附方】旧七，新七。**厚朴煎丸**。孙兆尝云：补肾不如补脾。脾胃气壮，则能饮食。饮食既进，则益营卫，养精血，滋骨髓。是以《素问》云：精不足者补之以味，形不足者补之以气。此药大补脾胃虚损，温中降气，化痰进食，去冷饮、呕吐、泄泻等证。用厚朴去皮剉片，用生姜二斤连皮切片，以水五升同煮干，去姜，焙朴。以干姜四两，甘草二两，再同厚朴以水五升煮干，去草，焙姜、朴，为末。用枣肉、生姜同煮熟，去姜，捣枣和丸梧子大。每服五十丸，米饮下。一方加熟附子。王璆《百一选方》。**痰壅呕逆**。心胸满闷，不下饮食，厚朴一两，姜汁炙黄，为末。非时米饮调下二钱匕。《圣惠方》。**腹胀脉数**。厚朴三物汤：用厚朴半斤，枳实五枚，以水一斗二升，煎取五升，入大黄四两，再煎三升。温服一升。转动更服，不动勿服。张仲景《金匮要略》。**腹痛胀满**。厚朴七物汤：用厚朴半斤制，甘草、大黄各三两，枣十枚，大枳实五枚，桂二两，生姜五两，以水一斗，煎取四升。温服八合，日三。呕者，加半夏五合。《金匮要略》。**男女气胀**。心闷，饮食不下，冷热相攻，久患不愈。厚朴姜汁炙焦黑，为末。以陈米饮调服二钱匕，日三服。《斗门方》。**反胃止泻**。方同上。**中满洞泻**。厚朴、干姜等分，为末，蜜丸梧子大。每服五十丸，米饮下。《鲍氏方》。**小儿吐泻**。胃虚及有痰惊，梓朴散。用梓州厚朴一两，半夏汤泡七次，姜汁浸半日晒干一钱，以米泔三升同浸一百刻，水尽为度。如未尽，少加火熬干。去厚朴，只研半夏。每服半钱或一字，薄荷汤调下。钱乙《小儿直诀》。**霍乱腹痛**。厚朴汤：用厚朴炙四两，桂心二两，枳实五枚，生姜二两，水六升，煎取二升，分三服。此陶隐居方也。唐石泉公王方庆《广南方》云：此方不惟治霍乱，凡诸病皆治。《圣惠方》用厚朴姜汁炙，研末。新汲水服二钱，如神。**下痢水谷**。久不瘥者，厚朴三两，黄连三两，水三升，煎一升，空心细服。《梅师方》。**大肠干结**。厚朴生研，猪脏煮捣和丸梧子大。每姜水下三十丸。《十便良方》。**尿浑白浊**。心脾不调，肾气浑浊，用厚朴姜汁炙一两，白茯苓一钱，水、酒各一碗，煎一碗，温服。《经验良方》。**月水不通**。厚朴三两炙切，水三升，煎一升，分二服，空心饮。不过三四剂，神验。一加桃仁、红花。《梅师方》。

【按语】《纲目》以厚朴为本药正名。《中药学》药名同此，作为化湿药。并收入厚朴花作为附药。厚朴为木兰科植物厚朴或凹叶厚朴的干燥树皮、根皮及枝皮，厚朴花为厚朴树的干燥花蕾。

杜仲《本经》

皮

【气味】辛，平，无毒。[《别录》曰]甘，温。[权曰]苦，暖。[元素曰]性温，味辛、甘。气味俱薄，沉而降，阴也。[杲曰]阳也，降也。[好古曰]肝经气分药也。[之才曰]恶玄参、蛇蜕皮。

【主治】腰膝痛，补中，益精气，坚筋骨，强志，除阴下痒湿，小便余沥。久服轻身耐老。《本经》。脚中酸疼，不欲践地。《别录》。治肾劳，腰脊挛。大明。肾冷，臂腰痛。人虚而身强直，风也。腰不利，加而用之。甄权。能使筋骨相着。李杲。润肝燥，补肝经风虚。好古。

【发明】[时珍曰]杜仲古方只知滋肾，惟王好古言是肝经气分药，润肝燥，补肝虚，发昔人所未发也。盖肝主筋，肾主骨。肾充则骨强，肝充则筋健。屈伸利用，皆属于筋。杜仲色紫而润，味甘微辛，其气温平。甘温能补，微辛能润。故能入肝而补肾，子能令母实也。按庞元英《谈薮》云：一少年新娶，后得脚软病，且疼甚。医作脚气治不效。路钤孙琳诊之。用杜仲一味，寸断片拆，每以一两，用半酒、半水一大盏煎服。三日能行，又三日全愈。琳曰：此乃肾虚，非脚气也。杜仲能治腰膝痛，以酒行之，则为效容易矣。

【附方】旧三，新三。**青娥丸。**方见"补骨脂"下。**肾虚腰痛。**崔元亮《海上集验方》用杜仲去皮炙黄一大斤，分作十剂。每夜取一剂，以水一大升，浸至五更，煎三分减一，取汁，以羊肾三四枚切下，再煮三五沸，如作羹法，和以椒、盐，空腹顿服。《圣惠方》入薤白七茎。《箧中方》加五味子半斤。**风冷伤肾。**腰背虚痛，杜仲一斤切炒，酒二升，渍十日，日服三合。此陶隐居得效方也。《三因方》为末，每旦以温酒服二钱。**病后虚汗。**及眠中流汗。杜仲、牡蛎等分，为末。卧时水服五匕，不止更服。《肘后方》。**频惯堕胎。**或三四月即堕者，于两月前以杜仲八两，糯米煎汤浸透，炒去丝，续断二两酒浸，焙干为末，以山药五六两，为末作糊丸梧子大。每服五十丸，空心米饮下。《肘后方》用杜仲焙研，枣肉为丸。糯米饮下。杨起《简便方》。**产后诸疾。**及胎脏不安。杜仲去皮，瓦上焙干，木臼捣末，煮枣肉和丸弹子大。每服一丸，糯米饮下，日二服。《胜金方》。

【按语】《纲目》以杜仲为本药正名。《中药学》药名同此，作为补虚药中之补阳药。并以杜仲叶为名，收作附药。杜仲为杜仲科植物杜仲的干燥树皮，杜仲叶为杜仲的干燥叶。

椿樗《唐本草》

叶

【气味】苦，温，有小毒。[诜曰]椿芽多食动风，熏十二经脉、五脏六腑，令人神昏血气微。若和猪肉、热面频食则中满，盖拥经络也。［时珍曰］椿叶无毒，樗叶有小毒。

【主治】煮水，洗疮疥风疽。樗木根叶尤良。《唐本》。白秃不生发，取椿、桃、楸叶心捣汁，频涂之。时珍。嫩芽瀹食，消风祛毒。《生生编》。

白皮及根皮

【气味】苦，温，无毒。［权曰］微热。［震亨曰］凉而燥。［藏器曰］樗根有小毒。［时珍曰］樗根制硫黄、砒石、黄金。

【主治】疳䘌。樗根尤良。《唐本》。去口鼻疳虫，杀蛔虫疥䘌，鬼注传尸，蛊毒下血及赤白久痢。藏器。得地榆，止疳痢。萧炳。止女子血崩，产后血不止，赤带，肠风泻血不住，肠滑泻，缩小便。蜜炙用。大明。利溺涩。雷敩。治赤白浊，赤白带，湿气下痢，精滑梦遗，燥下湿，去肺胃陈积之痰。震亨。

【发明】［诜曰］女子血崩及产后血不止，月信来多并赤带下。宜取东引细椿根一大握洗净，以水一大升煮汁，分服便断。小儿疳痢，亦宜多服。仍取白皮一握，粳米五十粒，葱白一握，炙甘草三寸，豉两合，水一升，煮半升，以意服之。枝叶功用皆同。［震亨曰］椿根白皮，性凉而能涩血。凡湿热为病，泻痢浊带，精滑梦遗诸证，无不用之，有燥下湿及去肺胃陈痰之功。治泄泻，有除湿实肠之力。但痢疾滞气未尽者，不可遽用。宜入丸散，亦可煎服，不见有害。予每用炒研糊丸，看病作汤使，名固肠丸也。［时珍曰］椿皮色赤而香，樗皮色白而臭，多服微利人。盖椿皮入血分而性涩，樗皮入气分而性利，不可不辨。其主治之功虽同，而涩利之效则异，正如茯苓、芍药，赤、白颇殊也。凡血分受病不足者，宜用椿皮；气分受病有郁者，宜用樗皮，此心得之微也。《乾坤生意》治疮肿下药，用樗皮以无根水研汁，服二三碗，取利数行，是其验矣。故陈藏器言樗皮有小毒，盖有所试也。［宗奭曰］洛阳一女子，年四十六七，耽饮无度，多食鱼蟹，畜毒在脏，日夜二三十调，大便与脓血杂下，大肠连肛门痛不堪任。医以止血痢药不效，又以肠风药则益甚，盖肠风则有血无脓。如此半年余，气血渐弱，食减肌瘦。服热药则腹愈痛，血愈下；服凉药即注泄食减，服温平药则病不知。如此期年，垂命待尽。或人教服人参散，一服知，二服减，三服脓血皆定，遂常服之而愈。其方治大肠风虚，饮酒过度，挟热下痢脓血痛甚，多日不瘥。用樗根白皮一两，人参一两，为末。每服二钱，空心温酒调服，米饮亦可。忌油腻、湿面、青菜、果子、甜物、鸡、猪、鱼、羊、蒜、薤等。

【附方】旧六，新十。去鬼气。樗根一握细切，以童儿小便二升，豉一合，浸一宿，绞汁煎一沸。三五日一度，服之。《陈藏器本草》。小儿疳疾。椿白皮日干二两为末，以粟米淘净研浓汁和丸梧子大。十岁三四丸，米饮下，量人加减。仍以一丸纳竹筒中，吹入鼻内，三度良。《子母秘录》。小儿疳痢。困重者，用樗白皮捣粉，以水和枣作大馄饨子。日晒少时，又捣，如此三遍，以水煮熟，空肚吞七枚。重者不过七服。忌油腻、热面、毒物。又方：用樗根浓汁一蚬壳，和粟米泔等分灌下部。再度即瘥，其验如神。大人亦宜。《外台秘要》。休息痢疾。日夜无度，腥臭不可近，脐腹撮痛。东垣《脾胃论》用椿根白皮、诃黎勒各半两，母丁香三十个，为末，醋糊丸梧子大。每服五十丸，米饮下。唐瑶《经验方》用椿根白皮东南行者，长流水内漂三日，去黄皮焙，为末。每一两加木香二钱，粳米饭为丸。每服一钱二分，空腹米饮下。**水谷下利**。及每至立秋前后即患痢，兼腰痛。取樗根一大两捣筛，以好面捻作馄饨如皂子大，水煮熟。每日空心服十枚。并无禁忌，神良。刘禹锡《传信方》。**下利清血**。腹中刺痛，椿根白皮洗刮晒研，醋糊丸梧子大。每空心米饮下三四十丸。一加苍术、枳壳减半。《经验方》。**脏毒下痢**。赤白，用香椿洗刮取皮，日干为末。饮下一钱，立效。《经验方》。**脏毒下血**。温白丸：用椿根白皮去粗皮，酒浸晒研，枣肉和丸梧子大。每淡酒服五十丸。或酒糊丸亦可。《儒门事亲》。**下血经年**。樗根三钱，水一盏，煎七分，入酒半盏服。或作丸服。虚者加人参等分。即虎眼树。《仁存方》。**血痢下血**。腊月日未出时，取背阴地北引樗根皮，东流水洗净，挂风处阴干，为末。每二两入寒食面一两，新汲水丸梧子大，阴干。每服三十丸，水煮滚，倾出，温水送下。忌见日，则无效。名如神丸。《普济方》。**脾毒肠风**。因营卫虚弱，风气袭之，热气乘之，血渗肠间，故大便下血。用臭椿根刮去粗皮焙干四两，苍术米泔浸焙、枳壳麸炒各一两，为末，醋糊丸如梧子大。每服五十丸，米饮下，日三服。《本事方》。**产后肠脱**。不能收拾者，樗枝取皮焙干一握，水五升，连根葱五茎，汉椒一撮，同煎至三升，去滓，倾盆内。乘热熏洗，冷则再热，一服可作五次用，洗后睡少时。忌盐、酢、酱、面、发风毒物，及用心劳力等事。年深者亦治之。《妇人良方》。**女人白带**。椿根白皮、滑石等分，为末，粥丸梧子大。每空腹白汤下一百丸。又方：椿根白皮一两半，干姜炒黑、白芍药炒黑、黄柏炒黑各二钱，为末。如上法丸服。丹溪方。**男子白浊**。方同上。

荚

【主治】大便下血。《嘉祐》。

【附方】新三。**肠风泻血**。椿荚半生半烧，为末。每服二钱，米饮下。《普济方》。**误吞鱼刺**。《生生编》用椿树子烧研，酒服二钱。《保寿堂方》用香椿树子阴干半碗，擂碎，热酒冲服，良久连骨吐出。**洗头明目**。用凤眼草，即椿树上丛生荚也，烧灰淋水洗头，经一年，眼如童子。加椿皮灰尤佳。正月七日、二月八日、三月四日、四月五日、五月二日、六月四日、七月七日、八月三日、九月二十日、十月二十三日、十一月二十九日、十二月十四日洗之。《卫生易简方》。

【按语】《纲目》以椿樗为本药正名，包括香者名椿，臭者名樗。《中药学》以椿皮为名，作为收涩药中之固精缩尿止带药。本品为苦木科植物臭椿的干燥树皮及根皮，故实际上是《纲目》所指之樗皮。

海桐《开宝》

木皮

【气味】苦，平，无毒。［大明曰］温。

【主治】霍乱中恶，赤白久痢，除疳䘌疥癣，牙齿虫痛，并煮服及含之。水浸洗目，除肤赤。《开宝》。主腰脚不遂，血脉顽痹，腿膝疼痛，赤白泻痢。李珣。去风杀虫。煎汤洗赤目。时珍。

【发明】［颂曰］古方多用浸酒治风蹶。南唐筠州刺史王绍颜撰《续传信方》

云:顷年予在姑孰,得腰膝痛不可忍。医以肾脏风毒攻刺诸药莫疗。因览刘禹锡《传信方》,备有此验。修服一剂,便减五分。其方用海桐皮二两,牛膝、芎䓖、羌活、地骨皮、五加皮各一两,甘草半两,薏苡仁二两,生地黄十两,并净洗焙干剉,以绵包裹,入无灰酒二斗浸之,冬二七,夏一七。空心饮一盏,每日早、午、晚各一次,长令醺醺。此方不得添减,禁毒食。[时珍曰]海桐皮能行经络,达病所。又入血分,及去风杀虫。

【附方】新三。风癣有虫。海桐皮、蛇床子等分,为末,以腊猪脂调,搽之。艾元英《如宜方》。风虫牙痛。海桐皮煎水漱之。《圣惠方》。中恶霍乱。海桐皮煮汁服之。《圣济总录》。

刺桐花

【主治】止金疮血,殊效。苏颂。

【按语】《纲目》以海桐为本药正名。《中药学》以海桐皮为名,作为祛风湿药中之祛风湿热药。药物来源为豆科植物刺桐或乔木刺桐的树皮。

楝《本经》

实

【气味】苦,寒,有小毒。[元素曰]酸、苦,平。阴中之阳。[时珍曰]得酒煮,乃寒因热用也。茴香为之使。

【主治】温疾伤寒,大热烦狂,杀三虫,疥疡,利小便水道。《本经》。主中大热狂,失心躁闷,作汤浴,不入汤使。甄权。入心及小肠,止上下部腹痛。李杲。泻膀胱。好古。治诸疝虫痔。时珍。

【发明】[元素曰]热厥暴痛,非此不能除。[时珍曰]楝实导小肠、膀胱之热,因引心包相火下行,故心腹痛及疝气为要药。甄权乃言不入汤使,则《本经》何以有治热狂、利小便之文耶?近方治疝,有四治、五治、七治诸法,盖亦配合之巧耳。

【附方】旧三,新八。热厥心痛。或发或止,身热足寒,久不愈者。先灸太溪、昆仑,引热下行。内服金铃散:用金铃子、玄胡索各一两,为末。每服三钱,温酒调下。洁古《活法机要》。小儿冷疝。气痛,肤囊浮肿,金铃子去核五钱,吴茱萸二钱半,为末。酒糊丸黍米大。每盐汤下二三十丸。《全幼心鉴》。丈夫疝气。本脏气伤,膀胱连小肠等气。金铃子一百个,温汤浸过去皮,巴豆二百个,微打破,以面二升,同于铜铛内炒至金铃子赤为度。放冷取出,去核为末,巴、面不用。每服三钱,热酒或醋汤调服。一方入盐炒茴香半两。《经验方》。癞疝肿痛。《澹寮方》楝实丸:治钓肾偏坠,痛不可忍。用川楝子肉五两,分作五分。一两用破故纸二钱炒黄,一两用小茴香三钱、食盐半钱同炒,一两用莱菔子一钱同炒,一两用牵牛子三钱同炒,一两用斑蝥七枚去头足同炒。拣去食盐、莱菔、牵牛、斑蝥,只留故纸、茴香,同研为末,以酒打面糊丸梧子大。每空心酒下五十丸。《得效方》楝实丸:治一切疝气肿痛,大有神效。用川楝子酒润取肉一斤,分作四分。四两用小麦一合,斑蝥四十九个,同炒熟,去蝥;四两用小麦一合,巴豆四十九枚,同炒熟,去豆;四两用小麦一合,巴戟肉一两,同炒熟,去戟;四两用小茴香一合,食盐一两,同炒熟,去盐。加破故纸酒炒一两,广木香不见火一两,为末,酒煮面糊丸梧子大。每服五十丸，盐汤空心下，日三服。《直指方》楝实丸：治外肾胀大，麻木痛破，及奔豚疝气。用川楝子四十九个，分七处切取肉。七个用小茴香五钱同炒，七个用破故纸二钱半同炒，七个用黑牵牛二钱半同炒，七个用食盐二钱同炒，七个用萝卜子二钱半同炒，七个用巴豆十四个同炒，七个用斑蝥十四个去头足同炒。拣去萝卜子、巴豆、斑蝥三味不用。入青木香五钱，南木香、官桂各二钱半，为末，酒煮面糊丸桐子大。每服三十丸，食前用盐汤下，一日三服。**脏毒下血**。苦楝子炒黄为末，蜜丸梧子大。米饮每吞十丸至二十丸。《经验方》。**腹中长虫**。楝实以淳苦酒渍一宿，绵裹，塞入谷道中三寸许，日二易之。《外台秘要》。**耳卒热肿**。楝实五合捣烂，绵裹塞之，频换。《圣惠方》。**肾消膏淋**。病在下焦。苦楝子、茴香等分，炒为末。每温酒服一钱。《圣惠方》。**小儿五疳**。川楝子肉、川芎䓖等分，为末。猪胆汁丸。米饮下。《摘玄方》。

根及木皮

【气味】苦，微寒，微毒。[大明曰]雄者根赤有毒，吐泻杀人，不可误服。雌者入服食，每一两可入糯米五十粒同煎，杀毒。若泻者，以冷粥止之。不泻者，以热葱粥发之。

【主治】蛔虫，利大肠。《别录》。苦酒和，涂疥癣甚良。弘景。治游风热毒，风疹，恶疮疥癞，小儿壮热，并煎汤浸洗。大明。

【附方】旧二，新八。**消渴有虫**。苦楝根白皮一握切焙，入麝香少许，水二碗，煎至一碗，空心饮之，虽困顿不妨。下虫如蛔而红色，其渴自止。消渴有虫，人所不知。洪迈《夷坚志》。**小儿蛔虫**。楝木皮削去苍皮，水煮汁，量大小饮之。《斗门方》用为末，米饮服二钱。《集简方》用根皮同鸡卵煮熟，空心食之。次日虫下。《经验方》抵圣散：用苦楝皮二两，白芜荑半两，为末。每以一二钱，水煎服之。《简便方》用楝根白皮去粗二斤切，水一斗，煮取汁三升，沙锅成膏。五更初，温酒服一匙，以虫下为度。**小儿诸疮**。恶疮、秃疮、蠼螋疮、浸淫疮，并宜楝树皮或枝烧灰傅之。干者，猪脂调。《千金方》。**口中瘘疮**。东行楝根细剉，水煮浓汁，日日含漱，吐去勿咽。《肘后方》。**蜈蚣蜂伤**。楝树枝、叶汁，涂之良。杨起《简便方》。**疥疮风虫**。楝根皮、皂角去皮子等分，为末。猪脂调涂。《奇效方》。

【按语】《纲目》以楝为本药正名，别名苦楝，实名金铃子，并认为："其子正如圆枣，以川中者为良。"《中药学》分别以川楝子和苦楝皮为名，收入两个药。川楝子作为理气药，苦楝皮作驱虫药。川楝子为楝科植物川楝的干燥成熟果实；苦楝皮为楝科植物楝或川楝的干燥树皮及根皮。

槐《本经》

槐实

【气味】苦，寒，无毒。[《别录》曰]酸、咸。[之才曰]景天为之使。

【主治】五内邪气热，止涎唾，补绝伤，火疮，妇人乳瘕，子藏急痛。《本经》。久服明目益气，头不白，延年。治五痔疮瘘，以七月七日取之，捣汁，铜器盛之，日煎令可丸如鼠屎，纳窍中，日三易乃愈。又堕胎。《别录》。治大热难产。甄权。

杀虫去风,合房阴干煮饮,明目,除热泪,头脑心胸间热风烦闷,风眩欲倒,心头吐涎如醉,瀁瀁如船车上者。藏器。治丈夫、女人阴疮湿痒。催生,吞七粒。大明。疏导风热。宗奭。治口齿风,凉大肠,润肝燥。李杲。

【发明】[好古曰]槐实纯阴,肝经气分药也。治证与桃仁同。[弘景曰]槐子以十月巳日采相连多者,新盆盛,合泥百日,皮烂为水,核如大豆。服之令脑满,发不白而长生。[颂曰]折嫩房角作汤代茗,主头风,明目补脑。水吞黑子,以变白发。扁鹊明目使发不落法:十月上巳日,取槐子去皮,纳新瓶中,封口二七日。初服一枚,再服二枚,日加一枚。至十日,又从一枚起,终而复始。令人可夜读书,延年,益气力,大良。[时珍曰]按《太清草木方》云:槐者,虚星之精。十月上巳日采子服之,去百病,长生通神。《梁书》言:庾肩吾常服槐实,年七十余,发鬓皆黑,目看细字,亦其验也。古方以子入冬月牛胆中渍之,阴干百日,每食后吞一枚。云久服明目通神,白发还黑。有痔及下血者,尤宜服之。

【附方】旧一,新四。槐角丸。治五种肠风泻血。粪前有血名外痔,粪后有血名内痔,大肠不收名脱肛,谷道四面胬肉如奶名举痔,头上有孔名瘘疮,内有虫名虫痔,并皆治之。槐角去梗炒一两,地榆、当归酒焙、防风、黄芩、枳壳麸炒各半两,为末,酒糊丸梧子大。每服五十丸,米饮下。《和剂局方》。大肠脱肛。槐角、槐花各等分,炒为末,用羊血蘸药,炙熟食之,以酒送下。猪腰子去皮,蘸炙亦可。《百一选方》。内痔外痔。《许仁则方》用槐角子一斗,捣汁晒稠,取地胆为末,同煎,丸梧子大。每饮服十丸。兼作挺子,纳下部。或以苦参末代地胆亦可。《外台秘要》。目热昏暗。槐子、黄连二两,为末,蜜丸梧子大。每浆水下二十丸,日二服。《圣济总录》。大热心闷。槐子烧末,酒服方寸匕。《千金方》。

槐花

【气味】苦,平,无毒。[元素曰]味厚气薄,纯阴也。

【主治】五痔,心痛眼赤,杀腹脏虫,及皮肤风热,肠风泻血,赤白痢,并炒研服。大明。凉大肠。元素。炒香频嚼,治失音及喉痹,又疗吐血衄,崩中漏下。时珍。

【发明】[时珍曰]槐花味苦、色黄、气凉,阳明、厥阴血分药也。故所主之病,多属二经。

【附方】旧一,新二十。衄血不止。槐花、乌贼鱼骨等分,半生半炒,为末吹之。《普济方》。舌衄出血。槐花末傅之即止。《朱氏集验》。吐血不止。槐花烧存性,入麝香少许研匀,糯米饮下三钱。《普济方》。咯血唾血。槐花炒研。每服三钱,糯米饮下。仰卧一时取效。朱氏。小便尿血。槐花炒、郁金煨各一两,为末。每服二钱,淡豉汤下,立效。《箧中秘宝方》。大肠下血。《经验方》用槐花、荆芥穗等分,为末。酒服一钱匕。《集简方》用柏叶三钱,槐花六钱,煎汤日服。《袖珍》用槐花、枳壳等分,炒存性为末。新汲水服二钱。暴热下血。生猪脏一条,洗净控干,以炒槐花末填满扎定,米醋砂锅内煮烂,擂丸弹子大,日干。每服一丸,空心当归煎酒化下。《永类钤方》。酒毒下血。槐花半生半炒一两,山栀子焙五钱,为末。新汲水服二服。《经验良方》。**脏毒下血**。新槐花炒研，酒服三钱，日二服。或用槐白皮煎汤服。《普济方》。**妇人漏血**。不止，槐花烧存性，研。每服二三钱，食前温酒下。《圣惠方》。**血崩不止**。槐花三两，黄芩二两，为末。每服半两，酒一碗，铜秤锤一枚，桑柴火烧红，浸入酒内，调服。忌口。《乾坤秘韫》。**中风失音**。炒槐花，三更后仰卧嚼咽。《危氏得效方》。**痈疽发背**。凡人中热毒，眼花头运，口干舌苦，心惊背热，四肢麻木，觉有红晕在背后者。即取槐花子一大抄，铁杓炒褐色，以好酒一碗滚过。乘热饮酒，一汗即愈。如未退，再炒一服，极效。纵成脓者，亦无不愈。彭幸庵云：此方三十年屡效者。刘松石《保寿堂方》。**杨梅毒疮**。乃阳明积热所生。槐花四两略炒，入酒二盏，煎十余沸，热服。胃虚寒者勿用。《集简方》。**外痔长寸**。用槐花煎汤，频洗并服之。数日自缩。《集简方》。**疔疮肿毒**。一切痈疽发背，不问已成未成，但焮痛者皆治。槐花微炒、核桃仁二两，无灰酒一钟，煎十余沸，热服。未成者二三服，已成者一二服见效。《医方摘要》。**发背散血**。槐花、绿豆粉各一升，同炒象牙色，研末。用细茶一两，煎一碗，露一夜，调末三钱傅之，留头。勿犯妇女手。《摄生妙用方》。**下血血崩**。槐花一两，棕灰五钱，盐一钱，水三钟，煎减半服。《摘玄方》。**白带不止**。槐花炒、牡蛎煅等分，为末。每酒服三钱，取效。同上。

叶

【气味】苦，平，无毒。

【主治】煎汤，治小儿惊痫壮热，疥癣及丁肿。皮、茎同用。大明。邪气产难绝伤，及瘾疹牙齿诸风疼，采嫩叶食。孟诜。

【附方】旧二，新一。**霍乱烦闷**。槐叶、桑叶各一钱，炙甘草三分，水煎服之。《圣惠方》。**肠风痔疾**。用槐叶一斤，蒸熟晒干研末，煎饮代茶。久服明目。《食医心镜》。**鼻气窒塞**。以水五升煮槐叶，取三升，下葱、豉调和，再煎饮。千金方。

枝

【气味】同叶。

【主治】洗疮及阴囊下湿痒。八月断大枝，候生嫩蘖，煮汁酿酒，疗大风痿痹甚效。《别录》。炮热，熨蝎毒。恭。青枝烧沥，涂癣。煅黑，揩牙去虫。煎汤，洗痔核。颂。烧灰，沐头长发。藏器。治赤目、崩漏。时珍。

【发明】［颂曰］刘禹锡《传信方》，著硖州王及郎中槐汤灸痔法甚详。以槐枝浓煎汤先洗痔，便以艾灸其上七壮，以知为度。王及素有痔疾，充西川安抚使判官，乘骡入骆谷，其痔大作，状如胡瓜，热气如火，至驿僵仆。邮吏用此法灸至三五壮，忽觉热气一道入肠中，因大转泻，先血后秽，其痛甚楚。泻后遂失胡瓜所在，登骡而驰矣。

【附方】旧五，新一。**风热牙痛**。槐枝烧热烙之。《圣惠方》。**胎赤风眼**。槐木枝如马鞭大，长二尺，作二段齐头。麻油一匙，置铜钵中。晨使童子一人，以其木研之，至暝乃止。令仰卧以涂目，日三度瘥。**九种心痛**。当太岁上取新生槐枝一握，去两头，用水三大升，煎服一升，顿服。《千金》。**崩中赤白**。不问远近，取槐枝烧灰，食前酒下方寸匕，日二服。《梅师方》。**胎动欲产**。日月未足者，取槐树东引枝，令孕妇手把之，即易生。《子母秘录》。**阴疮湿痒**。槐树北面不见日枝，煎水洗三五遍。冷再暖之。孟诜《必效方》。

木皮、根白皮

【气味】苦，平，无毒。

【主治】烂疮，喉痹寒热。《别录》。煮汁，淋阴囊坠肿气痛。煮浆水，漱口齿风疳䘌血。甄权。治中风皮肤不仁，浴男子阴疝卵肿，浸洗五痔，一切恶疮，妇人产门痒痛及汤火疮。煎膏，止痛长肉，消痈肿。大明。煮汁服，治下血。苏颂。

【附方】旧四，新二。中风身直。不得屈申反复者，取槐皮黄白者切之，以酒或水六升，煮取二升，稍稍服之。《肘后方》。破伤中风。避阴槐枝上皮，旋刻一片，安伤处，用艾灸皮上百壮。不痛者灸至痛，痛者灸至不痛，用火摩之。《普济》。风虫牙痛。槐树白皮一握切，以酪一升煮，去滓，入盐少许，含漱。《广济方》。阴下湿痒。槐白皮炒，煎水日洗。《生生方》。痔疮有虫。作痒，或下脓血，多取槐白皮浓煮汁，先熏后洗。良久欲大便，当有虫出，不过三度即愈。仍以皮为末，绵裹纳下部中。《梅师方》。蠼螋恶疮。槐白皮醋浸半日，洗之。孙真人《千金翼》。

【按语】《纲目》以槐为本药正名，收入槐实、槐花作为子药。《中药学》以槐花为名，作为止血药中之凉血止血药。并收入槐角，作为附药。槐花为豆科植物槐的干燥花及花蕾，槐角为槐的干燥成熟果实，原名槐实。

秦皮《本经》

皮

【气味】苦，微寒，无毒。[《别录》曰]大寒。[普曰]神农、雷公、黄帝、岐伯：酸，无毒。李当之：小寒。[权曰]平。恶苦瓠、防葵。[之才曰]恶吴茱萸。大戟为之使。

【主治】风寒湿痹，洗洗寒气，除热，目中青翳白膜。久服头不白，轻身。《本经》。疗男子少精，妇人带下，小儿痫，身热。可作洗目汤。久服皮肤光泽，肥大有子。《别录》。明目，去目中久热，两目赤肿疼痛，风泪不止。作汤浴小儿身热。煎水澄清，洗赤目极效。甄权。主热痢下重，下焦虚。好古。同叶煮汤洗蛇咬，并研末傅之。藏器。

【发明】[弘景曰]秦皮俗方惟以疗目，道家亦有用处。[大明曰]秦皮之功，洗肝益精，明目退热。[元素曰]秦皮沉也，阴也。其用有四：治风寒湿邪成痹，青白幻翳遮睛，女子崩中带下，小儿风热惊痫。[好古曰]痢则下焦虚，故张仲景白头翁汤，以黄柏、黄连、秦皮同用，皆苦以坚之也。秦皮浸水青蓝色，与紫草同用，治目病以增光晕，尤佳。[时珍曰]梣皮，色青气寒，味苦性涩，乃是厥阴肝、少阳胆经药也。故治目病、惊痫，取其平木也。治下痢、崩带，取其收涩也。又能治男子少精，益精有子，皆取其涩而补也。故《老子》云：天道贵涩。此药乃服食及惊痫、崩、痢所宜，而人止知其治目一节，几于废弃，良为可惋。《淮南子》云：梣皮色青，治目之要药也。又《万毕术》云：梣皮止水，谓其能收泪也。高诱解作致水，言能使水沸者，谬也。

【附方】旧三，新三。赤眼生翳。秦皮一两，水一升半，煮七合，澄清。日日温洗。一方加滑石、黄连等分。《外台秘要》。眼暴肿痛。秦皮、黄连各一两，苦竹叶半升，水二升半，煮取八合，食后温服。此乃谢道人方也。《外台秘要》。**赤眼睛疮**。秦皮一两，清水一升，白碗中浸，春夏一食顷以上，看碧色出，即以箸头缠绵，仰卧点令满眼，微痛勿畏，良久沥去热汁。日点十度以上，不过两日瘥也。《外台秘要》。**眼弦挑针**。乃肝脾积热。剉秦皮，夹沙糖，水煎，调大黄末一钱，微利佳。《仁斋直指方》。**血痢连年**。秦皮、鼠尾草、蔷薇根等分，以水煎取汁，铜器重釜煎成，丸如梧子大。每服五六丸，日二服。稍增，以知为度。亦可煎饮。《千金方》。**天蛇毒疮**。似癞非癞，天蛇，乃草间花蜘蛛也，人被其螫，为露水所濡，乃成此疾。以秦皮煮汁一斗，饮之即瘥。《寇宗奭本草》。

【按语】《纲目》以秦皮为本药正名。《中药学》药名同此，作为清热药中之清热燥湿药。本品为木犀科植物苦枥白蜡树、白蜡树、尖叶白蜡树或宿柱白蜡树的干燥枝皮或干皮。

合欢《本经》

木皮

【气味】甘，平，无毒。

【主治】安五脏，和心志，令人欢乐无忧。久服轻身明目，得所欲。《本经》。煎膏，消痈肿，续筋骨。大明。杀虫。捣末，和铛下墨，生油调，涂蜘蛛咬疮。用叶洗衣垢。藏器。折伤疼痛，研末，酒服二钱匕。宗奭。和血消肿止痛。时珍。

【发明】[震亨曰]合欢属土，补阴之功甚捷。长肌肉，续筋骨，概可见矣。与白蜡同入膏用神效，而外科家未曾录用，何也？

【附方】旧二，新三。**肺痈唾浊**。心胸甲错。取夜合皮一掌大，水三升，煮取一半，分二服。韦宙《独行方》。**扑损折骨**。夜合树皮即合欢皮，去粗皮，炒黑色，四两，芥菜子炒一两，为末。每服二钱，温酒卧时服，以滓傅之，接骨甚妙。王璆《百一选方》。**发落不生**。合欢木灰二合，墙衣五合，铁精一合，水萍末二合，研匀，生油调涂，一夜一次。《普济方》。**小儿撮口**。夜合花枝浓煮汁，拭口中，并洗之。《子母秘录》。**中风挛缩**。夜合枝酒：夜合枝、柏枝、槐枝、桑枝、石榴枝各五两，并生剉。糯米五升，黑豆五升，羌活二两，防风五钱，细曲七斤半。先以水五斗煎五枝，取二斗五升，浸米、豆蒸熟，入曲与防风、羌活，如常酿酒法，封三七日，压汁。每饮五合，勿过醉致吐，常令有酒气也。《奇效良方》。

【按语】《纲目》以合欢为本药正名，子药名为木皮，也提到“合欢花”。《中药学》以合欢皮为名，作为安神药中之养心安神药。并收入合欢花，作为附药。合欢皮为豆科植物合欢的干燥树皮，合欢花为其干燥花序或花蕾。

皂荚《本经》

皂荚

【气味】辛、咸，温，有小毒。[好古曰]入厥阴经气分。[时珍曰]入手太阴、阳明经气分。[之才曰]柏实为之使。恶麦门冬。畏空青、人参、苦参。[机曰]伏丹砂、粉霜、硫黄、硇砂。

【主治】风痹，死肌邪气，风头泪出，利九窍，杀精物。《本经》。疗腹胀满，消谷，除咳嗽囊结，妇人胞不落，明目益精，可为沐药，不入汤。《别录》。通关节，除头风，消痰杀虫，治骨蒸，开胃，中风口噤。大明。破坚癥，腹中痛，能堕胎。又将浸酒中，取尽其精，煎成膏涂帛，贴一切肿痛。甄权。溽暑久雨时，合苍术烧烟，辟瘟疫邪湿气。宗奭。烧烟，熏久痢脱肛。汪机。搜肝风，泻肝气。好古。通肺及大肠气，治咽喉痹塞，痰气喘咳，风疠疥癣。时珍。

【发明】［好古曰］皂荚，厥阴之药。《活人书》治阴毒正气散内用皂荚，引入厥阴也。［时珍曰］皂荚属金，入手太阴、阳明之经。金胜木，燥胜风，故兼入足厥阴，治风木之病。其味辛而性燥，气浮而散。吹之导之，则通上下诸窍；服之，则治风湿痰喘肿满，杀虫；涂之，则散肿消毒，搜风治疮。按庞安时《伤寒总病论》云：元祐五年，自春至秋，蕲、黄二郡人患急喉痹，十死八九，速者半日、一日而死。黄州推官潘昌言得黑龙膏方，救活数十人也。其方治九种喉痹：急喉痹、缠喉风、结喉、烂喉、遁虫①、虫喋、重舌、木舌、飞丝入口。用大皂荚四十挺切，水三斗，浸一夜，煎至一斗半。入人参末半两，甘草末一两，煎至五升，去滓。入无灰酒一升，釜煤二匕，煎如饧，入瓶封，埋地中一夜。每温酒化下一匙，或扫入喉内，取恶涎尽为度。后含甘草片。又孙用和《家传秘宝方》云：凡人卒中风，昏昏如醉，形体不收，或倒或不倒，或口角流涎出，斯须不治，便成大病。此证风涎潮于上，胸痹气不通，宜用急救稀涎散吐之。用大皂荚肥实不蛀者四挺，去黑皮，白矾光明者一两，为末。每用半钱，重者三字，温水调灌。不大呕吐，只是微微稀冷涎，或出一升、二升。当待惺惺，乃用药调治。不可便大吐之，恐过剂伤人。累效不能尽述。［宗奭曰］此法用皂荚末一两，生矾末半两，腻粉半两，水调一二钱，过咽即吐涎。用矾者，分膈下涎也。

【附方】旧二十，新三十六。中风口噤不开。涎潮壅上，皂角一挺去皮，猪脂涂炙黄色，为末。每服一钱，温酒调下。气壮者二钱，以吐出风涎为度。《简要济众方》。中风口㖞。皂角五两，去皮为末，三年大醋和之。左㖞涂右，右㖞涂左，干更上之。《外台秘要》。中暑不省。皂荚一两烧存性，甘草一两微炒，为末。温水调一钱，灌之。《澹寮方》。鬼魇不寤。皂荚末刀圭吹之，能起死人。《千金方》。自缢将绝。皂角末吹鼻中。《外台》方。水溺卒死。一宿者，尚可活。纸裹皂荚末纳下部，须臾出水即活。《外台秘要》。急喉痹塞。逡巡不救，皂荚生研末。每以少许点患处，外以醋调厚封项下。须臾便破，出血即愈。或挼水灌之，亦良。《直指方》用皂角肉半截，米醋一大盏，煎七分，破出脓血即愈。咽喉肿痛。牙皂一挺去皮，米醋浸炙七次，勿令太焦，为末。每吹少许入咽，吐涎即止。《圣济总录》。风痫诸痰。五痫膏：治诸风，取痰如神。大皂角半斤去皮、子，以蜜四两涂上，慢火炙透捶碎，以热水浸一时，挼取汁，慢火熬成

① 遁虫：病证名。一种以咽喉肿痛为主症的病证。《伤寒总病论》卷三“发汗吐下后杂病证”：“古方黑龙煎，治咽喉肿痛九种疾。”“遁虫”为其中之一，此下“虫喋”亦为其中之一。因古医籍中未查到这两种咽喉肿痛的具体症状描述，故无法确定它们之间的区别。

膏。入麝香少许，摊在夹绵纸上，晒干，剪作纸花。每用三四片，入淡浆水一小盏中洗淋下，以筒吹汁入鼻内。待痰涎流尽，吃脂麻饼一个，涎尽即愈，立效。《普济方》。**风邪痫疾**。皂荚烧存性四两，苍耳根、茎、叶日干四两，密佗僧一两，为末，糊丸梧子大，朱砂为衣。每服三四十丸，枣汤下，日二服。稍退，只服二十丸。名抵住丸。《永类方》。**一切痰气**。皂荚烧存性、萝卜子炒等分，姜汁入炼蜜丸梧子大。每服五、七十丸，白汤下。《简便方》。**胸中痰结**。皂荚三十挺去皮切，水五升浸一夜，挼取汁，慢熬至可丸，丸如梧子大。每食后，盐浆水下十丸。又钓痰膏：用半夏醋煮过，以皂角膏和匀，入明矾少许，以柿饼捣膏，丸如弹子，噙之。《圣惠方》。**咳逆上气**。唾浊不得卧，皂荚丸。用皂荚炙，去皮、子，研末，蜜丸梧子大。每服一丸，枣膏汤下，日三、夜一服。张仲景方。**痰喘咳嗽**。长皂荚三条去皮子，一荚入巴豆十粒，一荚入半夏十粒，一荚入杏仁十粒。用姜汁制杏仁，麻油制巴豆，蜜制半夏，一处火炙黄色，为末。每用一字安手心，临卧以姜汁调之，吃下神效。余居士《选奇方》。**卒寒咳嗽**。皂荚烧研，豉汤服二钱。《千金方》。**痔病喘息**。喉中水鸡鸣，用肥皂荚两挺酥炙，取肉为末，蜜丸豆大。每服一丸，取微利为度。不利更服，一日一服。《必效方》。**肿满入腹**。胀急，皂荚去皮、子三升，炙黄为末，酒一斗，石器煮沸。服一升，日三服。《肘后方》。**二便关格**。《千金方》用皂荚烧研，粥饮下三钱，立通。《宣明方》铁脚丸：用皂荚炙，去皮、子，为末，酒面糊丸。每服五十丸，酒下。《圣惠方》用皂荚烧烟于桶内，坐上熏之，即通。**食气黄肿**。气喘胸满，用不蛀皂角，去皮、子，醋涂炙焦为末，一钱，巴豆七枚，去油、膜，以淡醋研好墨和丸麻子大。每服三丸，食后陈橘皮汤下，日三服。隔一日增一丸，以愈为度。《经验方》。**胸腹胀满**。欲令瘦者，猪牙皂角相续量长一尺，微火煨，去皮、子，捣筛，蜜丸大如梧子。服时先吃羊肉两脔，汁三两口，后以肉汁吞药十丸，以快利为度。觉得力，更服，以利清水即止药。瘥后一月，不得食肉及诸油腻。崔元亮《海上集验方》。**身面卒肿**。洪满，用皂荚去皮炙黄，剉三升，酒一斗，渍透煮沸。每服一升，一日三服。《肘后方》。**卒热劳疾**。皂荚续成一尺以上，酥一大两微涂缓炙，酥尽捣筛，蜜丸梧子大。每日空腹饮下十五丸，渐增至二十丸。重者不过两剂愈。崔元亮《海上方》。**急劳烦热**。体瘦，三皂丸。用皂荚、皂荚树皮、皂荚刺各一斤，同烧灰，以水三斗，淋汁再淋，如此三五度，煎之候少凝，入麝香末一分，以童子小便浸蒸饼，丸小豆大。每空心温水下七丸。《圣惠方》。**脚气肿痛**。皂角、赤小豆为末，酒、醋调，贴肿处。《永类方》。**伤寒初得**。不问阴阳，以皂角一挺肥者，烧赤为末，以水五合和，顿服之。阴病极效。《千金方》。**时气头痛**。烦热，用皂角烧研，新汲水一中盏，姜汁、蜜各少许，和二钱服之。先以暖水淋浴后服药，取汗即愈。《圣惠》。**卒病头痛**。皂角末吹鼻取嚏。《斗门方》。**脑宣不止**。不蛀皂角去皮、子，蜜炙捶碎，入水挼取浓汁，熬成膏。嗃鼻，口内咬箸，良久涎出为度。张子和《儒门事亲》。**齆鼻不通**。皂角末吹之。《千金方》。**风热牙痛**。皂角一挺去子，入盐满壳，仍加白矾少许，黄泥固济，煅研。日擦之。杨诚《经验方》。**风虫牙痛**。《外台秘要方》用皂荚末涂齿上,有涎吐之。《十全方》用猪牙皂角、食盐等分,为末。日揩之。**揩牙乌须**。大皂角二十挺,以姜汁、地黄汁蘸炙十遍,为末。日用揩牙甚妙。《普济方》。**霍乱转筋**。皂角末,吹豆许入鼻,取嚏即安。《梅师方》。**肠风下血**。用长尺皂角五挺,去皮、子,酥炙三次,研末,精羊肉十两,细切捣烂和丸梧子大。每温水下二十丸。《圣惠》。**大肠脱肛**。不蛀皂角五挺碎捶,水挼取汁二升。浸之,自收上。收后以汤荡其腰肚上下,令皂角气行,则不再作。仍以皂角去皮,酥炙为末,枣肉和丸,米饮下三十丸。《圣惠方》。**下部䘌疮**。皂荚烧研,绵裹导之。《肘后方》。**外肾偏疼**。皂角和皮为末,水调傅之良。《梅师方》。**便毒肿痛**。皂角炒焦、水粉炒,等分,研末,以热醋调,摊贴患处,频以水润之,即效。又方:用猪牙皂角七片煨黄,去皮、弦,出火毒,为末。空心温酒服五钱。《袖珍方》。**便毒痈疽**。皂角一条,醋熬膏,傅之。屡效。《直指方》。**妇人吹乳**。《袖珍方》用猪牙皂角去皮,蜜炙为末。酒服一钱。又诗云:妇人吹奶法如何?皂角烧灰蛤粉和。热酒一杯调八字,管教时刻笑呵呵。**丁肿恶疮**。皂角去皮,酥炙焦,为末,入麝香少许,人粪少许,和涂。五日后根出。《普济方》。**小儿头疮**。粘肥及白秃,用皂角烧黑为末,去痂傅之,不过三次即愈。邓笔峰《卫生杂兴》。**小儿恶疮**。先以皂荚水洗,拭干。以少油麻捣烂,涂之。《肘后》。**足上风疮**。作痒甚者,皂角炙热,烙之。潘氏方。**大风诸癞**。长皂角二十条炙,去皮、子,以酒煎稠,滤过候冷,入雪糕丸梧子大。每酒下五十丸。《直指方》。**积年疥疮**。猪肚内放皂角煮熟,去皂角,食之。《袖珍方》。**射工水毒**。生疮,皂荚长尺二者,苦酒一升煎汁,熬如饴。涂之。《肘后方》。**咽喉骨哽**。猪牙皂角二条切碎,生绢袋盛缝满,线缚项中,立消。《简便方》。**鱼骨哽咽**。皂角末吹鼻取嚏。《圣惠方》。**九里蜂毒**。皂荚钻孔,贴叮处,艾灸孔上三五壮即安。《救急方》。**肾风阴痒**。以稻草烧皂角,烟熏十余次即止。《济急仙方》。

子

【气味】辛,温,无毒。

【主治】炒,舂去赤皮,以水浸软,煮熟,糖渍食之,疏导五脏风热壅。宗奭。核中白肉,入治肺药。核中黄心,嚼食,治膈痰吞酸。苏颂。仁,和血润肠。李杲。治风热大肠虚秘,瘰疬肿毒疮癣。时珍。

【发明】[机曰]皂角核烧存性,治大便燥结。其性得湿则滑,滑则燥结自通也。[时珍曰]皂荚味辛属金,能通大肠阳明燥金,乃辛以润之之义,非得湿则滑也。

【附方】旧三,新十一。**腰脚风痛**。不能履地,皂角子一千二百个洗净,以少酥熬香,为末,蜜丸梧子大。每空心以蒺藜子、酸枣仁汤下三十丸。《千金方》。**大肠虚秘**。风人、虚人、脚气人,大肠或秘或利。用上方服至百丸,以通为度。**下痢不止**。诸药不效,服此三服,宿垢去尽,即变黄色,屡验。皂角子,瓦焙为末,米糊丸梧子大。每服四五十丸,陈茶下。《医方摘要》。**肠风下血**。皂荚子、槐实各一两,用占谷糠炒香,去糠为末。陈粟米饮下一钱。名神效散。《圣惠方》。**里急后重**。不蛀皂角子米糠炒过、枳壳炒等分,为末,饭丸梧子大。每米饮下三十丸。《普济方》。**小儿流涎**。脾热有痰。皂荚子仁半两，半夏姜汤泡七次一钱二分，为末，姜汁丸麻子大。每温水下五丸。《圣济总录》。恶水入口。及皂荚水入口，热痛不止。以皂荚子烧存性一分，沙糖半两，和膏，含之。《博济方》。妇人难产。皂角子二枚，吞之。《千金方》。风虫牙痛。皂角子末，绵裹弹子大两颗，醋煮热，更互熨之，日三五度。《圣惠方》。粉滓面䵟。皂角子、杏仁等分，研匀。夜以津和，涂之。《圣惠方》。预免疮疖。凡小儿每年六月六日，照年岁吞皂荚子，可免疮疖之患。大人亦可吞七枚，或二十一枚。林静斋所传方也。吴旻《扶寿方》。便痈初起。皂角子七个研末，水服，效。一方照年岁吞之。《儒门事亲》方。一切丁肿。皂角子仁作末，傅之。五日愈。《千金方》。年久瘰疬。阮氏《经验方》用不蛀皂角子一百粒，米醋一升，硇砂二钱，同煮干，炒令酥。看疬子多少，如一个服一粒，十个服十粒，细嚼米汤下。酒浸煮服亦可。《圣济总录》言虚人不可用硇砂也。

刺一名天丁

【气味】辛，温，无毒。

【主治】米醋熬嫩刺作煎，涂疮癣有奇效。苏颂。治痈肿妒乳，风疠恶疮，胎衣不下，杀虫。时珍。

【发明】［杨士瀛曰］皂荚刺能引诸药性上行，治上焦病。［震亨曰］能引至痈疽溃处，甚验。［时珍曰］皂荚刺治风杀虫，功与荚同，但其锐利直达病所为异耳。《神仙传》云：左亲骑军崔言，一旦得大风恶疾，双目昏盲，眉发自落，鼻梁崩倒，势不可救。遇异人传方，用皂角刺三斤，烧灰，蒸一时久，日干为末。食后浓煎大黄汤调一匕，饮之。一旬眉发再生，肌润目明。后入山修道，不知所终。又刘守真《保命集》云：疠风乃营气热，风寒客于脉而不去。宜先用桦皮散服五七日，后灸承浆穴七壮。三灸后，每旦早服桦皮散，午以升麻葛根汤下钱氏泻青丸。晚服二圣散，用大黄末半两煎汤，调皂角刺灰三钱。乃缓疏泄血中之风热也。仍戒房室三年。桦皮散见“桦皮”下。又追风再造散，即二圣散，云服之便出黑虫为验。数日再服，直候虫尽为绝根也。新虫嘴赤，老虫嘴黑。

【附方】新十二。小儿重舌。皂角刺灰，入朴硝或脑子少许，漱口，渗入舌下，涎出自消。《圣惠方》。小便淋闭。皂角刺烧存性、破故纸等分，为末。无灰酒服。《圣济总录》。肠风下血。便前近肾肝，便后近心肺。皂角刺灰二两，胡桃仁、破故纸炒、槐花炒各一两，为末。每服一钱，米饮下。《普济方》。伤风下痢。风伤久不已，而下痢脓血，日数十度。用皂角刺、枳实麸炒、槐花生用各半两，为末，炼蜜丸梧子大。每服三十丸，米汤下，日二服。《袖珍方》。胎衣不下。皂角棘烧为末。每服一钱，温酒调下。熊氏《补遗》。妇人乳痈。皂角刺烧存性一两，蚌粉一钱，和研。每服一钱，温酒下。《直指方》。乳汁结毒。产后乳汁不泄，结毒者。皂角刺、蔓荆子各烧存性，等分，为末。每温酒服二钱。《袖珍方》。腹内生疮。在肠脏不可药治者，取皂角刺不拘多少。好酒一碗，煎至七分，温服。其脓血悉从小便中出，极效。不饮酒者，水煎亦可。《蔺氏经验方》。疮肿无头。皂角刺烧灰，酒服三钱。嚼葵子三五粒。其处如针刺为效。《儒门事亲》。癌瘭恶疮。皂角刺烧存性研，白及少许，为末，傅之。《直指方》。大风疠疮。《选奇方》用黄柏末、皂角刺灰各三钱，研匀，空心酒服。取下虫物，并不损人。食白粥两三日，服补气药数剂。名神效散。如四肢肿，用针刺出水再服。忌一切鱼、肉、发风之物。取下虫大小长短，其色不一，约一二升，其病乃愈也。《仁存方》。发背不溃。皂角刺麦麸炒黄一两，绵黄芪焙一两，甘草半两，为末。每服一大钱，酒一盏，乳香一块，煎七分，去滓温服。《普济本事方》。

木皮、根皮

【气味】辛，温，无毒。

【主治】风热痰气，杀虫。时珍。

【附方】新二。肺风恶疮。瘙痒，用木乳即皂荚根皮，秋冬采如罗纹者，阴干炙黄，白蒺藜炒、黄芪、人参、枳壳炒、甘草炙，等分为末。沸汤每服一钱。《普济方》。产后肠脱。不收，用皂角树皮半斤，皂角核一合，川楝树皮半斤，石莲子炒去心一合，为粗末，以水煎汤，乘热以物围定，坐熏洗之。挹干，便吃补气丸药一服，仰睡。《妇人良方》。

【按语】《纲目》以皂荚为本药正名，收入子药皂荚和刺。《中药学》亦以皂荚为名，作为化痰药中之温化寒痰药。并收入皂角刺，作为附药。皂荚为豆科植物皂荚的干燥成熟果实和不育果实，皂角刺为皂荚的干燥棘刺。

诃黎勒《唐本草》

【气味】苦，温，无毒。［权曰］苦、甘。［炳曰］苦、酸。［珣曰］酸，涩，温。［好古曰］苦、酸，平。苦重酸轻，味厚，阴也，降也。

【主治】冷气，心腹胀满，下食。《唐本》。破胸膈结气，通利津液，止水道，黑髭发。甄权。下宿物，止肠澼久泄，赤白痢。萧炳。消痰下气，化食开胃，除烦治水，调中，止呕吐霍乱，心腹虚痛，奔豚肾气，肺气喘急，五膈气，肠风泻血，崩中带下，怀孕漏胎，及胎动欲生，胀闷气喘。并患痢人肛门急痛，产妇阴痛，和蜡烧烟熏之，及煎汤熏洗。大明。治痰嗽咽喉不利，含三数枚殊胜。苏恭。实大肠，敛肺降火。震亨。

【发明】［宗奭曰］诃黎勒，气虚人亦宜缓缓煨熟少服。此物虽涩肠而又泄气，其味苦涩故尔。［杲曰］肺苦气上逆，急食苦以泄之，以酸补之。诃子苦重泻气，酸轻不能补肺，故嗽药中不用。［震亨曰］诃子下气，以其味苦而性急。肺苦急，急食苦以泻之，谓降而下走也，气实者宜之。若气虚者，似难轻服。又治肺气因火伤极，遂郁遏胀满。其味酸苦，有收敛降火之功也。［时珍曰］诃子同乌梅、五倍子用则收敛，同橘皮、厚朴用则下气，同人参用则能补肺治咳嗽。东垣言嗽药不用者，非矣。但咳嗽未久者，不可骤用尔。嵇含《草木状》言：作饮久服，令髭发白者变黑。亦取其涩也。［珣曰］诃黎皮主嗽，肉主眼涩痛。波斯人将诃黎勒、大腹等在舶上，用防不虞。或遇大鱼放涎滑水中数里，船不能通，乃煮此洗其涎滑，寻化为水，则其治气消痰功力可知矣。［慎微曰］《金光明经》言“流水长者除病品”云：热病下药，服诃黎勒。又《广异记》云：高仙芝在大食国得诃黎勒，长三寸，置抹肚下，便觉腹中痛，因大利十余行，疑诃黎勒为祟。后问大食长老。云：此物人带一切病消，利者乃出恶物尔。仙芝宝之，后被诛，失所在。[颂曰]诃黎主痢，《唐本草》不载。张仲景治气痢有方。唐刘禹锡《传信方》云：予曾苦赤白下，诸药服遍久不瘥，转为白脓。令狐将军传此法：用诃黎勒三枚，两炮一生，并取皮末之，以沸浆水一合服之。若只水痢，加一钱匕甘草末；若微有脓血，加三匕；血多，亦加三匕。

【附方】旧九，新六。下气消食。诃黎一枚为末，瓦器中水一大升，煎三两沸，下药更煎三五沸，如曲尘色，入少盐，饮之。《食医心镜》。一切气疾。宿食不消。诃黎一枚，入夜含之，至明嚼咽。又方：诃黎三枚，湿纸包，煨熟去核，细嚼，以牛乳下。《千金方》。气嗽日久。生诃黎一枚，含之咽汁。瘥后口爽，不知食味，却煎槟榔汤一碗服，立便有味。此知连州成密方也。《经验方》。呕逆不食。诃黎勒皮二两，炒研，糊丸梧子大。空心汤服二十丸，日三服。《广济方》。风痰霍乱。食不消，大便涩，诃黎三枚，取皮为末。和酒顿服。三五次妙。《外台秘要》。小儿霍乱。诃黎一枚，为末。沸汤服一半，未止再服。《子母秘录》。小儿风痰。壅闭，语音不出，气促喘闷，手足动摇。诃子半生半炮去核、大腹皮等分，水煎服。名二圣散。《全幼心鉴》。风热冲顶。热闷，诃黎二枚为末，芒硝一钱，同入醋中，搅令消，磨涂热处。《外台秘要》。气痢水泻。诃黎勒十枚面裹，煻火煨熟，去核研末，粥饮顿服。亦可饭丸服。一加木香。又长服方：诃黎勒、陈橘皮、厚朴各三两，捣筛，蜜丸大如梧子。每服二三十丸，白汤下。《图经本草》。水泻下痢。诃黎勒炮二分，肉豆蔻一分，为末。米饮每服三钱。《圣惠方》。下痢转白。诃子三个，二炮一生，为末，沸汤调服。水痢，加甘草末一钱。《普济方》。赤白下痢。诃子十二个，六生六煨，去核焙为末。赤痢，生甘草汤下；白痢，炙甘草汤下。不过再服。赵原阳《济急方》。妬精下疳。大诃子烧灰，入麝香少许，先以米泔水洗，后搽之。或以荆芥、黄柏、甘草、马鞭草、葱白煎汤洗亦可。昔方士周守真医唐靖烂茎一二寸，用此取效也。洪迈《夷坚志》。

【按语】《纲目》以诃黎勒为本药正名，别名诃子。《中药学》以诃子为名，作为收涩药中之敛肺涩肠药。本品为使君子科植物诃子或绒毛诃子的干燥成熟果实。

柽柳《开宝》

木

【气味】甘、咸，温，无毒。

【主治】剥驴马血入肉毒，取木片火炙熨之，并煮汁浸之。《开宝》。枝叶：消痞，解酒毒，利小便。时珍。

【附方】新三。腹中痞积。观音柳煎汤，露一夜，五更空心饮数次，痞自消。《卫生易简方》。一切诸风。不问远近。柽叶半斤切，枝亦可，荆芥半斤，水五升，煮二升，澄清，入白蜜五合，竹沥五合，新瓶盛之，油纸封，入重汤煮一伏时。每服一小盏，日三服。《普济方》。酒多致病。长寿仙人柳，晒干为末。每服一钱，温酒调下。《卫生易简方》。

【按语】《纲目》以柽柳为本药正名。《中药学》药名同此，作为解表药中之发散风寒药。本品为柽柳科植物柽柳的干燥细嫩枝叶。

芜荑《别录》

【气味】辛，平，无毒。[权曰]苦，平。[珣曰]辛，温。[诜曰]作酱甚香美，功尤胜于榆仁。可少食之，过多发热，为辛故也。秋月食之，尤宜人。

【主治】五内邪气，散皮肤骨节中淫淫温行毒，去三虫，化食。《本经》。逐寸白，散肠中嗢嗢喘息。《别录》。主积冷气，心腹癥痛，除肌肤节中风淫淫如虫行。《蜀本》。五脏皮肤肢节邪气。长食，治五痔，杀中恶虫毒，诸病不生。孟诜。治肠风痔瘘，恶疮疥癣。大明。杀虫止痛，治妇人子宫风虚，孩子疳泻冷痢。得诃子、豆蔻良。李珣。和猪脂捣，涂热疮。和蜜，治湿癣。和沙牛酪或马酪，治一切疮。张鼎。

【附方】旧三，新七。脾胃有虫。食即作痛，面黄无色，以石州芜荑仁二两，和面炒黄色为末。非时米饮服二钱匕。《千金方》。制杀诸虫。生芜荑、生槟榔各四两，为末，蒸饼丸梧子大。每服二十丸，白汤下。《本事方》。疳热有虫。瘦悴，久服充肥，用榆仁一两，黄连一两，为末，猪胆汁七枚和入碗内，饭上蒸之，一日蒸一次，九蒸乃入麝香半钱，汤浸蒸饼和丸绿豆大。每服五七丸至一二十丸，米饮下。钱氏《小儿直诀》。小儿虫痫。胃寒虫上诸证，危恶与痫相似。用白芜荑、干漆烧存性等分，为末。米饮调服一字至一钱。《杜壬方》。结阴下血。芜荑一两捣烂，纸压去油，为末，以雄猪胆汁丸梧子大。每服九丸，甘草汤下，日五服。三日断根。《普济方》。脾胃气泄。久患不止，芜荑五两捣末，饭丸梧子大。每日空心、午饭前，陈米饮下三十丸。久服去三尸，益神驻颜。此方得之章镣，曾用得力。王绍颜《续传信方》。膀胱气急。宜下气，用芜荑捣，和食盐末等分，以绵裹如枣大，纳下部，或下恶汁，并下气佳。《外台秘要》。婴孩惊喑。风后失喑不能言，肥儿丸。用芜荑炒、神曲炒、麦蘖炒、黄连炒各一钱，为末，猪胆汁打糊丸黍米大。每服十丸，木通汤下。黄连能去心窍恶血。《全幼心鉴》。虫牙作痛。以芜荑仁安蛀孔中及缝中，甚效。《危氏得效方》。腹中鳖瘕。平时嗜酒，血入于酒则为酒鳖；平时多气，血凝于气则为气鳖；虚劳痼冷，败血杂痰，则为血鳖。摇头掉尾，如虫之行，上侵人咽，下蚀人肛，或附胁背，或隐胸腹，大则如鳖，小或如钱。治法惟用芜荑炒煎服之，兼用暖胃益血理中之类，可杀之。若徒事雷丸、锡灰之类，无益也。《仁斋直指方》。

【按语】《纲目》以芜荑为本药正名。《中药学》药名同此，作为驱虫药。植物来源为榆科植物大果榆果实的加工品。

苏方木《唐本草》

【气味】甘、咸，平，无毒。[杲曰]甘、咸，凉。可升可降，阳中阴也。[好古曰]味甘而微酸辛，其性平。

【主治】破血。产后血胀闷欲死者，水煮五两，取浓汁服。《唐本》。妇人血气心腹痛，月候不调及蓐劳，排脓止痛，消痈肿扑损瘀血，女人失音血噤，赤白痢，并后分急痛。大明。虚劳，血癖气壅滞，产后恶露不安，心腹搅痛，及经络不通，男女中风，口噤不语。并宜细研乳头香末方寸匕，以酒煎苏方木调服。立吐恶物，瘥。《海药》。霍乱呕逆，及人常呕吐，用水煎服。藏器。破疮疡死血，产后败血。李杲。

【发明】[元素曰]苏木性凉,味微辛。发散表里风气,宜与防风同用。又能破死血,产后血肿胀满欲死者宜之。[时珍曰]苏方木乃三阴经血分药。少用则和血,多用则破血。

【附方】旧一,新五。产后血运。苏方木三两,水五升,煎取二升,分再服。产后气喘。面黑欲死,乃血入肺也。用苏木二两,水两碗,煮一碗,入人参末一两服。随时加减,神效不可言。胡氏方。破伤风病。苏方木为散三钱,酒服立效。名独圣散。《普济方》。脚气肿痛。苏方木、鹭鸶藤等分,细剉,入定粉少许,水二斗,煎一斗五升,先熏后洗。《普济方》。偏坠肿痛。苏方木二两,好酒一壶,煮熟频饮,立好。《集简方》。金疮接指。凡指断及刀斧伤,用真苏木末敷之,外以蚕茧包缚完固,数日如故。《摄生方》。

【按语】《纲目》以苏方木为本药正名,别名苏木。《中药学》以苏木为名,作为活血化瘀药中之活血疗伤药。本品为豆科植物苏木的干燥心木。

棕榈《嘉祐》

笋及子花

【气味】苦,涩,平,无毒。[藏器曰]有小毒,戟人喉,未可轻服。[珣曰]温,有大毒,不堪食。[时珍曰]棕鱼皆有毒,不可食,而广、蜀人蜜煮、醋浸,以供佛、寄远,苏东坡亦有食棕笋诗,乃制去其毒尔。

【主治】涩肠,止泻痢肠风,崩中带下,及养血。藏器。

【附方】新一。大肠下血。棕笋煮熟,切片晒晒干为末,蜜汤或酒服一二钱。《集简方》。

皮

【气味】同子。

【主治】止鼻衄吐血,破癥,治肠风,赤白痢,崩中带下,烧存性用。大明。主金疮疥癣,生肌止血。李珣。

【发明】[宗奭曰]棕皮烧黑,治妇人血露及吐血,须佐以他药。[时珍曰]棕灰性涩,若失血去多,瘀滞已尽者,用之切当,所谓涩可去脱也。与乱发同用更良。年久败棕入药尤妙。

【附方】新六。鼻血不止。棕榈灰,随左右吹之。《黎居士方》。血崩不止。棕榈皮烧存性,空心淡酒服三钱。一方加煅白矾等分。《妇人良方》。血淋不止。棕榈皮半烧半炒为末,每服二钱,甚效。《卫生家宝方》。下血不止。棕榈皮半斤,栝楼一个,烧灰。每服二钱,米饮调下。《百一选方》。水谷痢下。棕榈皮烧研,水服方寸匕。《近效方》。小便不通。棕皮毛烧存性,以水酒服二钱即通利,累试甚验。《摄生方》。

【按语】《纲目》以棕榈为本药正名。《中药学》以棕榈炭为名,作为止血药中之收敛止血药。药物来源为棕榈科植物棕榈的干燥叶柄的炮制加工品。

巴豆《本经》

【气味】辛,温,有毒。[《别录》曰]生温熟寒,有大毒。[普曰]神农、岐伯、桐君:辛,有毒。黄帝:甘,有毒。李当之:热。[元素曰]性热味苦,气薄味厚,体重而沉降,阴也。[杲曰]性热味辛,有大毒,浮也,阳中阳也。[时珍曰]巴豆气热味辛，生猛熟缓，能吐能下，能止能行，是可升可降药也。《别录》言其熟则性寒，张氏言其降，李氏言其浮，皆泥于一偏矣。盖此物不去膜则伤胃，不去心则作呕，以沉香水浸则能升能降，与大黄同用泻人反缓，为其性相畏也。王充《论衡》云：万物含太阳火气而生者皆有毒。故巴豆辛热有毒。[之才曰]芫花为之使。畏大黄、黄连、芦笋、菰笋、藜芦、酱、豉、冷水。得火良。恶蘘草，与牵牛相反。中其毒者，用冷水、黄连汁、大豆汁解之。

【主治】伤寒温疟寒热，破癥瘕结聚坚积，留饮痰癖，大腹水胀，荡练五脏六腑，开通闭塞，利水谷道，去恶肉，除鬼毒蛊疰邪物，杀虫鱼。《本经》。疗女子月闭烂胎，金疮脓血，不利丈夫，杀斑蝥、蛇虺毒。可练饵之，益血脉，令人色好，变化与鬼神通。《别录》。治十种水肿，痿痹，落胎。《药性》。通宣一切病，泄壅滞，除风，补劳，健脾开胃，消痰，破血，排脓，消肿毒，杀腹脏虫，治恶疮息肉及疥癞丁肿。《日华》。导气消积，去脏腑停寒，治生冷硬物所伤。元素。治泻痢惊痫，心腹痛疝气，风㖞耳聋，喉痹牙痛，通利关窍。时珍。

【发明】[元素曰]巴豆乃斩关夺门之将，不可轻用。[震亨曰]巴豆去胃中寒积。无寒积者勿用。[完素曰]世以巴豆热药治酒病膈气，以其辛热能开肠胃郁结也。但郁结虽开而亡血液，损其真阴。[从正曰]伤寒风湿，小儿疮痘，妇人产后，用之下膈，不死亦危。奈何庸人畏大黄而不畏巴豆，以其性热而剂小耳。岂知以蜡匮之，犹能下后使人津液枯竭，胸热口燥，耗却天真，留毒不去，他病转生。故下药以为禁。[藏器曰]巴豆主癥瘕痃气，痞满积聚，冷气血块，宿食不消，痰饮吐水，取青黑大者，每日空腹服一枚，去壳勿令白膜破，乃作两片，并四边不得有损缺，吞之，以饭压令下。少顷腹内热如火，利出恶物。虽利而不虚，若久服亦不利人。白膜破者不用。[好古曰]若急治为水谷道路之剂，去皮、心、膜、油，生用。若缓治为消坚磨积之剂，炒去烟令紫黑用，可以通肠，可以止泻，世所不知也。张仲景治百病客忤备急丸用之。[时珍曰]巴豆峻用则有戡乱劫病之功，微用亦有抚绥调中之妙。譬之萧、曹、绛、灌，乃勇猛武夫，而用之为相，亦能辅治太平。王海藏言其可以通肠，可以止泻，此发千古之秘也。一老妇年六十余，病溏泄已五年，肉食、油物、生冷犯之即作。遍服调脾、升提、止涩诸药，入腹则泄反甚。延余诊之，脉沉而滑，此乃脾胃久伤，冷积凝滞所致。王太仆所谓大寒凝内，久利溏泄，愈而复发，绵历岁年者。法当以热下之，则寒去利止。遂用蜡匮巴豆丸药五十丸与服，二日大便不通亦不利，其泄遂愈。自是每用治泄痢积滞诸病，皆不泻而病愈者近百人。妙在配合得宜，药病相对耳。苟用所不当用，则犯轻用损阴之戒矣。

【附方】旧十三，新二十六。一切积滞。巴豆一两，蛤粉二两，黄柏三两，为末，水丸绿豆大。每水下五丸。《医学切问》。寒澼宿食。不消，大便闭塞。巴豆仁一升，清酒五升，煮三日三夜，研熟，合酒微火煎令可丸如豌豆大。每服一丸，水下。欲吐者，二丸。《千金方》。水蛊大腹。动摇水声，皮肤色黑，巴豆九十枚，去心、皮，熬黄，杏仁六十枚，去皮、尖，熬黄，捣丸小豆大。水下一丸，以利为度。勿饮酒。张文仲《备急方》。飞尸鬼击。中恶,心痛腹胀,大便不通。走马汤:用巴豆二枚,去皮、心,熬黄,杏仁二枚,以绵包椎碎,热汤一合,捻取白汁服之,当下而愈。量老小用之。《外台》。**食疟积疟**。巴豆去皮心二钱,皂荚去皮子六钱,捣丸绿豆大。一服一丸,冷汤下。《肘后方》。**积滞泄痢**。腹痛里急,杏仁去皮尖、巴豆去皮心各四十九个,同烧存性,研泥,熔蜡和丸绿豆大。每服二三丸,煎大黄汤下,间日一服。一加百草霜三钱。刘守真《宣明方》。**气痢赤白**。巴豆一两去皮心,熬研,以熟猪肝丸绿豆大。空心米饮下三四丸,量人用。此乃郑獬侍御所传方也。《经验方》。**泻血不止**。巴豆一个去皮,以鸡子开一孔纳入,纸封煨熟,去豆食之,其病即止。虚人分作二服,决效。《普济方》。**小儿下痢**。赤白,用巴豆煨熟去油一钱,百草霜二钱,研末,飞罗面煮糊丸黍米大,量人用之。赤用甘草汤,白用米汤,赤白用姜汤下。《全幼心鉴》。**夏月水泻**。不止,巴豆一粒,针头烧存性,化蜡和作一丸。倒流水下。《危氏得效方》。**小儿吐泻**。巴豆一个,针穿灯上烧过,黄蜡一豆大,灯上烧,滴入水中,同杵丸黍米大。每用五七丸,莲子、灯心汤下。同上。**伏暑霍乱**。伤冷,吐利烦渴,水浸丹。用巴豆二十五个,去皮心及油,黄丹炒研一两二钱半,化黄蜡和丸绿豆大。每服五七丸,水浸少顷,别以新汲水吞下。《和剂方》。**干霍乱病**。心腹胀痛,不吐不利,欲死。巴豆一枚,去皮心,热水研服,得吐利即定也。**二便不通**。巴豆连油、黄连各半两,捣作饼子。先滴葱、盐汁在脐内,安饼于上,灸二七壮,取利为度。《杨氏家藏》。**寒痰气喘**。青橘皮一片,展开,入刚子一个,麻扎定,火上烧存性,研末。姜汁和酒一钟,呷服。天台李翰林用此治莫秀才,到口便止,神方也。张杲《医说》。**风湿痰病**。人坐密室中,左用滚水一盆,右用炭火一盆,前置一桌,书一册。先将无油新巴豆四十九粒研如泥,纸压去油,分作三饼。如病在左,令病人将右手仰置书上,安药于掌心,以碗安药上,倾热水入碗内。水凉即换,良久汗出,立见神效。病在右安左掌心。一云随左右安之。《保寿堂经验方》。**阴毒伤寒**。心结,按之极痛,大小便闭,但出气稍暖者,急取巴豆十粒研,入面一钱,捻作饼,安脐内,以小艾炷灸五壮,气达即通。此太师陈北山方也。《仁斋直指方》。**解中药毒**。巴豆去皮不去油、马牙硝等分,研丸。冷水服一弹丸。《广利方》。**喉痹垂死**。止有余气者,巴豆去皮,线穿,内入喉中,牵出即苏。《千金》。**缠喉风痹**。巴豆两粒,纸卷作角,切断两头,以针穿孔内,入喉中,气透即通。《胜金方》。**伤寒舌出**。巴豆一粒,去油取霜,以纸捻捻卷,内入鼻中。舌即收上。《普济方》。**舌上出血**。如簪孔,巴豆一枚,乱发鸡子大,烧研,酒服。《圣惠》。**中风口喎**。巴豆七枚去皮研,左喎涂右手心,右喎涂左手心,仍以暖水一盏安药上。须臾即正,洗去。《圣惠方》。**小儿口疮**。不能食乳,刚子一枚连油研,入黄丹少许,剃去囟上发,贴之。四边起粟泡,便用温水洗去,乃以菖蒲汤再洗,即不成疮,神效。《瑞竹堂方》。**风虫牙痛**。《圣惠》用巴豆一粒,煨黄去壳,蒜一瓣,切一头,剜去中心,入豆在内盖定,绵裹,随左右塞耳中。《经验方》用巴豆一粒研,绵裹咬之。又方:针刺巴豆,灯上烧令烟出,熏痛处三五次,神效。**天丝入咽**。凡露地饮食,有飞丝入上,食之令人咽喉生泡。急以白矾、巴豆烧灰,吹入即愈。《琐碎录》。**耳卒聋闭**。巴豆一粒蜡裹,针刺孔通气,塞之取效。《经验》。**风瘙隐疹**。心下迷闷。巴豆五十粒去皮,水七升,煮一升,以帛染拭之,随手愈。《千金翼》。**疥疮瘙痒**。巴豆十粒,炮黄去皮心,右顺手研入酥少许,腻粉少许,抓破点上,不得近目并外肾上。如熏目着肾,则以黄丹涂之,甚妙。《千金方》。**荷钱癣疮**。巴豆仁三个,连油杵泥,以生绢包擦,日一二次,三日痊好。邵以正《经验方》。**一切恶疮**。巴豆三十粒,麻油煎黑,去豆,以油调硫黄、轻粉末,频涂取效。《普济》。**痈疽恶肉**。乌金膏:解一切疮毒,及腐化瘀肉,最能推陈致新。巴豆仁炒焦,研膏,点痛处则解毒,涂瘀肉上则自化。加乳香少许亦可。若毒深不能收敛者,宜作捻捻纴之,不致成疮。《外科精义》。**疣痣黑子**。巴豆一钱,石灰炒过,人言一钱,糯米五分炒,研,点之。《怪症方》。**箭镞入肉**。不可拔出者,用新巴豆仁略熬,与蜣螂同研涂之,斯须痛定,微痒忍之,待极痒不可忍,便撼拔动之,取出,速以生肌膏傅之而痊。亦治疮肿。夏侯郓[①]在润州得此方,后至洪州,旅舍主人妻病背疮,呻吟不已,郓用此方试之,即痛止也。《经验方》。**小儿痰喘**。巴豆一粒杵烂,绵裹塞鼻,男左女右,痰即自下。龚氏《医鉴》。**牛疫动头**。巴豆二粒研,生麻油三两,浆水半升,和灌之。贾相公《牛经》。

油

【主治】中风痰厥气厥,中恶喉痹,一切急病,咽喉不通,牙关紧闭。以研烂巴豆绵纸包,压取油作捻点灯,吹灭熏鼻中,或用热烟刺入喉内,实时出涎或恶血便苏。又舌上无故出血,以熏舌之上下,自止。时珍。

壳

【主治】消积滞,治泻痢。时珍。

【附方】新二。**一切泻痢**。脉浮洪者,多日难已;脉微小者,服之立止。名胜金膏。巴豆皮、楮叶同烧存性研,化蜡丸绿豆大。每甘草汤下五丸。刘河间《宣明方》。**痢频脱肛**。黑色坚硬,用巴豆壳烧灰,芭蕉自然汁煮,入朴硝少许,洗软,用真麻油点火滴于上,以枯矾、龙骨少许为末,掺肛头上,以芭蕉叶托入。《危氏得效方》。

【按语】《纲目》以巴豆为本药正名。李时珍云:"巴豆有用仁者……有研烂以纸包压去油者,谓之巴豆霜。"《中药学》亦以巴豆霜为名,作为泻下药中之峻下逐水药。并收入巴豆,作为附药。巴豆霜为大戟科植物巴豆干燥净仁的炮制加工品,巴豆为大戟科植物巴豆的干燥成熟果实。

桑《本经》

桑根白皮

【气味】甘,寒,无毒。[权曰]平。[大明曰]温。[元素曰]苦、酸。[杲曰]甘、辛,寒。可升可降,阳中阴也。[好古曰]甘厚而辛薄,入手太阴经。[之才曰]续断、桂心、麻子为之使。

【主治】伤中,五劳六极,羸瘦,崩中绝脉,补虚益气。《本经》。去肺中水气,

① 郓:原作"鄆"。今据《证类本草》卷二十二"蜣螂"引《图经》改。本方下一"郓"字原同误,径改。

唾血热渴，水肿腹满胪胀，利水道，去寸白，可以缝金疮。《别录》。治肺气喘满，虚劳，客热头痛，内补不足。甄权。煮汁饮，利五脏。入散用，下一切风气水气。孟诜。调中下气，消痰止渴，开胃下食，杀腹脏虫，止霍乱吐泻。研汁，治小儿天吊惊痫客忤，及傅鹅口疮，大验。大明。泻肺，利大小肠，降气散血。时珍。

【发明】［杲曰］桑白皮，甘以固元气之不足而补虚，辛以泻肺气之有余而止嗽。又云：桑白皮泻肺，然性不纯良，不宜多用。［时珍曰］桑白皮长于利小水，乃实则泻其子也。故肺中有水气及肺火有余者宜之。《十剂》云：燥可去湿，桑白皮、赤小豆之属是矣。宋医钱乙治肺气热盛，咳嗽而后喘，面肿身热泻白散，用桑白皮炒一两，地骨皮焙一两，甘草炒半两。每服一二钱，入粳米百粒，水煎，食后温服。桑白皮、地骨皮皆能泻火从小便去，甘草泻火而缓中，粳米清肺而养血。此乃泻肺诸方之准绳也。元医罗天益言其泻肺中伏火而补正气。泻邪所以补正也。若肺虚而小便利者，不宜用之。［颂曰］桑白皮作线缝金疮肠出，更以热鸡血涂之。唐安金藏剖腹，用此法而愈。

【附方】旧八，新六。咳嗽吐血。甚者殷鲜，桑根白皮一斤，米泔浸三宿，刮去黄皮，剉细，入糯米四两，焙干为末。每服一钱，米饮下。《经验方》。消渴尿多。入地三尺桑根，剥取白皮炙黄黑，剉，以水煮浓汁，随意饮之。亦可入少米。勿用盐。《肘后方》。产后下血。炙桑白皮，煮水饮之。《肘后方》。血露不绝。锯截桑根，取屑五指撮，以醇酒服之。日三服。《肘后方》。坠马拗损。桑根白皮五斤，为末，水一升煎膏，傅之便止。已后亦无宿血，终不发动。《经验后方》。金刃伤疮。新桑白皮烧灰，和马粪涂疮上，数易之。亦可煮汁服之。《广利方》。杂物眯眼。新桑根白皮洗净，捶烂入眼，拨之自出。《圣惠方》。发鬓堕落。桑白皮剉二升。以水淹浸，煮五六沸，去滓，频频洗沐，自不落也。《圣惠方》。发槁不泽。桑根白皮、柏叶各一斤，煎汁沐之即润。《圣惠方》。小儿重舌。桑根白皮煮汁，涂乳上饮之。《子母秘录》。小儿流涎。脾热也，胸膈有痰。新桑根白皮捣自然汁涂之，甚效。干者煎水。《圣惠方》。小儿天吊。惊痫客忤。家桑东行根取研汁服。《圣惠方》。小儿火丹。桑根白皮煮汁浴之。或为末，羊膏和涂之。《千金方》。石痈坚硬。不作脓者，蜀桑白皮阴干为末，烊胶和酒调傅，以软为度。《千金方》。

皮中白汁

【主治】小儿口疮白漫，拭净涂之便愈。又涂金刃所伤燥痛，须臾血止，仍以白皮裹之，甚良。苏颂。涂蛇、蜈蚣、蜘蛛伤有验。取枝烧沥，治大风疮疥，生眉、发。时珍。

【附方】旧一，新三。小儿鹅口。桑皮汁和胡粉涂之。《子母秘录》。小儿唇肿。桑木汁涂之。即愈。《圣惠方》。解百毒气。桑白汁一合服之，须臾吐利自出。《肘后方》。破伤中风。桑沥、好酒，对和温服，以醉为度。醒服消风散。《摘玄方》。

桑椹

【主治】单食，止消渴。苏恭。利五脏、关节，通血气，久服不饥，安魂镇神，令人聪明，变白不老。多收暴干为末。蜜丸日服。藏器。捣汁饮,解中酒毒。酿酒服,利水气消肿。时珍。

【发明】[宗奭曰]《本经》言桑甚详,然独遗乌椹,桑之精英尽在于此。采摘微研,以布滤汁,石器熬成稀膏,量多少入蜜熬稠,贮瓷器中。每抄一二钱,食后、夜卧,以沸汤点服。治服金石发热口渴,生精神,及小肠热,其性微凉故也。仙方日干为末,蜜和为丸,酒服亦良。[时珍曰]椹有乌、白二种。《杨氏产乳》云:孩子不得与桑椹,令儿心寒。而陆机《诗疏》云:鸠食桑椹多则醉,伤其性。何耶?《四民月令》云:四月宜饮桑椹酒,能理百种风热。其法:用椹汁三斗,重汤煮至一斗半,入白蜜二合,酥油一两,生姜一合,煮令得所,瓶收。每服一合,和酒饮之。亦可以汁熬烧酒,藏之经年,味力愈佳。史言魏武帝军乏食,得干椹以济饥。金末大荒,民皆食椹,获活者不可胜计,则椹之干湿皆可救荒,平时不可不收采也。

【附方】旧一,新六。水肿胀满。水不下则满溢,水下则虚竭还胀,十无一活,宜用桑椹酒治之。桑心皮切,以水二斗,煮汁一斗,入桑椹再煮,取五升,以糯饭五升,酿酒饮。《普济方》。瘰疬结核。文武膏:用文武实即桑椹子二斗,黑熟者,以布取汁,银、石器熬成膏。每白汤调服一匙,日三服。《保命集》。诸骨哽咽。红椹子细嚼,先咽汁,后咽滓,新水送下。干者亦可。《圣惠方》。小儿赤秃。桑椹取汁,频服。《千金方》。小儿白秃。黑椹入罂中曝三七日,化为水,洗之,三七日神效。《圣济录》。拔白变黑。黑椹一斤,蝌蚪一斤,瓶盛封闭,悬屋东头一百日,尽化为黑泥,以染白发如漆。《陈藏器本草》。发白不生。黑熟桑椹,水浸日晒,搽涂,令黑而复生也。《千金方》。阴证腹痛。桑椹绢包风干,过伏天,为末。每服三钱,热酒下,取汗。《集简方》。

叶

【气味】苦、甘,寒,有小毒。[大明曰]家桑叶:暖,无毒。

【主治】除寒热,出汗。《本经》。汁:解蜈蚣毒。《别录》。煎浓汁服,除脚气水肿,利大小肠。苏恭。炙熟煎饮,代茶止渴。孟诜。煎饮,利五脏,通关节,下气。嫩叶煎酒服,治一切风。蒸熟捣罯风痛出汗,并扑损瘀血。挼烂,涂蛇、虫伤。大明。研汁,治金疮及小儿吻疮。煎汁服,止霍乱腹痛吐下,亦可以干叶煮之。鸡桑叶煮汁熬膏服,去老风及宿血。藏器。治劳热咳嗽,明目长发。时珍。

【发明】[颂曰]桑叶可常服。神仙服食方:以四月桑茂盛时采叶。又十月霜后三分、二分已落时,一分在者,名神仙叶,即采取。与前叶同阴干捣末,丸、散任服。或煎水代茶饮之。又霜后叶煮汤,淋渫手足,去风痹殊胜。又微炙和桑衣煎服,治痢及金疮诸损伤,止血。[震亨曰]经霜桑叶研末,米饮服,止盗汗。[时珍曰]桑叶乃手、足阳明之药,汁煎代茗,能止消渴。

【附方】旧二,新十一。青盲洗法。昔武胜军朱仲孚患此二十年,用此法,二年目明如故。新斫[①]青桑叶晒[②]干,逐月按日就地上烧存性,每以一合,于瓷器内煎

① 斫:原作“研”。今据《普济方》卷八十六“眼目门”改。

② 晒:原作“所”。今据《普济方》卷八十六“眼目门”改。

减二分，倾出澄清，温热洗目，至百度，屡试有验。正月初八，二月初八，三月初六，四月初四，五月初六，六月初二，七月初七，八月二十，九月十二，十月十三，十一月初二，十二月三十。《普济方》。风眼下泪。腊月不落桑叶煎汤，日日温洗。或入芒硝。《集简方》。赤眼涩痛。桑叶为末，纸卷烧烟熏鼻取效。《海上方》也。《普济方》。头发不长。桑叶、麻叶煮泔水，沐之七次，可长数尺。《千金方》。吐血不止。晚桑叶焙研，凉茶服三钱，只一服止。后用补肝肺药。《圣济总录》。小儿渴疾。桑叶不拘多少，逐片染生蜜，线系蒂上绷，阴干细切，煎汁，日饮代茶。《胜金方》。霍乱转筋。入腹烦闷，桑叶一握，煎饮，一二服立定。《圣惠方》。大肠脱肛。黄皮桑树叶三升，水煎过。带温罨纳之。《仁斋直指方》。肺毒风疮。状如大风。绿云散：用好桑叶净洗，蒸熟一宿，日干为末。水调二钱匕服。《经验后方》。痈口不敛。经霜黄桑叶为末，傅之。《直指方》。穿掌肿毒。新桑叶研烂，盦之即愈。《通玄论》。汤火伤疮。经霜桑叶烧存性，为末。油和傅之，三日愈。《医学正传》。手足麻木。不知痛痒，霜降后桑叶煎汤，频洗。《救急方》。

枝

【气味】苦，平。

【主治】遍体风痒干燥，水气，脚气，风气，四肢拘挛，上气眼运，肺气咳嗽，消食，利小便。久服轻身，聪明耳目，令人光泽。疗口干，及痈疽后渴，用嫩条细切一升，熬香煎饮，亦无禁忌。久服，终身不患偏风。苏颂。出《近效方》，名桑枝煎。一法：用花桑枝寸剉，炒香，瓦器煮减一半，再入银器。重汤熬减一半。或入少蜜亦可。

【发明】［颂曰］桑枝不冷不热，可以常服。《抱朴子》言：仙经云，一切仙药，不得桑煎不服。［时珍曰］煎药用桑者，取其能利关节，除风寒湿痹诸痛也。观《灵枢经》治寒痹内热，用桂酒法，以桑炭炙布巾，熨痹处。治口僻用马膏法，以桑钩钩其口，及坐桑灰上。皆取此意也。又痈疽发背不起发，或瘀肉不腐溃，及阴疮、瘰疬、流注、臁疮、顽疮、恶疮久不愈者，用桑木炙法，未溃则拔毒止痛，已溃则补接阳气，亦取桑通关节，去风寒，火性畅达，出郁毒之意。其法以干桑木劈成细片，扎作小把，然火吹息，炙患处。每次炙片时，以瘀肉腐动为度。内服补托药，诚良方也。又按赵溍《养疴漫笔》云：越州一学录少年苦嗽，百药不效。或令用南向柔桑条一束。每条寸折纳锅中，以水五碗，煎至一碗，盛瓦器中，渴即饮之。服一月而愈。此亦桑枝煎变法尔。

【附方】旧一，新五。服食变白。久服通血气，利五脏。鸡桑嫩枝，阴干为末，蜜和作丸。每日酒服六十丸。《圣惠方》。水气脚气。桑条二两炒香，以水一升，煎二合，每日空心服之，亦无禁忌。《圣济总录》。风热臂痛。桑枝一小升切炒，水三升，煎二升，一日服尽。许叔微云：尝病臂痛，诸药不效，服此数剂寻愈。观《本草切用》及《图经》，言其不冷不热，可以常服。《抱朴子》言一切仙药，不得桑枝煎不服。可知矣。《本事方》。解中蛊毒。令人腹内坚痛，面黄青色，淋露骨立，病变不常。桑木心剉一斛，着釜中，以水淹三斗，煮取二斗澄清，微火煎得五升，空心服五合，则吐蛊毒出也。《肘后方》。刺伤手足。犯露水肿痛，多杀人。以桑枝三条，煻火炮热断之。以头柱疮上令热，冷即易之，尽三条则疮自烂。仍取韭白或薤白傅上，急以帛裹之。有肿更作。《千金方》。**紫白癜风**。桑枝十斤，益母草三斤，水五斗，慢火煮至五斤，去滓再煎成膏，每卧时温酒调服半合，以愈为度。《圣惠方》。

桑柴灰

【气味】辛，寒，有小寒。[诜曰]淋汁入炼五金家用，可结汞，伏硫、硇。

【主治】蒸淋取汁为煎，与冬灰等分，同灭痣疵黑子，蚀恶肉。煮小豆食，大下水胀。傅金疮，止血生肌。苏恭。桑霜：治噎食积块。时珍。

【附方】旧六，新六。**目赤肿痛**。桑灰一两，黄连半两，为末。每以一钱泡汤，澄清洗之。《圣济总录》。**洗青盲眼**。正月八，二月八，三月六，四月四，五月五，六月二，七月七，八月二十，九月十二，十月十七，十一月二十六，十二月三十日，每遇上件神日，用桑柴灰一合，煎汤沃之。于瓷器中，澄取极清，稍热洗之。如冷即重汤顿温。不住手洗。久久视物如鹰鹘也。一法以桑灰、童子小便和作丸。每用一丸，泡汤澄洗。《龙木论》。**尸注鬼注**。其病变动，乃有三十六种至九十九种，使人寒热淋沥，恍惚默默，不的知所苦，累年积月，以至于死，复传亲人，宜急治之。用桑树白皮曝干，烧灰二斗，着甑中蒸透，以釜中汤三四斗，淋之又淋，凡三度极浓。澄清止取二斗，以渍赤小豆二斗一宿，曝干复渍，灰汁尽乃止。以豆蒸熟，或羊肉或鹿肉作羹，进此豆饭，初食一升至二升，取饱。微者三四斗愈，极者七八斗愈。病去时，体中自觉疼痒淫淫。若根本不尽，再为之。神效方也。《肘后方》。**腹中癥瘕**。方见介部“鳖”下。**身面水肿**。坐卧不得，取东引花桑枝，烧灰淋汁，煮赤小豆。每饥即饱食之，不得吃汤饮。《梅师方》。**面上痣疵**。寒食前后，取桑条烧灰淋汁，入石灰熬膏，以自己唾调点之，自落也。《皆效方》。**白癜驳风**。桑柴灰二斗，甑内蒸之，取釜内热汤洗。不过五六度瘥。《圣惠方》。**大风恶疾**。眉发脱落，以桑柴灰热汤淋取汁，洗头面。以大豆水研浆，解释灰味，弥佳。次用熟水，入绿豆面濯之。三日一洗头，一日一洗面。不过十度良。《圣惠方》。**狐尿刺人**[①]。肿痛欲死，桑灰汁渍之。冷即易。《肘后方》。**金疮作痛**。桑柴灰筛细，傅之。《梅师方》。**疮伤风水**。肿痛入腹则杀人，以桑灰淋汁渍之，冷复易。《梅师方》。**头风白屑**。桑灰淋汁沐之，神良。《圣惠方》。

【按语】《纲目》以桑为本药正名，收入桑根白皮、桑椹、叶、枝等子药名。《中药学》分别收录相关的四味药：以桑叶为名，作为解表药中之发散风热药；以桑枝为名，作为祛风湿药中之祛风湿热药；以桑白皮为名，作为化痰止咳平喘药中之止咳平喘药；以桑椹为名，作为补虚药中之补阴药。桑叶为桑科植物桑的干燥叶，桑枝为桑的干燥嫩枝，桑白皮为桑的干燥根皮，桑椹为桑的干燥果穗。

楮《别录》

楮实

【气味】甘，寒，无毒。

① 狐尿刺人：病证名。也称狐尿刺疮。泛指人接触各种毒虫的附着于草木上之毒性物质所导致的疮病证。

【主治】阴痿水肿，益气充肌明目。久服不饥不老，轻身。《别录》。壮筋骨，助阳气，补虚劳，健腰膝，益颜色。大明。

【发明】[弘景曰]仙方采捣取汁和丹用，亦干服，使人通神见鬼。[颂曰]仙方单服，其实正赤时，收子阴干，筛末，水服二钱匕，益久乃佳。《抱朴子》云：楮木实赤者服之，老者成少。令人彻视见鬼神。道士梁须年七十，服之更少壮，到百四十岁，能行及走马。[时珍曰]《别录》载楮实功用大补益，而《修真秘旨》书言久服令人成骨软之痿。《济生秘览》治骨哽，用楮实煎汤服之。岂非软骨之征乎？按《南唐书》云：烈祖食饴喉中噎，国医莫能愈。吴廷绍独请进楮实汤，一服疾失去。群医他日取用皆不验。扣廷绍。答云：噎因甘起，故以此治之。愚谓此乃治骨哽软坚之义尔。群医用治他噎，故不验也。

【附方】新六。**水气蛊胀**。楮实子丸，以洁净府。用楮实子一斗，水二斗，熬成膏，茯苓三两，白丁香一两半，为末，以膏和丸梧子大。从少至多，服至小便清利，胀减为度。后服治中汤养之。忌甘苦峻补及发动之物。洁古《活法机要》。**肝热生翳**。楮实子研细，食后蜜汤服一钱，日再服。《直指方》。**喉痹喉风**。五月五日，或六月六日、七月七日，采楮桃阴干。每用一个，为末。井华水服之。重者以两个。《集简方》。**身面石疽**。状如痤疖而皮厚。榖子捣，傅之。《外台秘要》。**金疮出血**。榖子捣，傅之。《外台秘要》。**目昏难视**。楮桃、荆芥穗各五百枚，为末，炼蜜丸弹子大。食后嚼一丸，薄荷汤送下，一日三服。《卫生易简方》。

叶

【气味】甘，凉，无毒。

【主治】小儿身热，食不生肌。可作浴汤，又主恶疮生肉。《别录》。治刺风身痒。大明。治鼻衄数升不断者，捣汁三升，再三服之，良久即止。嫩芽茹之。去四肢风痹，赤白下痢。苏颂。炒研搜面作馎饦食之。主水痢。甄权。利小便，去风湿，肿胀，白浊，疝气，癣疮。时珍。

【附方】旧五，新十二。**水谷下痢**。见果部“橡实”下。**老少瘴痢**。日夜百余度者，取干楮叶三两熬，捣为末，每服方寸匕，乌梅汤下，日再服。取羊肉裹末，纳肛中，利出即止。杨炎《南行方》。**小儿下痢赤白**。作渴，得水又呕逆者，构叶炙香，以饮浆半升浸至水绿，去叶，以木瓜一个切，纳汁中，煮二三沸，细细饮之。《子母秘录》。**脱肛不收**。五花构叶阴干为末。每服二钱，米饮调下。兼涂肠头。《圣惠方》。**小便白浊**。构叶为末，蒸饼丸梧子大。每服三十丸，白汤下。《经验良方》。**通身水肿**。楮枝叶煎汁如饧，空腹服一匕，日三服。《圣惠方》。**虚肥面肿**。积年气上如水病，但脚不肿，用榖楮叶八两，以水一斗，煮取六升，去滓，纳米煮粥，常食勿绝。《外台秘要》。**卒风不语**。榖枝叶剉细，酒煮沫出，随多少，日日饮之。《肘后方》。**人耽睡卧**。花榖叶晒，研末。汤服一二钱，取瘥止。杨尧辅方。**吐血鼻血**。楮叶捣汁一二升，旋旋温饮之。《圣惠方》。**一切眼翳**。三月收榖木软叶，晒干为末，入麝香少许，每以黍米大注眦内，其翳自落。《圣惠方》。**木肾疝气**。楮叶、雄黄等分，为末，酒糊丸梧子大。每盐酒下五十丸。《医学集成》。**疝气入囊**。五月五日采榖树叶，阴干为末。每服一二匙，空心温酒下。《简便方》。癣疮湿痒。楮叶捣傅。《圣惠方》。痔瘘肿痛。楮叶半斤，捣烂封之。《集简方》。蝮蛇螫伤。楮叶、麻叶合捣，取汁渍之。《千金方》。鱼骨哽咽。楮叶捣汁啜之。《十便良方》。

枝、茎

【主治】瘾疹痒，煮汤洗浴。《别录》。捣浓汁饮半升，治小便不通。时珍。

【附方】旧一，新一。头风白屑。楮木作枕，六十日一易新者。《外台秘要》。暴赤眼痛。碜涩者，嫩楮枝去叶放地，火烧，以碗覆之。一日取灰泡汤，澄清温洗。《圣惠方》。

树白皮

【气味】甘，平，无毒。

【主治】逐水，利小便。《别录》。治水肿气满。甄权。喉痹。吴普。煮汁酿酒饮，治水肿入腹，短气咳嗽。为散服，治下血血崩。时珍。

【附方】旧一，新六。肠风下血。秋采楮皮，阴干为末，酒服三钱。或入麝香少许，日二。《普济方》。血痢血崩。楮树皮、荆芥等分，为末。冷醋调服一钱，血崩以煎匕服，神效不可具述。《危氏得效方》。男妇肿疾。不拘久近，暴风入腹，妇人新产上圊，风入脏内，腹中如马鞭，短气。楮皮枝叶一大束，切，煮汁酿酒，不断饮之。不过三四日即退，可常服之。《千金方》。风水肿浮。一身尽浮，楮皮散。用楮白皮、猪苓、木通各二钱，桑白皮三钱，陈橘皮一钱，生姜三片，水二钟煎服。日一剂。《圣济总录》。膀胱石水。四肢瘦削，小腹胀满。构根白皮、桑根白皮各二升，白术四两，黑大豆五升，流水一斗，煮四升，入清酒二升，再煮至三升，日二、夜一服之。《集验方》。目中翳膜。楮白皮暴干，作一绳子如钗股大，烧灰细研。每点少许，日三五次，瘥乃止。《崔氏方》。鱼骨哽咽。楮树嫩皮捣烂为丸，水下二三十丸。《卫生易简方》。

【按语】《纲目》以楮为本药正名。《中药学》以楮实子为名，作为补虚药中之补阴药。本品为桑科植物构树的成熟果实。

枳《本经》

枳实

【气味】苦，寒，无毒。［《别录》曰］酸，微寒。［普曰］神农：苦。雷公：酸，无毒。李当之：大寒。［权曰］辛、苦。［元素曰］性寒味苦，气厚味薄，浮而升微降，阴中阳也。［杲曰］沉也。阴也。

【主治】大风在皮肤中，如麻豆苦痒，除寒热结，止痢，长肌肉，利五脏，益气轻身。《本经》。除胸胁痰癖，逐停水，破结实，消胀满，心下急痞痛逆气，胁风痛，安胃气，止溏泄，明目。《别录》。解伤寒结胸，主上气喘咳，肾内伤冷，阴痿而有气，加而用之。甄权。消食，散败血，破积坚，去胃中湿热。元素。

【发明】［震亨曰］枳实泻痰，能冲墙倒壁，滑窍破气之药也。［元素曰］心下痞及宿食不消，并宜枳实、黄连。［杲曰］以蜜炙用，则破水积以泄气，除内热。洁古用去脾经积血。脾无积血，则心下不痞也。［好古曰］益气则佐之以人参、白术、干姜，破气则佐之以大黄、牵牛、芒硝，此本经所以言益气而复言消痞也。非白术不能去湿，非枳实不能除痞。故洁古制枳术丸方，以调胃脾。张仲景治心下坚大如盘，水饮所作，枳实白术汤，用枳实七枚，术三两，水一斗，煎三升，分三服。腹中软即消也。余见“枳壳”下。

【附方】旧九，新四。卒胸痹痛。枳实捣末。汤服方寸匕，日三夜一。《肘后方》。胸痹结胸。胸痹，心下痞坚，留气结胸，胁下逆气抢心，枳实薤白汤主之。陈枳实四枚，厚朴四两，薤白半斤，栝楼一枚，桂一两，以水五升，先煎枳、朴，取二升，去滓，纳余药，煎三两沸，分温三服，当愈。张仲景《金匮要略》。伤寒胸痛。伤寒后卒胸膈闭痛。枳实麸炒为末。米饮服二钱，日二服。《济众方》。产后腹痛。枳实麸炒、芍药酒炒各二钱，水一盏煎服。亦可为末服。《圣惠方》。奔豚气痛。枳实炙，为末，饮下方寸匕，日三夜一。《外台秘要》。妇人阴肿。坚痛，枳实半斤碎炒，帛裹熨之，冷即易。《子母秘录》。大便不通。枳实、皂荚等分，为末，饭丸，米饮下。《危氏得效方》。积痢脱肛。枳实石上磨平，蜜炙黄，更互熨之，缩乃止。《千金方》。小儿久痢。水谷不调，枳实捣末，饮服一二钱。《广利方》。肠风下血。枳实半斤麸炒，黄芪半斤，为末。米饮非时服二钱匕。糊丸亦可。《经验方》。小儿五痔。不以年月，枳实为末，炼蜜丸梧子大，空心饮下三十丸。《集验方》。小儿头疮。枳实烧灰，猪脂调涂。《圣惠方》。皮肤风疹。枳实醋浸，火炙熨之即消。《外台秘要》。

枳壳

【气味】苦、酸，微寒，无毒。［权曰］苦，辛。［元素曰］气味升降，与枳实同。［杲曰］沉也，阴也。

【主治】风痒麻痹，通利关节，劳气咳嗽，背膊闷倦，散留结胸膈痰滞，逐水，消胀满大肠风，安胃，止风痛。《开宝》。遍身风疹，肌中如麻豆恶痒，肠风痔疾，心腹结气，两胁胀虚，关膈壅塞。甄权。健脾开胃，调五脏，下气，止呕逆，消痰，治反胃霍乱泻痢，消食，破癥结痃癖五膈气，及肺气水肿，利大小肠，除风明目。炙热，熨痔肿。大明。泄肺气，除胸痞。元素。治里急后重。时珍。

【发明】［元素曰］枳壳破气，胜湿化痰，泄肺走大肠，多用损胸中至高之气，止可二三服而已。禀受素壮而气刺痛者，看在何部经分，以别经药导之。［杲曰］气血弱者不可服，以其损气也。［好古曰］枳壳主高，枳实主下；高者主气，下者主血。故壳主胸膈皮毛之病，实主心腹脾胃之病，大同小异。朱肱《活人书》言：治痞宜先用桔梗枳壳汤。非用此治心下痞也，果知误下，气将陷而成痞，故先用此，使不致于痞也。若已成痞而用此，则失之晚矣。不惟不能消痞，反损胸中之气，“先”之一字有谓也。［时珍曰］枳实、枳壳气味功用俱同，上世亦无分别。魏、晋以来，始分实、壳之用。洁古张氏、东垣李氏又分治高治下之说。大抵其功皆能利气，气下则痰喘止，气行则痞胀消，气通则痛刺止，气利则后重除。故以枳实利胸膈，枳壳利肠胃。然张仲景治胸痹痞满，以枳实为要药；诸方治下血痔痢、大肠秘塞、里急后重，又以枳壳为通用。则枳实不独治下，而壳不独治高也。盖自飞门至魄门[①]，

① 自飞门至魄门：《难经·四十四难》曰：“七冲门何在？然：唇为飞门，齿为户门，会厌为吸门，胃为贲门，太仓下口为幽门，大肠小肠会为阑门，下极为魄门，故曰七冲门也。”即整个消化系统中的七个冲要之门。

皆肺主之，三焦相通，一气而已。则二物分之可也。不分亦无伤。《杜壬方》载湖阳公主苦难产，有方士进瘦胎饮。方用枳壳四两，甘草二两，为末。每服一钱，白汤点服。自五月后一日一服，至临月，不惟易产，仍无胎中恶病也。张洁古《活法机要》改以枳术丸日服，令胎瘦易生，谓之束胎丸。而寇宗奭《衍义》言，胎壮则子有力易生，令服枳壳药反致无力，兼子亦气弱难养，所谓缩胎易产者，大不然也。以理思之，寇氏之说似觉为优。或胎前气盛壅滞者宜用之，所谓八九月胎，必用枳壳、苏梗以顺气，胎前无滞，则产后无虚也。若气禀弱者，即大非所宜矣。[震亨曰]难产多见于郁闷安逸之人，富贵奉养之家。古方瘦胎饮，为湖阳公主作也。予妹苦于难产，其形肥而好坐，予思此与公主正相反也。彼奉养之人，其气必实，故耗其气使平则易产。今形肥则气虚，久坐则气不运，当补其母之气。以紫苏饮加补气药，十数贴服之，遂快产。

【附方】旧三，新十五。**伤寒呃噫**。枳壳半两，木香一钱，为末。每白汤服一钱，未知再服。《本事方》。**老幼腹胀**。血气凝滞，用此宽肠顺气，名四炒丸。商州枳壳厚而绿背者，去穰四两，分作四分，一两用苍术一两同炒，一两用萝卜子一两同炒，一两用干漆一两同炒，一两用茴香一两同炒黄。去四味，只取枳壳为末。以四味煎汁煮面糊和丸梧子大。每食后米饮下五十丸。王氏《简易方》。**消积顺气**。治五积六聚，不拘男妇老小，但是气积，并皆治之，乃仙传方也。枳壳三斤去穰，每个入巴豆仁一个，合定扎煮，慢火水煮一日。汤减再加热汤，勿用冷水。待时足汁尽，去巴豆，切片晒干勿炒，为末。醋煮面糊丸梧子大。每服三四十丸，随病汤使。邵真人《经验方》。**顺气止痢**。枳壳炒二两四钱，甘草六钱，为末，每沸汤服二钱。《婴童百问》。**疏导脚气**。即上方，用木瓜汤服。《直指方》。**小儿秘涩**。枳壳煨去穰、甘草各一钱，以水煎服。《全幼心鉴》。**肠风下血**。不拘远年近日，《博济方》用枳壳烧黑存性五钱，羊胫炭为末三钱，五更空心米饮服。如人行五里，再一服，当日见效。《简便方》用枳壳一两，黄连五钱，水一钟，煎半钟，空心服。**痔疮肿痛**。《必效方》用枳壳煨熟熨之，七枚立定。《本事方》用枳壳末入瓶中，水煎百沸，先熏后洗。**怀胎腹痛**。枳壳三两麸炒，黄芩一两，为粗末，每服五钱，水一盏半，煎一盏服。若胀满身重，加白术一两。《活法机要》。**产后肠出**。不收，枳壳煎汤浸之，良久即入也。《袖珍方》。**小儿惊风**。不惊丸：治小儿因惊气吐逆作搐，痰涎壅塞，手足掣疭，眼睛斜视。枳壳去穰麸炒、淡豆豉等分，为末。每服一字，甚者半钱。急惊，薄荷自然汁下。慢惊，荆芥汤入酒三五点下。日三服。陈文中《小儿方》。**牙齿疼痛**。枳壳浸酒含漱。《圣惠方》。**风疹作痒**。枳壳三两麸炒，为末。每服二钱，水一盏，煎六分，去滓温服。仍以汁涂。《经验后方》。**小儿软疖**。大枳壳一个去白，磨口平，以面糊抹边合疖上。自出脓血尽，更无痕也。《危氏得效方》。**利气明目**。枳壳麸炒一两，为末，点汤代茶。《普济方》。**下早成痞**。伤寒阴证，下早成痞，心下满而不痛，按之虚软。枳壳、槟榔等分，为末。每服三钱，黄连汤调下。《宣明方》。**胁骨疼痛**。因惊伤肝者。枳壳一两麸炒，桂枝生半两，为细末。每服二钱。姜枣汤下。《本事方》。

【按语】《纲目》以枳为本药正名，果实名枳实、枳壳。《中药学》以枳实为名，作为理气药。并收入枳壳，作为附药。枳实为芸香科植物酸橙及其栽培变种或甜橙干燥幼果，枳壳为芸香科植物酸橙及其栽培变种的干燥未成熟果实。

卮子《本经》

【气味】苦，寒，无毒。[《别录》曰]大寒。[元素曰]气薄味厚，轻清上行，气浮而味降，阳中阴也。[杲曰]沉也，阴也。入手太阴肺经血分。《丹书》：栀子柔金。

【主治】五内邪气，胃中热气，面赤酒疱皶鼻，白癞赤癞，疮疡。《本经》。疗目赤热痛，胸心、大小肠大热，心中烦闷。《别录》。去热毒风，除时疾热，解五种黄病，利五淋，通小便，解消渴，明目。主中恶，杀蛊虫毒。甄权。解玉支毒。弘景。羊踯躅也。主喑哑，紫癜风。孟诜。治心烦懊侬不得眠，脐下血滞而小便不利。元素。泻三焦火，清胃脘血，治热厥心痛，解热郁，行结气。震亨。治吐血，衄血，血痢，下血，血淋，损伤瘀血，及伤寒劳复，热厥头痛，疝气，汤火伤。时珍。

【发明】[元素曰]栀子轻飘而象肺，色赤而象火，故能泻肺中之火。其用有四：心经客热，一也；除烦躁，二也；去上焦虚热，三也；治风，四也。[震亨曰]栀子泻三焦之火，及痞块中火邪，最清胃脘之血。其性屈曲下行，能降火从小便中泄去。凡心痛稍久，不宜温散，反助火邪。故古方多用栀子以导热药，则邪易伏而病易退。[好古曰]本草不言栀子能吐，仲景用为吐药。栀子本非吐药，为邪气在上，拒而不纳，食令上吐，则邪因以出，所谓其高者因而越之也。或用为利小便药，实非利小便，乃清肺也。肺清则化行，而膀胱津液之府得此气化而出也。本草言治大小肠热，乃辛与庚合，又与丙合，又能泄戊，先入中州故也。仲景治烦躁用栀子豉汤，烦者气也，躁者血也。气主肺，血主肾，故用栀子以治肺烦，香豉以治肾躁。[杲曰]仲景以栀子色赤味苦，入心而治烦；香豉色黑味咸，入肾而治躁。[宗奭曰]仲景治伤寒发汗吐下后，虚烦不得眠，若剧者，必反复颠倒，心中懊侬，栀子豉汤治之。因其虚，故不用大黄，有寒毒故也。栀子虽寒而无毒，治胃中热气，既亡血亡津液，腑脏无润养，内生虚热，非此物不可去也。又治心经留热，小便赤涩，用去皮栀子火煨、大黄、连翘、炙甘草等分，末之，水煎三钱服，无不利也。[颂曰]张仲景及古今名医治发黄，皆用栀子、茵蔯、甘草、香豉四物作汤饮。又治大病后劳复，皆用栀子、鼠矢等汤，利小便而愈。其方极多，不可悉载。

【附方】旧十，新十七。鼻中衄血。山栀子烧灰吹之，屡用有效。黎居士《简易方》。小便不通。栀子仁十四个，独头蒜一个，沧盐少许，捣贴脐及囊，良久即通。《普济方》。血淋涩痛。生山栀子末、滑石等分，葱汤下。《经验良方》。下利鲜血。栀子仁烧灰，水服一钱匕。《食疗本草》。酒毒下血。老山栀子仁焙研，每新汲水服一钱匕。《圣惠方》。热毒血痢。栀子十四枚，去皮捣末，蜜丸梧子大。每服三丸，日三服，大效。亦可水煎服。《肘后方》。临产下痢。栀子烧研，空心热酒服一匙，甚者不过五服。《胜金方》。妇人胎肿。属湿热，山栀子一合炒研，每服二三钱，米饮下。丸服亦可。丹溪方。热

水肿疾。山栀子仁炒研，米饮服三钱。若上焦热者，连壳用。《丹溪纂要》。**霍乱转筋**。心腹胀满，未得吐下，栀子二七枚烧研，熟水服之立愈。《肘后方》。**冷热腹痛**。疞刺，不思饮食，山栀子、川乌头等分，生研为末，酒糊丸如梧子大。每服十五丸，生姜汤下。小腹痛，茴香汤下。《博济方》。**胃脘火痛**。大山栀子七枚或九枚炒焦，水一盏，煎七分，入生姜汁饮之，立止。复发者必不效。用玄明粉一钱服，立止。《丹溪纂要》。**五脏诸气**。益少阴血，用栀子炒黑研末，生姜同煎，饮之甚捷。《丹溪纂要》。**五尸注病**。冲发心胁刺痛，缠绵无时，栀子三七枚烧末，水服。《肘后方》。**热病食复**。及交接后发动，欲死，不能语。栀子三十枚，水三升，煎一升服，令微汗。《梅师方》。**小儿狂躁**。畜热在下，身热狂躁，昏迷不食。栀子仁七枚，豆豉五钱，水一盏，煎七分，服之。或吐或不吐，立效。阎孝忠《集效方》。**盘肠钓气**。越桃仁半两，草乌头少许，同炒过。去草乌，入白芷一钱，为末。每服半钱，茴香葱白酒下。《普济方》。**赤眼肠秘**。山栀子七个，钻孔煨熟，水一升，煎半升，去滓，入大黄末三钱，温服。《普济方》。**吃饭直出**。栀子二十个，微炒去皮，水煎服。《怪证奇方》。**风痰头痛**。不可忍，栀子末和蜜，浓傅舌上，吐即止。《兵部手集》。**鼻上酒齄**。栀子炒研，黄蜡和丸弹子大。每服一丸，嚼细茶下，日二服。忌酒、麸、煎炙。许学士《本事方》。

火焰丹毒。栀子捣，和水涂之。《梅师方》。**火疮未起**。栀子仁烧研，麻油和，封之。已成疮，烧白糖灰粉之。《千金方》。**眉中练癣**。栀子烧研，和油傅之。《保幼大全》。**折伤肿痛**。栀子、白面同捣，涂之甚效。《集简方》。**猘犬咬伤**：栀子皮烧研、石硫黄等分，为末傅之。日三。《梅师方》。**汤烫火烧**。栀子末和鸡子清，浓扫之。《救急方》。

【按语】《纲目》以卮子为本药正名。《中药学》以栀子为名，作为清热药中之清热泻火药。本品为茜草科植物栀子的干燥成熟果实。

酸枣《本经》

酸枣

【气味】酸，平，无毒。［宗奭曰］微热。［时珍曰］仁：味甘，气平。［敩曰］用仁，以叶拌蒸半日，去皮、尖。［之才曰］恶防己。

【主治】心腹寒热，邪结气聚，四肢酸痛湿痹。久服安五脏，轻身延年。《本经》。烦心不得眠，脐上下痛，血转久泄，虚汗烦渴，补中，益肝气，坚筋骨，助阴气，能令人肥健。《别录》。筋骨风，炒仁研汤服。甄权。

【发明】［恭曰］本经用实疗不得眠，不言用仁，今方皆用仁。补中益肝，坚筋骨，助阴气，皆酸枣仁之功也。［宗奭曰］酸枣，经不言用仁，而今天下皆用之。［志曰］按《五代史》后唐刊石《药验》云：酸枣仁，睡多生使，不得睡炒熟。陶云食之醒睡，而经云疗不得眠。盖其子肉味酸，食之使不思睡；核中仁服之，疗不得眠。正如麻黄发汗，根节止汗也。［时珍曰］酸枣实味酸性收，故主肝病，寒热结气，酸痹久泄，脐下满痛之证。其仁甘而润，故熟用疗胆虚不得眠，烦渴虚汗之证。生用疗胆热好眠，皆足厥阴、少阳药也。今人专以为心家药，殊昧此理。

【附方】旧五，新二。胆风沉睡。胆风毒气，虚实不调，昏沉多睡，用酸枣仁一两，生用，金挺蜡茶二两，以生姜汁涂，炙微焦，为散。每服二钱，水七分，煎六分，温服。《简要济众方》。胆虚不眠。心多惊悸，用酸枣仁一两炒香，捣为散。每服二钱，竹叶汤调下。《和剂局方》加人参一两，辰砂半两，乳香二钱半，炼蜜丸服。振悸不眠。《胡洽方》酸枣仁汤：用酸枣仁二升，茯苓、白术、人参、甘草各二两，生姜六两，水八升，煮三升，分服。《图经》。虚烦不眠。《深师方》酸枣仁汤：用酸枣仁二升，蝭母[①]、干姜、茯苓、芎藭各二两，甘草炙一两，以水一斗，先煮枣仁，减三升，乃同煮取三升，分服。《图经本草》。骨蒸不眠。心烦，用酸枣仁一两，水二盏研绞取汁，下粳米二合煮粥，候熟，下地黄汁一合，再煮匀食。《太平圣惠方》。睡中汗出。酸枣仁、人参、茯苓等分，为末。每服一钱，米饮下。《简便方》。刺入肉中。酸枣核烧末，水服，立出。《外台秘要》。

【按语】《纲目》以酸枣为本药正名。《中药学》以酸枣仁为名，作为安神药中之养心安神药。药物来源为鼠李科植物酸枣的干燥成熟种子。

山茱萸《本经》

实

【气味】酸，平，无毒。[《别录》曰]微温。[普曰]神农、黄帝、雷公、扁鹊：酸，无毒。岐伯：辛。[权曰]咸、辛，大热。[好古曰]阳中之阴。入足厥阴、少阴经气分。[之才曰]蓼实为之使。恶桔梗、防风、防己。

【主治】心下邪气寒热，温中，逐寒湿痹，去三虫。久服轻身。《本经》。肠胃风邪，寒热疝瘕，头风风气去来，鼻塞，目黄，耳聋，面疱，下气出汗，强阴益精，安五脏，通九窍，止小便利。久服明目，强力，长年。《别录》。治脑骨痛，疗耳鸣，补肾气，兴阳道，坚阴茎，添精髓，止老人尿不节，治面上疮，能发汗，止月水不定。甄权。暖腰膝，助水脏，除一切风，逐一切气，破癥结，治酒齄。大明。温肝。元素。

【发明】[好古曰]滑则气脱，涩剂所以收之。山茱萸止小便利，秘精气，取其味酸涩以收滑也。仲景八味丸用之为君，其性味可知矣。

【附方】新一。草还丹。益元阳，补元气，固元精，壮元神，乃延年续嗣之至药也。山茱萸酒浸取肉一斤，破故纸酒浸焙干半斤，当归四两，麝香一钱，为末，炼蜜丸梧子大。每服八十一丸，临卧盐酒下。吴旻《扶寿方》。

【按语】《纲目》以山茱萸为本药正名。《中药学》药名同此，作为收涩药中之固精缩尿止带药。本品为山茱萸科植物山茱萸的干燥成熟果肉。

金樱子《蜀本草》

子

【气味】酸，涩，平，无毒。

【主治】脾泄下痢，止小便利，涩精

① 蝭母：药名。为知母之别名。

气。久服令人耐寒轻身。《蜀本》。

【发明】[颂曰]洪州、昌州皆煮其子作煎,寄馈人。服食家用煎和鸡头实粉为丸服,名水陆丹,益气补真最佳。[慎微曰]沈存中《笔谈》云:金樱子止遗泄,取其温且涩也。世人待红熟时取汁熬膏,味甘,全断涩味,都失本性,大误也。惟当取半黄者,干,捣末用之。[宗奭曰]九月、十月霜熟时采用。不尔,反令人利。[震亨曰]经络隧道,以通畅为平和。而昧者取涩性为快,熬金樱为煎食之。自不作靖,咎将谁执?[时珍曰]无故而服之,以取快欲则不可。若精气不固者服之,何咎之有?

【附方】旧一,新二。金樱子煎。霜后用竹夹子摘取,入木臼中杵去刺,擘去核。以水淘洗过,捣烂。入大锅,水煎,不得绝火。煎减半,滤过,仍煎似稀饧。每服一匙,用暖酒一盏调服。活血驻颜,其功不可备述。《孙真人食忌》。补血益精。金樱子即山石榴,去刺及子,焙,四两,缩砂二两,为末。陈蜜和丸梧子大。每服五十丸,空心温酒服。《奇效良方》。久痢不止。严紧绝妙方:罂粟壳醋炒、金樱花叶及子等分,为末。蜜丸芡子大。每服五七丸,陈皮煎汤化下。《普济方》。

【按语】《纲目》以金樱子为本药正名。《中药学》药名同此,作为收涩药中之固精缩尿止带药。药物来源为蔷薇科植物金樱子的干燥成熟果实。

郁李《本经》

核仁

【气味】酸,平,无毒。[权曰]苦、辛。[元素曰]辛、苦,阴中之阳,脾经气分药也。

【主治】大腹水肿,面目四肢浮肿,利小便水道。《本经》。肠中结气,关格不通。甄权。通泄五脏,膀胱急痛,宣腰胯冷脓,消宿食下气。大明。破癖气,下四肢水。酒服四十九粒,能泻结气。孟诜。破血润燥。元素。专治大肠气滞,燥涩不通。李杲。研和龙脑,点赤眼。宗奭。

【发明】[时珍曰]郁李仁甘苦而润,其性降,故能下气利水。按《宋史钱乙传》云:一乳妇因悸而病,既愈,目张不得瞑。乙曰:煮郁李,酒饮之使醉,即愈。所以然者,目系内连肝胆,恐则气结,胆横不下。郁李能去结,随酒入胆,结去胆下,则目能瞑矣。此盖得肯綮之妙者也。[颂曰]《必效方》疗癖,取车下李仁,汤润去皮及并仁者,与干面相拌,捣如饼。若干,入水少许,作面饼,大小一如病人掌。为二饼,微炙使黄,勿令至熟。空腹食一饼,当快利。如不利,更食一饼,或饮热米汤,以利为度。利不止,以醋饭止之。利后当虚。若病未尽,一二日量力更进一服,以病尽为限。不得食酪及牛、马肉等。累试神验,但须量病轻重,以意加减,小儿亦可用。

【附方】旧四,新二。小儿多热。熟汤研郁李仁如杏酪,一日服二合。姚和众《至宝方》。小儿闭结。襁褓小儿,大小便不通,并惊热痰实,欲得溏动者。大黄酒浸炒、郁李仁去皮研各一钱,滑石末一两,捣和丸黍米大。二岁小儿三丸,量人加减,白汤下。钱乙《直诀》。肿满气急。不得卧,用郁李仁一大合捣末,和面作饼吃。入口即大便通,泄气便愈。《杨氏产乳》。脚气浮肿。心腹满,大小便不通,气急喘息者,郁李仁十二分捣烂,水研绞汁,薏苡捣如粟大,三合,同煮粥食之。韦宙《独行方》。卒心痛刺。郁李仁三七枚嚼烂,以新汲水或温汤下。须臾痛止,却热呷薄盐汤。姚和众《至宝方》。皮肤血汗。郁李仁去皮研一钱,鹅梨捣汁调下。《圣济总录》。

根

【气味】酸,凉,无毒。

【主治】齿龈肿,龋齿,坚齿。《本经》。去白虫。《别录》。治风虫牙痛,浓煎含漱。治小儿身热,作汤浴之。大明。宣结气,破积聚。甄权。

【按语】《纲目》以郁李为本药正名。《中药学》以郁李仁为名,作为泻下药中之润下药。本品为蔷薇科植物欧李、郁李或长柄扁桃的干燥成熟种子。

女贞《本经》

实

【气味】苦,平,无毒。[时珍曰]温。

【主治】补中,安五脏,养精神,除百病。久服肥健轻身不老。《本经》。强阴,健腰膝,变白发,明目。时珍。

【发明】[时珍曰]女贞实乃上品无毒妙药,而古方罕知用者,何哉?《典术》云:女贞木乃少阴之精,故冬不落叶。观此则其益肾之功,尤可推矣。世传女贞丹方云:女贞实即冬青树子,去梗叶,酒浸一日夜,布袋擦去皮,晒干为末。待旱莲草出,多取数石,捣汁熬浓,和丸梧子大。每夜酒送百丸。不旬日间,膂力加倍,老者即不夜起。又能变白发为黑色,强腰膝,起阴气。

【附方】新二。虚损百病。久服发白再黑,返老还童。用女贞实,十月上巳日收,阴干,用时以酒浸一日,蒸透晒干,一斤四两,旱莲草五月收,阴干,十两,为末,桑椹子三月收,阴干,十两,为末,炼蜜丸如梧子大。每服七八十丸,淡盐汤下。若四月收桑椹捣汁和药,七月收旱莲捣汁和药,即不用蜜矣。《简便方》。风热赤眼。冬青子不以多少,捣汁熬膏,净瓶收固,埋地中七日。每用点眼。《济急仙方》。

叶

【气味】微苦,平,无毒。

【主治】除风散血,消肿定痛,治头目昏痛。诸恶疮肿,胻疮溃烂久者,以水煮乘热贴之,频频换易,米醋煮亦可。口舌生疮,舌肿胀出,捣汁含浸吐涎。时珍。

【附方】新三。风热赤眼。《普济方》用冬青叶五斗捣汁,浸新砖数片,五日掘坑,架砖于内盖之,日久生霜,刮下,入脑子少许,点之。《简便方》用雅州黄连二两,冬青叶四两,水浸三日夜,熬成膏收,点眼。一切眼疾。冬青叶研烂,入朴硝贴之。《海上方》也。《普济方》。

【按语】《纲目》以女贞为本药正名。《中药学》以女贞子为名,作为补虚药中之补阴药。本品为木犀科植物女贞的干燥成熟果实。

五加《本经》

根皮同茎

【气味】辛,温,无毒。[之才曰]远志为之使。恶玄参、蛇皮。

【主治】心腹疝气腹痛,益气疗躄,小儿三岁不能行,疽疮阴蚀。《本经》。男子阴痿,囊下湿,小便余沥,女人阴痒,及腰脊痛,两脚疼痹风弱,五缓虚羸,补中益精,坚筋骨,强志意。久服轻身耐老。《别录》。破逐恶风血,四肢不遂,贼风伤人,软脚臂腰,主多年瘀血在皮肌,治痹湿内不足。甄权。明目下气,治中风骨节挛急,补五劳七伤。大明。酿酒饮,治风痹,四肢挛急。苏颂。作末浸酒饮,治目僻眼䁾[①]。雷敩。叶:作蔬食,去皮肤风湿。大明。

【发明】[弘景曰]煮根茎酿酒饮,益人。道家用此作灰煮石,与地榆并有秘法。[慎微曰]东华真人《煮石经》云:昔有西域真人王屋山人王常云:何以得长久?何不食石蓄金盐?母何以得长寿,何不食石用玉豉。玉豉,地榆也;金盐,五加也。皆是煮石而饵得长生之药也。昔孟绰子、董士固相与言云:宁得一把五加,不用金玉满车。宁得一斤地榆,不用明月宝珠。又昔鲁定公母服五加酒,以致不死,尸解而去。张子声、杨建始、王叔才、于世彦等,皆服此酒而房室不绝,得寿三百年。亦可为散以代汤茶。王君云:五加者,五车星之精也。金应五湖,人应五德,位应五方,物应五车。故青精入茎,则有东方之液;白气入节,则有西方之津;赤气入华,则有南方之光;玄精入根,则有北方之饴;黄烟入皮,则有戊己之灵。五神镇生,相转育成。饵之者真仙,服之者反婴。[时珍曰]五加治风湿痿痹,壮筋骨,其功良深。仙家所述,虽若过情,盖奖辞多溢,亦常理尔。造酒之方:用五加根皮洗净,去骨、茎、叶。亦可以水煎汁,和曲酿米,酒成,时时饮之。亦可煮酒饮。加远志为使更良。一方:加木瓜煮酒服。《谈野翁试验方》云:神仙煮酒法,用五加皮、地榆刮去粗皮各一斤,袋盛,入无灰好酒二斗中,大坛封固,安大锅内,文武火煮之。坛上安米一合,米熟为度。取出火毒,以渣晒干为丸。每旦服五十丸,药酒送下,临卧再服。能去风湿,壮筋骨,顺气化痰,添精补髓。久服延年益老,功难尽述。王纶《医论》云:风病饮酒能生痰火,惟五加一味浸酒,日饮数杯,最有益。诸浸酒药,惟五加与酒相合,且味美也。

【附方】旧二,新六。虚劳不足。五加皮、枸杞根白皮各一斗,水一石五斗,煮汁七斗,分取四斗,浸曲一斗,以三斗拌饭,如常酿酒法,待熟任饮。《千金方》。男妇脚气。骨节皮肤肿湿疼痛,服此进饮食,健气力,不忘事,名五加皮丸。五加皮四两,酒浸,远志去心四两,酒浸,并春秋三日,夏二日,冬四日,日干为末,以浸酒为糊丸梧子大。每服四五十丸,空心温酒下。药酒坏,别用酒为糊。萨谦斋《瑞竹堂方》。小儿行迟。三岁不能行者,用此便走。五加皮五钱,牛膝、木瓜二钱半,为末。每服五分,米饮入酒二三点调服。《全幼心鉴》。妇人血劳。憔悴困倦,喘满虚烦,噏噏少气,发热多汗,口干舌涩,不思饮食,名血风劳。油煎散:用五加皮、牡丹皮、赤芍药、当归各一两,为末。每用一钱,水一盏,用青钱一文,蘸油入药,煎七分,温服。常服能肥妇人。《太平惠民和剂局方》。五劳七伤。五月五日采五加茎,七月七日采叶,九月九日取根,治下

① 眼䁾:症状名。指单侧或双侧眼球不自主地偏向一侧的表现。也称目辟,或目僻。

筛。每酒服方寸匕，日三服。久服去风劳。《千金》。目中息肉。五加皮不闻水声者，捣末一升，和酒二升，浸七日。一日服二次，禁醋。二七日遍身生疮，是毒出。不出，以生熟汤浴之，取疮愈。《千金方》。服石毒发。或热噤，向冷地卧。五加皮二两，水四升，煮二升半，发时便服。《外台秘要》。火灶丹毒。从两脚起，赤如火烧。五加根叶烧灰五两，取煅铁家槽中水和，涂之。《杨氏产乳》。

【按语】《纲目》以五加为本药正名。《中药学》以五加皮为名，作为祛风湿药中之祛风湿强筋骨药。本品为五加科植物细柱五加的干燥根皮。

枸杞　地骨皮《本经》

枸杞

【气味】苦，寒，无毒。[《别录》曰]根：大寒。子：微寒，无毒。冬采根，春、夏采叶，秋采茎、实。[权曰]枸杞：甘，平。子、叶同。[宗奭曰]枸杞当用梗皮，地骨当用根皮，子当用红实。其皮寒，根大寒，子微寒。今人多用其子为补肾药，是未曾考竟经意。当量其虚实冷热用之。[时珍曰]今考《本经》止云枸杞，不指是根、茎、叶、子。《别录》乃增“根大寒、子微寒”字，似以枸杞为苗。而甄氏《药性论》乃云枸杞甘、平，子、叶皆同，似以枸杞为根。寇氏《衍义》又以枸杞为梗皮，皆是臆说。按陶弘景言枸杞根实为服食家用。西河女子服枸杞法，根、茎、叶、花、实俱采用。则《本经》所列气味主治，盖通根、苗、花、实而言，初无分别也。后世以枸杞子为滋补药，地骨皮为退热药，始歧而二之。窃谓枸杞苗叶味苦甘而气凉，根味甘淡气寒，子味甘气平。气味既殊，则功用当别。此后人发前人未到之处者也。

【主治】主五内邪气，热中消渴，周痹风湿。久服，坚筋骨，轻身不老，耐寒暑。《本经》。下胸胁气，客热头痛，补内伤大劳嘘吸，强阴，利大小肠。《别录》。补精气诸不足，易颜色，变白，明目安神，令人长寿。甄权。

【发明】[时珍曰]此乃通指枸杞根、苗、花、实并用之功也。其单用之功，今列于下。

苗

【气味】苦，寒。[权曰]甘，平，[时珍曰]甘，凉。伏砒、砂。

【主治】除烦益志，补五劳七伤，壮心气，去皮肤骨节间风，消热毒，散疮肿。大明。和羊肉作羹，益人，除风明目。作饮代茶，止渴，消热烦，益阳事，解面毒，与乳酪相恶。汁注目中，去风障赤膜昏痛。甄权。去上焦心肺客热。时珍。

地骨皮

【气味】苦，寒。[《别录》曰]大寒。[权曰]甘，平。[时珍曰]甘，淡，寒。[杲曰]苦，平，寒。升也，阴也。[好古曰]入足少阴、手少阳经。制硫黄、丹砂。

【主治】细剉，拌面煮熟，吞之，去肾家风，益精气。甄权。去骨热消渴。孟诜。解骨蒸肌热消渴，风湿痹，坚筋骨，凉血。元素。治在表无定之风邪，传尸有汗之骨蒸。李杲。泻肾火，降肺中伏火，去胞中火。退热，补正气。好古。治上膈吐血。煎汤嗽口，止齿血，治骨槽风。吴瑞。治金疮神验。陈承。去下焦肝肾虚热。时珍。

枸杞子

【气味】苦，寒。[权曰]甘，平。

【主治】坚筋骨，耐老，除风，去虚劳。补精气。孟诜。主心病嗌干心痛，渴而引饮，肾病消中。好古。滋肾润肺。榨油点灯，明目。时珍。

【发明】[弘景曰]枸杞叶作羹，小苦。俗谚云：去家千里，勿食萝摩、枸杞。此言二物补益精气，强盛阴道也。枸杞根实为服食家用，其说甚美，名为仙人之杖，远有旨乎？[颂曰]茎、叶及子，服之轻身益气。《淮南枕中记》载西河女子服枸杞法：正月上寅采根，二月上卯治服之；三月上辰采茎，四月上巳治服之；五月上午采其叶，六月上未治服之；七月上申采花，八月上酉治服之；九月上戌采子，十月上亥治服之；十一月上子采根，十二月上丑治服之。又有花、实、根、茎、叶作煎，或单榨子汁煎膏服之者，其功并同。世传蓬莱县南丘村多枸杞，高者一二丈，其根盘结甚固。其乡人多寿考，亦饮食其水土之气使然。又润州开元寺大井旁生枸杞，岁久，土人目为枸杞井，云饮其水甚益人也。[敩曰]其根似物形状者为上。[时珍曰]按刘禹锡《枸杞井诗》云："僧房药树依寒井，井有清泉药有灵。翠黛叶生笼石甃，殷红子熟照铜瓶。枝繁本是仙人杖，根老能成瑞犬形。上品功能甘露味，还知一勺可延龄。"又《续仙传》云：朱孺子见溪侧二花犬，逐入于枸杞丛下。掘之得根，形如二犬。烹而食之，忽觉身轻。周密《浩然斋日钞》云：宋徽宗时，顺州筑城，得枸杞于土中，其形如獒状，驰献阙下，乃仙家所谓千岁枸杞，其形如犬者。据前数说，则枸杞之滋益不独子，而根亦不止于退热而已。但根、苗、子之气味稍殊，而主治亦未必无别。盖其苗乃天精，苦甘而凉，上焦心肺客热者宜之；根乃地骨，甘淡而寒，下焦肝肾虚热者宜之。此皆三焦气分之药，所谓热淫于内，泻以甘寒也。至于子则甘平而润，性滋而补，不能退热，止能补肾润肺，生精益气。此乃平补之药，所谓精不足者，补之以味也。分而用之，则各有所主；兼而用之，则一举两得。世人但知用黄芩、黄连，苦寒以治上焦之火；黄柏、知母，苦寒以治下焦阴火。谓之补阴降火，久服致伤元气。而不知枸杞、地骨甘寒平补，使精气充而邪火自退之妙，惜哉！予尝以青蒿佐地骨退热，屡有殊功，人所未喻者。兵部尚书刘松石，讳天和，麻城人。所集《保寿堂方》载地仙丹，云：昔有异人赤脚张，传此方于猗氏县一老人，服之寿百余，行走如飞，发白反黑，齿落更生，阳事强健。此药性平，常服能除邪热，明目轻身。春采枸杞叶，名天精草；夏采花，名长生草；秋采子，名枸杞子；冬采根，名地骨皮。并阴干，用无灰酒浸一夜，晒露四十九昼夜，取日精月华气，待干为末，炼蜜丸如弹子大。每早晚各用一丸细嚼，以隔夜百沸汤下。此药采无刺味甜者，其有刺者服之无益。

【附方】旧十，新十九。枸杞煎。治虚劳，退虚热，轻身益气，令一切痈疽永不发。用枸杞三十斤，春夏用茎、叶，秋冬用根、实，以水一石，煮取五斗，以滓再煮取五斗，澄清去滓，再煎取二斗，入锅煎如饧收之。每早酒服一合。《千金方》。金髓煎。枸杞子逐日摘红熟者，不拘多少，以无灰酒浸之，蜡纸封固，勿令泄气。两月足，取入沙盆中擂烂，滤取汁，同浸酒入银锅内，慢火熬之。不住手搅，恐粘住不匀。候成膏如饧，净瓶密收。每早温酒服二大匙，夜卧再服。百日身轻气壮，积年不辍，可以羽化也。《经验》。**枸杞酒**。《外台秘要》云：补虚，去劳热，长肌肉，益颜色，肥健人，治肝虚冲风下泪。用生枸杞子五升捣破，绢袋盛，浸好酒二斗中，密封勿泄气，二七日。服之任性，勿醉。《经验后方》枸杞酒：变白，耐老轻身。用枸杞子二升，十月壬癸日，面东采之，以好酒二升，瓷瓶内浸三七日。乃添生地黄汁三升，搅匀密封。至立春前三十日，开瓶。每空心暖饮一盏，至立春后髭发却黑。勿食芜荑、葱、蒜。**四神丸**。治肾经虚损，眼目昏花，或云翳遮睛。甘州枸杞子一升，好酒润透。分作四分：四两用蜀椒一两炒，四两用小茴香一两炒，四两用脂麻一两炒，四两用川楝肉一两炒。拣出枸杞，加熟地黄、白术、白茯苓各一两，为末，炼蜜丸，日服。《瑞竹堂方》。**肝虚下泪**。枸杞子二升，绢袋盛，浸一斗酒中，密封三七日，饮之。《龙木论》。**目赤生翳**。枸杞子捣汁，日点三五次，神验。《肘后方》。**面黯皯疱**。枸杞子十斤，生地黄三斤，为末。每服方寸匕，温酒下，日三服。久则童颜。《圣惠方》。**注夏虚病**。枸杞子、五味子研细，滚水泡，封三日，代茶饮，效。《摄生方》。**地骨酒**。壮筋骨，补精髓，延年耐老。枸杞根、生地黄、甘菊花各一斤，捣碎，以水一石，煮取汁五斗，炊糯米五斗，细曲拌匀，入瓮如常封酿。待熟澄清，日饮三盏。《圣济总录》。**虚劳客热**。枸杞根为末，白汤调服。有痼疾人勿服。《千金方》。**骨蒸烦热**。及一切虚劳烦热，大病后烦热，并用地仙散。地骨皮二两，防风一两，甘草炙半两。每用五钱，生姜五片，水煎服。《济生方》。**热劳如燎**。地骨皮二两，柴胡一两，为末。每服二钱，麦门冬汤下。《圣济总录》。**虚劳苦渴**。骨节烦热，或寒。用枸杞根白皮切五升，麦门冬三升，小麦二升，水二斗，煮至麦熟，去滓。每服一升，口渴即饮。《千金方》。**肾虚腰痛**。枸杞根、杜仲、萆薢各一斤，好酒三斗渍之，罂中密封，锅中煮一日。饮之任意。《千金方》。**吐血不止**。枸杞根、子、皮为散，水煎。日日饮之。《圣济总录》。**小便出血**。新地骨皮洗净，捣自然汁，无汁则以水煎汁。每服一盏，入酒少许，食前温服。《简便方》。**带下脉数**。枸杞根一斤，生地黄五斤，酒一斗，煮五升。日日服之。《千金方》。**天行赤目**。暴肿，地骨皮三斤，水三斗，煮三升，去滓，入盐一两，取二升。频频洗点。陇上谢道人《天竺经》。**风虫牙痛**。枸杞根白皮，煎醋漱之，虫即出。亦可煎水饮。《肘后方》。**口舌糜烂**。地骨皮汤：治膀胱移热于小肠，上为口糜，生疮溃烂，心胃壅热，水谷不下。用柴胡、地骨皮各三钱，水煎服之。东垣《兰室秘藏》。**小儿耳疳**。生于耳后，肾疳也。地骨皮一味，煎汤洗之。仍以香油调末搽之。高文虎《蓼花洲闲录》。**气瘘疳疮**。多年不愈者，应效散，又名托里散。用地骨皮冬月者，为末。每用纸捻蘸入疮内。频用，自然生肉。更以米饮服二钱，一日三服。《外科精义》。**男子下疳**。先以浆水洗之，后搽地骨皮末。生肌止痛。《卫生宝鉴》。**妇人阴肿**。或生疮，枸杞根煎水，频洗。《永类方》。**十三种疔**。春三月上建日采叶，名天精；夏三月上建日采枝，名枸杞；秋三月上建日采子，名却老；冬三月上建日采根，名地骨。并暴干为末。如不得依法采，但得一种亦可。用绯缯一片裹药。牛黄一梧子大，反钩棘针三七枚，赤小豆七粒，为末。先于缯上铺乱发鸡子大，乃铺牛黄等末，捲作团，以发束定，熨斗中熬令沸，沸定，刮搗为末。以一方寸匕，合前枸杞末二匕，空心酒服二钱半，日再服。《千金方》。**痈疽恶疮**。脓血不止，地骨皮不拘多少，洗净，刮去粗皮，取细白穰。以粗皮同骨煎汤洗，令脓血尽。以细穰贴之，立效。有一朝士，腹胁间病疽经岁。或以地骨皮煎汤淋洗，出血一二升。家人惧，欲止之。病者曰：疽似少快。更淋之，用五升许，血渐淡乃止。以细穰贴之，次日结痂愈。《唐慎微本草》。**瘭疽出汁**。着手、足、肩、背，累累如赤豆，用枸杞根、葵根叶煮汁，煎如饴。随意服之。《千金方》。**足趾鸡眼**。作痛作疮，地骨皮同红花研细傅之，次日即愈。《闺阁事宜》。**火赫毒疮**。此患急防毒气入心腹。枸杞叶搗汁服，立瘥。《肘后方》。**目涩有翳**。枸杞叶，车前叶二两，挼汁，以桑叶裹，悬阴地一夜。取汁点之，不过三五度。《十便良方》。**五劳七伤**。庶事衰弱，枸杞叶半斤切，粳米二合，豉汁和，煮作粥。日日食之良。《经验后方》。**澡浴除病**。正月一日，二月二日，三月三日，四月四日，以至十二月十二日，皆用枸杞叶煎汤洗澡。令人光泽，百病不生。《洞天保生录》。

【按语】《纲目》以枸杞、地骨皮并列为本药正名。《中药学》分别收入两个药。以枸杞子为名，作为补虚药中之补阴药；以地骨皮为名，作为清热药中之清虚热药。枸杞子为茄科植物宁夏枸杞的干燥成熟果实，地骨皮为茄科植物枸杞或宁夏枸杞的干燥根皮。

蔓荆《本经》

实

【气味】苦，微寒，无毒。［《别录》曰］辛，平、温。［元素曰］味辛温，气清，阳中之阴，入太阳经。胃虚人不可服，恐生痰疾。［之才曰］恶乌头、石膏。

【主治】筋骨间寒热，湿痹拘挛，明目坚齿，利九窍，去白虫。久服，轻身耐老。小荆实亦等。《本经》。风头痛，脑鸣，目泪出。益气，令人光泽脂致。《别录》。治贼风，长髭发。甄权。利关节，治痫疾，赤眼。大明。太阳头痛，头沉昏闷，除昏暗，散风邪，凉诸经血，止目睛内痛。元素。搜肝风。好古。

【发明】［恭曰］小荆实即牡荆子，其功与蔓荆同，故曰亦等也。［时珍曰］蔓荆气清味辛，体轻而浮，上行而散。故所主者，皆头面风虚之证。

【附方】新三。**令发长黑**。蔓荆子、熊脂等分，醋调涂之。《圣惠方》。**头风作痛**。蔓荆子一升，为末，绢袋盛，浸一斗酒中七日，温饮，日三次。《千金方》。**乳痈初起**。蔓荆子炒，为末。酒服方寸匕，渣傅之。《危氏得效方》。

【按语】《纲目》以蔓荆为本药正名。《中药学》以蔓荆子为名，作为解表药中之发散风热药。本品为马鞭草科植物单叶蔓荆或蔓荆的干燥成熟果实。

密蒙花《开宝》

花

【气味】甘，平、微寒，无毒。

【主治】青盲肤翳，赤肿多眵泪，消目中赤脉，小儿麸豆及疳气攻眼。《开宝》。羞明怕日。刘守真。入肝经气、血分，润肝燥。好古。

【附方】新一。目中障翳。密蒙花、黄柏根各一两，为末，水丸梧子大。每卧时汤服十丸至十五丸。《圣济录》。

【按语】《纲目》以密蒙花为本药正名。《中药学》药名同此，作为清热药中之清热泻火药。本品为马钱科植物密蒙花的干燥花蕾及花序。

茯苓《本经》

【气味】甘，平，无毒。[元素曰]性温，味甘而淡，气味俱薄，浮而升，阳也。[之才曰]马间为之使。得甘草、防风、芍药、紫石英、麦门冬，共疗五脏。恶白蔹，畏牡蒙、地榆、雄黄、秦艽、龟甲，忌米醋及酸物。[弘景曰]药无马间，或是马茎也。[恭曰]《李氏本草》：马刀为茯苓使，间字草书似刀字，传讹尔。[志曰]二注恐皆非也。当是马蔺字。

【主治】胸胁逆气，忧恚，惊邪恐悸，心下结痛，寒热烦满，咳逆，口焦舌干，利小便。久服安魂养神，不饥延年。《本经》。止消渴好睡，大腹淋沥，膈中痰水，水肿淋结，开胸腑，调脏气，伐肾邪，长阴，益气力，保神守中。《别录》。开胃止呕逆，善安心神，主肺痿痰壅，心腹胀满，小儿惊痫，女人热淋。甄权。补五劳七伤，开心益智，止健忘，暖腰膝，安胎。大明。止渴，利小便，除湿益燥，和中益气，利腰脐间血。元素。逐水缓脾，生津导气，平火止泄，除虚热，开腠理。李杲。泻膀胱，益脾胃，治肾积奔豚。好古。

赤茯苓

【主治】破结气。甄权。泻心、小肠、膀胱湿热，利窍行水。时珍。

茯苓皮

【主治】水肿肤胀，开水道，开腠理。时珍。

【发明】[弘景曰]茯苓，白色者补，赤色者利。俗用甚多，仙方服食亦为至要。云其通神而致灵，和魂而炼魄，利窍而益肌，厚肠而开心，调营而理卫，上品仙药也。善能断谷不饥。[宗奭曰]茯苓行水之功多，益心脾不可缺也。[元素曰]茯苓赤泻白补，上古无此说。气味俱薄，性浮而升。其用有五：利小便也，开腠理也，生津液也，除虚热也，止泻也。如小便利或数者，多服则损人目。汗多人服之，亦损元气，夭人寿，为其淡而渗也。又云：淡为天之阳，阳当上行，何以利水而泻下？气薄者阳中之阴，所以茯苓利水泻下。不离阳之体，故入手太阳。[杲曰]白者入壬癸，赤者入丙丁。味甘而淡，降也，阳中阴也。其用有六：利窍而除湿，益气而和中，治惊悸，生津液，小便多者能止，小便结者能通。又云：湿淫所胜，小便不利。淡以利窍，甘以助阳。温平能益脾逐水，乃除湿之圣药也。[好古曰]白者入手太阴、足太阳经气分，赤者入足太阴、手少阴、太阳气分。伐肾邪，小便多能止之，小便涩能利之。与车前子相似，虽利小便而不走气。酒浸与光明朱砂同用，能秘真元。味甘而平，如何是利小便耶？[震亨曰]茯苓得松之余气而成，属金，仲景利小便多用之，此暴新病之要药也。若阴虚者，恐未为宜。此物有行水之功，久服损人。八味丸用之者,亦不过接引他药归就肾经,去胞中久陈积垢,为搬运之功耳。[时珍曰]茯苓,本草又言利小便,伐肾邪。至李东垣、王海藏,乃言小便多者能止,涩者能通,同朱砂能秘真元。而朱丹溪又言阴虚者不宜用,义似相反,何哉?茯苓气味淡而渗,其性上行,生津液,开腠理,滋水之原而下降,利小便。故张洁古谓其属阳,浮而升,言其性也;东垣谓其为阳中之阴,降而下,言其功也。《素问》云:饮食入胃,游溢精气,上输于肺,通调水道,下输膀胱。观此,则知淡渗之药,俱皆上行而后下降,非直下行也。小便多,其源亦异。《素问》云:肺气盛则便数而欠;虚则欠㰦,小便遗数。心虚则少气遗溺。下焦虚则遗溺。胞移热于膀胱则遗溺。膀胱不利为癃,不约为遗。厥阴病则遗溺闭癃。所谓肺气盛者,实热也,其人必气壮脉强。宜用茯苓甘淡以渗其热,故曰小便多者能止也。若夫肺虚、心虚、胞热、厥阴病者,皆虚热也。其人必上热下寒,脉虚而弱。法当用升阳之药,以升水降火。膀胱不约、下焦虚者,乃火投于水,水泉不藏,脱阳之证。其人必肢冷脉迟。法当用温热之药,峻补其下,交济坎离。二证皆非茯苓辈淡渗之药所可治,故曰阴虚者不宜用也。仙家虽有服食之法,亦当因人而用焉。

茯神

【气味】甘,平,无毒。

【主治】辟不祥,疗风眩风虚,五劳口干,止惊悸、多恚怒、善忘,开心益智,安魂魄,养精神。《别录》。补劳乏,主心下急痛坚满。人虚而小肠不利者,加而用之。甄权。

神木。即茯神心内木也,又名黄松节。

【主治】偏风,口面㖞斜,毒风,筋挛不语,心神惊掣,虚而健忘。甄权。治脚气痹痛,诸筋牵缩。时珍。

【发明】[弘景曰]仙方止云茯苓而无茯神,为疗既同,用应无嫌。[时珍曰]《神农本草》止言茯苓,《名医别录》始添茯神,而主治皆同。后人治心病必用茯神。故洁古张氏云:风眩心虚,非茯神不能除。然茯苓亦未尝不治心病也。陶弘景始言茯苓赤泻白补。李杲复分赤入丙丁,白入壬癸。此其发前人之秘者。时珍则谓茯苓、茯神,只当云赤入血分,白入气分,各从其类,如牡丹、芍药之义,不当以丙丁、壬癸分也。若以丙丁、壬癸分,则白茯神不能治心病,赤茯苓不能入膀胱矣。张元素不分赤白之说,于理欠通。《圣济录》松节散:用茯神心中木一两,乳香一钱,石器炒,研为末。每服二钱,木瓜酒下。治风寒冷湿搏于筋骨,足筋挛痛,行步艰难,但是诸筋挛缩疼痛并主之。

【附方】旧五,新二十六。服茯苓法。颂曰:神仙方多单饵茯苓。其法:取白茯苓五斤,去黑皮,捣筛,以熟绢囊盛,于二斗米下蒸之。米熟即止,暴干又蒸,如此三遍。乃取牛乳二斗和合,着铜器中,微火煮如膏,收之。每食以竹刀割,随性饱食,辟谷不饥也。如欲食谷,先煮葵汁饮之。又茯苓酥法:白茯苓三十斤,山之阳者甘美,山之阴者味苦,去皮薄切,暴干蒸之。以汤淋去苦味,淋之不止,其汁当甜。乃暴干筛末,用酒三石、蜜三升相和,置大瓮中,搅之百匝,密封勿泄气。冬五十日,夏二十五日,酥自浮出酒上。掠取,其味极甘美。作掌大块,空室中阴干,色赤如枣。饥时食一枚,酒送之,终日不食,名神仙度世之法。又服食法：以茯苓合白菊花，或合桂心，或合术，为散、丸自任。皆可常服，补益殊胜。《儒门事亲》方用茯苓四两，头白面二两，水调作饼，以黄蜡三两煎熟。饱食一顿，便绝食辟谷。至三日觉难受，以后气力渐生也。《经验后方》服法：用华山挺子茯苓，削如枣大方块，安新瓮内，好酒浸之，纸封一重，百日乃开，其色当如饧糖。可日食一块，至百日饥体润泽，一年可夜视物，久久肠化为筋，延年耐老，面若童颜。《嵩高记》用茯苓、松脂各二斤，淳酒浸之，和以白蜜。日三服之，久久通灵。又法：白茯苓去皮，酒浸十五日，漉出为散。每服三钱，水调下，日三服。孙真人《枕中记》云：茯苓久服，百日病除，二百日昼夜不眠，二年役使鬼神，四年后玉女来侍。葛洪《抱朴子》云：任子季服茯苓十八年，玉女从之，能隐能彰，不食谷，灸瘢灭，面体玉泽。又黄初起服茯苓五万日，能坐在立亡，日中无影。**交感丸方**。见草部“莎根”下。**吴仙丹方**。见果部“吴茱萸”下。**胸胁气逆**。胀满，茯苓一两，人参半两。每服三钱，水煎服，日三。《圣济总录》。**养心安神**。朱雀丸：治心神不定，恍惚，健忘不乐，火不下降，水不上升，时复振跳。常服消阴养火，全心气。茯神二两去皮，沉香半两，为末，炼蜜丸小豆大。每服三十丸，食后人参汤下。《百一选方》。**血虚心汗**。别处无汗，独心孔有汗，思虑多则汗亦多，宜养心血，以艾汤调茯苓末，日服一钱。《证治要诀》。**心虚梦泄**。或白浊。白茯苓末二钱，米汤调下，日二服。苏东坡方也。《直指方》。**虚滑遗精**。白茯苓二两，缩砂仁一两，为末，入盐二钱。精羊肉批片，掺药炙食，以酒送下。《普济方》。**漏精白浊**。方见菜部“薯蓣”下。**浊遗带下**。威喜丸：治丈夫元阳虚惫，精气不固，小便白浊，余沥常流，梦寐多惊，频频遗泄。妇人白淫、白带并治之。白茯苓去皮四两作匮，以猪苓四钱半，入内煮二十余沸，取出日干，择去猪苓，为末，化黄蜡搜和，丸弹子大。每嚼一丸，空心津下，以小便清为度。忌米醋。李时珍曰：《抱朴子》言：茯苓千万岁，其上生小木，状似莲花，名曰木威喜芝。夜视有光，烧之不焦，带之辟兵，服之长生。《和剂局方》威喜丸之名，盖取诸此。**小便频多**。白茯苓去皮、干山药去皮，以白矾水瀹过，焙，等分为末。每米饮服二钱。《儒门事亲》方。**小便不禁**。茯苓丸：治心肾俱虚，神志不守，小便淋沥不禁。用白茯苓、赤茯苓等分，为末。以新汲水挼洗去筋，控干，以酒煮地黄汁捣膏搜和，丸弹子大。每嚼一丸，空心盐酒下。《三因方》。**小便淋浊**。由心肾气虚，神志不守，或梦遗白浊。赤白茯苓等分，为末，新汲水飞，去沫，控干。以地黄汁同捣，酒熬作膏，和丸弹子大。空心盐汤嚼下一丸。《三因方》。**下虚消渴**。上盛下虚，心火炎烁，肾水枯涸，不能交济而成渴证。白茯苓一斤，黄连一斤，为末，熬天花粉作糊，丸梧子大。每温汤下五十丸。《德生堂经验方》。**下部诸疾**。龙液膏：用坚实白茯苓去皮焙研，取清溪流水浸去筋膜，复焙，入瓷罐内，以好蜜和匀，入铜釜内，重汤桑柴火煮一日，取出收之。每空心白汤下二三匙，解烦郁躁渴。一切下部疾，皆可除。《积善堂方》。**飧泄滑痢**。不止，白茯苓一两，木香煨半两，为末。紫苏、木瓜汤调下二钱匕。百一选方。**妊娠水肿**。小便不利，恶寒，赤茯苓去皮、葵子各半两，为末。每服二钱，新汲水下。《禹讲师方》。

卒然耳聋。黄蜡不拘多少，和茯苓末细嚼，茶汤下。《普济方》。面默雀斑。白茯苓末，蜜和，夜夜傅之，二七日愈。姚僧坦《集验方》。猪鸡骨哽。五月五日，采楮子晒干、白茯苓等分，为末。每服二钱，乳香汤下。一方不用楮子，以所哽骨煎汤下。《经验良方》。痔漏神方。赤白茯苓去皮，没药各二两，破故纸四两，石臼捣成一块。春、秋酒浸三日，夏二日，冬五日。取出，木笼蒸熟，晒干为末，酒糊丸梧子大。每酒服二十丸，渐加至五十丸。董炳《集验方》。血余怪病。手十指节断坏，惟有筋连，无节肉，虫出如灯心，长数尺。遍身绿毛卷，名曰血余。以茯苓、胡黄连煎汤，饮之愈。夏子益《奇疾方》。水肿尿涩。茯苓皮、椒目等分，煎汤，日饮取效。《普济方》。

【按语】《纲目》以茯苓为本药正名，收入子药茯苓、茯苓皮及茯神。《中药学》以茯苓为名，作为利水渗湿药中之利水消肿药。并收入茯苓皮、茯神，作为附药。茯苓为多孔菌科真菌茯苓的干燥菌核，茯苓皮为茯苓菌核的干燥外皮，茯神为茯苓干燥菌核中间带有松根的部分。

琥珀《别录》

【气味】甘，平，无毒。

【主治】安五脏，定魂魄，杀精魅邪鬼，消瘀血，通五淋。《别录》。壮心，明目磨翳，止心痛癫邪，疗蛊毒，破结瘕，治产后血枕痛。大明。止血生肌，合金疮。藏器。清肺，利小肠。元素。

【发明】[震亨曰]古方用为利小便，以燥脾土有功，脾能运化，肺气下降，故小便可通。若血少不利者，反致其燥急之苦。[弘景曰]俗中多带之辟恶。刮屑服，疗瘀血至验。仙经无正用。[藏器曰]和大黄、鳖甲作散，酒下方寸匕，下恶血、妇人腹内血，尽即止。宋高祖时，宁州贡琥珀枕，碎以赐军士，傅金疮。

【附方】旧四，新五。琥珀散。止血生肌，镇心明目，破癥瘕气块，产后血运闷绝，儿枕痛，并宜饵此方。琥珀一两，鳖甲一两，京三棱一两，延胡索半两，没药半两，大黄六铢，熬捣为散。空心酒服三钱匕，日再服。神验莫及。产后即减大黄。《海药本草》。小儿胎惊①。琥珀、防风各一钱，朱砂半钱，为末。猪乳调一字，入口中，最妙。《直指方》。小儿胎痫。琥珀、朱砂各少许，全蝎一枚，为末。麦门冬汤调一字服。《直指方》。小便转胞。真琥珀一两，为末。用水四升，葱白十茎，煮汁三升，入珀末二钱，温服。沙石诸淋，三服皆效。《圣惠方》。小便淋沥。琥珀为末二钱，麝香少许，白汤服之，或萱草煎汤服。老人、虚人以人参汤下。亦可蜜丸，以赤茯苓汤下。《普济方》。小便尿血。琥珀为末。每服二钱，灯心汤下。《直指方》。从高坠下。有瘀血在内。刮琥珀屑，酒服方寸匕。或入蒲黄三二匕，日服四五次。《外台秘要》。金疮闷绝。不识人，琥珀研粉，童子小便调一钱。三服瘥。《鬼遗方》。鱼骨哽咽。六七日不出。用琥珀珠一串，推入哽所，牵引之即出。《外台秘要》。

① 胎惊：病证名。指婴儿初生一月之内发生的惊风。《婴童百问》卷3"胎惊风第23问"："其候，月内温壮，翻眼握拳噤口，身腰强直。"

【按语】《纲目》以琥珀为本药正名。《中药学》药名同此，作为安神药中之重镇安神药。本品为古代松科属植物的树脂，埋藏地下经年久转化而成。

猪苓《本经》

【气味】甘，平，无毒。[普曰]神农：甘。雷公：苦，无毒。[权曰]微热。[元素曰]气平味甘，气味俱薄，升而微降，与茯苓同。[杲曰]淡甘平，降也，阳中阴也。[好古曰]甘重于苦，阳也。入足太阳、足少阴经。

【主治】痎疟，解毒蛊疰不祥，利水道。久服，轻身耐老。《本经》。解伤寒温疫大热，发汗，主肿胀，满腹急痛。甄权。治渴除湿，去心中懊侬。元素。泻膀胱。好古。开腠理，治淋肿脚气，白浊带下，妊娠子淋，胎肿，小便不利。时珍。

【发明】[颂曰]张仲景治消渴脉浮、小便不利、微热者，猪苓散发其汗。病欲饮水而复吐，名为水逆，冬时寒嗽如疟状者，亦与猪苓散，此即五苓散也。猪苓、茯苓、术各三两，泽泻五分，桂二分，细捣筛，水服方寸匕，日三。多饮暖水，汗出即愈。利水道诸汤剂，无若此快，今人皆用之。[杲曰]苦以泄滞，甘以助阳，淡以利窍，故能除湿利小便。[宗奭曰]猪苓行水之功多，久服必损肾气，昏人目。久服者，宜详审之。[元素曰]猪苓淡渗，大燥，亡津液，无湿证者勿服之。[时珍曰]猪苓淡渗，气升而又能降。故能开腠理，利小便，与茯苓同功，但入补药不如茯苓也。

【附方】旧五，新二。伤寒口渴。邪在臟也。猪苓汤主之。猪苓、茯苓、泽泻、滑石、阿胶各一两，以水四升，煮取二升。每服七合，日三服。呕而思水者，亦主之。张仲景方。小儿秘结。猪苓一两，以水少许，煮鸡屎白一钱，调服，立通。《外台秘要》。通身肿满。小便不利，猪苓五两，为末。熟水服方寸匕，日三服。《杨氏产乳》。妊娠肿渴。从脚至腹，小便不利，微渴引饮。方同上法。《子母秘录》。妊娠子淋。方同上法，日三夜二，以通为度。《小品方》。壮年梦遗。方见草部"半夏"下。消渴白浊。方见"半夏"。

【按语】《纲目》以猪苓为本药正名。《中药学》药名同此，作为利水渗湿药中之利水消肿药。本品为多孔菌科真菌猪苓的干燥菌核。

雷丸《本经》

【气味】苦，寒，有小毒。[《别录》曰]咸，微寒，有小毒。赤者杀人，白者善。[普曰]神农：苦。黄帝、岐伯、桐君：甘，有毒。扁鹊：甘，无毒。李当之：大寒。[权曰]苦，有小毒。[时珍曰]甘、微苦，平。[之才曰]荔实、厚朴、蓄根、芫花为之使。恶葛根。

【主治】杀三虫，逐毒气胃中热。利丈夫，不利女子。《本经》。作摩膏，除小儿百病，逐邪气恶风汗出，除皮中热结积、蛊毒，白虫、寸白自出不止。久服，令人阴痿。《别录》。逐风，主癫痫狂走。甄权。

【发明】[弘景曰]《本经》云利丈夫，《别录》曰久服阴痿，于事相反。[志曰]《经》言利丈夫不利女子，乃疏利男子元气，不疏利女子脏气，故曰久服令人阴痿也。[时珍曰]按陈正敏《遯斋闲览》云：杨勔中年得异疾，每发语，腹中有小声应之，久渐声大。有道士见之，曰：此应声虫也。但读本草，取不应者治之。读至雷丸，不应。遂顿服数粒而愈。

【附方】旧一，新二。小儿出汗。有热，雷丸四两，粉半斤，为末扑之。《千金方》。下寸白虫。雷丸，水浸去皮，切焙为末。五更初食炙肉少许，以稀粥饮服一钱匕。须上半月服，虫乃下。《经验前方》。筋肉化虫。方见石部“雄黄”下。

【按语】《纲目》以雷丸为本药正名。《中药学》药名同此，作为驱虫药。本品为白蘑科真菌雷丸的干燥菌核。

桑上寄生《本经》

【气味】苦，平，无毒。［《别录》曰］甘，无毒。

【主治】腰痛，小儿背强，痈肿，充肌肤，坚发齿，长须眉，安胎。《本经》。去女子崩中，内伤不足，产后余疾，下乳汁，主金疮，去痹。《别录》。助筋骨，益血脉。大明。主怀妊漏血不止，令胎牢固。甄权。

【附方】新四。膈气。生桑寄生捣汁一盏，服之。《集简方》。胎动腹痛。桑寄生一两半，阿胶炒半两，艾叶半两，水一盏半，煎一盏，去滓温服。或去艾叶。《圣惠方》。毒痢脓血。六脉微小，并无寒热，宜以桑寄生二两，防风、大芎二钱半，炙甘草三铢，为末。每服二钱，水一盏，煎八分，和滓服。杨子建《护命方》。下血后虚。下血止后，但觉丹田元气虚乏，腰膝沉重少力。桑寄生为末。每服一钱，非时白汤点服。《杨子》建《护命方》。

【按语】《纲目》以桑上寄生为本药正名。《中药学》以桑寄生为名，作为祛风湿药中之祛风湿药强筋骨药。本品为桑寄生科植物桑寄生的干燥带叶茎枝。

竹《本经》

篁竹叶

【气味】苦，平，无毒。［《别录》曰］大寒。

【主治】咳逆上气，溢筋，急恶疡，杀小虫。《本经》。除烦热风痉，喉痹呕吐。《别录》。煎汤，熨霍乱转筋。时珍。

淡竹叶

【气味】辛，平、大寒，无毒。［权曰］甘，寒。

【主治】胸中痰热，咳逆上气。《别录》。吐血，热毒风，止消渴，压丹石毒。甄权。消痰，治热狂烦闷，中风失音不语，壮热头痛，头风，止惊悸，温疫迷闷，妊妇头旋倒地，小儿惊痫天吊。大明。喉痹，鬼疰恶气，烦热，杀小虫。孟诜。凉心经，益元气，除热缓脾。元素。煎浓汁，漱齿中出血，洗脱肛不收。时珍。

苦竹叶

【气味】苦，冷，无毒。

【主治】口疮目痛，明目，利九窍。《别录》。治不睡，止消渴，解酒毒，除烦热，发汗，疗中风喑哑。大明。杀虫。烧末，和猪胆，涂小儿头疮、耳疮、疥癣；和鸡子白，涂一切恶疮，频用取效。时珍。

【发明】［弘景曰］甘竹叶最胜。［诜曰］竹叶，篁、苦、淡、甘之外，余皆不堪入药，不宜人。淡竹为上，甘竹次之。［宗奭曰］诸竹笋性皆寒，故知其叶一致也。张仲景竹叶汤，惟用淡竹。［元素曰］竹叶苦平,阴中微阳。[杲曰]竹叶辛苦寒,可升可降,阳中阴也。其用有二:除新久风邪之烦热,止喘促气胜之上冲。

【附方】新二。上气发热。因奔趁走马后,饮冷水所致者。竹叶三斤,橘皮三两,水一斗煎五升,细服。三日一剂。《肘后方》。时行发黄。竹叶五升切,小麦七升,石膏三两,水一斗半,煮取七升,细服,尽剂愈。《肘后方》。

箽竹根

【主治】作汤,益气止渴,补虚下气。《本经》。消毒。《别录》。

淡竹根

【主治】除烦热,解丹石发热渴,煮汁服。藏器。消痰去风热,惊悸迷闷,小儿惊痫。大明。同叶煎汤,洗妇人子宫下脱。时珍。

甘竹根

【主治】煮汁服,安胎,止产后烦热。时珍。

苦竹根

【主治】下心肺五脏热毒气。剉一斤,水五升,煮汁一升,分三服。孟诜。

【附方】新一。产后烦热。逆气,用甘竹根切一斗五升,煮取七升,去滓,入小麦二升,大枣二十枚,煮三四沸,入甘草一两,麦门冬一升,再煎至二升。每服五合。《妇人良方》。

淡竹茹

【气味】甘,微寒,无毒。

【主治】呕啘,温气寒热,吐血崩中。《别录》。止肺痿唾血、鼻衄,治五痔。甄权。噎膈。孟诜。伤寒劳复,小儿热痫,妇人胎动。时珍。

苦竹茹

【主治】下热壅。孟诜。水煎服,止尿血。时珍。

箽竹茹

【主治】劳热。大明。

【附方】旧五,新五。伤寒劳复。伤寒后交接劳复,卵肿腹痛。竹皮一升,水三升,煮五沸,服汁。朱肱《南阳活人书》。妇人劳复。病初愈,有所劳动,致热气冲胸,手足搐搦拘急,如中风状。淡竹青茹半斤,栝楼二两,水二升,煎一升,分二服。《活人书》。产后烦热。内虚短气,甘竹茹汤。用甘竹茹一升,人参、茯苓、甘草各二两,黄芩二两,水六升,煎二升,分服,日三服。《妇人良方》。妇人损胎。孕八九月,或坠伤,牛马惊伤,心痛。用青竹茹五两,酒一升,煎五合,服。《子母秘录》。月水不断。青竹茹微炙,为末。每服三钱,水一盏,煎服。《普济方》。小儿热痛。口噤体热,竹青茹三两,醋三升,煎一升,服一合。《子母秘录》。齿血不止。生竹皮,醋浸,令人含之,噀其背上三过。以茗汁漱之。《千金方》。牙齿宣露。黄竹叶、当归尾,研末,煎汤。入盐含漱。《永类方》。饮酒头痛。竹茹二两,水五升,煮三升,纳鸡子三枚,煮三沸,食之。《千金方》。伤损内痛。兵杖所加,木石所迮,血在胸、背、胁下刺痛。用青竹茹、乱发各一团,炭火炙焦,为末。酒一升,煮三沸,服之。三服愈。《千金方》。

淡竹沥

【气味】甘，大寒，无毒。[时珍曰]姜汁为之使。

【主治】暴中风风痹，胸中大热，止烦闷，消渴，劳复。《别录》。中风失音不语，养血清痰。风痰虚痰在胸膈，使人癫狂。痰在经络四肢及皮里膜外，非此不达不行。震亨。治子冒风痓，解射罔毒。时珍。

篁竹沥

【主治】风痓。别录。

苦竹沥

【主治】口疮目痛。明目，利九窍。《别录》。功同淡竹。大明。治齿疼。时珍。

慈竹沥

【主治】疗热风，和粥饮服。孟诜。

【发明】[弘景曰]凡取竹沥，惟用淡、苦、篁竹者。[雷曰]久渴心烦，宜投竹沥。[震亨曰]竹沥滑痰，非助以姜汁不能行。诸方治胎产金疮口噤，与血虚自汗，消渴小便多，皆是阴虚之病，无不用之。产后不碍虚，胎前不损子。本草言其大寒，似与石膏、黄芩同类。而世俗因大寒二字，弃而不用。经云：阴虚则发热。竹沥味甘性缓，能除阴虚之有大热者。寒而能补，与薯蓣寒补义同。大寒言其功，非独言其气也。世人食笋，自幼至老，未有因其寒而病者。沥即笋之液也。又假于火而成，何寒如此之甚耶？但能食者用荆沥，不能食者用竹沥。[时珍曰]竹沥性寒而滑，大抵因风火燥热而有痰者宜之。若寒湿胃虚肠滑之人服之，则反伤肠胃。笋性滑利，多食泻人，僧家谓之刮肠篦，即此义也。丹溪朱氏谓大寒言其功不言其气，殊悖于理。谓大寒为气，何害于功？《淮南子》云：槁竹有火，不钻不然。今犹獠人以干竹片相戛取火，则竹性虽寒，亦未必大寒也。《神仙传》云：离娄公服竹汁饵桂，得长生。盖竹汁性寒，以桂济之，亦与用姜汁佐竹沥之意相同。淡竹今人呼为水竹，有大小二种，此竹汁多而甘。沈存中言苦竹之外皆为淡竹，误矣。

【附方】旧十二，新九。中风口噤。竹沥、姜汁等分，日日饮之。《千金方》。小儿口噤。体热，用竹沥二合，暖饮，分三四服。《兵部手集》。产后中风。口噤，身直面青，手足反张。竹沥饮一二升，即苏。《梅师方》。破伤中风。凡闪脱折骨诸疮，慎不可当风用扇，中风则发痓，口噤项急，杀人。急饮竹沥二三升。忌冷饮食及酒。竹沥卒难得，可合十许束并烧取之。《外台秘要》。金疮中风。口噤欲死。竹沥半升，微微暖服。《广利方》。大人喉风。篁竹油频饮之。《集简方》。小儿重舌。竹沥渍黄柏，时时点之。《简便方》。小儿伤寒。淡竹沥、葛根汁各六合，细细与服。《千金方》。小儿狂语。夜后便发，竹沥夜服二合。姚和众《至宝方》。妇人胎动。妊娠因夫所动，困绝。以竹沥饮一升，立愈。《产宝》。孕妇子烦。竹沥，频频饮之。《梅师方》茯苓二两，竹沥一升，水四升，煎二升，分三服。不瘥，更作之。时气烦躁。五六日不解，青竹沥半盏，煎热，数数饮之，厚覆取汗。《千金方》。消渴尿多。竹沥恣饮，数日愈。《肘后方》。咳嗽肺痿。大人小儿咳逆短气，胸中吸吸，咳出涕唾，嗽出臭脓。用淡竹沥一合，服之，日三五次，以愈为度。李绛《兵部手集》。产后虚汗。淡竹沥三合，暖服，须臾再服。昝殷《产宝》。小儿吻疮。竹沥和黄连、黄柏、黄丹，傅之。《全幼心鉴》。小儿赤目。淡竹沥点之。或入人乳。《古今录验》。赤目眦痛。不得开者，肝经实热所致，或生障翳。用苦竹沥五合，黄连二分，绵裹浸一宿。频点之，令热泪出。《梅师方》。卒牙齿痛。苦竹烧一头，其一头汁出，热揩之。姚僧坦《集验方》。丹石毒发。头眩耳鸣，恐惧不安。淡竹沥频服二三升。《古今录验》。

【按语】《纲目》以竹为本药正名，包括淡竹叶等多种竹叶、淡竹沥、淡竹茹等子药名。《中药学》分别收入竹叶、淡竹叶、竹茹、竹沥四个药。竹叶和淡竹叶作为化痰药中之清化热痰药，竹茹和竹沥作为清热药中之清热泻火药。竹叶为禾本科植物淡竹的干燥叶；淡竹叶是禾本科植物淡竹叶的干燥茎叶；竹茹为禾本科植物青秆竹、大头典竹或淡竹的茎秆的干燥中间层；竹沥源同竹茹，为新鲜竹秆经火烤灼而流出的淡黄色澄清液汁。

竹黄《开宝》

【气味】甘，寒，无毒。［大明曰］平。伏粉霜。

【主治】小儿惊风天吊，去诸风热，镇心明目，疗金疮，滋养五脏。《开宝》。治中风痰壅卒失音不语，小儿客忤痫疾。大明。制石药毒发热。保昇。

【发明】［宗奭曰］天竹黄凉心经，去风热。作小儿药尤宜，和缓故也。［时珍曰］竹黄出于大竹之津气结成，其气味功用与竹沥同，而无寒滑之害。

【附方】新一。小儿惊热。天竹黄二钱，雄黄、牵牛末各一钱，研匀，面糊丸粟米大。每服三五丸，薄荷汤下。《钱乙方》。

【按语】《纲目》以竹黄为本药正名。《中药学》以天竺黄为名，作为化痰药中之清化热痰药。药物来源为禾本科植物青皮竹或华思劳竹等秆内的分泌液干燥后的块状物。

本草纲目

虫部

蜂蜜《本经》

【气味】甘,平,无毒。[《别录》曰]微温。[颖曰]诸蜜气味,当以花为主。冬、夏为上,秋次之,春则易变而酸。闽、广蜜极热,以南方少霜雪,诸花多热也。川蜜温,西蜜则凉矣。[刘完素曰]蜜成于蜂,蜂寒而蜜温,同质异性也。[时珍曰]蜂蜜生凉熟温,不冷不燥,得中和之气,故十二脏腑之病,罔不宜之。但多食亦生湿热虫䘌,小儿尤当戒之。王充《论衡》云:蜂虿禀太阳火气而生,故毒在尾。蜜为蜂液,食多则令人毒,不可不知。炼过则无毒矣。[宗奭曰]蜜虽无毒,多食亦生诸风也。[朱震亨曰]蜜喜入脾。西北高燥,故人食之有益;东南卑湿,多食则害生于脾也。[思邈曰]七月勿食生蜜,令人暴下霍乱。青赤酸者,食之心烦。不可与生葱、莴苣同食,令人利下。食蜜饱后,不可食鲊,令人暴亡。

【主治】心腹邪气,诸惊痫痓,安五脏诸不足,益气补中,止痛解毒,除众病,和百药。久服,强志轻身,不饥不老,延年神仙。《本经》。养脾气,除心烦,饮食不下,止肠澼,肌中疼痛,口疮,明耳目。《别录》。牙齿疳䘌,唇口疮,目肤赤障,杀虫。藏器。治卒心痛及赤白痢,水作蜜浆,顿服一碗止;或以姜汁同蜜各一合,水和顿服。常服,面如花红。甄权。治心腹血刺痛,及赤白痢,同生地黄汁各一匙服,即下。孟诜。同薤白捣,涂汤火伤,实时痛止。宗奭。《肘后》用白蜜涂上,竹膜贴之,日三。和营卫,润脏腑,通三焦,调脾胃。时珍。

【发明】[弘景曰]石蜜道家丸饵,莫不须之。仙方亦单服食,云致长生不老也。[时珍曰]蜂采无毒之花,酿以大便而成蜜,所谓臭腐生神奇也。其入药之功有五:清热也,补中也,解毒也,润燥也,止痛也。生则性凉,故能清热;熟则性温,故能补中。甘而和平,故能解毒;柔而濡泽,故能润燥。缓可以去急,故能止心腹、肌肉、疮疡之痛。和可以致中,故能调和百药,而与甘草同功。张仲景治阳明结燥,大便不通,蜜煎导法,诚千古神方也。[诜曰]但凡觉有热,四肢不和,即服蜜浆一碗,甚良。又点目中热膜,以家养白蜜为上,木蜜次之,崖蜜更次之也。与姜汁熬炼,治癞甚效。

【附方】旧十三,新六。大便不通。张仲景《伤寒论》云:阳明病,自汗,小便反利,大便硬者,津液内竭也,蜜煎导之。用蜜二合,铜器中微火煎之,候凝如饴状,至可丸,乘热捻作挺,令头锐,大如指,长寸半许。候冷即硬,纳便道中,少顷即通也。一法:加皂角、细辛为末少许,尤速。噎不下食。取崖蜜含,微微咽下。《广利方》。产后口渴。用炼过蜜,不计多少,熟水调服,即止。《产书》。难产横生。蜂蜜、真麻油各半碗,煎减半服,立下。《海上方》。天行虏疮。比岁有病天行斑疮,头面及身,须臾周匝,状如火疮,皆戴白浆,随决随生。不即疗,数日必死。差后疮瘢黯色,一岁方灭,此恶毒之气。世人云:建武中,南阳击虏所得,仍呼为虏疮。诸医参详疗之,取好蜜通摩疮上,以蜜煎升麻数数拭之。《肘后方》。痘疹作痒。难忍,抓成疮及疱,欲落不落。百花膏:用上等石蜜,不拘多少,汤和,时时以翎刷之。其疕易落,自无瘢痕。《全幼心鉴》。瘾疹瘙痒。白蜜不以多少,好酒调下,有效。五色丹毒。蜜和干姜末傅之。《肘后》。口中生疮。蜜浸大青叶含之。《药性论》。阴头生疮。以蜜煎甘草涂之，瘥。《外台》。肛门生疮。肛门主肺，肺热即肛塞肿缩生疮。白蜜一升，猪胆汁一枚相和，微火煎令可丸，丸三寸长作挺，涂油纳下部，卧令后重，须臾通泄。梅师。热油烧痛。以白蜜涂之。梅师。疔肿恶毒。用生蜜与隔年葱研膏，先刺破，涂之。如人行五里许，则疔出，后以热醋汤洗去。《济急仙方》。大风癞疮。取白蜜一斤，生姜二斤捣取汁。先秤铜铛斤两，下姜汁于蜜中消之。又秤之，令知斤两。即下蜜于铛中，微火煎令姜汁尽，秤蜜斤两在，即药已成矣。患三十年癞者，平旦服枣许大一丸，一日三服，温酒下。忌生冷、醋、滑、臭物。功用甚多，不能一一具之。《食疗方》。面上鼾点。取白蜜和茯苓末涂之，七日便瘥也。《孙真人食忌》。目生珠管。以生蜜涂目，仰卧半日，乃可洗之。日一次。《肘后方》。误吞铜钱。炼蜜服二升，可出矣。《葛氏方》。诸鱼骨鲠。以好蜜稍稍服之令下。葛氏。拔白生黑。治年少发白。拔去白发，以白蜜涂毛孔中，即生黑发。不生，取梧桐子捣汁涂上，必生黑者。《梅师方》。

【按语】《纲目》以蜂蜜为本药正名。《中药学》药名同此，作为补虚药中之补气药。本品为蜜蜂科昆虫中华蜜蜂或意大利蜂所酿的蜜。

露蜂房《本经》

【气味】苦，平，有毒。[《别录》曰]咸。[之才曰]恶干姜、丹参、黄芩、芍药、牡蛎。

【主治】惊痫瘈疭，寒热邪气，癫疾，鬼精蛊毒，肠痔。火熬之良。《本经》。疗蜂毒、毒肿。合乱发、蛇皮烧灰，以酒日服二方寸匕，治恶疽、附骨痈，根在脏腑，历节肿出，丁肿恶脉诸毒皆瘥。《别录》。疗上气，赤白痢，遗尿失禁。烧灰酒服，主阴痿。水煮，洗狐尿刺疮。服汁，下乳石毒。苏恭。煎水，洗热病后毒气冲目。炙研，和猪脂，涂瘰疬成瘘。苏颂。煎水漱牙齿，止风虫疼痛。又洗乳痈、蜂叮、恶疮。大明。

【发明】[时珍曰]露蜂房，阳明药也。外科、齿科及他病用之者，亦皆取其以毒攻毒，兼杀虫之功焉耳。

【附方】旧十五，新十八。小儿卒痫。大蜂房一枚，水三升，煮浓汁浴之，日三四次佳。《千金方》。脐风湿肿。久不瘥者，蜂房烧末，傅之效。《子母秘录》。手足风痹。黄蜂窠大者一个，小者三四个，烧灰，独头蒜一碗，百草霜一钱半，同捣傅上。一时取下，埋在阴处。忌生冷、荤腥。《乾坤秘韫》。风气瘙痒。及瘾疹。蜂房炙、蝉蜕等分，为末。酒服一钱，日三服。《梅师方》用露蜂房煎汁，入芒硝傅之，日五次。风热牙肿。连及头面，用露蜂房烧存性，研末，以酒少许调，噙漱之。《十便良方》。风虫牙痛。露蜂房煎醋，热漱之。《袖珍方》用草蜂房一枚，盐实孔内烧过，研末擦之，盐汤漱去。或取一块咬之。秘方也。《普济方》用露蜂房一个，乳香三块，煎水漱之。又同细辛煎水漱之。又露蜂房、全蝎同研，擦之。《圣惠》用蜂房蒂，绵包咬之效。喉痹肿痛。露蜂房灰、白僵蚕等分，为末。每乳香汤服半钱。《食医心镜》用蜂房烧灰。每以一钱吹入喉内。不拘大人、小儿。重舌肿痛。蜂房炙研，酒和傅之，日三四次。《圣惠方》。舌上出血。窍如针孔，用紫金沙即露蜂房顶上实处一两，贝母四钱，芦荟三钱，为末，蜜和丸雷丸大。每用一丸，水一小盏，煎至五分，温服。吐血，温酒调服。云台方。吐血衄血。方同上。崩中漏下，五色，使人无子。蜂房末三指撮，温酒服之，大神效。张文仲方。小儿下痢。赤白者，蜂房烧末，饮服五分。张杰《子母秘录》。小儿咳嗽。蜂房二两，洗净烧研。每服一字，米饮下。《胜金方》。二便不通。蜂房烧末，酒服二三钱，日二服。不拘大人、小儿。《子母秘录》。阴痿不兴。蜂窠烧研，新汲井水服二钱，可御十女。《岣嵝神书》。阴寒痿弱。蜂房灰，夜傅阴上，即热起。《千金方》。阴毒腹痛。露蜂房三钱，烧存性，葱白五寸，同研为丸。男左女右，着手中，握阴卧之，汗出即愈。寸白、蛔虫。蜂窠烧存性，酒服一匙，虫即死出。《生生编》。乳石热毒。壅闷，头痛口干，便漩赤少者，用蜂房煮汁五合服，乳石末从小便中下，大效。《图经》云用十二分炙，以水二升，煮八合，分服。药毒上攻。如圣散：用蜂房、甘草等分，麸炒黄色，去麸为末。水二碗，煎八分，临卧顿服。明日，取下恶物。《经验方》。鼻外齇瘤。脓水血出，蜂房炙研，酒服方寸匕，日三服。《肘后方》。头上疮癣。蜂房研末，腊猪脂和，涂之效。《圣惠方》。软疖频作。露蜂房二枚，烧存性。以巴豆二十一粒，煎清油二三沸，去豆。用油调傅，甚效。危[①]氏《得效方》。女人妒乳。乳痈汁不出，内结成脓肿，名妒乳。用蜂房烧灰，研。每服二钱，水一小盏，煎六分，去渣温服。《济众方》。风瘘不合。露蜂房一枚，炙黄研末。每以一钱，腊猪脂和涂。《肘后方》。下部漏痔。大露蜂房烧存性研，掺之。干则以真菜子油调。唐氏《经验方》。蜂螫肿疼。蜂房为末，猪膏和傅。或煎水洗。《千金方》。

【按语】《纲目》以露蜂房为本药正名。《中药学》以蜂房为名，作为攻毒杀虫止痒药。本品为胡蜂科昆虫果马蜂，日本长脚胡蜂或异腹胡蜂的巢。

五倍子《开宝》

【气味】酸，平，无毒。

【主治】齿宣疳䘌，肺脏风毒流溢皮肤，作风湿癣，瘙痒脓水，五痔下血不止，小儿面鼻疳疮。《开宝》。肠虚泄痢，为末，熟汤服之。藏器。生津液，消酒毒，治中蛊毒、毒药。《日华》。口疮掺之，便可饮食。宗奭。敛肺降火，化痰饮，止咳嗽、消渴、盗汗、呕吐、失血、久痢、黄病、心腹痛、小儿夜啼，乌须发，治眼赤湿烂，消肿毒、喉痹，敛溃疮、金疮，收脱肛、子肠坠下。时珍。

【发明】［震亨曰］五倍子属金与水，噙之善收顽痰，解热毒，佐他药尤良。黄昏咳嗽，乃火气浮入肺中，不宜用凉药，宜五倍、五味敛而降之。［时珍曰］盐麸子及木叶，皆酸咸寒凉，能除痰饮咳嗽，生津止渴，解热毒酒毒，治喉痹、下血、血痢诸病。五倍子乃虫食其津液结成者，故所主治与之同功。其味酸咸，能敛肺，止血，化痰，止渴，收汗；其气寒，能散热毒疮肿；其性收，能除泄痢湿烂。

【附方】旧二，新六十九。虚劳遗

① 危：原作“唐”。此方见《世医得效方》卷十二“滞颐软疖”，其书乃危亦林撰，今据改。

浊。玉锁丹：治肾经虚损，心气不足，思虑太过，真阳不固，漩有余沥，小便白浊如膏，梦中频遗，骨节拘痛，面黧肌瘦，盗汗虚烦，食减乏力。此方性温不热，极有神效。用五倍子一斤，白茯苓四两，龙骨二两，为末，水糊丸梧子大。每服七十丸，食前用盐汤送下，日三服。《和剂方》。**寐中盗汗**。五倍子末、荞麦面等分，水和作饼，煨熟。夜卧待饥时，干吃二三个，勿饮茶水，甚妙。《集灵》。**自汗盗汗**。常出为自汗，睡中出为盗汗。用五倍子研末，津调填脐中，缚定，一夜即止也。同上。**心疼腹痛**。五倍子生研末。每服一钱，铁杓内炒，起烟黑色者为度。以好酒一钟，倾入杓内，服之立止。邵真人《经验方》。**消渴饮水**。五倍子为末，水服方寸匕，日三服。危氏《得效》。**小儿呕吐**。不定，用五倍子二个，一生一熟，甘草一握，湿纸裹，煨过，同研为末。每服半钱，米泔调下，立瘥。《经验后方》。**小儿夜啼**。五倍子末，津调，填于脐内。杨起《简便方》。**暑月水泄**。五倍子末，饭丸黄豆大。每服二十丸，荷叶煎水下，实时见效。余居士《选奇方》。**热泻下痢**。五倍子一两，枯矾五钱，为末，糊丸梧子大。每服五十丸，米汤送下。邓笔峰《杂兴方》。**泻痢不止**。五倍子一两，半生半烧。为末，糊丸梧子大。每服三十丸。红痢，烧酒下；白痢，水酒下；水泄，米汤下。《集灵》用五倍子末，每米饮服一钱。**滑痢不止**。用五倍子醋炒七次，为末。米汤送下。**脾泄久痢**。五倍子炒半斤，仓米炒一升，白丁香、细辛、木香各三钱，花椒五钱，为末。每服一钱，蜜汤下，日二服。忌生冷、鱼肉。《集灵方》。**赤痢不止**。文蛤炒研末，水浸乌梅肉和丸梧子大。每服七十丸，乌梅汤下。**肠风下血**。五倍子、白矾各半两，为末，顺流水丸梧子大。每服七丸，米饮下。忌酒。《本事方》。**脏毒下血**。五倍子不拘多少，为末，大鲫鱼一枚，去肠胃鳞腮，填药令满，入瓶内煅存性，为末。每服一钱，温酒下。王璆《百一选方》。**粪后下血**。不拘大人、小儿。五倍子末，艾汤服一钱。《全幼心鉴》。**肠风脏毒**。下血不止，五倍子半生半烧，为末，陈米饭和丸如梧子大。每服二十丸，食前粥饮送下，日三服。《圣惠》。**酒痢肠风**。下血，见"百药煎"。**小儿下血**。肠风脏毒，五倍子末，炼蜜丸小豆大。每米饮服二十丸。郑氏。**大肠痔疾**。五倍子煎汤薰洗，或烧烟熏之，自然收缩。《直指方》。**脱肛不收**。《三因方》用五倍子末三钱，入白矾一块，水一碗煎汤，洗之立效。《简便》用五倍子半斤，水煮极烂，盛坐桶上熏之。待温，以手轻托上。内服参、芪、升麻药。《普济方》用五倍子、百草霜等分，为末，醋熬成膏。鹅翎扫傅上，即入。**产后肠脱**。五倍子末掺之。或以五倍子、白矾煎汤熏洗。《妇人良方》。**女人阴血**[①]。因交接伤动者，五倍子末掺之，良。熊氏。**孕妇漏胎**。五倍子末，酒服二钱，神效。朱氏《集验方》。**风毒攻眼**。肿痒涩痛不可忍者，或上下睑赤烂，或浮翳、瘀肉侵睛，神效驱风散。用五倍子一两，蔓荆子一两半，为末，每服二钱。水二盏，铜、石器内煎汁，去滓，乘热洗。留滓再煎用。大能明目去涩。《博济方》。**小便尿血**。五倍子末，盐梅捣和丸梧子大。每空心酒服五十丸。《集简方》。

---

① 女人阴血：此处为病证名。指妇女因性生活不当导致阴部受伤出血之病证。

风眼赤烂。《集灵方》用五倍子煅存性，为末。入飞过黄丹少许，傅之。日三上，甚良。《普济方》用五倍子研末傅之。名拜堂散。**烂弦风眼**。五倍子、铜青、白墡土等分，为末。热汤泡开，闭目淋洗。冷即再热洗之。眼弦不可入汤。《济急方》。**眼中弩肉**。方同上。**耳疮肿痛**。五倍子末，冷水调涂。湿则干掺之。《海上名方》。**聤耳出脓**。《普济方》用五倍子末吹之。《经验》用五倍子焙干一两，全蝎烧存性三钱，为末。掺耳中。**鼻出衄血**。五倍子末吹之。仍以末同新绵灰等分，米饮服二钱。**牙缝出血**。不止者，五倍子烧存性，研末，傅之即止。《卫生易简方》。**牙齿动摇**。及外物伤动欲落者。五倍子、干地龙炒等分，为末。先以姜揩过，然后傅之。《御药院方》。**牙龈肿痛**。五倍子一两，瓦焙研末。每以半钱傅痛处，片时吐去涎。内服去风热药。杨子建《护命方》。**风牙肿痛**。五倍子一钱，黄丹、花椒各五分，为末，掺之即止也。五倍末，冷水调，涂颊外，甚效。**唇紧作痛**。五倍子、诃子等分，为末，傅之。《端效方》。**天行口疮**。五倍子末掺之，吐涎即愈。《庞氏伤寒论》。**咽中悬痈**。舌肿塞痛，五倍子末、白僵蚕末、甘草末等分，白梅肉捣和丸弹子大。噙咽，其痈自破也。朱氏《经验方》。**口舌生疮**。《儒门事亲》赴筵散，用五倍子、密陀僧等分，为末。浆水漱过，干贴之。《院方》加晚蚕蛾。《澹寮方》用五倍子一两，滑石半两，黄柏蜜炙半两，为末。漱净掺之，便可饮食。**白口恶疮**，状似木耳。不拘大人、小儿，并用五倍子、青黛等分，为末。以筒吹之。《端效方》。**走马牙疳**。五倍子、青黛、枯矾、黄柏等分，为末。先以盐汤漱净，掺之，立效。《便览》。**牙龈疳臭**。五倍子炒焦一两，枯矾、铜青各一钱，为末。先以米泔漱净，掺之。绝效方也。《集简方》。**疳蚀口鼻**。五倍子烧存性，研末，掺之。《普济方》。**小儿口疳**。白矾装入五倍子内，烧过同研，掺之。《简便方》。**下部疳疮**。《全幼心鉴》用五倍子、枯矾等分，研末。先以齑水洗过，搽之。《杏林摘要》用五倍子、花椒去子炒各一钱，细辛焙三分，为末。先以葱汤洗净，搽之。一二日生肉也。**阴囊湿疮**。出水不瘥。用五倍子、腊茶各五钱，腻粉少许，研末。先以葱椒汤洗过，香油调搽，以瘥为度。《太平圣惠方》。**鱼口疮毒**，初起未成脓者。用南五倍子炒黄研末，入百草霜等分，以腊醋调，涂于患处。一日一夜即消。《杏林摘要》。**一切诸疮**。五倍子、黄柏等分，为末，傅之。《普济方》。**一切肿毒**。五倍子炒紫黑色，蜜调，涂之。《简便》治一切肿毒，初起无头者。五倍子、大黄、黄柏等分，为末。新汲水调涂四围，日三五次。**一切癣疮**。五倍子去虫、白矾烧过各等分，为末，搽之。干则油调。《简便方》。**癞头软疖**。及诸热疮。用五倍子七个，研末，香油四两，熬至一半，布绞去渣，搽之。三四遍即可。勿以水洗之。《普济方》。**风癞湿烂**。五倍子末，津调涂之。同上。**头疮热疮**。风湿诸毒。用五倍子、白芷等分，研末掺之，脓水即干。如干者，以清油调涂。《卫生易简方》。**疮口不收**。五倍焙，研末。以腊醋脚调，涂四围，效。**一切金疮**。五倍子、降真香等分，炒，研末。傅之，皮肉自痊。名啄合山。《拔萃方》。**金疮出血**。不止者，五倍子末贴之。若闭气者，以五倍子末二钱，入龙骨末少许，汤服，立效。《谈野翁方》。**杖疮肿痛**。五倍子去穰，米醋浸一日，慢火炒黄,研末,干掺之。不破者,醋调涂之。《卫生易简方》。**手足皲裂**。五倍子末,同牛骨髓,填纳缝中,即安也。《医方大成》。**鸡骨哽咽**。五倍子末,掺入喉中,即化下。《海上名方》。**小儿脱肛**。五倍子为末,先以艾绒捲倍子末成筒,放便桶内,以瓦盛之。令病者坐于桶上,以火点着,使药烟熏入肛门,其肛自上。随后将白矾为末,复搽肛门,其肛自紧,再不复脱。**鱼口便毒**。五倍子不拘多少,以净瓦器盛之,用陈醋熬成膏,用绵布摊贴之。如干即换,三五次即愈。**偏坠气痛**。用五倍子一个,放食盐少许在内,以火纸包定,用水浸湿,放文武火灰内,煨存性,为末,酒调服。**染乌须发**。《圣济总录》用针砂八两,米醋浸五日,炒略红色,研末。五倍子、百药煎、没石子各二两,诃黎勒皮三两,研末各包。先以皂荚水洗髭须,用米醋打荞麦面糊,和针砂末敷上,荷叶包,过一夜,次日取去。以荞麦糊四味敷之,一日洗去即黑。《杏林摘要》用五倍子一斤,研末,铜锅炒之,勿令成块。如有烟起,即提下搅之。从容上火慢炒,直待色黑为度。以湿青布包扎,足踏成饼,收贮听用。每用时,以皂角水洗净须发。用五倍子一两,红铜末酒炒一钱六分,生白矾六分,诃子肉四分,没石子四分,硇砂一分,为末。乌梅、酸榴皮煎汤。调匀碗盛,重汤煮四五十沸,待如饴状。以眉掠刷于须发上,一时洗去,再上包住。次日洗去,以核桃油润之。半月一染,甚妙。**中河豚毒**。五倍子、白矾末等分,以水调下。出《事林广记》。

百药煎[①]

【**气味**】酸、咸、微甘,无毒。

【**主治**】清肺化痰定嗽,解热生津止渴,收湿消酒,乌须发,止下血,久痢脱肛,牙齿宣䘌,面鼻疳蚀,口舌糜烂,风湿诸疮。时珍。

【**发明**】[时珍曰]百药煎,功与五倍子不异。但经酿造,其体轻虚,其性浮收,且味带余甘,治上焦心肺咳嗽痰饮、热渴诸病,含噙尤为相宜。

【**附方**】新二十二。**敛肺劫嗽**。百药煎、诃黎勒、荆芥穗等分为末,姜汁入蜜和丸芡子大。时时噙之。《丹溪心法》。**定嗽化痰**。百药煎、片黄芩、橘红、甘草各等分,共为细末,蒸饼丸绿豆大。时时干咽数丸,佳。《濒湖医案》。**清气化痰**。百药煎、细茶各一两,荆芥穗五钱,海螵蛸一钱,蜜丸芡子大。每服噙一丸,妙。《笔峰杂兴》。**染乌须发**。川百药煎一两,针砂醋炒、荞麦面各半两。先洗须发,以荷叶熬醋调刷,荷叶包一夜,洗去即黑,妙。《普济方》。**沐发除脏**。百药煎末,干搽发上,一夜篦之。同上。**揩牙乌须**。川百药煎半两,玄胡索三钱,雄黄三钱,为末。先以姜擦去涎,用此揩牙,以津洗目。日日用之,甚佳。《普济》。**牙痛引头**。方同上。**风热牙痛**。百药煎泡汤噙漱。《圣济总录》。**牙龈疳蚀**。百药煎、五倍子、青盐煅各一钱半,铜绿一钱,为末。日掺二三次,神效。《普济方》。**炼眉疮癣**。小儿面湮疮,又名炼银疮,乃母受胎时,食酸辣邪物所致。用百药煎

① 百药煎:李时珍云:“用五倍子为粗末。每一斤,以真茶一两煎浓汁,入酵糟四两,擂烂拌和,器盛置糠缸中罯之,待发起如发面状即成矣。捏作饼丸,晒干用。”

五钱，生白矾二钱，为末，油调搽之。《外科精义》。**脚肚生疮**。初起如粟米大，搔之不已，成片，包脚相交，黄水出，痒不可忍，久成痼疾。用百药煎末唾调，逐疮四围涂之，自外入内，先以贯众煎汤洗之，日一次。《医林集要》。**乳结硬痛**。百药煎末，每服三钱，酒一盏，煎数沸，服之取效。《经验方》。**肠痈内痛**。大枣连核烧存性、百药煎等分，为末。每服一钱，温酒服，日一，取效。《直指方》。**大肠便血**。百药煎、荆芥穗烧存性，等分为末，糊丸梧子大。每服五十丸，米饮下。《圣惠方》。**肠风下血**。百药煎二两，半生用，半炒存性，为末，饭丸梧子大。每服五十丸，米饮下。名圣金丸。王璆《百一选方》。**大肠气痔**。作痛下血，百药煎末，每服三钱，稀粥调服，日二次。《集简》。**肠风脏毒**。下血者，用百药煎烧存性，乌梅连核烧过，白芷不见火为末，米糊丸如梧子大。每服七十丸，米饮下。《济生》。**酒痢下血**。百药煎、五倍子、陈槐花等分，焙研末，酒糊丸梧子大。每服五十丸，米饮送下。《本事方》。**下痢脱肛**。百药煎一块，陈白梅三个，木瓜一握，以水一碗，煎半碗。日二服。《圣济总录》。**男妇血淋**。用真百药煎、车前子炒、黄连各三钱半，木香二钱，滑石一钱，为末。空心灯草汤服二钱，日二服。《普济方》。**消暑止渴**。百药煎、蜡茶等分为末，乌梅肉捣和丸芡子大。每含一丸。名水瓢丸。《事林广记》。

【按语】《纲目》以五倍子为本药正名。《中药学》亦名五倍子，作为收涩药中之敛肺涩肠药。本品为漆树科植物盐肤木、青麸杨或红麸杨叶上的虫瘿，主要由五倍子蚜寄生而形成。

螳螂　桑螵蛸《本经》

螳螂

【主治】小儿急惊风搐搦，又出箭镞。生者能食疣目。时珍。

【发明】［时珍曰］螳螂，古方不见用者，惟《普济方》治惊风，吹鼻定搐法中用之，盖亦蚕、蝎定搐之义。古方风药多用螵蛸，则螳螂治风，同一理也。又《医林集要》出箭镞亦用之。

【附方】新二。**惊风定搐**。中分散：用螳螂一个，蜥蜴一条，赤足蜈蚣一条，各中分之，随左右研末。记定男用左，女用右。每以一字吹鼻内，搐之。吹左即左定，吹右即右定也。《普济》。**箭镞入肉**。不可拔者，用螳螂一个，巴豆半个，同研，傅伤处。微痒且忍，极痒乃撼拔之。以黄连、贯众汤洗拭，石灰傅之。

桑螵蛸

【气味】咸、甘，平，无毒。［之才曰］得龙骨，疗泄精。畏旋覆花(戴椹)。

【主治】伤中，疝瘕，阴痿，益精生子，女子血闭腰痛，通五淋，利小便水道。《本经》。疗男子虚损，五脏气微，梦寐失精，遗溺。久服益气养神。《别录》。炮熟空心食之，止小便利。甄权。

【发明】［时珍曰］桑螵蛸，肝、肾、命门药也，古方盛用之。［权曰］男子肾衰精自出及虚而小便利者，加而用之。［颂曰］古今方漏精及风药中，多用之。［宗奭曰］男女虚损，肾衰阴痿，梦中失精，遗溺白浊，疝瘕，不可阙也。邻家一男子，小便日数十次，如稠米泔，心神恍惚，瘦瘁食减，得之女劳。今服桑螵蛸散药，未终一剂而愈。其药安神魂，定心志，治健忘，补心气，止小便数。用桑螵蛸、远志、龙骨、菖蒲、人参、茯神、当归、龟甲醋炙各一两，为末。卧时，人参汤调下二钱。如无桑上者，即用他树者，以炙桑白皮佐之。桑白皮行水，以接螵蛸就肾经也。

【附方】旧三。新七。遗精白浊。盗汗虚劳，桑螵蛸炙、白龙骨等分，为细末。每服二钱，空心用盐汤送下。《外台》。小便不通。桑螵蛸炙黄三十枚，黄芩二两，水煎，分二服。《圣惠》。妇人胞转。小便不通，用桑螵蛸炙为末，饮服方寸匕，日用二。《产书》。妇人遗尿。桑螵蛸酒炒为末，姜汤服二钱。《千金翼》。妊娠遗尿。不禁，桑螵蛸十二枚，为末。分二服，米饮下。《产乳书》。产后遗尿。或尿数。桑螵蛸炙半两，龙骨一两，为末。每米饮服二钱。《徐氏胎产方》。咽喉肿塞。桑上螳螂窠一两烧灰，马屁勃半两，研匀，蜜丸梧子大。煎犀角汤，每服三五丸。《总病论》。咽喉骨哽。桑螵蛸醋煎，呷之。《经验良方》。底耳疼痛。桑螵蛸一个，烧存性，麝香一字，研末。每用半字掺入，神效。有脓先缴净。《经验方》。小儿软疖。桑螵蛸烧存性，研末，油调傅之。《危氏方》。

【按语】《纲目》以螳螂、桑螵蛸并列为本药正名。虫体名螳螂，其子房名桑螵蛸。《中药学》以桑螵蛸为名，作为收涩药中之固精缩尿止带药。本品为螳螂科昆虫大刀螂、小刀螂或巨斧螳螂的干燥卵鞘。

蚕《本经》

白僵蚕

【气味】咸、辛，平，无毒。[甄权曰]微温，有小毒。恶桑螵蛸、桔梗、茯苓、茯神、萆薢。

【主治】小儿惊痫夜啼，去三虫，灭黑䵟，令人面色好，男子阴疡病。《本经》。女子崩中赤白，产后腹痛，灭诸疮瘢痕。为末，封丁肿，拔根，极效。《别录》。治口噤发汗。同衣中白鱼、鹰屎白等分，治疮灭痕。《药性》。以七枚为末，酒服，治中风失音，并一切风疰，小儿客忤，男子阴疡痛，女子带下。《日华》。焙研，姜汁调灌，治中风、喉痹欲绝，下喉立愈。苏颂。散风痰结核瘰疬，头风，风虫齿痛，皮肤风疹，丹毒作痒，痰疟癥结，妇人乳汁不通，崩中下血，小儿疳蚀，鳞体，一切金疮，疔肿风痔。时珍。

【发明】[元素曰]僵蚕性微温，味微辛，气味俱薄，轻浮而升，阳中之阳，故能去皮肤诸风如虫行。[震亨曰]僵蚕属火，兼土与金、木。老得金气，僵而不化。治喉痹者，取其清化之气，从治相火，散浊逆结滞之痰也。[王贶曰]凡咽喉肿痛及喉痹，用此下咽立愈，无不效也。大能救人。吴开内翰云：屡用得效。[时珍曰]僵蚕，蚕之病风者也。治风化痰，散结行经，所谓因其气相感，而以意使之者也。又人指甲软薄者，用此烧烟熏之则厚，亦是此义。盖厥阴、阳明之药，故又治诸血病、疟病、疳病也。

【附方】旧十五，新十九。一切风痰。白僵蚕七个，直者，细研，姜汁调灌之。《胜金方》。小儿惊风。白僵蚕、蝎梢等分，天雄尖、附子尖各一钱，微炮为末。每服一字，或半钱，以姜汤调灌之，甚效。寇氏《衍义》。风痰喘嗽。夜不能卧，白僵蚕炒研、好茶末各一两，为末。每用五钱，卧时泡沸汤服。《瑞竹堂方》。酒后咳嗽。白僵蚕焙,研末,每茶服一钱。《怪证奇方》。**喉风喉痹**。《仁存》开关散:用白僵蚕炒、白矾半生半烧等分,为末。每以一钱,用自然姜汁调灌,得吐顽痰立效。小儿加薄荷、生姜少许,同调。一方用白梅肉和丸,绵裹含之,咽汁也。《朱氏集验》用白僵蚕炒半两,生甘草一钱,为末。姜汁调服,涎出立愈。《圣惠》用白僵蚕三七枚,乳香一分,为末。每以一钱烧烟,熏入喉中,涎出即愈。**急喉风痹**。王氏《博济》如圣散:用白僵蚕、天南星等分,生研为末。每服一字,姜汁调灌,涎出即愈。后以生姜炙过,含之。《百一选方》无南星。**撮口噤风**。面黄赤,气喘,啼声不出。由胎气挟热,流毒心脾,故令舌强唇青,聚口发噤。用直僵蚕二枚,去嘴,略炒,为末。蜜调傅唇中,甚效。《圣惠方》。**大头风、小儿惊风**。并用大蒜七个,先烧红地,以蒜逐个于地上磨成膏,却以僵蚕一两,去头足,安蒜上,碗覆一夜,勿令泄气,只取蚕研末。每用嗃鼻,口内含水,有效。《普济方》。**偏正头风**。并夹头风,连两太阳穴痛。《圣惠方》用白僵蚕为末,葱茶调服方寸匕。叶椿治头风:用白僵蚕、高良姜等分,为末。每服一钱,临卧时茶服,日二服。**卒然头痛**。白僵蚕为末,每用熟水下二钱,立瘥。《斗门方》。**牙齿疼痛**。白僵蚕直者、生姜同炒赤黄色,去姜为末。以皂角水调擦之,即止。《普济》。**风虫牙痛**。白直僵蚕炒、蚕蜕纸烧,等分为末,擦之。良久,以盐汤漱口。《直指方》。**疟疾不止**。白僵蚕直者一个,切作七段,绵裹为丸,朱砂为衣,作一服。日未出时,面向东,用桃、李枝七寸煎汤,吞下。《院方》。**腹内龟病**。《普济方》诗云:人间龟病不堪言,肚里生成硬似砖。自死僵蚕白马尿,不过时刻软如绵。神效。**面上黑黯**。白僵蚕末,水和搽之。《圣惠方》。**粉滓面皯**。令人面色好,用白僵蚕、黑牵牛,细辛,等分为末,如澡豆,日用之。《斗门方》。**瘾疹风疮**。疼痛,白僵蚕焙研,酒服一钱,立瘥。《圣惠》。**野火丹毒**。从背上两胁起者,僵蚕二七枚,和慎火草捣涂。《杨氏产乳》。**小儿鳞体**。皮肤如蛇皮鳞甲之状,由气血否涩,亦曰胎垢,又曰蛇体。白僵蚕去嘴为末,煎汤浴之。一加蛇蜕。《保幼大全》。**小儿久疳**。体虚不食,诸病后天柱骨倒[①],医者不识,谓之五软者。用白僵蚕直者,炒研。每服半钱,薄荷酒下。名金灵散。郑氏方。**小儿口疮**。通白者,白僵蚕炒黄,拭去黄肉、毛,研末,蜜和傅之,立效。《小儿宫气方》。**风疳蚀疮**。同上方。**项上瘰疬**。白僵蚕为末。水服五分,日三服。十日瘥。《外台》。**风痔肿痛**。发歇不定者,是也。白僵蚕二两,洗剉,炒黄为末,乌梅肉和丸梧桐子大。每姜蜜汤空心下五丸,妙。《胜金方》。**一切金疮**。及刀斧伤。白僵蚕炒黄研末,傅之立愈。《斗门》。**乳汁不通**。白僵蚕末二钱,酒服。少顷,以脂麻茶一盏投之,梳头数十遍,奶汁如泉也。《经验后方》。**崩中下血**。不止,用白僵蚕、衣中白鱼等分,为末。井华水服之,日三。《千金》。**重舌木舌**。僵蚕为末吹之,吐痰甚妙。一方:僵蚕一钱,黄连蜜炒二钱,为末,掺之,涎出为妙。陆氏《积德方》。**肠风下血**。僵蚕炒去嘴足、乌梅肉焙各一两,为末,米糊丸梧子大。每服百丸,食前白汤下,一日三

① 天柱骨倒:病证名。指小儿以病后颈项软弱无力,头向下垂不能抬起为主要表现的病证。

服。《笔峰杂兴方》。

乌烂死蚕《拾遗》

【气味】有小毒。[藏器曰]此在簇上乌臭者。

【主治】蚀疮有根者,及外野鸡病[①],并傅之。白死者主白游疹,赤死者主赤游疹。藏器。

蚕蛹

【主治】炒食,治风及劳瘦。研傅病疮、恶疮。大明。为末饮服,治小儿疳瘦,长肌退热,除蛔虫。煎汁饮,止消渴。时珍。

【附方】新一。消渴烦乱。蚕蛹二两,以无灰酒一中盏,水一大盏,同煮一中盏,温服。《圣惠方》。

蚕茧

【气味】甘,温,无毒。

【主治】烧灰酒服,治痈肿无头,次日即破。又疗诸疳疮,及下血血淋血崩。煮汁饮,止消渴反胃,除蛔虫。时珍。[弘景曰]茧瓮入术用。

【发明】[时珍曰]蚕茧方书多用,而诸家本草并不言及,诚缺文也。近世用治痈疽代针,用一枚即出一头,二枚即出二头,神效无比。煮汤治消渴,古方甚称之。丹溪朱氏言此物属火,有阴之用,能泻膀胱中相火,引清气上朝于口,故能止渴也。缫丝汤及丝绵煮汁,功并相同。又黄丝绢能补脬,锦灰止血,并见服器部。

【附方】新五。痘疮疳蚀。脓水不绝,用出了蚕蛾茧,以生白矾末填满,煅枯为末,擦之甚效。陈文中《小儿方》。口舌生疮。蚕茧五个,包蓬砂,瓦上焙焦为末,抹之。大小便血。茧黄散:治肠风,大小便血,淋沥疼痛。用茧黄、蚕蜕纸并烧存性,晚蚕沙、白僵蚕并炒,等分为末,入麝香少许。每服二钱,用米饮送下,日三服,甚效。《圣惠方》。妇人血崩。方法同上。反胃吐食。蚕茧十个煮汁,烹鸡子三枚食之,以无灰酒下,日二服,神效。或以缫丝汤煮粟米粥食之。《惠济方》。

蚕蜕

【气味】甘,平,无毒。

【主治】主血风病,益妇人。《嘉祐》。妇人血风。宗奭。治目中翳障及疳疮。时珍。

蚕连

【主治】吐血鼻洪,肠风泻血,崩中带下,赤白痢。傅疔肿疮。《日华》。治妇人血露。宗奭。牙宣牙痛,牙痈牙疳,头疮喉痹,风癫狂祟,蛊毒药毒,沙证腹痛,小便淋闭,妇人难产及吹乳疼痛。时珍。

【发明】[禹锡曰]蚕蜕,今医家多用初出蚕子壳在纸上者,东方诸医用老蚕眠起所蜕皮,功用相近,当以蜕皮为正。入药微炒用。[宗奭曰]蚕蜕,当用眠起时所蜕皮。蚕连烧灰亦可用。[时珍曰]马明退、蚕连纸,功用相同,亦如蝉蜕、蛇蜕之义,但古方多用蚕纸者,因其易得耳。

【附方】旧四,新十五。吐血不止。蚕蜕纸烧存性,蜜和丸如芡实大。含化咽津。《集验》。牙宣牙痛。及口疮。并用蚕蜕纸烧灰,干傅之。《集验》。风虫牙痛。

---

① 野鸡病:病证名,即痔疮。

蚕纸烧灰擦之。良久,盐汤漱口。《直指方》。**走马牙疳**。《集验》用蚕蜕纸灰,入麝香少许,贴之。《直指》加白僵蚕等分。**一切疳疮**。马明退烧灰三钱,轻粉、乳香少许。先以温浆水洗净,傅之。《儒门事亲》。**小儿头疮**。蚕蜕纸烧存性,入轻粉少许,麻油调傅。《圣惠》。**缠喉风疾**。用蚕蜕纸烧存性,炼蜜和丸如芡实大。含化咽津。《集验》。**熏耳治聋**。蚕蜕纸作捻,入麝香二钱,入笔筒烧烟熏之。三次即开。**癫狂邪祟**。凡狂发欲走,或自高贵称神,或悲泣呻吟,此为邪祟。以蚕纸烧灰,酒、水任下方寸匕。亦治风癫。《肘后方》。**沙证壮热**。江南有沙证,状如伤寒,头痛壮热呕恶,手足指末微厥,或腹痛闷乱,须臾杀人。先用蚕蜕纸剪碎,安于碗中,以碟盖之,滚汤沃之,封固良久。乘热服,暖卧取汗。《活人书》。**中蛊药毒**。虽面青脉绝,腹胀吐血者,服之即活。用蚕蜕纸烧存性,为末。新汲水服一钱。《岭南卫生方》。**中诸药毒**。用蚕纸数张烧灰,冷水服。《卫生易简方》。**小便涩痛**。不通,用蚕蜕纸烧存性,入麝香少许,米饮每服二钱。王氏《博济方》。**热淋如血**。蚕种烧灰,入麝香少许,水服二钱,极效方也。《卫生家宝》。**崩中不止**。蚕故纸一张,剪碎炒焦,槐子炒黄各等分,为末。酒服立愈。《卫生易简方》。**吹奶疼痛**。马明退烧灰一钱五分,轻粉五分,麝香少许,酒服。《儒门事亲》。**妇人难产**。蚕布袋一张,蛇退一条,入新瓦中,以盐泥固煅,为末。以榆白皮汤调服。《集成方》。**妇人断产**。蚕子故纸一尺,烧为末,酒服。终身不产。《千金》。**痔漏下血**。蚕纸半张,碗内烧灰,酒服自除。《奚囊备急》。

【按语】《纲目》以蚕为本药正名。《中药学》以僵蚕为名,作为平肝息风药中之息风止痉药。并收入僵蛹,作为附药。僵蚕为蚕蛾科昆虫家蚕4~5龄的幼虫感染(或人工接种)白僵菌而致死的干燥体。僵蛹为蚕蛾科昆虫家蚕蛾的蚕蛹经白僵菌发酵的制成品。

原蚕《别录》

雄原蚕蛾

【气味】咸,温,有小毒。[时珍曰]按徐之才《药对》云:热,无毒。入药炒,去翅足用。

【主治】益精气,强阴道,交接不倦,亦止精。《别录》。壮阳事,止泄精、尿血,暖水脏,治暴风、金疮、冻疮、汤火疮,灭瘢痕。时珍。

【发明】[宗奭曰]蚕蛾用第二番,取其敏于生育也。[时珍曰]蚕蛾性淫,出茧即媾,至于枯槁乃已,故强阴益精用之。

【附方】旧二,新八。**丈夫阴痿**。未连蚕蛾二升,去头翅足,炒为末,蜜丸梧子大。每夜服一丸,可御十室。以菖蒲酒止之。《千金方》。**遗精白浊**。晚蚕蛾焙干,去翅足,为末,饭丸绿豆大。每服四十丸,淡盐汤下。此丸常以火烘,否则易糜湿也。《唐氏方》。**血淋疼痛**。晚蚕蛾为末,热酒服二钱。《圣惠方》。**小儿口疮**。及风疳疮。《宫气方》用晚蚕蛾为末,贴之,妙。《普济方》治小儿口疮,及百日内口疮。入麝香少许,掺之。**止血生肌**。蚕蛾散:治刀斧伤创,血出如箭。用晚蚕蛾炒,为末,傅之即止,甚效。《胜金方》。**刀斧金疮**。端午午时,取晚蚕蛾、石灰、茅花,捣成团,草盖令发热过,收贮。每用,刮下末掺之。竹刺入肉。五月五日，取晚蚕蛾生投竹筒中，令自干死，为末。取少许，津和涂之。《便民图纂》。蛇虺咬伤。生蚕蛾研，傅之。《必效方》。玉枕生疮。生枕骨上如痈，破后如筋头。用原蚕蛾炒、石韦等分，为末。干贴取瘥。《圣济总录》。

原蚕沙

【气味】甘、辛，温，无毒。[时珍曰]伏硇砂、焰硝、粉霜。

【主治】肠鸣，热中消渴，风痹瘾疹。《别录》。炒黄，袋盛浸酒，去风缓，诸节不随，皮肤顽痹，腹内宿冷，冷血瘀血，腰脚冷疼。炒热袋盛，熨偏风，筋骨瘫缓，手足不随，腰脚软，皮肤顽痹。藏器。治消渴癥结，及妇人血崩，头风、风赤眼，去风除湿。时珍。

【发明】[弘景曰]蚕沙多入诸方，不但熨风而已。[宗奭曰]蚕屎饲牛，可以代谷。用三升醇酒，拌蚕沙五斗，甑蒸，于暖室中，铺油单上。令患风冷气痹及近感瘫风人，就以患处一边卧沙上，厚盖取汗。若虚人须防大热昏闷，令露头面。若未全愈，间日再作。[时珍曰]蚕属火，其性燥，燥能胜风去湿，故蚕沙主疗风湿之病。有人病风痹，用此熨法得效。按陈氏《经验方》:一抹膏治烂弦风眼。以真麻油浸蚕沙二三宿，研细，以篦子涂患处。不问新旧，隔宿即愈。表兄卢少樊患此，用之而愈，亲笔于册也。时珍家一婢，病此十余年，试用之，二三次顿瘳，其功亦在去风收湿也。又同桑柴灰淋汁，煮鳖肉作丸，治腹中癥结，见"鳖"条。李九华云:蚕沙煮酒，色味清美，又能疗疾。

【附方】旧四，新六。半身不遂。蚕沙二硕，以二袋盛之，蒸熟，更互熨患处。仍以羊肚、粳米煮粥，日食一枚，十日即止。风瘙瘾疹。作痒成疮，用蚕沙一升，水五斗，煮取一斗二升，去滓，洗浴。避风。《圣惠方》。头风白屑。作痒，蚕沙烧灰淋汁，洗之。《圣惠方》。眯目不出。蚕沙拣净，空心以新汲水吞下十枚。勿嚼破。《圣惠》。消渴饮水。晚蚕沙焙干，为末。每用冷水下二钱，不过数服。《斗门方》。妇人血崩。蚕沙为末，酒服三五钱。《儒门事亲》。月经久闭。蚕沙四两，砂锅炒半黄色，入无灰酒一壶，煮沸，澄去沙。每温服一盏，即通。转女为男。妇人始觉有孕，用原蚕屎一枚，井华水服之，日三。《千金》。跌扑伤损。扭闪出骨窍等证，蚕沙四两炒黄，绿豆粉四两炒黄，枯矾二两四钱，为末，醋调傅之，绢包缚定。换三四次即愈。忌产妇近之。邵真人《经验良方》。男妇心痛。不可忍者，晚蚕沙一两，滚汤泡过，滤净，取清水服，即止。《瑞竹堂方》。

【按语】《纲目》以原蚕为本药正名，下收子药原雄蚕蛾与原蚕沙。原蚕指第二番蚕，又称晚蚕。《中药学》以蚕沙为名，作为祛风湿药中之祛风寒湿药。并以雄蚕蛾为名，收作白僵蚕下之附药。蚕沙为蚕蛾科昆虫家蚕的干燥粪便，雄蚕蛾为家蚕蛾的雄虫全体。

九香虫《纲目》

【气味】咸，温，无毒。

【主治】膈脘滞气，脾肾亏损，壮元阳。时珍

【发明】[时珍曰]《摄生方》乌龙丸治上证，久服益人，四川何卿总兵常服有效。其方:用九香虫一两，半生焙，车前子

微炒、陈橘皮各四钱，白术焙五钱，杜仲酥炙八钱。右为末，炼蜜丸梧桐子大。每服一钱五分，以盐白汤或盐酒服，早晚各一服。此方妙在此虫。

【按语】《纲目》以九香虫为本药正名。《中药学》药名同此，作为理气药。本品为蝽科动物九香虫的干燥体。

斑蝥《本经》

【气味】辛，寒，有毒。[普曰]神农：辛。岐伯：咸。扁鹊：甘，有大毒。马刀为之使，畏巴豆、丹参、空青，恶肤青、甘草、豆花。[时珍曰]斑猫、芫青、亭长、地胆之毒，靛汁、黄连、黑豆、葱、茶，皆能解之。

【主治】寒热，鬼疰蛊毒，鼠瘘，疮疽，蚀死肌，破石癃。《本经》。血积，伤人肌。治疥癣，堕胎。《别录》。治瘰疬，通利水道。甄权。疗淋疾，傅恶疮瘘烂。《日华》。治疝瘕，解疔毒、猘犬毒、沙虱毒、蛊毒、轻粉毒。时珍。

【发明】[宗奭曰]妊娠人不可服之，为溃人肉。治淋方多用，极苦人，须斟酌之。[时珍曰]斑蝥，人获得之，尾后恶气射出，臭不可闻。故其入药亦专主走下窍，直至精溺之处，蚀下败物，痛不可当。葛氏云：凡用斑蝥，取其利小便，引药行气，以毒攻毒是矣。杨登甫云：瘰疬之毒，莫不有根，大抵以斑蝥、地胆为主。制度如法，能使其根从小便中出，或如粉片，或如血块，或如烂肉，皆其验也。但毒之行，小便必涩痛不可当，以木通、滑石、灯心辈导之。又葛洪《肘后方》云：席辩刺史传云，凡中蛊毒，用斑蝥虫四枚，去翅、足，炙熟，桃皮五月初五日采取，去黑皮阴干，大戟去骨，各为末。如斑蝥一分，二味各用二分，合和枣核大，以米清服之，必吐出蛊。一服不瘥，十日更服。此蛊洪州最多，有老妪解疗之，一人获缣二十四，秘方不传。后有子孙犯法，黄华公若于则时为都督，因而得之也。

【附方】旧六，新九。**内消瘰疬**。不拘大人小儿，《经验方》用斑蝥一两，去翅足，以粟一升同炒米焦，去米不用，入干薄荷四两为末，乌鸡子清丸如绿豆大。空心腊茶下三丸，加至五丸，却每日减一丸，减至一丸后，每日五丸，以消为度。《广利》治瘰疬经久不瘥，用斑蝥一枚，去翅、足，微炙，以浆水一盏，空腹吞之。用蜜水亦可。重者，不过七枚瘥也。**瘘疮有虫**。八月中多取斑蝥，以苦酒浸半日，晒干。每用五个，铜器炒熟，为末，巴豆一粒，黄犬背上毛二七根炒研，朱砂五分，同和苦酒顿服，其虫当尽出也。**痈疽拔脓**。痈疽不破，或破而肿硬无脓，斑蝥为末，以蒜捣膏，和水一豆许，贴之。少顷脓出，即去药。《直指》。**疔肿拔根**。斑蝥一枚捻破，以针划疮上，作米字形样，封之，即出根也。《外台》。**血疝便毒**。不拘已成、未成，随即消散。斑蝥三个，去翅、足炒，滑石三钱，同研，分作三服。空心白汤下，日一服，毒从小便出。如痛，以车前、木通、泽泻、猪苓煎饮，名破毒饮，甚效。东垣方。**积年癣疮**。《外台》用斑蝥半两，微炒为末，蜜调傅之。《永类》用斑蝥七个，醋浸，露一夜，搽之。**面上瘖瘟**。大风，面上有紫瘖瘟未消，用干斑蝥末，以生油调傅。约半日，瘖瘟胀起。以软帛拭去药，以棘针挑破近下，令水出干。不得剥其疮皮，及不可以药近口、眼。若是尖瘖瘟子，即勿用此，别用胆矾入艾药以治之。《圣济总录》。**疣痣黑子**。斑蝥三个，人言少许，以糯米五钱炒黄，去米，入蒜一个，捣烂点之。**风狗咬伤**。《卫生易简方》云：此乃九死一生之病。急用斑蝥七枚，以糯米炒黄，去米为末，酒一盏，煎半盏。空心温服，取下小肉狗三四十枚为尽。如数少，数日再服。七次无狗形，永不再发也，累试累验。《医方大成》用大斑蝥三七枚，去头、翅、足，用糯米一勺，略炒过，去斑蝥。别以七枚如前炒，色变，复去之。别以七枚如前，至青烟为度，去蝥，只以米为粉。用冷水入清油少许，空心调服。须臾再进一服，以小便利下毒物为度。如不利，再进。利后肚疼，急用冷水调青靛服之，以解其毒，否则有伤。黄连水亦可解之。但不宜服一切热物也。**中沙虱毒**。斑蝥二枚，一枚末服，一枚烧至烟尽，研末，傅疮中，立瘥。《肘后方》。**塞耳治聋**。斑蝥炒二枚，生巴豆去皮心二枚，杵丸枣核大，绵裹塞之。《圣惠方》。**妊娠胎死**。斑蝥一枚，烧研水服，即下。《广利方》。

【按语】《纲目》以斑蝥为本药正名。《中药学》药名同此，作为活血化瘀药中之破血消癥药。药物来源为芫青科动物南方大斑蝥或黄黑小斑蝥的干燥体。

蝎《开宝》

【气味】甘、辛，平，有毒。

【主治】诸风瘾疹，及中风半身不遂，口眼㖞斜，语涩，手足抽掣。《开宝》。小儿惊痫风搐，大人痎疟，耳聋疝气，诸风疮，女人带下阴脱。时珍。

【发明】[宗奭曰]大人、小儿通用，惊风尤不可阙。[颂曰]古今治中风抽掣，及小儿惊搐方多用之。《箧中方》治小儿风痫有方。[《时珍》曰]蝎产于东方，色青属木，足厥阴经药也，故治厥阴诸病。诸风掉眩搐掣，疟疾寒热，耳聋无闻，皆属厥阴风木。故东垣李杲云：凡疝气、带下，皆属于风。蝎乃治风要药，俱宜加而用之。

【附方】旧三，新二十。**小儿脐风**[①]。宣风散：治初生断脐后伤风湿，唇青口撮，出白沫，不乳。用全蝎二十一个，无灰酒涂炙，为末，入麝香少许。每用金银煎汤，调半字服之。《全幼心鉴》。**小儿风痫**。取蝎五枚，以一大石榴割头剜空，纳蝎于中，以头盖之。纸筋和黄泥封裹，微火炙干，渐加火煅赤。候冷去泥，取中焦黑者细研。乳汁调半钱，灌之便定。儿稍大，以防风汤调服。《箧中方》。**慢脾惊风**。小儿久病后，或吐泻后生惊，转成慢脾。用蝎梢一两，为末，以石榴一枚剜空，用无灰酒调末，填入盖定。坐文武火上，时时搅动，熬膏，取出放冷。每服一字，金银、薄荷汤调下。《本事方》治吐利后昏睡，生风痫，慢脾症。全蝎、白术、麻黄去节等分，为末。二岁以下一字，三岁以上半钱，薄荷汤下。**天钓惊风**。翻眼向上，用干蝎全者一个，瓦炒好，朱砂三绿豆大，为末。饭丸绿豆大。外以朱砂少许，同酒化下一丸，顿愈。《圣惠方》。**小儿胎惊**。蝎一枚，薄荷叶包，炙为末，入朱砂、麝香少许。麦门冬煎汤，调下一字，效。《汤氏宝书》。**小儿惊风**。用蝎一个，头尾全者，以薄荷四叶裹定，火上炙焦，同研为末。分四服，白汤下。《经验方》。**大人风涎**。即上方，作一服。**风淫湿痹**。手足不举，筋节挛疼，先与通关，次以全蝎七个瓦炒，入

① 脐风：病证名。指新生儿因脐部感受风邪所致之破伤风，也称小儿中风。

麝香一字研匀，酒三盏，空心调服。如觉已透则止，未透再服。如病未尽除，自后专以婆蒿根洗净，酒煎，日二服。《直指方》。**破伤中风**。《普济》用干蝎、麝香各一分，为末。傅患处，令风速愈。《圣惠》用干蝎酒炒、天麻各半两，为末，以蟾酥二钱，汤化为糊和捣丸绿豆大。每服一丸至二丸，豆淋酒下，甚者加至三丸，取汗。**肾气冷痛**。《圣惠》定痛丸：治肾脏虚冷，气攻脐腹，疼痛不可忍，及两胁疼痛。用干蝎七钱半，焙为末，以酒及童便各三升，煎如稠膏，丸梧子大。每酒下二十丸。又蜣螂散：用蜣螂三十枚，头足全者。掘一地坑，深、阔各五寸，用炭火五斤，烧赤，去火，淋醋一升入内。待渗干，排蜣螂于坑底，碗盖一夜，取出。木香、萝卜子炒各一分，胡椒三十粒，槟榔、肉豆蔻各一个，为末。每服一钱，热酒下。**小肠疝气**。用紧小全蝎焙，为末。每发时服一钱，入麝香半字，温酒调服。少顷再进，神效。**肾虚耳聋**。十年者，二服可愈。小蝎四十九个，生姜如蝎大四十九片，同炒，姜干为度，研末，温酒服之。至一二更时，更进一服，至醉不妨。次日耳中如笙簧声，即效。《杜壬方》。**耳暴聋闭**。全蝎去毒，为末，酒服一钱，以耳中闻水声即效。周密《志雅堂杂钞》。**脓耳疼痛**。蝎梢七枚，去毒焙，入麝香半钱为末。挑少许入耳中，日夜三四次，以愈为度。《杨氏家藏》。**偏正头风**。气上攻不可忍，用全蝎二十一个，地龙六条，土狗三个，五倍子五钱，为末。酒调，摊贴太阳穴上。《德生堂经验方》。**风牙疼痛**。全蝎三个，蜂房二钱，炒研，擦之。《直指方》。**肠风下血**。干蝎炒、白矾烧各二两，为末。每服半钱，米饮下。《圣惠方》。**子肠不收**。全蝎炒，研末。口噙水，鼻中嗜之，立效。《卫生宝鉴》。**诸痔发痒**。用全蝎不以多少，烧烟熏之，即效。秘法也。《袖珍方》。**诸疮毒肿**。全蝎七枚，栀子七个，麻油煎黑，去滓，入黄蜡，化成膏，傅之。《澹寮方》。

【按语】《纲目》以蝎为本药正名。《中药学》以全蝎为名，作为平肝息风药中之息风止痉药。本品为钳蝎科动物东亚钳蝎的干燥体。

水蛭《本经》

【气味】咸、苦，平，有毒。[《别录》曰]微寒。畏石灰、食盐。

【主治】逐恶血瘀血月闭，破血癥积聚，无子，利水道。《本经》。堕胎。《别录》。治女子月闭，欲成血劳。《药性》。咂赤白游疹，及痈肿毒肿。藏器。治折伤坠扑畜血有功。寇宗奭。

【发明】[成无己曰]咸走血，苦胜血。水蛭之咸苦，以除畜血，乃肝经血分药，故能通肝经聚血。[弘景曰]楚王食寒菹，见蛭吞之。果能去结积，虽曰阴佑，亦是物性兼然。[藏器曰]此物难死，故为楚王之病也。[时珍曰]按贾谊《新书》云：楚惠王食寒菹得蛭，恐监食当死，遂吞之，腹有疾而不能食。令尹曰：天道无亲，惟德是辅。王有仁德，病不为伤。王果病愈。此楚王吞蛭之事也。王充《论衡》亦云：蛭乃食血之虫，楚王殆有积血之病，故食蛭而病愈也。与陶说相符。

【附方】旧四，新六。**漏血不止**。水蛭炒为末，酒服一钱，日二服，恶血消即愈。《千金》。**产后血运**。血结聚于胸中，或偏于少腹，或连于胁肋骨。用水蛭炒，虻虫去翅足炒，没药、麝香各一钱，为末，以四物汤调下。血下痛止，仍服四物汤。《保命集》。**折伤疼痛**。水蛭，新瓦焙为细末，酒服二钱。食顷作痛，可更一服。痛止，便将折骨药封，以物夹定，调理。《经验方》。**跌扑损伤**。瘀血凝滞，心腹胀痛，大小便不通，欲死。用红蛭石灰炒黄半两，大黄、牵牛头末各二两，为末。每服二钱，热酒调下。当下恶血，以尽为度。名夺命散。《济生》。**坠跌打击**。内伤神效方：水蛭、麝香各一两，剉碎，烧令烟出，为末。酒服一钱，当下畜血。未止再服，其效如神。《古今录验方》。**杖疮肿痛**。水蛭炒研，同朴硝等分，研末，水调傅之。周密《志雅堂杂抄》。**赤白丹肿**。藏器曰：以水蛭十余枚，令咂病处，取皮皱肉白为效。冬月无蛭，地中掘取，暖水养之令动。先净人皮肤，以竹筒盛蛭合之，须臾咬咂，血满自脱，更用饥者。**痈肿初起**。同上方法。**纫染白须**。《谈野翁方》用水蛭为极细末，以龟尿调，捻须梢，自行入根也。一用白乌骨鸡一只，杀血入瓶中，纳活水蛭数十于内，待化成水，以猪胆皮包指，蘸捻须梢，自黑入根也。《普济》用大水蛭七枚为末，汞一两，以银三两作小盒盛之。用蚯蚓泥固济半指厚，深埋马粪中。四十九日取出，化为黑油。以鱼脬笼指，每蘸少许捻须上，其油自然倒行至根，变为黑色也。又黑须倒卷帘方，用大马蜞二三十条，竹筒装之，夜置露处受气。饿过七日，以鸡冠血磨京墨与食，过四五次，复阴干。将猪胫骨打断，放蜞入内，仍合定，铁线缠住，盐泥涂之。干时放地上，火煅五寸香；二次，退开三寸火，又五寸香；三次，再退远火，又五寸香，取出为末。将猪胆皮包指，承末搽须梢，即倒上也。

【按语】《纲目》以水蛭为本药正名。《中药学》药名同此，作为活血化瘀药中之破血消癥药。本品为水蛭科动物蚂蟥、水蛭或柳叶蚂蟥的干燥全体。

蚱蝉《本经》

蚱蝉

【气味】 咸、甘，寒，无毒。［甄权曰］酸。

【主治】 小儿惊痫夜啼，癫病寒热。《本经》。惊悸，妇人乳难，胞衣不出，能堕胎。《别录》。小儿痫绝不能言。苏恭。小儿惊哭不止，杀疳虫，去壮热，治肠中幽幽作声。《药性》。

【发明】［藏器曰］本功外其脑煮汁服之，主产后胞衣不下，自有正传。［时珍曰］蝉主产难、下胞衣，亦取其能退蜕之义也。《圣惠》治小儿发痫，有蚱蝉汤、蚱蝉散、蚱蝉丸等方。今人只知用蜕，而不知用蝉也。

【附方】 新三。**百日发惊**。蚱蝉去翅足炙三分，赤芍药三分，黄芩二分，水二盏，煎一盏，温服。《圣惠方》。**破伤风病**。无问表里，角弓反张。秋蝉一个，地肤子炒八分，麝香少许，为末。酒服二钱。同上。**头风疼痛**。蚱蝉二枚生研，入乳香、朱砂各半分，丸小豆大。每用一丸，随左右纳鼻中，出黄水为效。《圣济总录》。

蝉蜕

【气味】 咸、甘，寒，无毒。

【主治】 小儿惊痫，妇人生子不下。烧灰水服，治久痢。《别录》。小儿壮热惊痫，止渴。《药性》。研末一钱，井华水服，治哑病。藏器。除目昏障翳。以水煎汁服，治小儿疮疹出不快，甚良。宗奭。治头风眩运，皮肤风热，痘疹作痒，破伤风及丁肿毒疮，大人失喑，小儿噤风天吊，惊哭夜啼，阴肿。时珍。

【发明】［好古曰］蝉蜕去翳膜，取其蜕义也。蝉性蜕而退翳，蛇性窜而祛风，因其性而为用也。［时珍曰］蝉乃土木余气所化，饮风吸露，其气清虚。故其主疗，皆一切风热之证。古人用身，后人用蜕，大抵治脏腑经络，当用蝉身；治皮肤疮疡风热，当用蝉蜕，各从其类也。又主哑病、夜啼者，取其昼鸣而夜息也。

【附方】旧二，新十四。小儿夜啼。《心鉴》治小儿一百二十日内夜啼。用蝉蜕四十九个，去前截，用后截，为末，分四服。钓藤汤调灌之。《普济》蝉花散：治小儿夜啼不止，状若鬼祟。用蝉蜕下半截，为末，一字，薄荷汤入酒少许调下。或者不信，将上半截为末，煎汤调下，即复啼也。古人立方，莫知其妙。小儿惊啼。啼而不哭，烦也；哭而不啼，躁也。用蝉蜕二七枚，去翅足为末，入朱砂末一字，蜜调与吮之。《活幼口议》。小儿天吊。头目仰视，痰塞内热。用金牛儿即蝉蜕，以浆水煮一日，晒干为末。每服一字，冷水调下。《卫生易简方》。小儿噤风。初生口噤不乳，用蝉蜕二七枚，全蝎去毒二七枚，为末，入轻粉末少许，乳汁调灌。《全幼心鉴》。破伤风病。发热，《医学正传》用蝉蜕炒研，酒服一钱，神效。《普济方》用蝉蜕为末，葱涎调，涂破处。实时取去恶水，立效。名追风散。头风旋运。蝉壳一两，微炒为末。非时酒下一钱，白汤亦可。《圣惠》。皮肤风痒。蝉蜕、薄荷叶等分，为末。酒服一钱，日三。《集验》。痘疮作痒。蝉蜕三七枚，甘草炙一钱，水煎服之。《心鉴》。痘后目翳。蝉蜕为末。每服一钱，羊肝煎汤下，日二。钱氏。聤耳出脓。蝉蜕半两烧存性，麝香半钱炒，右为末，绵裹塞之。追出恶物，效。海上。小儿阴肿。多因坐地风袭，及虫蚁所吹。用蝉蜕半两，煎水洗。仍服五苓散，即肿消痛止。危氏。胃热吐食。清膈散：用蝉蜕五十个去泥，滑石一两，为末。每服二钱，水一盏，入蜜调服。《卫生家宝方》。丁疮毒肿。不破则毒入腹。《青囊杂纂》用蝉蜕炒为末，蜜水调服一钱。外以津和，涂之。《医方大成》用蝉蜕、僵蚕等分，为末。醋调，涂疮四围。候根出，拔去再涂。

【按语】《纲目》以蚱蝉为本药正名。《中药学》以蝉蜕为名，作为解表药中之发散风热药。本品为蝉科昆虫黑蚱若虫羽化时脱落的皮壳。

䗪虫《本经》

【气味】咸，寒，有毒。［甄权曰］咸、苦。［之才曰］畏皂荚、菖蒲、屋游。

【主治】心腹寒热洗洗，音癣。血积癥瘕，破坚，下血闭，生子大良。《本经》。月水不通，破留血积聚。《药性》。通乳脉，用一枚，擂水半合，滤服。勿令知之。宗奭。行产后血积，折伤瘀血，治重舌木舌，口疮，小儿腹痛夜啼。时珍。

【发明】［颂曰］张仲景治杂病方及久病积结，有大黄䗪虫丸，又有大鳖甲丸，及妇人药并用之，以其有破坚下血之功也。

【附方】新七。大黄䗪虫丸。治产妇腹痛有干血。用䗪虫二十枚，去足，桃仁二十枚，大黄二两，为末，炼蜜杵和，分为四丸。每以一丸，酒一升，煮取二合，温服，当下血也。张仲景方。木舌肿强。塞口，不治杀人。䗪虫炙五枚，食盐半两，为末。水二盏，煎十沸，时时热含吐涎。瘥乃止。《圣惠方》。重舌塞痛。地鳖虫和生薄荷研汁，帛包捻舌下肿处。一名地蜱虫也。《鲍氏方》。腹痛夜啼。䗪虫炙、芍药、芎䓖各二钱，为末。每用一字，乳汁调下。《圣惠方》。折伤接骨。杨拱《摘要方》用土鳖焙存性，为末。每服二三钱，接骨神效。一方：生者擂汁酒服。《袖珍方》用蚵蚾即土鳖六钱，隔纸沙锅内焙干，自然铜二两，用火煅醋淬七次，为末。每服二钱，温酒调下。病在上，食后；病在下，食前。神效。董炳《集验方》用土鳖阴干一个，临时旋研入药。乳香、没药、龙骨、自然铜火煅醋淬各等分，麝香少许，为末。每服三分，入土鳖末，以酒调下。须先整定骨，乃服药，否则接挫也。此乃家传秘方，慎之。又可代杖。

【按语】《纲目》以䗪虫为本药正名，别名地鳖、土鳖等。《中药学》以土鳖虫为名，作为活血化瘀药中之活血疗伤药。本品为鳖蠊科昆虫地鳖或冀地鳖的雌虫干燥体。

蜚虻《本经》

【气味】苦，微寒，有毒。［之才曰］恶麻黄。

【主治】逐瘀血，破血积，坚痞癥瘕，寒热，通利血脉及九窍。《本经》。女子月水不通，积聚，除贼血在胸腹五脏者，及喉痹结塞。《别录》。破癥结，消积脓，堕胎。《日华》。

【发明】［颂曰］《淮南子》云：虻破积血，斲木愈龋。此以类推也。［时珍曰］按刘河间云：虻食血而治血，因其性而为用也。成无己云：苦走血。血结不行者，以苦攻之。故治畜血用虻虫，乃肝经血分药也。古方多用，今人稀使。

【附方】旧二，新一。蛇螫血出。九窍皆有者，取虻虫初食牛马血腹满者三七枚，烧研，汤服。《肘后》。病笃去胎。虻虫十枚炙，捣为末。酒服，胎即下。《产乳》。扑坠瘀血。虻虫二十枚，牡丹皮一两，为末。酒服方寸匕，血化为水也。若久宿血在骨节中者，二味等分。《备急方》。

【按语】《纲目》以蜚虻为本药正名，别名虻虫。《中药学》以虻虫为名，作为活血化瘀药中之破血消癥药。药物来源为虻科虻属昆虫华广原、黄绿原虻、指角原虻，或三重原虻的雌性干燥体。

蟾蜍《别录》

【气味】辛，凉，微毒。

【主治】阴蚀，疽疠恶疮，猘犬伤疮。能合玉石。《别录》。烧灰傅疮，立验。又治温病发斑困笃者，去肠，生捣食一二枚，无不差者。弘景。［藏器曰］捣烂绞汁饮，或烧末服。杀疳虫，治鼠漏恶疮。烧灰，傅一切有虫恶痒滋胤疮。《药性》。治疳气，小儿面黄癖气，破癥结。烧灰油调，傅恶疮。《日华》。主小儿劳瘦疳疾，最良。苏颂。治一切五疳八痢，肿毒，破伤风病，脱肛。时珍。

【发明】［时珍曰］蟾蜍，土之精也。上应月魄而性灵异，穴土食虫，又伏山精，制蜈蚣，故能入阳明经，退虚热，行湿气，杀虫䘌，而为疳病痈疽诸疮要药也。《别录》云治猘犬伤，《肘后》亦有方法。按沈约《宋书》云：张牧为猘犬所伤，人云宜啖虾蟆脍，食之遂愈。此亦治痈疽疔肿之意，大抵是物能攻毒拔毒耳。古今诸方所用虾蟆，不甚分别，多是蟾蜍。读者当审用之，不可因名迷实也。

【附方】旧七，新十七。**腹中冷癖**。水谷癊结，心下停痰，两胁痞满，按之鸣转，逆害饮食。大蟾蜍一枚，去皮、肠，支解之，芒硝强人一升，中人七合，弱人五合，水七升，煮四升，顿服，得下为度。《肘后方》。**小儿疳积**。治小儿疳积腹大，黄瘦骨立，头生疮结如麦穗。用立秋后大虾蟆，去首、足、肠，以清油涂之，阴阳瓦炙熟食之，积秽自下。连服五六枚，一月之后，形容改变，妙不可言。**五疳八痢**。面黄肌瘦，好食泥土，不思乳食。用大干蟾蜍一枚，烧存性，皂角去皮弦一钱，烧存性，蛤粉水飞三钱，麝香一钱，为末，糊丸粟米大。每空心米饮下三四十丸，日二服。名五疳保童丸。《全婴方》。**小儿疳泄**。下痢，用虾蟆烧存性研，饮服方寸匕。《子母秘录》。**走马牙疳**。侵蚀口鼻。干蚵蚾黄泥裹固煅过、黄连各二钱半，青黛一钱，为末，入麝香少许和研，傅之。郑氏《小儿方》。**疳蚀腮穿**。金鞭散：治疳疮，腮穿牙落。以抱退鸡子软白皮，包活土狗一个，放入大虾蟆口内，草缚泥固煅过，取出研末，贴之。以愈为度。《普济方》。**小儿口疮**。五月五日虾蟆炙，研末，傅之即瘥。《秘录》。**一切疳䘌**。无问去处，皆能治之。虾蟆烧灰，醋和傅，一日三五度。《梅师方》。**阴蚀欲尽**。虾蟆灰、兔屎等分，为末，傅之。《肘后》。**月蚀耳疮**。五月五日虾蟆烧末，猪膏和傅。《外台方》。**小儿蓐疮**。五月五日取蟾蜍炙，研末，傅之即瘥。《秘录》。**小儿脐疮**。出汁，久不瘥，虾蟆烧末傅之，日三，甚验。一加牡蛎等分。《外台》。**一切湿疮**。蟾蜍烧灰，猪脂和傅。《千金方》。**小儿癣疮**。蟾蜍烧灰，猪脂和傅。《外台方》。**癞风虫疮**。干虾蟆一两炙，长肥皂一条，炙，去皮子，蘸酒再炙，为末。以竹管引入羊肠内，系定，以麸铺甑内，置药麸上，蒸熟，入麝香半钱，去麸同捣，为丸如梧子大。每温酒服二十一丸。《直指》。**附骨坏疮**。久不瘥，脓汁不已，或骨从疮孔中出。用大虾蟆一个，乱头发一鸡子大，猪油四两，煎枯去滓，待凝如膏。先以桑根皮、乌头煎汤洗，拭干，煅龙骨末糁四边，以前膏贴之。《锦囊秘览》。**发背肿毒**。未成者，用活蟾一个，系放疮上，半日蟾必昏愦，置水中救其命。再易一个，如前法，其蟾必踉跄。再易一个，其蟾如旧，则毒散矣。累验极效。若势重者，以活蟾一个或二三个，破开，连肚乘热合疮上，不久必臭不可闻，再易二三次即愈。慎勿以物微见轻也。《医林集要》。**肿毒初起**。大虾蟆一个剁碎，同炒石灰研如泥，傅之。频易。《余居士方》。**破伤风病**。用蟾二两半，切剁如泥，入花椒一两，同酒炒熟，再入酒二盏半，温热服之。少顷通身汗出，神效。**猘犬咬伤**。《肘后》治猘犬伤，每七日一发。生食虾蟆脍，绝良。亦可烧炙食之。勿令本人知之。自后再不发也。《袖珍》治风犬伤。即用虾蟆后足捣烂，水调服之。先于顶心拔去血发三两根，则小便内见沫也。**肠头挺出**。蟾蜍皮一片，瓶内烧烟熏之，并傅之。《孙真人》。**佩禳疟疾**。五月五日收大虾蟆晒干，纸封，绛囊贮之，男左女右系臂上，勿令知之。《杨氏家藏方》。**折伤接骨**。大虾蟆生研如泥，劈竹，裹缚其骨，自痊。《奚囊备急方》。**大肠痔疾**。蟾蜍一个，以砖砌四方，安于内，泥住，火煅存性，为末。以猪广肠一截，扎定两头，煮熟切碎，蘸蟾末食之。如此三四次，其痔自落。

头

【主治】功同蟾蜍。

蟾酥

【气味】甘、辛，温，有毒。

【主治】小儿疳疾、脑疳。[甄权曰]端午日取眉脂，以朱砂、麝香为丸，如麻子大。治小孩子疳瘦，空心服一丸。如脑疳，以奶汁调，滴鼻中，甚妙。酥同牛酥，或吴茱萸苗汁调，摩腰眼、阴囊，治腰肾冷，并助阳气。又疗虫牙。《日华》。治齿缝出血及牙疼，以纸纴少许按之，立止。宗奭。发背、疔疮，一切恶肿。时珍。

【附方】新九。拔取疔黄。蟾酥，以面丸梧子大。每用一丸安舌下，即黄出也。《青囊杂纂》。拔取疔毒。蟾酥，以白面、黄丹搜作剂，每丸麦粒大。以指爬动疮上插入。重者挑破纳之。仍以水澄膏贴之。《危氏方》。疔疮恶肿。蟾酥一钱，巴豆四个，捣烂，饭丸锭子如绿豆大。每服一丸，姜汤下。良久，以萹蓄根、黄荆子研酒半碗服，取行四五次，以粥补之。《乾坤秘韫》。诸疮肿硬。针头散：用蟾酥、麝香各一钱，研匀，乳汁调和，入罐中待干。每用少许，津调傅之。外以膏护住，毒气自出，不能为害也。《保命集》。一切疮毒。蟾酥一钱，白面二钱，朱砂少许，井华水调成小锭子如麦大。每用一锭，井华水服。如疮势紧急，五七锭。葱汤亦可，汗出即愈。喉痹乳蛾等证。用癞虾蟆眉酥，和草乌尖末、猪牙皂角末等分，丸小豆大。每研一丸，点患处，神效。《活人心统》。一切齿痛。疳蚀、龋齿、瘀肿。用蚵蚾一枚，鞭其头背，以竹篦刮眉间，即有汁出。取少许点之，即止也。《类编》。风虫牙痛。不可忍，《圣惠》用蟾酥一片，水浸软，入麝香少许研匀。以粟米大，绵裹咬定，吐涎愈。一方用胡椒代麝香。一方用蟾酥染丝绵上，剪一分，纴入齿缝根里。忌热物，半日效。干者，以热汤化开。破伤风病。蟾酥二钱，汤化为糊，干蝎酒炒、天麻各半两，为末，合捣，丸绿豆大。每服一丸至二丸，豆淋酒下。《圣惠方》。

【按语】《纲目》以蟾蜍为本药正名，包括蟾蜍全体及蟾酥。《中药学》以蟾酥为名，作为攻毒杀虫止痒药。并以蟾皮为名，收作附药。蟾酥为蟾蜍科动物中华大蟾蜍或黑眶蟾蜍的干燥分泌物，蟾皮为蟾蜍除去内脏的干燥体。

蜈蚣《本经》

【气味】辛，温，有毒。[时珍曰]畏蛞蝓、蜘蛛、鸡屎、桑皮、白盐。

【主治】鬼疰蛊毒，啖诸蛇、虫、鱼毒，杀鬼物老精温疟，去三虫。《本经》。疗心腹寒热积聚，堕胎，去恶血。《别录》。治癥癖。《日华》。小儿惊痫风搐，脐风口噤，丹毒，秃疮，瘰疬，便毒，痔漏，蛇瘕蛇瘴蛇伤。时珍。

【发明】[颂曰]《本经》云疗鬼疰，故胡洽方治尸疰、恶气、痰嗽诸方多用之。今医家治小儿口噤不开、不能乳者，以赤足蜈蚣去足炙研，用猪乳二合调半钱，分三四服，温灌之，有效。[时珍曰]盖行而疾者，惟风与蛇。蜈蚣能制蛇，故亦能截风，盖厥阴经药也。故所主诸证，多属厥阴。按杨士瀛《直指方》云：蜈蚣有毒，惟风气暴烈者可以当之。风气暴烈，非蜈蚣能截能擒，亦不易止，但贵药病相当耳。设或过剂，以蚯蚓、桑皮解之。又云：瘭疮，一名蛇瘴，蛮烟瘴雨之乡，多毒蛇气。人有不伏水土风气而感触之者，数月以还，必发蛇瘴。惟赤足蜈蚣最能伏蛇为上药，白芷次之。又《圣济总录》云：岭南朴蛇瘴，一名锁喉瘴，项大，肿痛连喉。用赤足蜈蚣一二节研细，水下即愈。据此，则蜈蚣之治蛇蛊、蛇毒、蛇瘕、蛇伤诸病，皆此意也。然蜈蚣又治痔漏、便毒、丹毒等病，并陆羽《茶经》载《枕中方》治瘰疬一法，则蜈蚣自能除风攻毒，不独治蛇毒而已也。

【附方】旧五，新十三。**小儿撮口。**但看舌上有疮如粟米大是也。以蜈蚣汁，刮破指甲，研傅两头肉，即愈。如无生者，干者亦可。《子母秘录》。**小儿急惊。**万金散：蜈蚣一条全者，去足，炙，为末，丹砂、轻粉等分研匀，阴阳乳汁和丸绿豆大。每岁一丸，乳汁下。《圣惠方》。**天吊惊风。**目久不下，眼见白睛，及角弓反张，声不出者，双金散主之。用大蜈蚣一条去头、足，酥炙，用竹刀批开，记定左右。又以麝香一钱，亦分左右各记明，研末，包定。每用左边者吹左鼻，右边者吹右鼻，各少许，不可过多。若眼未下，再吹些须，眼下乃止。《直指》。**破伤中风。**欲死，圣惠用蜈蚣研末擦牙，追去涎沫，立瘥。《儒门事亲》用蜈蚣头、乌头尖、附子底、蝎梢等分，为末。每用一字或半字，热酒灌之，仍贴疮上，取汗愈。**口眼㖞斜。**口内麻木者，用蜈蚣三条，一蜜炙，一酒浸，一纸裹煨，并去头、足；天南星一个，切作四片，一蜜炙，一酒浸，一纸裹煨，一生用；半夏、白芷各五钱，通为末，入麝少许。每服一钱，热调下，日一服。《通变要法》。**腹内蛇癥。**误食菜中蛇精，成蛇瘕，或食蛇肉成瘕，腹内常饥，食物即吐。以赤足蜈蚣一条炙，研末，酒服。《卫生易简方》。**蝮蛇螫伤。**蜈蚣烧末傅之。**射工毒疮。**大蜈蚣一枚，炙研，和酢傅之。《千金方》。**天蛇头疮，**生手指头上。用蜈蚣一条，烧烟熏一二次即愈。或为末，猪胆汁调，涂之。《奇效》。**丹毒瘤肿。**用蜈蚣一条，白矾一皂子大，雷丸一个，百部二钱，研末，醋调傅之。《本草衍义》。**瘰疬溃疮。**茶、蜈蚣二味，炙至香熟，等分，捣筛为末。先以甘草汤洗净，傅之。《枕中方》。**聤耳出脓。**蜈蚣末，吹之。鲍氏。**小儿秃疮。**大蜈蚣一条，盐一分，入油内浸七日。取油搽之，极效。《海上方》。**便毒初起。**黄脚蜈蚣一条，瓦焙存性，为末。酒调服，取汗即散。《济生秘览》。**痔疮疼痛。**《直指》用赤足蜈蚣焙，为末，入片脑少许，唾调傅之。孙氏《集效》用蜈蚣三四条，香油煮一二沸，浸之，再入五倍子末二三钱，瓶收密封。如遇痛不可忍，点上油，实时痛止，大效。**腹大如箕。**用蜈蚣三五条，酒炙研末。每服一钱，以鸡子二个，打开，入末在内，搅匀纸糊，沸汤煮熟食之。日一服，连进三服瘳。《活人心统》。**脚肚转筋。**蜈蚣烧，猪脂和傅。《肘后》。**女人趾疮。**甲内恶肉突出不愈。蜈蚣一条，焙研傅之。外以南星末，醋和傅四围。《医方摘要》。

【按语】《纲目》以蜈蚣为本药正名。《中药学》药名同此，作为平肝息风药中之息风止痉药。本品为蜈蚣科动物少棘巨蜈蚣的干燥体。

蚯蚓《本经》

白颈蚯蚓

【气味】咸，寒，无毒。［权曰］有小毒。[之才曰]畏葱、盐。

【主治】蛇瘕，去三虫伏尸，鬼疰蛊毒，杀长虫。《本经》。化为水，疗伤寒，伏热狂谬，大腹黄疸。《别录》。温病，大热狂言，饮汁皆瘥。炒作屑，去蛔虫。去泥，盐化为水，主天行诸热，小儿热病癫痫，涂丹毒，傅漆疮。藏器。葱化为汁，疗耳聋。苏恭。治中风、痫疾、喉痹。《日华》。解射罔毒。《蜀本》。炒为末，主蛇伤毒。《药性》。治脚风。苏颂。主伤寒疟疾，大热狂烦，及大人、小儿小便不通，急慢惊风，历节风痛，肾脏风注，头风齿痛，风热赤眼，木舌喉痹，鼻瘜聤耳，秃疮瘰疬，卵肿脱肛，解蜘蛛毒，疗蚰蜒入耳。时珍。

【发明】[弘景曰]干蚓熬作屑，去蛔虫甚有效。[宗奭曰]肾脏风下注病，不可阙也。[颂曰]脚风药必须此物为使，然亦有毒。有人因脚病药中用此，果得奇效。病愈，服之不辍，至二十余日，觉躁愦，但欲饮水不已，遂致委顿。大抵攻病用毒药，中病即当止也。[震亨曰]蚯蚓属土，有水与木，性寒，大解热毒，行湿病。[时珍曰]蚓在物应土德，在星禽为轸水。上食槁壤，下饮黄泉，故其性寒而下行。性寒故能解诸热疾，下行故能利小便、治足疾而通经络也。术家云蚓血能柔弓弩，恐亦诳言尔。诸家言服之多毒，而郭义恭《广志》云，闽、越山蛮啖蚯蚓为羞，岂地与人有不同与？

【附方】旧九，新三十四。**伤寒热结。**六七日，狂乱，见鬼欲走。以大蚓半斤去泥，用人溺煮汁饮。或生绞汁亦可。《肘后方》。**阳毒结胸。**按之极痛，或通而复结，喘促，大躁狂乱。取生地龙四条洗净，研如泥，入生姜汁少许，蜜一匙，薄荷汁少许，新汲水调服。若热炽者，加片脑少许。即与揉心下，片时自然汗出而解。不应，再服一次，神效。《伤寒蕴要》。**诸疟烦热。**大燥，用上方服之甚效。亦治瘴疟。《直指》。**小便不通。**蚯蚓捣烂浸水，滤取浓汁半碗服，立通。《斗门》。**老人尿闭。**白颈蚯蚓、茴香等分，杵汁饮之，即愈。《朱氏集验方》。**小儿尿闭。**乃热结也，用大地龙数条去泥，入蜜少许，研，傅茎卵。仍烧蚕蜕纸，朱砂、龙脑、麝香同研少许，以麦门冬、灯心煎汤调服。《全幼》。**小儿急惊。**五福丸：用生蚯蚓一条研烂，入五福化毒丹一丸同研，以薄荷汤少许化下。《普济方》云：梁国材言洋州进士李彦直家，专货此药，一服千金，以糊十口。梁传其方，亲试屡验，不可不笔于册，以救婴儿。**惊风闷乱。**乳香丸：治小儿慢惊风，心神闷乱烦懊，筋脉拘急，胃虚虫动，反折啼叫。用乳香半钱，胡粉一钱，研匀，以白颈蚯蚓生捏去土，捣烂和丸麻子大。每服七丸至十五丸，葱白煎汤下。《普济方》。**慢惊虚风。**用平正附子去皮脐，生研为末，以白颈蚯蚓于末内滚之，候定，刮蚓上附末，丸黄米大。每服十丸，米饮下。《百一方》。**急慢惊风。**五月五日取蚯蚓，竹刀截作两段，急跳者作一处，慢跳者作一处，各研烂。入朱砂末和作丸，记明。急惊用急跳者，慢惊用慢跳者。每服五七丸，薄荷汤下。《应验方》。**小儿卵肿。**用地龙连土为末，津调傅之。《钱氏方》。**劳复卵肿。**或缩入腹中绞痛，身体重，头不能举，小腹急热，拘急欲死。用蚯蚓二十四枚，水一斗，煮取三升，顿服取汗。或以蚯蚓数升，绞汁服之，并良。《肘后方》。**手足肿痛。**欲断，取蚓三升，以水五升，绞汁二升半，服之。《肘后》。**代指疼痛。**蚯蚓杵，傅之。《圣惠》。**风热头痛。**地龙炒研、姜汁半夏饼、赤茯苓等分，为末。一字至半钱，生姜、荆芥汤下。《普济》。**头风疼痛**。龙珠丸：用五月五日取蚯蚓，和脑、麝杵，丸梧子大。每以一丸纳鼻中，随左右。先涂姜汁在鼻，立愈。《总录》。**偏正头痛**。不可忍者，《圣惠》龙香散用地龙去土焙、乳香等分，为末。每以一字作纸捻，灯上烧烟，以鼻嗅之。《澹寮方》：加人指甲等分，云徐介翁方也。每服一捻，香炉上慢火烧之，以纸筒引烟入鼻熏之。口噙冷水，有涎吐去。仍以好茶一盏点呷，即愈。**风赤眼痛**。地龙十条，炙为末，茶服三钱。《圣惠》。**风虫牙痛**。盐化地龙水，和面纳齿上，又以皂荚去皮，研末涂上，虫即出。又同玄胡索、荜茇末塞耳。《普济》。**牙齿裂痛**。死曲蟺为末，傅之即止。《千金翼》。**齿缝出血**。不止，用地龙末、枯矾各一钱，麝香少许，研匀，擦之。《圣惠方》。**牙齿动摇**。及外物伤动欲落，诸药不效者。干地龙炒、五倍子炒等分，为末。先以生姜揩牙，后傅擦之。《御药院方》。**木舌肿满**。不治杀人，蚯蚓一条，以盐化水涂之。良久渐消。《圣惠》。**咽喉卒肿**。不下食，地龙十四条，捣涂喉外。又以一条，着盐化水，入蜜少许，服之。《圣惠方》。**喉痹塞口**。《普济》用韭地红小蚯蚓数条，醋擂，取汁食之，即吐出痰血二三碗，神效。《圣惠》用地龙一条研烂，以鸡子白搅和，灌入即通。**鼻中瘜肉**。地龙炒一分，牙皂一挺，为末。蜜调涂之，清水滴尽即除。《圣惠》。**耳卒聋闭**。蚯蚓入盐，安葱内，化水点之，立效。《胜金》。**聤耳出脓**。生地龙、釜下墨、生猪脂等分，研匀，葱汁和，捻作挺子，绵裹塞之。《圣惠方》用地龙为末，吹之。**耳中耵聍**。干结不出，用白蚯蚓入葱叶中化为水，滴耳令满。不过数度，即易挑出。**蚰蜒入耳**。地龙为末，入葱叶内，化水点入，则蚰蜒亦化为水。《圣惠方》。**白秃头疮**。干地龙为末，入轻粉，麻油调搽。《普济方》。**瘰疬溃烂**。流串者，用荆芥根下段，煎汤温洗，良久着疮破紫黑处，以针刺去血，再洗三四次。用韭菜地上蚯蚓一把，五更时收取，炭火上烧红为末。每一匙，入乳香、没药、轻粉各半钱，穿山甲九片，炙为末，油调傅之，如神。此武进朱守仁所传有验方。《保命集》。**龙缠疮毒**。水缸底蚯蚓一条，连泥捣傅，即愈。**蜘蛛咬疮**。遍身皆有，以葱一枚去尖头，将蚯蚓入叶中，紧捏两头，勿令泄气，频摇动，即化为水，以点咬处，甚效。《谭氏小儿方》。**阳证脱肛**。以荆芥、生姜煎汤洗之，用地龙蟠如钱样者去土一两，朴硝二钱，为末，油调傅之。《全幼心鉴》。**中蛊下血**。如烂肝者，以蚯蚓十四枚，苦酒三升，渍至蚓死，服水。已死者皆可活。《肘后方》。**疠风痛痒**。白颈蚯蚓去土，以枣肉同捣，丸梧子大。每美酒下六十丸。忌姜、蒜。《活人心统》。**对口毒疮**。已溃出脓，取韭地蚯蚓捣细，凉水调傅，日换三四次。《扶寿精方》。**耳聋气闭**。蚯蚓、川芎䓖各两半，为末。每服二钱，麦门冬汤下。服后低头伏睡。一夜一服，三夜立效。《圣济总录》。**口舌糜疮**。地龙、吴茱萸，研末，醋调生面和，涂足心，立效。《摘玄方》。

【按语】《纲目》以蚯蚓为本药正名，以土龙，或地龙子等为别名。《中药学》以地龙为名，作为平肝息风药中之息风止痉药。本品为钜蚓科动物参环毛蚓、通俗环毛蚓、威廉环毛蚓或栉盲环毛蚓的干燥体。

本草纲目

鳞部

龙《本经》

龙骨

【气味】甘，平，无毒。[《别录》曰]微寒。[权曰]有小毒。忌鱼及铁器。[之才曰]得人参、牛黄良，畏石膏。[时珍曰]许洪云：牛黄恶龙骨，而龙骨得牛黄更良，有以制伏也。其气收阳中之阴，入手足少阴、厥阴经。

【主治】心腹鬼疰，精物老魅，咳逆，泄痢脓血，女子漏下，癥瘕坚结，小儿热气惊痫。《本经》。心腹烦满，恚怒气伏在心下，不得喘息，肠痈内疽阴蚀，四肢痿枯，夜卧自惊汗出，止汗，缩小便溺血，养精神，定魂魄，安五脏。白龙骨：主多寐泄精，小便泄精。《别录》。逐邪气，安心神，止夜梦鬼交，虚而多梦纷纭，止冷痢，下脓血，女子崩中带下。甄权。怀孕漏胎，止肠风下血，鼻洪吐血，止泻痢渴疾，健脾，涩肠胃。《日华》。益肾镇惊，止阴疟，收湿气脱肛，生肌敛疮。时珍。

【发明】[敩曰]气入丈夫肾脏中，故益肾药宜用之。[时珍曰]涩可去脱。故成氏云：龙骨能收敛浮越之正气，固大肠而镇惊。又主带脉为病。

【附方】旧十一，新七。健忘。久服聪明，益智慧。用白龙骨、远志等分，为末。食后酒服方寸匕。日三。《千金方》。劳心梦泄。龙骨、远志等分，为末。炼蜜丸如梧子大，朱砂为衣。每服三十丸，莲子汤下。《心统》。暖精益阳。前方去朱砂。每冷水空心下三十丸。《经验》。睡即泄精。白龙骨四分，韭子五合，为散。空心酒服方寸匕。《梅师方》。遗尿淋沥。白龙骨、桑螵蛸等分，为末。每盐汤服二钱。《梅师方》。老疟不止。龙骨末方寸匕。先发一时，酒一升半，煮三沸，及热服尽。温覆取汗，即效。《肘后》。泄泻不止。白龙骨、白石脂等分，为末，水丸梧子大。紫苏、木瓜汤下，量大人、小儿用。《心鉴》。伤寒毒痢。伤寒八九日至十余日，大烦渴作热，三焦有疮䘌，下痢，或张口吐舌，目烂，口鼻生疮，不识人，用此除热毒止痢。龙骨半斤，水一斗，煮四升，沉之井底。冷服五合，渐渐进之。《外台方》。热病下痢。欲死者，龙骨半斤研，水一斗，煮取五升，候极冷，稍饮，得汗即愈，效。《肘后方》。久痢休息。不止者，龙骨四两打碎，水五升，煮取二升半，分五服，冷饮。仍以米饮和丸，每服十丸。《肘后方》。久痢脱肛。白龙骨粉扑之。《姚和众方》。鼻衄眩冒。欲死者，龙骨末吹之。《梅师方》。吐血衄血、九窍出血。并用龙骨末，吹入鼻中。昔有人衄血一斛，众方不止，用此即断。《三因方》。耳中出血。龙骨末吹之。《三因方》。男妇溺血。龙骨末水服方寸匕，日三。《千金方》。小儿脐疮。龙骨煅研，傅之。《圣惠方》。阴囊汗痒。龙骨、牡蛎粉，扑之。《医宗三法》。

龙齿

【气味】涩，凉，无毒。[当之曰]大寒。[之才曰]平。得人参、牛黄良。畏石膏、铁器。

【主治】杀精物。大人惊痫诸痉，癫疾狂走，心下结气，不能喘息。小儿五惊、十二痫。《本经》。小儿身热不可近，大人骨间寒热，杀蛊毒。《别录》。镇心，安魂魄。甄权。治烦闷、热狂、鬼魅。《日华》。

【发明】[时珍曰]龙者，东方之神，故其骨与角、齿皆主肝病。许叔微云：肝藏魂，能变化，故魂游不定者，治之以龙齿。即此义也。

【按语】《纲目》以龙为本药正名，包括龙骨、龙齿等子药名。《中药学》以龙骨为名，作为安神药中之重镇安神药。并收入龙齿，作为附药。龙骨为古代哺乳动物如三趾马类、犀类、鹿类、牛类、象类等的骨骼或象类门齿的化石。龙齿为以上古代动物的牙齿化石。

鲮鲤《别录》

甲

【气味】咸，微寒，有毒。

【主治】五邪，惊啼悲伤，烧灰，酒服方寸匕。《别录》。小儿惊邪，妇人鬼魅悲泣，及疥癣痔漏。大明。疗蚁瘘疮癞，及诸疰疾。《弘景》。烧灰傅恶疮。又治山岚瘴疟。甄权。除痰疟寒热，风痹强直疼痛，通经脉，下乳汁，消痈肿，排脓血，通窍杀虫。时珍。

【发明】[弘景曰]此物食蚁，故治蚁瘘。[时珍曰]穿山甲入厥阴、阳明经。古方鲜用，近世风疟、疮科、通经下乳，用为要药。盖此物穴山而居，寓水而食，出阴入阳，能窜经络，达于病所故也。按刘伯温《多能鄙事》云：凡油笼渗漏，剥穿山甲里面肉靥投入，自至漏处补住。又《永州记》云：此物不可于堤岸上杀之，恐血入土，则堤岸渗漏。观此二说，是山可使穿，堤可使漏，而又能至渗处，其性之走窜可知矣。谚曰：穿山甲，王不留，妇人食了乳长流。亦言其迅速也。李仲南言其性专行散，中病即止，不可过服。又按《德生堂经验方》云：凡风湿冷痹之证，因水湿所致，浑身上下，强直不能屈申，痛不可忍者。于五积散加穿山甲七片，看病在左右手足，或臂胁疼痛处，即于鲮鲤身上取甲炮熟，同全蝎炒十一个，葱姜同水煎，入无灰酒一匙，热服取汗，避风，甚良。

【附方】旧五，新十八。中风瘫痪。手足不举，用穿山甲，左瘫用右甲，右痪用左甲，炮熟、大川乌头炮熟、红海蛤如棋子大者各二两，为末。每用半两，捣葱白汁和成厚饼，径寸半，随左右贴脚心，缚定。密室安坐，以脚浸热汤盆中，待身麻汗出。急去药。宜谨避风，自然手足可举。半月再行一次，除根。忌口，远色，调养。亦治诸风疾。《卫生宝鉴》。热疟不寒。穿山甲一两，干枣十个，同烧存性，为末。每服二钱，发日，五更井花水服。《杨氏家藏》。下痢里急。穿山甲、蛤粉等分，同炒研末。每服一钱，空心温酒下。《普济方》。肠痔气痔。出脓血，用穿山甲烧存性一两，肉豆蔻三枚，为末。每米饮服二钱。甚者加猬皮灰一两，中病即止。《衍义》。鼠痔成疮。肿痛，用穿山甲尾尖处一两，炙存性，鳖甲酥炙一两，麝香半钱，为末。每服一钱，真茶汤服，取效。《直指方》。蚁瘘不愈。鲮鲤甲二七枚烧灰，猪脂调傅。《千金方》。妇人阴癞。硬如卵状，随病之左右，取穿山甲之左右边五钱，以沙炒焦黄，为末。每服二钱，酒下。《摘玄方》。乳汁不通。涌泉散：用穿山甲炮研末，酒服方寸匕，日二服。外以油梳梳乳，即通。《单骧方》。乳嵒乳痈。方同上。吹奶疼痛。穿山甲炙焦、木通各一两，自然铜生用半两，为末。每服二钱，酒下取效。《图经》。痘疮变黑。穿山甲、蛤粉炒，为末。每服五分，入麝香少许，温酒服。即发红色，如神。《直指方》。肿毒初起。穿山甲插入谷芒热灰中炮焦，为末二两，入麝香少许。每服二钱半，温酒下。《仁斋直指方》。**马疔肿毒**。穿山甲烧存性、贝母等分，为末。酒调服，三四次。乃用下药，利去恶物即愈。《鲍氏方》。**便毒便痈**。穿山甲半两，猪苓二钱，并以醋炙，研末，酒服二钱。外穿山甲末和麻油、轻粉涂之。或只以末涂之。《直指》。**瘰疬溃坏**。《集验方》用鲮鲤甲二十一片烧研，傅之。《寿域方》用穿山甲土炒、斑蝥、熟艾等分，为末，傅之。外以乌桕叶贴上，灸四壮，效。**眉炼癣疮**。生眉中者，穿山甲前膊鳞，炙焦为末，清油和轻粉调傅。《直指方》。**蚁入耳内**。鲮鲤甲烧研，水调，灌入即出。《肘后》。**聤耳出脓**。穿山甲烧存性，入麝香少许，吹之。三日水干即愈。《鲍氏小儿方》。**耳内疼痛**。穿山甲二个，夹土狗二个，同炒焦黄，为末。每吹一字入耳内。亦治耳聋。《普济方》。**耳鸣耳聋**。卒聋，及肾虚耳内如风、水、钟、鼓声。用穿山甲一大片，以蛤粉炒赤，蝎梢七个，麝香少许，为末，以麻油化蜡，和作梃子，绵裹塞之。《摄生方》。**火眼赤痛**。穿山甲一片为末，铺白纸上，卷作绳，烧烟熏之。《寿域方》。**倒睫拳毛**。穿山甲，竹刀刮去肉，将羊肾脂抹甲上，炙黄，如此七次，为末。随左右眼，用一字嗃鼻内，口中噙水。日用三次，二月取效。《儒门事亲》。

【按语】《纲目》以鲮鲤为本药正名，别名穿山甲等。《中药学》以穿山甲为名，作为活血化瘀药中之破血消癥药。本品为鲮鲤科动物穿山甲的鳞甲。鲮鲤（穿山甲）是国家一级保护动物，禁止私人捕杀和食用，临床使用替代品入药。

守宫《纲目》

【气味】咸，寒，有小毒。

【主治】中风瘫痪，手足不举，或历节风痛，及风痉惊痫，小儿疳痢，血积成痞，疠风瘰疬，疗蝎螫。时珍。

【发明】［时珍曰］守宫旧附见于石龙下，云不入药用。近时方术多用之。杨仁斋言惊痫皆心血不足，其血与心血相类，故治惊痫，取其血以补心。其说近似，而实不然。盖守宫食蝎虿，蝎虿乃治风要药。故守宫所治风痉惊痫诸病，亦犹蜈、蝎之性能透经络也。且入血分，故又治血病疮疡。守宫祛风，石龙利水，功用自别，不可不知。

【附方】新十四。**小儿脐风**。用壁虎后半截焙为末，男用女乳，女用男乳，调匀，入稀鸡矢少许，掺舌根及牙关。仍以手蘸摩儿，取汗出。甚妙。《笔峰杂兴方》。**久年惊痫**。守宫膏：用守宫一个，剪去四足，连血研烂，入珍珠、麝香、龙脑香各一字，研匀，以薄荷汤调服。仍先或吐或下去痰涎，而后用此，大有神效。《奇效方》。**小儿撮口**。用朱砂末安小瓶内，捕活蝎虎一个入瓶中，食砂末月余，待体赤，阴干为末。每薄荷汤服三四分。方广《附余》。**心虚惊痫**。用褐色壁虎一枚，连血研烂，入朱砂、麝香末少许，薄荷汤调服。继服二陈汤，神效。《仁斋直指》。**瘫痪走痛**。用蝎虎即蝘蜓一枚炙黄，陈皮五分，罂粟壳一钱，甘草、乳香、没药各二钱半，为末。每服三钱，水煎服。《医学正传》。**历节风痛**。不可忍者。壁虎丸：用壁虎三枚生研，蛴螬三枚，纸包煨研，地龙五条生研，草乌头三枚生研，木香五钱，乳香末二钱半，麝香一钱，龙脑五分，合研成膏，入酒糊捣丸如梧桐子大。每日空心乳香酒服三十丸，取效。《总录》。**破伤中风**。身如角弓反张，筋急口噤者，用守宫丸治之。守宫炙干去足七枚，天南星酒浸三日晒干一两，腻粉半钱，为末，以薄面糊丸绿豆大。每以七丸，酒灌下，少顷汗出得解，更与一服，再汗即差。或加白附子一两，以蜜丸。《圣惠方》。**疠风成癞**。祛风散：用东行蝎虎一条焙干，大蚕沙五升水淘炒，各为末，以小麦面四升，拌作络索，曝干研末。每服一二合，煎柏叶汤下，日三服，取效。《卫生宝鉴》。**瘰疬初起**。用壁虎一枚，焙研。每日服半分，酒服。《青囊》。**血积成块**。用壁虎一枚，白面和一鸭子大，包裹研烂，作饼烙熟食之，当下血块。不过三五次即愈，甚验。《青囊》。**小儿疳疾**。蝎虎丹：治一切疳瘦、下痢，证候全备，及无辜疳毒，如邪病者。用干雄蝎虎一个微炙，蜗牛壳、兰香根、靛花、雄黄、麝香各一分，龙脑半分，各研为末，米醋煮糊丸黍米大。每脂麻汤下十丸，日二服，取效。《奇效良方》。**虿蝎螫伤**。端午日午时收壁虎一枚，以鸡胆开一窍盛之，阴干。每以一星敷上即止，神效。《青囊》。**反胃膈气**。地塘虫即壁虎也，七个，砂锅炒焦，木香、人参、朱砂各一钱半，乳香一钱，为末，蜜丸梧子大。每服七丸，木香汤下，早晚各一服。《丹溪摘玄》。**痈疮大痛**。壁虎焙干研末，油调傅之，即止。《医方摘要》。

【按语】守宫为《纲目》本药正名，别名壁虎。《中药学》亦以守宫为名，收作攻毒杀虫止痒药蟾酥的附药。守宫为壁虎科动物无蹼壁虎或其他几种壁虎去除内脏的干燥全体。

蛤蚧《开宝》

【气味】咸，平，有小毒。［《日华》曰］无毒。

【主治】久咳嗽，肺劳传尸，杀鬼物邪气，下淋沥，通水道。《开宝》。下石淋，通月经，治肺气，疗咳血。《日华》。肺痿咯血，咳嗽上气，治折伤。《海药》。补肺气，益精血，定喘止嗽，疗肺痈消渴，助阳道。时珍。

【发明】［宗奭曰］补肺虚劳嗽有功。［时珍曰］昔人言补可去弱，人参、羊肉之属。蛤蚧补肺气，定喘止渴，功同人参；益阴血，助精扶羸，功同羊肉。近世治劳损痿弱，许叔微治消渴，皆用之，俱取其滋补也。刘纯云：气液衰、阴血竭者，宜用之。何大英云：定喘止嗽，莫佳于此。

【附方】旧二。**久嗽肺痈**。宗奭曰：久嗽不愈，肺积虚热成痈，咳出脓血，晓夕不止，喉中气塞，胸膈噎痛。用蛤蚧、阿胶、鹿角胶、生犀角、羚羊角各二钱半，用河水三升，银石器内文火熬至半升，滤汁。时时仰卧细呷，日一服。张刑部子皋病此，田枢密况授方，服之遂愈。**喘嗽面浮**。并四肢浮者，蛤蚧一雌一雄，头尾全者，法酒和蜜涂之，炙熟，紫团人参似人形者，半两为末，化蜡四两，和作六饼。每煮糯米薄粥一盏，投入一饼搅化，细细热呷之。《普济》。

【按语】《纲目》以蛤蚧为本药正名。《中药学》药名同此，作为补虚药中之补阳药。本品为壁虎科动物蛤蚧的干燥体。

蛇蜕《本经》

【气味】咸、甘，平，无毒。火熬之良。

[权曰]有毒。畏磁石及酒。孕妇忌用。

【主治】小儿百二十种惊痫，蛇痫，瘛疭瘛疭，弄舌摇头，寒热肠痔，蛊毒。《本经》。大人五邪，言语僻越，止呕逆，明目。烧之疗诸恶疮。《别录》。喉痹，百鬼魅。甄权。炙用辟恶，止小儿惊悸客忤。煎汁，傅疬疡，白癜风，催生。《日华》。安胎。孟诜。止疟。[藏器曰]正发日取塞两耳，又以手持少许，并服盐醋汁令吐。辟恶，去风，杀虫。烧末服，治妇人吹奶，大人喉风，退目翳，消木舌。傅小儿重舌重腭，唇紧解颅，面疮月蚀，天泡疮，大人丁肿，漏疮肿毒。煮汤，洗诸恶虫伤。时珍。

【发明】[宗奭曰]蛇蜕，从口退出，眼睛亦退。今眼药及去翳膜用之，取此义也。[时珍曰]入药有四义。一能辟恶，取其变化性灵也，故治邪僻、鬼魅、蛊疟诸疾。二能去风，取其属巽性窜也，故治惊痫、癜驳[①]、喉舌诸疾。三能杀虫，故治恶疮、痔漏、疥癣诸疾，用其毒也。四有蜕义，故治翳膜、胎产、皮肤诸疾，会意从类也。

【附方】旧十一，新二十一。喉痹。《心镜》治小儿喉痹肿痛，烧末，以乳汁服一钱。缠喉风疾。气闭者，《杜壬方》用蛇蜕炙、当归等分，为末。温酒服一钱，取吐。一方：用蛇皮揉碎烧烟，竹筒吸入即破。一方：蛇皮裹白梅一枚，噙咽。大小口疮。蛇蜕皮水浸软，拭口内，一二遍即愈。仍以药贴足心。《婴孩宝鉴》。小儿木舌。蛇蜕烧灰，乳和服少许。《千金方》。小儿重舌。《千金》。小儿重腭。并用蛇蜕灰，醋调傅之。《圣惠方》。小儿口紧。不能开合饮食，不语即死。蛇蜕烧灰，拭净傅之。《千金方》。小儿解颅。蛇蜕熬末，以猪颊车髓和，涂之，日三四易。《千金方》。小儿头疮、小儿面疮、小儿月蚀。并用蛇蜕烧灰，腊猪脂和，傅之。《肘后方》。小儿吐血。蛇蜕灰，乳汁调，服半钱。《子母秘录》。痘后目翳。周密《齐东野语》云：小儿痘后障翳，用蛇蜕一条，洗焙，天花粉五分，为末。以羊肝破开，夹药缚定，米泔水煮食。予女及甥，皆用此得效，真奇方也。卒生翳膜。蛇蜕皮一条，洗晒细剪，以白面和作饼，炙焦黑色，为末。食后温水服一钱，日二次。《圣惠方》。小便不通。全蛇蜕一条，烧存性研，温酒服之。胎痛欲产。日月未足者，以全蜕一条，绢袋盛，绕腰系之。《千金方》。横生逆生、胞衣不下。《千金》用蛇蜕炒焦为末，向东酒服一刀圭，即顺。《十全博救方》用蛇皮一条，瓶子内盐泥固，煅研二钱，榆白皮汤服。《济生秘览》治逆生须臾不救，用蛇蜕一具，蝉蜕十四个，头发一握，并烧存性，分二服，酒下。仍以小针刺儿足心三七下，擦盐少许，即生。妇人产难。蛇蜕泡水，浴产门，自易。《宝鉴》。妇人吹乳。蛇皮一尺七寸，烧末，温酒一盏服。《产乳》。肿毒无头。蛇蜕灰，猪脂和涂。《肘后》。石痈无脓。坚硬如石，用蛇蜕皮贴之，经宿便愈。《总录》。诸漏有脓。蛇蜕灰，水和，傅上，即虫出。《千金方》。丁肿鱼脐[②]。《外台》用蛇蜕鸡子大，水四升，煮三四沸，服汁立瘥。《直指》治鱼脐疮出水，四畔浮浆。用蛇蜕烧存性研，鸡子清和傅。恶疮似癞。十年不

---

① 癜驳：病证名。即白癜风，亦称白驳风。

② 丁肿鱼脐：病证名。即鱼脐疮。

瘥者，全蜕一条烧灰，猪脂和傅。仍烧一条，温酒服。《千金方》。瘢风白驳。《圣惠》用蛇皮灰，醋调涂。《外台》用蛇蜕摩数百遍，令热，弃草中勿回顾。陷甲入肉。痛苦，用蛇皮烧一具烧灰，雄黄一弹丸，同研末。先以温浆洗疮，针破贴之。初虞世方。耳忽大痛。如有虫在内奔走，或血水流出，或干痛不可忍者。蛇退皮烧存性研，鹅翎吹之立愈。经验秘方也。杨拱《医方摘要》。

【按语】《纲目》以蛇蜕为本药正名。《中药学》药亦以蛇蜕为名，收作祛风湿药中之祛风寒湿药乌梢蛇的附药。蛇蜕为游蛇科动物黑眉锦蛇、锦蛇或乌梢蛇等蜕下的干燥表皮膜。

白花蛇《开宝》

肉

【气味】甘、咸，温，有毒。［时珍曰］得酒良。

【主治】中风湿痹不仁，筋脉拘急，口面喎斜，半身不遂，骨节疼痛，脚弱不能久立，暴风瘙痒，大风疥癣。《开宝》。［颂曰］花蛇治风，速于诸蛇。黔人治疥癞遍体，诸药不效者。生取此蛇剂断，以砖烧红，沃醋令气蒸，置蛇于上，以盆覆一夜。如此三次，去骨取肉，芼以五味令烂，顿食之。瞑眩一昼夜乃醒，疮疕随皮便退，其疾便愈。治肺风鼻塞，浮风瘾疹，身上白癜风，疬疡斑点。甄权。通治诸风，破伤风，小儿风热，急慢惊风搐搦，瘰疬漏疾，杨梅疮，痘疮倒陷。时珍。

【发明】［敩曰］蛇性窜，能引药至于有风疾处，故能治风。［时珍曰］风善行数变，蛇亦善行数蜕，而花蛇又食石南，所以能透骨搜风，截惊定搐，为风痹惊搐、癞癣恶疮要药。取其内走脏腑，外彻皮肤，无处不到也。凡服蛇酒药，切忌见风。

【附方】新十三。驱风膏。治风瘫疠风，遍身疥癣。用白花蛇肉四两，酒炙，天麻七钱半，薄荷、荆芥各二钱半，为末。好酒二升，蜜四两，石器熬成膏。每服一盏，温汤服，日三服。急于暖处出汗，十日效。《医垒元戎》。世传白花蛇酒。治诸风无新久，手足缓弱，口眼喎斜，语言謇涩，或筋脉挛急，肌肉顽痹，皮肤燥痒，骨节疼痛，或生恶疮、疥癞等疾。用白花蛇一条，温水洗净，头尾各去三寸，酒浸，去骨刺，取净肉一两。入全蝎炒、当归、防风、羌活各一钱，独活、白芷、天麻、赤芍药、甘草、升麻各五钱，剉碎，以绢袋盛贮。用糯米二斗蒸熟，如常造酒，以袋置缸中，待成，取酒同袋密封，煮熟，置阴地七日出毒。每温饮数杯，常令相续。此方乃蕲人板印，以侑蛇馈送者，不知所始也。《濒湖集简方》。瑞竹白花蛇酒。治诸风疠癣。用白花蛇一条，酒润，去皮骨，取肉，绢袋盛之。蒸糯米一斗，安曲于缸底，置蛇于曲上，以饭安蛇上，用物密盖。三七日取酒，以蛇晒干为末。每服三五分，温酒下。仍以浊酒并糟作饼食之，尤佳。《瑞竹堂经验方》。濒湖白花蛇酒。治中风伤湿，半身不遂，口目喎斜，肤肉㿏痹，骨节疼痛，及年久疥癣、恶疮、风癞诸证。用白花蛇一条，取龙头虎口，黑质白花，尾有佛指甲，目光不陷者为真，以酒洗润透，去骨刺，取肉四两，真羌活二两，当归身二两，真天麻二两，真秦艽二两，五加皮二两，防风一两，各剉匀，以生绢袋盛之，入金华酒坛内，悬胎安置。入糯米生酒醅五壶浸袋，箬叶密封。安坛于大锅内，水煮一日，取起，埋阴地七日取出。每饮一二杯。仍以滓日干碾末，酒糊丸梧子大。每服五十丸，用煮酒吞下。切忌见风犯欲，及鱼、羊、鹅、面发风之物。**鸡峰白花蛇膏**。治营卫不和，阳少阴多，手足举动不快。用白花蛇酒煮，去皮骨，瓦焙，取肉一两，天麻、狗脊各二两，为细末。以银盂盛无灰酒一升浸之，重汤煮稠如膏，银匙搅之，入生姜汁半杯，同熬匀，瓶收。每服半匙头，用好酒或白汤化服，日二次，神效极佳。《备急方》。**治癞白花蛇膏**。白花蛇五寸，酒浸，去皮骨，炙干，雄黄一两，水飞研匀，以白沙蜜一斤，杏仁一斤，去皮研烂，同炼为膏。每服一钱，温酒化下，日三。须先服通天再造散，下去虫物，乃服此除根。《三因》。**总录白花蛇散**。治脑风头痛，时作时止，及偏头风。用白花蛇酒浸，去皮骨、天南星浆水煮软切，炒，各一两，石膏、荆芥各二两，地骨皮二钱半，为末。每服一钱，茶下，日三服。《圣济总录》。**洁古白花蛇散**。治大风病。白花蛇、乌梢蛇各取净肉二钱，酒炙，雄黄二钱，大黄五钱。为末。每服二钱，白汤下，三日一服。《家珍》。**三蛇愈风丹**。治疠风，手足麻木，眉毛脱落，皮肤瘙痒，及一切风疮。白花蛇、乌梢蛇、土蝮蛇各一条，并酒浸，取肉晒干，苦参头末四两，为末，以皂角一斤切，酒浸，去酒，以水一碗，挼取浓汁，石器熬膏和丸梧子大。每服七十丸，煎通圣散下，以粥饭压之，日三服。三日一浴，取汗避风。《治例》无蝮蛇，有大枫子肉三两。**三因白花蛇散**。治九漏瘰疬，发项腋之间，痒痛，憎寒发热。白花蛇酒浸取肉二两，焙，生犀角一两二钱五分，镑研，黑牵牛五钱，半生半炒，青皮五钱，为末。每服二钱，入腻粉五分，五更时，糯米饮调下，利下恶毒为度。十日一服，可绝病根。忌发物。**俗传白花蛇丸**。治杨梅疮。先服发散药，后服此。用花蛇肉酒炙、龟版酥炙、穿山甲炙、蜂房炙、汞粉、朱砂各一钱，为末，红枣肉捣丸梧子大。每服七丸，冷茶下，日三。忌鱼肉，服尽即愈，后服土茯苓药调之。方广《心法附余》治杨梅疮。用花蛇肉一钱，银朱二钱，铅二钱，汞二钱，为末，作纸捻九条。每用一条，于灯盏内香油浸，点灯安烘炉里，放被中，盖卧熏之，勿透风。一日三次。**托痘花蛇散**。治痘疮黑陷。白花蛇连骨炙，勿令焦，三钱，大丁香七枚，为末。每服五分，以水和淡酒下，神效。移时身上发热，其疮顿出红活也。《王氏手集》。

头

【气味】有毒。

【主治】癜风毒癞。时珍。

【附方】新一。**紫癜风**。除风散：以白花蛇头二枚，酒浸，炙，蝎梢一两炒，防风一两。右为末。每服一钱，温酒下，日一服。《圣济总录》。

【按语】《纲目》以白花蛇为本药正名，别名蕲蛇。《中药学》以蕲蛇为名，作为祛风湿药中之祛风寒湿药。本品为蝰科动物五步蛇的干燥体。

乌蛇《开宝》

肉

【气味】甘，平，无毒。[《药性论》曰]有小毒。

【主治】诸风顽痹，皮肤不仁，风瘙瘾疹，疥癣。《开宝》。热毒风，皮肌生癞，眉髭脱落，瘑疥等疮。甄权。功与白花蛇同，而性善无毒。时珍。

【附方】旧二，新五。大风[①]。《朝野佥载》云：商州有人患大风，家人恶之，山中为起茅屋。有乌蛇堕酒罂中，病人不知，饮酒渐瘥。罂底见有蛇骨，始知其由。《治例》治大风，用乌蛇三条蒸熟，取肉焙，研末，蒸饼丸米粒大，以喂乌鸡。待尽，杀鸡烹熟，取肉焙，研末，酒服一钱。或蒸饼丸服。不过三五鸡即愈。《秘韫》用大乌蛇一条，打死盛之。待烂，以水二碗浸七日，去皮骨，入糙米一升，浸一日，晒干，用白鸡一只，饿一日，以米饲之。待毛羽脱去，杀鸡煮熟食，以酒下之。吃尽，以热汤一盆，浸洗大半日，其病自愈。紫白癜风。乌蛇肉酒炙六两，枳壳麸炒、牛膝、天麻各三两，熟地黄四两，白蒺藜炒、五加皮、防风、桂心各二两，剉片，以绢袋盛，于无灰酒二斗中浸之，密封七日。每温服一小盏。忌鸡、鹅、鱼、肉、发物。《圣惠》。面疮鼾疱。乌蛇肉二两，烧灰，腊猪脂调傅。《圣惠》。婴儿撮口。不能乳者，乌蛇酒浸去皮骨炙半两，麝香一分，为末。每用半分，荆芥煎汤调灌之。《圣惠》。破伤中风。项强身直，定命散主之。用白花蛇、乌蛇，并取项后二寸，酒洗润取肉，蜈蚣一条全者炙，右为末。每服三钱，温酒调服。《普济方》。

膏

【主治】耳聋。绵裹豆许塞之，神效。时珍。出《圣惠》。

① 大风：此指麻风病。

胆

【主治】大风疠疾，木舌胀塞。时珍。

【附方】新二。大风龙胆膏。治大风疾神效。用冬瓜一个，截去五寸长，去穰，掘地坑深三尺，令净，安瓜于内。以乌蛇胆一个，消梨一个，置于瓜上，以土隔盖之。至三七日，看一度，瓜未甚坏，候七七日，三物俱化为水，在瓜皮内，取出。每用一茶脚，以酒和服之，三两次立愈。小可风疾，每服一匙头。王氏《博济方》。木舌塞胀。不治杀人。用蛇胆一枚，焙干为末，傅舌上，有涎吐去。《圣惠》。

皮

【主治】风毒气，眼生翳，唇紧唇疮。时珍。

【附方】新一。小儿紧唇，脾热唇疮。并用乌蛇皮烧灰，酥和傅之。《圣惠》。

【按语】《纲目》以乌蛇为本药正名，别名乌梢蛇。《中药学》以乌梢蛇为名，作为祛风湿药中之祛风寒湿药。本品为游蛇科动物乌梢蛇的干燥体。

鲤鱼《本经》

肉

【气味】甘，平，无毒。［《日华》曰］凉，有小毒。［宗奭曰］鲤，至阴之物，其鳞三十六。阴极则阳复，故《素问》言鱼热中。《脉诀》言：热则生风，食之多能发风热。《日华》言凉，非也。风家食之，贻祸无穷。［时珍曰］按丹溪朱氏言：诸鱼在水，无一息之停，皆能动风动火，不独鲤也。[诜曰]鲤脊上两筋及黑血有毒，溪涧中者毒在脑，俱不可食。凡炙鲤鱼，不可使烟入目，损目光，三日内必验也。天行病后、下痢及宿癥，俱不可食。服天门冬、朱砂人不可食。不可合犬肉及葵菜食。

【主治】煮食，治咳逆上气，黄疸，止渴。生者，治水肿脚满，下气。《别录》。治怀妊身肿，及胎气不安。《日华》。煮食，下水气，利小便。时珍。作鲙，温补，去冷气，痃癖气块，横关伏梁，结在心腹。藏器。治上气，咳嗽喘促。《心镜》。烧末，能发汗，定气喘咳嗽，下乳汁，消肿。米饮调服，治大人小儿暴痢。用童便浸煨，止反胃及恶风入腹。时珍。

【发明】[时珍曰]鲤乃阴中之阳，其功长于利小便，故能消肿胀黄疸，脚气喘嗽，湿热之病。作鲙则性温，故能去痃结冷气之病。烧之则从火化，故能发散风寒，平肺通乳，解肠胃及肿毒之邪。按刘河间云：鲤之治水，鹜之利水，所谓因其气相感也。

【附方】旧五，新八。水肿。范汪用大鲤鱼一头，醋三升，煮干食。一日一作。《外台》用大鲤一尾，赤小豆一升，水二斗，煮食饮汁，一顿服尽，当下利尽即差。妊娠水肿。方同上。水肿胀满。赤尾鲤鱼一斤，破开，不见水及盐，以生矾五钱研末，入腹内，火纸包裹，外以黄土泥包，放灶内煨熟取出，去纸、泥，送粥。食头者上消，食身、尾者下消，一日用尽。屡试经验。杨拱《医方摘要》。妊娠感寒。用鲤鱼一头烧末，酒服方寸匕，令汗出。《秘录》。胎气不长。用鲤鱼肉同盐、枣煮汁，饮之。《集验》。胎动不安。及妇人数伤胎，下血不止。鲤鱼一个治净，阿胶炒一两，糯米二合，水二升，入葱、姜、橘皮、盐各少许，煮臛食。五七日效。《圣惠》。乳汁不通。用鲤鱼一头烧末。每服一钱，酒调下。《产宝》。咳嗽气喘。用鲤鱼一头去鳞，纸裹炮熟，去刺研末，同糯米煮粥，空心食。《心镜》。恶风入腹。久肿，恶风入腹，及女人新产，风入产户内，如马鞭，嘘吸短气咳嗽者。用鲤鱼长一尺五寸，以尿浸一宿，平旦以木篦从头贯至尾，文火炙熟，去皮，空心顿食。勿用盐、醋。《外台》。反胃吐食。用鲤鱼一头，童便浸一夜，炮焦研末，同米煮粥食之。《寿域》。一切肿毒。已溃未溃者，用鲤鱼烧灰，醋和涂之，以愈为度。《外台》。积年骨疽。一捏一汁出者，熬饴糖勃疮上，仍破生鲤鱼擒之。顷时刮视，虫出。更洗傅药，虫尽则愈。《肘后》。小儿木舌。长大满口，鲤鱼肉切片贴之，以帛系定。《圣惠》。

【按语】鲤鱼是《纲目》中此药的正名。《中药学》未收此药。李时珍云："鲤乃阴中之阳，其功长于利小便，故能消肿胀黄疸，脚气喘嗽，湿热之病。"古代有多个以鲤鱼为主药的食疗方，如治疗妊娠水肿的千金鲤鱼汤等，被广泛的用于临床。故今仅选取鲤鱼肉以备养生食疗参考。

鲫鱼《别录》

肉

【气味】甘，温，无毒。[鼎曰]和蒜食，少热；同沙糖食，生疳虫；同芥菜食，成肿疾；同猪肝、鸡肉、雉肉、鹿肉、猴肉食，生痈疽；同麦门冬食，害人。

【主治】合五味煮食，主虚羸。藏器。

温中下气。大明。止下痢肠痔。保昇。夏月热痢有益，冬月不宜。合莼作羹，主胃弱不下食，调中益五脏。合茭首作羹，主丹石发热。孟诜。生捣，涂恶核肿毒不散及瘑疮。同小豆捣，涂丹毒。烧灰，和酱汁，涂诸疮十年不瘥者。以猪脂煎灰服，治肠痈。苏恭。合小豆煮汁服，消水肿。炙油，涂妇人阴疳诸疮，杀虫止痛。酿白矾烧研饮服，治肠风血痢。酿硫黄煅研，酿五倍子煅研，酒服，并治下血。酿茗叶煨服，治消渴。酿胡蒜煨研饮服，治膈气。酿绿矾煅研饮服，治反胃。酿盐花烧研，掺齿疼。酿当归烧研，揩牙乌髭止血。酿砒烧研，治急疳疮。酿白盐煨研，搽骨疽。酿附子炙焦，同油涂头疮白秃。时珍。

【发明】［震亨曰］诸鱼属火，独鲫属土，有调胃实肠之功。若多食，亦能动火。

【附方】旧五，新三十二。鹘突羹。治脾胃虚冷不下食。以鲫鱼半斤切碎，用沸豉汁投之，入胡椒、莳萝、姜、橘皮等末，空心食之。《心镜》。卒病水肿。用鲫鱼三尾，去肠留鳞，以商陆、赤小豆等分，填满扎定，水三升，煮糜去鱼，食豆饮汁。二日一作，不过三次，小便利，愈。《肘后方》。消渴饮水。用鲫鱼一枚，去肠留鳞，以茶叶填满，纸包煨熟食之。不过数枚即愈。吴氏《心统》。肠风下血。《百一方》用活鲫一大尾，去肠留鳞，入五倍子末填满，泥固煅存性，为末。酒服一钱或饭丸，日三服。又用硫黄一两，如上法煅服，亦效。酒积下血。酒煮鲫鱼，常食最效。《便民食疗方》。肠痔滴血。常以鲫鱼作羹食。外台。肠风血痔。用活鲫鱼，翅侧穿孔，去肠留鳞，入白矾末二钱，以棕包纸裹煨存性，研末。每服二钱，米饮下，每日二服。《直指方》。血痢禁口。方同上。反胃吐食。用大鲫鱼一尾，去肠留鳞，入绿矾末令满，泥固，煅存性，研末。每米饮服一钱，日二。《本事》。膈气吐食。用大鲫鱼去肠留鳞，切大蒜片填满，纸包十重，泥封，晒半干，炭火煨熟，取肉，和平胃散末一两杵丸梧子大，密收。每服三十丸，米饮下。经验。小肠疝气。每顿用鲫鱼十个，同茴香煮食。久食自愈。《生生编》。妊娠感寒。时行者，用大鲫一头烧灰，酒服方寸匕，无汗腹中缓痛者，以醋服，取汗。《产乳》。热病目暗。因差后食五辛而致，用鲫鱼作臛食之。《集验方》。目生弩肉。鲜鲫鱼，取肉一片，中央开窍，贴于眶上。日三五度。《圣济总录》。妇人血崩。鲫鱼一个，长五寸者，去肠，入血竭、乳香在内，绵包烧存性，研末。每服三钱，热酒调下。叶氏《摘玄方》。小儿齁喘。活鲫鱼七个，以器盛，令儿自便尿养之。待红，煨熟食，甚效。一女年十岁用此，永不发也。《集简方》。小儿舌肿。鲜鲫鱼切片贴之，频换。《总微论》。小儿丹毒。从髀起流下，阴头赤肿出血。用鲫鱼肉切五合，赤小豆末二合，捣匀，入水和，傅之。《千金方》。小儿秃疮。《千金》用鲫鱼烧灰，酱汁和涂。一用鲫鱼去肠，入皂矾烧研搽。危氏用大鲫去肠，入乱发填满，烧研，入雄黄末二钱。先以齑水洗拭，生油调搽。小儿头疮。昼开出脓，夜即复合。用鲫鱼长四寸一枚，去肠，大附子一枚，去皮研末填入，炙焦研傅，捣蒜封之，效。《圣惠》。走马牙疳。用鲫鱼一个去肠，入砒一分，生地黄一两，纸包，烧存性，入枯白矾、麝香少许，为末掺之。牙疳出血。大鲫鱼一尾，去肠留鳞，入当归末，泥固，烧存性，入煅过盐和匀，日用。《圣惠方》。**指牙乌须**。方同上。**刮骨取牙**。用鲫鱼一个去肠,入砒在内,露于阴地,待有霜刮下,瓶收。以针搜开牙根,点少许,咳嗽自落。又方:用硇砂入鲫鱼内,煨过瓶收,待有霜刮取,如上法用。**诸疮肿毒**。鲫鱼一斤者去肠,柏叶填满,纸裹泥包,煅存性,入轻粉二钱,为末。麻油调搽。《普济方》。**恶疮似癞**。十余年者,鲫鱼烧研,和酱清傅之。《千金方》。**浸淫毒疮**。凡卒得毒气攻身,或肿痛,或赤痒,上下周匝,烦毒欲死,此浸淫毒疮也。生鲫鱼切片,和盐捣贴,频易之。《圣惠方》。**骻上便毒**。鲫鱼一枚,山药五钱,同捣敷之,即消。《医林集要》。**骨疽脓出**。黑色鲫鱼一个去肠,入白盐令满扎定,以水一盏,石器内煮至干焦,为末。猪油调搽,少痛勿怪。《危氏方》。**手足瘭疽**[①]。累累如赤豆,剥之汁出。大鲫鱼长三四寸者,乱发一鸡子大,猪脂一升,同煎膏,涂之。《千金方》。**臁胫生疮**。用中鲫鱼三尾洗净,穿山甲二钱,以长皂荚一挺,劈开两片,夹住扎之,煨存性,研末。先以井水洗净脓水,用白竹叶刺孔贴之,候水出尽,以麻油、轻粉调药傅之,日一次。《直指方》。**小儿撮口**。出白沫,以艾灸口之上下四壮。鲫鱼烧研,酒调少许灌之。仍掐手足。儿一岁半,则以鱼网洗水灌之。小儿方。**妇人阴疮**。方见主治。

【按语】鲫鱼是《纲目》中此药的正名。《中药学》未收此药。李时珍云:"鲫喜偎泥,不食杂物,故能补胃。冬月肉厚子多,其味尤美。"现代研究认为,鲫鱼含有全面而优质的蛋白质,对肌肤的弹力纤维构成能起到很好的强化作用。适用于慢性肾炎水肿,肝硬化腹水,营养不良性浮肿之人食用。并且有健脾补虚,利水催奶的作用,尤其适用于病后虚弱、产后水肿和产妇缺奶之人。故今仅选取鲫鱼肉以备养生食疗参考。

鳗鲡鱼《别录》

肉

【气味】甘,平,有毒。[思邈曰]大温。[士良曰]寒。[宗奭曰]动风。[吴瑞曰]腹下有黑斑者,毒甚。与银杏同食,患软风。[机曰]小者可食。重四五斤及水行昂头者,不可食。尝见舟人食之,七口皆死。[时珍曰]按《夷坚续志》云:四目者杀人。背有白点无鳃者,不可食。妊娠食之,令胎有疾。

【主治】五痔疮瘘,杀诸虫。[诜曰]痔瘘,熏之虫即死。杀诸虫,烧炙为末,空腹食,三五度即差。治恶疮,女人阴疮虫痒,治传尸疰气劳损,暖腰膝,起阳。《日华》。疗湿脚气,腰肾间湿风痹,常如水洗,以五味煮食,甚补益。患诸疮瘘疬疡风人,宜长食之。孟诜。治小儿疳劳及虫心痛。时珍。妇人带下,疗一切风瘙如虫行,又压诸草石药毒,不能为害。张鼎。

【发明】[颂曰]鱼虽有毒,以五味煮羹,能补虚损及久病劳瘵。[时珍曰]鳗鲡所主诸病,其功专在杀虫去风耳。与蛇同类,故主治近之。《稽神录》云:有人病

① 瘭疽:病证名。泛指以初起如豆粒,其下有根至深,疼痛剧烈,逐渐增大,形成多个脓头如米粒累累,疮面紫黑,脓出不畅为主要表现的疽病证,常多发于手足及肩背部。

瘵，相传染死者数人。取病者置棺中，弃于江以绝害。流至金山，渔人引起开视，乃一女子，犹活。取置渔舍，每以鳗鲡食之。遂愈。因为渔人之妻。张鼎云：烧烟熏蚊，令化为水。熏毡及屋舍竹木，断蛀虫。置骨于衣箱，断诸蠹。观此，则《别录》所谓能杀诸虫之说，益可证矣。

【附方】旧三。诸虫心痛。多吐清水，鳗鲡淡煮，饱食三五度，即差。《外台》。骨蒸劳瘦。用鳗鲡二斤治净，酒二盏煮熟，入盐、醋食之。《圣惠》。肠风下虫。同上。

【按语】鳗鲡鱼是《纲目》中此药的正名。《中药学》未收此药。李时珍云："鳗鲡所主诸病，其功专在杀虫去风耳。"鳗鲡鱼具有健脾补肺，益肾固冲，祛风除湿，解毒杀虫之功效。常用于五脏虚损，消化不良，小儿疳积，肺痨咳嗽，阳痿，崩漏带下。民间也常用作为补肾壮阳之食疗。

乌贼鱼《本经》

肉

【气味】酸，平，无毒。［瑞曰］味珍美。动风气。

【主治】益气强志。《别录》。益人，通月经。《大明》。

骨

【气味】咸，微温，无毒。［普曰］冷。［权曰］有小毒。［之才曰］恶白及、白蔹、附子。能淡盐，伏硇，缩银。

【主治】女子漏下赤白经汁，血闭，阴蚀肿痛，寒热癥瘕，无子。《本经》。惊气入腹，腹痛环脐，丈夫阴中肿痛。令人有子，又止疮多脓汁不燥。《别录》。疗血崩，杀虫。《日华》。炙研饮服，治妇人血瘕，大人小儿下痢，杀小虫。藏器。又曰：投骨于井，水虫皆死。治眼中热泪，及一切浮翳，研末，和蜜点之。久服益精。孟诜。［恭曰］亦治牛马障翳。主女子血枯病，伤肝唾血，下血，治疟消瘿。研末，傅小儿疳疮、痘疮臭烂，丈夫阴疮，汤火伤，跌伤出血。烧存性，酒服，治妇人小户嫁痛。同鸡子黄，涂小儿重舌鹅口。同蒲黄末，傅舌肿，血出如泉。同槐花末吹鼻，止衄血。同银朱吹鼻，治候痹。同白矾末吹鼻，治蝎螫疼痛。同麝香吹耳，治聤耳有脓及耳聋。时珍。

【发明】［时珍曰］乌鲗骨，厥阴血分药也，其味咸而走血也。故血枯血瘕，经闭崩带，下痢疳疾，厥阴本病也；寒热疟疾，聋，瘿，少腹痛，阴痛，厥阴经病也；目翳流泪，厥阴窍病也。厥阴属肝，肝主血，故诸血病皆治之。按《素问》云：有病胸胁支满者，妨于食。病至则先闻腥臊臭，出清液，先唾血，四肢清，目眩，时时前后血，病名曰血枯。得之年少时，有所大脱血。或醉入房中，气竭肝伤，故月事衰少不来。治之以四乌鲗骨、一藘茹，为末，丸以雀卵，大如小豆。每服五丸，饮以鲍鱼汁，所以利肠中及伤肝也。观此，则其入厥阴血分无疑矣。

【附方】旧三。新二十。女子血枯。见上。赤白目翳。《圣惠》治伤寒热毒攻眼，生赤白翳，用乌鲗鱼骨一两，去皮为末，入龙脑少许点之，日三。治诸目翳。用乌鲗骨、五灵脂等分，为细末，熟猪肝切片，蘸食，日二。赤翳攀睛。照水丹：治眼翳惟厚者尤效，及赤翳攀睛贯瞳人。用海螵蛸一钱，辰砂半钱，乳细水飞澄取，以黄蜡少许，化和成剂收之。临卧时，火上旋丸黍米大，揉入眦中，睡至天明，温水洗下。未退，更用一次，即效。《海上方》。**雀目夜眼**。乌贼骨半斤为末，化黄蜡三两和，捏作钱大饼子。每服一饼，以猪肝二两，竹刀批开，掺药扎定，米泔水半碗，煮熟食之，以汁送下。《杨氏家藏》。**血风赤眼**。女人多之。用乌贼鱼骨二钱，铜绿一钱，为末。每用一钱，热汤泡洗。《杨氏家藏》。**疳眼流泪**。乌贼鱼骨、牡蛎等分，为末，糊丸皂子大。每用一丸，同猪肝一具，米泔煮熟食。《经验》。**底耳出脓**。海螵蛸半钱，麝香一字，为末。以绵杖缴净，吹入耳中。《澹寮方》。**鼻疮疳䘌**。乌贼鱼骨、白及各一钱，轻粉二字，为末，搽之。钱乙《小儿方》。**小儿脐疮**。出血及脓，海螵蛸、胭脂为末，油调搽之。《圣惠方》。**头上生疮**。海螵蛸、白胶香各二钱，轻粉五分，为末。先以油润净，乃搽末，二三次即愈。《卫生易简方》。**疬疡白驳**。先以布拭赤，用乌贼骨磨三年酢，涂之。《外台秘要》。**疔疮恶肿**。先刺出血，以海螵蛸末掺之，其疔即出。《普济方》。**蝎螫痛楚**。乌贼骨一钱，白矾二分，为末嗃鼻。在左壁者嗃左鼻，在右壁者嗃右鼻。《卫生宝鉴》。**灸疮不瘥**。乌贼骨、白矾等分，为末，日日涂之。《千金方》。**小儿痰齁**。多年，海螵蛸末，米饮服一钱。叶氏《摘玄方》。**小便血淋**。海螵蛸末一钱，生地黄汁调服。又方：海螵蛸、生地黄、赤茯苓等分，为末。每服一钱，柏叶、车前汤下。《经验方》。**大肠下血**。不拘大人小儿，脏毒肠风及内痔，下血日久，多食易饥。先用海螵蛸炙黄，去皮，研末。每服一钱，木贼汤下。三日后，服猪脏黄连丸。《直指方》。**卒然吐血**。乌贼骨末，米饮服二钱。《圣惠》。**骨鲠在喉**。乌贼鱼骨、陈橘红焙等分，为末，寒食面和饧丸芡子大。每用一丸，含化咽汁。《圣济总录》。**舌肿出血**。如泉，乌贼骨、蒲黄各等分，炒，为细末。每用涂之。《简便单方》。**跌破出血**。乌贼鱼骨末，傅之。《直指方》。**阴囊湿痒**。乌贼骨、蒲黄，扑之。《医宗三法》。

【按语】《纲目》以乌贼鱼为本药正名，骨名海螵蛸。《中药学》以海螵蛸为名，作为收涩药中之固精缩尿止带药。本品为乌贼科动物无针乌贼或金乌贼的干燥内壳。

海马《拾遗》

【气味】甘，温，平，无毒。

【主治】妇人难产，带之于身，甚验。临时烧末饮服，并手握之，即易产。藏器。主产难及血气痛。苏颂。暖水脏，壮阳道，消瘕块，治疔疮肿毒。时珍。

【发明】[时珍曰]海马雌雄成对，其性温暖，有交感之义，故难产及阳虚房中方术多用之，如蛤蚧、郎君子之功也。虾亦壮阳，性应同之。

【附方】新二。**海马汤**。治远年虚实积聚癥块。用海马雌雄各一枚，木香一两，大黄炒、白牵牛炒各二两，巴豆四十九粒，青皮二两，童子小便浸软，包巴豆扎定，入小便内再浸七日，取出麸炒黄色，去豆不用，取皮同众药为末。每服二钱，水一盏，煎三五沸，临卧温服。《圣济录》。**海马拔毒散**。治疔疮发背恶疮有奇效。用海马炙黄一对，穿山甲黄土炒、朱砂、水银各一钱，雄黄三钱，龙脑、麝香各少许为末，入水银研不见星。每以少许点之，一日一点，毒自出也。《秘传外科》。

【按语】《纲目》以海马为本药正名。《中药学》药名同此，作为补虚药中之补阳药。本品为海龙科动物线纹海马、刺海马、大海马、三斑海马或小海马的干燥体。

本草纲目

介部

水龟《本经》

龟甲

【气味】甘，平，有毒。[甄权曰]无毒。[时珍曰]按经云：中湿者有毒，则不中湿者无毒矣。[之才曰]恶沙参、蜚蠊。畏狗胆。瘦银。

【主治】**甲**：治漏下赤白，破癥瘕痎疟，五痔阴蚀，湿痹四肢重弱，小儿囟不合。久服，轻身不饥。《本经》。惊恚气，心腹痛，不可久立，骨中寒热，伤寒劳复，或肌体寒热欲死，以作汤，良。久服，益气资智，使人能食。烧灰，治小儿头疮难燥，女子阴疮。《别录》。**溺**：主久嗽，断疟。弘景。**壳**：炙末酒服，主风脚弱。萧炳。**版**：治血麻痹。《日华》。烧灰，治脱肛。甄权。**下甲**：补阴，主阴血不足，去瘀血，止血痢，续筋骨，治劳倦，四肢无力。震亨。治腰脚酸痛，补心肾，益大肠，止久痢久泄，主难产，消痈肿。烧灰，傅臁疮。时珍。

【发明】[震亨曰]败龟版属金、水，大有补阴之功，而本草不言，惜哉！盖龟乃阴中至阴之物，禀北方之气而生，故能补阴、治血、治劳也。[时珍曰]龟、鹿皆灵而有寿。龟首常藏向腹，能通任脉，故取其甲以补心、补肾、补血，皆以养阴也。鹿鼻常反向尾，能通督脉，故取其角以补命、补精、补气，皆以养阳也。乃物理之玄微，神工之能事。观龟甲所主诸病，皆属阴虚血弱，自可心解矣。又见"鳖甲"。

【附方】旧二，新十二。**补阴丸**。丹溪方用龟下甲酒炙、熟地黄九蒸九晒各六两，黄柏盐水浸炒、知母酒炒各四两，石器为末，以猪脊髓和丸梧子大。每服百丸，空心温酒下。一方：去地黄，加五味子炒一两。**疟疾不止**。龟壳烧存性，研末。酒服方寸匕。《海上名方》。**抑结不散**。用龟下甲酒炙五两，侧柏叶炒一两半，香附童便浸炒三两，为末，酒糊丸梧子大。每空心温酒服一百丸。**胎产下痢**。用龟甲一枚，醋炙为末。米饮服一钱，日二。《经验方》。**难产催生**。《秘录》用龟甲烧末，酒服方寸匕。《摘玄》治产三五日不下，垂死，及矮小女子交骨不开者，用干龟壳一个酥炙，妇人头发一握烧灰，川芎、当归各一两。每服秤七钱，水煎服。如人行五里许，再一服。生胎、死胎俱下。**肿毒初起**。败龟版一枚，烧研，酒服四钱。小山。**妇人乳毒**。同上方。**小儿头疮**。龟甲烧灰敷之。《圣惠方》。**月蚀耳疮**。同上。**口吻生疮**。同上。**臁疮朽臭**。生龟一枚取壳，醋炙黄，更煅存性，出火气，入轻粉、麝香。葱汤洗净，搽敷之。《急救方》。**人咬伤疮**。龟版骨、鳖肚骨各一片，烧研。油调搽之。叶氏《摘玄》。**猪咬成疮**。龟版烧研，香油调搽之。叶氏《摘玄》。

肉

【气味】甘、酸，温，无毒。[弘景曰]作羹臛大补，而多神灵，不可轻杀。书家所载甚多，此不具说。[思邈曰]六甲日、十二月俱不可食，损人神。不可合猪肉、菰米、瓜、苋食，害人。

【主治】酿酒，治大风缓急，四肢拘挛，或久瘫缓不收，皆瘥。苏恭。煮食，除湿痹风痹，身肿踒折。孟诜。治筋骨疼痛及一二十年寒嗽，止泻血、血痢。时珍。

【发明】[时珍曰]按周处《风土记》云：江南五月五日煮肥龟，入盐、豉、蒜、蓼食之，名曰葅龟。取阴内阳外之义也。

【附方】旧一，新六。热气湿痹。腹内积热。用龟肉同五味煮食之。微泄为效。《普济方》。筋骨疼痛。用乌龟一个，分作四脚。每用一脚，入天花粉、枸杞子各一钱二分，雄黄五分，麝香五分，槐花三钱，水一碗煎服。《纂要奇方》。十年咳嗽。或二十年，医不效者。生龟三枚，治如食法，去肠，以水五升，煮取三升浸曲，酿秫米四升如常，饮之令尽，永不发。又方：用生龟一枚着坎中，令人溺之，浸至三日，烧研。以醇酒一升，和末如干饭，顿服。须臾大吐，嗽囊出则愈，小儿减半。痢及泻血。乌龟肉，以沙糖水拌，椒和，炙熟食之。多度即愈。《普济方》。劳瘵失血。田龟煮取肉，和葱、椒、酱、油煮食。补阴降火，治虚劳失血，咯血咳嗽，寒热，累用经验。吴球《便民食疗》。年久痔漏。田龟二三个，煮取肉，入茴香、葱、酱，常常食，累验。此疾大忌糟、醋等热物。《便民食疗》。

【按语】《纲目》以水龟为本药正名。《中药学》以龟甲为名，作为补虚药中之补阴药。并以龟甲膏为名，收作附药。龟甲为龟科动物乌龟的背甲及腹甲，龟甲膏为龟甲经水煎煮、浓缩制成的固体胶。

秦龟《别录》

甲

【气味】苦，温，无毒。

【主治】除湿痹气，身重，四肢关节不可动摇。《别录》。顽风冷痹，关节气壅，妇人赤白带下，破积癥。孟诜。补心。宗奭。治鼠瘘。时珍。

【发明】[宗奭曰]大龟灵于物，故方家用以补心，然甚有验。[时珍曰]见《鳖甲》。

【附方】新一。鼠瘘。刘涓子用山龟壳炙、狸骨炙、甘草炙、雄黄、桂心、干姜等分，为末，饮服方寸匕。仍以艾灸疮上，用蜜和少许，入疮中，良。

【按语】《纲目》以秦龟为本药正名。《中药学》以龟甲为名，作为补虚药中之补阴药。余见上文"秦龟"条。

鳖《本经》

鳖甲

【气味】咸，平，无毒。[之才曰]恶矾石、理石。

【主治】心腹癥瘕，坚积寒热，去痞疾息肉，阴蚀痔核恶肉。《本经》。疗温疟，血瘕腰痛，小儿胁下坚。《别录》。宿食，癥块痃癖冷瘕，劳瘦，除骨热，骨节间劳热，结实壅塞，下气，妇人漏下五色，下瘀血。甄权。去血气，破癥结恶血，堕胎。消疮肿肠痈，并扑损瘀血。《日华》。补阴补气。震亨。除老疟疟母，阴毒腹痛，劳复食复，斑痘烦喘，小儿惊痫，妇人经脉不通，难产，产后阴脱，丈夫阴疮石淋，敛溃痈。时珍。

【发明】[宗奭曰]经中不言治劳，惟《药性论》言治劳瘦骨热，故虚劳多用之。然甚有据，但不可过剂耳。[时珍曰]鳖甲乃厥阴肝经血分之药，肝主血也。试常思之，龟、鳖之属，功各有所主。鳖色青入肝，故所主者，疟劳寒热，痃瘕惊痫，经水，痈肿阴疮，皆厥阴血分之病也。玳瑁色赤入心，故所主者，心风惊热，伤寒狂乱，痘毒肿毒，皆少阴血分之病也。秦龟色黄入脾，故所主者，顽风湿痹，身重蛊毒，皆太阴血分之病也。水龟色黑入肾，故所主者，阴虚精弱，腰脚痠痿，阴疟泄痢，皆少阴血分之病也。介虫，阴类，故并阴经血分之病，从其类也。

【附方】旧十三，新六。**老疟劳疟**。用鳖甲醋炙研末，酒服方寸匕。隔夜一服，清早一服，临时一服，无不断者。入雄黄少许，更佳。《肘后》。**奔豚气痛**。上冲心腹，鳖甲醋炙三两，京三棱煨二两，桃仁去皮尖四两，汤浸研汁三升，煎二升，入末，煎良久，下醋一升，煎如饧，以瓶收之。每空心酒服半匙。《圣济录》。**血瘕癥癖**。甄权曰：用鳖甲、琥珀、大黄等分作散，酒服二钱，少时恶血即下。若妇人小肠中血下尽，即休服也。**痃癖癥积**。甄权曰：用鳖甲醋炙黄，研末，牛乳一合，每调一匙，朝朝服之。**妇人漏下**。甄权曰：鳖甲醋炙研末，清酒服方寸匕，日二。又用干姜、鳖甲、诃黎勒皮等分，为末，糊丸。空心下三十丸，日再。**妇人难产**。鳖甲烧存性，研末。酒服方寸匕，立出。梅师。**劳复食复**。笃病初起，受劳伤食，致复欲死者。鳖甲烧研，水服方寸匕。《肘后方》。**小儿痫疾**。用鳖甲炙研，乳服一钱，日二，亦可蜜丸服。《子母录》。**卒得腰痛**。不可俯仰，用鳖甲炙，研末，酒服方寸匕，日二。《肘后方》。**沙石淋痛**。用九肋鳖甲醋炙，研末，酒服方寸匕，日三服。石出瘥。《肘后方》。**阴虚梦泄**。九肋鳖甲烧研。每用一字，以酒半盏，童尿半盏，葱白七寸同煎。去葱，日晡时服之。出臭汗为度。《医垒元戎》。**吐血不止**。鳖甲、蛤粉各一两，同炒色黄，熟地黄一两半，晒干，为末。每服二钱，食后茶下。《圣济录》。**痈疽烦喘**。小便不利者，用鳖甲二两，灯心一把，水一升半，煎六合，分二服。凡患此，小便有血者，中坏也。黑黡无脓者，十死不治。《庞安时伤寒论》。**痈疽不敛**。不拘发背，一切疮，用鳖甲烧存性，研掺甚妙。李楼《怪症奇方》。**肠痈内痛**。鳖甲烧存性研，水服一钱，日三。《传信方》。**阴头生疮**。人不能治者，鳖甲一枚烧研，鸡子白和傅。《千金翼》。**沛唇**[①]**紧裂**。用鳖甲及头，烧研傅之。《类要》。**人咬指烂**。久欲脱者，鳖甲烧灰傅之。叶氏《摘玄方》。

肉

【气味】甘，平，无毒。[颂曰]久食，性冷损人。[藏器曰]《礼记》：食鳖去丑，谓颈下有软骨如龟形者也。食之令人患水病。凡鳖之三足者，赤足者，独目者，头足不缩者，其目四陷者，腹下有王字、卜字文者，腹有蛇文者，是蛇化也，在山上者名旱鳖，并有毒杀人，不可食。[弘景曰]不可合鸡子食，苋菜食。昔有人剉鳖，以赤苋同包置湿地，经旬皆成生鳖。又有裹鳖甲屑，经五月皆成鳖者。[思邈曰]不可合猪、兔、鸭肉食，损人。不可合芥子食，生恶疮。妊妇食之，令子短项。[时珍曰]案《三元参赞书》言：鳖性冷，发水病。有冷劳气、癥瘕人不宜食之。《生生编》言：鳖性热。戴原礼言：鳖之阳聚于上甲，久食令人生发背。似与性冷之说相反。盖鳖性本不热，食之者和以椒、姜热物太多，失其本性耳。鳖性畏葱及桑灰。凡食鳖者，宜取沙河小鳖斩头去血，以桑灰汤煮熟，去骨甲换水再煮，入葱、酱作羹臛食乃

① 沛唇：即紧唇。参见“紧唇”条。

良。其胆味辣，破入汤中，可代椒而辟腥气。李九华云：鳖肉主聚，鳖甲主散。食鳖，剉甲少许入之，庶几稍平。又言：薄荷煮鳖能害人。此皆人之所不知者也。

【主治】伤中益气，补不足。《别录》。热气湿痹，腹中激热，五味煮食，当微泄。藏器。妇人漏下五色，羸瘦，宜常食之。孟诜。妇人带下，血瘕腰痛。《日华》。去血热，补虚。久食，性冷。苏颂。补阴。震亨。作臛食，治久痢，长髭须。作丸服，治虚劳痃癖脚气。时珍。

【附方】新三。痃癖气块。用大鳖一枚，以蚕沙一斗，桑柴灰一斗，淋汁五度，同煮如泥，去骨再煮成膏，捣丸梧子大。每服十丸，日三。《圣惠方》。寒湿脚气。疼不可忍，用团鱼二个，水二斗，煮一斗，去鱼取汁，加苍耳、苍术、寻风藤各半斤，煎至七升，去渣，以盆盛熏蒸，待温浸洗，神效。《乾坤生意》。骨蒸咳嗽。潮热，团鱼丸。用团鱼一个，柴胡、前胡、贝母、知母、杏仁各五钱，同煮，待熟去骨、甲、裙，再煮。食肉饮汁，将药焙研为末，仍以骨、甲、裙煮汁，和丸梧子大。每空心黄芪汤下三十丸，日二服。服尽，仍治参、芪药调之。《奇效方》。

【按语】《纲目》以鳖为本药正名。《中药学》以鳖甲为名，作为补虚药中补阴药。鳖甲为鳖科动物鳖的背甲。

牡蛎《本经》

【气味】咸，平、微寒，无毒。［之才曰］贝母为之使，得甘草、牛膝、远志、蛇床子良。恶麻黄、辛夷、吴茱萸。伏硇砂。

【主治】伤寒寒热，温疟洒洒，惊恚怒气，除拘缓鼠瘘，女子带下赤白。久服，强骨节，杀邪鬼，延年。《本经》。除留热在关节，营卫虚热去来不定，烦满心痛气结，止汗止渴，除老血，疗泄精，涩大小肠，止大小便，治喉痹咳嗽，心胁下痞热。《别录》。粉身，止大人、小儿盗汗。同麻黄根、蛇床子、干姜为粉，去阴汗。藏器。治女子崩中，止痛，除风热风疟，鬼交精出。孟诜。男子虚劳，补肾安神，去烦热，小儿惊痫。李珣。去胁下坚满，瘰疬，一切疮。好古。化痰软坚，清热除湿，止心脾气痛，痢下，赤白浊，消疝瘕积块，瘿疾结核。时珍。

【发明】［权曰］病虚而多热者，宜同地黄、小草用之。［好古曰］牡蛎入足少阴，为软坚之剂。以柴胡引之，能去胁下硬；以茶引之，能消项上结核；以大黄引之，能消股间肿；以地黄为使，能益精收涩，止小便。肾经血分之药也。［成无己曰］牡蛎之咸，以消胸膈之满，以泄水气，使痞者消，硬者软也。［元素曰］壮水之主，以制阳光，则渴饮不思。故蛤蛎之类，能止渴也。

【附方】旧七，新十四。心脾气痛。气实有痰者，牡蛎煅粉，酒服二钱。《丹溪心法》。疟疾寒热。牡蛎粉、杜仲等分，为末，蜜丸梧子大。每服五十丸，温水下。《普济方》。气虚盗汗。上方为末。每酒服方寸匕。《千金方》。虚劳盗汗。牡蛎粉、麻黄根、黄芪等分，为末。每服二钱，水二盏，煎七分，温服，日一。《本事方》。产后盗汗。牡蛎粉、麦麸炒黄等分。每服一钱，用猪肉汁调下。经验。消渴饮水。腊日或端午日，用黄泥固济牡蛎，煅赤，研末。每服一钱，用活鲫鱼煎汤调下。只二三服愈。《经验方》。百合变渴。伤寒传成百合病，如寒无寒，如热无热，欲卧不卧，欲行不行，欲食不食，口苦，小便赤色，得药则吐利，变成渴疾，久不瘥者。用牡蛎熬二两，栝楼根二两，为细末。每服方寸匕，用米饮调下，日三服取效。张仲景《金匮玉函方》。**病后常衄**。小劳即作，牡蛎十分，石膏五分，为末，酒服方寸匕，亦可蜜丸，日三服。《肘后方》。**小便淋闭**。服血药不效者，用牡蛎粉、黄柏炒等分为末。每服一钱，小茴香汤下，取效。《医学集成》。**小便数多**。牡蛎五两烧灰，小便三升，煎二升，分三服。神效。《乾坤生意》。**梦遗便溏**。牡蛎粉，醋糊丸梧子大。每服三十丸，米饮下，日二服。丹溪方。**水病囊肿**。牡蛎煅粉二两，干姜炮一两，研末，冷水调糊扫上。须臾囊热如火，干则再上。小便利即愈。一方：用葱汁、白面同调。小儿不用干姜。初虞世《古今录验方》。**月水不止**。牡蛎煅研，米醋搜成团，再煅，研末，以米醋调艾叶末熬膏，丸梧子大。每醋汤下四五十丸。《普济方》。**金疮出血**。牡蛎粉傅之。《肘后》。**破伤湿气**。口噤强直，用牡蛎粉，酒服二钱，仍外傅之，取效。《三因方》。**发背初起**。古贲[①]粉灰，以鸡子白和，涂四围，频上取效。《千金方》。**痈肿未成**。用此拔毒。水调牡蛎粉末涂之。干更上。姚僧坦《集验方论》。**男女瘰疬**。《经验》用牡蛎煅研末四两，玄参末三两，面糊丸梧子大。每服三十丸，酒下，日三服。服尽除根。初虞世云：瘰疬不拘已破未破。用牡蛎四两，甘草一两，为末。每食后，用腊茶汤调服一钱。其效如神。**甲疽溃痛**。弩肉裹趾甲，脓血不瘥者，用牡蛎头厚处，生研为末。每服二钱，淀花煎酒调下，日三服。仍用敷之，取效。《胜金方》。**面色黧黑**。牡蛎粉研末，蜜丸梧子大。每服三十丸，白汤下，日一服。并炙其肉食之。《普济方》。

肉

【气味】甘，温，无毒。

【主治】煮食，治虚损，调中，解丹毒，妇人血气。以姜、醋生食，治丹毒，酒后烦热，止渴。藏器。炙食甚美，令人细肌肤，美颜色。苏颂。

【按语】《纲目》以牡蛎为本药正名。《中药学》药名同此，作为平肝息风药中之平抑肝阳药。本品为牡蛎科动物长牡蛎、大连湾牡蛎或近江牡蛎的贝壳。

真珠《开宝》

【气味】咸、甘，寒，无毒。

【主治】镇心。点目，去肤翳障膜。涂面，令人润泽好颜色。涂手足，去皮肤逆胪。绵裹塞耳，主聋。《开宝》。磨翳坠痰。甄权。除面䵟，止泄。合知母，疗烦热消渴。合左缠根[②]，治小儿麸豆疮入眼。李珣。除小儿惊热。宗奭。安魂魄，止遗精白浊，解痘疔毒，主难产，下死胎、胞衣。时珍。

【发明】[时珍曰]真珠入厥阴肝经，故能安魂定魄，明目治聋。

【附方】旧三，新九。**安魂定魄**。真珠末豆大一粒，蜜一蚬壳，和服，日三。尤宜小儿。《肘后》。**卒忤不言**。真珠末，用

---

① 古贲：药名。即牡蛎别名。

② 左缠根：药名。即忍冬的根。

鸡冠血和丸小豆大。以三四粒纳口中。《肘后》。**灰尘迷目**。用大珠拭之则明也。《格古论》。**妇人难产**。真珠末一两,酒服,立出。《千金》。**胞衣不下**。真珠一两,研末,苦酒服。《千金》。**子死腹中**。真珠末二两,酒服,立出。《外台》。**瘫痘不发**。珠子七枚,为末,新汲水调服。《儒门事亲》。**痘疮疔毒**。方见谷部"豌豆"下。**肝虚目暗**。茫茫不见,真珠末一两,白蜜二合,鲤鱼胆二枚,和合,铜器煎至一半,新绵滤过,瓶盛。频点取瘥。《圣惠方》。**青盲不见**。方同上。**小儿中风**。手足拘急,真珠末水飞一两,石膏末一钱。每服一钱,水七分,煎四分,温服,日三。《圣惠方》。**目生顽翳**。真珠一两,地榆二两,水二大碗煮干,取真珠以醋浸五日,热水淘去醋气,研细末用。每点少许,以愈为度。

【按语】《纲目》以真珠为本药正名,别名珍珠。《中药学》以珍珠母和珍珠为名,分别收入两个药。珍珠母作为平肝息风药中之平抑肝阳药,珍珠作为平肝息风药中之息风止痉药。珍珠母为蚌科动物三角帆蚌、褶纹冠蚌或珍珠贝科动物马氏珍珠贝的贝壳,珍珠则为珍珠贝科动物马氏珍珠贝、蚌科动物三角帆蚌或褶纹冠蚌等双壳类动物受刺激形成的珍珠。

石决明《别录》

壳

【气味】咸,平,无毒。[保昇曰]寒。[宗奭曰]肉与壳功同。

【主治】目障翳痛,青盲。久服,益精轻身。《别录》。明目磨障。《日华》。肝肺风热,青盲内障,骨蒸劳极。李珣。水飞,点外障翳。寇宗奭。通五淋。时珍。

【附方】旧一,新四。**羞明怕日**。用千里光[①]、黄菊花、甘草各一钱,水煎,冷服。《明目集验方》。**痘后目翳**。用石决明火煅研、谷精草各等分,共为细末。以猪肝蘸食。《鸿飞集》。**小便五淋**。用石决明去粗皮,研为末,飞过。熟水服二钱,每日二服。如淋中有软硬物,即加朽木末五分。《胜金方》。**肝虚目翳**。凡气虚、血虚、肝虚,眼白俱赤,夜如鸡啄,生浮翳者。用海蚌壳烧过成灰、木贼焙各等分,为末。每服三钱,用姜、枣同水煎,和渣通口服。每日服二次。《经验方》。**青盲雀目**。用石决明一两,烧过存性,外用苍术三两,去皮为末。每服三钱,以猪肝批开,入药末在内札定,砂罐煮熟,以气熏目。待冷,食肝饮汁。《龙木论》。**解白酒酸**。用石决明不拘多少数个,以火炼过,研为细末。将酒烫热,以决明末搅入酒内,盖住。一时取饮之,其味即不酸。

【按语】《纲目》以石决明为本药正名。《中药学》药名同此,作为平肝息风药中之平抑肝阳药。本品为鲍科动物杂色鲍、皱纹盘鲍、羊鲍、澳洲鲍、耳鲍或白鲍的贝壳。

海蛤《本经》

【气味】苦、咸,平,无毒。[吴普曰]神农:苦。岐伯:甘。扁鹊:咸。[权曰]有小毒。[之才曰]蜀漆为之使。畏狗胆、甘遂、芫花。

① 千里光:药名。为石决明壳的别名。

【主治】咳逆上气，喘息烦满，胸痛寒热。《本经》。疗阴痿。《别录》。主十二水满急痛，利膀胱大小肠。《唐注》。治水气浮肿，下小便，治嗽逆上气，项下瘤瘿。甄权。疗呕逆，胸胁胀急，腰痛五痔，妇人崩中带下。《日华》。止消渴，润五脏，治服丹石人有疮。萧炳。清热利湿，化痰饮，消积聚。除血痢，妇人血结胸，伤寒反汗搐搦，中风瘫痪。时珍。

【附方】旧二，新七。水瘾肿满。藏器曰：用海蛤、杏仁、汉防己、枣肉各二两，葶苈六两，为末研，丸梧子大。一服十丸，服至利下水为妙。水肿发热。小便不通者，海蛤汤主之。海蛤、木通、猪苓、泽泻、滑石、黄葵子、桑白皮各一钱，灯心三分，水煎服，日二。《圣惠方》。石水肢瘦。其腹独大者，海蛤丸主之。海蛤煅粉、防己各七钱半，葶苈、赤茯苓、桑白皮各一两，陈橘皮、郁李仁各半两，为末，蜜丸如梧子大。每米饮下五十丸，日二次。《圣济总录》。气肿湿肿。用海蛤、海带、海藻、海螵蛸、海昆布、凫茨、荔枝壳等分，流水煎服，日二次。何氏。血痢内热。海蛤末，蜜水调服二钱，日二。《传信》。伤寒血结。胸胀痛不可近，仲景无方，宜海蛤散主之。并刺期门穴。用海蛤、滑石、甘草各一两，芒硝半两，为末。每服二钱，鸡子清调服。更服桂枝红花汤，发其汗则愈。盖膻中血聚则小肠壅，小肠壅则血不行。服此则小肠通，血流行而胸膈利矣。朱肱《活人书》。伤寒搐搦。寇宗奭曰：伤寒出汗不彻，手脚搐者。用海蛤、川乌头各一两，穿山甲二两，为末，酒丸如弹子大，捏扁，置所患足心下。别擘葱白盖药，以帛缠定。于暖室中热水浸脚至膝上，水冷又添，候遍身汗出为度。凡三日一作，以知为度。中风瘫痪。方同上。又具"鲮鲤甲"下。衄血不止。蛤粉一两，罗七遍，槐花半两炒焦，研匀。每服一钱，新汲水调下。《杨氏家藏方》。

【按语】《纲目》以海蛤为本药正名。李时珍云："海蛤者，海中诸蛤烂壳之总称。"说明药用部位为壳。《中药学》以海蛤壳为名，作为化痰药中之清化热痰药。本品为帘蛤科动物文蛤或青蛤的贝壳。

魁蛤《别录》

肉

【气味】甘，平，无毒。［鼎曰］寒。［炳曰］温。凡食讫，以饭压之。否则令人口干。［时珍曰］案刘恂曰：炙食益人。过多即壅气。

【主治】痿痹，泄痢便脓血。《别录》。润五脏，止消渴，利关节。服丹石人宜食之，免生疮肿热毒。鼎。心腹冷气，腰脊冷风，利五脏，健胃，令人能食。藏器。温中消食起阳。萧炳。益血色。日华。

壳

【气味】甘、咸，平，无毒。

【主治】烧过，醋淬，醋丸服，治一切血气、冷气、癥癖。《日华》。消血块，化痰积。震亨。连肉烧存性研，傅小儿走马牙疳有效。时珍。

【发明】［时珍曰］咸走血而软坚，故瓦垄子能消血块，散痰积。

【按语】《纲目》以魁蛤为本药正名，别名瓦垄子。《中药学》以瓦楞子为名，作为化痰药中之清化热痰药。本品为蚶科动物毛蚶、泥蚶或魁蚶的贝壳。

紫贝《唐本草》

【气味】咸，平，无毒。

【主治】明目，去热毒。《唐本》。小儿癍疹目翳。时珍。

【附方】新一。癍疹入目。紫贝一个，即砑螺也，生研细末，用羊肝切片，掺上扎定，米泔煮熟，瓶盛露一夜，空心嚼食之。《婴童百问》。

【按语】《纲目》以紫贝为本药正名。《中药学》以紫贝齿为名，作为平肝息风药中之平抑肝阳药。本品为阿文绶贝等的贝壳。

本草纲目

禽部

鸡《本经》

诸鸡肉

【气味】食忌。[诜曰]鸡有五色者，玄鸡白首者，六指者，四距者，鸡死足不伸者，并不可食，害人。[时珍曰]《延寿书》云：阉鸡能啼者有毒。四月勿食抱鸡肉，令人作痈成漏，男女虚乏。[弘景曰]小儿五岁以下食鸡生蛔虫。鸡肉不可合葫蒜、芥、李食，不可合犬肝、犬肾食，并令人泄痢。同兔食成痢，同鱼汁食成心瘕，同鲤鱼食成痈疖，同獭肉食成遁尸，同生葱食成虫痔，同糯米食生蛔虫。

【发明】[宗奭曰]巽为风为鸡。鸡鸣于五更者，日将至巽位，感动其气而然也。今有风病人食之，无不发作。巽为鸡，信可验矣。[震亨曰]鸡属土而有金、木、火，又属巽，能助肝火。寇言动风者，习俗所移也。鸡性补，能助湿中之火。病邪得之为有助也。若鱼肉之类皆然。且西北多寒，中风者诚有之。东南气温多湿，有风病者非风也，皆湿生痰，痰生热，热生风耳。[时珍曰]《礼记》云：天产作阳，地产作阴。鸡卵生而地产，羽不能飞，虽为阳精，实属风木，是阳中之阴也。故能生热动风，风火相扇，乃成中风。朱驳寇说为非，亦非矣。[颂曰]鸡肉虽有小毒，而补虚羸是要，故食治方多用之。

丹雄鸡肉

【气味】甘，微温，无毒。[扁鹊曰]辛。

【主治】女人崩中漏下，赤白沃。通神，杀恶毒，辟不祥。《本经》。补虚，温中，止血。能愈久伤乏疮不瘥者。《别录》。补肺。孙思邈。

【发明】[普曰]丹雄鸡，一名载丹。[宗奭曰]即朱鸡也。[时珍曰]鸡虽属木，分而配之，则丹雄鸡得离火阳明之象，白雄鸡得庚金太白之象，故辟邪恶者宜之；乌雄鸡属木，乌雌鸡属水，故胎产宜之；黄雌鸡属土，故脾胃宜之；而乌骨者，又得水木之精气，故虚热者宜之。各从其类也。吴球云：三年羯鸡，常食治虚损，养血补气。

【附方】新二。辟禳瘟疫。冬至日取赤雄鸡作腊，至立春日煮食至尽，勿分他人。《肘后方》。百虫入耳。鸡肉炙香，塞耳中引出。《总录》。

白雄鸡肉

【气味】酸，微温，无毒。[藏器曰]甘，寒。

【主治】下气，疗狂邪，安五脏，伤中消渴。《别录》。调中除邪，利小便，去丹毒风。《日华》。

【发明】[藏器曰]白雄鸡养三年，能为鬼神所使。[时珍曰]按陶弘景《真诰》云：学道山中，宜养白鸡、白犬，可以辟邪。今术家祈禳皆用白鸡，其原本此。是乃异端一说耳，鸡亦何神何妖哉？

【附方】旧三，新四。癫邪狂妄。自贤自圣，行走不休。白雄鸡一只煮，以五味和作羹粥食。《心镜》。惊愤邪僻。治因惊忧怖迫，或激愤惆怅，致志气错越，心行违僻者。白雄鸡一头，治如食法，真珠四两，薤白四两，水三升，煮二升，尽食之，饮汁令尽。《肘后》。卒然心痛。白鸡一头，治如食法，水三升，煮二升，去鸡，煎取六合，入苦酒六合，真珠一钱，煎取六合，纳麝香二豆许，顿服之。《肘后》。赤白痢下。白雄鸡一只，如常作臛及馄饨，空心食。《心镜》。卒得咳嗽。白鸡一只，苦酒一斗，煮取三升，分三服，并淡食鸡。《肘后》。水气浮肿。小豆一升，白雄鸡一只，治如食法，以水三斗煮熟食之，饮汁令尽。《肘后方》。肉坏怪病。凡口鼻出腥臭水，以碗盛之，状如铁色虾鱼走跃，捉之即化为水，此肉坏也。但多食鸡馔即愈。夏子益《奇疾方》。

乌雄鸡肉

【气味】甘，微温，无毒。

【主治】补中止痛。《别录》。止肚痛，心腹恶气，除风湿麻痹，诸虚羸，安胎，治折伤并痈疽。生捣，涂竹木刺入肉。《日华》。

【发明】[时珍曰]按李鹏飞云：黄鸡宜老人。乌鸡宜产妇，暖血。马益卿云：妊妇宜食牡鸡肉，取阳精之全于天产者。此亦胎教宜见虎豹之意耳。又唐崔行功《纂要》云：妇人产死，多是富贵家，旁人扰攘，致妇惊悸气乱故耳。惟宜屏除一切人，令其独产，更烂煮牡鸡取汁，作粳米粥与食，自然无恙，乃和气之效也。盖牡鸡汁性滑而濡。不食其肉，恐难消也。今俗产家，每产后即食鸡啖卵，气壮者幸而无恙，气弱者因而成疾，皆由不解此意也。

【附方】旧四，新六。补益虚弱。诜曰：虚弱人用乌雄鸡一只治净，五味煮极烂。食生即反损人。或五味淹炙食，亦良。反胃吐食。用乌雄鸡一只，治如食法，入胡荽子半斤在腹内，烹食二只愈。老人中风。烦热语涩，每用乌雄鸡一只，切，葱白一握，煮臛，下麻子汁、五味，空心食之。《养老书》。脚气烦懑。用乌雄鸡一只，治如食法，入米作羹食。《养老书》。寒疝绞痛。用乌雄鸡一头，治如食法，生地黄七斤，同剉，着甑中蒸之，以器盛取汁。清旦温服，至晚令尽。当下诸寒澼，讫，以白粥食之。久疝不过三服。《肘后》。卒得咳嗽。乌雄鸡一只，治如食法，酒渍半日，饮之。《肘后》。肾虚耳聋。乌雄鸡一只治净，以无灰酒三升煮熟，乘热食。三五只，效。狐尿刺疮，棘人，肿痛欲死。破乌鸡搨之，良。《肘后方》。猫眼睛疮。身面生疮，似猫儿眼，有光采，无脓血，但痛痒不常，饮食减少，名曰寒疮。多吃鸡、鱼、葱、韭，自愈。夏子益《奇疾方》。打伤颠扑。及牛马触动，胸腹破陷，四肢摧折。以乌鸡一只，连毛杵一千二百下，苦酒三升和匀。以新布搨病处，将膏涂布上。觉寒振欲吐，徐徐取下，须臾再上。一鸡少，顷再作，以愈为度。《肘后方》。

黑雌鸡肉

【气味】甘、酸，温、平，无毒。

【主治】作羹食，治风寒湿痹，五缓六急，安胎。《别录》。安心定志，除邪，辟恶气，治血邪，破心中宿血，治痈疽，排脓，补新血，及产后虚羸，益色助气。《日华》。治反胃及腹痛，踒折骨痛，乳痈。又新产妇以一只治净，和五味炒香，投二升酒中，封一宿取饮，令人肥白。又和乌油麻二升熬香，末之，入酒中，极效。孟诜。

【发明】[时珍曰]乌色属水，牝象属阴，故乌雌所治，皆血分之病，各从其类也。

【附方】新三。中风舌强。不语，目睛不转，烦热。乌雌鸡一只治净，以酒五升，煮取二升，去滓，分作三次，连服之。食葱姜粥，暖卧，取小汗。《饮膳正要》。死胎不下。乌鸡一只去毛，以水三升，煮二升，去鸡。用帛蘸汁摩脐下，自出。《妇人良方》。虚损积劳。治男女因积虚或大病后，虚损沉困，酸疼盗汗，少气喘惙，或小腹拘急，心悸胃弱，多卧少起，渐至瘦削。若年深，五脏气竭，则难治也。用乌雌鸡一头，治如食法，以生地黄一斤，切，饴糖一升，纳腹内缚定，铜器贮，于瓶中蒸五升米熟，取出，食肉饮汁，勿用盐。一月一作，神效。《姚僧坦方》。

黄雌鸡肉

【气味】甘、酸、咸，平，无毒。[《日华》曰]性温。患骨热人勿食。

【主治】伤中消渴，小便数而不禁，肠澼泄痢，补益五脏，续绝伤，疗五劳，益气力。《别录》。治劳劣，添髓补精，助阳气，暖小肠，止泄精，补水气。《日华》。补丈夫阳气，治冷气疾着床者，渐渐食之，良。以光粉、诸石末和饭饲鸡，煮食甚补益。孟诜。治产后虚羸，煮汁煎药服，佳。时珍。

【发明】[时珍曰]黄者土色，雌者坤象，味甘归脾，气温益胃，故所治皆脾胃之病也。丹溪朱氏谓鸡属土者，当指此鸡而发，他鸡不得侔此。

【附方】旧三，新六。水癖水肿。诜曰：腹中水癖水肿，以黄雌鸡一只，如常治净，和赤小豆一升同煮汁饮，日二夜一。时行黄疾。时行发黄，用金色脚黄雌鸡，治如食法，煮熟食之，并饮汁令尽，不过再作。亦可少下盐豉。《肘后方》。消渴饮水。小便数，以黄雌鸡煮汁冷饮，并作羹食肉。《心镜》。下痢禁口。黄肥雌鸡一只，如常为臛，作面馄饨，空心食之。《心镜》。脾虚滑痢。用黄雌鸡一只炙，以盐、醋涂，煮熟食之。《心镜》。脾胃弱乏。人痿黄瘦，黄雌鸡肉五两，白面七两，切肉作馄饨，下五味煮熟，空心食之。日一作，益颜色，补脏腑。《寿亲》。产后虚羸。黄雌鸡一只，去毛，背上开破，入生百合三枚，白粳米半升缝合，入五味汁中煮熟，开腹取百合并饭，和汁作羹食之，并食肉。《圣济》。病后虚汗。伤寒后虚弱，日夜汗出不止，口干心躁。用黄雌鸡一只，去肠胃，治净，麻黄根一两，水七大盏，煮汁三大盏，去滓及鸡，入肉苁蓉酒浸一宿刮净一两，牡蛎煅粉二两，煎取一盏半，一日服尽。《圣惠》。老人噎食。不通，黄雌鸡肉四两，切，茯苓末二两，白面六两，作馎饦，入豉汁煮食，三五服效。《养老书》。

乌骨鸡

【气味】甘，平，无毒。

【主治】补虚劳羸弱，治消渴，中恶鬼击心腹痛，益产妇，治女人崩中带下，一切虚损诸病，大人小儿下痢禁口，并煮食饮汁，亦可捣和丸药。时珍。

【发明】[时珍曰]乌骨鸡，有白毛乌骨者，黑毛乌骨者，斑毛乌骨者，有骨肉俱乌者，肉白骨乌者。但观鸡舌黑者，则肉骨俱乌，入药更良。鸡属木，而骨反乌者，巽变坎也，受水木之精气，故肝肾血分之病宜用之。男用雌，女用雄。妇人方科有乌鸡丸，治妇人百病，煮鸡至烂和药，或并骨研用之。按《太平御览》云：夏侯弘行江陵，逢一大魁引小鬼数百行。弘潜捉末后一小鬼问之。曰：此广州大杀也，持弓戟往荆、扬二州杀人。若中心腹者死，余处犹可救。弘曰：治之有方乎。曰：但杀白乌骨鸡，薄心即瘥。时荆、扬病心腹者甚众，弘用此治之，十愈八九。中恶用乌鸡，自弘始也。此说虽涉迂怪，然其方则神妙，谓非神传不可也。鬼击卒死，用其血涂心下亦效。

【附方】新三。赤白带下。白果、莲肉、江米各五钱，胡椒一钱，为末。乌骨鸡一只，如常治净，装末入腹煮熟，空心食之。遗精白浊。下元虚惫者，用前方食之良。脾虚滑泄。乌骨母鸡一只治净，用豆蔻一两，草果二枚，烧存性，掺入鸡腹内，扎定煮熟，空心食之。

反毛鸡

【主治】反胃。以一只煮烂，去骨，入人参、当归、食盐各半两，再同煮烂，食之至尽。时珍。出《乾坤生意》。

【发明】[时珍曰]反毛鸡，即翻翅鸡也，毛翮皆反生向前。治反胃者，述类之义耳。

泰和老鸡

【气味】甘、辛，热，无毒。

【主治】内托小儿痘疮。时珍。

【发明】[时珍曰]江西泰和、吉水诸县，俗传老鸡能发痘疮，家家畜之，近则五六年，远则一二十年。待痘疮发时，以五味煮烂，与儿食之，甚则加胡椒及桂、附之属。此亦陈文中治痘用木香、异功散之意，取其能助湿热发脓也。风土有宜不宜，不可以为法。

鸡头

【主治】杀鬼，东门上者尤良。《本经》。治蛊，禳恶，辟瘟。时珍。

【发明】[时珍曰]古者正旦，磔雄鸡，祭门户，以辟邪鬼。盖鸡乃阳精，雄者阳之体，头者阳之会，东门者阳之方，以纯阳胜纯阴之义也。《千金》转女成男方中用之，亦取此义也。按应劭《风俗通》云：俗以鸡除门户。鸡乃东方之牲，东方既作，万物触户而出也。《山海经》祠鬼神皆用雄鸡。而今治贼风有鸡头散，治蛊用东门鸡头，治鬼痱用雄鸡血，皆以御死辟恶也。又崔寔《月令》云：十二月，东门磔白鸡头，可以合药。《周礼·鸡人》凡祭祀禳衅，供其鸡牲。注云：禳郊及疆，却灾变也。作宫室器物，取血涂衅隙。《淮南子》曰：鸡头已瘘。此类之推也。

【附方】新一。卒魇死昏。东门上鸡头为末，酒服之。《千金方》。

鸡冠血

【气味】咸，平，无毒。

【主治】乌鸡者，主乳难。《别录》。治目泪不止，日点三次，良。孟诜。亦点暴赤目。时珍。丹鸡者，治白癜风。《日华》。并疗经络间风热。涂颊，治口㖞不正；涂面，治中恶；卒饮之，治缢死欲绝，及小儿卒惊客忤。涂诸疮癣，蜈蚣、蜘蛛毒，马啮疮，百虫入耳。时珍。

【发明】[时珍曰]鸡冠血，用三年老雄者，取其阳气充溢也。风中血脉则口㖞僻，冠血咸而走血透肌，鸡之精华所聚，本乎天者亲上也。丹者阳中之阳，能辟邪，故治中恶、惊忤诸病。乌者阳形阴色，阳中之阴，故治产乳、目泪诸病。其治蜈蚣、蜘蛛诸毒者，鸡食百虫，制之以所畏也。高武《痘疹正宗》云：鸡冠血和酒服，发痘最佳。鸡属巽属风，顶血至清至高，故也。

【附方】旧八，新十一。益助阳气。诜曰：丹雄鸡冠血，和天雄、太阳粉各四分，桂心二分，丸服之。鬼击卒死。乌鸡冠血，沥口中令咽。仍破此鸡搨心下，冷乃弃之道边，妙。《肘后》。卒死寝死。治卒死，或寝卧奄忽而绝，皆是中恶。用雄鸡冠血涂面上，干则再上，仍吹入鼻中，并以灰营死人一周。《肘后》。**卒然忤死**。不能言，用鸡冠血和真珠，丸小豆大。纳三四丸入口中，效。《肘后方》。**卒缢垂死**。心下犹温者，勿断绳。刺鸡冠血滴口中，以安心神。或云：男用雌，女用雄。《肘后》。**小儿卒惊**。似有痛处，不知疾状，用雄鸡冠血少许，滴口中，妙。《谭氏小儿》。**小儿解颅**。丹雄鸡冠上血滴之，以赤芍药末粉之，甚良。《普济》。**阴毒卒痛**。用雄鸡冠血，入热酒中饮之，暖卧取汗。《伤寒蕴要》。**女人阴血**。女人交接违理，血出。用雄鸡冠血涂之。《集验》。**烂弦风眼**。鸡冠血点之，日三五度。《圣惠》。**对口毒疮**。热鸡血频涂之，取散。《皆效方》。**发背痈疽**。用雄鸡冠血滴疽上，血尽再换，不过五六鸡，痛止毒散，数日自愈。《保寿堂方》。**浸淫疮毒**。不早治，周身杀人。以鸡冠血涂之，日四五度。《肘后》。**燥癣作痒**。雄鸡冠血频频涂之。《范汪方》。**马咬成疮**。肿痛，用鸡冠血涂之。駮马用雌鸡，牝马用雄鸡。《肘后方》。**蜈蚣咬疮**。鸡冠血涂之。《钱相公箧中方》。**蜘蛛咬疮**。同上。**中蜈蚣毒**。舌胀出口是也。雄鸡冠血浸舌，并咽之。《青囊杂纂》。**诸虫入耳**。鸡冠血滴入即出。《胜金》。

鸡血

【气味】咸，平，无毒。

【主治】踒折骨痛及痿痹，中恶腹痛，乳难。《别录》。治剥驴马被伤，及马咬人，以热血浸之。白癜风、疬疡风，以雄鸡翅下血涂之。藏器。热血服之，主小儿下血及惊风，解丹毒、蛊毒、鬼排阴毒，安神定志。[时珍曰]《肘后》治惊邪恍惚大方中亦用之。

【附方】旧一，新九。**阴毒**。鸡血冲热酒饮。**鬼排卒死**。用乌雄鸡血涂心下，即苏。《风俗通》。**解百蛊毒**。白鸡血，热饮之。《广记》。**惊风不醒**。白乌骨雄鸡血，抹唇上即醒。《集成》。**缢死未绝**。鸡血涂喉下。《千金》。**黄疸困笃**。用半斤大雄鸡，背上破开，不去毛，带热血合患人胸前，冷则换之。日换数鸡，拔去积毒即愈。此鸡有毒，人不可食，犬亦不食也。唐瑶《经验方》。**筋骨折伤**。急取雄鸡一只刺血，量患人酒量，或一碗，或半碗，和饮，痛立止，神验。《青囊》。**杂物眯目**。不出，以鸡肝血滴少许，即出。《圣惠》。**蚰蜒入耳**。生油调鸡心血，滴入即出。《总录》。**金疮肠出**。以干人屎末抹入，桑皮线缝合，热鸡血涂之。《生生编》。

肝

【气味】甘、苦，温，无毒。[时珍曰]微毒。《内则》云：食鸡去肝，为不利人也。

【主治】起阴。《别录》。补肾。治心腹痛，安漏胎下血，以一具切，和酒五合服之。孟诜。疗风虚目暗。治女人阴蚀疮，切片纳入，引虫出尽，良。时珍。

【附方】新三。**阴痿不起**。用雄鸡肝三具，菟丝子一升，为末，雀卵和丸小豆大。每服一百丸，酒下，日二。《千金》。**肝虚目暗**。老人肝虚目暗，乌雄鸡肝一具切，以豉和米作羹成粥食之。《养老书》。**睡中遗尿**。雄鸡肝、桂心等分，捣丸小豆大。每服一丸，米饮下，日三服。遗精，加白龙骨。

胆

【气味】苦，微寒，无毒。

【主治】目不明，肌疮。《别录》。月蚀疮，绕耳根，日三涂之。孟诜。灯心蘸点胎赤眼，甚良。水化搽痔疮，亦效。时珍。

【附方】新四。**沙石淋沥**。用雄鸡胆干者半两，鸡屎白炒一两，研匀。温酒服一钱，以利为度。《十便良方》。**耳痛疣目**。黑雌鸡胆汁涂之，日三。《圣惠》。**眼热流泪**。五倍子、蔓荆子煎汤洗，后用雄鸡胆点之。《摘玄方》。**尘沙眯目**。鸡胆汁点之。《医说》。

嗉

【主治】小便不禁，及气噎食不消。时珍。

【附方】新三。**气噎不通**。鸡嗉两枚连食，以湿纸包，黄泥固，煅存性，为末，入木香、沉香、丁香末各一钱，枣肉和丸梧子大。每汁下三丸。**小便不禁**。雄鸡喉咙及膍胵，并屎白，等分为末。麦粥清服之。《卫生易简方》。**发背肿毒**。鸡嗉及肫内黄皮，焙研。湿则干掺，干则油调搽之。《医林正宗》。

膍胵里黄皮。一名鸡内金。

【气味】甘，平，无毒。

【主治】泄痢，小便频遗，除热止烦。《别录》。止泄精并尿血，崩中带下，肠风泻血。《日华》。治小儿食疟，疗大人淋漓反胃，消酒积，主喉闭乳蛾，一切口疮，牙疳诸疮。时珍。

【附方】旧二，新十八。**小便遗失**。用鸡膍胵一具，并肠烧存性，酒服。男用雌，女用雄。《集验》。**小便淋沥**。痛不可忍，鸡肫内黄皮五钱，阴干烧存性，作一服，白汤下，立愈。《医林集要》。**膈消饮水**。鸡内金洗晒干、栝楼根炒各五两，为末，糊丸梧桐子大。每服三十丸，温水下，日三。《总录》。**反胃吐食**。鸡膍胵一具，烧存性，酒调服。男用雌，女用雄。《千金》。**消导酒积**。鸡膍胵、干葛为末，等分，面糊丸梧子大。每服五十丸，酒下。《袖珍方》。**禁口痢疾**。鸡内金焙研，乳汁服之。**小儿疟疾**。用鸡膍胵黄皮烧存性，乳服。男用雌，女用雄。《千金》。**喉闭乳蛾**。鸡肫黄皮勿洗，阴干烧末，用竹管吹之即破，愈。《青囊方》。**一切口疮**。鸡内金烧灰傅之，立效。《活幼新书》。**鹅口白疮**。鸡肫黄皮为末，乳服半钱。《子母秘录》。**走马牙疳**。《经验》用鸡肫黄皮不落水者五枚，枯矾五钱，研搽立愈。《心鉴》用鸡肫黄皮，灯上烧存性，入枯矾、黄柏末等分，麝香少许。先以米泔洗漱后，贴之。**阴头疳蚀**。鸡内金不落水拭净，新瓦焙脆，出火毒，为细末。先以米泔水洗疮，乃搽之。亦治口疳。经验方。**谷道生疮**。久不愈，用鸡膍胵烧存性为末，干贴之，如神。《总录》。**脚胫生疮**。雄鸡肫内皮，洗净贴之。一日一易，十日愈。小山《奇方》。**疮口不合**。鸡膍胵皮，日贴之。**发背初起**。用鸡肫黄皮不落水者阴干，临时温水润开贴之。随干随润，不过三五个，即消。《杨氏经验方》。**发背已溃**。用鸡肫黄皮，同绵絮焙末搽之，即愈。**金腮疮蚀**。初生如米豆，久则穿蚀。用鸡内金焙、郁金等分，为末。盐浆漱了贴之。忌米食。《总录》。**小儿疣目**。鸡肫黄皮擦之，自落。《集要》。**鸡骨哽咽**。活鸡一只打死，取出鸡内金洗净，灯草裹，于火上烧存性。竹筒吹入咽内，即消，不可见肉。《摄生方》。

屎白。雄鸡屎乃有白，腊月收之，白鸡乌骨者更良。《素问》作鸡矢。

【气味】微寒，无毒。

【主治】消渴，伤寒寒热。破石淋及转筋，利小便，止遗尿，灭瘢痕。《别录》。治中风失音痰迷。炒服，治小儿客忤蛊毒。治白虎风，贴风痛。《日华》。治贼风、风痹，破血，和黑豆炒，酒浸服之。亦治虫咬毒。藏器。下气，通利大小便，治心腹鼓胀，消癥瘕，疗破伤中风，小儿惊啼。以水淋汁服，解金银毒。以醋和，涂蜈蚣、蚯蚓咬毒。时珍。

【发明】[颂曰]按《素问》云：心腹满，旦食不能暮食，名为鼓胀。治之以鸡屎醴，一剂知，二剂已。王冰注云：本草鸡屎利小便，并不治蛊胀。今方法当用汤渍服之耳。[时珍曰]鼓胀生于湿热，亦有积滞成者。鸡屎能下气消积，通利大小便，故治鼓胀有殊功，此岐伯神方也。醴者，一宿初来之酒醅也。又按《范汪方》云：宋青龙中，司徒吏颜奋女苦风疾，一髀偏痛。一人令穿地作坑，取鸡屎、荆叶然之，安胫入坑熏之，有长虫出，遂愈也。

【附方】旧十四，新三十一。**鸡矢醴**。《普济方》云：治鼓胀，旦食不能暮食。由脾虚不能制水，水反胜土，水谷不运，气不宣流，故令中满，其脉沉实而滑，宜鸡矢醴主之。何大英云：诸腹胀大，皆属于热。精气不得渗入膀胱，别走于府，溢于皮里膜外，故成胀满，小便短涩。鸡矢性寒利小便，诚万金不传之宝也。用腊月干鸡矢白半斤，袋盛，以酒醅一斗，渍七日。温服三杯，日三。或为末，服二钱亦可。《宣明》用鸡矢、桃仁、大黄各一钱，水煎服。《正传》用鸡矢炒研，沸汤淋汁。调木香、槟榔末二钱服。一方：用鸡矢、川芎䓖等分为末，酒糊丸服。**牵牛酒**。治一切肚腹、四肢肿胀，不拘鼓胀、气胀、湿胀、水胀等。有峨嵋一僧，用此治人得效，其人牵牛来谢，故名。用干鸡矢一升炒黄，以酒醅三碗，煮一碗，滤汁饮之。少顷，腹中气大转动，利下，即自脚下皮皱消也。未尽，隔日再作。仍以田螺二枚，滚酒瀹食，后用白粥调理。《积善堂经验方》。**小儿腹胀**。黄瘦，用干鸡矢一两，丁香一钱，为末，蒸饼丸小豆大。每米汤下十丸，日三服。《活幼全书》。**心腹鳖癥**。及宿癥，并卒得癥。以饭饲白雄鸡取粪，同小便于瓦器中熬黄为末，每服方寸匕，温酒服之，日四五服，或杂饭饲之，以消为度，亦佳。《集验方》。**食米成瘕**。好食生米，口中出清水。以鸡矢同白米各半合，炒，为末，以水一钟调服。良久，吐出如米形即瘥。昔慎道恭病此，肌瘦如劳，蜀僧道广处此方而愈。《医说》。**反胃吐食**。以乌骨鸡一只，与水饮四五日，勿与食。将五蒲蛇二条，竹刀切与食。待鸡下粪，取阴干为末，水丸粟米大，每服一分，桃仁汤下。五七服即愈。《证治发明》。**中诸菜毒**。发狂，吐下欲死。用鸡矢烧末，水服方寸匕。《葛氏方》。**石淋疼痛**。鸡矢白，日中半干，炒香为末。以酸浆饮服方寸匕，日二，当下石出。《古今录验》。**小儿血淋**。鸡矢尖白如粉者，炒研，糊丸绿豆大。每服三五丸，酒下。四五服效。**产后遗溺**。不禁，鸡矢烧灰，酒服方寸匕。《产宝》。**转筋入腹**。其人臂脚直，其脉上下行，微弦。用鸡矢为末，水六合，和方寸匕，温服。张仲景方。**中风寒痹**。口噤，不知人。以鸡矢白一升炒黄，入酒三升搅，澄清饮。葛氏。**白虎风痛**。诜曰：铺饭于患处，以丹雄鸡食之。良久，取热粪封之。取讫，使伏于患人床下。**破伤中风**。腰脊反张，牙紧口噤，四肢强直。用鸡矢白一升，大豆五升，和炒黄，以酒沃之，微烹令豆澄下。随量饮，取汗避风。《经验后方》。**产后中风**。口噤瘛疭，角弓反张，黑豆二升半，同鸡矢白一升炒熟，入清酒一升半，浸取一升，入竹沥服，取汗。《产宝》。**角弓反张**。四肢不随，烦乱欲死，鸡矢白一升，清酒五升，捣筛，合扬千遍，乃饮。大人服一升，少小五合，日三服。《肘后》。**小儿口噤**。面赤者属心，白者属肺。用鸡矢白如枣大，绵裹，以水一合煮，分二服。一方：酒研服之。《千金》。**小儿紧唇**。烧鸡矢白，研末傅之。有涎易去。《圣惠》。**小儿惊啼**。鸡矢白烧灰，米饮服二字。《千金方》。**头风痹木**。用腊月乌鸡矢一升，炒黄为末，绢袋盛，渍三升酒中，频频温服令醉。《千金方》。**喉痹肿痛**。鸡矢白含之咽汁。《圣惠》。**牙齿疼痛**。鸡矢白烧末，绵裹咬痛处，立瘥。《经验方》。**鼻血不止**。鸡矢取有白色半截者，烧灰吹之。《唐氏经验方》。**牙齿不生**。不拘大人、小儿。用雄鸡矢、雌鸡矢十五颗焙研，入麝香少许，先以针挑破出血，傅之。年高者不过二十日，年少者十日必生。《普济》但用乌鸡雌雄粪，旧麻鞋底烧存性，等分，入麝香少许，三日夜不住擦，令热为佳。李察院亮卿常用，有效。**耳聋不听**。鸡矢白炒半升，乌豆炒一升，以无灰酒二升，乘热投入服，取汗。耳如鼓鼙勿讶。《外台》。**面目黄疸**。鸡矢白、小豆、秫米各二分，为末，分作三服，水下，当有黄汁出也。《肘后方》。**子死腹中**。雌鸡粪二十一枚，水二升，五合煮之，下米作粥食。《产宝》。**乳妬乳痈**。鸡矢白炒研，酒服方寸匕，三服愈。《产宝》。**乳头破裂**。方同上。**内痈未成**。取伏鸡屎，水和服，即瘥。《千金》。**头疮白秃**。雄鸡屎末，和陈酱、苦酒洗之。《千金》。**消灭瘢痕**。以猪脂三斤，饲乌鸡一只，三日后取矢，同白芷、当归各一两，煎十沸，去滓，入鹰矢白半两调傅。《外台》。**耳中恶疮**。鸡矢白炒研，傅之。《圣惠》。**瘰疬瘘疮**。雄鸡矢烧灰，腊猪脂和，傅之。《千金》。**食金中毒**。已死，取鸡矢半升，水淋取汁一升，饮之，日三。《肘后方》。**缢死未绝**。鸡矢白如枣大，酒半盏和，灌口鼻。《肘后》。**尸脚拆裂**。无冬夏者，鸡屎煮汤，渍半日，取瘥乃止。《千金》。**射工溪毒**。白鸡矢白者二枚，以饧和，涂疮上。《肘后》。**骨疽不合**。骨从孔中出，穿[①]地作坑，口小里大，深三尺。以干鸡屎二升，同艾及荆叶捣碎，入坑内，烧令烟出。以疽口就熏，用衣拥之。勿令泄气。半日当有虫出，甚效。《千金方》。**阴毒腹痛**。鸡粪、乌豆、地肤子各一把，乱发一团，同炒烟起，倾入好酒一碗浸之，去滓热服，即止。《生生编》。**小儿心痛**。白乌鸡屎五钱，晒研，松脂五钱，为末，葱头汁和丸梧子大，黄丹为衣。每醋汤服五丸。忌生冷、硬物，三四日立效。《婴童百问》。

鸡子

【气味】甘，平，无毒。［思邈曰］微寒。畏醇醋。［鼎曰］不宜多食，令人腹中有声，动风气。和葱、蒜食之，气短；同韭子食，成风痛；共鳖肉食，损人；共獭肉食，成遁尸；同兔肉食，成泄痢。妊妇以鸡子、鲤鱼同食，令儿生疮；同糯米食，令儿生虫。［时珍曰］小儿患痘疹，忌食鸡子，及闻煎食之气，令生翳膜。

① 穿：原作“抗”。今据《千金要方》卷二十二“瘭疽”改。

【主治】除热火灼烂疮、痫痓，可作虎魄神物。《别录》。[弘景曰]用欲毈子，黄白混杂者，煮作之，极相似，惟不拾芥尔。又煮白，合银口含，须臾色如金也。镇心，安五脏，止惊安胎，治妊娠天行热疾狂走，男子阴囊湿痒，及开喉声失音。醋煮食之，治赤白久痢，及产后虚痢。光粉[①]同炒干，止疳痢，及妇人阴疮。和豆淋酒服，治贼风麻痹，醋浸令坏，傅疵鼾。作酒，止产后血运，暖水脏，缩小便，止耳鸣。和蜡炒，治耳鸣、聋，及疳痢。《日华》。益气。以浊水煮一枚，连水服之，主产后痢。和蜡煎，止小儿痢。藏器。小儿发热，以白蜜一合，和三颗搅服，立瘥。孟诜。《太平御览》云：正旦吞乌鸡子一枚，可以练形。《岣嵝神书》云：八月晦日夜半，面北吞乌鸡子一枚，有事可隐形。

【发明】[时珍曰]卵白象天，其气清，其性微寒；卵黄象地，其气浑，其性温。卵则兼黄白而用之，其性平。精不足者补之以气，故卵白能清气，治伏热、目赤、咽痛诸疾；形不足者补之以味，故卵黄能补血，治下痢、胎产诸疾；卵则兼理气血，故治上列诸疾也。

【附方】旧八，新二十三。天行不解。已汗者，用新生鸡子五枚，倾盏中，入水一鸡子搅浑，别以水一升煮沸投入，纳少酱啜之，令汗出愈。许仁则方。天行呕逆。食入即吐，鸡子一枚，水煮三五沸，冷水浸少顷，吞之。《外台》。伤寒发狂。烦躁热极，吞生鸡子一枚，效。《食鉴》。三十六黄。《救急方》用鸡子一颗，连壳烧灰，研酢一合和之，温服，鼻中虫出为效。身体极黄者，不过三枚，神效。《外台秘要》。白虎风病。藏器曰：取鸡子揩病处，咒愿，送粪堆头上，不过三次瘥。白虎是粪神，爱吃鸡子也。身面肿满。鸡子黄白相和，涂肿处。干再上。《肘后方》。年深哮喘。鸡子略敲损，浸尿缸中三四日，煮食，能去风痰。《集成》。心气作痛。鸡子一枚打破，醋二合调服。《肘后》。小儿疳痢。肚胀，用鸡子一个开孔，入巴豆一粒去皮，轻粉一钱，用纸五十重裹，于饭上蒸三度，放冷去壳研，入麝香少许，糊和丸米粒大。食后温汤下二丸至三丸。《经验方》。预解痘毒。保和方用鸡卵一枚，活地龙一条入卵内，饭上蒸熟，去地龙，与儿食，每岁立春日食一枚，终身不出痘也。李氏用鸡卵一枚，童便浸七日，水煮食之，永不出痘。李捷用头生鸡子三五枚，浸厕坑内五七日，取出煮熟与食，数日再食一枚，永不出痘。徐都司得于浙人之方。痘疮赤瘢。鸡子一个，酒醅浸七日，白僵蚕二七枚，捣末，和匀，揩赤涂之，甚效。《圣惠》。雀卵面疱。鸡卵醋浸坏，取出傅之。《圣惠》。妊娠时疾。令胎不伤，以鸡子七枚，纳井中令冷，取出打破吞之。《子母秘录》。病欲去胎。鸡子一枚，入盐三指撮，服。《张文仲方》。胎动下血。藏器曰：鸡子二枚打破，以白粉和稀食之。子死腹中。用三家鸡卵各一枚，三家盐各一撮，三家水各一升，同煮，令妇东向饮之。《千金方》。产后血多。不止，乌鸡子三枚，醋半升，酒二升，和搅，煮取一升，分四服。《拾遗》。产后心痛。鸡子煮酒食，即安。《备急方》。产后口干。舌缩，用鸡子一枚打破，水一盏搅服。《经验后方》。妇人白带。用酒及艾叶煮鸡卵，日日食之。《袖

① 光粉：药名。即粉锡的别名。

珍方》。**头风白屑**。新下乌鸡子三枚，沸汤五升搅，作三度沐之，甚良。《集验》。**腋下胡臭**。鸡子两枚，煮熟去壳，热夹，待冷，弃之三叉路口，勿回顾。如此三次效。《肘后方》。**乳石发渴**。水浸鸡子，取清生服，甚良。《总录》。**解野葛毒**。已死者，以物开口后，灌鸡子三枚。须臾吐出野葛，乃苏。《肘后》。**胡蔓草毒**。即断肠草，一叶入口，百窍流血。惟急取凤凰胎，即鸡卵抱未成雏者，已成者不用，研烂，和麻油灌之。吐出毒物乃生，少迟即死。《岭南卫生方》。**痈疽发背**。初作及经十日以上，肿赤焮热，日夜疼痛，百药不效者。用毈鸡子一枚，新狗屎如鸡子大，搅匀，微火熬令稀稠得所，捻作饼子，于肿头上贴之，以帛包抹，时时看视，觉饼热即易，勿令转动及歇气，经一宿定。如日多者，三日贴之，一日一易，至瘥乃止。此方秽恶，不可施之贵人。一切诸方皆不能及，但可备择而已。《千金方》。**蛛蝎蛇伤**。鸡子一个，轻敲小孔合之，立瘥。《兵部手集》。**蠼螋尿疮**。同上法。**身体发热**。不拘大人、小儿，用鸡卵三枚，白蜜一合和服，立瘥。《普济方》。

卵白

【气味】甘，微寒，无毒。

【主治】目热赤痛，除心下伏热，止烦满咳逆，小儿下泄。妇人产难，胞衣不出，并生吞之。醋浸一宿，疗黄疸，破大烦热。《别录》。产后血闭不下，取白一枚，入醋一半搅服。藏器。和赤小豆末，涂一切热毒、丹肿、腮痛，神效。冬月以新生者酒渍之，密封七日取出，每夜涂面，去䵟䵳䵴疱，令人悦色。时珍。

【发明】［宗奭曰］产后血运，身痉直，口、目向上牵急，不知人。取鸡子一枚，去壳分清，以荆芥末二钱调服即安，甚敏捷，乌鸡子尤善。

【附方】旧四，新六。**时行发黄**。醋、酒浸鸡子一宿，吞其白数枚。《肘后方》。**下痢赤白**。生鸡子一个，取白摊连纸上日干，折作四重，包肥乌梅十个，安熨斗中，以白炭烧存性，取出碗覆，冷定研末，入水银粉少许，和匀。大人分二服，小儿三服，空心井花水调下。如觉微利，不须再服。《证类》。**蛔虫攻心**。口吐清水，以鸡子一枚去黄，纳好漆入鸡子壳中和合。仰头吞之，虫即出也。《古今录验》。**五种遁尸**。其状腹胀，气急冲心，或磥磈踊起，或牵腰脊。以鸡卵白七枚，顿吞之，良。《千金方》。**咽塞鼻疮**。及干呕头痛，食不下。用鸡子一枚，开一窍，去黄留白，着米酢，煻火顿沸，取下更顿，如此三次。乘热饮之，不过一二度即愈。《广济方》。**面生疱疮**。鸡子，以三岁苦酒浸之三宿，待软，取白涂之。《肘后》。**汤火烧灼**。鸡子清和酒调洗，勤洗即易生肌。忌发物。或主傅之亦可。经验秘方。**头发垢脏**。鸡子白涂之，少顷洗去，光泽不燥。濒湖。**面黑令白**。鸡子三枚，酒浸，密封四七日。每夜以白傅面，如雪白也。《普济》。**涂面驻颜**。鸡子一枚，开孔去黄留白，入金华胭脂及硇砂少许，纸封，与鸡抱之，俟别卵抱出，干以涂面。洗之不落，半年尚红也。《普济》。

卵黄

【气味】甘，温，无毒。

【主治】醋煮，治产后虚痢，小儿发热。煎食，除烦热。炼过，治呕逆。和常山末为丸，竹叶汤服，治久疟。《药性》。炒取油，和粉傅头疮。《日华》。卒干呕者，生吞数枚，良。小便不通者，亦生吞之，数次效。补阴血，解热毒，治下痢，甚验。时珍。

【发明】［时珍曰］鸡子黄，气味俱厚，阴中之阴，故能补形。昔人谓其与阿胶同功，正此意也。其治呕逆诸疮，则取其除热引虫而已。［颂曰］鸡子入药最多，而发煎方特奇。刘禹锡《传信方》云：乱发鸡子膏，治孩子热疮。用鸡子五枚煮熟，去白取黄，乱发如鸡子大，相和，于铁铫中炭火熬之。初甚干，少顷即发焦，乃有液出。旋取置碗中，以液尽为度。取涂疮上，即以苦参末粉之。顷在武陵生子，蓐内便有热疮，涂诸药无益，而日益剧，蔓延半身，昼夜号啼，不乳不睡。因阅本草《发髲》条云：合鸡子黄煎之，消为水，疗小儿惊热、下痢。注云：俗中妪母为小儿作鸡子煎，用发杂熬之，良久得汁，与小儿服，去痰热，主百病。又《鸡子》条云：疗火疮。因是用之，果如神效也。

【附方】旧三，新十一。赤白下痢。鸡卵一枚，取黄去白，入胡粉满壳，烧存性。以酒服一钱匕。《葛氏方》。妊娠下痢。绞痛，用乌鸡子一枚，开孔去白留黄，入黄丹一钱在内，厚纸裹定，泥固煨干，为末。每服三钱，米饮下。一服愈者是男，两服愈者是女。《三因方》。子死腹中。鸡子黄一枚，姜汁一合，和服，当下。小肠疝气。鸡子黄搅，温水服之。三服效。小儿痫疾。鸡子黄和乳汁搅服。不过三两枚，自定。《普济》。小儿头疮。煮熟鸡子黄，炒令油出，以麻油、腻粉搽之。《事林广记》。鼠瘘已溃。鸡卵一枚，米下蒸半日，取黄熬令黑。先拭疮令干，以药纳孔中，三度即愈。《千金方》。脚上臭疮。熟鸡子黄一个，黄蜡一钱，煎油涂之。汤火伤疮。熟鸡子十个，取黄炒取油，入腻粉十文，搅匀，扫上，三五日永除瘢痕。《集验方》。杖疮已破。鸡子黄熬油搽之，甚效。《唐瑶经验方》。天泡水疮。方同上。消灭瘢痕。鸡子五七枚煮熟，取黄炒黑，拭涂，日三。久久自灭。《圣惠方》。妊娠胎漏。血下不止，血尽则子死。用鸡子黄十四枚，以好酒二升，煮如饧服之。未瘥再作，以瘥为度。《普济方》。耳疳出汁。鸡子黄炒油涂之，甚妙。《谈野翁方》。

【按语】《纲目》以鸡为本药正名，包括鸡的各种不同品种与鸡的不同用药部位。《中药学》仅收入鸡内金，作为消食药。本品为雉科动物家鸡的干燥沙囊内壁。

寒号虫《开宝》

肉

【气味】甘，温，无毒。

【主治】食之，补益人。汪颖。

五灵脂

【气味】甘，温，无毒。恶人参，损人。

【主治】心腹冷气，小儿五疳，辟疫，治肠风，通利气脉，女子血闭。《开宝》。疗伤冷积聚。苏颂。凡血崩过多者，半炒半生，酒服，能行血止血。治血气刺痛甚效。震亨。止妇人经水过多，赤带不绝，胎前产后血气诸痛，男女一切心腹、胁肋、少腹诸痛，疝痛，血痢肠风腹痛，身体血痹刺痛，肝疟发寒热，反胃消渴，及痰涎挟血成窠，血贯瞳子，血凝齿痛，重舌，小儿惊风，五痫癫疾，杀虫，解药毒，及蛇、蝎、蜈蚣伤。时珍。

【发明】［宗奭曰］五灵脂引经有功，

不能生血,此物入肝最速也。尝有人病目中翳,往来不定,此乃血所病也。肝受血则能视,目病不治血,为背理也。用五灵脂之药而愈。又有人被毒蛇所伤,良久昏愦。一老僧以酒调药二钱灌之,遂苏。仍以滓傅咬处,少顷复灌二钱,其苦皆去。问之,乃五灵脂一两,雄黄半两,同为末耳。其后有中蛇毒者,用之咸效。[时珍曰]五灵脂,足厥阴肝经药也。气味俱厚,阴中之阴,故入血分。肝主血,诸痛皆属于木,诸虫皆生于风。故此药能治血病,散血和血而止诸痛。治惊痫,除疟痢,消积化痰,疗疳杀虫,治血痹、血眼诸症,皆属肝经也。失笑散,不独治妇人心痛血痛,凡男女老幼,一切心腹、胁肋、少腹痛,疝气,并胎前产后,血气作痛,及血崩经溢,百药不效者,俱能奏功,屡用屡验,真近世神方也。又案李仲南云:五灵脂治崩中,非止治血之药,乃去风之剂。风,动物也。冲任经虚,被风伤袭营血,以致崩中暴下,与荆芥、防风治崩义同。方悟古人识见,深奥如此。此亦一说,但未及肝血虚滞,亦自生风之意。

【附方】旧六,新三十一。**失笑散**。治男女老少,心痛腹痛,少腹痛,小肠疝气,诸药不效者,能行能止,妇人妊娠心痛,及产后心痛、少腹痛、血气痛尤妙。用五灵脂、蒲黄等分,研末。先以醋二杯调末,熬成膏,入水一盏,煎至七分,连药热服。未止再服。一方以酒代醋。一方以醋糊和丸,童尿、酒服。《和剂局方》。**紫金丸**。治产后恶露不快,腰痛,小腹如刺,时作寒热,头痛,不思饮食。又治久有瘀血,月水不调,黄瘦不食。亦疗心痛,功与失笑散同。以五灵脂水淘净炒末一两,以好米醋调希,慢火熬膏,入真蒲黄末和丸龙眼大。每服一丸,以水与童子小便各半盏,煎至七分,温服,少顷再服,恶露即下。血块经闭者,酒磨服之。《杨氏产乳》。**灵脂散**。治丈夫脾积气痛,妇人血崩诸痛。飞过五灵脂炒烟尽,研末。每服一钱,温酒调下。此药气恶难吃,烧存性乃妙也。或以酒、水、童尿煎服,名抽刀散,治产后心腹、胁肋、腰胯痛,能散恶血。如心烦口渴者,加炒蒲黄减半,霹雳酒下。肠风下血者,煎乌梅、柏叶汤下。中风麻痹痛者,加草乌半钱,同童尿、水酒煎服。《永类钤方》。**产后血运**。治产妇血运,不知人事。用五灵脂二两,半生半炒,为末。每服一钱,白水调下。如口噤者,斡开灌之,入喉即愈。《图经》。**产后腹痛**。五灵脂、香附、桃仁等分研末,醋糊丸,服一百丸。或用五灵脂末,神曲糊丸,白术、陈皮汤下。丹溪方。**儿枕作痛**。五灵脂慢炒,研末。酒服二钱。《产宝》。**血气刺痛**。五灵脂生研三钱,酒一盏煎沸,热服。《灵苑方》。**卒暴心痛**。五灵脂炒一钱半,干姜炮三分,为末。热酒服,立愈。《事林广记》。**心脾虫痛**。不拘男女。用五灵脂、槟榔等分,为末,水煎石菖蒲调服三钱。先嚼猪肉一二片。《海上仙方》。**小儿蛔痛**。五灵脂末二钱,灵矾火飞半钱。每服一钱,水一盏,煎五分,温服。当吐虫出,愈。阎孝忠《集效方》。**经血不止**。五灵脂炒烟尽,研。每服二钱,当归两片,酒一盏,煎六分,热服。三五度取效。《经效方》。**血崩不止**。颂曰:用五灵脂十两,研末,水五碗,煎三碗,去滓,澄清,再煎为膏,入神曲末二两,和丸梧子大。每服二十丸,空心温酒下,便止,极效。《集要》用五灵脂烧研,以铁秤锤烧红淬酒,调服。以效为度。**胎衣不下**。恶血冲心,用五灵脂半生半炒,研末。每服二钱,温酒下。《产宝》。**子肠脱出**。五灵脂烧烟熏之。先以盐汤洗净。危氏。**吐血呕血**。五灵脂一两,芦荟三钱,研末,滴水丸芡子大,每浆水化服二丸。又治血妄行入胃,吐血不止。五灵脂一两,黄芪半两,为末。新汲水服二钱。**吐逆不止**。不拘男女,连日粥饮汤药不能下者,即效。五灵脂治净为末,狗胆汁和丸芡子大。每服一丸,煎生姜酒磨化,猛口热吞,不得漱口,急将温粥少许压之。《经验》。**化食消气**。五灵脂一两,木香半两,巴豆四十枚煨熟去油,为末,糊丸绿豆大。每白汤下五丸。《普济方》。**久疟不止**。或一日一发,或一日二三发,或二三日一发。用五灵脂、头垢各一钱,古城石灰二钱,研末,饭丸皂子大。每服一丸,五更无根水下即止,神效方也。《海上》。**消渴饮水**。竹笼散:用五灵脂、黑豆去皮,等分,为末。每服三钱,冬瓜皮汤下,无皮用叶亦可,日二服。不可更服热药,宜八味丸去附子,加五味子。若小渴者,二三服即止。《保命集》。**中风瘫缓**。追魂散:用五灵脂研末,以水飞去上面黑浊、下面沙石,研末。每服二钱,热酒调下,日一服。继服小续命汤。《奇效方》。**手足冷麻**。寇曰:风冷,气血闭,手足身体疼痛冷麻,五灵脂二两,没药一两,乳香半两,川乌头一两半,炮去皮,为末,滴水丸如弹子大。每用一丸,生姜温酒磨服。《本草衍义》。**骨折肿痛**。五灵脂、白及各一两,乳香、没药各三钱,为末,熟水同香油调,涂患处。《乾坤秘韫》。**损伤接骨**。五灵脂一两,茴香一钱,为末。先以乳香末于极痛处傅上,以小黄米粥涂之。乃掺二末于粥上,帛裹,木牌子夹定,二五日效。《儒门事亲》。**五疳潮热**。肚胀发焦。不可用大黄、黄芩,损伤胃气,恐生别症。五灵脂水飞一两,胡黄连五钱,为末,雄猪胆汁丸黍米大。每服一二十丸,米饮下。《全幼心鉴》。**咳嗽肺胀**。皱肺丸:用五灵脂二两,胡桃仁八个,柏子仁半两,研匀,滴水和丸小豆大。每服二十丸,甘草汤下。《普济》。**痰血凝结**。紫芝丸:用五灵脂水飞、半夏汤泡,等分为末,姜汁浸蒸饼丸梧子大。每饮下二十丸。《百一方》。**酒积黄肿**。五灵脂末一两,入麝香少许,饭丸小豆大。每米饮下一丸。《普济方》。**目生浮翳**。五灵脂、海螵蛸各等分,为细末。熟猪肝日蘸食。《明目经验方》。**重舌胀痛**。五灵脂一两,淘净为末,煎米醋漱。《经验良方》。**恶血齿痛**。五灵脂末,米醋煎汁,含咽。《直指方》。**血痣溃血**。一人旧有一痣,偶抓破,血出一线,七日不止,欲死。或用五灵脂末掺上,即止也。杨拱《医方摘要》。**血溃怪病**。凡人目中白珠浑黑,视物如常,毛发坚直如铁条,能饮食而不语如醉,名曰血溃。以五灵脂为末,汤服二钱,即愈。夏子益《奇疾方》。**大风疮癞**。油调五灵脂末,涂之。《摘玄方》。**虫虺螫蠚**。凡蜈蚣、蛇、蝎毒虫伤,以五灵脂末涂之,立愈。《金匮钩玄》。**毒蛇伤螫**。

【按语】《纲目》以寒号虫为本药正名,屎名五灵脂。《中药学》以五灵脂为名,作为活血化瘀药中之活血止痛药。本品为鼯鼠科动物复齿鼯鼠的干燥粪便。

本草纲目

兽部

豕《本经》

豭猪肉

【气味】酸，冷，无毒。凡猪肉：苦，微寒，有小毒。江猪肉：酸，平，有小毒。豚肉：辛，平，有小毒。［《别录》曰］豭猪肉治病。凡猪肉能闭血脉，弱筋骨，虚人肌，不可久食，病人金疮者尤甚。［思邈曰］凡猪肉久食，令人少子精，发宿病。豚肉久食，令人遍体筋肉碎痛乏气。江猪多食，令人体重。作脯，少有腥气。［诜曰］久食杀药，动风发疾。伤寒、疟、痢、痰痼、痔漏诸疾，食之必再发。［时珍曰］北猪味薄，煮之汁清。南猪味厚，煮之汁浓，毒尤甚。入药用纯黑豭猪。凡白猪、花猪、豥猪、牝猪、病猪、黄膘猪、米猪，并不可食。黄膘煮之汁黄，米猪肉中有米。《说文》"豕食于星下则生息米"，《周礼》"豕盲视而交睫者腥"，皆指此也。反乌梅、桔梗、黄连、胡黄连，犯之令人泻利；反苍耳，令人动风。合生姜食，生面䵟发风；合荞麦食，落毛发，患风病；合葵菜食，少气；合百花菜、吴茱萸食，发痔疾；合胡荽食，烂人脐；合牛肉食，生虫；合羊肝、鸡子、鲫鱼、豆黄食，滞气；合龟、鳖肉食，伤人。凡煮猪肉，得皂荚子、桑白皮、高良姜、黄蜡，不发风气；得旧篱篾易熟也。

【主治】疗狂病久不愈。《别录》。压丹石，解热毒，宜肥热人食之。《拾遗》。补肾气虚竭。《千金》。疗水银风，并中土坑恶气。《日华》。

【发明】［时珍曰］按钱乙治小儿疳病麝香丸，以猪胆和丸，猪肝汤服。疳渴者，以猪肉汤或焊猪汤服。其意盖以猪属水而气寒，能去火热耶。［弘景曰］猪为用最多，惟肉不宜多食，令人暴肥，盖虚风所致也。［震亨曰］猪肉补气，世俗以为补阴，误矣，惟补阳尔。今之虚损者，不在阳而在阴。以肉补阴，是以火济水。盖肉性入胃便作湿热，热生痰，痰生则气不降而诸证作矣。谚云：猪不姜，食之发大风，中年气血衰，面发黑䵟也。［韩悉曰］凡肉有补，惟猪肉无补，人习之化也。

【附方】旧五，新十五。**禁口痢疾**。腊肉脯煨熟食之，妙。李楼《奇方》。**小儿刮肠**。痢疾，禁口闭目至重者。精猪肉一两，薄切炙香，以腻粉末半钱，铺上令食，或置鼻头闻香，自然要食也。《活幼口议》。**上气咳嗽**。烦满。用猪肉切作䭔子，猪脂煎熟食之。《心镜》。**浮肿胀满**。不食。用猪脊肉一双，切作生，以蒜、薤食之。《心镜》。**身肿攻心**。用生猪肉以浆水洗，压干切脍，蒜、薤啖之，一日二次，下气去风，乃外国方也。《张文仲方》。**破伤风肿**。新杀猪肉，乘热割片，贴患处。连换三片，其肿立消。《简便》。**白虎风病**。用猪肉三串，以大麻子一合，酒半盏相和，口含噀上。将肉擘向病处，咒曰："相州张如意、张得兴，是汝白虎本师，急出。"乃安肉于床下，瘥则送于路，神验。《近效》。**风狂歌笑**。行走不休，用豭猪肉一斤，煮熟切脍，和酱、醋食。或羹、粥、炒，任服之。《食医心镜》。**解丹石毒**。发热困笃，用肥猪肉五斤，葱、薤各半斤，煮食或作臛食。必腹鸣毒下，以水淘之，沙石尽则愈。《千金翼》。**解钟乳毒**。下利不止，食猪肉则愈。《千金翼》。**服石英法**。白石英一大两，袋盛，水三斗，煎四升，去石。以猪肉一斤，盐豉煮食。十日一作。同上。**伤损不食**。凡打扑伤损，三五日水食不入口者。用生猪肉二大钱，打烂，温水洗去血水，再擂烂，以阴阳汤打和。以半钱用鸡毛送入咽内，却以阴阳汤灌下之。其食虫闻香窦[1]开瘀血而上，胸中自然开解。此乃损血凝聚心间，虫食血饱，他物虫不来探故也。谓之骗通之法。邵氏。**打伤青肿**。炙猪肉搨之。《千金》。**小儿重舌**。取三家屠肉，切指大，摩舌上，儿立啼。《千金方》。**小儿痘疮**。猪肉煮汁洗方。《谭氏方》。**小儿火丹**。猪肉切片贴之。**漆疮作痒**。宜啖猪肉，嚼穄谷涂之。《千金》。**男女阴蚀**。肥猪肉煮汁洗，不过三十斤瘥。《千金方》。**山行辟蛭**。山中草木上，有石蛭着人足，则穿肌入肉中，害人。但以腊猪膏和盐涂足胫趾，即不着人也。《千金方》。**竹刺入肉**。多年熏肉，切片包裹之，即出。《救急方》。

脂膏

【气味】甘，微寒，无毒。反乌梅、梅子。

【主治】煎膏药，解斑蝥、芫青毒。《别录》。解地胆、亭长、野葛、硫黄毒，诸肝毒，利肠胃，通小便，除五疸水肿，生毛发。时珍。破冷结，散宿血。孙思邈。利血脉，散风热，润肺。入膏药，主诸疮。苏颂。杀虫，治皮肤风，涂恶疮。《日华》。治痈疽。苏恭。悦皮肤。作手膏，不皲裂。陶弘景。胎产衣不下，以酒多服，佳。徐之才。鬐膏：生发悦面。《别录》。

【附方】旧五，新二十八。**伤寒时气**。猪膏如弹丸，温水化服，日三次。《肘后方》。谷疸、酒疸、黑疸、女劳疸，黄汗如黄柏汁。用猪脂一斤，温热服，日三，当利乃愈。《肘后方》。**赤白带下**。炼猪脂三合，酒五合，煎沸顿服。《千金方》。**小便不通**。猪脂一斤，水二升，煎三沸，饮之立通。《千金方》。**关格闭塞**。猪脂、姜汁各二升，微火煎至二升，下酒五合，和煎分服。《千金》。**痘疮便秘**。四五日，用肥猪膘一块，水煮熟，切如豆大，与食。自然脏腑滋润，痂疕易落，无损于儿。《陈文中方》。**卒中五尸**。仲景用猪脂一鸡子，苦酒一升，煮沸灌之。《肘后方》。**中诸肝毒**。猪膏顿服一升。《千金方》。**食发成瘕**。心腹作痛，咽间如有虫上下，嗜食与油者是也。用猪脂二升，酒三升，煮三沸服，日三次。**上气咳嗽**。猪肪四两，煮百沸以来，切，和酱、醋食之。《心镜》。**肺热暴喑**。猪脂油一斤炼过，入白蜜一斤，再炼少顷，滤净冷定。不时挑服一匙，即愈。无疾常服，亦润肺。万氏方。**小儿噤风**。小儿百日内风噤，口中有物如蜗牛，或如黄头白虫者。薄猪肪擦之即消。《圣惠方》。**小儿蛔病**。羸瘦，猪膏服之。《千金方》。**产后虚汗**。猪膏、姜汁、白蜜各一升，酒五合，煎五上五下。每服方寸匕。《千金翼》。**胞衣不下**。猪脂一两，水一盏，煎五七沸，服之当下。《圣惠方》。**吹奶寒热**。用猪肪冷水浸搨，热即易之，立效。《子母秘录》。**发落不生**。以酢泔洗净，布揩令热。以腊猪脂，入生铁煮三沸，涂之遍生。《千金翼》。**冬月唇裂**。炼过猪脂，日日涂之。《十便良方》。**热毒攻手**。肿痛欲脱，猪膏和羊屎涂之。《外台》。**手足皴破**。猪脂着热酒中洗之。《千金方》。**代指疼痛**。猪膏和白墡土傅之。《小品方》。**口疮塞咽**。用猪膏、白蜜各一斤，黄连末一两，合煎取汁熬稠，每服枣许，日五服。《千金》。**疥**

---

[1] 窦：gòng，音贡，义指从内向外钻或顶。

疮有虫。猪膏煎芫花，涂之。《肘后》。鼠瘘瘰疬。用猪膏淹生地黄，煎六七沸，涂之。漏疮不合。以纸纴粘腊猪脂纳疮中，日五夜三。《千金翼》。漆疮作痒。猪膏频涂之。《千金》。咽喉骨哽。吞猪膏一团，不瘥更吞之。《千金方》。身面疣目。以猪脂揩之，令血出少许，神验不可加。《千金》。误吞针钉。猪脂多食令饱，自然裹出。《普济方》。杂物入目。猪脂煮，取水面如油者，仰卧去枕点鼻中，不过数度，与物俱出。《圣惠方》。蜈蚣入耳。炙猪肪掩耳，自出。梅师。虫蚁入耳。方法同上。发背发乳。猪脂切片，冷水浸贴。日易四五十片，甚妙。《救急方》。

髓

【气味】甘，寒，无毒。

【主治】扑损恶疮。颂。涂小儿解颅、头疮，及脐肿、眉疮、瘑疥。服之，补骨髓，益虚劳。时珍。

【发明】［时珍曰］按丹溪治虚损补阴丸，多用猪脊髓和丸。取其通肾命，以骨入骨，以髓补髓也。

【附方】新七。骨蒸劳伤。猪脊髓一条，猪胆汁一枚，童便一盏，柴胡、前胡、胡黄连、乌梅各一钱，韭白七根，同煎七分，温服。不过三服，其效如神。《瑞竹堂方》。小儿解颅。猪牙车骨煎取髓，傅，日三。《千金方》。小儿脐肿。猪颊车髓十二铢，杏仁半两，研傅。《千金》。小儿眉疮。猪颈骨髓六七枚，白胶香二钱，同入铜器熬稠，待冷为末，麻油调涂。小儿瘑疮。猪牙车骨年久者捶碎，炙令髓出，热取涂之。《小品》。小儿头疮。猪胴骨中髓，和腻粉成剂，火中煨香，研末。先温盐水洗净，敷之。亦治肥疮出汁。《普济方》。小儿痱疮。方同上。

血

【气味】咸，平，无毒。［思邈曰］涩，平。［时珍曰］服地黄、何首乌诸补药者忌之，云能损阳也。同黄豆食，滞气。

【主治】生血：疗贲豚暴气，及海外瘴气。《日华》。中风绝伤，头风眩运及淋沥。苏恭。卒下血不止，清酒和炒，食之。思邈。清油炒食，治嘈杂有虫。时珍。压丹石，解诸毒。吴瑞。

【发明】［时珍曰］按陈自明云：妇人嘈杂，皆血液、泪、汗变而为痰，或言是血嘈，多以猪血炒食而愈，盖以血导血归原之意尔。此固一说，然亦有蛔虫作嘈杂者，虫得血腥则饱而伏也。

【附方】新五。交接阴毒。腹痛欲死，豭猪血乘热和酒饮之。《肘后》。中满腹胀。旦食不能暮食，用不着盐水猪血，漉去水，晒干为末，酒服取泄，甚效。李楼《奇方》。杖疮血出。猪血一升，石灰七升，和剂烧灰，再以水和丸，又烧，凡三次，为末敷之效。《外台》。中射罔毒。猪血饮之即解。《肘后》。蜈蚣入腹。猪血灌之。或饱食，少顷饮桐油，当吐出。

心血

【主治】调朱砂末服，治惊痫癫疾。吴瑞。治卒恶死及痘疮倒靥。时珍。

【发明】［时珍曰］古方治惊风癫痫痘疾，多用猪心血，盖以心归心，以血导血之意。用尾血者，取其动而不息也。猪为水畜，其血性寒而能解毒制阳故也。韩飞霞云：猪心血能引药入本经，实非其补。沈存中云：猪血得龙脑直入心经，是矣。

【附方】新三。心病邪热。蕊珠丸：

用猪心血一个，靛花末一匙，朱砂末一两，同研，丸梧子大。每酒服二十丸。《奇效》。痘疮黑陷。腊月收豮猪心血，瓶干之，每用一钱，入龙脑少许，研匀酒服。须臾红活，神效。无干血，用生血。《沈存中方》。妇人催生。开骨膏：用猪心血和乳香末，丸梧子大，朱砂为衣。面东酒吞一丸，未下再服。《妇人良方》。

心

【气味】甘、咸，平，无毒。［颂曰］多食，耗心气，不可合吴茱萸食。

【主治】惊邪忧恚。《别录》。虚悸气逆，妇人产后中风，血气惊恐。思邈。补血不足，虚劣。苏颂。五脏：主小儿惊痫，出汗。苏恭。

【发明】［刘完素曰］猪，水畜也，故心可以镇恍惚。

【附方】旧一，新三。心虚自汗。不睡者。用豮猪心一个，带血破开，入人参、当归各二两，煮熟去药食之。不过数服即愈。《证治要诀》。心虚嗽血。沉香末一钱，半夏七枚，入猪心中，以小便湿纸包，煨熟，去半夏食之。《证治要诀》。产后风邪。心虚惊悸，用猪心一枚，五味、豉汁煮食之。《心镜》。急心疼痛。猪心一枚，每岁入胡椒一粒，同盐、酒煮食。

肝

【气味】苦，温，无毒。［时珍曰］饵药人不可食之。合鱼鲙食，生痈疽；合鲤鱼肠、子食，伤人神；合鹌鹑食，生面皯。《延寿书》云：猪临杀，惊气入心，绝气归肝，俱不可多食，必伤人。

【主治】小儿惊痫。苏恭。切作生，以姜、醋食，主脚气，当微泄。若先利，即勿服。藏器。治冷劳脏虚，冷泄久滑，赤白带下，以一叶薄批，揾着诃子末炙之，再揾再炙，尽末半两，空腹细嚼，陈米饮送下。苏颂。补肝明目，疗肝虚浮肿。时珍。

【发明】［时珍曰］肝主藏血，故诸血病用为向导入肝。《千金翼》治痢疾有猪肝丸，治脱肛有猪肝散，诸眼目方多有猪肝散，皆此意也。

【附方】旧六，新八。休息痢疾。豮猪肝一具切片，杏仁炒一两，于净锅内，一重肝，一重杏仁，入童子小便二升，文火煎干。取食，日一次。《千金》。浮肿胀满。不下食，猪肝一具洗切，着葱、豉、姜、椒炙食之。或单煮羹亦可。《心镜》。身面卒肿。生猪肝一具细切，醋洗，入蒜、醋食之。勿用盐。肿自足起。方法同上。风毒脚气。猪肝作生脍，食之取利。水肿溲涩。猪肝尖三块，绿豆四撮，陈仓米一合，同水煮粥食，毒从小便出也。中蛊腹痛。支太医秘方：以猪肝一具，蜜一升，共煎，分二十服，或为丸服。《肘后》。食即汗出。乃脾胃虚也。猪肝一斤薄切，瓦上曝干为末，煮白粥，布绞汁，和，众手丸梧子大。空心饮下五十丸，日五。《心镜》。目难远视。肝虚也。猪肝一具，细切，去皮膜，葱白一握，用豉汁作羹，待熟，下鸡子三个，食之。《普济方》。肝热目赤。碜痛，用猪肝一具薄切，水洗净，以五味食之。《食医心镜》。牙疳危急。猪肝一具煮熟，蘸赤芍药末任意食之。后服平胃散二三贴，即效。《节要》。女人阴痒。炙猪肝纳入，当有虫出。《肘后》。打击青肿。炙猪肝贴之。《千金》。急劳瘦悴。日晚即寒热，惊悸烦渴，用豮猪肝一具，切丝，生甘草末十五两，于铛中布肝一重，掺甘草一重，以尽为度，取童便五升，文武火煮干，捣烂，众手丸梧子大。每空心米饮下二十丸，渐加至三十丸。《圣惠方》。

脾

【气味】涩，平，无毒。[时珍曰]诸兽脾味如泥，其属土也可验。[思邈曰]凡六畜脾，人一生莫食之。

【主治】脾胃虚热，同陈橘红、人参、生姜、葱白，陈米煮羹食之。苏颂。

【附方】新二。脾积痞块。猪脾七个，每个用新针一个刺烂，以皮硝一钱擦之，七个并同，以瓷器盛七日，铁器焙干。又用水红花子七钱，同捣为末，以无灰酒空心调下。一年以下者，一服可愈；五年以下者，二服；十年以下者，三服。《保寿堂方》。疟发无时。胡椒、吴茱萸、高良姜各二钱，为末，以猪脾一条，作脍炒熟，一半滚药，一半不滚，以墨记定，并作馄饨煮熟。有药者吞之，无药者嚼下，一服效。《卫生家宝方》。

肺

【气味】甘，微寒，无毒。[颂曰]得大麻仁良。不与白花菜合食，令人气滞，发霍乱。八月和饴食，至冬发疽。

【主治】补肺。苏颂。疗肺虚咳嗽，以一具竹刀切片，麻油炒熟，同粥食。又治肺虚嗽血，煮，蘸薏苡仁末食之。时珍。出《要诀》诸方。

肾

【气味】咸，冷，无毒。[思邈曰]平。[《日华》曰]虽补肾，而久食令人少子。[诜曰]久食令人伤肾。[颂曰]冬月不可食，损人真气，兼发虚壅。

【主治】理肾气，通膀胱。《别录》。补膀胱水脏，暖腰膝，治耳聋。《日华》。补虚壮气，消积滞。苏颂。除冷利。孙思邈。止消渴，治产劳虚汗，下痢崩中。时珍。

【发明】[时珍曰]猪肾，《别录》谓其理肾气，通膀胱。《日华》亦曰补水脏膀胱，暖腰膝。而又曰虽补肾，久食令人少子。孟诜亦曰：久食令人肾虚。两相矛盾如此，何哉？盖猪肾性寒，不能补命门精气。方药所用，借其引导而已。《别录》"理"字、"通"字，最为有理；《日华》暖腰膝、补膀胱水脏之说为非矣。肾有虚热者，宜食之；若肾气虚寒者，非所宜矣。今人不达此意，往往食猪肾为补，不可不审。又《千金》治消渴有猪肾荠苨汤，补肾虚劳损诸病有肾沥汤，方甚多，皆用猪羊肾煮汤煎药，俱是引导之意。

【附方】旧四，新十九。肾虚遗精。多汗，夜梦鬼交，用猪肾一枚，切开去膜，入附子末一钱，湿纸裹煨熟，空心食之，饮酒一杯。不过三五服，效。《经验方》。肾虚阴痿。羸瘦，精衰少力，用豮猪肾一对，去脂膜，切片，枸杞叶半斤，以豉汁一盏，同椒、盐煮羹食。《经验方》。肾虚腰痛。用猪腰子一枚，切片，以椒、盐淹，去腥水，入杜仲末三钱在内，荷叶包煨食之，酒下。《本草权度》。闪肭腰痛。用豮猪肾一枚，批片，盐、椒淹过，入甘遂末三钱，荷叶包煨热食，酒送下。《儒门事亲》。老人耳聋。猪肾一对，去膜，切，以粳米二合，葱白二根，薤白七根，人参二分，防风一分，为末，同煮粥食。《奉亲养老方》。老人脚气。呕逆者，用猪肾一对，以醋、蒜、五味治食之，日作一服。或以葱白、粳米同煮粥食亦可。《奉亲养老方》。卒然肿满。用猪肾批开，入甘遂末一钱，纸裹煨熟食。以小便利为效，否则再服。《肘后方》。**肘伤冷痛**。猪肾一对，桂心二两，水八升，煮三升，分三服。《肘后》。**卒得咳嗽**。猪肾二枚，干姜三两，水七升，煮二升，稍服取汗。《肘后方》。**久嗽不瘥**。猪肾二枚，去脂膜，入椒四七粒，水煮啖之。《张文仲方》。**心气虚损**。猪腰子一枚，水二碗，煮至一碗半，切碎，入人参、当归各半两，煮至八分。吃腰子，以汁送下。未尽者，同滓作丸服。《百一选方》。**酒积面黄**。腹胀不消，猪腰子一个，批开七刀，葛根粉一钱，掺上合定，每边炙三遍半，手扯作六块，空心吃之，米汤送下。《圣济总录》。**久泄不止**。猪肾一个，批开，掺骨碎补末煨熟食之，神效。《濒湖集简方》。**赤白下痢**。腰痛，用猪肾二枚研烂，入陈皮、椒、酱作馄饨，空心食之。《食医心镜》。**赤白带下**。常炙猪肾食之。《张文仲方》。**崩中漏下**。方同上。**产后蓐劳**。寒热。用猪肾一对，切细片，以盐、酒拌之。先用粳米一合，葱、椒煮粥，盐、醋调和。将腰子铺于盆底，以热粥倾于上盖之，如作盦生粥食之。《济生》。**产后虚汗**。发热，肢体疼痛，亦名蓐劳。《永类钤方》用猪肾一对，切，水三升，粳米半合，椒、盐、葱白煮粥食。梅师用猪肾同葱、豉和成，作臛食之。**小儿躽啼**。小儿五十日以来，胎寒腹痛，躽啼弄舌，微热而惊，此痫候也。猪肾一具，当归一两，焙，以清酒一升，煮七合。每以杏仁大与咽之，日三夜一。《圣惠方》。**小儿头疮**。猪腰子一个，批开去心膜，入五倍子、轻粉末等分在内，以沙糖和面固济，炭火炙焦，为末。清油调涂。《经验良方》。**传尸劳瘵**。猪腰子一对，童子小便二盏，无灰酒一盏，新瓷瓶盛之，泥封，炭火温养，自戌至子时止。待五更初温熟，取开饮酒，食腰子。病笃者，只一月效。平日瘦怯者，亦可用之。盖以血养血，绝胜金石草木之药也。邵真人《经验方》。**痈疽发背**。初起者，用豮猪腰子一双，同飞面捣如泥，涂之即愈。

胰

【气味】甘，平，微毒。[颂曰]男子多食损阳。

【主治】肺痿咳嗽，和枣肉浸酒服。亦治痃癖羸瘦。藏器。又合膏，练缯帛。疗肺气干胀喘急，润五脏，去皴疱䵟黯，杀斑蝥、地胆毒，治冷痢成虚。苏颂。一切肺病咳嗽，脓血不止。以薄竹筒盛，于煻火中煨熟，食上啖之，良。《心镜》。通乳汁。之才。

【附方】旧二，新九。**猪胰酒**。治冷痢久不瘥。此是脾气不足，暴冷入脾，舌上生疮，饮食无味，或食下还吐，小腹雷鸣，时时心闷，干皮细起，膝胫酸痛，羸瘦，渐成鬼气；及妇人血气不通，逆饭忧烦，四肢无力；丈夫痃癖，两肋虚胀，变为水气。服之皆效。此法出于传尸方。取猪胰一具，细切，与青蒿叶相和。以无灰酒一大升，微火温之，药熟纳胰中，使消尽。又取桂心末一小两，内酒中。每旦温服一小盏，午、夜各再一服，甚验。忌热面、油腻等食。崔元亮《海上方》。**膜内气块**。猪胰一具炙，蘸玄胡索末食之。《卫生易简方》。**肺气咳嗽**。猪胰一具，苦酒煮食，不过二服。《肘后方》。**二十年嗽**。猪胰三具，大枣百枚，酒五升渍之，秋冬七日，春夏五日，绞去滓，七日服尽，忌盐。**远年肺气**。猪胰一具，腻粉一两，瓷瓶固济，上留小窍，煅烟尽，为末。每服二钱，浆水下。**服石发热**。

猪肾脂一具，勿中水，以火炙取汁。每服三合，日夜五六服，石随大便下。《总录》。**拨云去翳**。用猪胰子一枚五钱，蕤仁五分，青盐一钱，共捣千下，令如泥。每点少许，取下膜翳为效。孙氏《集效方》。**赤白癜风**。猪胰一具，酒浸一时，饭上蒸熟食。不过十具。《寿域方》。**面粗丑黑**。皮厚䵟黵者，猪胰五具，芜菁子二两，杏仁一两，土瓜根一两，淳酒浸之。夜涂旦洗，老者少，黑者白，神验。《肘后》。**手足皴裂**。以酒挼猪胰，洗并傅之。《肘后》。**唇燥紧裂**。猪胰浸酒搽之。叶氏《摘玄方》。

肚

【气味】甘，微温，无毒。

【主治】补中益气，止渴，断暴痢虚弱。《别录》。补虚损，杀劳虫。酿黄糯米蒸捣为丸，治劳气，并小儿疳蛔黄瘦病。《日华》。主骨蒸热劳，血脉不行，补羸助气，四季宜食。苏颂。消积聚癥瘕，治恶疮。吴普。

【发明】[时珍曰]猪水畜而胃属土，故方药用之补虚，以胃治胃也。

【附方】旧二，新九。**补益虚羸**。用猪肚一具，入人参五两，蜀椒一两，干姜一两半，葱白七升，粳米半升在内，密缝，煮熟食。《千金翼》。**水泻不止**。用豮猪肚一枚，入蒜煮烂，捣膏，丸梧子大。每米饮服三十丸。丁必卿云：予每遇五更必水泻一次，百药不效。用此方，入平胃散三两，丸服，遂安。《普济》。**消渴饮水**。日夜饮水数斗者，《心镜》用雄猪肚一枚，煮取汁，入少豉，渴即饮之，肚亦可食。煮粥亦可。仲景猪肚黄连丸：治消渴。用雄猪肚一枚，入黄连末五两，栝楼根、白粱米各四两，知母三两，麦门冬二两，缝定蒸熟，捣丸如梧子大。每服三十丸，米饮下。《食医心镜》。**老人脚气**。猪肚一枚，洗净切作生，以水洗，布绞干，和蒜、椒、酱、醋、五味，常食。亦治热劳。《养老方》。**温养胎气**。胎至九月消息。用猪肚一枚，如常着五味，煮食至尽。《千金髓》。**赤白癜风**。白煮猪肚一枚，食之顿尽。忌房事。《外台》。**疥疮痒痛**。猪肚一枚，同皂荚煮熟，去荚食之。《救急》。**头疮白秃**。《普济》用新破猪肚勿洗，热搨之，须臾虫出，不尽再作。《孙氏方》用猪肚一个，入砒一两，扎定，以黄泥固济，煅存性，为末，油和傅。以椒汤洗。**虫牙疼痛**。用新杀猪肚尖上涎，绢包咬之。数次，虫尽即愈。唐氏用枳壳末拌之。

肠

【气味】甘，微寒，无毒。

【主治】虚渴，小便数，补下焦虚竭。孟诜。止小便。《日华》。去大小肠风热，宜食之。苏颂。润肠治燥，调血痢脏毒。时珍。洞肠：治人洞肠挺出，血多。孙思邈。洞肠，广肠也。

【附方】新三。**肠风脏毒**。《救急》用猪大肠一条，入芫荽在内，煮食。《奇效》用猪脏，入黄连末在内，煮烂，捣丸梧子大。每米饮服三十丸。又方：猪脏入槐花末令满，缚定，以醋煮烂，捣为丸如梧桐子大。每服二十丸，温酒下。**胁热血痢**。方法同上。**脏寒泄泻**。体倦食减。用猪大脏一条，去脂洗净，以吴茱萸末填满，缚定蒸熟，捣丸梧子大。每服五十丸，米饮下。《奇效良方》。

脬

【气味】甘、咸，寒，无毒。

【主治】梦中遗溺，疝气坠痛，阴囊湿痒，玉茎生疮。

【发明】[时珍曰]猪胞所主，皆下焦病，亦以类从尔。蕲有一妓，病转脬，小便不通，腹胀如鼓，数月垂死。一医用猪脬吹胀，以翎管安上，插入廷孔，捻脬气吹入，即大尿而愈。此法载在罗天益《卫生宝鉴》中，知者颇少，亦机巧妙术也。

【附方】新八。梦中遗溺。用猪脬洗炙食之。《千金》。产后遗尿。猪脬、猪肚各一个，糯米半升，入脬内，更以脬入肚内，同五味煮食。《医林集要》。产后尿床。方法同上。疝气坠痛。用猪脬一枚，洗，入小茴香、大茴香、破故纸、川楝子等分填满，入青盐一块缚定，酒煮熟食之，酒下。其药焙捣为丸，服之。消渴无度。干猪胞十个，剪破去蒂，烧存性，为末。每温酒服一钱。《圣济总录》。肾风囊痒。用猪尿胞火炙，以盐酒吃之。《救急》。玉茎生疮。臭腐，用猪胞一枚，连尿，去一半，留一半，以煅红新砖焙干为末，入黄丹一钱。掺之，三五次瘥。先须以葱椒汤洗。《奇效方》。白秃癞疮。洗刮令净，以猪胞乘热裹之，当引虫出。

胆

【气味】苦，寒，无毒。

【主治】伤寒热渴。《别录》。骨热劳极，消渴，小儿五疳，杀虫。苏颂。敷小儿头疮。治大便不通，以苇筒纳入下部三寸灌之，立下。藏器。通小便，敷恶疮，杀疳𧏾，治目赤目翳，明目，清心脏，凉肝脾。入汤沐发，去腻光泽。时珍。

【发明】[成无己曰]仲景以猪胆汁和醋少许，灌谷道中，通大便神效。盖酸苦益阴润燥而泻便也。又治少阴下利不止，厥逆无脉，干呕烦者，以白通汤加猪胆汁主之。若调寒热之逆者，冷热必行，则热物冷服，下嗌之后，冷体既消，热性便发，故病气自愈。此所以和人尿、猪胆咸苦之物，于白通热剂之中，使其气相从，而无拒格之患也。又云：霍乱病吐下已断，汗出而厥，四肢拘急，脉微欲绝者，通脉四逆汤加猪胆汁主之。盖阳气太虚，阴气独胜。纯与阳药，恐阴气格拒不得入。故加猪胆汁，苦入心而通脉，寒补肝而和阴，不致格拒也。[汪机曰]朱奉议治伤寒五六日瘢出，有猪胆鸡子汤。[时珍曰]方家用猪胆，取其寒能胜热，滑能润燥，苦能入心，又能去肝胆之火也。

【附方】旧六，新十四。少阴下利。不止，厥逆无脉，干呕者，以白通汤加猪胆汁主之。葱白四茎，干姜一两，生附子一枚，水三升，煮一升，入人尿五合，猪胆汁一合，分服。仲景《伤寒论》。或泻或止。久而不愈，二圣丸。用黄连、黄柏末各一两，以猪胆煮熟和丸如绿豆大。量儿大小，每米饮服之。《总微论》。赤白下痢。十二月猪胆百枚，俱盛黑豆入内，着麝香少许，阴干。每用五七粒为末。生姜汤调服。《奇效方》。湿𧏾下痢。不止，干呕羸瘦，多睡面黄，以胆汁和姜汁、酽醋，同灌下部，手急捻，令醋气上至咽喉乃止，当下五色恶物及虫而愈也。《拾遗》。热病蚀𧏾上下。用猪胆一枚，醋一合，煎沸服，虫立死也。梅师。瘦病咳嗽。猪胆和人溺、姜汁、橘皮、诃黎勒皮同煮汁，饮之。《拾遗》方。小便不通。猪胆一枚，热酒和服。又用猪胆连汁，笼住阴头。一二时汁入自通。消渴无度。雄猪胆五个，定粉一两，同煎成，丸芡子大。每含化二丸，咽下，日二。《圣济总录》。伤寒瘢出。猪胆鸡子汤：用猪胆汁、苦酒各三合，鸡子一个，合煎三沸，分服，汗出即愈。《张文仲方》。**疔疮恶肿**。十二月猪胆风干，和生葱捣傅。《普济方》。**目翳目盲**。猪胆，文火煎稠，丸黍米大。每纳一粒目中，良。**目赤肿痛**。猪胆汁一枚，和盐碌五分，点之。《普济方》。**火眼赤痛**。猪胆一个，铜钱三文，同置盏内蒸干，取胆丸粟米大，安眼中。《圣惠方》。**拔白换黑**。猪胆涂孔中，即生黑者。《圣惠》。**小儿初生**。猪胆入汤浴之，不生疮疥。姚和众。**产妇风疮**。因出风早。用猪胆一枚，柏子油一两，和傅。《杏林摘要》。**汤火伤疮**。猪胆调黄柏末，涂之。《外台》。**瘭疽出汁**。生手足肩背，累累如赤豆，剥净，以猪胆涂之。《千金》。**喉风闭塞**。腊月初一日，取猪胆，不拘大小五六枚，用黄连、青黛、薄荷、僵蚕、白矾、朴硝各五钱，装入胆内，青纸包了。将地掘一孔，方深各一尺。以竹横悬此胆在内，以物盖定。候至立春日取出，待风吹，去胆皮、青纸，研末密收。每吹少许神验，乃万金不传之方。邵真人《经验方》。

肤

【气味】甘，寒，无毒。

【主治】少阴下利，咽痛。时珍。

【发明】［张仲景曰］少阴下利，咽痛，胸满心烦者，猪肤汤主之。用猪肤一斤，水一斗，煮五升，取汁，入白蜜一升，白粉五合，熬香，分六服。［成无己曰］猪，水畜也。其气先入肾，解少阴客热。加白蜜以润燥除烦，白粉以益气断利也。

【按语】豕是《纲目》中此药的正名，包括猪的各个部位。猪肉是中国某些民族（尤其是汉族）生活中最常食用的肉类。在古代，也有很多以猪肉或猪的其他部位入药的处方，可资养生食疗参考。《中药学》仅收入猪胆粉，作为清热药中之清热解毒熊胆粉的附药。本品为猪科动物猪胆汁的干燥品。

羊《本经》

羊肉

【气味】苦、甘，大热，无毒。［诜曰］温。［颂曰］《本经》云甘，《素问》云苦。盖《经》以味言，《素问》以理言。羊性热属火，故配于苦。羊之齿、骨、五脏皆温平，惟肉性大热也。［时珍曰］热病及天行病、疟疾病后食之，必发热致危。妊妇食之，令子多热。白羊黑头、黑羊白头、独角者，并有毒，食之生痈。《礼》曰：羊㲽毛而毳者膻。又云：煮羊以杏仁或瓦片则易糜，以胡桃则不臊，以竹鼺则助味。中羊毒者，饮甘草汤则解。铜器煮之，男子损阳，女子暴下。物性之异如此，不可不知。［汪机曰］反半夏、菖蒲。同荞面、豆酱食，发痼疾。同醋食，伤人心。

【主治】暖中，字乳余疾，及头脑大风，汗出，虚劳寒冷，补中益气，安心止惊。《别录》。止痛，利产妇。思邈。治风眩瘦病，丈夫五劳七伤，小儿惊痫。孟诜。开胃健力。《日华》。

【发明】［颂曰］肉多入汤剂。《胡洽方》有大羊肉汤，治妇人产后大虚，心腹绞痛，厥逆，医家通用大方也。［宗奭曰］仲景治寒疝羊肉汤，服之无不验者。一妇冬月生产，寒入子户，腹下痛不可按，此寒疝也。医欲投抵当汤。予曰：非其治也。以仲景羊肉汤减水，二服即愈。［李杲曰］

羊肉有形之物,能补有形肌肉之气。故曰补可去弱,人参、羊肉之属。人参补气,羊肉补形。凡味同羊肉者,皆补血虚,盖阳生则阴长也。[时珍曰]按《开河记》云:隋大总管麻叔谋病风逆,起坐不得。炀帝命太医令巢元方视之。曰:风入腠理,病在胸臆。须用嫩肥羊蒸熟,掺药食之则瘥。如其言,未尽剂而痊。自后每杀羊羔,同杏酪、五味日食数枚。观此,则羊肉补虚之功,益可证矣。

【附方】旧八,新十六。**羊肉汤**。张仲景治寒劳虚羸及产后心腹疝痛,用肥羊肉一斤,水一斗,煮汁八升,入当归五两,黄芪八两,生姜六两,煮取二升,分四服。《胡洽方》无黄芪,《千金方》有芍药。《金匮要略》。**产后厥痛**。胡洽大羊肉汤:治妇人产后大虚,心腹绞痛,厥逆。用羊肉一斤,当归、芍药、甘草各七钱半,用水一斗煮肉,取七升入诸药,煮二升服。**产后虚羸**。腹痛,冷气不调,及脑中风,汗自出。白羊肉一斤,切治如常,调和食之。《心镜》。**产后带下**。产后中风,绝孕,带下赤白。用羊肉二斤,香豉、大蒜各三两,水一斗,煮五升,纳酥一升,更煮二升服。《千金方》。**崩中垂死**。肥羊肉三斤,水二斗,煮一斗三升,入生地黄汁一升,干姜、当归各三两,煮三升,分四服。《千金》。**补益虚寒**。用精羊肉一斤,碎白石英三两,以肉包之,外用荷叶裹定,于一石米下蒸熟,取出去石英,和葱、姜作小馄饨子。每日空腹,以冷浆水吞一百枚,甚补益。《千金翼》。**壮阳益肾**。用白羊肉半斤切生,以蒜、薤食之。三日一度,甚妙。《心镜》。**五劳七伤**。虚冷,用肥羊肉一腿,密盖煮烂,绞取汁服,并食肉。**骨蒸久冷**。羊肉一斤,山药一斤,各烂煮,研如泥,下米煮粥食之。《饮膳正要》。**骨蒸传尸**。用羊肉一拳大,煮熟,皂荚一尺炙,以无灰酒一升,铜铛内煮三五沸,去滓,入黑饧一两。令病人先啜肉汁,乃服一合,当吐虫如马尾为效。《外台》。**虚寒疟疾**。羊肉作臛饼,饱食之,更饮酒暖卧取汗。燕国公常见有验。《集验方》。**脾虚吐食**。羊肉半斤作生,以蒜、薤、酱、豉、五味和拌,空腹食之。《心镜》。**虚冷反胃**。羊肉去脂作生,以蒜、薤空腹食之,立效。《外台》。**壮胃健脾**。羊肉三斤切,粱米二升同煮,下五味作粥食。《饮膳正要》。**老人膈痞**。不下饮食,用羊肉四两切,白面六两,橘皮末一分、姜汁搜如常法,入五味作臛食,每日一次,大效。《多能鄙事》。**胃寒下痢**。羊肉一片,莨菪子末一两和,以绵裹纳下部,二度瘥。《外台》方。**身面浮肿**。当陆[①]一升,水二斗,煮取一斗,去滓。羊肉一斤,切,入内煮熟,下葱、豉、五味调和如臛法,食之。《肘后方》。**腰痛脚气**。木瓜汤:治腰膝痛,脚气。羊肉一脚,草果五枚,粳米二升,回回豆即胡豆半升,木瓜二斤,取汁,入砂糖四两,盐少许,煮肉食之。《正要》。**消渴利水**。羊肉一脚,瓠子六枚,姜汁半合,白面二两,同盐、葱炒食。《正要》。**损伤青肿**。用新羊肉贴之。《千金方》。**妇人无乳**。用羊肉六两,獐肉八两,鼠肉五两,作臛啖之。崔氏。**伤目青肿**。羊肉煮熟熨之。《圣惠方》。**小儿嗜土**。买市中羊肉一斤,令人以绳系,于地上拽至家,洗净,炒炙食。或煮汁亦可。姚和众。**头上白秃**。羊肉如作脯法,炙

---

① 当陆:药名。即商陆别名。

香，热搨上，不过数次瘥。《肘后方》。

头蹄。白羊者良。

【**气味**】甘，平，无毒。[大明曰]凉。[震亨曰]羊头蹄肉性极补水。水肿人食之，百不一愈。

【**主治**】风眩瘦疾，小儿惊痫。苏恭。脑热头眩。《日华》。安心止惊，缓中止汗补胃，治丈夫五劳骨热，热病后宜食之，冷病人勿多食。孟诜。《心镜》云：已上诸证，并宜白羊头，或蒸或煮，或作脍食。疗肾虚精竭。

【**附方**】新三。**老人风眩**。用白羊头一具，如常治食之。**五劳七伤**。白羊头蹄一具净治，更以稻草烧烟，熏令黄色，水煮半熟，纳胡椒、毕拨、干姜各一两，葱、豉各一升，再煮去药食。日一具，七日即愈。《千金》。**虚寒腰痛**。用羊头蹄一具，草果四枚，桂一两，姜半斤，哈昔泥一豆许，胡椒煮食。《正要》。

皮

【**主治**】一切风及脚中虚风，补虚劳，去毛作羹、臛食。孟诜。湿皮卧之，散打伤青肿；干皮烧服，治蛊毒下血。时珍。

脂。青羊者良。

【**气味**】甘，热，无毒。《丹房鉴源》云：柔银软铜。

【**主治**】生脂：止下痢脱肛，去风毒，产后腹中绞痛。思邈。治鬼疰。苏颂。《胡洽方》有青羊脂丸。去游风及黑䵟。《日华》。熟脂：主贼风痿痹飞尸，辟瘟气，止劳痢，润肌肤，杀虫，治疮癣。入膏药，透肌肉经络，彻风热毒气。时珍。

【**附方**】新十三。**下痢腹痛**。羊脂、阿胶、蜡各二两，黍米二升，煮粥食之。《千金》。**妊娠下痢**。羊脂如棋子大十枚，温酒一升，投中顿服，日三。《千金》。**虚劳口干**。《千金》用羊脂一鸡子大，淳酒半升，枣七枚，渍七日食，立愈。《外台》用羊脂鸡子大，纳半斤酢中一宿，绞汁含之。**卒汗不止**。牛羊脂，温酒频化，服之。《外台》。**脾横爪赤**。煎羊脂摩之。《外台》。**产后虚羸**。令人肥白健壮，羊脂二斤，生地黄汁一斗，姜汁五升，白蜜三升，煎如饴。温酒服一杯，日三。《小品》。**妇人阴脱**。煎羊脂频涂之。《广利方》。**发背初起**。羊脂、猪脂切片，冷水浸贴，热则易之，数日瘥。《外台》。**牙齿疳䘌**。黑羖羊脂、莨菪子等分，入杯中烧烟，张口熏之。《千金方》。**小儿口疮**。羊脂煎薏苡根涂之。《活幼心书》。**豌豆如疥**。赤黑色者，煎青羊脂摩之。《千金方》。**赤丹如疥**。不治杀人。煎青羊脂摩之，数次愈。《集验》。**误吞钉针**。多食猪羊脂，久则自出。《肘后》。

血。白羊者良。

【**气味**】咸，平，无毒。[时珍曰]按夏子益《奇疾方》云：凡猪羊血久食，则鼻中毛出，昼夜长五寸，渐如绳，痛不可忍，摘去复生。惟用乳石、硇砂等分为丸，临卧服十丸，自落也。

【**主治**】女人血虚中风，及产后血闷欲绝者，热饮一升即活。苏恭。热饮一升，治产后血攻，下胎衣，治卒惊九窍出血，解莽草毒、胡蔓草毒，又解一切丹石毒发。时珍。出《延寿》诸方。

【**发明**】[时珍曰]《外台》云：凡服丹石人，忌食羊血十年，一食前功尽亡。此物能制丹砂、水银、轻粉、生银、硇砂、砒霜、硫黄、乳石钟乳、空青、曾青、云母石、阳起石、孔公蘖等毒。凡觉毒发,刺饮一升即解。又服地黄、何首乌诸补药者,亦忌之。《岭表录异》言其能解胡蔓草毒。羊血解毒之功用如此,而本草并不言及,诚缺文也。

【附方】旧二,新五。**衄血一月**。不止,刺羊血热饮即瘥。《圣惠》。**产后血攻**。或下血不止,心闷面青,身冷欲绝者。新羊血一盏饮之。三两服妙。梅师。**大便下血**。羊血煮熟,拌醋食,最效。吴球《便民食疗》。**硫黄毒发**。气闷,用羊血热服一合,效。《圣惠方》。**食蒩吞蛭**。蛭啖脏血,肠痛黄瘦,饮热羊血一二升,次早化猪脂一升饮之。蛭即下也。《肘后方》。**误吞蜈蚣**。刺猪羊血灌之,即吐出。昔有店妇吹火,筒中有蜈蚣入腹,店妇仆地,号叫可畏。道人刘复真用此法而愈。《三元延寿书》。**妊娠胎死**。不出,及胞衣不下,产后诸疾狼狈者。刺羊血热饮一小盏,极效。《圣惠方》。

乳。白羖者佳。

【气味】甘,温,无毒。

【主治】补寒冷虚乏。《别录》。润心肺,治消渴。甄权。疗虚劳,益精气,补肺、肾气,和小肠气。合脂作羹,补肾虚,及男女中风。张鼎。利大肠,治小儿惊痫。含之,治口疮。《日华》。主心卒痛,可温服之。又蚰蜒入耳,灌之即化成水。孟诜。治大人干呕及反胃,小儿哕啘及舌肿,并时时温饮之。时珍。解蜘蛛咬毒。[颂曰]刘禹锡《传信方》云:贞元十一年,崔员外言:有人为蜘蛛咬,腹大如妊,遍身生丝,其家弃之,乞食。有僧教啖羊乳,未几疾平也。

【发明】[弘景曰]牛羊乳实为补润,故北人食之多肥健。[恭曰]北人肥健,由不啖咸腥,方土使然,何关饮乳?陶以未达,故屡有此言。[时珍曰]方土、饮食,两相资之。陶说固偏,苏说亦过。丹溪言反胃人宜时时饮之,取其开胃脘、大肠之燥也。

【附方】旧一,新二。**小儿口疮**。羊乳细滤入含之,数次愈。《小品方》。**漆疮作痒**。羊乳敷之。《千金翼》。**面黑令白**。白羊乳三斤,羊胰三副,和捣。每夜洗净涂之,旦洗去。《总录》。

髓

【气味】甘,温,无毒。

【主治】男子女人伤中,阴阳气不足,利血脉,益经气,以酒服之。《别录》。却风热,止毒。久服不损人。孙思邈。和酒服,补血。主女人血虚风闷。孟诜。润肺气,泽皮毛,灭瘢痕。时珍。《删繁》治肺虚毛悴酥髓汤中用之。

【附方】新五。**肺痿骨蒸**。炼羊脂、炼羊髓各五两,煎沸,下炼蜜及生地黄汁各五合,生姜汁一合,不住手搅,微火熬成膏,每日空心温酒调服一匙,或入粥食。《饮膳正要》。**目中赤翳**。白羊髓敷之。《千金》。**舌上生疮**。羊胫骨中髓和胡粉,涂之,妙。《圣惠》。**白秃头疮**。生羊骨髓调轻粉,搽之。先以泔水洗净。一日二次,数日愈。《经验方》。**痘痂不落**。痘疮痂疕不落灭瘢方:用羊胴骨髓炼一两,轻粉一钱,和成膏,涂之。《陈文中方》。

心。下并用白羝羊者良。

【气味】甘,温,无毒。[《日华》曰]有孔者杀人。

【主治】止忧恚膈气。《别录》。补心。藏器。

【附方】新一。**心气郁结**。羊心一枚，咱夫兰即回回红花，浸水一盏，入盐少许，徐徐涂羊心上，炙熟食之，令人心安多喜。《正要》。

肺

【气味】同心。[诜曰]自三月至五月，其中有虫，状如马尾，长二三寸。须去之，不去令人痢下。

【主治】补肺，止咳嗽。《别录》。伤中，补不足，去风邪。思邈。治渴，止小便数，同小豆叶煮食之。苏恭。通肺气，利小便，行水解蛊。时珍。

【附方】旧一，新六。**久嗽肺痿**。作燥。羊肺汤：用羊肺一具洗净，以杏仁、柿霜、真豆粉、真酥各一两，白蜜二两，和匀，灌肺中，白水煮食之。葛可久方。**咳嗽上气**。积年垂死，用莨菪子炒、熟羊肺切曝，等分为末，以七月七日醋拌。每夜服二方寸匕，粥饮下。隔日一服。《千金》。**水肿尿短**。青羖羊肺一具，微煠切曝，为末，莨菪子一升，以三年醋渍，捣烂，蜜丸梧子大。食后麦门冬饮服四丸，日三。小便大利，佳。《千金》。**小便频数**。下焦虚冷也。羊肺一具切作羹，入少羊肉，和盐、豉食。不过三具。《集验方》。**渴利不止**。羊肺一具，入少肉，和盐、豉作羹食。不过三具，愈。《普济方》。**解中蛊毒**。生羊肺一具割开，入雄黄、麝香等分，吞之。《济生方》。**鼻中瘜肉**。羊肺散：用干羊肺一具，白术一两，肉苁蓉、通草、干姜、芎䓖各二两，为末。食后米饮服五两。《千金方》。

肾

【气味】同心。

【主治】补肾气虚弱，益精髓。《别录》。补肾虚，耳聋阴弱，壮阳益胃，止小便，治虚损盗汗。《日华》。合脂作羹，疗劳痢甚效。蒜、薤食之一升，疗癥瘕。苏恭。治肾虚消渴。时珍。

【发明】[时珍曰]《千金》、《外台》、深师诸方，治肾虚劳损，消渴脚气，有肾沥汤方甚多，皆用羊肾煮汤煎药。盖用为引向，各从其类也。

【附方】旧三，新六。**下焦虚冷**。脚膝无力，阳事不行，用羊肾一枚煮熟，和米粉六两，炼成乳粉，空腹食之，妙。《心镜》。**肾虚精竭**。羊肾一双切，于豉汁中，以五味、米糅作羹、粥食。《心镜》。**五劳七伤**。阳虚无力。《经验后方》用羊肾一对，去脂切，肉苁蓉一两，酒浸一夕去皮，和作羹，下葱、盐、五味食。《正要》治阳气衰败，腰脚疼痛，五劳七伤。用羊肾三对，羊肉半斤，葱白一茎，枸杞叶一斤，同五味煮成汁，下米作粥食之。**虚损劳伤**。羊肾一枚，术一升，水一斗，煮九升服，日三。《肘后方》。**肾虚腰痛**。《千金》用羊肾去膜，阴干为末。酒服二方寸匕，日三。《正要》治卒腰痛。羊肾一对，咱夫兰一钱，水一盏浸汁，入盐少许，涂抹肾上，徐徐炙熟，空腹食之。**老人肾硬**。治老人肾脏虚寒，内肾结硬，虽服补药不入。用羊肾子一对，杜仲长二寸阔一寸一片，同煮熟，空心食之。令人内肾柔软，然后服补药。《鸡峰备急方》。**胁破肠出**。以香油抹手送入，煎人参、枸杞子汁温淋之。吃羊肾粥十日，即愈。《危氏》。

肝。青羖羊者良。

【气味】苦，寒，无毒。[颂曰]温。[弘景曰]合猪肉及梅子、小豆食，伤人心。

［思邈曰］合生椒食，伤人五脏，最损小儿。合苦笋食，病青盲。妊妇食之，令子多厄。

【主治】补肝，治肝风虚热，目赤暗痛，热病后失明，并用子肝七枚，作生食，神效。亦切片水浸贴之。苏恭。解蛊毒。吴瑞。

【发明】［时珍曰］按倪维德《原机启微集》云：羊肝补，肝与肝合，引入肝经。故专治肝经受邪之病。今羊肝丸治目有效，可征。［汪机曰］按《三元延寿书》云：凡治目疾，以青羊肝为佳。有人年八十余，瞳子了然，夜读细字。云别无服药，但自小不食畜兽肝耳。或以本草羊肝明目而疑之。盖羊肝明目，性也，他肝则否。凡畜兽临杀之时，忿气聚于肝。肝之血不利于目，宜矣。

【附方】旧四，新十一。目赤热痛。看物如隔纱，宜补肝益睛。用青羊肝一具切洗，和五味食之。《心镜》。肝虚目赤。青羊肝，薄切，水浸吞之，极效。《龙木论》。病后失明。方同上。小儿赤眼。羊肝切薄片，井水浸贴。《普济》。翳膜羞明。有泪，肝经有热也。用青羊子肝一具，竹刀切，和黄连四两，为丸梧子大。食远茶清下七十丸，日三服。忌铁器、猪肉、冷水。《医镜》。目病䀮䀮。以铜器煮青羊肝，用面饼覆器上，钻两孔如人眼大，以目向上熏之。不过三度。《千金方》。目病失明。青羖羊肝一斤，去脂膜切片，入新瓦盆内炕干，同决明子半升，蓼子一合炒，为末。以白蜜浆服方寸匕，日三。不过三剂，目明。至一年，能夜见文字。《食疗》。不能远视。羊肝一具，去膜细切，以葱子一勺炒，为末，以水煮熟，去滓，入米煮粥食。《多能鄙事》。青盲内障。白羊子肝一具，黄连一两，熟地黄二两，同捣丸梧子大。食远茶服七十丸，日三服。崔承元病内障丧明，有人惠此方报德，服之遂明。《传信方》。牙疳肿痛。羯羊肝一具煮熟，蘸赤石脂末，任意食之。《医林集要》。虚损劳瘦。用新猪脂煎取一升，入葱白一握煎黄，平旦服。至三日，以枸杞一斤，水三斗煮汁，入羊肝一具，羊脊膂肉一条，曲末半斤，着葱、豉作羹食。《千金方》。病后呕逆。天行病后呕逆，食即反出。用青羊肝作生淡食，不过三度，食不出矣。《外台》。休息痢疾。五十日以上，一二年不瘥，变成疳，下如泔淀者。用生羊肝一具切丝，入三年醋中吞之。心闷则止，不闷更服。一日勿食物。或以姜、薤同食亦可。不过二三具。《外台》。小儿痫疾。青羊肝一具，薄切水洗，和五味、酱食之。妇人阴䘌。作痒，羊肝纳入引虫。《集简方》。

胆。青羯羊者良。

【气味】苦，寒，无毒。

【主治】青盲，明目。《别录》。点赤障、白翳、风泪眼，解蛊毒。甄权。疗疳湿，时行热熛疮，和醋服之，良。苏恭。治诸疮，能生人身血脉。思邈。同蜜蒸九次，点赤风眼，有效。朱震亨。

【发明】［时珍曰］肝开窍于目，胆汁减则目暗。目者，肝之外候，胆之精华也。故诸胆皆治目病。《夷坚志》载：二百味草花膏治烂弦风赤眼，流泪不可近光，及一切暴赤目疾。用羯羊胆一枚，入蜂蜜于内蒸之，候干，研为膏。每含少许，并点之。一日泪止，二日肿消，三日痛定。盖羊食百草，蜂采百花，故有二百花草之名。又张三丰真人碧云膏：腊月取羯羊胆十余枚，以蜜装满，纸套笼住，悬檐下，待霜出扫下,点之神效也。

【附方】旧三,新四。病后失明。羊胆点之,日二次。《肘后》。大便秘塞。羊胆汁灌入即通。《千金》。目为物伤。羊胆二枚,鸡胆三枚,鲤鱼胆二枚,和匀,日日点之。《圣惠方》。面黑鼾疱。羖羊胆、牛胆各一个,淳酒三升,煮三沸,夜夜涂之。《肘后》。产妇面鼾。产妇面如雀卵色。以羊胆、猪胰、细辛等分,煎三沸。夜涂,旦以浆水洗之。《录验》。代指作痛。崔氏云:代指乃五脏热注而然。刺热汤中七度,刺冷水中三度,即以羊胆涂之,立愈,甚效。《外台方》。小儿疳疮。羊胆二枚,和酱汁灌下部。《外台》。

胃。一名羊膍胵。

【气味】甘,温,无毒。[思邈曰]羊肚和饭饮久食,令人多唾清水,成反胃,作噎病。

【主治】胃反,止虚汗,治虚羸,小便数,作羹食,三五瘥。孟诜。

【附方】旧一,新六。久病虚羸。不生肌肉,水气在胁下,不能饮食,四肢烦热者。用羊胃一枚、白术一升,切,水二斗,煮九升,分九服,日三。不过三剂瘥。《张文仲方》。补中益气。羊肚一枚,羊肾四枚,地黄三两,干姜、昆布、地骨皮各二两,白术、桂心、人参、厚朴、海藻各一两五钱,甘草、秦椒各六钱,为末,同肾入肚中,缝合蒸熟,捣烂晒干,为末。酒服方寸匕,日二。《千金》。中风虚弱。羊肚一具,粳米二合,和椒、姜、豉、葱作羹食之。《正要》。胃虚消渴。羊肚烂煮,空腹食之。《古今录验》。下虚尿床。羊肚盛水,煮熟,空腹食四五顿,瘥。《千金》。项下瘰疬。用羊膍胵烧灰,香油调敷。蛇伤手肿。新剥羊肚一个,带粪,割一口,将手入浸,实时痛止肿消。《集要》。

靥。即会咽也。

【气味】甘、淡,温,无毒。

【主治】气瘿。时珍。

【发明】[时珍曰]按古方治瘿多用猪羊靥,亦述类之义,故王荆公《瘿诗》有"内疗烦羊靥"之句。然瘿有五:气、血、肉、筋、石也。夫靥属肺,肺司气。故气瘿之证,服之或效。他瘿恐亦少力。

【附方】旧一,新二。项下气瘿。《外台》用羊靥一具,去脂酒浸,炙熟,含之咽汁。日一具,七日瘥。《千金》用羊靥七枚阴干,海藻、干姜各二两,桂心、昆布、逆流水边柳须各一两,为末,蜜丸芡子大。每含一丸,咽津。《杂病治例》用羊靥、猪靥各二枚,昆布、海藻、海带各二钱洗焙,牛旁子炒四钱,右为末,捣二靥和丸弹子大。每服一丸,含化咽汁。

羖羊角。青色者良。

【气味】咸,温,无毒。[《别录》曰]苦,微寒。取之无时。勿使中湿,湿即有毒。[甄权曰]大寒。菟丝为之使。《鉴源》云:羖羊角灰缩贺。贺,锡也。出贺州。

【主治】青盲,明目,止惊悸、寒泄。久服安心益气,轻身。杀疥虫。入山烧之,辟恶鬼虎狼。《本经》。疗百节中结气,风头痛,及蛊毒吐血,妇人产后余痛。《别录》。烧之,辟蛇。灰,治漏下,退热,主山瘴溪毒。《日华》。

【附方】旧三,新七。风疾恍惚。心烦腹痛,或时闷绝复苏。以青羖羊角屑微炒,为末,无时温酒服一钱。《圣惠》。气逆烦满。水羊角烧研,水服方寸匕。《普济方》。吐血喘咳。青羖羊角炙焦二枚，桂末二两，为末。每服一匕，糯米饮下，日三服。同上。产后寒热。心闷极胀，百病，羖羊角烧末，酒服方寸匕。《子母秘录》。水泄多时。羖羊角一枚，白矾末填满，烧存性，为末。每新汲水服二钱。《圣惠方》。小儿痫疾。羖羊角烧存性，以酒服少许。《普济》。赤秃发落。羖羊角、牛角烧灰等分，猪脂调敷。《普济》。赤瘢瘭子。身面卒得赤瘢，或瘭子肿起，不治杀人。羖羊角烧灰，鸡子清和涂，甚妙。《肘后》。打扑伤痛。羊角灰，以沙糖水拌，瓦焙焦为末。每热酒下二钱，仍探痛处。《简便》。脚气疼痛。羊角一副，烧过为末，热酒调涂，以帛裹之，取汗，永不发也。

脊骨

【气味】甘，热，无毒。

【主治】虚劳寒中羸瘦。《别录》。补肾虚，通督脉，治腰痛下痢。时珍。

【附方】旧一，新八。老人胃弱。羊脊骨一具槌碎，水五升，煎取汁二升，入青粱米四合，煮粥常食。食治方。老人虚弱。白羊脊骨一具剉碎，水煮取汁，枸杞根剉一斗，水五斗，煮汁一斗五升，合汁同骨煮至五升，去骨，瓷合盛之。每以一合和温酒一盏调服。《多能鄙事》。肾虚腰痛。《心镜》用羊脊骨一具，槌碎煮，和蒜、薤食，饮少酒妙。《正要》用羊脊骨一具槌碎，肉苁蓉一两，草果五枚，水煮汁，下葱、酱作羹食。肾虚耳聋。羖羊脊骨一具炙研，磁石煅醋淬七次，白术、黄芪、干姜炮、白茯苓各一两，桂三分，为末。每服五钱，水煎服。《普济》。虚劳白浊。羊骨为末，酒服方寸匕，日三。《千金》。小便膏淋。羊骨烧研，榆白皮煎汤，服二钱。《圣惠方》。洞注下痢。羊骨灰，水服方寸匕。《千金方》。疳疮成漏。脓水不止。用羊羔儿骨，盐泥固济，煅过研末五钱，入麝香、雄黄末各一钱，填疮口。三日外必合。《总微论》。

胫骨。音行，亦作骱。又名䯒骨，胡人名颇儿必。入药煅存性用。

【气味】甘，温，无毒。[诜曰]性热，有宿热人勿食。《鉴源》云：羊䯒骨伏硇。

【主治】虚冷劳。孟诜。脾弱肾虚，不能摄精，白浊，除湿热，健腰脚，固牙齿，去鼾䵳，治误吞铜铁。时珍。

【发明】[杲曰]齿者骨之余，肾之标。故牙疼用羊胫骨以补之。[时珍曰]羊胫骨灰可以磨镜，羊头骨可以消铁，故误吞铜铁者用之，取其相制也。按张景阳《七命》云：耶溪之铤，赤山之精。消以羊骨，镤以锻成。注云：羊头骨能消铁也。又《名医录》云：汉上张成忠女七八岁，误吞金簪[①]子一只，胸膈痛不可忍，忧惶无措。一银匠炒末药三钱，米饮服之，次早大便取下。叩求其方，乃羊胫灰一物耳。谈野翁亦有此方，皆巧哲格物究理之妙也。

【附方】新十一。擦牙固齿。《食鉴》用火煅羊胫骨为末，入飞盐二钱，同研匀，日用。又方：烧白羊胫骨灰一两，升麻一两，黄连五钱，为末，日用。濒湖方：用羊胫骨烧过、香附子烧黑各一两，青盐煅过、生地黄烧黑各五钱，研用。湿热牙疼。用

---

① 簪：原作“鐨”。今据《名医录》卷下改。

羊胫骨灰二钱，白芷、当归、牙皂、青盐各一钱，为末，擦之。东垣方。**脾虚白浊。**过虑伤脾，脾不能摄精，遂成此疾。以羊胫骨灰一两，姜制厚朴末二两，面糊丸梧子大。米饮下百丸，日二服。一加茯苓一两半。《济生方》。**虚劳瘦弱。**用颇儿必四十枚，以水一升，熬减大半，去滓及油，待凝任食。《正要》。**筋骨挛痛。**用羊胫骨，酒浸服之。**月水不断。**羊前左脚胫骨一条，纸裹泥封令干，煅赤，入棕榈灰等分。每服一钱，温酒服之。**皯黯丑陋。**治人面体黧黑，皮厚状丑。用羖羊胫骨为末，鸡子白和敷，旦以白粱米泔洗之。三日如素，神效。《肘后》。**误吞铜钱。**羊胫骨烧灰，以煮稀粥食，神效。《谈野翁方》。**咽喉骨哽。**羊胫骨灰，米饮服一钱。《圣惠》。

【按语】羊是《纲目》中此药的正名，包括羊的各个部位。《中药学》未收此药。元代李杲云："羊肉有形之物，能补有形肌肉之气。故曰补可去弱，人参、羊肉之属。人参补气，羊肉补形。"张仲景有著名的当归羊肉汤用以调治虚寒羸弱。羊肉也是人们生活中最常食用的肉类。

牛《本经》

黄牛肉

【气味】甘，温，无毒。[弘景曰]犊牛惟胜，青牛为良，水牛惟可充食。[《日华》曰]黄牛肉微毒，食之发药毒，动病，不如水牛。[诜曰]黄牛动病，黑牛尤不可食。牛者，稼穑之资，不可多杀。若自死者，血脉已绝，骨髓已竭，不可食之。[藏器曰]牛病死者，发痼疾痃癖，令人洞下疰病。黑牛白头者不可食。独肝者有大毒，令人痢血至死。北人牛瘦，多以蛇从鼻灌之，故肝独也。水牛则无之。[时珍曰]张仲景云：啖蛇牛，毛发白而后顺者是也。人乳可解其毒。《内则》云：牛夜鸣则庮[①]臭不可食。病死者有大毒，令人生疔暴亡。《食经》云：牛自死、白首者食之杀人。疥牛食之发痒。黄牛、水牛肉，合猪肉及黍米酒食，并生寸白虫；合韭、薤食，令人热病；合生姜食，损齿。煮牛肉，入杏仁、芦叶易烂，相宜。[诜曰]恶马食牛肉即驯，亦物性也。

【主治】安中益气，养脾胃。《别录》。补益腰脚，止消渴及唾涎。孙思邈。

【发明】[时珍曰]韩悉言：牛肉补气，与黄芪同功。观丹溪朱氏《倒仓法论》而引申触类，则牛之补土，可心解矣。今天下日用之物，虽严法不能禁，亦因肉甘而补，皮角有用也。朱震亨《倒仓论》曰：肠胃为积谷之室，故谓之仓。倒者，推陈以致新也。胃属土，受物而不能自运。七情五味，有伤中宫，停痰积血，互相缠纠。发为瘫痪，为劳瘵，为蛊胀，成形成质，为窠为臼，以生百病而中宫愆和，自非丸散所能去也。此方出自西域异人。其法：用黄肥牡牛肉二十斤，长流水煮成糜，去滓，滤取液，再熬成琥珀色收之。每饮一钟，随饮至数十钟，寒月温饮。病在上则令吐，在下则令利，在中则令吐而利，在人活变。吐利后渴，即服其小便一二碗，亦可荡涤余垢。睡二日，乃食淡粥。养半月，即精神强健，沉疴悉亡也。须五年忌

---

① 庮：yóu，音由，指腐朽木头的臭味。

牛肉。盖牛，坤土也。黄，土色也。以顺德配乾牡之用也。肉者胃之药也，熟而为液，无形之物也。故能由肠胃而透肌肤，毛窍爪甲，无所不到。在表者因吐而得汗，在清道者自吐而去，在浊道者自利而除。有如洪水泛涨，陈莝顺流而去，盎然涣然，润泽枯槁，而有精爽之乐也。[王纶云]牛肉本补脾胃之物，非吐下药也，特饮之既满而溢尔。借补为泻，故病去而胃得补，亦奇法也。但病非肠胃者，似难施之。

【附方】新五。小刀圭。韩飞霞曰：凡一切虚病，皆可服之。用小牛犊儿未交感者一只，腊月初八日或戊己日杀之，去血焊毛洗净，同脏腑不遗分寸，大铜锅煮之。每十斤，入黄芪十两，人参四两，茯苓六两，官桂、良姜各五钱，陈皮三两，甘草、蜀椒各二两，食盐二两，淳酒二斗同煮，水以八分为率，文火煮至如泥，其骨皆槌碎，并滤取稠汁。待冷以瓮盛之，埋于土内，露出瓮面。凡饮食中，皆任意食之，或以酒调服更妙。肥犬及鹿，皆可依此法作之。返本丸。补诸虚百损。用黄犍牛肉去筋膜，切片，河水洗数遍，仍浸一夜，次日再洗三遍，水清为度。用无灰好酒同入坛内，重泥封固，桑柴文武火煮一昼夜，取出如黄沙为佳，焦黑无用，焙干为末听用。山药盐炒过、莲肉去心盐炒过并去盐、白茯苓、小茴香炒各四两，为末。每牛肉半斤，入药末一斤，以红枣蒸熟去皮和捣，丸梧子大。每空心酒下五十丸，日三服。《乾坤生意》。腹中痞积。牛肉四两切片，以风化石灰一钱擦上，蒸熟食。常食痞自下。经验秘方。腹中癖积。黄牛肉一斤，恒山三钱，同煮熟。食肉饮汁，癖必自消，甚效。《笔峰杂兴》。牛皮风癣。每五更炙牛肉一片食，以酒调轻粉敷之。《直指方》。

水牛肉

【气味】甘，平，无毒。[《日华》曰]冷，微毒。宜忌同黄牛。

【主治】消渴，止啘、泄，安中益气，养脾胃。《别录》。补虚壮健，强筋骨，消水肿，除湿气。藏器。

【附方】旧二，新一。水肿尿涩。牛肉一斤熟蒸，以姜、醋空心食之。《心镜》。手足肿痛。伤寒时气，毒攻手足，痛肿欲断。牛肉裹之，肿消痛止。《范汪方》。白虎风痛。寒热发歇，骨节微肿。用水牛肉脯一两，炙黄，燕窠土、伏龙肝、飞罗面各二两，砒黄一钱，为末。每以少许，新汲水和作弹丸大，于痛处摩之。痛止，即取药抛于热油铛中。《圣惠》。

乳

【气味】甘，微寒，无毒。[弘景曰]犊牛乳佳。[恭曰]犊牛乳性平，生饮令人利，热饮令人口干，温可也。水牛乳作酪，浓厚胜犊牛，造石蜜须之。[藏器曰]黑牛乳胜黄牛。凡服乳，必煮一二沸，停冷啜之，热食即壅。不欲顿服。与酸物相反，令人腹中癥结，患冷气人忌之。合生鱼食，作瘕。[时珍曰]凡取，以物撞之则易得。余详“乳酪”下。制秦艽、不灰木。

【主治】补虚羸，止渴。《别录》。养心肺，解热毒，润皮肤。《日华》。冷补，下热气。和蒜煎沸食，去冷气痃癖。藏器。患热风人宜食之。孟诜。老人煮食有益。入姜、葱，止小儿吐乳，补劳。思邈。治反胃热哕，补益劳损，润大肠，治气痢，除疸黄,老人煮粥甚宜。时珍。

【发明】[震亨曰]反胃噎膈,大便燥结,宜牛羊乳时时咽之,并服四物汤为上策。不可用人乳,人乳有饮食之毒,七情之火也。[时珍曰]乳煎荜茇,治痢有效。盖一寒一热,能和阴阳耳。按《独异志》云:唐太宗苦气痢,众医不效,下诏访问。金吾长张宝藏曾困此疾,即具疏以乳煎荜茇方。上服之立愈,宣下宰臣与五品官。魏征难之,逾月不拟。上疾复发,复进之又平。因问左右曰:进方人有功,未见除授,何也?征惧,曰:未知文武二吏。上怒曰:治得宰相,不妨授三品,我岂不及汝耶?即命与三品文官,授鸿胪寺卿。其方用牛乳半斤,荜茇三钱,同煎减半,空腹顿服。

【附方】旧三,新八。风热毒气。煎过牛乳一升,生牛乳一升,和匀。空腹服之,日三服。《千金方》。小儿热哕。牛乳二合,姜汁一合,银器文火煎五六沸,量儿与服之。下虚消渴。心脾中热,下焦虚冷,小便多者。生牛羊乳,每饮三四合。《广利方》。病后虚弱。取七岁以下、五岁以上黄牛乳一升,水四升,煎取一升,稍稍饮,至十日止。《外台方》。补益劳损。《千金翼》崔尚书方:钟乳粉一两,袋盛,以牛乳一升,煎减三分之一,去袋饮乳,日三。又方:白石英末三斤和黑豆,与十岁以上生犊牸牛食,每日与一两。七日取牛乳,或热服一升,或作粥食。其粪以种菜食。百无所忌,能润脏腑,泽肌肉,令人壮健。脚气痹弱。牛乳五升,硫黄三两,煎取三升,每服三合。羊乳亦可。或以牛乳五合,煎调硫黄末一两服,取汗尤良。《肘后》。肉人怪病。人顶生疮五色,如樱桃状,破则自顶分裂,连皮剥脱至足,名曰肉人。常饮牛乳自消。夏子益《奇疾方》。重舌出涎。特牛乳饮之。《圣惠》。蚰蜒入耳。牛乳少少滴入即出。若入腹者,饮一二升即化为水。《圣惠方》。蜘蛛疮毒。牛乳饮之,良。《生生编》。

血

【气味】咸,平,无毒。

【主治】解毒利肠,治金疮折伤垂死,又下水蛭。煮拌醋食,治血痢便血。时珍。

【发明】[时珍曰]按《元史》云:布智儿从太祖征回回,身中数矢,血流满体,闷仆几绝。太祖命取一牛,剖其腹,纳之牛腹中,浸热血中,移时遂苏。又云:李庭从伯颜攻郢州,炮伤左胁,矢贯于胸,几绝。伯颜命剖水牛腹,纳其中,良久而苏。何孟春云:予在职方时,问各边将无知此术者,非读《元史》弗知也。故书于此,以备缓急。

【附方】新一。误吞水蛭。肠痛黄瘦,牛血热饮一二升,次早化猪脂一升饮之,即下出也。《肘后》。

脂

。黄牛者良,炼过用。

【气味】甘、温,微毒。多食发痼疾、疮疡。《鉴源》云:牛脂软铜。

【主治】诸疮疥癣白秃,亦入面脂。时珍。

【附方】新五。消渴不止。栝楼根煎:用生栝楼切十斤,以水三斗,煮至一斗,滤净,入炼净黄牛脂一合,慢火熬成膏,瓶收。每酒服一杯,日三。《总录》。腋下胡臭。牛脂和胡粉涂之,三度永瘥。姚氏。食物入鼻。介介作痛不出,用牛脂一枣大,纳鼻中吸入,脂消则物随出也。

《外台》。走精黄[①]病。面目俱黄，多睡，舌紫，甚面裂，若爪甲黑者死。用豉半两，牛脂一两，煎过，绵裹烙舌，去黑皮一重，浓煎豉汤饮之。《三十六黄方》。

髓。黑牛、黄牛、犂牛者良，炼过用。

【气味】甘，温，无毒。

【主治】补中，填骨髓。久服增年。《本经》。安五脏，平三焦，续绝伤，益气力，止泄利，去消渴，皆以清酒暖服之。《别录》。平胃气，通十二经脉。思邈。治瘦病，以黑牛髓、地黄汁、白蜜等分，煎服。孟诜。润肺补肾，泽肌悦面，理折伤，擦损痛，甚妙。时珍。

【附方】新三。补精润肺。壮阳助胃。用炼牛髓四两，胡桃肉四两，杏仁泥四两，山药末半斤，炼蜜一斤，同捣成膏，以瓶盛汤煮一日。每服一匙，空心服之。《瑞竹方》。劳损风湿。陆抗膏：用牛髓、羊脂各二升，白蜜、姜汁、酥各三升，煎三上三下，令成膏。随意以温酒和服之。《经心录》。手足皴裂。牛髓敷之。

脑。水牛、黄牛者良。

【气味】甘，温，微毒。［《心镜》曰］牛热病死者，勿食其脑，令生肠痈。

【主治】风眩消渴。苏恭。脾积痞气。润皴裂，入面脂用。时珍。

【附方】新四。吐血咯血。五劳七伤。用水牛脑一枚，涂纸上阴干。杏仁煮去皮、胡桃仁、白蜜各一斤，香油四两，同熬干，为末。每空心烧酒服二钱匕。《乾坤秘韫》。偏正头风。不拘远近，诸药不效者，如神。用白芷、芎䓖各三钱，为细末。以黄牛脑子搽末在上，瓷器内加酒顿熟，乘热食之，尽量一醉。醒则其病如失，甚验。《保寿堂方》。脾积痞气。牛脑丸：治男妇脾积痞病，大有神效。黄犂牛脑子一个，去皮筋，擂烂，皮硝末一斤，蒸饼六个，晒研，和匀，糊丸梧子大。每服二十丸，空心好酒下，日三服。百日有验。《圣济总录》。气积成块。牛脑散：用牛脑子一个，去筋，雄鸡肫一个，连皮黄，并以好酒浸一宿，捣烂，入木香、沉香、砂仁各三两，皮硝一碗，杵千下，入生铜锅内，文武火焙干，为末，入轻粉三钱，令匀。每服二钱，空心烧酒服，日三服。同上。

胆。腊月黄牛、青牛者良。［弘景曰］胆原附“黄”条中，今拔出于此，以类相从耳。

【气味】苦，大寒，无毒。

【主治】可丸药。《本经》。除心腹热渴，止下痢及口焦燥，益目精。《别录》。腊月酿槐子服，明目，治疳湿弥佳。苏恭。酿黑豆，百日后取出，每夜吞一枚，镇肝明目。《药性》。酿南星末，阴干，治惊风有奇功。苏颂。除黄杀虫，治痈肿。时珍。

【发明】［时珍曰］《淮南子万毕术》云：牛胆涂热釜，釜即鸣。牛胆涂目，莫知其谁。注云：能变乱人形。详见本书。《岣嵝》云：蛙得牛胆则不鸣。此皆有所制也。

【附方】旧一，新二。谷疸食黄。用牛胆汁一枚，苦参三两，龙胆草一两，为末，和少蜜丸梧子大。每姜汤下五十丸。男子阴冷。以食茱萸纳牛胆中百日，令干。每取二七枚，嚼，纳阴中，良久如火。

---

① 走精黄：病证名。指以面目俱黄，昏昏多睡，四肢疼痛，舌紫面裂为主要表现的黄疸病证。

《千金》。痔瘘出水。用牛胆、猬胆各一枚，腻粉五十文，麝香二十文，以三味和匀，入牛胆中，悬四十九日取出，为丸如大麦大。以纸捻送入疮内，有恶物流出为验也。《经验》。

牛角鰓

【气味】苦，温，无毒。［甄权曰］苦、甘。

【主治】下闭血瘀血疼痛，女人带下血，燔之酒服。《本经》。烧灰，主赤白痢。藏器。黄牛者烧之，主妇人血崩，大便下血，血痢。宗奭。水牛者烧之，止妇人血崩，赤白带下，冷痢泻血，水泄。《药性》。治水肿。时珍。《千金》徐王酒用之。

【发明】［时珍曰］牛角鰓，筋之粹，骨之余，而鰓又角之精也。乃厥阴、少阴血分之药，烧之则性涩，故止血痢、崩中诸病。

【附方】旧四，新二。大肠冷痢。牸牛角鰓烧灰，饮服二钱，日二次。小儿滞下。牸牛角胎烧灰，水服方寸匕。《千金》。大便下血。黄牛角鰓一具，煅末，煮豉汁服二钱，日三，神效。《近效方》。赤白带下。牛角鰓烧令烟断、附子以盐水浸七度去皮，等分为末，每空心酒服二钱匕。孙用和方。鼠乳痔疾。牛角鰓烧灰，酒服方寸匕。《塞上方》。蜂虿螫疮。牛角鰓烧灰，醋和傅之。《肘后方》。

角

【气味】苦，寒，无毒。［之才曰］平。

【主治】水牛者，燔之，治时气寒热头痛。《别录》。煎汁，治热毒风及壮热。《日华》。牸牛者，治喉痹肿塞欲死，烧灰，酒服一钱。小儿饮乳不快似喉痹者，取灰涂乳上，咽下即瘥。苏颂。出《崔元亮方》。治淋破血。时珍。

【附方】旧二，新一。石淋破血。牛角烧灰，酒服方寸匕，日五服。《总录》。血上逆心，烦闷刺痛。水牛角烧，末，酒服方寸匕。《子母秘录》。赤秃发落。牛角、羊角烧灰等分，猪脂调涂。《圣惠方》。

骨

【气味】甘，温，无毒。

【主治】烧灰，治吐血鼻洪，崩中带下，肠风泻血，水泻。《日华》。治邪疟。烧灰同猪脂，涂疳疮蚀人口鼻，有效。时珍。出《十便》。

【发明】［时珍曰］东夷以牛骨占卜吉凶，无往不中。牛非含智之物，骨有先事之灵，宜其可入药治病也。

【附方】新二。鼻中生疮。牛骨、狗骨烧灰，腊猪脂和敷。《千金》。水谷痢疾。牛骨灰同六月六日曲炒等分，为末，饮服方寸匕。乃御传方也。《张文仲方》。

【按语】《纲目》以牛为本药正名，包括牛的不同品种和不同入药部位。李时珍引韩悉云："牛肉补气，与黄芪同功。"牛肉也是人们生活中最常食用的肉类。《纲目》中以牛肉为主配制的补虚健体处方很值得参考。《中药学》仅以水牛角为名，作为清热药中之清热凉血药。本品为牛科动物水牛的角。

阿胶《本经》

【气味】甘，平，无毒。［《别录》曰］微温。［张元素曰］性平味淡，气味俱薄，浮而升，阳也。入手太阴、足少阴、厥阴经。得火良。薯蓣为之使。畏大黄。

【主治】心腹内崩，劳极洒洒（音藓）如疟状，腰腹痛，四肢酸痛，女子下血，安胎。久服轻身益气。《本经》。丈夫小腹痛，虚劳羸瘦，阴气不足，脚酸不能久立，养肝气。《别录》。坚筋骨，益气止痢。《药性》。［颂曰］止泄痢，得黄连、蜡尤佳。疗吐血衄血，血淋尿血，肠风下痢，女人血痛血枯，经水不调，无子，崩中带下，胎前产后诸疾。男女一切风病，骨节疼痛，水气浮肿，虚劳咳嗽喘急，肺痿唾脓血，及痈疽肿毒。和血滋阴，除风润燥，化痰清肺，利小便，调大肠圣药也。时珍。

【发明】［藏器曰］诸胶皆主风、止泄、补虚，而驴皮主风为最。［宗奭曰］驴皮煎胶，取其发散皮肤之外也。用乌者，取乌色属水，以制热则生风之义，如乌蛇、乌鸦、乌鸡之类皆然。［时珍曰］阿胶大要只是补血与液，故能清肺益阴而治诸证。按陈自明云：补虚用牛皮胶，去风用驴皮胶。成无己云：阴不足者补之以味，阿胶之甘以补阴血。杨士瀛云：凡治喘嗽，不论肺虚肺实，可下可温，须用阿胶以安肺润肺。其性和平，为肺经要药。小儿惊风后瞳人不正者，以阿胶倍人参煎服最良。阿胶育神，人参益气也。又痢疾多因伤暑伏热而成，阿胶乃大肠之要药。有热毒留滞者，则能疏导；无热毒留滞者，则能平安。数说足以发明阿胶之蕴矣。

【附方】旧四，新十四。**摊缓偏风**。治摊缓风及诸风，手脚不遂，腰脚无力者。驴皮胶微炙熟。先煮葱豉粥一升，别贮。又以水一升，煮香豉二合，去滓入胶，更煮七沸，胶烊如饧，顿服之。及暖吃葱豉粥。如此三四剂即止。若冷吃粥，令人呕逆。《广济方》。**肺风喘促**。涎潮眼窜，用透明阿胶切炒，以紫苏、乌梅肉焙研等分，水煎服之。《直指》。**老人虚秘**。阿胶炒二钱，葱白三根，水煎化，入蜜二匙，温服。**胞转淋闭**。阿胶三两，水二升，煮七合，温服。《千金方》。**赤白痢疾**。黄连阿胶丸：治肠胃气虚，冷热不调，下痢赤白，里急后重，腹痛，小便不利。用阿胶炒过，水化成膏一两，黄连三两，茯苓二两，为末，捣丸梧子大。每服五十丸，粟米汤下，日三。《和剂局方》。**吐血不止**。《千金翼》用阿胶炒二两，蒲黄六合，生地黄三升，水五升，煮三升，分三服。《经验》治大人、小儿吐血。用阿胶炒、蛤粉各一两，辰砂少许，为末。藕节捣汁，入蜜调服。**肺损呕血**。并开胃。用阿胶炒三钱，木香一钱，糯米一合半，为末。每服一钱，百沸汤点服，日一。《普济》。**大衄不止**。口耳俱出，用阿胶炙半两，蒲黄半两，每服二钱，水一盏，生地黄汁一合，煎至六分，温服。急以帛系两乳。《圣惠》。**月水不调**。阿胶一钱，蛤粉炒成珠，研末，热酒服即安。一方：入辰砂末半钱。**月水不止**。阿胶炒焦为末，酒服二钱。《秘韫》。**妊娠尿血**。阿胶炒黄为末，食前粥饮下二钱。《圣惠》。**妊娠血痢**。阿胶二两，酒一升半，煮一升，顿服。**妊娠下血**。不止，阿胶三两炙，为末，酒一升半煎化服，即愈。又方：用阿胶末二两，生地黄半斤捣汁，入清酒二升，分三服。《梅师方》。**妊娠胎动**。《删繁》用阿胶炙研二两，香豉一升，葱一升，水三升，煮取一升，入胶化服。《产宝》胶艾汤：用阿胶炒二两，熟艾叶二两，葱白一升，水四升，煮一升，分服。**产后虚秘**。阿胶炒、枳壳炒各一两，滑石二钱半，为末，蜜丸梧子大。每服五十丸，温水下。未通，再服。《和剂局方》。**久嗽经年**。阿胶炒、人参各二两，为末。每用三钱，豉汤一盏，入葱白少许,煎服,日三次。《圣济总录》。

【按语】《纲目》以阿胶为本药正名。《中药学》药名同此,作为补虚药中之补血药。本品为马科动物驴的干燥皮或鲜皮经煎煮、浓缩制成的固体胶。

牛黄《本经》

【气味】苦,平,有小毒。[《日华》曰]甘,凉。[普曰]无毒。[之才曰]人参为之使。得牡丹、菖蒲,利耳目。恶龙骨、龙胆、地黄、常山、蜚蠊,畏牛膝、干漆。[时珍曰]《别录》言牛黄恶龙胆,而钱乙治小儿急惊疳病,凉惊丸、麝香丸皆两用之,何哉?龙胆治惊痫解热杀虫,与牛黄主治相近,亦肝经药也,不应相恶如此。

【主治】惊痫寒热,热盛狂痓,除邪逐鬼。《本经》。疗小儿百病,诸痫热,口不开,大人狂颠,又堕胎。久服,轻身增年,令人不忘。《别录》。主中风失音口噤,惊悸,天行时疾,健忘虚乏。《日华》。安魂定魄,辟邪魅,卒中恶,小儿夜啼。甄权。益肝胆,定精神,除热,止惊痢,辟恶气,除百病。思邈。清心化热,利痰凉惊。宁原。痘疮紫色,发狂谵语者可用。时珍。出王氏方。

【发明】[李杲曰]牛黄入肝,治筋病。凡中风入脏者,必用牛、雄、脑、麝之剂,入骨髓,透肌肤,以引风出。若风中腑及血脉者用之,恐引风邪流入于骨髓,如油入面,莫之能出也。[时珍曰]牛之黄,牛之病也。故有黄之牛,多病而易死。诸兽皆有黄,人之病黄者亦然。因其病在心及肝胆之间,凝结成黄,故还能治心及肝胆之病。正如人之淋石复能治淋也。按《宋史》云:宗泽知莱州,使者取牛黄。泽云:方春疫疠,牛饮其毒则结为黄。今和气流行,牛无黄矣。观此,则黄为牛病,尤可征矣。

【附方】旧四,新四。**初生三日**。去惊邪,辟恶气。以牛黄一豆许,以赤蜜如酸枣许,研匀,绵蘸,令儿吮之,一日令尽。《姚和众方》。**七日口噤**。牛黄为末,以淡竹沥化一字,灌之。更以猪乳滴之。《外台》。**初生胎热**。或身体黄者。以真牛黄一豆大,入蜜调膏,乳汁化开,时时滴儿口中。形色不实者,勿多服。钱氏《小儿方》。**小儿热惊**。牛黄一杏仁大,竹沥、姜汁各一合,和匀与服。《总微论》。**惊痫嚼舌**。迷闷仰目。牛黄一豆许,研,和蜜水灌之。《广利方》。**小儿惊候**。小儿积热毛焦,睡中狂语,欲发惊者,牛黄六分,朱砂五钱,同研。以犀角磨汁,调服一钱。《总微论》。**腹痛夜啼**。牛黄一豆许,乳汁化服。仍书田字于脐下。《圣惠方》。**痘疮黑陷**。牛黄二粒,朱砂一分,研末。蜜浸胭脂,取汁调搽,一日一上。王氏《痘疹方》。

【按语】《纲目》以牛黄为本药正名。《中药学》药名同此,作为平肝息风药中之息风止痉药。本品为牛科动物牛的干燥胆结石。

熊《本经》

脂

【气味】甘,微寒,无毒。[《别录》曰]微温。[《日华》曰]凉。其脂燃灯,烟损人眼,令失光明。

【主治】风痹不仁,筋急,五脏腹中积聚,寒热羸瘦,头疡白秃,面上鼾疱。久服强志不饥，轻身长年。《本经》。饮食呕吐。《别录》。治风，补虚损，杀劳虫，酒炼服之。《日华》。长发令黑，悦泽人面。苏恭。治面上皯䵟及疮。《药性》。

【附方】旧二，新一。令发长黑。熊脂、蔓荆子末等分，和匀，醋调涂之。《圣惠方》。发毛黄色。以熊脂涂发梳散，入床底，伏地一食顷，即出，便尽黑。不过用脂一升，效。《千金》。白秃头癣。熊白傅之。

胆

【气味】苦，寒，无毒。[权曰]恶防己、地黄。

【主治】时气热盛，变为黄疸，暑月久痢，疳䘌心痛，疰忤。苏恭。治诸疳、耳鼻疮、恶疮，杀虫。《日华》。小儿惊痫瘛疭，以竹沥化两豆许服之，去心中涎，甚良。孟诜。退热清心，平肝明目，去翳，杀蛔、蛲虫。时珍。

【发明】[时珍曰]熊胆，苦入心，寒胜热，手少阴、厥阴、足阳明经药也。故能凉心平肝杀虫，为惊痫疰忤、翳障疳痔、虫牙蛔痛之剂焉。

【附方】旧四，新六。赤目障翳。熊胆丸：每以胆少许化开，入冰片一二片，铜器点之，绝奇。或泪痒，加生姜粉些须。《齐东野语》。初生目闭。由胎中受热也。以熊胆少许蒸水洗之，一日七八次。如三日不开，服四物加甘草、天花粉。《全幼心鉴》。小儿鼻蚀。熊胆半分，汤化抹之。《圣惠方》。十年痔疮。熊胆涂之神效，一切方不及也。《外台》。肠风痔漏。熊胆半两，入片脑少许研，和猪胆汁涂之。《寿域方》。蛔虫心痛。熊胆一大豆，和水服之，大效。《外台》。小儿惊痫。方见主治。风虫牙痛。熊胆三钱，片脑四分，每以猪胆汁调少许搽之。《摄生方》。水弩射人。熊胆涂之。更以雄黄同用，酒磨服，即愈。《斗门方》。诸疳羸瘦。熊胆、使君子末等分，研匀，瓷器蒸溶，蒸饼丸麻子大。每米饮下二十丸。《保幼大全》。

【按语】《纲目》以熊为本药正名。《中药学》仅以熊胆粉为名，作为清热药中之清热解毒药。本品为熊科动物黑熊或棕熊的干燥胆汁。棕熊与黑熊都是国家二级保护动物，禁止猎杀野生熊。现用此药主有两种，一是以人工养殖熊无管造瘘引流取胆汁干燥后入药，一种是人工制成品。

麢羊《本经》

羚羊角

【气味】咸，寒，无毒。[《别录》曰]苦，微寒。[甄权曰]甘，温。能缩银。

【主治】明目，益气起阴，去恶血注下，辟蛊毒，恶鬼不祥，安心气，常不魇寐。《本经》。除邪气惊梦，狂越僻谬，疗伤寒时气寒热，热在肌肤，湿风注毒，伏在骨间，及食噎不通。久服，强筋骨轻身，起阴益气，利丈夫。《别录》。治中风筋挛，附骨疼痛。作末蜜服，治卒热闷及热毒痢血，疝气。摩水涂肿毒。孟诜。治一切热毒风攻注，中恶毒风，卒死昏乱不识人，散产后恶血冲心烦闷，烧末酒服之。治小儿惊痫，治山瘴及噎塞。《药性》。治惊悸烦闷，心胸恶气，瘰疬恶疮，溪毒。藏器。平肝舒筋，定风安魂，散血下气，辟恶解毒，治子痫痉疾。时珍。

【发明】[时珍曰]羊，火畜也，而羚羊则属木，故其角入厥阴肝经甚捷，同气相求也。肝主木，开窍于目。其发病也，目暗障翳，而羚羊角能平之。肝主风，在合为筋，其发病也，小儿惊痫，妇人子痫，大人中风搐搦，及筋脉挛急，历节掣痛，而羚角能舒之。魂者，肝之神也，发病则惊骇不宁，狂越僻谬，魇寐卒死，而羚角能安之。血者，肝之藏也，发病则瘀滞下注，疝痛毒痢，疮肿瘘疬，产后血气，而羚角能散之。相火寄于肝胆，在气为怒，病则烦懑气逆，噎塞不通，寒热及伤寒伏热，而羚角能降之。羚之性灵，而筋骨之精在角，故又能辟邪恶而解诸毒，碎佛牙而烧烟走蛇虺也。《本经》《别录》甚著其功，而近俗罕能发扬，惜哉。

【附方】旧七，新四。噎塞不通。羚羊角屑为末，饮服方寸匕，并以角摩噎上。《外台》。胸胁痛满。羚羊角烧末，水服方寸匕。《子母秘录》。腹痛热满。方同上。堕胎腹痛。血出不止，羚羊角烧灰三钱，豆淋酒下。《普济》。产后烦闷。汗出，不识人。《千金》用羚羊角烧末，东流水服方寸匕。未愈再服。又方：加芍药、枳实等分炒，研末，汤服。血气逆烦。羚羊角烧末，水服方寸匕。《肘后方》。临产催生。羚羊角一枚，刮尖为末，酒服方寸匕。《产宝》。小儿下痢。羚羊角中骨烧末，饮服方寸匕。《秘录》。遍身赤丹。羚羊角烧灰，鸡子清和，涂之神效。《外台》。赤瘢如疮。瘙痒，甚则杀人，羚羊角磨水，摩之数百遍为妙。《肘后方》。山岚瘴气。羚羊角末水服一钱。《集简方》。

【按语】《纲目》以麢羊为本药正名，别名羚羊。《中药学》以羚羊角为名，作为平肝息风药中之息风止痉药。本品为牛科动物赛加羚羊的角。野生羚羊现为国家一级保护动物，严禁猎杀。

山羊《日用》

肉

【气味】甘，热，无毒。［颂曰］南方野羊，多啖石香葇，故肠脏颇热，不宜多食之。

【主治】南人食之，肥软益人，治冷劳，山岚疟痢，妇人赤白带下。苏颂。疗筋骨急强、虚劳，益气，利产妇，不利时疾人。吴瑞。

【按语】《纲目》以山羊为本药正名。《中药学》以山羊角为名，作为平肝息风药中息风止痉药。本品为牛科动物青羊的角。青羊即喜马拉雅斑羚，现为国家一级保护动物，严禁猎杀。

鹿《本经》

鹿茸

【气味】甘，温，无毒。［《别录》曰］酸，微温。［甄权曰］苦、辛。麻勃为之使。［诜曰］鹿茸不可以鼻嗅之。中有小白虫，视之不见，入人鼻必为虫颡，药不及也。

【主治】漏下恶血，寒热惊痫，益气强志，生齿不老。《本经》。疗虚劳，洒洒如疟，羸瘦，四肢酸疼，腰脊痛，小便数利，泄精溺血，破瘀血在腹，散石淋痈肿，骨中热疽痒，安胎下气，杀鬼精物，久服耐老。不可近丈夫阴，令痿。《别录》。补男子腰肾虚冷，脚膝无力，夜梦鬼交，精溢自出，女人崩中漏血，赤白带下，炙末，空心温酒服方寸匕。《药性论》。壮筋骨。《日华》。

生精补髓，养血益阳，强筋健骨，治一切虚损，耳聋目暗，眩运虚痢。时珍。

【发明】［时珍曰］按《澹寮方》云：昔西蜀药市中，尝有一道人货斑龙丸，一名茸珠丹。每大醉高歌曰：尾闾不禁沧海竭，九转灵丹都漫说。惟有斑龙顶上珠，能补玉堂关下穴。朝野遍传之。其方盖用鹿茸、鹿角胶、鹿角霜也。又戴原礼《证治要诀》治头眩运，甚则屋转眼黑，或如物飞，或见一为二，用茸珠丹甚效。或用鹿茸半两，无灰酒三盏，煎一盏，入麝香少许，温服亦效。云茸生于头，类之相从也。

【附方】旧一，新八。斑龙丸。治诸虚。用鹿茸酥炙或酒炙亦可、鹿角胶炒成珠、鹿角霜、阳起石煅红酒淬、肉苁蓉酒浸、酸枣仁、柏子仁、黄芪蜜炙各一两，当归、黑附子炮、地黄九蒸九焙各八钱，辰朱砂半钱，各为末，酒糊丸梧子大。每空心温酒下五十丸。《澹寮》。鹿茸酒。治阳事虚痿，小便频数，面色无光。用嫩鹿茸一两，去毛切片，山药末一两，绢袋裹，置酒瓶中，七日开瓶，日饮三盏。将茸焙，作丸服。《普济方》。肾[①]虚腰痛。不能反仄，鹿茸炙、菟丝子各一两，舶茴香半两，为末，以羊肾二对，法酒煮烂，捣泥和丸梧子大，阴干。每服三十五丸，温酒下，日三服。《本事方》。精血耗涸。耳聋口渴，腰痛白浊，上燥下寒，不受峻补者。鹿茸酒蒸、当归酒浸各一两，焙为末，乌梅肉煮膏捣丸梧子大。每米饮服五十丸。《济生方》。腰膝疼痛。伤败者，鹿茸涂酥炙紫，为末，每温酒服一钱。《续千金方》。小便频数。鹿茸一对，酥炙为末。每服二钱，温酒下，日三服。《郑氏家传方》。虚痢危困。因血气衰弱者，鹿茸酥炙一两为末，入麝香五分，以灯心煮枣肉，和丸梧子大。每空心米饮下三五十丸。《济生方》。饮酒成泄。骨立不能食，但饮酒即泄，用嫩鹿茸酥炙、肉苁蓉煨一两，生麝香五分，为末，陈白米饭丸梧子大。每米饮下五十丸。名香茸丸。《普济方》。室女白带。因冲任虚寒者。鹿茸酒蒸焙二两，金毛狗脊、白蔹各一两，为末，用艾煎醋，打糯米糊丸梧子大。每温酒下五十丸，日二。《济生》。

角

【气味】咸，温，无毒。杜仲为之使。

【主治】恶疮痈肿，逐邪恶气，留血在阴中。除少腹血痛，腰脊痛，折伤恶血。益气。《别录》。猫鬼中恶，心腹疼痛。苏恭。水磨汁服，治脱精尿血，夜梦鬼交。醋磨汁涂疮疡痈肿热毒。火炙热，熨小儿重舌、鹅口疮。《日华》。蜜炙研末酒服，轻身强骨髓，补阳道绝伤。又治妇人梦与鬼交者，清酒服一撮，即出鬼精。烧灰，治女子胞中余血不尽欲死，以酒服方寸匕，日三，甚妙。孟诜。

【发明】［时珍曰］鹿角，生用则散热行血，消肿辟邪；熟用则益肾补虚，强精活血；炼霜熬膏，则专于滋补矣。

【附方】旧十六，新十九。服鹿角法。鹿角屑十两，生附子三两去皮脐，为末。每服二钱，空心温酒下。令人少睡，益气力，通神明。彭祖方。肾消尿数。鹿角一具，炙捣筛，温酒每服方寸匕，日二。《外台》。骨虚劳极。面肿垢黑，脊痛不能久

---

① 肾：原作“阴”。今据《本事方》卷二“肺肾经病”改。

立，血气衰惫，发落齿枯，甚则喜唾。用鹿角二两，牛膝酒浸焙一两半，为末，炼蜜丸梧子大。每服五十丸，空心盐酒下。《济生》。**肾虚腰痛**。如锥刺不能动摇，鹿角屑三两，炒黄研末。空心温酒服方寸匕，日三。《肘后方》。**卒腰脊痛**。不能转侧，鹿角五寸烧赤，投二升酒中，浸一宿饮。梅师。**妇人腰痛**。鹿角屑熬黄研，酒服方寸匕，日五六服。《杨氏产乳》。**妊娠腰痛**。鹿角截五寸长，烧赤，投一升酒中，又烧又浸，如此数次，细研。空心酒服方寸匕。《产宝》。**产后腹痛**。血不尽者，鹿角烧研，豉汁服方寸匕，日二。《子母秘录》。**妊娠下血**。不止，鹿角屑、当归各半两，水三盏，煎减半，顿服，不过二服。《普济方》。**胎死腹中**。鹿角屑三寸匕，煮葱豉汤和服，立出。《百一》。**堕胎血瘀**。不下，狂闷寒热，用鹿角屑一两为末，豉汤服一钱，日三。须臾血下。《圣惠方》。**胞衣不下**。鹿角屑三分为末，姜汤调下。《产乳》。**产后血运**。鹿角一段，烧存性，出火毒，为末，酒调灌下即醒。杨拱《医方摘要》。**妇人白浊**。滑数虚冷者，鹿角屑炒黄为末，酒服二钱。《妇人良方》。**筋骨疼痛**。鹿角烧存性，为末。酒服一钱，日二。**食后喜呕**。鹿角烧末二两，人参一两，为末。姜汤服方寸匕，日三。《肘后方》。**小儿哕疾**。鹿角粉、大豆末等分，相和乳调，涂乳上饮之。《古今录验》。**小儿疟疾**。鹿角生研为末，先发时以乳调一字服。《千金》。**小儿滞下**。赤白者，用鹿角灰、发灰等分，水服三钱，日二。《千金方》。**小儿重舌**。鹿角末涂舌下，日三。《姚和众方》。**小儿流涎**。脾热也。鹿角屑末，米饮服一字。《普济方》。**面上皯疱**。鹿角尖磨浓汁，厚涂之，神效。**面上风疮**。鹿角尖磨酒涂之。《圣惠》。**咽喉骨鲠**。鹿角为末，含之咽津。《斗门方》。**蹉跌损伤**。血瘀骨痛，鹿角末，酒服方寸匕，日三。《千金方》。**竹木入肉**。不出者，鹿角烧末，水和涂上，立出。久者不过一夕。《千金方》。**蠼螋尿疮**。鹿角烧末，苦酒调敷。《外台》。**五色丹毒**。鹿角烧末，猪脂和敷。《肘后方》。**发背初起**。鹿角烧灰，醋和涂之，日五六易。《千金》。**乳发初起**。不治杀人。鹿角磨浓汁涂之。并令人嗍去黄水，随手即散。《梅师方》。**吹奶焮痛**。鹿角屑炒黄为末，酒服二钱。仍以梳梳之。《唐氏经验方》。**下注脚疮**。鹿角烧存性，入轻粉同研，油调涂之。《集要》。**疖毒肿毒**。鹿角尖磨浓汁涂之，甚妙。《濒湖方》。**痈疽有虫**。鹿角烧，末，苦酒和涂。磨汁亦可。**妖魅猫鬼**。病人不肯言鬼，以鹿角屑捣末，水服方寸匕，即言实也。《录验》。

白胶，一名鹿角胶。《本经》。粉名鹿角霜。

【气味】甘，平，无毒。［《别录》曰］温。得火良，畏大黄。

【主治】伤中劳绝，腰痛羸瘦，补中益气。妇人血闭无子，止痛安胎。久服轻身延年。《本经》。疗吐血下血，崩中不止，四肢作痛，多汗淋露，折跌伤损。《别录》。男子损脏气，气弱劳损，吐血。妇人服之，令有子，安胎去冷，治漏下赤白。《药性》。炙捣酒服，补虚劳，长肌益髓，令人肥健，悦颜色。又治劳嗽，尿精尿血，疮疡肿毒。时珍。

【发明】［敩曰］凡使，鹿角胜于麋角。［颂曰］今医家多用麋茸、麋角，云力紧于鹿也。［时珍曰］苏东坡《良方》云：鹿阳兽，见阴而角解；麋阴兽，见阳而角解。故补阳以鹿角为胜，补阴以麋角为胜。其不同如此，但云鹿胜麋，麋胜鹿，疏矣。按此说与沈存中鹿茸利补阴，麋茸利补阳之说相反。以理与功推之，苏说为是。详见“茸”下。

【附方】 旧七，新一。**异类有情丸**。《韩氏医通》云：此方自制者。凡丈夫中年觉衰，便可服饵。盖鹿乃纯阳，龟、虎属阴，血气有情，各从其类，非金石草木比也。其方用鹿角霜，治法见上，龟版酒浸七日，酥炙研，各三两六钱，鹿茸熏干，酒洗净，酥涂炙，研，虎胫骨，长流水浸七日，蜜涂酥炙，各二两四钱，水火炼蜜，入豮猪脊髓九条，捣丸梧子大。每空心盐汤下五七九十丸，如厚味善饮者，加猪胆汁一二合，以寓降火之义。**盗汗遗精**。鹿角霜二两，生龙骨炒、牡蛎煅各一两，为末，酒糊丸梧子大。每盐汤下四十丸。《普济》。**虚劳尿精**。白胶二两，炙为末，酒二升和，温服。《外台》。**虚损尿血**。白胶三两炙，水二升煮一升四合，分服。《外台》。**小便不禁**。上热下寒者，鹿角霜为末，酒糊和丸梧桐子大，每服三四十丸，空心温酒下。《普济》。**小便频数**。鹿角霜、白茯苓等分，为末，酒糊丸梧子大，每服三十丸，盐汤下。梁氏《总要》。**男子阳虚**。甚有补益。方同上。**汤火灼疮**。白胶水煎，令稠，待冷涂之。《斗门方》。

肉

【气味】 甘，温，无毒。[诜曰]九月已后，正月已前，堪食。他月不可食，发冷痛。白臆者、豹文者，并不可食。鹿肉脯炙之不动，及见水而动，或曝之不燥者，并杀人。不可同雉肉、蒲白、鮠鱼、虾食，发恶疮。《礼记》云：食鹿去胃。

【主治】 补中益气力，强五脏。生者疗中风口僻，割片薄之。《别录》。华佗云：中风口偏者，以生肉同生椒捣贴，正即除之。补虚瘦弱，调血脉。孟诜。养血生容，治产后风虚邪僻。时珍。《外台》有鹿肉汤。

【发明】 [思邈曰]壶居士言鹿性多警烈，能别良草，止食葛花葛叶、鹿葱、鹿药、白蒿、水芹、甘草、荠苨、齐头蒿、山苍耳，他草不食。处必山冈，故产则归下泽。飨神用其肉者，以其性烈清净也。凡药饵之人，久食鹿肉，服药必不得力，为其食解毒之草制诸药也。[弘景曰]野兽之中，獐、鹿可食生，则不膻腥。又非十二辰属，八卦无主，且温补，于人生死无尤，道家许听为脯，过其余，虽鸡、犬、牛、羊补益，于亡魂有愆责，并不足食。[宗奭曰]三祀皆以鹿腊，亦取此义，且味亦胜他肉。[时珍曰]邵氏言：鹿之一身皆益人，或煮，或蒸，或脯，同酒食之良。大抵鹿乃仙兽，纯阳多寿之物，能通督脉，又食良草，故其肉、角有益无损。陶说亦妄耳。

髓。炼净入药。

【气味】 甘，温，无毒。

【主治】 丈夫女子伤中绝脉，筋急痛，咳逆，以酒和，服之良。《别录》。同蜜煮服，壮阳道，令有子。同地黄汁煎膏服，填骨髓，壮筋骨，治呕吐。《日华》。补阴强阳，生精益髓，润燥泽肌。时珍。

【发明】 [颂曰]髓可作酒，唐方多有其法。[时珍曰]鹿髓，近方稀用者。《删繁方》治肺虚毛悴，酥髓汤用之。《御药院方》滋补药，用其脊髓和酒熬膏丸药，甚为有理。白飞霞《医通》云：取鹿脑及诸骨髓炼成膏，每一两，加炼蜜二两炼匀，瓷器密收，用和滋补丸药剂甚妙。凡腰痛属肾虚寒者，以和古方摩腰膏，姜汁化一粒擦肾堂，则暖气透入丹田如火，大补元阳。此法甚佳，人鲜知之。

【附方】新一。鹿髓煎。治肺痿咳嗽，伤中脉绝，用鹿髓、生地黄汁各七合，酥、蜜各一两，杏仁、桃仁各三两去皮炒，酒一升，同捣取汁，先煎杏仁、桃仁、地黄汁减半，入三味煎如稀饧。每含一匙咽下，日三。《圣济》。

血

【主治】阴痿，补虚，止腰痛鼻衄，折伤，狂犬伤。苏恭。和酒服，治肺痿吐血，及崩中带下。《日华》。诸气痛欲危者，饮之立愈。汪颖。大补虚损，益精血，解痘毒、药毒。时珍。

【发明】[颂曰]近世有服鹿血酒者，云得于射生者，因采捕入山失道，数日饥渴将委顿。惟获一生鹿，刺血数升饮之，饥渴顿除。及归，遂觉血气充盛异人。有效而服之者，刺鹿头角间血，酒和饮之更佳。[时珍曰]近世韩飞霞补益方有斑龙宴法，孙氏解痘毒有阴阳二血丸，皆古所未知者。而沈存中又以刺血代茸为非，亦一说也。

【附方】新三。斑龙宴。用驯养牡鹿一二只，每日以人参一两煎水与饮，将滓拌土产草料米豆，以时喂之，勿杂他水草。百日之外露筋，可用矣。宴法：夜前减其食，次早将布缚鹿于床，首低尾昂，令有力者抱定前足，有角者执定角，无角者以木囊头拘之，使头不动。用三棱针刺其眼之大眦前毛孔，名天池穴。以银管长三寸许插向鼻梁，坐定，咂其血，饮药酒数杯。再咂再饮，以醉为度。鼻中流出者，亦可接和酒饮。饮毕避风，行升降工夫，为一宴也。用生肌药敷鹿穴，养之。月可一度，一鹿可用六七年。不拘男女老少，服之终身无疾而寿，乃仙家服食丹方二十四品之一也。药酒以八珍散加沉香，木香煮之。阴阳二血丸。治小儿痘疮，未出者稀，已出者减。用鹿血、兔血，各以青纸盛，置灰上，晒干，乳香、没药各一两，雄黄、黄连各五钱，朱砂、麝香各一钱，为末。炼蜜丸绿豆大。每服十丸，空心酒下。儿小者减之。孙氏《集效方》。鼻血时作。干鹿血炒枯，将酒酹熏二三次，仍用酒酹半杯和服之。

【按语】《纲目》以鹿为本药正名。《中药学》以鹿茸为名，作为补虚药中之补阳药。并收入鹿角、鹿角胶、鹿角霜，作为附药。鹿茸为鹿科动物梅花鹿或马鹿的雄鹿头上未骨化密生茸毛的幼角；鹿角为鹿的已骨化角或锯茸后翌年春季脱落的节基；鹿角胶为鹿角经水煎煮、浓缩制成的固体胶；鹿角霜为鹿角去胶质的角块。现多用人工饲养的鹿取茸、取角。

麝《本经》

麝脐香

【气味】辛，温，无毒。[甄权曰]苦、辛。忌大蒜。[李鹏飞曰]麝香不可近鼻，有白虫入脑，患癞。久带其香透关，令人成异疾。

【主治】辟恶气，杀鬼精物，去三虫蛊毒，温疟惊痫。久服，除邪，不梦寤魇寐。《本经》。疗诸凶邪鬼气，中恶，心腹暴痛，胀急痞满，风毒，去面黵、目中肤翳，妇人产难堕胎，通神仙。《别录》。佩服及置枕间，辟恶梦，及尸疰鬼气。又疗蛇毒。弘景。[《抱朴子》云]入山辟蛇，以麝香丸着足爪中有效。因麝啖蛇，故以厌之也。治蛇、蚕咬，沙虱溪瘴毒，辟蛊气，杀脏腑虫，治疟疾，吐风痰，疗一切虚损恶病。纳子宫，暖水脏，止冷带下。《日华》。熟水研服一粒，治小儿惊痫客忤，镇心安神，止小便利。又能蚀一切痈疮脓水。《药性》。又云：入十香丸服，令人百毛九窍皆香。除百病，治一切恶气及惊怖恍惚。孟诜。疗鼻窒，不闻香臭。好古。通诸窍，开经络，透肌骨，解酒毒，消瓜果食积，治中风，中气，中恶，痰厥，积聚癥瘕。时珍。

【发明】[李杲曰]麝香入脾治内病。凡风病在骨髓者宜用之，使风邪得出。若在肌肉用之，反引风入骨，如油入面之不能出也。[朱震亨曰]五脏之风，不可用麝香以泻卫气。口鼻出血，乃阴盛阳虚，有升无降，当补阳抑阴，不可用脑、麝轻扬飞窜之剂。妇人以血为主，凡血海虚而寒热盗汗者，宜补养之，不可用麝香之散，琥珀之燥。[严用和曰]中风不省者，以麝香、清油灌之，先通其关，则后免语謇瘫痪之证，而他药亦有效也。[时珍曰]严氏言风病必先用麝香，而丹溪谓风病、血病必不可用，皆非通论。盖麝香走窜，能通诸窍之不利，开经络之壅遏。若诸风、诸气、诸血、诸痛、惊痫、癥瘕诸病，经络壅闭，孔窍不利者，安得不用为引导以开之通之耶？非不可用也，但不可过耳。《济生方》治食瓜果成积作胀者用之，治饮酒成消渴者用之，云果得麝则坏，酒得麝则败，此得用麝之理者也。

【附方】旧七，新十三。**中风不省**。麝香二钱，研末，入清油二两，和匀灌之，其人自苏也。《济生》。**中恶客忤**。项强欲死，麝香少许，乳汁调涂儿口中取效。醋调亦可。《广利方》。**小儿惊啼**。发歇不定，真麝香一字，清水调服，日三。《广利》。**小儿中水**。单以麝香如大豆三枚，奶汁调，分三四服。**破伤风水**。毒肿痛不可忍，麝香末一字纳疮中，出尽脓水，便效。《普济》。**中恶霍乱**。麝香一钱，醋半盏，调服。《圣惠方》。**小儿邪疟**。以麝香研墨，书"去邪辟魔"四字于额上。《经验后方》。**诸果成积**。伤脾作胀，气急，用麝香一钱，生桂末一两，饭和，丸绿豆大。大人十五丸，小儿七丸，白汤下。盖果得麝则落，木得桂即枯故也。《济生》。**消渴饮水**。因饮酒或食果实过度，虽能食而口渴饮水，数尿。以麝香当门子，酒和作十余丸，枳椇子煎汤送下。盖麝香败酒坏果，枳椇亦败酒也。《济生》。**偏正头痛**。久不除者，晴明时，将发分开，用麝香五分，皂角末一钱，薄纸裹置患处。以布包炒盐于上熨之，冷则易。如此数次，永不再发。《简便单方》。**五种蛊毒**。麝香、雄黄等分为末，以生羊肝如指大，以刀割开，裹药吞之。《卫生》。**口内肉球**。有根如线五寸余，如钗股，吐出乃能食物，捻之则痛彻心者，麝香一钱研水服之，日三，自消。夏子益《奇疾方》。**催生易产**。《续十全方》：麝香一钱，水研服，立下。济生胜金散：治人弱难产。麝香一钱，盐豉一两，以旧青布裹之，烧红为末，以秤锤淬酒，服二钱即下。郭稽中云：妇人产难及横逆生者，乃儿枕破而败血裹子，服胜金散逐其败血，自生也。**死胎不下**。麝香当门子一枚，桂心末二钱，温酒服，即下。《本事方》。**痔疮肿毒**。麝香当门子、印城盐等分，涂之。不过三次。《外台》。**鼠咬成疮**。麝香封之妙。《经验》。**蚕咬成疮**。蜜调麝香傅之。《广利方》。**山岚瘴气**。水服麝香三分解之。《集简方》。虫牙作痛。香油抹筋头，蘸麝香末，绵裹炙热咬之。换二三次，其虫即死，断根，甚妙。《医方摘要》。

【按语】《纲目》以麝为本药正名。《中药学》以麝香为名，作为开窍药。本品为鹿科动物林麝、马麝或原麝成熟雄体香囊中的干燥分泌物。野生麝是国家一级保护动物，严禁猎捕。现已研制成功人工麝香，且古今皆有尝试驯麝取香。

腽肭兽《开宝》

腽肭脐。一名海狗肾。

【气味】咸，大热，无毒。[李珣曰]味甘香，美，大温。

【主治】鬼气尸疰，梦与鬼交，鬼魅狐魅，心腹痛，中恶邪气，宿血结块，痃癖羸瘦。藏器。治男子宿癥气块，积冷劳气，肾精衰损，多色成劳，瘦悴。《药性》。补中，益肾气，暖腰膝，助阳气，破癥结，疗惊狂痫疾。《日华》。五劳七伤，阴痿少力，肾虚，背膊劳闷，面黑精冷，最良。《海药》。

【发明】[时珍曰]《和剂局方》治诸虚损有腽肭脐丸，今人滋补丸药中多用之，精不足者补之以味也。大抵与苁蓉、锁阳之功相近。亦可同糯米、法面酿酒服。

【按语】《纲目》以腽肭兽为本药正名，别名海狗。《中药学》以海狗肾为名，作为补虚药中之补阳药。本品为海狮科动物海狗和海豹科动物斑海豹、点斑海豹的雄性外生殖器。其原动物今为国家重点保护动物，禁止商捕。

猬《本经》

皮

【气味】苦，平，无毒。[甄权曰]甘，有小毒。得酒良。畏桔梗、麦门冬。

【主治】五痔阴蚀，下血，赤白五色血汁不止，阴肿，痛引腰背，酒煮杀之。《本经》。疗腹痛疝积，烧灰酒服。《别录》。治肠风泻血，痔痛有头，多年不瘥，炙末，饮服方寸匕。烧灰吹鼻，止衄血。甚解一切药力。《药性》。

【附方】旧五，新八。五痔下血。《衍义》云：用猬皮合穿山甲等分，烧存性，入肉豆蔻一半，末之。空腹热米饮服一钱，妙。《外台》用猬皮方三指大，熏黄如枣大，熟艾一钱，穿地作坑，调和取便熏之，取口中有烟气为佳。火气稍尽即停，三日将息，更熏之，三度永瘥。勿犯风冷，羹臛将养，切忌鸡、鱼、猪、生冷，二十日后补之。肠痔有虫。猬皮烧末，生油和涂。《肘后方》。肠风下血。白刺猬皮一枚铫内焨焦，去皮留刺，木贼半两炒黑，为末。每服二钱，热酒调下。《杨氏家藏方》。蛊毒下血。猬皮烧末，水服方寸匕，当吐出毒。《千金翼》。五色痢疾。猬皮烧灰，酒服二钱。《寿域方》。大肠脱肛。猬皮一斤烧，磁石煅五钱，桂心五钱，为末。每服二钱，米饮下。叶氏《摘玄》。塞鼻止衄。猬皮一枚，烧末。半钱，绵裹塞之。《圣惠》。鼻中瘜肉。猬皮炙为末，绵裹塞之，日三。《千金》。眼睫倒刺。猬刺、枣针、白芷、青黛等分，为末，随左右目搐鼻中，口含冷水。《瑞竹堂方》。反胃吐食。猬皮烧灰，酒服。或煮汁，或五味淹炙食。《普济》。小儿惊啼。状如物刺。用猬皮三寸烧末，傅乳头饮儿。《子母秘录》。猘犬咬伤。猬皮、头发等分烧灰，水服。《外台》。

【按语】《纲目》以猬为本药正名。《中药学》以刺猬皮为名，作为收涩药中之固精缩尿止带药。本品为猬科动物刺猬的干燥外皮。

本草纲目

人部

发髲《本经》

【气味】苦，温，无毒。《别录》：小寒。

【主治】五癃关格不通，利小便水道，疗小儿惊，大人痓。仍自还神化。《本经》。合鸡子黄煎之，消为水，疗小儿惊热百病。《别录》。止血闷血运，金疮伤风，血痢，入药烧存性。用煎膏，长肉消瘀血。大明。

【发明】[韩保昇曰]《本经》云"自还神化"。李当之云：神化之事，未见别方。按《异苑》云：人发变为鳝鱼。神化之异，应此者也。又藏器曰：生人发挂果树上，乌鸟不敢来食其实。又人逃走，取其发于纬车上却转之，则迷乱不知所适。此皆神化。[时珍曰]发者血之余。埋之土中，千年不朽，煎之至枯，复有液出。误食入腹，变为癥虫；煅治服饵，令发不白。此正神化之应验也。

【附方】旧二，新四。石淋痛涩。发髲烧存性，研末。每服用一钱，井水服之。《肘后方》。伤寒黄病。发髲烧研，水服一寸匕，日三。《伤寒类要》。胎衣不下。乱发、头髲结，撩喉、口中。《孙真人方》。小儿客忤。因见生人所致。取来人囟上发十茎、断儿衣带少许，合烧研末。和乳饮儿，即愈。《千金方》。急肚疼病。用本人头发三十根，烧过酒服。即以水调芥子末，封在脐内，大汗如雨，即安。《谈野翁方》。瘭疽恶疮。生发灰，米汤服二钱。外以生发灰三分，皂荚刺灰二分，白及一分，为末。干掺，或以猪胆汁调。《直指方》。

【按语】《纲目》中头发分别包括以发髲和乱发为名的两个药，其中，乱发的别名为血余。李时珍说："发髲，乃剪髢下发也；乱发，乃梳栉下发也。"发髲和乱发都需"煅存性"或"烧灰"用，所以，我们可以将其视为同一种药，即血余。《中药学》中以血余炭为名，作为止血药中之收敛止血药。本品为健康人头发制成的炭化物。

乱发《别录》

【气味】苦，微温，无毒。

【主治】咳嗽，五淋，大小便不通，小儿惊痫，止血。鼻衄，烧灰吹之立已。《别录》。烧灰，疗转胞，小便不通，赤白痢，哽噎，痈肿，狐尿刺，尸疰，疗肿骨疽杂疮。苏恭。消瘀血，补阴甚捷。震亨。

【发明】[时珍曰]发乃血余，故能治血病，补阴，疗惊痫，去心窍之血。刘君安以己发合头垢等分烧存性，每服豆许三丸，名曰还精丹，令头不白。又老唐方，亦用自己乱发洗净，每一两入川椒五十粒，泥固，入瓶煅黑研末，每空心酒服一钱，令发长黑。此皆补阴之验也。用椒者，取其下达尔。[弘景曰]俗中妪母为小儿作鸡子煎，用其父梳头乱发，杂鸡子黄熬，良久得汁，与儿服，去痰热，疗百病。

【附方】旧十六，新廿四。孩子热疮。乱发一团如梨子大，鸡子黄十个，煮熟，同于铫子内熬，至甚干始有液出，旋置盏中，液尽为度。用傅疮上，即以苦参粉粉之，神妙。详见"鸡子黄"下。刘禹锡《传信方》。小儿斑疹。发灰，饮服三钱。《子母秘录》。小儿断脐。即用清油调发灰傅之，不可伤水。脐湿不干亦傅之。小儿重舌。欲死者，以乱发灰半钱，调傅舌下。不住用之。《简要济众方》。小儿燕口。两角生疮，发灰三钱，饮汁服。《子母秘录》。小儿吻疮。发灰，和猪脂涂之。

《圣惠方》。**小儿惊啼**。乱油发烧研，乳汁或酒服少许，良。《千金方》。**鼻血眩冒**。欲死者，乱发烧研，水服方寸匕。仍吹之。《梅师方》。**鼻血不止**。血余烧灰，吹之立止，永不发。男用母发，女用父发。《圣惠》用乱发灰一钱，人中白五分，麝香少许，为末，嗜鼻。名三奇散。**肺疽吐血**。发灰一钱，米醋二合，白汤一盏，调服。《三因方》。**咳嗽有血**。小儿胎发灰，入麝香少许，酒下。每个作一服，男用女，女用男。《朱氏集验》。**齿缝出血**。头发切，入铫内炒存性，研，掺之。华佗《中藏经》。**肌肤出血**。胎发烧灰，傅之即止。或吹入鼻中。《证治要诀》。**诸窍出血**。头发、败棕、陈莲蓬，并烧灰等分。每服三钱，木香汤下。《圣惠》。**上下诸血**。或吐血，或心衄，或内崩，或舌上出血如簪孔，或鼻衄，或小便出血，并用乱发灰，水服方寸匕，一日三服。《圣济》。**无故遗血**。乱发及爪甲烧灰，酒服方寸匕。《千金方》。**小便尿血**。发灰二钱，醋汤服。《永类方》。**血淋苦痛**。乱发烧存性二钱，入麝少许，米饮服。《圣惠》。**大便泻血**。血余半两烧灰，鸡冠花、柏叶各一两，为末。卧时酒服二钱，来早以温酒一盏投之。一服见效。《普济》。**胎产便血**。发灰，每饮服二钱。昝殷《产宝》。**女人漏血**。乱发洗净烧研，空心温酒服一钱。《妇人良方》。**月水不通**。童男童女发各三两烧灰，斑蝥二十一枚，糯米炒黄，麝香一钱，为末。每服一钱，食前热姜酒下。《普济》。**妇人阴吹**。胃气下泄，阴吹而正喧，此谷气之实也，宜猪膏发煎导之。用猪膏半斤，乱发鸡子大二枚，和煎，发消药成矣。分再服，病从小便中出也。张仲景方。**女劳黄疸**。因大热大劳交接后入水所致，身目俱黄，发热恶寒，小腹满急，小便难。用膏发煎治之，即上方。《肘后》。**黄疸尿赤**。乱发灰，水服一钱，日三次，秘方也。《肘后》。**大小便闭**。乱发灰三指撮，投半升水服。姚氏。**干霍乱病**。胀满烦躁，乱发一团烧灰，盐汤二升，和服取吐。《十便良方》。**尸疰中恶**。《子母秘录》用乱发如鸡子大，烧研，水服。一方：用乱发灰半两，杏仁半两去皮、尖，研，炼蜜丸梧子大。每温酒日下二三十丸。**破伤中风**。乱发如鸡子大，无油器中熬焦黑，研，以好酒一盏沃之，入何首乌末二钱，灌之。少顷再灌。《本草衍义》。**沐发中风**。方同上。**令发长黑**。乱发洗晒，油煎焦枯，研末，擦发良。《圣惠》。**擦落耳鼻**。头发瓶盛泥固，煅过研末，以擦落耳、鼻，乘热蘸发灰缀定，软帛缚住，勿令动，自生合也。《经验良方》。**聤耳出脓**。乱发裹杏仁末塞之。《圣惠》。**吞发在咽**。取自己乱发烧灰，水服一钱。《延龄至宝方》。**蜈蚣螫咬**。头发烧烟熏之。**疔肿恶疮**。乱发、鼠屎等分，烧灰。针入疮内，大良。《圣惠》。**疮口不合**。乱发、露蜂房、蛇蜕皮各烧存性一钱，用温酒食前调服，神妙。《苏沈良方》。**下疳湿疮**。发灰一钱，枣核七个，烧研，洗，贴。《心鉴》。**大风疠疮**。用新竹筒十个，内装黑豆一层，头发一层，至满，以稻糠火盆内煨之。候汁滴出，以盏接承，翎扫疮上，数日即愈。亦治诸疮。邵真人《经验方》。

【按语】见上文“发髲”条。

人胞《拾遗》

【气味】甘、咸，温，无毒。

【主治】血气羸瘦，妇人劳损，面皯皮黑，腹内诸病渐瘦者，治净，以五味和之，如餹瘂法与食之，勿令妇知。藏器。瘂(音甲)，饼也。治男女一切虚损劳极，癫痫，失志恍惚，安心养血，益气补精。吴球。

【发明】[震亨曰]紫河车治虚劳，当以骨蒸药佐之。气虚加补气药，血虚加补血药，以侧柏叶、乌药叶俱酒洒，九蒸九曝，同之为丸，大能补益，名补肾丸。[时珍曰]人胞虽载于《陈氏本草》，昔人用者尤少。近因丹溪朱氏言其功，遂为时用。而括苍吴球始创大造丸一方，尤为世行。其方药味平补，虽无人胞，亦可服饵，其说详见本方下。按《隋书》云：琉球国妇人产乳，必食子衣。张师正《倦游录》云：八桂獠人产男，以五味煎调胞衣，会亲啖之。此则“诸兽生子，自食其衣”之意，非人类也。崔行功《小儿方》云：凡胎衣宜藏于天德月德吉方。深埋紧筑，令儿长寿。若为猪狗食，令儿颠狂；虫蚁食，令儿疮癣；乌鹊食，令儿恶死；弃于火中，令儿疮烂。近于社庙污水井灶街巷，皆有所禁。按此亦“铜山西崩，洛钟东应”，自然之理也。今复以之蒸煮炮炙，和药捣饵，虽曰以人补人，取其同类，然以人食人，独不犯崔氏之禁乎？其异于琉球獠人者，亦几希矣。

【附方】旧一，新六。河车丸。治妇人瘵疾劳嗽，虚损骨蒸等证。用紫河车初生男子者一具，以长流水中洗净，熟煮擘细，焙干研，山药二两，人参一两，白茯苓半两，为末，酒糊丸梧子大，麝香养七日。每服三五十丸，温服，盐汤下。《永类钤方》。大造丸。吴球云：紫河车即胞衣也。儿孕胎中，脐系于胞，胞系母脊，受母之荫，父精母血，相合生成，真元所钟，故曰河车。虽禀后天之形，实得先天之气，超然非他金石草木之类可比。愚每用此得效，用之女人尤妙。盖本其所自出，各从其类也。若无子及多生女，月水不调，小产、难产人服之，必主有子。危疾将绝者，一二服，可更活一二日。其补阴之功极重，百发百中。久服耳聪目明，须发乌黑，延年益寿，有夺造化之功，故名大造丸。用紫河车一具，男用女胎，女用男胎，初生者，米泔洗净，新瓦焙干研末，或以淡酒蒸熟，捣晒研末，气力尤全，且无火毒；败龟版年久者，童便浸三日，酥炙黄二两，或以童便浸过，石上磨净，蒸熟晒研，尤妙；黄柏去皮，盐酒浸，炒一两半；杜仲去皮，酥炙一两半；牛膝去苗，酒浸晒，一两二钱；肥生地黄二两半。入砂仁六钱，白茯苓二两，绢袋盛，入瓦罐，酒煮七次，去茯苓、砂仁不用。杵地黄为膏，听用。天门冬去心、麦门冬去心、人参去芦各一两二钱，夏月加五味子七钱。各不犯铁器，为末，同地黄膏入酒、米糊丸如小豆大。每服八九十丸，空心盐汤下，冬月酒下。女人去龟版，加当归二两，以乳煮糊为丸。男子遗精，女人带下，并加牡蛎粉一两。世医用阳药滋补，非徒无益，为害不小。盖邪火只能动欲，不能生物。龟版、黄柏，补阳补阴，为河车之佐，加以杜仲补肾强腰，牛膝益精壮骨，四味通为足少阴经药，古方加陈皮名补肾丸也。生地黄凉血滋阴，得茯苓、砂仁同黄柏则走少阴，白飞霞以此四味为天一生水丸也。天、麦门冬能保肺气，不令火炎，使肺气下行生水。然其性有降无升，得人参则鼓动元气，有升有降，故同地黄为固本丸也。又麦门冬、人参、五味子三味，名生脉散，皆为肺经药。此方配合之意，大抵以金水二脏为生化之原，加河车以成大造之功故也。一人病弱，阳事大痿，服此二料，体貌顿异，连生四子。一妇年六十已衰惫，服此寿至九十尢强健。一人病后不能作声，服此气壮声出。一人病痿，足不任地者半年，服此后能远行。《诸证辨疑》。**五劳七伤**。吐血虚瘦，用初生胞衣，长流水中洗去恶血，待清汁出乃止，以酒煮，烂捣如泥，入白茯神末和丸梧子大。每米饮下百丸。忌铁器。《朱氏集验方》。**久癫失志**。气虚血弱者，紫河车治净，烂煮食之。《刘氏经验方》。**大小痫疾**。初生胎衣一具，长流水洗净，仍以水浸，春三、夏一、秋五、冬七日，焙干为末，羌活、天麻、防风各半两，白姜蚕、白附子各一两，南星二两，川乌一个，全蝎二十一个，为末，糊丸梧子大，朱砂为衣。每服五十丸，好酒下。《乾坤秘韫》。**解诸蛊毒**。不拘草蛊、蛇蛊、蜣螂蛊，其状入咽刺痛欲死。取胞衣一具洗切，曝干为末，熟水调服一钱匕。《梅师方》。**目赤生翳**。初生孩儿胞衣，曝干焙研细末，日日傅目眦中，愈乃止。《千金》。

【按语】《纲目》以人胞为本药正名，别名紫河车等。古代有"埋胞"之法，认为与儿成长及下一胎是否健康有关。从"发明"可以看出，李时珍本人对人胞入药是有所异议的。但是，他仍然忠实地记录了紫河车的效用与方剂，将相关资料保留下来。《中药学》以紫河车为名，作为补虚药中之补阳药。本品为健康人的干燥胎盘。

附 1

《本草纲目》药物与现代相关中药名对照表

《本草纲目》药物	现代相关中药名	《本草纲目》药物	现代相关中药名
艾	艾叶	薄荷	——
安石榴	石榴皮	檗木	黄柏
安息香	——	贝母	川贝母、浙贝母
巴豆	巴豆、巴豆霜	毕澄茄	荜澄茄
巴戟天	——	荜茇	——
白豆蔻	豆蔻、豆蔻壳	萆薢	——
白附子	关白附	萹蓄	——
白花蛇	蕲蛇	藊豆	白扁豆、扁豆花
白及	——	鳖	鳖甲
白芥	芥子	槟榔	——
白敛	白蔹	补骨脂	——
白茅	白茅根	蚕	僵蚕、僵蛹
白前	——	蟾蜍	蟾酥、蟾皮
白头翁	——	菖蒲	九节菖蒲
白微	白薇	常山　蜀漆	常山、蜀漆
白鲜	白鲜皮	车前	车前子、车前草
白芷	——	柽柳	西河柳
百部	——	赤箭　天麻	天麻
百合	——	赤小豆	——
柏	侧柏叶、柏子仁	茺蔚	益母草、茺蔚子
败酱	败酱草	楮	楮实子
斑蝥	——	椿樗	椿皮
半边莲	——	茈胡	柴胡、银柴胡
半夏	半夏、半夏曲	慈石	磁石

续表

《本草纲目》药物	现代相关中药名	《本草纲目》药物	现代相关中药名
葱	葱白	恶实	牛蒡子
醋	——	发髲	血余炭
大豆	黑豆	番红花	西红花
大豆豉	淡豆豉	番木鳖	马钱子
大豆黄卷	——	矾石	白矾
大腹子	大腹皮	防风	——
大黄	——	防己	——
大戟	红大戟、京大戟	蜚虻	虻虫
大蓟　小蓟	大蓟、小蓟	榧实	榧子
大麻	火麻仁	蜂蜜	——
代赭石	——	伏龙肝	灶心土
丹参	——	茯苓	茯苓、茯苓皮、茯神
丹砂	朱砂	浮石	海浮石
淡竹叶	——	附子	附子、川乌
当归	——	覆盆子	——
刀豆	——	甘草	——
稻	稻芽、糯稻根	甘松香	甘松
灯心草	——	甘遂	——
地肤	地肤子	橄榄	青果
地黄	生地黄、鲜地黄、熟地黄	干姜	干姜、炮姜
地锦	地锦草	高良姜	高良姜、红豆蔻
地榆	——	藁本	——
钓藤	钩藤	蛤蚧	——
丁香	丁香、母丁香	葛	葛根、葛花
冬瓜	冬瓜皮、冬瓜子	狗脊	——
豆蔻	草豆蔻、草果	枸杞　地骨皮	枸杞子、地骨皮
独活	独活、羌活	谷精草	——
杜仲	杜仲、杜仲叶	骨碎补	——
阿胶	——	栝楼	瓜蒌、天花粉、瓜蒌皮、瓜蒌子

续表

《本草纲目》药物	现代相关中药名	《本草纲目》药物	现代相关中药名
贯众	——	黄芩	——
桂　牡桂	肉桂、桂枝	黄药子	——
海蛤	海蛤壳	藿香	广藿香
海金沙	——	鸡	鸡内金
海马	——	鸡冠	鸡冠花
海桐	海桐皮	积雪草	连钱草
海藻	——	蒺藜	刺蒺藜、沙苑子
寒号虫	五灵脂	蕺	鱼腥草
诃黎勒	诃子	鲫鱼	——
合欢	合欢皮、合欢花	假苏	荆芥、荆芥炭
何首乌	何首乌、首乌藤	姜黄	姜黄、片姜黄
红蓝花	红花	降真香	降香
厚朴	厚朴、厚朴花	桔梗	——
胡黄连	——	金樱子	——
胡椒	——	荆三棱	三棱
胡卢巴	胡芦巴	粳	——
胡麻	黑芝麻	九香虫	——
胡荽	——	韭	韭菜子
胡桃	核桃仁	酒	——
壶卢	葫芦	菊	菊花
葫	大蒜	橘	陈皮、化橘红、橘核、橘红、橘络、橘叶、青皮
虎掌　天南星	胆南星	枸橼	佛手、香橼
虎杖	——	决明	决明子
琥珀	——	苦参	——
花乳石	花蕊石	款冬花	——
滑石	——	葵	冬葵子
槐	槐花、槐角	魁蛤	瓦楞子
蘹香	小茴香、八角茴香	昆布	——
黄精	——	莱菔	莱菔子
黄连	——	兰草	佩兰
黄耆	黄芪	蓝	大青叶、板蓝根

续表

《本草纲目》药物	现代相关中药名	《本草纲目》药物	现代相关中药名
狼毒	——	马勃	——
雷丸	——	马齿苋	——
藜芦	——	马兜铃	——
鲤鱼	——	麦门冬	麦冬
鳢肠	墨旱莲	鳗鲡鱼	——
荔枝	荔枝核	蔓荆	蔓荆子
连翘	——	曼陀罗花	洋金花
莲藕	莲子、荷叶、荷梗、莲子心、莲房、莲须、石莲子、藕节	梅	乌梅、梅花
楝	川楝子、苦楝皮	礞石	——
鲮鲤	穿山甲	密蒙花	——
麢羊	羚羊角	密陀僧	——
刘寄奴草	刘寄奴	茗	茶
龙	龙骨、龙齿	没药	——
龙胆	——	牡丹	牡丹皮
龙脑香	冰片	牡蛎	——
龙眼	龙眼肉	木瓜	——
漏卢	漏芦	木香	木香
卢会	芦荟	木贼	——
芦	芦根	南瓜	南瓜子
炉甘石	——	蘖米	麦芽、谷芽
鹿	鹿茸、鹿角、鹿角胶、鹿角霜	凝水石	寒水石
露蜂房	蜂房	牛	水牛角
绿豆	绿豆、绿豆衣	牛黄	——
绿矾	皂矾	牛膝	牛膝、川牛膝
乱发	血余炭	女贞	女贞子
络石	络石藤	蓬莪茂	莪术
麻黄	麻黄、麻黄根	蓬砂	硼砂

续表

《本草纲目》药物	现代相关中药名	《本草纲目》药物	现代相关中药名
砒石	——	沙参	南沙参、北沙参
枇杷	枇杷叶	莎草　香附子	香附
朴消	芒硝	山慈姑	——
蒲公英	——	山豆根	山豆根、北豆根
骐驎竭	血竭	山羊	山羊角
牵牛子	——	山樝	山楂
铅丹	——	山茱萸	——
前胡	——	商陆	——
芡实	——	芍药	白芍、赤芍
茜草	茜草	蛇床	蛇床子
荞麦	——	蛇蜕	——
秦龟	龟甲	射干	——
秦艽	——	麝	麝香
秦椒	花椒、椒目	神麴	建神曲、六神曲
秦皮	——	沈香	沉香
青黛	——	升麻	——
青蒿	——	生姜	生姜、生姜皮、生姜汁
青葙	青葙子	石胆	胆矾
清风藤	青风藤	石膏	——
蚯蚓	地龙	石斛	石斛、铁皮石斛
麴	曲	石决明	——
瞿麦	——	石硫黄	硫磺
人胞	紫河车	石韦	——
人参	人参、人参叶、红参	豕	猪胆粉
忍冬	金银花、忍冬藤	使君子	——
肉苁蓉	——	柹	柿蒂
肉豆蔻	——	守宫	——
三七	——	蜀椒	花椒
桑	桑叶、桑枝、桑白皮、桑椹	薯蓣	山药
桑上寄生	桑寄生	术	白术、苍术

续表

《本草纲目》药物	现代相关中药名	《本草纲目》药物	现代相关中药名
水龟	龟甲、龟甲胶	猬	刺猬皮
水萍	浮萍	乌爹泥	儿茶
水银	——	乌蛇	乌梢蛇
水银粉	轻粉	乌头	草乌
水蛭	——	乌药	——
丝瓜	丝瓜络	乌贼鱼	海螵蛸
松	松子仁、松花粉、松节油	芜荑	——
苏	紫苏梗、紫苏叶、紫苏子	吴茱萸	——
苏方木	苏木	蜈蚣	——
苏合香	——	五倍子	——
粟	谷芽	五加	五加皮
酸枣	酸枣仁	五色石脂	赤石脂
缩砂蔤	砂仁、砂仁壳	五味子	——
锁阳	——	豨莶	豨莶草
檀香	——	葈耳	苍耳子、苍耳草
螳螂　桑螵蛸	桑螵蛸	细辛	——
桃	桃仁	夏枯草	——
天门冬	天冬	仙茅	——
天名精	鹤虱	香蒲　蒲黄	蒲黄
天师栗	娑罗子	香薷	——
甜瓜	瓜蒂	小麦	浮小麦、小麦
葶苈	葶苈子	蝎	全蝎
通草	木通、川木通	薤	薤白
通脱木	通草	辛夷	——
土茯苓	——	杏	苦杏仁、甜杏仁
菟丝子	——	芎䓖	川芎
腽肭兽	海狗肾	雄黄	——
王不留行	——	熊	熊胆粉
威灵仙	——	徐长卿	——
萎蕤	玉竹	续断	——

续表

《本草纲目》药物	现代相关中药名	《本草纲目》药物	现代相关中药名
续随子	千金子	蚤休	重楼
玄参	——	皂荚	皂荚、皂角刺
旋覆花	——	泽兰	——
熏陆香　乳香	乳香	泽泻	——
鸭跖草	——	蚱蝉	蝉蜕
延胡索	——	樟	樟脑
芫花	——	䗪虫	土鳖虫
羊	——	真珠	珍珠、珍珠母
羊蹄	——	芝	灵芝
阳起石	——	卮子	栀子
野菊	野菊花	知母	知母
饴糖	——	枳	枳实、枳壳
益智子	益智仁	枳椇	枳椇子
薏苡	薏苡仁	猪苓	——
茵蔯蒿	茵陈	竹	竹茹、竹沥、竹叶、淡竹叶
银杏	白果、银杏叶	竹黄	天竺黄
淫羊藿	——	苎麻	苎麻根
罂子粟	罂粟壳	紫贝	紫贝齿
禹余粮	——	紫草	紫草
玉蜀黍	玉米须	紫花地丁	——
郁金	——	紫石英	——
郁李	郁李仁	紫菀	——
原蚕	蚕沙、雄蚕蛾	紫葳	凌霄花
远志	——	自然铜	——
月季花	——	棕榈	棕榈炭
枣	大枣		

附 2

药名索引

A

B

C

D

E

F

G

H

J

K

L

M

N

O

P

Q

R

S

T

W

X

Y

Z